TRAITÉ

DES

MALADIES DE LA GROSSESSE

ET

DES SUITES DE COUCHES

TRAVAUX DU MÊME AUTEUR

Sur la pathologie de la grossesse et de la puerpéralité

Articles VULVE, VAGIN, VEINE *(Phlébite, Phlegmatia alba dolens, etc.),* du Dictionnaire de médecine et de chirurgie pratiques, 1885, 1886, t. XXXVIII et XXXIX.

De la Dysenterie des accouchées *(Lyon médical,* 15 et 22 août 1875).

Paralysie radiculaire du nerf sciatique à la suite de l'accouchement *(Lyon médical,* juillet 1887).

DE L'ASEPSIE EN OBSTÉTRIQUE *(Lyon médical,* 3 et 10 juillet 1887).

De la Blennorragie chez la femme enceinte *(Soc. des Sciences médicales de Lyon,* séance du 24 octobre 1888).

MANUEL D'ASEPSIE. APPLICATIONS A LA CHIRURGIE, A L'OBSTÉTRIQUE ET A LA MÉDECINE, Paris, J.-B. Baillière et fils, 1890, 1 vol. avec figures.

Du Traitement des gerçures du sein chez les nourrices *(Lyon médical,* 5 octobre 1890).

Un Cas de rupture spontanée de l'utérus pendant le travail *(Lyon médical,* 11 janvier 1891).

Du Lait stérilisé et de sa valeur alimentaire chez les nourrissons *(Lyon médical,* 26 juillet 1891).

Du Tétanos puerpéral *(Lyon médical et Archives de Tocologie,* 1891).

De L'Influenza chez les femmes en état de puerpéralité *(Lyon médical et Archives de Tocologie,* 1892).

Mort subite chez les accouchées *(Lyon médical,* 6 novembre 1892).

Maladies valvulaires du cœur et grossesse *(Archives de Tocologie,* novembre 1893).

Pyélite de la grossesse *(Bulletin médical,* 1893).

Du Rein gravidique à répétition *(Archives de Tocologie,* décembre 1893).

Lyon. — Imp. PITRAT AÎNÉ, A. Rey Successeur, 4, rue Gentil. — 6785

TRAITÉ

DES

MALADIES DE LA GROSSESSE

ET

DES SUITES DE COUCHES

PAR

Le Dʳ Ch. VINAY

PROFESSEUR AGRÉGÉ A LA FACULTÉ DE MÉDECINE DE LYON
MÉDECIN DE LA MATERNITÉ DE L'HOTEL-DIEU

Avec 91 figures intercalées dans le texte

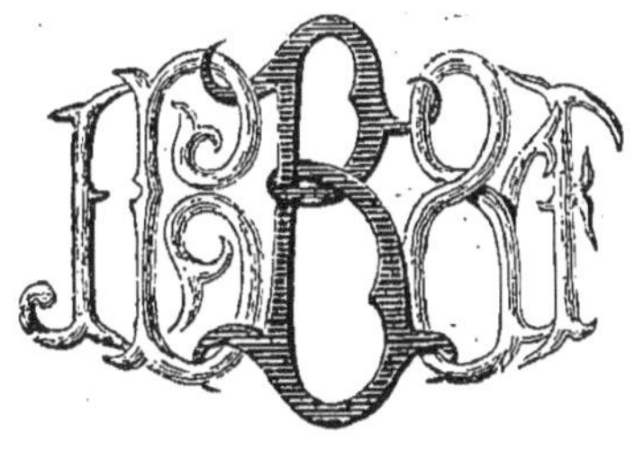

PARIS

LIBRAIRIE J.-B. BAILLIÈRE ET FILS
19, rue Hautefeuille, près du boulevard Saint-Germain

1894

TRAITÉ

DES

MALADIES DE LA GROSSESSE

ET

DES SUITES DE COUCHES

PAR

Le D^R CH. VINAY

PROFESSEUR AGRÉGÉ A LA FACULTÉ DE MÉDECINE DE LYON
MÉDECIN DE LA MATERNITÉ DE L'HOTEL-DIEU

Avec 91 figures intercalées dans le texte

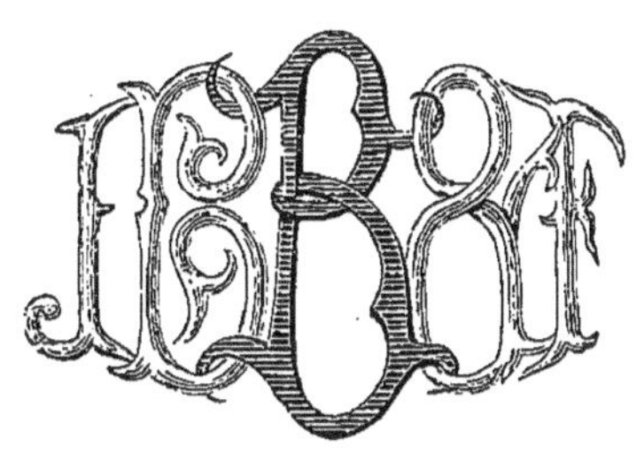

PARIS

LIBRAIRIE J.-B. BAILLIÈRE ET FILS

19, rue Hautefeuille, près du boulevard Saint-Germain

1894

PRÉFACE

Dans le livre que je présente au public médical et que j'ai intitulé : Traité des Maladies de la Grossesse, on trouvera réunis les différents états morbides qui peuvent atteindre la femme enceinte. Un titre aussi compréhensif demande quelques explications.

Existe-t-il, à proprement parler, une pathologie de la grossesse, c'est-à-dire un groupe d'affections commandées directement par la gravidité, n'apparaissant qu'à son occasion et limitées à sa durée? C'est peu probable, sauf pour les maladies spéciales à l'organe gestateur. Par contre, il est bien peu de troubles pathologiques qui ne puissent traverser la gestation, modifier sa marche et influer sur sa terminaison ; c'est à leur étude clinique que j'ai consacré ce livre. Le sujet est très vaste, car la pathologie de la grossesse ainsi comprise n'est, à vrai dire, que de la médecine et de la gynécologie compliquées, elle doit s'étendre à la plupart des maladies étudiées dans les traités de pathologie interne, mais transformées, aggravées même par la présence d'un utérus fécondé.

L'apparition d'une pyrexie et d'une dyscrasie chez une femme enceinte est toujours une éventualité sérieuse : les affections de cette sorte prennent souvent des allures insolites et nécessitent un redoublement d'attention de la part du praticien, elles augmentent sa responsabilité qui s'étend dès lors à deux êtres à la fois, elles deviennent ainsi la source d'indications nouvelles et exigent souvent une thérapeutique particulière ; c'est à ce dernier titre qu'elles présentent une individualité bien nette et veulent être décrites à part.

Les maladies de la grossesse sont, pour la plupart, des affections essentiellement médicales : la fièvre typhoïde ou la pleurésie qui surviennent chez la femme enceinte restent, après comme avant la fécondation, du domaine de la pathologie interne, et cependant elles n'ont attiré l'attention que des accoucheurs seulement, réfugiées, il est vrai, dans les traités d'obstétrique, entre les présentations normales et la dystocie dont elles semblent un appendice ; une étude d'ensemble n'a jamais tenté quelque médecin, malgré l'évident intérêt du sujet.

Placé depuis huit ans à la direction d'une importante Maternité, j'ai pu observer par moi-même la plupart des maladies dont la description est contenue dans ce livre, j'ai pu aussi constater les lacunes qui existent dans ce chapitre important de nosographie, je me suis efforcé de les combler en tenant compte à la fois des faits que j'avais observés personnellement et des travaux épars un peu de tous les côtés.

Après un résumé de la physiologie de la grossesse où sont indiqués notamment les travaux récents sur la constitution du sang, sur l'état du cœur, sur les microbes du vagin, j'ai passé en revue les différents appareils de l'organisme en commençant par le plus intéressé de tous, l'appareil génital ; c'est ainsi que sont décrites les unes après les autres les maladies de l'appareil digestif, de l'appareil respiratoire, de l'appareil urinaire, du système cutané, du système nerveux, les fièvres, les dyscrasies et les intoxications qui viennent compliquer la grossesse. J'ai dû empiéter quelque peu sur le domaine du puerpérium et quelques affections sont étudiées à la fois avant et après l'accouchement; il était impossible de scinder certains chapitres en raison de leur unité nosologique : ainsi la pneumonie, la pleurésie, la fièvre typhoïde, les fièvres éruptives, les psychoses, l'éclampsie, etc., sont décrites pendant la grossesse et pendant les suites de couches, il aurait été difficile de faire autrement.

La division que j'ai adoptée est quelque peu artificielle, mais elle facilite les recherches et permet de se reconnaître au milieu d'affections si nombreuses. J'ai donné un soin tout spécial aux applications thérapeutiques dans le but de faire, avant tout, une œuvre clinique et de rendre aisé au médecin le traitement des maladies qu'il rencontre dans sa pratique journalière.

J'ai considéré comme superflu de consacrer un chapitre spécial aux opérations pratiquées pendant la grossesse. Les travaux déjà nombreux qui se sont accumulés depuis bientôt trente ans sur cette question n'ont guère aujourd'hui qu'une valeur historique, parce que l'introduction de l'antisepsie a modifié à la fois la théorie et la pratique, relativement à l'influence des interventions chez la femme grosse. Il est impossible, actuellement, de considérer le traumatisme chirurgical, qu'il porte ou non sur la zone génitale, comme un élément de danger pour l'utérus gravide et pour le produit de la conception. Puisqu'on peut pratiquer l'ablation d'un kyste de l'ovaire, et même d'un kyste double, sans interrompre la gestation, on a le droit, ce me semble, de tenter une intervention quelconque.

On a redouté beaucoup autrefois, et quelques chirurgiens redoutent encore l'influence pyogénique de la grossesse, l'action réflexe du traumatisme, mais ces deux conditions ressemblent fort à ces maladies éteintes qui disparaissent de la nosographie, l'anesthésie a supprimé l'une et l'antisepsie a eu raison de l'autre. La septicémie était le vrai, le seul danger, et sa disparition a permis d'apprécier à sa valeur exacte la gravité des interventions pendant la grossesse.

Avant de terminer ces préliminaires, je tiens à remercier mes collègues de l'Hôtel-Dieu d'avoir bien voulu mettre à ma disposition les cas intéressants de pathologique gravidique qui se présentaient dans leurs services. Je veux aussi témoigner ma reconnaissance à MM. les professeurs J. Renaut et R. Tripier pour la libéralité avec laquelle ils m'ont ouvert leurs laboratoires et m'ont permis de pratiquer quelques examens histologiques.

CH. VINAY.

Lyon, 15 novembre 1893.

TRAITÉ

DES

MALADIES DE LA GROSSESSE

ET

DES SUITES DE COUCHES

CHAPITRE PREMIER

GROSSESSE PHYSIOLOGIQUE

La grossesse imprime à l'organisme de la femme des modifications profondes. Ces modifications, qui s'étendent à tous les appareils, portent à la fois sur la structure anatomique et sur le fonctionnement physiologique des organes, elles doivent être étudiées dans chacun d'eux spécialement, du côté de l'appareil génital d'abord et du côté des autres appareils ensuite.

ARTICLE I. — MODIFICATIONS DE L'APPAREIL GÉNITAL

Les transformations les plus importantes et les plus urgentes à connaître se passent du côté de l'organe gestateur. L'utérus est modifié au niveau de son corps et au niveau de son col, il éprouve des changements dans son volume, sa capacité, son poids, sa situation, ses rapports, sa structure et ses propriétés physiologiques. Ces changements s'étendent naturellement aux annexes qui ont des rapports de continuité directe avec la matrice, aux articulations du bassin, à la paroi abdominale, aux mamelles, c'est-à-dire à tous les organes qui forment des dépendances plus ou moins directes de l'appareil génital.

§ 1. Modifications de l'utérus

BANDL, Ueber das Verhalten des Uterus und Cervix in der Schwangerschaft, Stuttgart, 1876. — BLANC (Emile), De l'exploration clinique du segment inférieur, etc. (Nouvelles Archives d'obstétrique, 1887, p. 577). — Birnbaum, Die Veränderungen des Scheidentheils, in den letzten Monaten des Graviditas (Archiv f. Gynæk., 1872, Bd. III, p. 414). — Braune, De uteri gravidi situ, Leipzig, 1872. — Coste, Origine de la caduque (Académie des sciences, 4 et 25 juillet 1842). — Delaharpe, Du col de l'utérus à la fin de la grossesse, th. Paris, 1887. — Demelin, Documents pour servir à l'histoire anatomique et clinique du segment inférieur, etc., th. Paris, 1888. — Farre, Art. Uterus and its appendage, in Cyclop. of Anat. and Phys., p. 645. — Fochier, Notes sur la caduque, th. Paris, 1870. — Français, Dilatation naturelle et active du col, etc., th. Lyon, 1883. — Hecker et Buhl, Klinik der Geburtskunde (Beobachtungen und Untersuchungen aus, etc.) Leipzig, 1861-64. — Imbert, Col et segment inférieur de l'utérus, th. Paris, 1887. — Lahs, Was heisst « unteres Uterinsegment »? (Archiv f. Gynæk, 1884, Bd. XXIII, p. 215 — Loviot, Du diagnostic certain de la grossesse avant l'apparition des signes dits de certitude (Archiv. de tocol., 1883, p. 257). — Robin (Ch.), Mémoire pour servir à l'histoire anatomique et pathologique de la membrane muqueuse utérine (Archiv. génér. de médecine, 1848, t. XVII, p. 257). — Du même, Mémoire sur quelques points de l'anatomie et de la physiologie de la muqueuse et de l'épithélium utérin pendant la grossesse (Journ. de l'anat. et de la physiol. de Brown-Sequard, 1858). — Varnier, Le col et le segment inférieur de l'utérus à la fin de la grossesse (Annales de Gyn., 1887, p. 40). — Veit, Zur Anatomie der Portio vaginalis (Zeitschr. f. Geburtsh., 1880, Bd. V, p. 232).

1. CORPS DE L'UTÉRUS

Volume. — Le fonctionnement d'un organe implique généralement une augmentation de son volume. Déjà au moment de la menstruation, la matrice subit un accroissement tel, que le fond vient affleurer le bord supérieur du pubis et peut être perçu chez beaucoup de femmes (fig. 1). La grossesse détermine des changements bien plus considérables, le volume de l'organe augmente graduellement depuis la fécondation jusqu'au terme de la gestation. Les deux tableaux suivants empruntés à Farre et à Cazeaux donnent une idée assez nette de cet accroissement progressif aux différentes périodes de la grossesse.

Tableau d'après Arthur Farre.

DIMENSIONS DE L'UTÉRUS	LONGUEUR	LARGEUR
Avant la grossesse . .	60 à 70 millim.	40 à 45 millim.
Fin du 3e mois . .	113 à 126 —	101 —
— 4e — : .	138 à 151 —	126 —
— 5e — . .	151 à 176 —	139 —
— 6e — : .	201 à 226 —	164 —
— 7e — . .	252 —	189 —
— 8e — : .	277 —	202 —
— 9e — . :	302 —	227 —

Tableau d'après Cazeaux.

DIMENSIONS DE L'UTÉRUS	DIAMÈTRE VERTICAL		DIAMÈTRE TRANSVERSAL		DIAMÈTRE ANTÉRO-POSTÉRIEUR	
Avant la grossesse. .	6 à 7 cent.		4 1/2 cent.		2 1/2 cent.	
3ᵉ mois de la grossesse.	7	—	7	—	7	—
4ᵉ — —	. 9 1/2	—	9 1/2	—	9 1/2	—
6ᵉ — —	. 22	—	16	—	16	—
9ᵉ — —	. 33 à 37	—	24	—	22 à 23	—

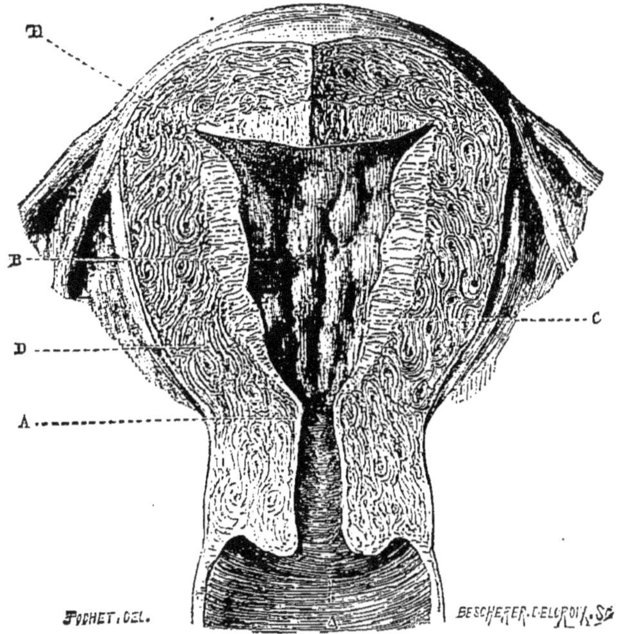

Fig. 1. — Utérus pendant la menstruation (Gallard) : A, muqueuse du col. — B, muqueuse du corps très boursouflée. — C, épaisseur de cette muqueuse. — EE, diminution de son épaisseur au niveau des orifices tubaires et de l'orifice du col. — D, tissu propre.

L'accroissement de l'utérus dépend à la fois du développement de l'œuf et de l'hypertrophie de ses parois ; il n'est pas continu, mais semble procéder par poussées successives, enfin il semble que l'expansion soit plus marquée au niveau du fond et de la paroi postérieure de l'organe ; les différences dans les points d'insertion de la trompe et du ligament rond, selon qu'on examine un utérus non fécondé ou un utérus à terme, montrent que les régions supérieures et postérieures subissent un agrandissement particulier dans les derniers temps de la gestation, le segment inférieur présente à son tour une extension particulière en raison de l'engagement progressif des parties fœtales.

Capacité. — A l'état de vacuité, la capacité de la cavité utérine serait de 5 centimètres cubes, d'après Simpson ; elle s'élèverait selon cet auteur à 6000 ou 8000 centimètres cubes à la fin de la gestation. Tarnier et Chantreuil n'acceptent qu'un volume de 4 à 5 litres, ce qui paraît un peu faible dans la majorité des cas.

Poids. — L'augmentation du poids est proportionnelle à celle du volume ; chez les nullipares le poids moyen est de 42 grammes et chez les multipares de 55, il arrive pour un utérus à terme à 750 ou 1000 grammes, d'après Nœgele ; à 900 ou 1200, d'après Tarnier.

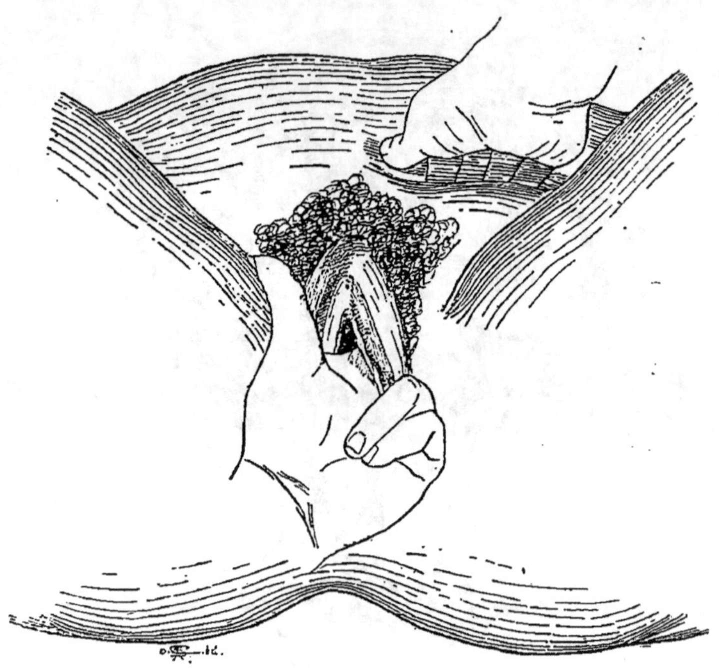

FIG. 2. — Palper combiné du flanc gauche. (S. Bonnet et Paul Petit.)

Forme. — Triangulaire au début, la matrice devient piriforme, et vers le troisième mois elle prend un aspect sphéroïdal, puis vers la fin de la gestation le segment inférieur participant à l'accroissement du volume, son aspect est celui d'une masse ovoïde légèrement aplatie d'arrière en avant. Près du terme, il arrive, comme l'a montré Hergott, que l'un des côtés du fond de l'utérus, celui dans lequel est logé le pôle fœtal supérieur est plus élevé que l'autre.

Situation et direction. — On admet assez généralement que l'utérus subit un léger abaissement, pendant la première semaine, par le fait de l'augmentation du poids que nous avons indiquée. Cet abaissement est loin d'être constant, mais il existe incontestablement chez quelques femmes.

Déjà à partir du deuxième mois, comme l'ont indiqué Tarnier et Chantreuil, le palper abdominal pratiqué au niveau de la région hypogastrique permet d'y constater la présence d'une tumeur arrondie, dépressible et élastique, située sur la ligne médiane ou inclinée d'un côté, plus souvent à droite qu'à gauche, c'est l'utérus gravide dont l'état et la situation seront mieux établis encore si l'on combine le palper et le toucher (fig. 2).

À la fin du troisième mois, le fond de l'organe dépasse nettement la symphyse pubienne et s'élève graduellement dans la cavité abdominale ; à cinq mois, il est déjà à un travers de doigt au-dessous de l'ombilic ; à six mois, à un travers au-dessus ; à sept mois, à trois travers de doigt ; à huit mois, à quatre ou cinq travers de doigt (Cazeaux) ; l'ascension continue jusqu'au milieu du neuvième mois, époque à laquelle le fond de la matrice s'abaisse quelque peu, surtout chez les primipares, par le fait de l'engagement de la tête dans l'excavation pelvienne.

On peut faire remarquer, il est vrai, que l'ombilic choisi comme point de repère n'occupe pas toujours une situation identique, aussi quelques auteurs, comme Hecker et Wieland ont-ils choisi un point fixe comme la partie supérieure de la symphyse pubienne. Voici, d'après Wieland, quelle serait la situation du fond de la matrice aux différentes époques de la grossesse : le fond dépasse la symphyse de 5 à 6 centimètres au quatrième mois ; de 8 à 9 centimètres au cinquième mois ; de 22 à 24 centimètres au neuvième mois, tandis que, dans la dernière quinzaine, il s'abaisse comme nous l'avons indiqué déjà et n'est plus qu'à 20 ou 22 centimètres au-dessus du détroit supérieur (fig 3).

En s'élevant, l'utérus subit le plus souvent un mouvement à déviation latérale. D'après la statistique de Dubois et Pajot qui concerne 100 femmes enceintes prises au hasard vers le commencement du neuvième mois :

Chez 20, l'utérus était placé sur la ligne médiane avec une obliquité antérieure ;

Chez 80, l'utérus était dévié latéralement, dans 4 cas à gauche, dans 76 à droite.

A côté de sa déviation latérale, l'utérus présente encore un mouvement général de rotation sur son axe, de telle sorte que la face antérieure regarde à droite, et la face postérieure est portée à gauche et en arrière. Ce fait explique pourquoi le souffle utérin est plus facilement perceptible à gauche, et pourquoi, de ce côté encore, le palper permet de sentir l'ovaire et le ligament rond gauche lorsque la paroi abdominale est amincie.

Rapports de l'utérus à terme. — A la fin de la gestation, les rapports de l'utérus sont les suivants : la face antérieure répond

dans ses trois quarts supérieurs avec la paroi abdominale, exceptionnellement une masse épiploïque ou plus rarement encore une anse
intestinale se trouve interposée; dans le quart inférieur, l'utérus est
en rapport avec la face postérieure de la vessie dans une étendue
variable selon la vacuité ou la réplétion du réservoir. Quand la vessie

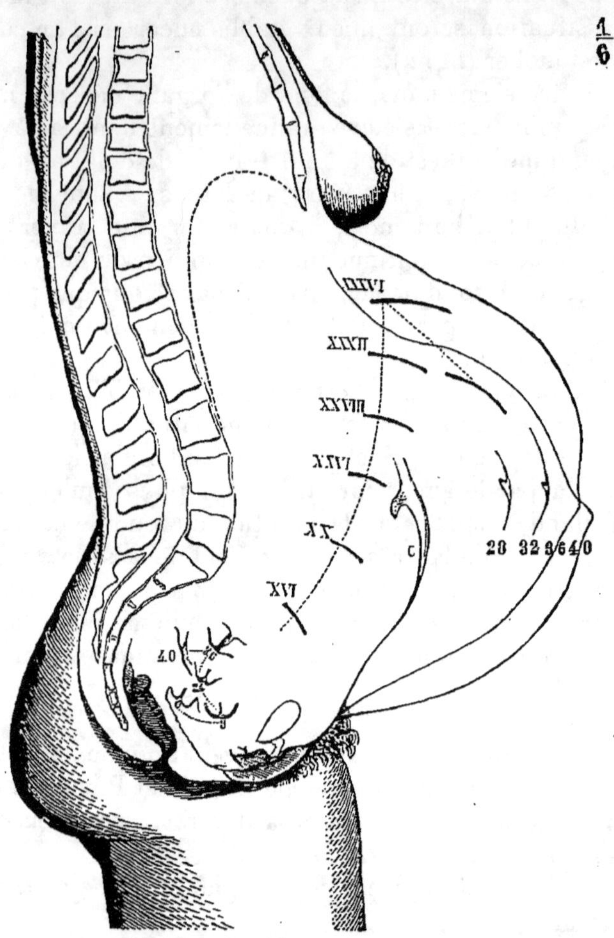

Fig. 3. — Figure schématique indiquant la hauteur du col et du fond de la
matrice et la forme de la paroi abdominale antérieure à différentes époques
de la grossesse. — o, hauteur du col à l'état de vacuité. — 8, 3o, 36, 4o, hauteur du col à la 8e, 3oe, 36e, 4oe semaine de la grossesse. — XVI, XX, XXVI,
XXVIII, XXXII, XXXVI, fond de la matrice à la 16e, 2oe, 26e, 28e, 32e,
36e semaine. (La ligne non numérotée au niveau et en avant de la ligne
marquée XXXII indique la hauteur du fond de l'utérus au moment de l'accouchement). — O, paroi abdominale antérieure à l'état de vacuité. — 28, 32, 36,
4o, la même paroi aux semaines correspondantes.

est vide, elle se réfugie derrière le pubis; quand elle est pleine, elle
subit une dislocation variable, tantôt elle s'étale autour du segment
inférieur et prend la forme d'un croissant; d'autres fois, elle devient

biloculaire, une partie restant dans le bassin, et l'autre s'élevant au-dessus de la symphyse, ou bien elle est entièrement située dans la région hypogastrique et forme, en avant du globe utérin, une masse arrondie dont la courbure à petit rayon se distingue facilement, à la vue et au toucher, de la grosse tumeur constituée par le globe utérin.

Par sa face postérieure la matrice répond, en allant de bas en haut, au rectum, au sacrum, au promontoire, aux vaisseaux iliaques primitifs, puis à la colonne lombaire dont elle s'éloigne pour se trouver en rapport avec l'aorte, la veine cave inférieure, les piliers du diaphragme, le mésentère et une partie de la masse intestinale.

Le fond répond, de droite à gauche, à la face inférieure du foie, au côlon transverse, à la grande courbure de l'estomac, il atteint les dernières fausses côtes, mais ne s'élève jamais jusqu'à la voûte diaphragmatique.

Le bord latéral droit correspond aux vaisseaux et nerfs obturateurs, au muscle psoas-iliaque, au cæcum, au côlon ; le bord gauche, à l'S iliaque, au côlon descendant et à la plus grande partie de l'intestin grêle.

L'extrémité inférieure fait une saillie plus ou moins prononcée dans l'excavation.

II. COL DE L'UTÉRUS

Le col subit des modifications non moins importantes, quoique spéciales et différentes ; ces modifications portent sur la consistance, la situation et la direction, les dimensions des orifices et de la cavité cervicale, l'étendue et la forme.

Consistance. — Le col se ramollit dès les premières semaines de la gestation, ce ramollissement est progressif et procède de bas en haut en commençant par la partie la plus inférieure du museau de tanche. Il varie selon les individus, mais d'une façon générale, il est plus accusé chez les multipares que chez les primipares.

Situation et direction. — Nous avons signalé déjà le léger abaissement du col qui survient parfois au début de la gestation, mais qui est loin d'être constant.

Après le troisième mois, le col s'élève et subit le même mouvement d'ascension que le corps de l'utérus, il se dirige en même temps en arrière et à gauche.

Pendant la dernière période, l'engagement des parties fœtales modifie encore la situation et l'engagement du col : ce dernier peut être simplement abaissé, mais le plus souvent il est refoulé à gauche et en arrière, de sorte que son orifice externe regarde la concavité du sacrum. Cette déviation résulte de ce que la partie fœtale en s'engageant n'appuie pas directement sur le centre de l'orifice, mais sur la paroi antérieure du segment inférieur. Chez quelques femmes, le refoulement en arrière est tel, qu'on n'atteint le col qu'avec la plus grande peine, on n'y parvient qu'en faisant placer la femme dans le décubitus latéral pour pratiquer le toucher (fig. 4).

Forme et volume. — La question de savoir si la longueur du col, dans son ensemble, de l'orifice interne à l'orifice externe, si sa forme et son volume se modifient pendant la grossesse, est une de celles qui ont été le plus controversées.

Les anciens auteurs, comme Mauriceau, Levret, Semellie, Rœderer, Petit, Baudelocque, etc., croyaient que le col se raccourcissait à partir du sixième et du septième mois, qu'il s'évasait par le haut et concourait ainsi à l'ampliation de l'organe gestateur.

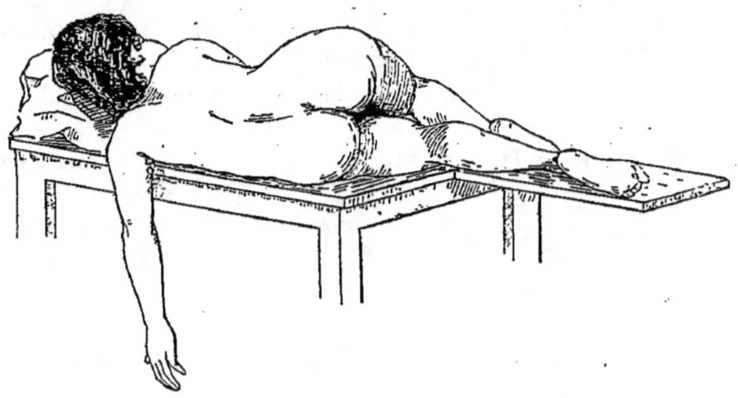

Fig. 4. — Décubitus latéral ou position de Sims. (Bonnet et Paul Petit.)

Stoltz, dans sa thèse inaugurale de 1826, affirma que l'orifice interne ne se dilate que dans les derniers jours de la grossesse, et cette opinion fut adoptée par tous les accoucheurs contemporains, Cazeaux, Jacquemier, Dubois, Pajot, Scanzoni, Matthews Duncan, Schröder, etc.

Les travaux de Braune (1872) et de Bandl, sur les modifications du col pendant la grossesse, furent une réaction contre les opinions régnantes et un retour aux idées de Mauriceau, de Levret et de Petit, etc. En faisant des coupes sur des cadavres de femmes congélées, Braune affirma que la portion sus-vaginale s'évasait pendant la grossesse. Pour Bandl, le col diminue de longueur pendant les dix dernières semaines environ ; à partir de ce moment, il se trouve divisé en deux portions : l'une supérieure qui contribue à former, avec le segment inférieur de l'utérus, le *canal cervico-utérin* ou *canal de Braune;* l'autre inférieure, qui est le segment persistant du col et conserve jusqu'au travail sa forme et ses dimensions.

Les parois du canal de Braune sont très minces ; ce conduit est limité à sa partie supérieure par un rebord circulaire appelé *anneau de Bandl* et il présente, dans sa partie moyenne, un rétrécissement que l'on pourrait prendre pour l'orifice interne, mais qui n'est autre qu'un repli circulaire de la muqueuse du col, c'est le faux orifice interne, l'orifice ou isthme de Müller (voy. fig. 5 et 6).

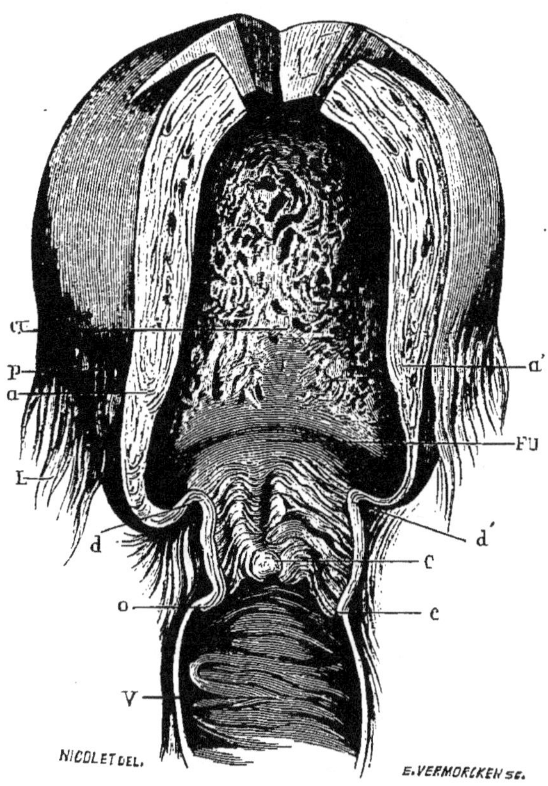

Fig. 5. — Utérus d'une femme morte dans le milieu du huitième mois. — CU, coupe de l'utérus. — P, péritoine. — *aa'*, orifice de Braune. — FU, segment inférieur de l'utérus. — L, ligaments larges. — *dd'*, orifice de Müller. — C, muqueuse utérine. — *o e'*, orifice externe. — V, vagin.

Mais ces résultats furent contestés, et les études récentes de Hofmeier, de Lahs, de Bayer, d'Émile Blanc, nous ramènent jusqu'à un certain point à la conception primitive de Stolz, c'est-à-dire à l'intégrité persistante du col jusqu'à une époque voisine de la parturition ; toutefois la question reste indécise pour savoir si la portion susvaginale du col participe à la formation du canal cervico-utérin, conjointement avec le segment inférieur.

Quant à la portion vaginale, on peut admettre son hypertrophie

pendant la grossesse, cet organe est plutôt allongé que raccourci.
Les recherches très précises de Martin lui ont permis d'arriver aux
conclusions suivantes : « Le col, dans les derniers mois de la grossesse, augmente dans toutes ses dimensions, aussi bien chez les primipares que chez les multipares, il devient plus long et plus large.
L'engagement de la tête dans l'excavation n'a pas d'autre influence

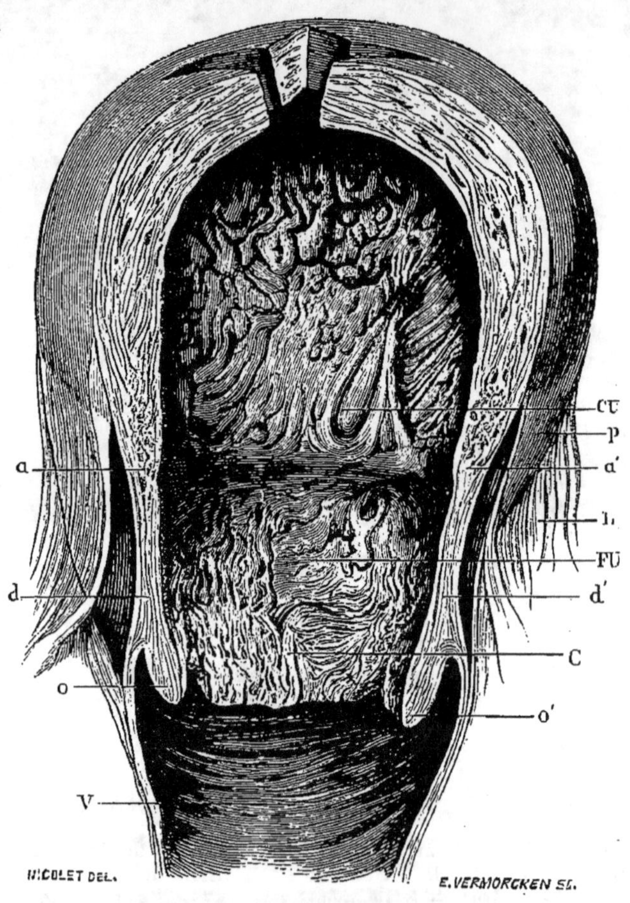

Fig. 6. — Utérus d'une multipare à terme. — *aa'*, orifice de Braune. — *dd'*, anneau
de Müller. — *oo'*, orifice externe. — *fu*, segment inférieur de l'utérus. — *l*, ligament large. — *c*, muqueuse du col. — *cu*, corps de l'utérus. — *p*, péritoine.

sur l'état du col que de hâter ce changement, et de déterminer
plus tôt et plus nettement son complet développement. Les différences qui existent au point de vue du volume du col dans les derniers mois de la grossesse, chez les primipares et les multipares, ne
sont pas suffisantes pour que le doigt explorateur puisse nettement
les apprécier, et pour que l'on puisse ainsi en faire un état de diagnostic différentiel. »

III. PAROIS UTÉRINES

Épaisseur. — Les changements éprouvés par les parois de l'utérus ont donné lieu à des discussions passionnées ; on s'est demandé si la paroi augmentait d'épaisseur ou subissait un amincissement, et, comme dans toute discussion médicale, les avis ont été partagés : les uns, comme Mauriceau acceptaient cet amincissement ; les autres, avec Deventer, considéraient la diminution d'épaisseur comme exceptionnelle.

L'opinion prédominante aujourd'hui est de considérer l'amincissement comme le phénomène le plus fréquent. C'est un fait d'observation, que les parties fœtales sont souvent perçues avec une singulière facilité quand on pratique le palper abdominal, l'épaisseur de la paroi intermédiaire ne semble être parfois que de quelques millimètres, et, en effet, soit par l'observation directe que donnent les autopsies, soit par l'opération césarienne, on peut constater que l'épaisseur des parois utérines varie entre 2 et 5 millimètres vers la fin de la grossesse.

Mais ces chiffres ne peuvent être considérés comme ayant une valeur absolue : il faut tenir compte de la variabilité toujours grande d'une femme à l'autre et de l'inégalité d'épaisseur dans les divers points de l'organe.

Consistance. — La consistance n'est plus la même qu'à l'état de vacuité, et, au lieu d'être fermes, résistantes, les parois deviennent souples, élastiques et se laissent facilement distendre, elles s'adaptent en quelque sorte aux parties fœtales et subissent des changements de forme en rapport avec la configuration de ces dernières.

Structure. — La structure anatomique des parois se modifie considérablement, elle doit être étudiée dans les trois tuniques : séreuse, musculaire et muqueuse, qui constituent l'utérus.

1. *Modifications de la tunique séreuse.*

Le péritoine qui tapisse l'utérus subit une modification analogue à celle de l'organe dont il fait partie constituante ; ses éléments propres se multiplient si bien qu'il continue à s'adapter à une surface de vingt fois au moins plus étendue qu'à l'état normal. La séreuse s'épaissit même en certains points, tandis que le tissu conjonctif sousséreux devient aréolaire et moins dense.

La possibilité de conserver les mêmes rapports avec l'utérus gravide qu'avec l'utérus à l'état de vacuité n'est pas due à un dédoublement des replis péritonéaux voisins, ligaments larges, ligaments vésicoutérins ou recto-utérins, elle est la conséquence de l'hyperplasie qui s'étend à tous les éléments constituant la paroi de l'organe. Après l'accouchement, l'involution de la tunique séreuse est moins rapide que celle de la tunique musculaire, aussi chez les femmes qui succombent à une cause de mort rapide, comme l'éclampsie, l'hémorragie cérébrale ou l'embolie pulmonaire, observe-t-on des plissements, des rides à la surface de l'utérus, le retrait de la masse musculaire s'est produit avec une rapidité qui a été moindre du côté de la séreuse qui la recouvre.

2. Modifications de la tunique musculeuse.

Sous l'influence de la grossesse, les fibres musculaires lisses qui forment la partie fondamentale de l'utérus subissent un accroissement dans toutes leurs dimensions. Les cellules musculaires dont la longueur est de $34,1\ \mu$ et la largeur de $5,1\ \mu$, à l'état normal, deviennent, à la fin de la gestation, de huit à onze fois plus longues, et de deux à sept fois plus larges. Il n'est pas démontré nettement qu'il se produise une multiplication de ces éléments ; par contre le tissu unissant est en prolifération manifeste, et, à une période avancée, le tissu conjonctif présente, par places, des fibrilles parfaitement distinctes.

A côté de l'augmentation de volume, les fibres-cellules prennent un caractère spécial, elles acquièrent une striation évidente bien qu'elle soit loin d'être aussi nette que sur les muscles striés ordinaires (Ranvier).

La disposition des faisceaux musculaires de la matrice ne subit aucune modification spéciale du fait de la grossesse, elle devient seulement plus apparente et plus facile à étudier. On admet généralement deux sortes de fibres : 1° les fibres extrinsèques qui sont communes à l'utérus et aux ligaments larges et qui envoient quelques prolongements sur les ligaments ronds, et la trompe. Cette disposition est surtout spéciale aux animaux ; 2° les fibres intrinsèques qui forment la charpente véritable de l'utérus.

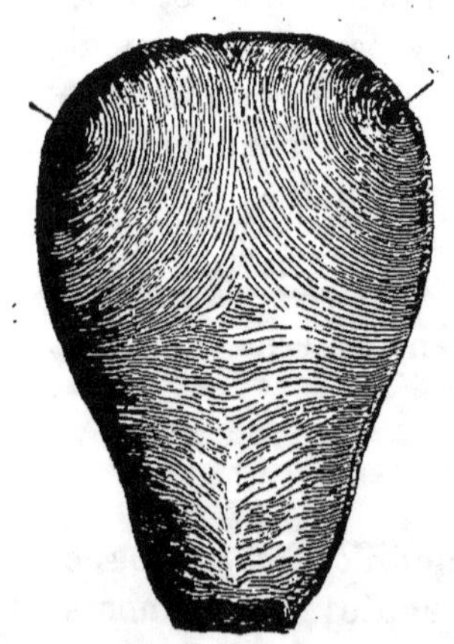

Fig. 7. — Couche externe du muscle utérin.

On divise, avec Hélie, les fibres intrinsèques en trois couches :

Une *couche externe*, qui se compose de deux plans de fibres ; l'un, superficiel, longitudinal, dont la partie moyenne est courbée en anse sur le fond de l'utérus ; le second, plus profond, composé de fibres

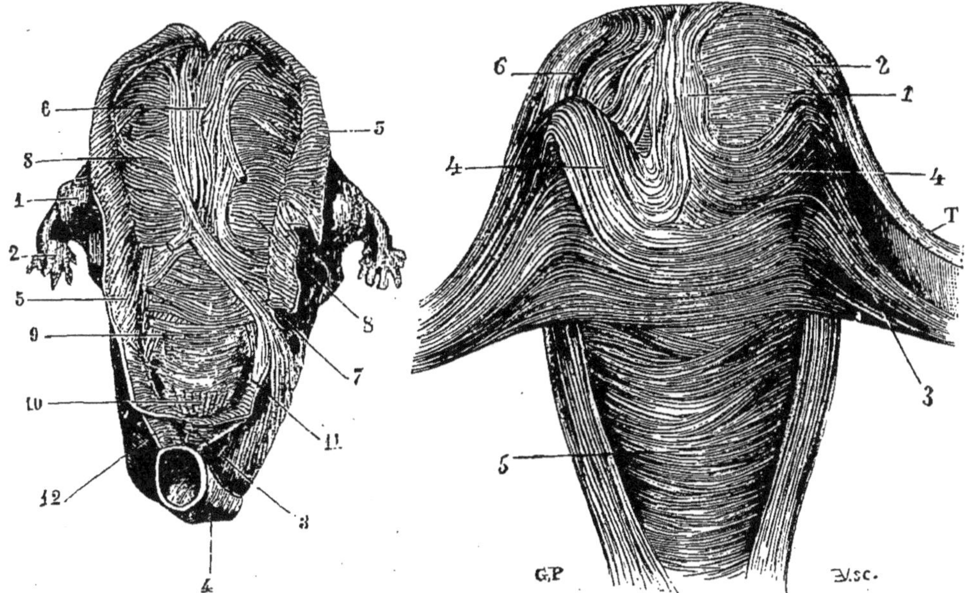

Fig. 8. — Second plan de la couche musculaire externe de l'utérus gravide *.

Fig. 9. — Surface antérieure de l'utérus. Couche superficielle. — T, trompe **.

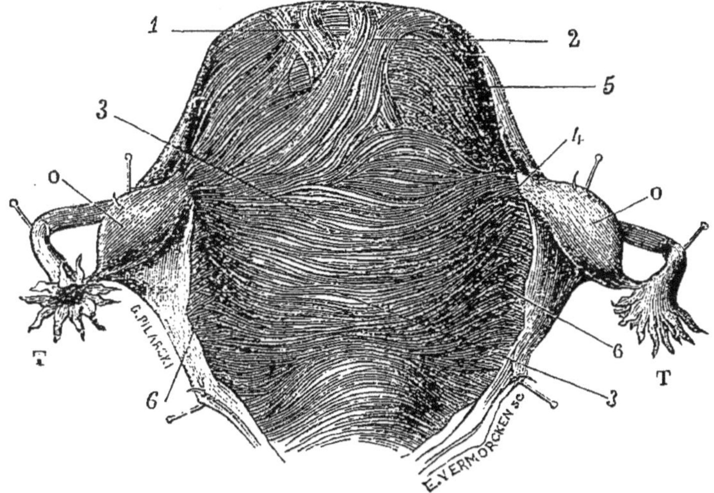

Fig. 10. — Couche superficielle de la face postérieure de l'utérus après l'accouchement. — O, ovaires. — T, trompes. — 1, branche gauche du faisceau médian. — 2, branche droite. — 3 et 4, fibres transverses. — 5, fibres obliques. — 6 et 7, entre-croisement des fibres des faces antérieure et postérieure sur les bords de l'organe.

* 1, ovaire. — 2, trompe. — 3, vagin. — 4, rectum. — 5, fibres transversales superficielles incisées et renversées en dehors. — 6, fibres profondes ou faisceaux ansiformes. — 7, leur continuation avec les fibres transversales. — 8, fibres transversales. — 9, fibres transversales du col. — 10, partie postérieure du vagin. — 11, fibres contribuant à former les faisceaux vagino-rectaux. — 12, faisceaux vagino-rectaux. (Hélie, de Nantes.)

** 1, faisceau médian. — 2, fibres transversales. — 3, fibres du ligament rond qui viennent s'épanouir sur la face antérieure de l'utérus. — 4, fibres provenant de la partie postérieure du ligament rond, qui se recourbent en draperie avant de gagner ce faisceau médian. — 5, fibres du col utérin. — 6, fibres obliques.

transversales qui se prolongent au dehors dans les ligaments larges et surtout dans le ligament de l'ovaire, dans le ligament rond et sur la trompe (fig. 7, 8, 9 et 10);

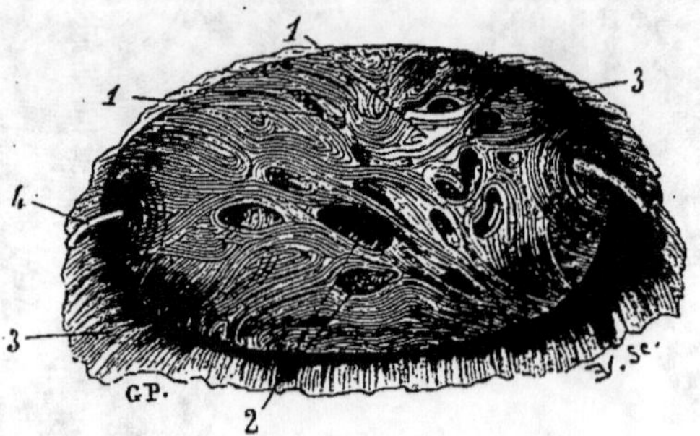

Fig. 11.— Couche moyenne du tissu utérin appartenant au fond de l'organe sur lequel était inséré le placenta. Les faisceaux entre-croisés forment, autour des vaisseaux, des anses ou des anneaux qui les étreignent. — 1, sinus. — 2, faisceaux appartenant à la couche interne. — 3, couche superficielle disséquée. — 4, trompe.

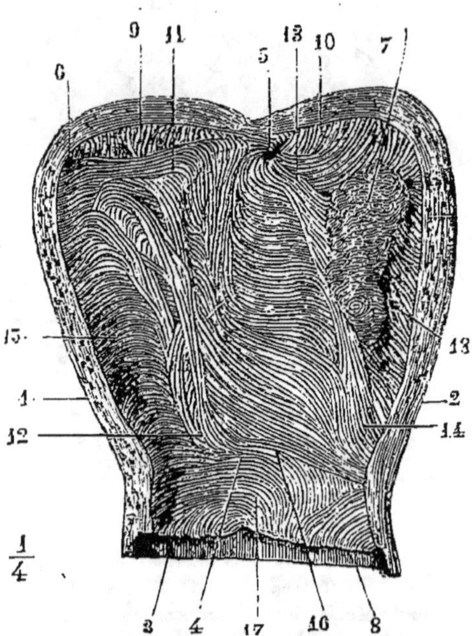

Fig. 12. — Fibres musculaires de la face interne de l'utérus. — 1, coupe de l'utérus suivant son bord droit; sa paroi postérieure. — 2, sa paroi antérieure. — 3, orifice externe du col. — 4, orifice interne du col. — 5, orifice utérin de la trompe gauche. — 6, orifice de la trompe droite. — 7, insertion du placenta sur la paroi antérieure de la cavité utérine. — 8, vagin. — 9, fibres verticales. — 10, les mêmes se recourbant sur le fond de l'utérus et sur la face antérieure. — 11, faisceau transversal allant d'une trompe à l'autre. — 12, origine du faisceau triangulaire de la paroi postérieure. — 13, portion du faisceau triangulaire de la paroi antérieure. — 14, son origine. — 15, fibres transversales. — 16, fibres transversales au niveau de l'orifice interne du col. — 17, fibres du col. — 18, sinus veineux. (Hélie, de Nantes.)

Une *couche moyenne*, qui est à peu près inextricable et échappe à toute description; les faisceaux s'entre-croisent autour des veines utérines et leur constituent de véritables anneaux (fig. 11);

Une *couche interne*, qui est formée par un faisceau triangulaire allant d'une trompe à l'autre et qui se prolonge en bas jusqu'au niveau du col (fig. 12).

L'hypertrophie du muscle utérin n'a lieu qu'au niveau du corps, les fibres musculaires du col n'y prennent aucune part.

3. *Modifications de la tunique muqueuse.*

Lorsque l'œuf fécondé tombe dans la cavité utérine, il ne peut vivre qu'à la condition de contracter des connexions intimes avec la surface interne de cette cavité. La muqueuse utérine subit des transformations plus importantes encore que celles des autres tuniques que nous venons de décrire; elle fournit à l'œuf sa membrane la plus externe, c'est la *caduque*, ainsi désignée parce qu'elle tombe au moment de l'accouchement, alors qu'elle n'est plus qu'une dépendance de l'œuf.

La théorie ancienne de Hunter admettait que l'œuf, en pénétrant dans l'utérus, poussait devant lui de la lymphe coagulable, sécrétée sous l'influence excitante de la fécondation; on ignorait alors l'existence de la muqueuse utérine et on croyait que l'œuf était en rapport par une partie de sa surface avec la tunique musculeuse.

Les travaux de Coste et de Ch. Robin renversèrent la théorie de Hunter et montrèrent que la caduque n'est pas une membrane de nouvelle formation, mais une simple transformation de la muqueuse déjà existante. La surface de la paroi interne de l'utérus est recouverte de plissements qui permettent d'arrêter l'œuf au passage. Celui-ci se loge dans une dépression, et, comme l'indique Charpentier, il détermine un phénomène analogue à celui qui se passe autour du pois déposé au fond d'un cautère. La muqueuse bourgeonne tout autour de lui et finit par le recouvrir en entier.

On peut alors distinguer dans cette muqueuse trois parties distinctes : l'une, qui recouvre la paroi même de l'utérus, c'est la *caduque pariétale* ou *utérine*, ou caduque *vraie (decidua vera)*; l'autre, qui a bourgeonné autour de l'œuf, c'est la *caduque réfléchie* ou *ovulaire;* enfin une troisième se trouve au niveau du point d'implantation de l'œuf, là où se développera le placenta, c'est la caduque *inter-utéro-placentaire* ou *caduque sérotine* des anciens (de *serotina,* tardive) (voy. fig. 13).

Dans son accroissement progressif, l'œuf fécondé remplit peu à peu la cavité utérine, la muqueuse qui le recouvre finit par arriver

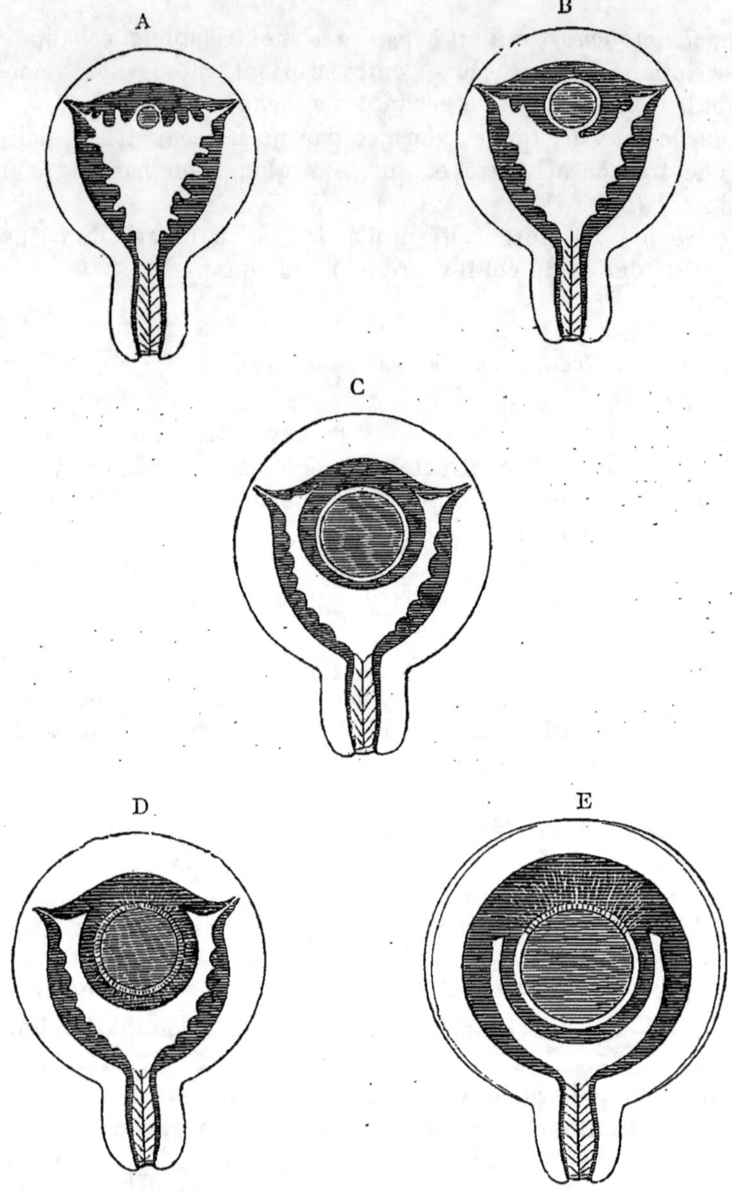

Fig. 13. — Formation de la caduque. — Les figures A, B, C, D, E sont des schémas destinés à faire voir les rapports que l'œuf contracte avec la muqueuse utérine. — A, l'œuf implanté dans une dépression de la muqueuse. — B, les bords de la dépression s'élèvent tout autour de l'œuf et l'enveloppent incomplètement. — C, l'œuf est entouré complètement par la caduque ovulaire; celle-ci tend à se rapprocher de la caduque utérine. — D, la caduque ovulaire et la caduque utéro-placentaire sont traversées toutes deux par les villosités issues de la membrane vitelline. — E, les villosités de la caduque ovulaire ont disparu en même temps que son tissu s'est atrophié; les villosités de la caduque utéro-placentaire se sont, au contraire, notablement accrues. (Tarnier et Chantreuil, *Traité de l'art des accouchements.*)

en contact avec celle qui tapisse cette cavité et les deux membranes se fusionnent; cette soudure se fait vers le quatrième mois. Tant que ces membranes sont distinctes, la production d'un écoulement menstruel reste possible. En outre, on voit apparaître à ce moment la nouvelle muqueuse de remplacement destinée à suppléer à la caduque (fig. 14).

Évolution des caduques utérine et ovulaire. — Ces deux mem-

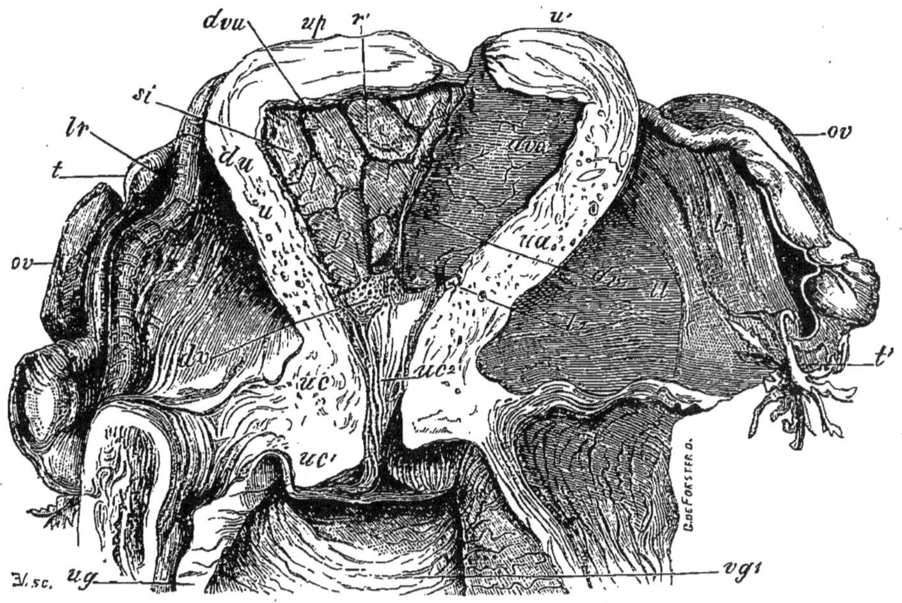

FIG. 14. — Modifications de la muqueuse utérine produites par la formation de la caduque vraie et de la caduque réfléchie (d'après Reichert). — *u*, matrice; corps. — *u'*, fond de l'utérus. — u^2, bords de l'utérus. — *u c*, col de l'utérus.— *vg*, vagin. — *o v*. ovaire. — *t*, trompe. — *t'*, pavillon de la trompe. — *l r*, ligament rond. — *u p*, paroi postérieure de l'utérus. — *u a*, paroi antérieure. — *u c'*, orifice utérin. — $u b^2$, arbre de vie. — *d v*, caduque vraie. — *i*, îlots des cotylédons. — *l'*, caduque réfléchie. — *s i*, sillons séparant les cotylédons.

branes sont le siège de processus histologiques analogues, elles subissent deux phases, l'une hypertrophique, l'autre atrophique, avec cette différence que la caduque ovulaire s'atrophie beaucoup plus rapidement que la caduque vraie.

La caduque ovulaire mesure près de 2 millimètres d'épaisseur à deux mois révolus, mais elle ne tarde pas à s'amincir, surtout au niveau du pôle fœtal, et, à la fin du troisième mois, l'épaisseur est de 1 millimètre seulement. Du côté de la caduque utérine le travail d'atrophie est beaucoup plus lent; au troisième mois elle a encore une épaisseur de 5 millimètres, soit le tiers de l'épaisseur totale de la paroi utérine à cette période; elle tombe à 3 millimètres au quatrième mois, puis descend à 2 millimètres lorsque les deux membranes se sont soudées; et celles-ci réunies n'ont guère plus d'un demi-millimètre au moment de la parturition.

Les transformations de la muqueuse utérine ont été étudiées surtout au niveau de la caduque vraie, par Charles Robin. Un des premiers résultats de la fécondation est la disparition de l'épithélium à cils vibratiles et son remplacement par un épithélium pavimenteux qui n'est pas durable et ne peut plus être constaté quand les deux caduques se sont réunies.

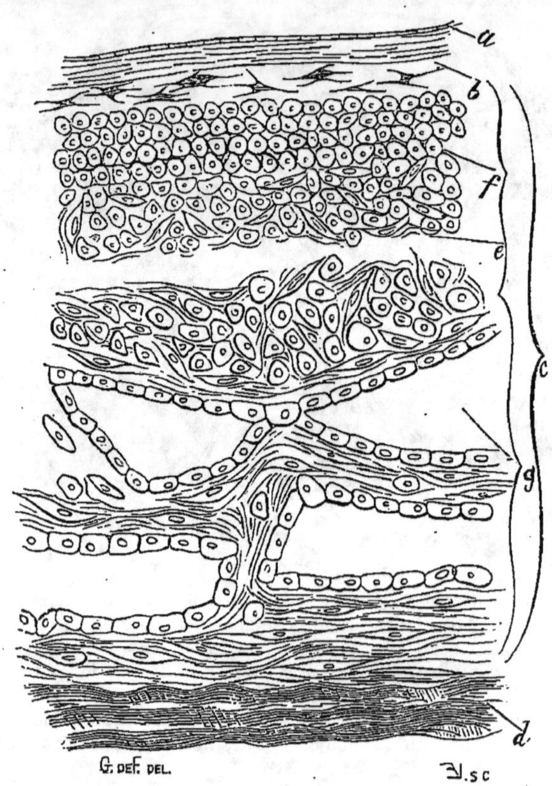

Fig. 15. — Coupe de la caduque (d'après Friedländer). — *a*, amnios avec son épithélium. — *b*, chorion. — *c*, caduque. — *d*, tunique musculaire. — *e*, ligne de partage des cellules dites à aiguilles. — *f*, couche de cellules rondes. — *g*, culs-de-sac glandulaires.

Les glandes de la muqueuse utérine augmentent de volume, elles deviennent très larges, un peu sinueuses et prennent l'aspect des glandes sudoripares, les culs-de-sac glandulaires s'étendent jusqu'à la couche musculaire. Vers la fin de la gestation, la couche profonde conserve seule ces culs-de-sac qui ont disparu des couches les plus superficielles.

Les cellules spéciales de la caduque, si rares dans la trame de la muqueuse avant la fécondation, deviennent très abondantes à sa

suite. Ce sont les éléments que Friedlander a désignés sous le nom
de cellules de la caduque *(Decidualzellen)* ; ils sont volumineux et
se présentent sous forme de cellules ayant un diamètre de 3o ou
4o millièmes de millimètre. Elles existent dans toute l'épaisseur de

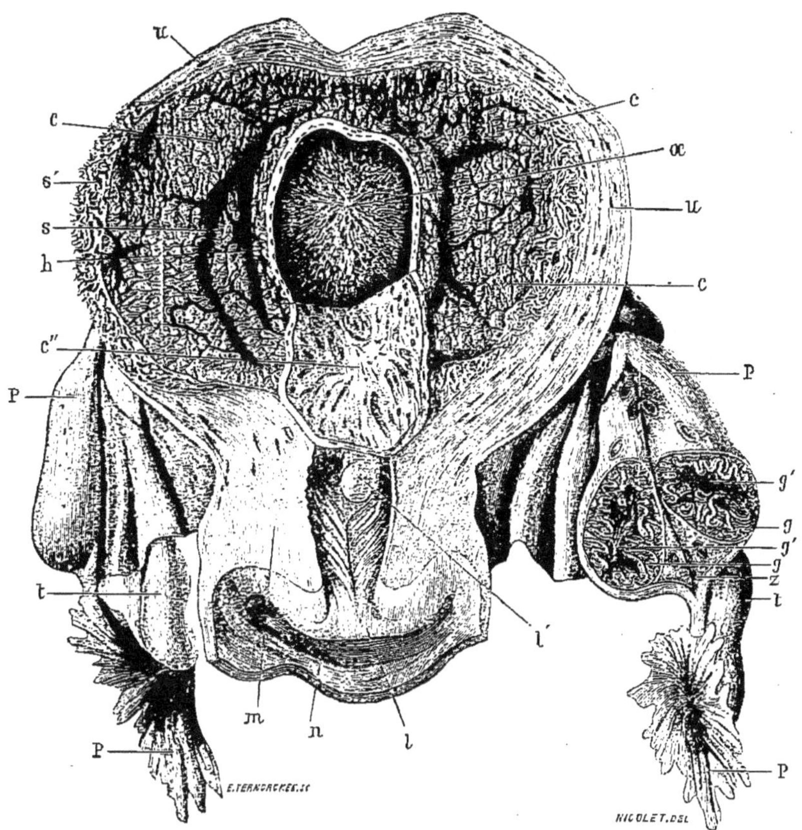

Fig. 16. — Utérus au vingt-cinquième jour de gestation, réduit à la moitié de sa
grandeur naturelle (Coste). — *c c*, muqueuse utérine avec sa riche vascularisation. — *c''*, portion de la muqueuse qui recouvre l'œuf. — *œ*, petit espace
circulaire autour duquel les vaisseaux venaient s'étendre, et dont le centre
offrait l'apparence d'un ombilic, dont l'occlusion serait récente. — *u u*, portion
musculaire de l'utérus, sur laquelle on voit la coupe d'une multitude de sinus
veineux plus ou moins développés. — *m m*, portion musculaire du col, se dis-
tinguant de celle du corps, par l'absence de sinus veineux. — *l*, portion vaginal
du col. — *l'*, glande de Naboth, énormément distendue. — *q q*, ovaires, celui
de droite porte un corps jaune, fort développé, très vasculaire à sa surface.
— *t t*, trompes utérines. — *vp*, pavillon des trompes.

la caduque, mais surtout à la surface, dans la partie qui avoisine
le chorion ; à ce niveau elles sont rondes et sphériques et dans les
couches profondes elles se transforment et deviennent fusiformes et
se terminent en aiguilles (fig. 15).

Les vaisseaux sont d'abord augmentés de volume et paraissent plus gros que dans la muqueuse normale ; ils forment de longs sinus veineux, surtout au voisinage du placenta (fig. 16). Ils ont une paroi propre qui se réduit, vers la fin de la grossesse, à un simple endothélium et à une mince couche de tissu conjonctif se confondant avec le tissu des parties voisines (Tarnier). Ils s'atrophient et s'oblitèrent au terme de la gestation.

Évolution de la muqueuse inter-utéro-placentaire. — Pendant les premiers mois de la gestation, sa structure est exactement celle des caduques utérine et ovulaire, mais dès que le travail d'atrophie commence au niveau de ces dernières, les vaisseaux propres prennent un développement marqué et se mettent en rapport avec les villosités choriales correspondantes. Ce travail d'hypertrophie aboutit à la formation du placenta.

Muqueuse du col. — Cette muqueuse ne subit pas de modifications, elle conserve la structure qu'elle avait avant la grossesse, avec cette seule différence, selon Robin, qu'il se produit un écartement de ses éléments. Elle n'est pas caduque et ne tombe pas au moment de l'accouchement.

IV. MODIFICATIONS DES VAISSEAUX DE L'UTÉRUS

Artères. — Le sang artériel est fourni à l'utérus par les artères utérine et ovarienne (fig. 17). Ces vaisseaux augmentent notablement de volume par le fait de la gestation, l'artère utérine plus encore que l'artère ovarienne. Lorsque les ramifications arrivent au contact des parois utérines, elles subissent une brusque augmentation de volume et vont se ramifier dans le parenchyme de l'organe jusqu'à la muqueuse en formant de nombreuses anastomoses. Ces vaisseaux ont tous une paroi propre et se distinguent des veines qui sont creusées dans le tissu musculaire avoisinant.

Veines. — Leur volume est augmenté plus encore que celui des artères ; les gros troncs, comme les veines ovariennes, acquièrent souvent le calibre de la veine iliaque. Dans l'intérieur de la tunique musculaire, les veines forment une série de canaux, les *sinus utérins*, qui communiquent les uns avec les autres. Ces sinus sont réduits à leur endothélium et adhèrent intimement au tissu musculaire. Toutes ces veines sont dépourvues de valvules.

Vaisseaux lymphatiques. — Ils ne paraissent pas différer, au point de vue de leur distribution, de ce qu'ils sont en dehors de la grossesse ; leur volume est cependant augmenté d'une façon notable, ils présentent des renflements en ampoules signalés par

Cruveilhier et atteignent parfois les dimensions d'une plume d'oie.
Cette augmentation de volume explique la facilité et la gravité de

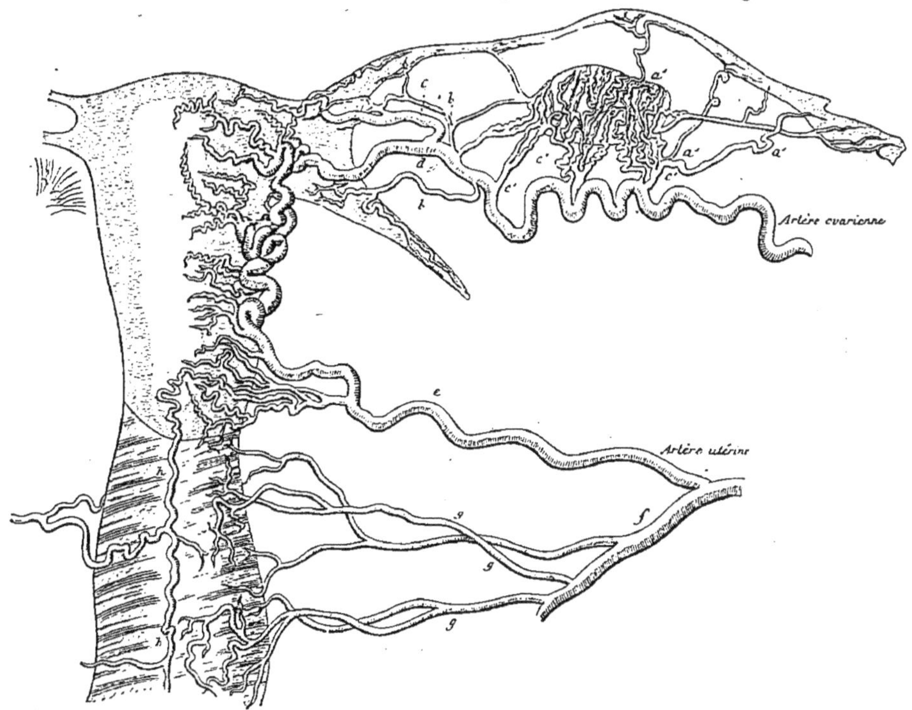

Fig. 17. — Distribution des artères ovarienne et utérine (Hyrtl, Williams).

leur infection quand elle survient au moment de l'accouchement,
et les connexions qu'ils ont avec le péritoine, vaste cavité lymphatique, font comprendre la fréquence de la péritonite septique si souvent observée avant la pratique de l'antisepsie.

§ 2. Modifications des parties génitales externes.

I. VULVE

La peau des grandes lèvres prend une coloration plus foncée, elle
devient le siège d'un dépôt de pigment analogue à celui qui se produit sur l'aréole du mamelon et sur la ligne médiane de l'abdomen.

La muqueuse offre un aspect sombre violacé qui résulte d'une
vascularisation plus considérable ; vers la fin de la grossesse, le méat
urinaire est rouge, les parties qui l'avoisinent semblent saillantes.
L'organe devient souple et humide et parfois présente de l'œdème,
apparent surtout au niveau des grandes lèvres.

II. VAGIN

Microbes du vagin. — BUMM, Ueber die Aufgaben weiterer Forschungen auf, etc. (Archiv f. Gynæk., 1889, Bd., XXXIV. — BURGUBURU, Zur Bacteriologie des Vaginalsecrets Schwangerer (Archiv f. experim. Pathol., 1892, Bd. XXX, p. 463. — DÖDERLEIN, Kokken der Vagina (Centralbl. f. Gynæk., 1890 (supplément), p 54. — GOENNER, Ueber Mikroorganismen in der weibl. Genitalien während der Schwangersch. (Centralbl. f. Gynæk., 1887, p. 28. — HAUSSMANN, Die Parasiten der weiblichen Geschlechtsorgane. Berlin, 1870. — SAMSCHIN, Ueber das Vorkommen von Eiterstaphylokokken in den Genitalien, etc. (Deutsch. med. Wochensch., 1890, n° 16. — THOMEN, Bakteriologische Untersuchung normalen Lochien und der Vagina und Cervix Schwangerer (Archiv. f. Gynæk., 1889, Bd. XXXVI, p. 231. — WINTER, Die Mikroorganismen im Genitalkanal der gesunden Frau (Zeitsch. f. Geburtsh., 1888, Bd. XIV, p. 443.

Le conduit vaginal subit des changements dans son aspect physique et dans ses propriétés physiologiques; sa situation intermédiaire entre la matrice et l'orifice externe des voies génitales lui donne un certain rôle dans le travail de l'accouchement, de même que les parasites qu'il contient peuvent n'être pas sans influence sur le développement des accidents septiques du *post partum.*

La disposition anatomique du vagin varie quelque peu avec les différentes périodes de la grossesse; un peu diminué d'étendue pendant les premiers mois, alors que se produit le léger abaissement de la matrice consécutif à la fécondation, le conduit vaginal s'allonge vers le quatrième mois, en même temps que la matrice s'élève peu à peu dans la cavité abdominale; il diminue de longueur dans la dernière période, par suite de l'engagement de la tête fœtale dans la filière pelvienne et sa partie supérieure s'évase et s'adapte aux parties en présentation.

Les différentes enveloppes qui constituent la paroi subissent également des modifications; la vascularisation plus large et plus abondante lui donne cette teinte violacée que nous avons observée déjà du côté de la vulve et qui peut être mise à profit pour le diagnostic de la grossesse. L'augmentation du calibre des vaisseaux est telle, que parfois le doigt peut percevoir au niveau des culs-de-sac le battement signalé par Osiander sous le nom de *pouls vaginal.*

La constitution dermo-papillaire de la muqueuse vaginale rend compte de son aptitude à produire, sous l'influence de la vascularisation plus prononcée et de la leucorrhée si fréquente chez les femmes grosses, ces formations anatomiques décrites sous le nom de *granulations du vagin.*

Les fibres musculaires qui entourent la muqueuse s'hypertrophient notablement, comme l'a montré Rouget, et cette disposition favorise à la fois le passage des parties fœtales et le retrait du conduit après l'accouchement ; il est exceptionnel que le vagin reprenne son étroitesse primitive et, après des accouchements répétés surtout, il conserve des dimensions qu'on est souvent loin de soupçonner aussi étendues.

Microbes du vagin. — Signalée pour la première fois en 1870 par Haussmann, la présence des microorganismes dans le vagin n'a donné lieu à des recherches scientifiques que depuis une date relativement récente. Les cultures sur milieu artificiel et l'expérimentation sur les animaux ont permis de séparer les espèces et d'apprécier leur nature ; mais cette dernière question est loin d'être élucidée.

On sait que la partie la plus interne du tractus génital de la femme, c'est-à-dire la trompe et la cavité utérine, est complètement dépourvue de germes, ceux-ci ne commencent à apparaître qu'au niveau de l'orifice interne du col ; la cavité cervicale de même que le vagin en contiennent de plusieurs sortes, cocci et bacilles, qui se multiplient singulièrement sous l'influence de la gestation, les bacilles surtout. Les espèces observées sont : des sarcines jaunes et blanches, des levures, des diplocoques dissolvant la gélatine, plusieurs espèces de bacilles, entre autres le colibacille, les variétés de staphylocoques et parfois le streptocoque. Ces différents microbes proviennent du gros intestin ou de la vulve, ou encore ils sont introduits du dehors par des objets variés ; aussi paraissent-ils plus abondants dans le voisinage de la vulve que dans le tiers supérieur du vagin.

Une question des plus controversées est de savoir si certains d'entre eux sont doués de propriétés pathogènes. Tandis que Gönner, Thomen, Bumm et Samschin les considèrent comme inoffensifs, Winter, Widal, Reblaud, Steffeck, Döderlein, Burguburu leur attribuent des propriétés virulentes.

S'il ne fallait s'en rapporter qu'aux résultats des cultures il est certain que les staphylocoques et les streptocoques trouvés dans la cavité vaginale ont une morphologie en tout semblable à celle des organismes analogues qui provoquent la purulence et l'infection, mais on sait qu'en biologie, les fonctions importent autrement que la forme quand on veut déterminer l'individualité des espèces.

Les résultats obtenus sur les animaux sont assez discordants ; Winter qui a cultivé les différents staphylocoques trouvés dans le vagin (20 fois le *S. albus*, 4 fois le *S. aureus*, 1 fois le *S. citreus*), n'a pas obtenu de résultats par ses inoculations sur les animaux, les cultures introduites sous la peau ou injectées dans le système sanguin n'ont jamais déterminé d'abcès locaux ni de phénomènes généraux. Widal n'a rien obtenu également avec le streptocoque qu'il avait rencontré et cultivé.

Par contre, Steffeck a observé des résultats positifs en injectant

soit la sécrétion vaginale en nature, soit des cultures pures de bactéries. Döderlein qui a examiné le mucus vaginal chez 195 gestantes
a rencontré 8 fois le streptocoque pyogène qui 5 fois montra chez
les animaux des propriétés pathogènes. Burguburu, qui a trouvé 2 fois
le staphycoloque blanc et 1 fois le streptocoque, a pu constater comme
beaucoup d'autres que ces différents microbes avaient la plus grande
ressemblance, par leur aspect morphologique et leur culture, avec les
agents véritables de la suppuration. Par contre les injections de ces
cultures pratiquées dans le sang et dans le péritoine restaient sans
résultat ; il en fut ainsi notamment avec une injection, dans les veines,
de 4 centimètres cubes d'une culture de staphylocoques. Pour obtenir
quelque résultat, Burguburu fut obligé de modifier le dispositif expérimental et d'injecter les cultures dans la chambre antérieure de l'œil,
il put observer alors un travail inflammatoire et de la suppuration.

Il semble donc qu'il existe parfois, dans le vagin des femmes
enceintes bien portantes, des germes doués de propriétés pathogènes,
mais dans un état d'atténuation marquée. Il est possible que la réaction acide qui est habituelle dans le vagin diminue leur vitalité et
atténue leur virulence, tandis que la transformation du milieu par la
présence d'une sécrétion alcaline ou neutre, ou l'introduction, par
les doigts, de substances putrides, peut les transformer en germes
pathogènes.

III. PÉRINÉE

Le plancher périnéal subit aussi des modifications dans sa structure et son élasticité. Sa vascularisation est souvent prononcée, et il
devient dans quelques cas le siège d'un œdème manifeste.

L'augmentation de l'élasticité est très importante, elle permet la
distension graduelle de cette barrière qui semble, dans la dernière
période du travail, un obstacle presque insurmontable au dégagement des parties fœtales. Cet assouplissement est nettement commandé par l'état de grossesse. Dans de nombreuses recherches
expérimentales, dit Tarnier, nous avons essayé de faire des applications de forceps sur des cadavres de femmes mortes sans être
enceintes et nous avons toujours remarqué, dans ces conditions, combien le plancher périnéal est plus résistant et combien il est difficile
de le distendre sans le déchirer sur une grande étendue.

§ 3. Modifications des annexes de l'utérus.

L'hypertrophie si manifeste du corps utérin se produit également sur les annexes, ligaments, trompes et ovaires.

A. *Ligaments ronds.* — Ces ligaments augmentent de volume au point d'acquérir l'épaisseur du petit doigt ; cette augmentation résulte à la fois de l'agrandissement des vaisseaux, de l'hypertrophie des fibres musculaires lisses et aussi des faisceaux striés qui se trouvent dans le canal inguinal. Les ligaments ronds forment vers la fin de la grossesse deux gros cordons qui s'étendent de la région ombilicale au canal inguinal ; celui qui est à gauche devient superficiel par suite de la torsion de l'utérus de gauche à droite ; ce ligament peut être senti à travers la paroi abdominale, il devient même très perceptible au début du travail.

L'insertion des ligaments sur la matrice est quelque peu modifiée, elle se fait en réalité plus en avant, à l'union des quatre cinquièmes postérieurs et du cinquième antérieur, le bord latéral de l'utérus a disparu et s'est transformé en une paroi allongée ; l'organe entier prend une forme ovoïde, et, comme le développement s'est fait surtout dans le segment postérieur, l'insertion du ligament semble avoir glissé en avant et s'être rapprochée de la face antérieure. La distance qui va de l'orifice interne du canal inguinal au point d'attache utérin n'est guère plus grande sur un utérus gravide que sur un utérus non fécondé ; du reste, l'hypertrophie manifeste que subit le ligament rond suffit pour compenser le léger excès de tension qui pourrait en résulter. Il est même à remarquer que, chez les femmes qui ont subi l'opération d'Alexander, soit le raccourcissement des ligaments ronds, la grossesse est non seulement possible, mais normale, et arrive à terme.

B. *Ligaments larges.* — A mesure qu'il se développe et que son fond s'élève graduellement, l'utérus entraîne les ligaments larges et sépare les deux feuillets péritonéaux tout en leur donnant une direction verticale. Les éléments anatomiques qui les composent subissent le même travail d'hyperplasie que le revêtement péritonéal de la matrice.

C. *Ovaires.* — Les ovaires remontent dans la cavité péritonéale avec les ligaments larges et se rapprochent de l'utérus ; ils prennent une direction presque verticale et, déjà vers le milieu de la grossesse, ils quittent le petit bassin pour s'élever au-dessus du détroit supérieur. Par suite du léger mouvement de torsion de gauche à droite que nous venons de signaler du côté de l'utérus, l'ovaire gauche devient antérieur et assez superficiel ; il peut être senti, comme l'a indiqué Budin, chez les femmes à paroi abdominale amincie, et donner lieu à une sensation spéciale. Il est à remarquer que chez les hystériques enceintes, les points douloureux de l'ovaire doivent être cherchés beaucoup plus haut qu'en dehors de la grossesse, ils subissent un mouvement d'ascension en rapport avec le développement de l'utérus gravide pour s'abaisser après l'accouchement ; c'est aux ovaires ainsi déplacés qu'il faut rapporter la douleur hypogastrique des hystériques grosses.

Ces organes doublent de volume bien que la fonction ovulaire soit supprimée tant que dure la gestation ; du reste, à l'autopsie des femmes ayant succombé peu après l'accouchement, on ne trouve jamais qu'un seul corps jaune. La persistance de la ponte des vésicules est un phénomène aussi rare que la continuation des règles, et, quand ils se produisent, ces phénomènes tiennent à des conditions spéciales, utérus bicorne, grossesse extra-utérine, etc.

D. *Trompes.* — Les trompes participent aussi à l'hypertrophie générale des annexes, elles subissent le même changement de direction que l'ovaire et deviennent verticales. Par suite de l'élévation du fond de l'utérus et de l'augmentation du volume de l'organe dont les angles s'arrondissent, leur point d'insertion, comme pour le ligament rond, paraît quelque peu modifié ; au lieu de se faire au niveau de l'angle latéral de l'utérus, l'implantation du canal tubaire se fait à l'union du quart supérieur et des trois quarts inférieurs de la hauteur totale de l'utérus.

La texture de la trompe est également modifiée d'autant mieux que les rapports de continuité et de vascularité avec l'utérus sont des plus évidents, de même que leur analogie de structure. L'épithélium du canal tubaire perd ses cils vibratils pendant la grossesse et devient nucléaire (Robin) ; la cavité se remplit d'un liquide puriforme, mais non purulent, il n'existe jamais de globule de pus véritable ; la suppuration ne pourrait s'expliquer que par l'infection de la muqueuse ; or, nous savons que les germes manquent absolument sur toute la longueur du tractus génital supérieur, à partir de l'orifice interne du col.

§ 4. Modifications des articulations du bassin.

Les modifications que subit le bassin dans ses parties constituantes sont très importantes à connaître ; elles portent à la fois sur le tissu osseux et sur les parties articulaires.

Le tissu osseux présente des ostéophytes et des néoformations que

Hanau a décrites sous le nom de bordures ostéoïdes. Nous laisserons provisoirement de côté ces altérations spéciales pour les reprendre et les étudier plus en détail quand nous décrirons les changements survenus dans le système du squelette.

Les différentes articulations, qui réunissent les os du bassin, sont soumises à la suractivité fonctionnelle qui se produit, après la fécondation, dans tout le système génital.

A. *Symphyse du pubis.* — Cette suractivité fonctionnelle détermine une imbibition, un ramollissement du cartilage interarticulaire, sa masse se tuméfie et vient faire une saillie perceptible à la face postérieure de la symphyse. Les ligaments qui réunissent l'article se relâchant deviennent moins tendus et permettent un certain écartement entre les deux surfaces qui forment la symphyse pubienne. Mais cet écartement est toujours limité, et quand il va jusqu'à 15 millimètres (Jacquemier) ou même à 27 millimètres (Mme Boivin) il ne peut s'agir d'une condition physiologique, c'est une véritable disjonction qui entraîne des conséquences sérieuses pour la statique et la marche.

Budin a indiqué un moyen qui permet d'apprécier ce relâchement de la symphyse et de faire toucher littéralement du doigt le chevauchement des deux surfaces dans les mouvements de déambulation. Il suffit, la femme étant debout, d'introduire la pulpe de l'index dans le vagin, de l'appliquer exactement sur le bord inférieur de la symphyse et de faire marcher la femme. A chaque mouvement, on perçoit les deux branches osseuses qui chevauchent l'une sur l'autre. Budin étudia l'état de la symphyse pubienne sur plus de quatre-vingts femmes enceintes, et constata chez toutes une mobilité plus ou moins grande de cette articulation pendant le dernier mois de la grossesse.

B. *Symphyse sacro-iliaque.* — Chez l'adulte à l'état sain, cette articulation ne présente pas de mobilité véritable, mais chez la femme enceinte et, surtout chez la parturiente, une certaine mobilité devient appréciable. D'après Zaglas et Duncan, le sacrum oscillerait autour d'un axe transversal imaginaire passant par la deuxième vertèbre sacrée, le promontoire pourrait s'avancer vers le pubis de 2 millimètres et demi, tandis que le coccyx se relèverait en arrière et déterminerait un léger agrandissement du détroit inférieur. Ce mouvement se produirait surtout lorsque la femme est fortement inclinée en avant. Duncan a montré qu'il existe à la partie moyenne de la surface articulaire postérieure de l'os des îles une sorte de saillie osseuse qui correspond à une cavité creusée dans la partie adjacente du sacrum et c'est autour de cette ébauche de cavité cotyloïde que se produirait le mouvement de bascule des os iliaques.

C. *Articulation sacro-coccygienne.* — Cette articulation est plus mobile que la précédente, aussi les mouvements y sont-ils plus étendus. Le fibro-cartilage interosseux, de même que les ligaments périphériques, est imbibé de sérosité, se ramollit si bien que la rétropulsion du coccyx et l'agrandissement du détroit inférieur sont des phénomènes habituels qui accompagnent la parturition. Cet agrandissement est favorisé encore par le mouvement de bascule en avant du promontoire qui ramène en arrière l'extrémité de la tige sacro-coccygienne.

La mobilité anormale qui se produit vers la fin de la grossesse du côté des différentes articulations du bassin n'a qu'une utilité minime pour la facilité du travail, l'agrandissement du diamètre qui en résulte est trop rudimentaire pour qu'il soit réellement efficace. Il n'en est plus de même pour une catégorie d'animaux, les rongeurs par exemple, chez lesquels l'écartement des surfaces articulaires est une condition indispensable de la parturition.

§ 5. Modifications de la paroi abdominale.

La présence d'un œuf fécondé de même que la poussée en avant et en haut provoquée par sa distension graduelle déterminent du côté de la paroi abdominale antérieure certains troubles trophiques, certaines lésions mécaniques qui sont les suivantes : pigmentation anormale, développement de stries et de vergetures, écartement de la ligne blanche, modification de la cicatrice ombilicale.

A. *Pigmentation.* — Chez la plupart des femmes enceintes, on voit apparaître dès la fin du deuxième mois une coloration noirâtre de la ligne médiane de l'abdomen. Cette pigmentation dessine une raie brune de quelques millimètres de largeur, dont la régularité est telle, qu'elle semble, selon la remarque de Pajot, comme tracée avec un pinceau. La ligne brune s'étend du mont de Vénus à l'ombilic et parfois s'élève au-dessus pour se perdre dans la région épigastrique. Les deux sections sus et sous ombilicales de cette ligne ne sont pas la continuation directe l'une de l'autre ; tandis que le segment inférieur est dévié à gauche, le segment supérieur est dévié à droite.

La ligne brune est très marquée chez les femmes brunes, un peu moins chez les blondes, mais il n'y a rien d'absolu à cet égard ; chez les négresses par exemple, elle est toujours d'un noir d'ébène.

La pigmentation ne reste pas toujours localisée à la ligne médiane, chez les brunes surtout, elle se diffuse dans le voisinage et envahit la plus grande partie de la paroi antérieure de l'abdomen et même le haut des cuisses. Toute la région qui avoisine l'ombilic prend une teinte bistre qui s'atténue progressivement et disparaît vers les parties latérales.

B. *Vergetures, stries.* — Le feutrage de la peau constitué par les mailles serrées et résistantes du derme subit une distension qui se traduit par de nombreuses vergetures. Ce sont des stries superficielles, à l'aspect brillant, rosé, qui dessinent des lignes courbes, irrégulières ; leur coloration est modifiée par la pigmentation plus ou moins abondante qui existe en d'autres points de l'organisme ; la teinte rosée est fréquente chez les femmes blondes, la teinte rouge bleuâtre chez les brunes.

Ces stries sont surtout abondantes dans la moitié inférieure de l'abdomen ; elles manquent presque toujours pendant la première moitié de la grossesse et n'apparaissent que plus tard, elles deviennent abondantes vers le septième et le huitième mois. Après l'accouchement, parfois dès les premiers jours, elles perdent leur aspect rougeâtre, elles pâlissent, la peau se ride à leur surface, elles restent le plus souvent indélébiles. A l'occasion d'une nouvelle grossesse, elles prennent une teinte nacrée, d'un blanc brillant ou restent brunâtres.

Parfois elles n'apparaissent qu'à l'occasion d'une deuxième ou d'une troisième grossesse ; d'après la statistique de Crédé, l'absence de vergetures existe chez 10 pour 100 des femmes enceintes, et parmi elles on compte 2 1/2 pour 100 de multipares et 7 1/2 pour 100 de primipares. La proportion de Hecker est moindre encore, puisque sur 494 femmes enceintes elles ne manquaient que 33 fois, soit 6,6 sur 100 ; ici également l'absence était plus fréquente chez les femmes grosses pour la première fois. C'est dire que plus les accouchements sont nombreux, plus les stries et les vergetures sont fréquentes.

Au point de vue histologique, les recherches de Troisier et Ménétrier ont montré que la lésion est uniquement bornée au derme ; l'intrication des faisceaux lamineux a disparu et, par suite de la distension, tous sont devenus parallèles, se sont dissociés et vraisemblablement rompus ou affilés par places. Le réseau fibreux se raréfie, et la peau s'amincit, d'où la coloration rouge ou rose des vergetures récentes qui résulte probablement de ce que le réseau sanguin superficiel est plus apparent ; quant aux stries anciennes, on connaît leur coloration blanc noir qui les a fait assimiler aux cicatrices ; il s'agit, en somme, d'une lésion purement mécanique.

Les vergetures se développent aussi en dehors de la grossesse, lorsqu'il se produit une distension exagérée et rapide de la peau, comme dans les kystes de l'ovaire, les tumeurs fibreuses, l'ascite ou même à la suite de l'obésité. Crédé les a vues sur l'abdomen, la partie supérieure des cuisses, le sein, les fesses, les mollets d'une jeune fille qui présentaient de l'œdème. Cette malade qui était atteinte de tuberculose succomba et son autopsie permit de constater l'existence de sa virginité.

Il arrive inversement que certaines femmes ne présentent aucune modification de la peau, malgré des grossesses répétées. On peut citer à ce propos le cas de Montgomerry, relatif à une femme qui avait accouché cinq fois et dont le dernier enfant était âgé de cinq ans; parmi les cinq enfants, elle en avait nourri trois. Chez cette femme, le sein était resté petit, ferme, le mamelon court, l'aréole n'avait pas bruni, elle était rosée comme chez les vierges, il y avait absence complète de vergetures et de ligne brune.

C. *Écartement de la ligne blanche.* — Une autre conséquence de la tension abdominale est le tiraillement, la distension qui se produit au niveau de la ligne blanche. On peut dire que le relâchement de la région médiane est plus caractéristique encore que les vergetures, car celles-ci font assez souvent défaut et elles peuvent être la conséquence de tout développement anormal des organes contenus dans l'intérieur du ventre : tumeurs de l'ovaire, fibromes, ascite ou simplement embonpoint.

La lésion anatomique consiste, pour la grande majorité des cas, dans un tiraillement avec écartement des différentes fascia dont l'entre-croisement forme la ligne blanche. Sous l'influence du développement progressif de l'œuf, ces fascia se distendent, les bords internes des muscles droits s'écartent l'un de l'autre, si bien qu'il existe à la partie la plus médiane un espace allongé, d'une largeur variable, parfois de 1 centimètre ou 2, d'autrefois de 12 à 15 centimètres, où la résistance est moindre, qui cède et se dessine sous forme de boudin toutes les fois que la femme contracte ses muscles abdominaux antérieurs, lorsque étant couchée elle fléchit brusquement la tête ou qu'elle cherche à s'asseoir.

Cette modification de la paroi est surtout apparente après l'accouchement et c'est à ce moment qu'elle doit être cherchée, tandis que pendant la grossesse, elle se perçoit difficilement en raison de la présence de l'utérus qui forme une masse résistante en arrière. La distension simple de la ligne blanche que nous décrivons ici ne doit pas être confondue avec sa déchirure, parce que, dans ce dernier cas, les aponévroses présentent des solutions de continuité plus ou moins nombreuses et étendues; dans la distension, il y a simple tiraillement des parties constituantes de la paroi qui sont seulement modifiées dans leur résistance, c'est une lésion qui peut, sinon disparaître, du moins s'améliorer notablement par la suite; tandis que dans la déchirure, il y a suppression d'une partie de la couche aponévrotique et les viscères abdominaux, utérus, intestin, foie, arrivent en rapport immédiat avec les parties profondes de la peau. Il s'agit alors d'une lésion irrémédiable, à moins d'opération sanglante, et

dont les conséquences sont beaucoup plus sérieuses pour la statique
abdominale ; nous l'étudierons plus loin à propos des hernies ventrales de l'utérus.

L'écartement de la ligne blanche est une conséquence régulière de
la grossesse, mais il se présente avec des degrés très variables. Dans
sa forme la plus atténuée, il se dessine comme un boudin allongé
qui part du creux épigastrique et descend jusqu'à l'ombilic où il se
termine ; puis, à mesure que la distension est plus marquée, l'extrémité inférieure descend graduellement et se rapproche de la
symphyse pubienne. Dans les cas extrêmes, la ligne blanche est
distendue sur toute sa hauteur et quand la femme vient à fléchir
brusquement le tronc, on voit saillir à la partie médiane un bourrelet allongé, pressé latéralement par les muscles droits contractés et
qui s'étend de la région épigastrique jusqu'à l'insertion des muscles
pyramidaux.

C'est toujours dans la région sus-ombilicale de la ligne blanche
que l'écartement des muscles droits est le plus marqué ; aussi semble-t-il nécessaire de faire intervenir dans la pathogénie de cette
lésion non seulement la pression abdominale, mais encore l'évase-
ment de la base du thorax sur laquelle se trouve l'insertion supérieure de ces muscles. Ce qui semble indiquer que la pression
intérieure n'est pas seule en cause, c'est que l'écartement de la ligne
n'est nullement proportionnel au nombre des vergetures ; il peut
exister très net et apparent en l'absence de toutes stries de la peau.

Nous savons du reste que, vers la fin de la gestation, la base du
thorax s'élargit transversalement, tandis que le diamètre antéro-postérieur et le diamètre vertical diminuent. Cet élargissement transversal a pour conséquence d'éloigner l'un de l'autre les points d'insertion supérieurs des muscles droits et de favoriser la distension
des aponévroses qui les séparent. Du reste, les bords internes des
muscles droits ne sont point parallèles quand ils se contractent, ils
forment un angle ouvert par le haut et à sommet inférieur ; aussi la
lésion est toujours plus accentuée dans la partie sus-ombilicale de la
ligne blanche et, quand elle est minime, c'est seulement à ce niveau
qu'elle existe.

D. *Modifications de l'ombilic.* — Indépendamment de l'écartement
de la ligne blanche, il se produit quelques changements au niveau
de la cicatrice ombilicale. Pendant les premiers mois, cette cicatrice
semble déprimée, peut-être par la traction en bas de l'ouraque ; puis
à mesure que la grossesse s'avance, cette disposition se modifie, la
dépression de l'ombilic s'efface, le fond s'élève graduellement et
vient affleurer la surface abdominale, vers le septième mois environ.
L'anneau se dilate, et souvent, vers la fin de la gestation, il se
forme une tumeur saillante dont la surface est formée par la peau

amincie et qui contient une certaine masse de graisse épiploïque. Les hernies intestinales véritables n'existent guère que lorsque la lésion est antérieure à la grossesse, et, dans quelques cas, on a vu l'utérus fécondé venir remplir le sac herniaire (voy. chap. II, *Hernies de l'utérus gravide*).

§ 6. Modifications des mamelles

Dès les premières semaines de la gestation, la glande mammaire éprouve des modifications en rapport avec celles qui surviennent du côté de l'appareil utérin.

L'augmentation de l'organe est le premier phénomène appréciable, la glande entière se tuméfie, devient plus lourde, plus sensible, elle est le siège de lancées, de picotements; les veines sous-cutanées sont plus apparentes et dessinent un réseau bleuâtre; la palpation permet de reconnaître les grains formés par la réunion des acini. Il arrive aussi, chez les femmes jeunes et à peau fine, que la distension est assez considérable pour qu'elle produise, à la surface, des éraillures analogues à celles qui viennent d'être signalées sur la peau de l'abdomen. On voit quelquefois le gonflement du sein disparaître vers le quatrième ou le cinquième mois, pour reparaître vers la fin de la gestation.

Le mamelon devient plus volumineux, plus turgide, sa coloration est aussi plus foncée, et il laisse sourdre, dans les derniers mois, un liquide jaunâtre qui n'est autre que le colostrum.

L'aréole subit des modifications importantes dans sa forme et son aspect. Sa coloration est toujours plus foncée qu'avant l'imprégnation, mais d'une intensité qui varie selon que la femme est brune, châtain ou blonde, elle devient d'un noir d'ébène chez les négresses; cette teinte qui apparaît dès la première grossesse ne s'efface plus.

Chez certaines femmes, l'aréole se tuméfie, se boursoufle et fait à la surface du sein une saillie que l'on a comparée à celle d'un verre de montre.

Les tubercules de l'aréole, ou tubercules de Montgomery, forment des saillies facilement appréciables à la vue et au toucher; ils laissent sourdre, à la fin de la grossesse, un liquide analogue au colostrum qui devient, après l'accouchement, du lait véritable; du reste ces glandules sont considérées par Stoltz, Mathias Duval et de Sinéty, comme des glandes mammaires en miniature. Elles deviennent en effet très apparentes chez les femmes qui nourrissent et elles persistent tant que dure l'allaitement; elles s'affaissent et diminuent par la suite, mais ne disparaissent pas complètement.

On a décrit aussi, autour de l'aréole vraie que nous avons signalée, une aréole secondaire dont les limites extérieures sont moins précises. Elle est constituée par une coloration noirâtre qui s'étend de la circonférence de l'aréole sur une surface variable de la peau qui recouvre la mamelle. Sa teinte décroît graduellement à mesure qu'on se rapproche de la périphérie, où elle prend peu à peu l'aspect normal de la peau. Sa coloration n'est pas uniforme, aussi l'a-t-on dénommée aréole *tachetée*, *mouchetée*, *tigrée*, en raison des nombreuses taches blanches dont elle est parsemée et qui lui donnent un aspect spécial ; au centre de chaque tache blanche, on trouve l'orifice d'une glande sébacée, ainsi qu'un petit poil lorsqu'on examine à la loupe.

ARTICLE II. — MODIFICATIONS DES AUTRES APPAREILS
DE L'ORGANISME MATERNEL

Bar, Recherches sur le rythme de la respiration pendant la grossesse et l'accouchement (Ann. de Gyn., 1880, t. XIV, p. 419). — Baumm, Gewichtsveränderungen der Schwangeren, Kreissenden, etc. (München.mediz. Wochensch., 1887, p. 98). — Chambrelant, Diminution de la toxicité urinaire dans les derniers mois de la grossesse (Soc de Biolog , 18 février, 1892). — Dohrn, Die Form der Thoraxbasis bei Schwangeren und Wöchnerinnen (Monatssch. f. Geburtsk., 1864, Bd XXIV, p. 414). — Dubner, Untersuchung, über Hämoglobingehalt des Blutes in den letzten Monaten der Gravidität, etc. (Münch. medic. Wochensch., 1890, nos 30, 31, 32). — Fehling, Ueber die Beziehungen zwischen der Beschaffenheit des Blutes bei Schwangeren, etc. (Verhandlung der deutsch. Gesellschaft f. Gynæk., 1886). — Gassner, Ueber die Veränderungen des Körpergewichts bei Schwangeren, etc. (Monatssch. f. Geburtsæk., 1862, Bd. XIX, p. I). — Hanau, Ueber Knochenveränderungen in der Schwangerschaft, etc. (Fortschritte der Med., 1892, p. 237). — Ingerslev. Ueber die Menge der rothen Blutkörperchen bei Schwangeren (Centralbl.f Gynæk., 1879,p.635). — Jorisenne, Nouveau signe de la grossesse (Archiv. de tocol., 1882, p. 327). — Kirsten, Ueber das Vorkommen von Zucker im Harn der Schwangeren, etc. (Monatssch. f. Geburtsk., 1857, Bd. IX, p. 437. — Kuhnow (Anna), Statisch-mecanische Untersuchungen über die Haltung der Schwangeren (Archiv f. Gynæk., 1889, Bd. XXXV, p. 424). — Longe, Du pouls puerpéral physiologique, th. Paris, 1886. — Maurel, De l'influence de la grossesse et des menstrues sur les éléments figurés du sang, etc. (Archiv. de tocol., 1883, p. 705). — J. Meyer, Untersuchungen über die Veränderungen des Blutes in der Schwangerschaft (Archiv f. Gynæk., 1887, Bd. XXXI, p. 45). — Ney, Ueber das Vorkommen von Zucker im Harne der Schwangeren, etc. (Archiv f. Gynæk., 1889, Bd. XXXV, p. 239). — Quinquaud, Les diagnostics difficiles éclairés par la chimie hématologique (Union médic., 1873, p. 952). — Reinl, Untersuchung. über den Hämoglobingehalt des Blutes, etc. (Festschrift f. Hegar, Stuttgart, 1889). — Schröder (Richard), Untersuchungen über die Beschaffenheit des Blutes von Schwangeren, etc., Inaug. Dissert., Bâle, 1890. — De Sinéty, De l'état du foie chez

les femelles en lactation (Compt. rendus de l'Académie des sciences, 26 déc.
1872, p. 1773). — SPIEGELBERG et GSCHEIDLEN, Untersuchungen über die Blut-
mengen trächtiger Hunde (Archiv f. Gynæk.,1872, Bd. IV, p.112). — VOITURIEZ,
Polyurie de la grossesse (Journ. des sciences médic. de Lille, 1890, n° 20).

§ 1. **Appareil digestif.**

Les fonctions digestives présentent des modifications variables avec
les périodes de la grossesse. Au début, elles sont ordinairement troublées. surtout chez les primipares ; il survient dès la fin du premier
mois, des nausées, du dégoût pour certains aliments, et des vomissements. La perversion du goût est très manifeste, quelques femmes
ont une appétence marquée pour les substances amères et nauséabondes, pour les viandes faisandées, la craie, le charbon, la
braise, etc. ; mais, déjà à ce degré, la perversion des fonctions
digestives est pathologique, elle doit rentrer dans le cadre des
maladies qui compliquent la grossesse.

Vers le milieu du cinquième mois, lorsque surviennent les
mouvements de l'enfant, il y a une atténuation marquée des nausées
et des vomissements ; l'appétit se développe, les fonctions digestives
sont excitées, l'assimilation est plus facile et cet état se prolonge en
général jusqu'au moment de l'accouchement.

La constipation est très fréquente, elle est même habituelle, au
point qu'elle peut être considérée comme une des conséquences ordinaires de la fécondation. On l'a rapportée à la compression du rectum
par l'utérus gravide et aux dislocations que subit l'intestin sous
l'influence du développement de l'œuf. C'est plutôt un phénomène
de nature nerveuse, attendu qu'il est très hâtif et survient dès le
premier mois. alors qu'une modification dans la statique abdominale ne peut encore être importante ; et, même à une époque avancée,
il est facile de voir que l'accumulation des matières se fait dans le
rectum inférieur, c'est-à-dire dans une région située au-dessous du
point où porte la compression et où se trouve l'obstacle à la circulation des fèces.

Le développement progressif de l'utérus qui vient se mettre en
rapport immédiat avec la paroie abdominale antérieure a pour conséquence de refouler en arrière et en haut les anses intestinales. Ce
refoulement se produit surtout du côté gauche où la percussion
indique habituellement la présence de l'intestin ; la présence à droite
du cæcum et du côlon, du rein et du foie oblige les anses mobiles de
l'intestin grêle à se réfugier du côté opposé.

Le foie et l'estomac subissent également des changements dans
leur situation normale ; le foie peut basculer en arrière, et se

redresser pendant que l'estomac prend une situation plus verticale.
Le premier de ces viscères présente parfois des modifications dans
la structure des cellules constituantes qui deviendraient graisseuses, d'après les recherches de Tarnier. Mais, comme l'a démontré
de Sinéty, l'état graisseux du foie, de même que la glycosurie,
accompagne la lactation plutôt que la grossesse. Quant aux sécrétions de l'estomac elles ne semblent pas modifiées par le fait de la
gravidité; même dans les cas de vomissements graves, le chimisme stomacal ne paraît pas s'éloigner notablement de la normale.

§ 2. **Appareil respiratoire.**

Les modifications de l'appareil respiratoire sont surtout d'ordre
mécanique.

En se rapprochant de la base du thorax dans sa progression ascendante, l'utérus détermine vers la fin de la grossesse des changements
dans la forme de la cage thoracique et dans le fonctionnement de la
respiration.

Déjà en 1849, Küchenmeister avait trouvé, par ses examens spiro-
métriques, que la capacité pulmonaire augmente à mesure que la
grossesse approche de son terme et que cette capacité est moindre
pendant les suites de couches que pendant la gestation. Fabius
constata également, au moyen de recherches analogues, que la
capacité pulmonaire diminue après l'accouchement. Wintrich
trouva que les rapports entre cette capacité et le volume du corps
étaient constamment les mêmes chez la femme, qu'elle soit enceinte
ou non. En réalité, cette capacité varie entre 2700 et 3500, elle
est plus élevée chez les multipares.

Gerhardt, qui fit des recherches sur la situation du diaphragme
pendant la grossesse, a vu que, 36 fois sur 42, les limites de ce
muscle n'étaient pas modifiées, 5 fois seulement il parut plus abaissé,
et 1 fois plus élevé qu'à l'état normal. Gerhardt signala également
l'élargissement que subit la base du thorax dans les derniers temps
de la grossesse, il montra que le diaphragme ne subit pas une pression de bas en haut, comme on l'admet généralement, mais vient
en contact plus immédiat avec la paroi sterno-costale; ces recherches ont été confirmées par les mensurations de Dohrn.

Ce dernier auteur s'est servi du cyrtomètre de Woillez, et
pour apprécier exactement la circonférence du thorax, il l'a appliqué en
deux points différents, l'un sur la ligne horizontale qui passe par
le sommet de l'aisselle, l'autre au niveau d'une ligne entourant la
base de la poitrine et partant de l'appendice xiphoïde. Les examens

portèrent sur cinquante femmes, et chacune d'entre elles fut mensurée une fois pendant les dernières semaines de la grossesse et une fois pendant les huit premiers jours des couches. A la suite de ces mensurations, Dorhn est arrivé aux conclusions suivantes : dans la plupart des faits observés, la base du thorax présente une largeur plus grande pendant la grossesse que pendant les suites de couches, par contre le diamètre antéro-postérieur est diminué. Après l'évacuation de l'utérus, les rapports changent en ce sens que le diamètre transverse diminue et le diamètre antéro-postérieur augmente. Ces changements de forme sont moins constants et moins appréciables sur la ligne passant au niveau de l'aisselle que sur la circonférence de la base du thorax.

Pour expliquer ces modifications Dohrn admet que, sous l'influence de la gravidité, il se produit sur le diaphragme une poussée de bas en haut, de telle sorte que les points d'insertion de ce muscle sont tiraillés et attirés en dedans, cette traction qui porte sur la base entière du thorax est surtout sensible au niveau de la région la plus faiblement soutenue. Cette partie est précisément la paroi antérieure où se trouvent le sternum et les cartilages costaux ; ceux-ci sont attirés en dedans, et le diamètre antéro-postérieur diminue, par contre le diamètre transverse augmente parce que le retrait du sternum et des cartilages costaux a pour conséquence d'augmenter la courbure latérale des côtes qui forment un angle plus aigu en dehors.

On peut donc admettre que si la cage thoracique éprouve quelques changements dans sa forme, elle n'en subit aucun dans ses dimensions et sa capacité respiratoire. Du reste, le jeu du diaphragme ne présente lui-même aucune modification appréciable dans les conditions ordinaires. Regnard a étudié, à l'aide de la méthode graphique, ces mouvements d'ampliation du thorax et d'abaissement du diaphragme chez des femmes arrivées au terme de la grossesse, il a remarqué que, chez elles, le diaphragme s'abaisse très librement et que les femmes respirent suivant le mode abdominal.

Bar conclut également de ses tracés que c'est surtout par la contraction du diaphragme que se fait l'inspiration chez la femme enceinte et même, lorsqu'il lui arrive de respirer vite et avec force, c'est encore ce muscle qui est le principal facteur de l'inspiration. Dans quelques cas seulement la contraction du diaphragme est gênée et la respiration devient costo-supérieure, c'est lorsque l'utérus a pris un développement anormal comme dans l'hydramnios, la grossesse gémellaire, ou qu'il y a coïncidence de tumeurs abdominales (kystes, fibromes).

§ 3. **Appareil circulatoire**

Les modifications survenues du côté du système circulatoire sont relatives aux changements qui se manifestent du côté du cœur, des vaisseaux et du sang.

I. Cœur. — On admet généralement, depuis les recherches de Larcher, qu'il existe une hypertrophie normale du cœur pendant la grossesse; ce serait une lésion passagère, destinée à disparaître après l'accouchement et analogue, dans son évolution, à l'hypertrophie temporaire du corps de l'utérus.

Larcher avait examiné le cœur de cent trente femmes, âgées de dix-huit à trente-cinq ans et mortes à différentes époques de la gestation ou peu après leur accouchement, il avait pu constater que le ventricule gauche est manifestement hypertrophié, que l'épaississement de la paroi est augmenté d'un quart au moins, d'un tiers au plus, tandis que le cœur droit, oreillette et ventricule, conserve ses dimensions habituelles.

Ducrest, interne de Beau, voulant vérifier cette assertion de Larcher, fit des recherches sur cent femmes âgées de vingt à trente ans. « Chez toutes, dit-il, la mesure des parois du cœur a été prise à la partie la plus épaisse du ventricule gauche. Le maximum de cette épaisseur est de 18 millimètres dans 5 cas; il s'élève même dans 1 cas à 22 millimètres; le chiffre le plus bas est 11 millimètres, dans 8 cas; chez la plupart, l'épaisseur est de 16 millimètres; la moyenne de toutes ces mesures est 15 millimètres. Si maintenant on compare le chiffre de cette moyenne avec celui de 10 millimètres donné par Bizot, comme représentant l'épaisseur du ventricule gauche chez la femme, on voit qu'il est supérieur de 5 millimètres. » Il semble donc que les résultats de Ducrest aient confirmé ceux qui avaient été indiqués par Larcher.

Il faut remarquer cependant que les mensurations appliquées à un organe comme le cœur sont toujours difficiles et donnent aisément lieu à des erreurs. Aussi, quand Blot voulut vérifier l'exactitude des données précédentes, eut-il soin de recourir à la pesée qui fournit des résultats plus sérieux. Sur vingt femmes mortes en couches, la moyenne du poids total de l'organe s'éleva à 291^{gr},85 tandis que le poids physiologique varie entre 200 et 230 grammes. Il y aurait donc pendant la grossesse une augmentation qui s'élèverait au cinquième du poids total.

Pour ces auteurs et pour tous ceux qui admettent l'hypertrophie physiologique du cœur, cette modification résulterait à la fois de l'augmentation de la masse du sang qui se produit chez toutes les femmes enceintes, de l'adjonction à la circulation aortique d'un réseau de nouvelle formation, enfin de la nécessité de pourvoir à l'existence des deux êtres. Elle se traduirait, pendant la vie, par une augmentation de la matité précordiale, par des battements plus vifs au niveau du cœur et un pouls plus tendu au niveau de la radiale, enfin par l'existence d'un souffle résultant d'une énergie plus grande dans les mouvements circulatoires.

L'hypertrophie gravidique a été admise par Durosiez, Ollivier, Constantin Paul, Peter et ses élèves ; l'hypertrophie avec dilatation par Macdonald, Ducastel, Rendu, Cohnstein, et la dilatation seule par Letulle et Porak ; ces différentes modifications ont été contestées par Gerhardt, Löhlein, Vinay.

Les auteurs qui croient à l'existence de l'hypertrophie se basent sur : l'augmentation de la matité précordiale, le souffle cardiaque, l'augmentation de la pression artérielle, enfin le résultat des pesées ; nous devons examiner et discuter successivement la valeur de ces différents signes.

a) *Matité précordiale.* — Il est très vrai que, vers la fin de la grossesse, la pointe du cœur est un peu déviée en dehors et vient battre à 8 ou 10 centimètres de la ligne médiane, on ne saurait contester davantage que la matité précordiale ne soit augmentée et ne s'étende sur 8 à 9 centimètres au niveau du troisième espace intercostal. Mais ces modifications peuvent s'expliquer en l'absence de toute hypertrophie, elles résultent seulement de l'application plus immédiate du ventricule gauche contre la paroi antérieure de la poitrine, le diaphragme soulevé par les viscères intestinaux s'arrondit davantage ; son bord antérieur se rapproche de la cage thoracique et entraîne avec lui le péricarde et le cœur qui lui sont adjacents ; du reste, en admettant qu'il existe une augmentation de quelques grammes dans la masse du myocarde, on voit mal qu'elle puisse se traduire par un agrandissement appréciable de la matité.

b) *Souffle cardiaque.* — Le prétendu souffle cardiaque n'est pas davantage une preuve, c'est une hypothèse pure, et d'autant plus gratuite qu'elle est incompréhensible. Si le ventricule gauche s'hypertrophie quelque peu, comment expliquer la formation de la veine fluide indispensable à la production du souffle ? Letulle, qui rejette l'hypertrophie pour admettre une dilatation temporaire des cavités du cœur, se base sur l'existence d'un reflux jugulaire, d'un souffle vasculaire du cou et d'un souffle cardiaque, soit les lésions caractéristiques d'une insuffisance tricuspidienne temporaire par dilatation du ventricule droit. Ces différents signes se trouvent incontestablement chez quelques femmes, mais ils sont loin de constituer la règle.

En réalité, les souffles cardiaques sont plutôt rares, et quand ils existent, ils sont la conséquence ou de lésions orificielles, ou de la chloro-anémie, ou encore ce sont des souffles extra-cardiaques assez fréquents chez les femmes grosses et 'surtout chez les accouchées.

c) *Hypertension artérielle.* — Pour quelques auteurs, l'hypertrophie temporaire du cœur aurait son origine dans l'augmentation de la pression artérielle qui résulte de la grossesse ; mais cette augmentation est-elle certaine et constante ? on a demandé au sphygmographe de résoudre cette question et tandis que Mahomed, Meyburg, Macdonald et Fancourt Barnes, d'après leurs tracés, affirment cette augmentation, Deuerlin et Véjas la contestent formellement. En réalité, le sphygmographe est incapable d'indiquer la pression exacte du sang dans les artères ; « il ne donne, fait remarquer Marey, que l'expression des variations, en plus ou en moins, de la tension artérielle, variations qu'il traduit par des oscillations plus ou moins grandes, selon qu'il est plus ou moins sensibilisé. »

Le sphygmomanomètre n'a pas les mêmes inconvénients et tout imparfait qu'il soit encore, il peut traduire beaucoup mieux les 'modifications de pression qui surviennent dans l'artère radiale. Mais je ne sache pas que personne ait songé de faire des recherches avec cet instrument. J'ai tenté, à différentes reprises, d'apprécier par ce moyen la tension artérielle chez des femmes arrivées au terme de leur grossesse, je n'ai jamais trouvé de chiffres supérieurs à la normale, sauf chez les femmes albuminuriques. Il n'en est plus de même quand le travail commence, mais alors nous nous trouvons dans des conditions particulières.

d) *Pesées.* — J'arrive aux résultats des pesées. Nous avons vu que Blot et d'autres observateurs avaient trouvé une augmentation d'un cinquième dans le poids du cœur ; pour Blot, ce poids s'élèverait en moyenne à 291 grammes. Ce chiffre est certainement exagéré, et même en admettant son exactitude, il ne prouve pas que la grossesse ait une influence directe sur sa production. Lorsqu'on a pratiqué un certain nombre d'autopsies de femmes enceintes ou accouchées récemment, on voit vite que chez quelques-unes seulement, il existe une hypertrophie du cœur ; c'est à tort, croyonsnous, qu'on a réuni indistinctement tous les faits de cette sorte. Ainsi confondues, les pesées peuvent aboutir à un chiffre un peu supérieur à la normale, mais elles ne démontrent plus que l'augmentation du poids soit le résultat de la gestation seule.

Lorsqu'on veut apprécier l'état du cœur par la pesée ou les mensurations, il me paraît nécessaire de faire une certaine sélection parmi les sujets. On doit mettre à part les femmes qui ont succombé à la septicémie puerpérale, en raison de la fréquence des troubles fonctionnels et de l'action directe de l'infection sur le myocarde ; il faut également écarter celles qui sont atteintes d'albuminurie, l'influence de la néphrite sur le cœur gauche est une notion suffisamment connue pour qu'il soit inutile d'insister. Si l'on ne comprend que les femmes ayant présenté une affection sans action sur le fonctionnement du cœur, comme la phtisie pulmonaire, la rupture de l'utérus, l'intoxication mercurielle, la mort subite par embolie, l'hémorragie cérébrale, etc. ; le poids du cœur ne s'éloigne guère de la normale. Chez 9 femmes ayant succombé à des maladies de cette sorte, j'ai trouvé le chiffre moyen de 225 grammes, Letulle est arrivé au chiffre de 233 grammes sur 6 cas et Löhlein à 245 grammes chez 9 malades.

L'influence de l'albuminurie et de l'éclampsie sur l'hypertrophie du cœur est des plus évidentes, car chez 5 malades de cette catégorie, j'ai trouvé comme moyenne 327 grammes et Löhlein 300 grammes (Voy. chap. VII, *Maladies de l'appareil circulatoire*), l'organe présente alors comme une ébauche du cœur de Traube ; cette action pathogénique est mise surtout en évidence chez les malades phtisiques qui ont généralement un cœur diminué en volume, mais qui présentent régulièrement un organe hypertrophié quand l'albuminurie s'ajoute à la tuberculose.

Il est facile de comprendre que, dans de semblables conditions, l'influence de la grossesse n'est que secondaire et celle de la néphrite prédominante. Si la gravidité était par elle-même un facteur direct de l'hypertrophie, elle manifesterait indistinctement son action chez toutes les femmes et non point chez quelques-unes seulement ; en outre chez celles qui en sont à leur quatorzième ou seizième accouchement, elle amènerait à la longue une hypertrophie permanente. Je puis affirmer qu'il n'existe rien de pareil ; j'ai observé nombre de multipares âgées, ayant eu des grossesses nombreuses et répétées, sans augmentation appréciable de volume du cœur et dans les rares cas où cette augmentation était manifeste, j'ai toujours pu en trouver la cause dans une lésion valvulaire ou une néphrite plus ou moins ancienne.

En résumé, l'hypertrophie du cœur est une lésion exceptionnelle chez les femmes enceintes, elle exige pour se produire des conditions spéciales et quand elle existe c'est une hypertrophie pathologique ; elle n'existe jamais chez les gestantes en bon état parce que, chez elles, l'organe reste à la hauteur de sa tâche tant que dure la grossesse, la force qu'il tient en réserve lui permet de compenser le léger excès de travail qu'il doit supporter sans que ses cavités se dilatent ni que sa masse augmente.

II. Vaisseaux. — On observe régulièrement une activité plus grande de la circulation générale. Parfois dès le début de la grossesse, certaines femmes sont averties de leur état par la tuméfaction douloureuse des varices ou l'apparition des hémorroïdes, même avant l'arrêt des règles. Les nævi et les tumeurs érectiles deviennent plus vasculaires, plus apparentes quelqu'en soit le siège. Il s'agit évidemment d'un phénomène vital et non point d'un trouble résultant seulement de la compression des veines iliaques par l'utérus gravide; l'affaissement des varices et même leur disparition par la mort de l'enfant montrent bien qu'il y a synergie entre la vascularisation du corps entier et celle de l'utérus.

Du côté des artères les modifications sont moins évidentes, la plénitude et la dureté du pouls signalées par quelques auteurs est loin d'être un phénomène constant; ces modifications se rencontrent parfois et, quand elles existent, elles doivent mettre en éveil et faire songer à des lésions valvulaires ou à des lésions rénales.

D'une façon générale, on peut dire que le tracé sphygmographique n'offre rien de particulier et les modifications qu'on lui a rapportées ne peuvent suffire pour diagnostiquer la grossesse. Jorisenne a prétendu que l'invariabilité de fréquence du pouls dans l'attitude debout et l'attitude couché était un signe spécial aux femmes grosses, même dès le début de la gestation. Ainsi le pouls, à l'état normal, bat avec plus de fréquence lorsque le sujet est droit que lorsqu'il est couché et, d'après Graves, la différence est de 6 à 15 battements, elle serait même de 20 d'après Jorisenne. Dès le premier mois de la grossesse, le cœur ne répondrait plus aux changements d'attitude par un ralentissement ou une accélération de ses battements, il garderait une vitesse constante. Ce prétendu signe n'a aucune valeur sérieuse et les recherches de Fry, comme celles de Longe, ne laissent aucun doute à cet égard.

III. Sang. — L'état du sang pendant la grossesse a donné lieu à des opinions divergentes. Les anciens admettaient que, par le fait seul de la gestation, il se produisait dans le sang de la mère une accumulation de matériaux nutritifs; il y avait une pléthore qui s'expliquait à la fois par la cessation des règles et par la nécessité de fournir au nouvel être les substances indispensables à son édification. Au point de vue pratique, cette théorie semblait aboutir à la nécessité des saignées plus ou moins répétées chaque fois qu'une femme avait conçu.

Mais, vers 1840, les recherches d'Andral et Gavarret, confirmées par celles de Becquerel et Rodier ainsi que par les analyses de Regnauld, parurent démontrer au contraire l'existence d'une anémie véritable. Les conclusions de ces auteurs peuvent se résumer ainsi :

Il y a pendant la grossesse augmentation de la quantité d'eau dans le sang et diminution des globules rouges; ceux-ci tombent de 125 grammes pour 1000, chiffre physiologique, à 120, 110 et même 95 grammes; la proportion moyenne de l'albumine qui est de 70,5 sur 1000 s'abaisse à 68,6 dans les sept premiers mois, et à 66,4 dans les deux derniers. La fibrine diminue également pendant les six premiers mois, mais elle augmente pendant les trois derniers, et la moyenne, qui est de 3 pour 1000, s'élève à ce moment à 4,3 et même 4,8. Ces changements constituent un état physiologique qui n'est ni la pléthore telle que l'admettaient les anciens médecins, ni la chlorose véritable ainsi que le soutenait Cazeaux; c'est une anémie spéciale, l'anémie gravidique.

En Allemagne, les travaux de Scanzoni, de Kiwisch, les recherches de Nasse arrivèrent à des conclusions identiques; ce qui caractérisait l'état du sang chez les femmes grosses, c'était l'augmentation de la fibrine, la diminution de l'hémoglobine et par conséquent des globules rouges. Du reste, comme les symptômes éprouvés pendant la gestation ressemblaient fort à ceux qui apparaissent au cours des états chlorotiques, il était facile de rapporter les uns et les autres à la même modification du milieu intérieur.

Mais il s'était élevé des voix discordantes qui tentaient de faire rejeter la théorie de l'hydrémie et de la déglobulisation du sang. En expérimentant sur des femelles pleines, Spiegelberg et Gscheidlen avaient vu que, pendant la seconde moitié de la gestation, la quantité du sang augmente notablement et cette augmentation, qui varie avec l'alimentation, existe aussi pour l'hémoglobine tandis que la proportion d'eau ne se modifie que d'une façon insignifiante. Sur des brebis pleines, Cohnstein put constater à la fois l'augmentation de l'hémoglobine et la diminution des globules rouges.

La possibilité de pratiquer la numération des globules rouges et blancs sembla devoir permettre de résoudre enfin une question si controversée. Ingerslev, en comptant comparativement les hématies chez des femmes enceintes et chez d'autres qui ne l'étaient pas, constata que, chez ces dernières, il y avait une augmentation de cent soixante mille globules par centimètre cube, ce qui est presque insignifiant, attendu que l'état général des femmes enceintes soumises à cet examen était peu florissant pour la plupart d'entre elles, Par contre, un observateur français, le Dr Maurel, qui a fait des recherches sur les éléments figurés du sang chez les races indoues et noires, avait remarqué que, sous l'influence de la grossesse, il se produit tout d'abord une augmentation de globules rouges qui dure jusqu'au troisième mois; puis, sous l'influence d'une cause inconnue, le nombre de ces globules diminuerait pour augmenter de nouveau le septième mois.

La découverte de l'analyse spectrale quantitative, de la photométrie du spectre d'absorption, modifia considérablement nos connaissances sur la physiologie et la pathologie du sang. Il est incontestable que l'étude des raies d'absorption donne une précision autrement grande que la numération simple avec le microscope, de même que cette dernière avait constitué un progrès marqué sur les analyses chimiques d'Andral et Gavarret.

Fehling, le premier, se servit de l'hématomètre de Fleischl dans le but d'étudier la constitution du sang pendant la grossesse. Si l'on admet que la proportion d'hémoglobine est de 100 pour l'homme et 93 pour la femme à l'état normal, les chiffres trouvés par Fehling chez la plupart des femmes enceintes est égal, comme moyenne au chiffre normal, ils le dépassent même chez un tiers d'entre elles et chez un quart seulement ils s'abaissent au-dessous. Le même observateur constata également que, toutes proportions gardées, il y avait en même temps une augmentation du nombre des globules rouges. Après l'accouchement il est vrai, la constitution du sang se modifie ; chez la plupart des accouchées, du nombre de 147, l'hémoglobine tomba à 83 (au lieu de 93), tandis que 10 fois cette proportion resta la même et que 20 fois, il y eut même une légère augmentation.

Les travaux de Fehling eurent un certain retentissement en Allemagne, on confirmait pour la première fois, chez les femmes, les recherches de Spiegelberg et de Gscheidlen sur les animaux, et surtout on avait la perception que l'état chloro-anémique du sang n'est nullement caractéristique de la grossesse. On s'étonnera peut-être que, chez quelques femmes, la proportion d'hémoglobine ait augmenté après la délivrance, il est difficile de concevoir que, à la suite de l'hémorragie inséparable de toute parturition, on arrive à un chiffre d'hémoglobine supérieur à la normale. Fehling explique cette discordance par ce fait que les femmes de cette catégorie présentaient déjà avant leur accouchement une augmentation notable d'hémoglobine, et, comme leur examen avait été pratiqué longtemps avant l'accouchement, il était plausible d'admettre que l'hémorragie de la délivrance n'avait pas abaissé suffisamment ni la richesse globulaire, ni la proportion absolue d'hémoglobine. Il ne faut pas oublier que, chez quelques femmes, l'accouchement détermine une perte de sang minime.

Les résultats de Fehling furent contestés par J. Mayer, qui se servant du même instrument d'analyse et se plaçant dans des conditions identiques, arriva à conclure que le sang des femmes enceintes arrivées au dernier mois de la gestation présente une diminution dans le nombre des globules rouges et dans la proportion de l'hémoglobine. Cet abaissement peut aller jusqu'à 700.000 pour les hématies et à 7,8 pour 100 pour l'hémoglobine. Mais on a pu reprocher à Mayer, avec juste raison, le petit nombre de sujets examinés et la rareté des analyses, chaque femme n'ayant subi qu'un seul examen du sang.

Par contre, les recherches minutieuses de Reinl, de Winckelmann, de Rich, Schröder et même de Dubner, confirmèrent les résultats annoncés par Fehling.

Reinl se servit du spectrophotomètre de Glan et aussi de l'appareil de Fleisch qu'avaient utilisé Fehling et Mayer et, pour avoir un terme de comparaison, il examina tout d'abord le sang de 10 femmes non enceintes, âgées de dix-huit à trente-deux ans ; il trouva chez ces dernières une moyenne, par centimètre cube, de 4.497.300 pour le nombre des globules rouges, et de 95 pour 100 pour la quantité d'hémoglobine. Or, sur 30 femmes grosses examinées à différentes reprises, à la Clinique de Prague, Reinl observa que :

a) Chez 24, le nombre des globules rouges dépasse la moyenne signalée en dehors de la grossesse et s'élève à 5.156.000 par centimètre cube.

b) Chez 19, le chiffre de 95 pour 100 pour l'hémoglobine est atteint ou dépassé.

Richard Schröder, de son côté, examina à différentes reprises le sang de 34 femmes qui vivaient en dehors de la Maternité : 9 fois seulement il y eut diminution de l'hémoglobine et 34 fois augmentation ; 8 fois chez les 9 premières, avec diminution des hématies, et 4 fois chez les 25 dernières, mais ici la diminution était insignifiante.

Il semble donc démontré que, dans la majorité des cas, on ne peut admettre une influence anémiante de la grossesse et ce résultat concorde assez bien avec les travaux de Jacob qui ont montré que, pendant cette période, il n'y avait pas de diminution dans l'alcalinité du sang, tandis qu'après l'accouchement cette diminution est constante. Sans doute il existe, chez quelques femmes enceintes, un véritable état chloro-anémique, mais c'est un résultat de la misère, de la fatigue, des mauvaises conditions alimentaires, plutôt qu'une conséquence de la grossesse. Ainsi Reinl a pu constater, sur 18 femmes plus ou moins anémiques au moment de leur entrée à la Maternité, mais à une époque assez éloignée de leur accouchement, un véritable appauvrissement du sang. A ce moment, la moyenne était de 70 pour 100 quant à l'hémoglobine, et de 4.098.707 quant au nombre de globules rouges. L'analyse pratiquée peu de temps avant l'accouchement montrait que l'hémoglobine s'était élevée à 94 pour 100, et les globules rouges à 4.871.914. Un pareil résultat était dû aux conditions favorables qu'avaient trouvées ces femmes pendant leur séjour à l'hôpital. Il serait peut-être nécessaire de tenir compte de ces particularités dans les recherches de cette sorte.

Ce que l'on peut conclure de tous ces travaux, c'est que la constitution du sang varie d'une femme à l'autre et qu'il est impossible d'établir des lois sur les modifications hématiques de la gestation.

Il est certain que, dans la majorité des cas, le sang devient plus riche, les globules sont plus nombreux, leur valeur globulaire augmente et ces modifications confirment la théorie de la pléthore, si longtemps admise par les médecins. Mais cette richesse globulaire subit des exceptions, et chez quelques femmes la grossesse devient une occasion d'anémie. Il est impossible de considérer l'état de gravidité comme une abstraction et de croire que les changements imprimés à l'organisme maternel seront toujours identiques; il en est de l'état du sang comme du fonctionnement de l'appareil digestif ou du système nerveux, chaque sujet réagit à sa façon, selon sa constitution propre, ses antécédents, le milieu où il se trouve et d'après l'alimentation qu'il subit; du reste, la pathologie entière de la grossesse vient montrer l'extrême variabilité dans les troubles et les symptômes observés.

§ 4. **Appareil urinaire**.

Les modifications portent sur les voies d'excrétion, vessie et uretère et sur la composition de l'urine.

I. *Voies d'excrétion. Vessie.* — L'utérus a des rapports de continuité avec la vessie au niveau de son col, il lui adhère par un tissu cellulaire lâche, aussi la réplétion de l'un de ces deux organes a-t-elle la plus grande influence sur la direction et parfois le fonctionnement de l'autre. A l'état de vacuité, la matrice subit docilement l'influence vésicale, s'abaissant ou se relevant selon le degré de vacuité de ce réservoir. Mais pendant la grossesse, les rôles changent et l'utérus devient l'organe prédominant par sa masse qui s'accroît, par ses vaisseaux artériels et veineux et par ses nerfs qui présentent des modifications bien connues. C'est l'utérus qui agit alors sur la direction et la forme de la vessie, qui modifie sa vascularisation et trouble son fonctionnement.

Dès les premiers temps de la grossesse, le grand axe de la matrice se redresse pendant que l'ensemble de l'organe subit un léger abaissement et devient en contact plus immédiat avec la face postérieure du réservoir urinaire. Ce contact plus intime qui ne va pas sans une compression légère, détermine du côté de la vessie un état irritable, une tendance à se débarrasser plus souvent de son contenu.

A une période plus avancée, la marche ascensionnelle de l'utérus dont la masse quitte le petit bassin pour se développer librement dans la cavité abdominale, provoque une dislocation véritable de la vessie et du canal de l'urètre, en même temps que la présentation des parties fœtales dans l'aire du détroit supérieur détermine une compression de l'uretère et gêne le libre écoulement de l'urine par ses voies supérieures d'excrétion.

L'urètre est tiraillé en haut, allongé, le méat se retire derrière le pubis et le réservoir urinaire subit des modifications dans la forme. Vers la fin de la grossesse surtout, alors que l'utérus redescend dans l'excavation et que les parties fœtales commencent leur engagement, la vessie subit des changements de forme que Auvard décrit de la façon suivante :

a) Tantôt la vessie est tout entière dans l'excavation pelvienne, elle enveloppe la partie antéro-latérale du segment inférieur à la façon d'un croissant dont les deux extrémités viennent se terminer sur les côtés du col, celui-ci étant fortement rejeté en arrière, c'est la *vessie en croissant.*

b) D'autres fois le réservoir urinaire est formé de deux poches, l'une pelvienne et inférieure où s'ouvre l'urètre, l'autre sus-pubienne et supérieure qui est réunie à la précédente par une partie mécaniquement rétrécie entre l'utérus d'une part et la symphyse de l'autre, c'est la *vessie en sablier.*

c) Le plus souvent, la vessie est située en totalité dans l'abdomen et la sonde n'y pénètre qu'après avoir suivi un trajet relativement long, c'est la *vessie en cornue.* Cette dernière forme est importante à connaître parce qu'elle constitue souvent un obstacle, au moment de l'accouchement, à la conduite régulière du travail et même à l'engagement des parties en présentation.

Uretère. — L'agrandissement du segment inférieur de la matrice détermine peu à peu une compression de l'uretère, et surtout de l'uretère droit, en raison de l'inclinaison à droite si fréquente pour l'organe gestateur. Cette compression est souvent minime et passe inaperçue, mais elle peut dans quelques cas gêner considérablement l'excrétion urinaire, troubler le fonctionnement du rein et devenir l'origine de convulsions éclamptiques.

II. *Composition de l'urine.* — La réaction de l'urine est acide ou neutre, comme dans l'état normal, la réaction alcaline indique un état pathologique.

La composition chimique qui a été étudiée par Donné, Chalvet, Barlemont, Lehmann, Harley, semble notablement modifiée. Les chlorures augmentent mais les phosphates, les sulfates, l'urée, l'acide urique, la créatinine diminuent. Les recherches plus récentes de Chambrelant ont montré que la toxicité urinaire paraît manifestement diminuée pendant les derniers mois ; le coefficient urotoxique qui, à l'état physiologique est de o,46, se rapproche de o,25 pendant les derniers jours de la grossesse physiologique.

La quantité d'urine est peut-être supérieure à la normale, d'après Harley ; Quinquaud et quelques auteurs ont signalé une véritable polyurie qui peut s'élever à 3 ou 4 litres dans les vingt-quatre heures. Il est possible que cette sécrétion plus abondante soit due aux besoins plus fréquents si habituels au cours de la gestation, car les mictions répétées activent le fonctionnement du rein ; peut-être faut-il faire intervenir la compression de l'uretère et l'excitation réflexe qui en résulte du côté de la sécrétion rénale.

En fait d'éléments surajoutés, nous laisserons de côté la kyestéine, qui a semblé, à un certain moment, constituer un signe certain de conception et qui n'est autre qu'une pellicule insignifiante, formée de cristaux de phosphate ammoniaco-magnésien, de vibrions et de monades. On sait que la kyestéine existe aussi bien chez les hommes que chez les femmes.

La présence du glycose offre un plus grand intérêt. H. Blot, le premier, en 1876, a signalé sous le nom de *glycosurie physiologique* l'existence du sucre dans les urines de femmes enceintes ou en couches et, d'après cet auteur. cette glycosurie se rencontrerait chez la moitié de ces femmes. Il suffit d'avoir analysé un certain nombre d'urines de cette sorte, pour comprendre l'exagération extrême de la proportion indiquée par Blot. La présence de sucre dans les urines est une véritable exception au cours de la grossesse ; par contre, elle est la règle pendant la lactation.

La raison de cette différence est que la glycosurie est intimément liée au fonctionnement de la glande mammaire pendant les différentes périodes de la vie puerpérale de la femme. Au cours de la grossesse, le sucre ne se montre que chez les femmes dont les seins sont bien développés et laissent déjà secréter du lait. Sur vingt-quatre femmes enceintes, Ney l'a rencontré quatre fois seulement. Mais chez les nourrices, il n'en est plus de même, l'apparition du sucre est la règle et se rencontre dans les 4/5 des cas. Sa présence est subordonnée à l'abondance de la sécrétion lactée, constante quand le sein fonctionne régulièrement et nulle quand cette sécrétion est abaissée. On peut dire que la glycosurie existe chez toutes les nourrices qui cessent brusquement d'allaiter et qui présentent pendant un certain temps de la rétention mammaire. Il s'agit là d'un diabète physiologique, sans gravité d'aucune sorte, qui est constitué par la présence dans les urines du sucre de lait et non point du sucre de raisin, ce diabète résulte exclusivement de la résorption, dans le sang, de parties sucrées du lait qui n'ont pas été utilisées, soit que l'allaitement ait été supprimé, soit que la richesse en matières sucrées devienne excessive ; il semble en effet, qu'il y ait un véritable équilibre physiologique entre la glycosurie et la sécrétion lactée ; plus le sucre est abondant dans l'urine, plus le lait de la nourrice est lui-même abondant et de bonne qualité.

§ 5. Système cutané.

Nous avons indiqué déjà les modifications qui surviennent du côté de la paroi abdominale et des mamelles au point de vue de la pigmentation anormale de la peau et des vergetures, nous croyons inutile d'y revenir.

Quant aux taches et aux efflorescences qui se manifestent sur d'autres régions pendant la grossesse, nous les étudierons plus en détail dans le chapitre consacré aux maladies de la peau, (voy. chap. VII).

Nous nous bornerons à signaler ici les modifications générales que subit l'enveloppe cutanée sous l'influence de la gestation. La peau devient turgescente, il s'y produit un véritable éréthisme nerveux qui dilate les vaisseaux, active les fonctions glandulaires et favorise de cette façon les éruptions cutanées. Certains parasites comme le pityriasis versicolor, quelques inflammations comme l'acné rosacée, l'eczéma, le psoriasis, l'urticaire, le pemphigus, certaines névroses, comme le prurit, ou des dystrophies véritables apparaissent alors avec une fréquence inaccoutumée.

Plusieurs de ces modifications, comme les troubles vasculaires, nerveux et glandulaires, semblent nettement commandées par les changements qui surviennent du côté des fonctions utérines, ils apparaissent parfois à l'occasion de la menstruation, mais ils restent atténués tandis que, pendant la grossesse, leur durée plus longue et leur intensité permettent de réaliser des lésions manifestes et durables.

Rappelons aussi la diminution de l'épaisseur de l'ongle que Esbach a observé chez les femmes enceintes; cette épaisseur qui est de 34 centièmes de millimètre à l'état normal descend pendant la grossesse à 24 centièmes de millimètre.

§ 2. Système osseux.

Le système de soutènement chez la femme enceinte offre à étudier : la production des ostéophytes et les modifications de statique du côté du rachis. Nous avons décrit déjà les changements survenus du côté des articulations du bassin, en même temps que ceux qui apparaissent du côté de l'appareil génital.

I. *Des ostéophytes.* — Rokitansky a signalé, en 1838, la présence de productions osseuses entre la table interne des os du crâne et la face externe de la dure-mère, et les désignait sous le nom de *néoplasmes osseux* ou d'*ostéophytes*. Il les considérait non point comme un fait pathologique, mais comme la conséquence des modifications que la grossesse imprime à l'organisme maternel.

Cette question a donné lieu, en France, aux travaux de Ducrest et de A. Moreau ; elle a été reprise récemment par Hanau (de Zurich) qui a constaté, à côté des ostéophytes, la présence de bordures ostéoïdes spéciales.

L'ostéophyte se développe en général à partir du cinquième mois de la grossesse ; il se présente tout d'abord sous forme de plaques molles, de couleur foncée, ayant de 1 à 1 1/2 centimètre de largeur sur un 1/2 millimètre environ d'épaisseur ; ces plaques sont faciles à enlever avec l'ongle, elles pénètrent dans les dépressions de la voûte crânienne, principalement sur le frontal et les pariétaux, quelquefois sur l'occipital, elles manquent généralement au niveau des sutures et dans les impressions des artères méningées. Ces plaques sont adhérentes à l'os et à la dure-mère, elles ont des formes irrégulières et des bords arrondis.

A un degré plus avancé, ces plaques s'étendent en largeur et augmentent d'épaisseur, elles sont abondantes surtout dans la région frontale où elles deviennent confluentes, se touchent par leur bord et forment une surface continue. A un degré développé, elles doublent en quelque sorte la surface interne de la voûte et s'avancent sur la base qui, à vrai dire, n'est jamais envahie en totalité.

Lorsque l'ostéophyte est à son plus haut degré de développement, il est composé de deux couches : l'une interne, en rapport avec la dure-mère, est lisse, polie, compacte ; l'autre externe, en rapport avec la table interne de la voûte, est fortement adhérente, rugueuse, analogue au tissu spongieux et présente de nombreux filaments qui se rendent de l'os normal à l'ostéophyte, ce sont de petits vaisseaux intermédiaires.

Cette production ne semble pas avoir jamais eu quelque influence sur les fonctions cérébrales des femmes qui les présentaient ; leur peu d'épaisseur explique suffisamment cette immunité. Rokitansky admettait que plus de la moitié des femmes enceintes en étaient atteintes, Ducrest les a rencontrés 90 fois sur 231 femmes et Moreau 27 fois sur 40 sujets examinés.

Leur apparition est plus fréquente chez les jeunes femmes et les grossesses successives ne semblent pas avoir une influence manifeste sur leur production ; elles diminuent graduellement à mesure que les femmes avancent en âge.

Kuhn a étudié comparativement la composition chimique d'un ostéophyte et d'un os du crâne d'où il provenait, il a constaté qu'ils étaient tous deux composés des mêmes éléments, mais en proportions variables ; ainsi, le premier était plus riche en chaux et en acide carbonique, plus pauvre en acide phosphorique et en parties animales susceptibles d'être détruites par la calcination. Le néoplasme contient surtout une très grande quantité d'acide carbonique.

Les ostéophytes existent surtout au niveau de la voûte du crâne où ils se montrent très développés, c'est leur siège de prédilection ; ils peuvent apparaître aussi en dehors de la boîte crânienne, sur la face externe, où Moreau les a rencontrés 12 fois chez les 42 sujets de sa statistique. Follin affirme avoir observé, avec Claude Bernard, des ostéophytes dans l'intérieur du bassin, semblables à ceux du crâne, chez des femmes mortes en couches.

A côté des ostéophytes, Hanau a signalé une formation particulière qu'il désigne sous le nom de *bordures ostéoïdes* et qu'il a rencontrée non seulement au niveau de la voûte crânienne, mais encore sur la branche horizontale du pubis, le corps des vertèbres lombaires, le sternum, les côtes. Ces zônes ostéoïdes sont particulièrement larges et abondantes dans les points où il existe des ostéophytes, et quand ces derniers manquent, les bordures font elles-mêmes défaut ou ne se rencontrent qu'en petit nombre et dans les os du bassin seulement.

Il existe donc un certain parallélisme entre la production des ostéophytes et l'apparition de ces zones ostéoïdes qui sont sans doute de formation nouvelle et qui, par leur largeur et leur développement, peuvent être assimilées à celles qui surviennent dans l'ostéomolacie, car, d'après Cohnheim, la substance osseuse, chez les ostéomolaciques, est dépourvue de chaux, mais n'a pas été décalcifiée, c'est un produit de nouvelle formation.

Cette modification est surtout prédominante au niveau du bassin, sans doute en raison du rôle mécanique que cette portion de squelette est appelée à jouer pendant la gestation ; elle explique assez bien la fréquence des fractures à cette période et la difffculté de leur consolidation.

II. *Incurvation du rachis.* — Pendant les derniers temps de la grossesse, l'attitude générale du corps se trouve modifiée ; dans la station debout, le poids de l'utérus attire en avant la colonne vertébrale et, pour faire équilibre, la femme se renverse en arrière, son corps subit une incurvation manifeste surtout dans les mouvements de progression. La colonne vertébrale est plus particulièrement modifiée dans sa courbure et sa direction ; d'après Mme Anna Kuhnow, les modifications seraient les suivantes : la colonne cervicale est plus fortement redressée ; la courbure thoracique est plus grande et fait une saillie plus marquée en avant ; la colonne lombaire est la plus ordinairement redressée et rectifiée ; la lordose lombaire n'est plus profonde qu'en apparence.

§ 7. Système nerveux.

C'est un fait d'observation vulgaire que l'influence des organes de la génération sur l'intelligence et les facultés affectives de la femme. Au moment de la puberté il se produit un changement dans les penchants et les goûts de la jeune fille, et en outre, à chaque époque, il est rare qu'il ne survienne quelques modifications de l'intelligence et du caractère.

La grossesse a une influence plus marquée encore ; l'irritabilité nerveuse se manifeste par des malaises, de la faiblesse, des goûts bizarres pour la terre, le plâtre, l'urine, etc. Les désirs prennent un caractère impulsif qu'on a caractérisé sous le nom d'*envies des femmes grosses*. Quelques-unes sont plus gaies, mais le plus grand nombre devient triste, elles envisagent avec crainte leur nouvelle situation et pensent constamment aux dangers qu'elles croient inséparables de toute parturition. Les désirs vénériens sont souvent augmentés et, chez plusieurs d'entre elles, la première fécondation coïncide avec l'éveil du sens génital.

Il arrive par contre que la gestation produit un changement des plus favorables sur l'intelligence et la santé générale de la femme, et s'il est vrai que pour quelques-unes d'entre elles la grossesse soit une maladie de neuf mois, il en est d'autres qui n'ont une santé régulière que pendant cette période. Il est très remarquable que certaines femmes habituellement atteintes de troubles nerveux variés, névralgies, gastralgie, céphalalgie, insomnie, les voient brusquement disparaître à l'occasion d'une grossesse. C'est une véritable détente qui se produit à ce moment : l'état général se modifie, l'appétit renaît, les dégoûts disparaissent, le sommeil devient normal, les névralgies cèdent et cette modification persiste jusqu'au moment de l'accouchement. On a signalé aussi du côté de l'intelligence une amélioration analogue, ainsi Tarnier a connu une multipare dont l'intelligence très obtuse habituellement, devenait ordinaire à chaque grossesse, et Goubelly a cité une observation relative à une dame qui n'avait le jugement sain que pendant cette période.

Il va sans dire que cette amélioration n'est que passagère et bientôt après la délivrance, les malades paient, par un redoublement des troubles morbides, l'amélioration passagère qui avait suivi la fécondation.

Nous reviendrons sur ce paradoxe de la grossesse, à propos du chapitre consacré à l'hystérie, car il est à remarquer que la plupart des femmes qui le présentent, sinon toutes, sont atteintes de cette névrose.

§ 8. Modifications de l'état général.

Nous entendons par modifications de l'état général celles qui surviennent du côté du poids et de la température centrale.

I. POIDS

C'est un fait d'observation vulgaire que le corps de la femme augmente de poids pendant la durée de la grossesse. Les recherches de Gassner et de Baumm, qui en ont étudié les variations avec un grand luxe de détails, ont porté surtout sur les trois derniers mois.

Voici les chiffres indiqués par Gassner :

	POIDS MOYEN	CAS OBSERVÉS	AUGMENTATION
	kg.		kg.
	75-70,5	3	2,2
	70-65,5	5	2,088
9e Mois	65-60,5	5	2,03
	60-55,5	5	1,90
	55-50,5	3	1,62
	75-70,5	7	2,55
	70-65,5	20	2,3
10e Mois	65-60,5	24	2,1
	60-55,5	27	1,9
	55-50,5	11	1,5

On voit nettement par les chiffres ci-dessus que l'augmentation est d'autant plus marquée que le poids de la femme est plus grand.

L'augmentation moyenne rapportée à 1 kilogramme de la masse totale du corps, serait d'après Baumm de :

Pendant la 35e semaine. 11,8 gr.   Pendant la 38e semaine. 9,5 gr.
— 36e — . 11,7 —   — 39e — . 8,1 —
— 37e — . 8,7 —   — 40e — . 8,4 —

Cette modification n'est pas due seulement aux dimensions grandissantes de l'œuf, mais encore à l'augmentation du corps même de la femme. Ainsi, pendant le dernier mois, on peut admettre que le poids total s'élève de 1.7 à 1.900 grammes environ ; or, l'augmentation de l'enfant pendant cette période est de 750 grammes environ, celle du liquide aminotique de 250 grammes et celle du placenta de 84 grammes, soit 1000 grammes environ pour la totalité de l'œuf; si l'on ajoute 150 grammes pour l'infiltration et la congestion des parties génitales, on voit qu'il reste encore de 500 à 700 grammes pour l'organisme maternel; il semble donc que la capacité d'assimilation soit plus grande chez la femme enceinte, et ce résultat concorde bien avec la pléthore physiologique que nous avons signalée.

L'augmentation est moins marquée chez les primipares que chez les multipares, parce que dans la première grossesse, l'œuf prend moins d'extension, en raison de la résistance que lui oppose la paroi abdominale.

Chez quelques femmes au contraire, le poids diminue, mais toujours dans ce cas on peut trouver une condition pathologique : diarrhée profuse, vomissements incoercibles surtout ; comme nous le verrons plus loin, la perte peut s'élever à 500 grammes par jour chez les femmes atteintes de vomissements graves. La mort de l'enfant est aussi cause de la diminution du poids ; dans trois cas de cette sorte observés par Gassner, l'abaissement fut de 2 à 3 kilogrammes pendant les 8 ou 14 jours qui précédèrent l'accouchement; la balance serait ainsi un moyen de diagnostic.

Ces différents résultats sont résumés dans le tableau suivant que j'emprunte au même observateur :

MOIS DE LA GROSSESSE	CAS OBSERVÉS	NOMBRE DE FEMMES		MOYENNE		POIDS MOYEN
		augment.	diminution	augmentat. kg.	diminution	kg.
8e	8	8	»	2,4	»	63,3
9e	23	21	2	2,0	1,48	63,3
10e	106	89	17	2,025	0,985	62,226

L'augmentation du poids qui résulte de la grossesse n'est ordinairement pas durable et, l'accouchement terminé, l'involution générale de l'organisme marche de pair avec celle de l'utérus; toutefois, chez quelques sujets prédisposés par leur constitution ou par l'hérédité, les choses se passent autrement ; le développement nutritif continue et aboutit à une véritable obésité.

Déjà pendant leur grossesse certaines femmes deviennent polysarciques et, lorsque l'accouchement s'est effectué, la masse corporelle s'élève à des chiffres élevés. J'ai observé une femme qui, à la suite d'une première grossesse, arriva rapidement à peser 106 kilogrammes, elle n'eut un second enfant qu'au bout de vingt ans ; une autre qui accouchait pour la neuvième fois, avait vu la polysarcie se développer à la suite de la troisième grossesse, elle pesait alors 110 kilogrammes.

Un pareil développement de la graisse ne se produit guère que chez les sujets prédisposés, et mes deux malades présentaient en effet de nombreux exemples d'obésité dans leur famille. La polysarcie devient alors une véritable infirmité qui a pour résultat assez fréquent de causer la stérilité. Les troubles menstruels allant jusqu'à l'aménorrhée, le catarrhe chronique du col utérin, les déviations de la matrice qui sont les conséquences habituelles de la surcharge de graisse, expliquent bien la difficulté de la fécondation chez les sujets de cette sorte. Il est évident que la stérilité n'est que relative, et les deux exemples cités plus haut montrent assez que, chez les femmes obèses, la grossesse n'est pas absolument impossible.

II. TEMPÉRATURE. FIÈVRE DE LA GROSSESSE

Si le poids du corps maternel augmente, et s'il existe une sorte de surexcitabilité dans les mouvements nutritifs, on peut se demander si ce travail exagéré d'assimilation ne s'accompagne pas d'élévation de température et même de fièvre véritable.

Les recherches sur la température de la femme enceinte ont été pratiquées par de nombreux observateurs et la plupart des accoucheurs ont eu l'occasion de faire des mensurations thermométriques au cours de la grossesse. Les résultats obtenus aboutissent à cette conclusion que la température centrale s'élève peut-être de quelques dixièmes de degré. Cette augmentation est insignifiante, si l'on tient compte des variabilités individuelles au point de vue de la thermogénèse.

Il est cependant quelques médecins qui admettent un état fébrile particulier aux femmes grosses. Burns le décrit de la façon suivante : « Dans beaucoup de cas, le pouls s'accélère après la conception, et la chaleur de la peau est en même temps augmentée, surtout le soir. Dans les derniers mois de la grossesse les symptômes fébriles sont dans quelques cas très fatigants, le pouls est constamment fréquent, mais le soir il est plus accéléré, tandis que la peau devient chaude et la femme agitée. Elle ne peut dormir, mais elle remue sans cesse jusqu'au point du jour où elle prend un court sommeil qui la rafraîchit à peine, souvent accompagné d'une transpiration partielle. Le matin, on trouve les symptômes fébriles calmés, mais dans l'après-midi ils reviennent et la nuit suivante se passe aussi mal que la précédente. Cet état s'accompagne en outre de maigreur et les traits deviennent plus saillants que dans la grossesse ordinaire ; mais il est étonnant de voir comme les forces se maintiennent en dépit de l'insomnie et du malaise que cause cette maladie, car elle se joint quelquefois à une chaleur insupportable vers les parties de la génération ». Jacquemier, Grisolle, Tarnier et Budin admettent la réalité d'une fièvre gravidique, mais les observations qu'ils donnent à l'appui ne sont rien moins que convaincantes : les unes se rapportent manifestement à la tuberculose, les autres à la fièvre typhoïde, à l'embarras gastrique, à la synoque, etc., c'est-à-dire à des maladies accidentelles, sans aucun lien avec la gestation.

Au surplus, les causes de fièvre ne manquent pas chez les femmes enceintes, la constipation si fréquente chez elles, est à coup sûr un facteur le plus souvent méconnu ; l'état chloro-anémique qui parfois se développe sous l'influence du gravidisme est également une cause d'élévation de la température ; enfin la fièvre hystérique a dû se rencontrer aussi en raison de l'action provocatrice de la grossesse sur les manifestations de la névrose. Dans ces différentes conditions, il est facile de voir que la grossesse ne joue qu'un rôle secondaire ; elle reste incapable de produire à elle seule un mouvement fébrile de quelque élévation et de quelque durée ; elle n'agit en quelque sorte que de seconde main, et c'est par l'intermédiaire de maladies spéciales et individualisées qu'elle arrive à réaliser un mouvement fébrile.

Il ne peut donc s'agir d'une action directe comme l'ont admis les auteurs que nous avons cités ; les découvertes dans la pathogénie des maladies fébriles, de même que les progrès de l'analyse clinique, montrent de plus en plus le rôle effacé et secondaire de la gestation dans la production de la fièvre.

ARTICLE III. — HYGIÈNE DE LA GROSSESSE

L'hygiène de la femme enceinte est un sujet très vaste qui doit s'appliquer, pour être complet, à l'habitation, aux vêtements, au régime alimentaire, aux professions, aux exercices et jusqu'aux soins plus ou moins intimes de toilette, c'est dire que l'hygiène de la grossesse s'étend à tous les actes de la vie de la femme. Nous nous bornerons à l'étudier sommairement.

Habitation. — Si, depuis les découvertes microbiennes, l'atmosphère a cessé d'être considéré comme un milieu favorable aux germes pathogènes, il n'en reste pas moins vrai qu'un air pur, abondant et fréquemment renouvelé, est une des conditions primordiales qui assurent la santé. Aussi la chambre des femmes grosses doit-elle être fréquemment ventilée, hiver comme été ; le chauffage doit être assuré par une cheminée ; les poêles qui dégagent de l'acide carbonique et de l'oxyde de carbone, les calorifères qui soulèvent de la poussière ont une valeur inférieure ; la température doit osciller entre 15 et 18 degrés, mais elle peut dépasser ce dernier degré sans inconvénient ; je suis de ceux qui pensent que les chambres des femmes enceintes comme celles des accouchées doivent être bien chauffées, et tout ce qu'on a écrit contre les rideaux, les tentures, les meubles, semble dicté surtout par des idées théoriques.

Vêtements. — Les vêtements doivent remplir un double but : permettre à l'utérus de se développer librement dans l'abdomen, empêcher le refroidissement de la peau.

La femme doit porter des vêtements amples, peu serrés à la taille, non collants. On a beaucoup médit du corset, on lui a attribué une foule de méfaits, avant, pendant et après la grossesse, aussi l'a-t-on condamné absolument chez la femme enceinte. « Le corset doit être proscrit, dit Charpentier, les corsets dits de grossesse, si souples, si élastiques qu'ils soient, compriment plus ou moins les seins, et prenant leur point d'appui au niveau de la région diaphragmatique, refoulent les intestins, compriment le foie, l'estomac, et deviennent ainsi souvent la cause de malaises qui disparaissent par la simple suppression du corset. » Tarnier permet tout au plus les *corsets* dits *de grossesse* parce qu'ils sont confectionnés de manière à pouvoir s'élargir progressivement, à mesure que la matrice augmente de volume.

Ces reproches me semblent bien sévères et ne sont pas toujours exacts, il est incontestable que beaucoup de femmes, enceintes ou non, ne peuvent se passer de leur corset, et, si elles continuent à en user, c'est qu'elles en éprouvent le besoin et nullement pour obéir à un caprice de la mode. Ce n'est pas le corset qui est à la mode, ce sont plutôt les critiques qu'on lui adresse et, quand il est bien construit, dans le but déterminé de maintenir la taille, de former un point d'appui pour soutenir le thorax et les reins, il ne rend que des services ; j'accepte pleinement à cet égard les remarques faites par le D^r Ad. Olivier.

Le corset de grossesse doit être court, et ne présenter ni busc, ni ressort, sa solidité est assurée seulement par des baleines aussi souples que possible, sauf en arrière, de chaque côté de la ligne médiane où elles doivent être fortes, afin de maintenir la taille. En avant, la partie médiane est formée par une large plaque de tissu élastique qui prête et s'élargit facilement. Latéralement, on pratique des fentes qui s'étendent depuis le bas jusqu'à la partie inférieure du gousset, et les bords de chacune de ces fentes sont réunis par un fil de caoutchouc recouvert de soie qu'on arrête à la partie inférieure (voy. fig. 18 et 19).

La ceinture abdominale a par contre rencontré tous les suffrages, elle semble indispensable chez les multipares afin d'éviter la formation du ventre en besace. Nous donnons, figures 20, 21, 22, 23, plusieurs exemples de cette sorte.

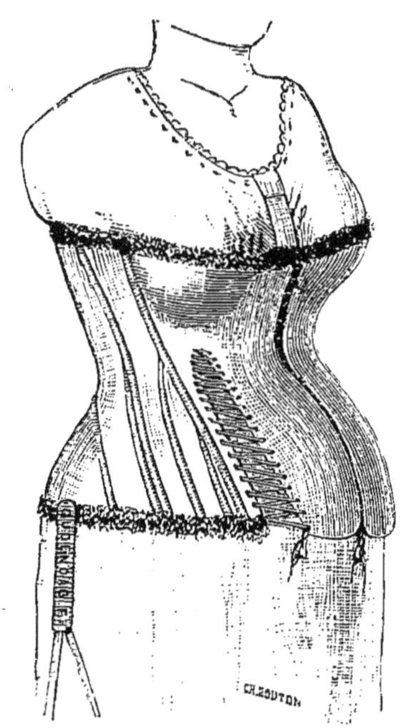

Fig. 18. — Corset de grossesse avec fentes latérales (Ad. Olivier).

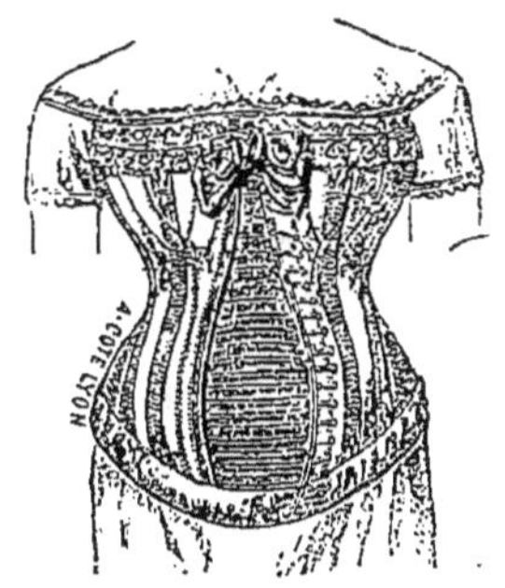

Fig. 19. — Corset de grossesse.

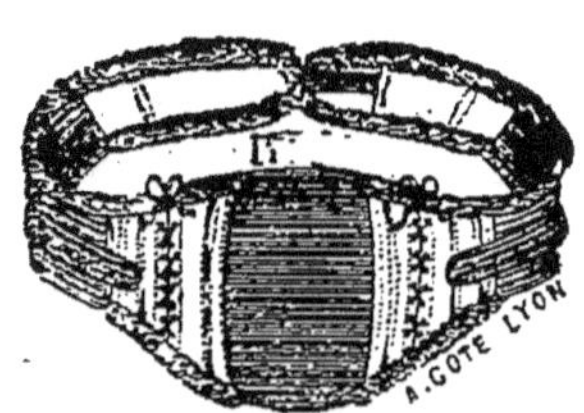

Fig. 20. — Ceinture de grossesse lacée sur les côtés.

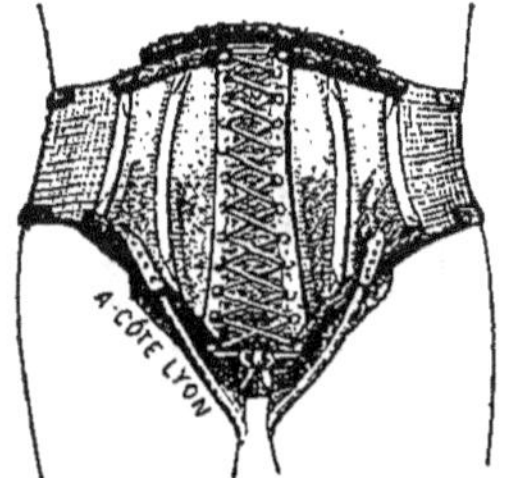

Fig. 21. — Ceinture abdominale pour femmes grosses (Pinard).

Quand l'antéversion est extrême et que la matrice a besoin non seulement d'être soutenue, mais encore d'être redressée, la ceinture doit être munie de bretelles et avoir une certaine hauteur en arrière afin de maintenir la femme. Les figures 24 et 25 représentent le mode de construction de cette ceinture.

Les jarretières doivent être supprimées, qu'elles s'appliquent au-dessus ou au-dessous du genou, et être remplacées par des jarretelles qui se fixent d'un côté sur le bord inférieur à la ceinture ou du corset et de l'autre sur le bas lui-même.

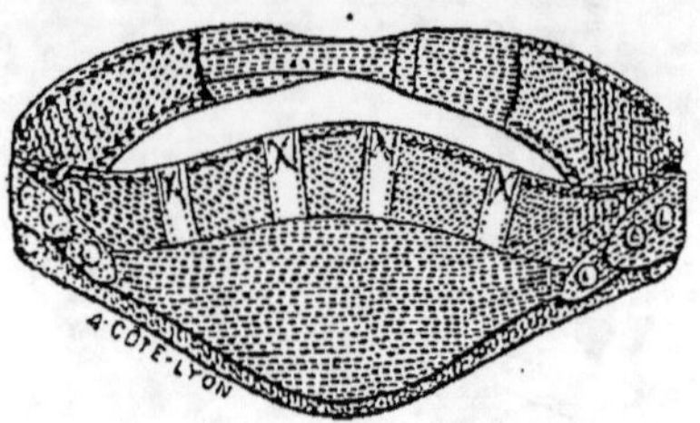

FIG. 22. — Ceinture de grossesse et de soutien avec patte hypogastrique se fermant à volonté.

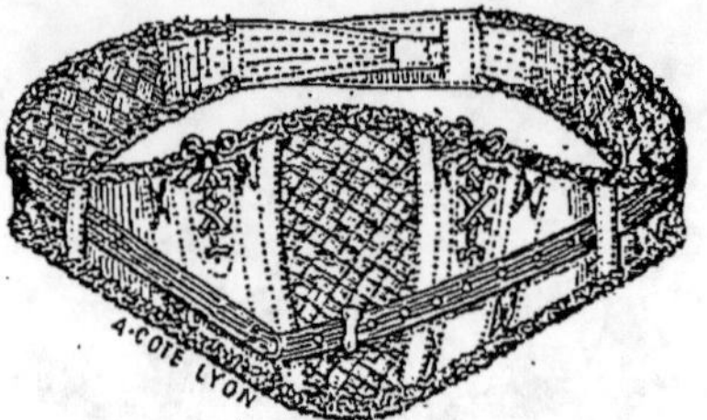

FIG. 23. — Ceinture de grossesse avec goussets latéraux.

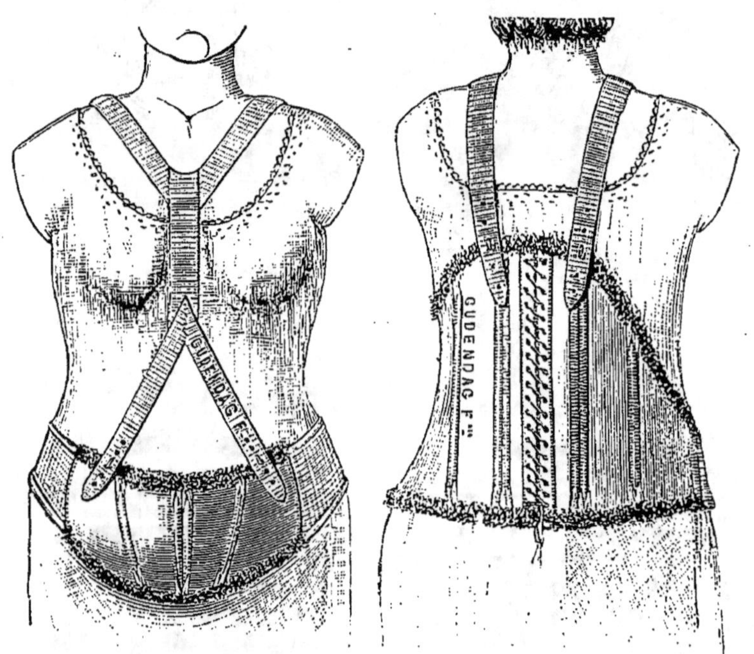

FIG. 24 et 25. — Ceinture de grossesse, vue de face et de dos (Ad. Olivier).

Régime alimentaire. — Les aliments seront variés et ne doivent donner lieu à certaines prohibitions que dans quelques conditions pathologiques que nous étudierons plus loin. Lorsque l'appétit est faible, languissant, on tâchera de l'exciter par des infusions amères, par l'emploi d'eaux gazeuses artificielles ou d'eaux minérales, Pougues, Vals, Vichy. L'usage de boissons à la glace n'a aucun inconvénient, il devient même nécessaire en cas de vomissements. On supprimera les liqueurs et on prendra en quantité modérée le thé ou le café.

Il faut veiller à la liberté du ventre et combattre la constipation au moyen de laxatifs légers : huile de ricin, rhubarbe, magnésie, cascara sagrada, podophylle, etc., les drastiques doivent être écartés.

Profession. — Certaines professions ont une influence néfaste sur la destinée de la grossesse, celles dans lequelles les ouvrières sont exposées à l'intoxication saturnine, mercurielle, phosphorée, etc. Le seul traitement efficace consiste à changer de profession et ce changement est aussi nécessaire pour le mari que pour la femme. L'influence de la machine à coudre est à redouter chez certaines femmes en raison de l'ébranlement et des secousses qu'elle imprime à l'utérus ; mais, dans ce cas spécial, il faut tenir grand compte des prédispositions individuelles.

Exercices physiques. Voyages. — L'exercice modéré, la sortie quotidienne à pied, en voiture ou en tramway, peuvent être recommandés aux femmes enceintes, c'est un moyen d'entretenir l'appétit, d'aider la digestion et de favoriser les fonctions cutanées. Le repos est cependant utile pendant les quelques jours qui correspondent à l'époque des règles, il se produit toujours à ce moment une certaine congestion de la matrice qui, dans les cas extrêmes, peut amener le décollement de l'œuf. Cette précaution est surtout nécessaire chez les femmes qui ont eu des avortements.

Certains exercices violents, comme la danse, l'équitation, la natation, doivent être supprimés, de même que l'ascension de nombreux étages dans la même journée.

Les voyages ne seront permis qu'avec circonspection et après connaissance de leur influence sur les fonctions utérines. Lorsque la femme est enceinte pour la première fois, il est nécessaire de n'accorder la permission que pour des cas urgents, la trépidation du chemin de fer et les secousses de la voiture, quand elles sont prolongées, peuvent avoir une action désastreuse sur la marche de la grossesse, surtout pendant le premier mois ; aussi comprend-on les dangers du voyage de noce et son influence sur l'avenir génital de la jeune femme.

Si le trajet est long, il est préférable de le faire d'une seule traite et de se coucher dès l'arrivée à destination ; s'il y a quelques douleurs lombaires, quelques coliques, la femme devra prendre un lavement avec XXV gouttes de laudanum et garder le repos jusqu'après la disparition de tout symptôme menaçant.

Relations conjugales. — Les femmes sujettes aux fausses couches doivent s'en abstenir absolument ; il est même préférable qu'elles couchent dans une chambre séparée de celle du mari. Aux autres, on doit recommander la modération, surtout pendant le moment qui correspondrait aux règles et durant les premiers mois de la grossesse.

Bains. Hydrothérapie. — Les femmes enceintes peuvent prendre des bains chauds dès le début de leur grossesse, excepté celles qui sont prédisposées à l'avortement. Le bain sera court, de douze à vingt minutes de durée, et la température de 35 à 36 degrés centigrades. Le préjugé si banal que les bains chauds sont nuisibles pendant la première moitié de la gestation ne repose sur rien de sérieux ; il est du reste incompréhensible.

Pendant la mauvaise saison, les femmes agiront prudemment en prenant le bain à domicile et en se couchant ensuite pendant une heure environ. Chez les primipares avancées, j'ai vu quelquefois l'albuminurie se développer comme la conséquence d'un refroidissement déterminé à la suite d'un bain chaud.

Les bains de rivière doivent être proscrits d'une façon générale, sauf dans le cas de grande accoutumance ; les bains de mer ne valent guère mieux, sauf quand ils sont de très courte durée et que la température de l'eau et de l'air extérieur est suffisamment élevée.

La pratique de l'hydrothérapie comme les douches, les bains de piscine n'ont peut-être pas les inconvénients qui leur semblent inhérents, mais, comme le pense Béni-Barde, il est préférable de s'en abstenir, si l'on se place au point de vue simplement hygiénique. Lorsqu'il s'agit de cas pathologiques, les conditions changent, comme nous le verrons en traitant de certaines névroses qui accompagnent la grossesse.

Injections. Toilette. — Les soins intimes de toilette, utiles en tout temps, deviennent nécessaires pendant la grossesse, ils remédient avantageusement à la leucorrhée, aux sécrétions vaginales, aux érosions vulvaires et au prurit si fréquents à cette période.

Les injections sont inoffensives, à condition de se servir, comme récipient, d'un bock à injection et non point d'un irrigateur ; on détermine de cette façon un lavage simple du canal vaginal plutôt qu'une injection détersive. On n'usera que de canules en verre. Quant au liquide à employer, l'eau bouillie suffit jusqu'à une période rapprochée de la grossesse ; elle sera remplacée par une solution de sublimé à 0,25 pour 1000 pendant les quelques jours qui précèdent l'accouchement.

Mamelles. — Les mamelles doivent être à l'abri du froid, de la compression et de toutes les causes d'irritation, elles peuvent, quoique moins fréquemment, être le siège d'inflammation véritable, comme pendant le *post partum*.

Lorsqu'une femme veut nourrir, on doit prendre quelques soins préparatoires qui consistent dans le lavage du mamelon et de l'aréole avec de l'eau savonneuse ou de l'eau additionnée d'eau de Cologne ;

on recouvrira ensuite ces parties avec de la ouate hydrophile. On pratique souvent des lotions du mamelon avec de l'alcool camphré, du rhum, dans le but de le durcir et de le préserver des crevasses.

Si le mamelon est ombiliqué, on peut conseiller aux femmes de le rendre saillant au moyen d'une ventouse; on se sert dans le peuple d'une pipe en terre; on emploie aussi des tire-lait, des tire-mamelons ou bien un bout de sein en verre sur lequel on adapte une pompe (Olivier). Ces différents objets peuvent rendre des services et doivent être employés; ils sont innocents des irritations et des inflammations du sein qu'on leur a reprochées, à condition d'être nettoyés avec soin et d'être soumis aux pratiques de l'antisepsie.

CHAPITRE II

MALADIES DE L'APPAREIL GÉNITAL

Les maladies qui peuvent atteindre l'utérus ou ses annexes sont très importantes à connaître, et doivent être étudiées tout d'abord. Nous passerons successivement en revue les maladies de la vulve et du vagin : prurit, végétations, leucorhée, inflammations; les maladies de l'utérus : endométrite, dislocation de l'organe gravide, cancer et tumeurs fibreuses ; nous terminerons par l'étude des kystes de l'ovaire chez les femmes grosses.

ARTICLE I. — MALADIES DE LA VULVE ET DU VAGIN

§ I. **Prurit vulvaire.**

Brocq, Traitement des maladies de la peau, p. 690. Paris, 1890. — Charpentier, 2e édition, t. I, p. 880. Paris, 1890. — Conrad, Zur Therapie des Prurit vulvæ und vaginæ (Corresp. Blatt f. Schweiz. Aerzte, 1878, p. 119). — Guéneau de Mussy, Clinique médicale, t. II, p. 309. Paris, 1875. — Tansky, Traitement du prurit vulvaire (Archiv. de tocol., 1884, p. 294). — Tarnier et Budin, Pathologie de la grossesse. Paris, 1886, p. 189. — Vinay, Dict. de méd. et de clin. prat., art. Vulve.

Le prurit est cette sensation désagréable de démangeaison qui peut exister sur toute l'enveloppe cutanée, mais qui, dans quelques cas et plus spécialement pendant la grossesse, se localise sur les organes génitaux externes.

Les sensations prurigineuses varient, comme intensité et comme nature, d'une malade à l'autre ; chez beaucoup de femmes le prurit est peu marqué et souvent il suffit des soins élémentaires de toilette pour le voir disparaître. Chez d'autres, il se manifeste de la cuisson, de la brûlure ou encore un sentiment insupportable de reptation, de fourmillement, de picotement, de pincement. La sensation peut varier du simple chatouillement aux douleurs intenses qui font que les malades se déchirent la muqueuse vulvaire avec leurs ongles. Le prurit peut être continu ou ne survenir qu'à des intervalles plus ou moins éloignés, mais ordinairement il se manifeste par accès répétés plusieurs fois par jour et surtout pendant la nuit.

La démangeaison siège sur la face interne des grandes lèvres, le vestibule, le clitoris, jusqu'à l'orifice du canal vaginal ; elle persiste pendant une durée qui peut varier d'une demi-heure à plusieurs heures, et qui constitue l'accès proprement dit, elle diminue peu à peu et disparaît progressivement.

C'est pendant la nuit surtout, que les accès se manifestent ; dès que les malades se mettent au lit, on voit survenir les démangeaisons caractéristiques ; aussi les nuits se passent sans sommeil, les malades sont tentées à chaque instant de se gratter violemment, de de livrer à des frottements rudes qui ont pour résultat d'amener une sédation passagère en substituant une sensation à une autre. Certaines femmes désirent vivement se livrer au coït ou s'imaginent le désirer, espérant adoucir ainsi la sensation atroce qui les tourmente. Cette manifestation n'est en aucune façon, selon la remarque d'Hebra, l'expression de la nymphomanie ou une augmentation du penchant sexuel, car le coït accompli dans ces conditions ne met pas toujours fin à l'accès de prurit ; les rapports sexuels ont une influence variable, parfois ils exaspèrent, parfois ils amendent le symptôme.

Dans les formes les plus sévères, les sensations de prurit ne sont pas localisées seulement aux parties externes, elles s'étendent au vagin, au col de l'utérus, et alors les souffrances sont atroces, l'agitation est extrême et, quand l'accès est passé, il persiste une sensation de chaleur interne, de brûlure violente qui s'accompagne de rougeur de la muqueuse et d'une augmentation de la sécrétion locale. Le calme ne se produit complètement que par des moyens artificiels, opium ou chloral, l'usage des narcotiques s'ajoute à la perturbation nerveuse que cause la maladie, il en résulte un état d'abattement tout spécial. On peut craindre aussi un avortement ou un accouchement prématuré, mais alors les démangeaisons cessent avec la délivrance.

Si l'on examine la muqueuse des organes génitaux, on ne trouve souvent aucune lésion appréciable sauf la rougeur et l'aspect sombre qui résultent de l'imprégnation. L'examen du col utérin, des ovaires reste le plus souvent négatif.

Quand l'affection a duré un certain temps, il se produit des érosions, des ulcérations superficielles, la muqueuse vulvo-vaginale

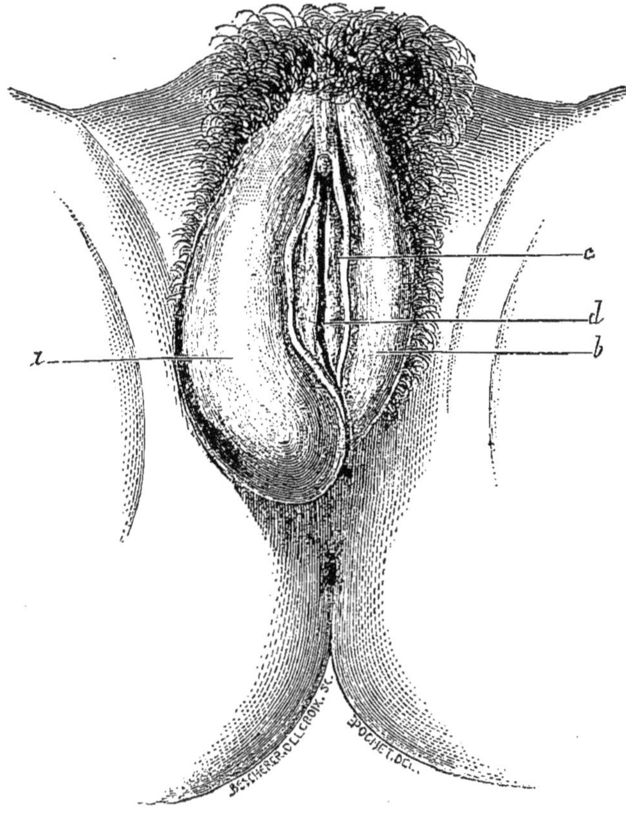

Fig. 26. — Phlegmon des grandes lèvres.

sécrète du muco-pus en abondance. Une malade de Cazeaux présentait une tuméfaction de la face interne des grandes et des petites lèvres ; et l'une des petites lèvres avait au moins le double de la longueur normale (fig. 26).

On ne connaît pas exactement la condition prochaine du développement du prurit ; il s'agit évidemment, comme dans le prurit généralisé, d'une névrosse de la peau et de la muqueuse génitale que commande l'état de grossesse et qui, en raison des modifications que subit le conduit génital, s'y localise avec une acuité et une ténacité particulières. Le substratum anatomique peut consister soit dans un léger épanchement des couches les plus profondes de l'épiderme, soit dans une dilatation des vaisseaux lymphatiques contenus dans les papilles.

Le pronostic est bénin, attendu que le prurit disparaît le plus souvent avec l'évacuation de l'utérus, mais par les malaises et les souffrances qu'il détermine, il exige un examen sérieux et un traitement systématique. Lorsqu'il est prononcé et qu'il provoque une surexcitation nerveuse des patientes, il peut compromettre la grossesse. Charpentier dit avoir vu un prurit vulvaire très intense se manifester chez une jeune femme au début d'une seconde grossesse, résister à tous les traitements et se terminer, à deux mois et demi, par une fausse couche. Cette malade présenta une récidive lors d'une grossesse suivante, mais le prurit céda cette fois au traitement adopté et la grossesse put arriver jusqu'à son terme.

En règle générale, le prurit qui est provoqué par la gravidité disparaît après l'accouchement, pendant les premiers jours du *post partum ;* il peut persister cependant pendant les suites de couches et alors la contusion des parties provoquée par le traumatisme de l'accouchement détermine une aggravation des symptômes. Le fait s'observe surtout chez les femmes qui étaient atteintes de cette névrose antérieurement à leur grossesse.

Traitement. — Avant toute tentative thérapeutique, il est nécessaire de procéder à un examen complet des parties génitales, au moyen du doigt, du spéculum, afin de déterminer dans la mesure du possible, la nature et l'origine des démangeaisons.

Il arrive parfois, mais bien rarement chez les femmes enceintes, que le prurit est provoqué par la présence de parasites : pédiculi, oxyures, muguet, etc. La médication à suivre est alors des plus simples, on usera de la pommade napolitaine en applications directes ou sous forme de suppositoires et d'olives. Contre le muguet, on utilisera le borate et le bicarbonate de soude en solutions saturées et on pratiquera des badigeonnages, deux fois par jour, avec le mélange suivant :

Eau distillée	3o grammes
Permanganate de potasse	0,25 centigrammes
Usage externe.	

Contre le prurit essentiel, le prurit gravidique, les résultats sont moins satisfaisants, il s'agit d'une affection tenace, rebelle, aussi est-on obligé de varier la médication et de recourir à des formules diverses, les résultats se modifiant avec la susceptibilité de chaque malade.

On peut tenter tout d'abord de faire des lotions avec de l'eau à 45-48 degrés centigrades, puis d'essuyer avec un linge fin et d'isoler les surfaces enflammées. Les irrigations continues ont souvent plus d'efficacité que les simples lotions.

Les malades prendront, chaque jour, un bain tiède à 36-37 degrés centigrades; elles garderont le repos parce qu'il est bien démontré que la marche, la fatigue, l'ascension provoquent les démangeaisons ou les exaspèrent.

Voici quelques formules qui toutes ont donné de bons résultats :

Meigs recommande de laver tout d'abord les parties avec de l'eau de savon, puis de pratiquer, trois fois par jour, des lotions avec la solution suivantè :

Biborate de soude. . . . .   8 grammes
Sulfate de morphine . . . . . .   3 décigrammes
Eau distillée de roses . . . . . .   250 grammes

N. Guéneau de Mussy a obtenu de bons résultats en appliquant des cataplasmes formés de fécule de pommes de terre et d'infusion d'aconit; il emploie aussi la pommade suivante :

Glycérolé d'amidon . . . .   40 grammes
Calomel à la vapeur . . . .   1 ou 2 grammes

Tarnier a presque constamment réussi avec une solution de sublimé qu'il formule ainsi :

Deutochlorure de mercure . . . . .   2 grammes
Alcool   10   —
Eau de roses   40   —
Eau distillée   450   —

« Ce liquide est employé, pour des lotions que l'on répète matin et soir, de la manière suivante : après avoir fait un lavage avec de l'eau tiède ordinaire, pour débarrasser la vulve des mucosités qui la recouvrent, et après avoir bien essuyé les parties avec un linge fin, les malades imbibent une petite éponge avec quelques grammes de liquide médicamenteux, et la promènent rapidement sur toute la surface des organes qui sont le siège de la démangeaison de manière à le bien humecter. Presque toujours une cuisson, une sensation de brûlure assez forte est produite par l'application de ce médicament, et pour se soulager, les malades devront se laver pendant quelques minutes avec de l'eau fraîche. Les lotions deviennent rapidement de moins en moins douloureuses. La guérison est ordinairement rapide. »

Cette méthode a des avantages que nous avons pu vérifier chez plusieurs malades, mais elle n'est pas plus que les autres une méthode qui guérisse dans tous les cas ; à différentes reprises, elle n'a eu qu'une efficacité passagère et chez d'autres femmes, elle détermine une irritation des plus vives au niveau des points d'application, si bien que le traitement devient aussi pénible que l'affection elle-même.

On obtient un résultat à peu près analogue avec la formule de Gaillard-Thomas :

Bichlorure de mercure . . . . . 2 grammes
Teinture d'opium. . . . . 15 —
Eau . . . . 230 —

Les applications de sublimé sont particulièrement douloureuses lorsqu'il existe des excoriations de la muqueuse vulvo-vaginale; il est préférable alors d'appliquer, au moyen d'un pinceau, le mélange suivant qui détermine habituellement une sédation marquée :

Poudre de gomme arabique . . . 8 grammes
Baume du Pérou . . . . 4 —
Huile d'amandes douces. . . . . 6 —
Eau de roses . . . . 50 —
à renouveler 3 ou 6 fois dans la journée.

La méthode que recommande Brocq est un peu plus complexe; il faut tout d'abord tenter de diminuer l'inflammation au moyen de lotions émollientes, additionnées d'un peu d'eau blanche, d'un peu de bromure de potassium (1 pour 500) ou de chloral (1 ou 2 p. 200) ou encore de borate de soude; puis appliquer une pommade inerte au sous-nitrate de bismuth et à l'oxyde de zinc additionnée d'un vingtième ou d'un quarantième de borate de soude; enfin poudrer par dessus la pommade avec une poudre isolante, non fermentescible :

Oxyde de zinc pulvérisé. . . . .) ââ 10 grammes
Sous-nitrate de bismuth . . .)
Talc pulvérisé . . . . 40 grammes

Si cette poudre ne calme pas suffisamment, on essayera le mélange préconisé par Delioux de Savignac :

Poudre de lycopode . . . . . . 30 grammes
Sous-nitrate de bismuth . . . . 10 —
Racine de belladone pulvérisée . . 2 —

Puis on interposera entre les parties un linge en toile très fine et usée.

Quand l'inflammation sera calmée, on se servira des préparations de sublimé ou d'acide phénique, aussi chaudes que possible ; par exemple, on lotionne deux fois par jour, et toutes les fois qu'on a uriné, avec :

Acide phénique	5o centigr. à 1 gramme
Acétate de morphine.	0,4o centigrammes
Acide cyanhydrique médicinal au centième.	3 à 10 grammes
Glycérine	5o grammes
Eau	120 —

On lave, on sèche, on poudre avec de la poudre isolante ou bien on interpose entre les parties malades un tampon d'ouate imbibé de cette solution.

En cas d'insuccès on peut recourir aux préparations soufrées, cadiques et mercurielles. Dans les formes très rebelles, il faut en arriver aux badigeonnages répétés de nitrate d'argent ou à l'emploi du menthol. Le menthol peut être employé sous forme de crayon ou bien sous forme de liniment :

Menthol.	3 grammes
Huile d'olives	
Lanoline	ââ 3o grammes

Voici une autre formule :

Menthol.	4 grammes
Alcool	3o —
Eau distillée	6o —
Acide acétique dilué	120 —

La ténacité de la maladie est telle chez certaines malades que Küstner a pu proposer l'excision des parties muqueuses où siège le prurit ; Brocq conseille de pratiquer auparavant des scarifications superficielles au thermocautère.

§ 2. **Végétations de la vulve.**

AUVARD, Végétations vulvaires de la grossesse. Opération. Guérison durable (Archiv. de tocol., 1890, p. 788). — CASTILHON, Contribution à l'étude des végétations et de leur traitement par le grattage, th. Paris, 1886. — DECOSTER, Du traitement des végétations, chez les femmes enceintes, th. Paris, 1887. — DESPRÉS. De l'opportunité des opérations chez les femmes enceintes (Gaz. Hôp., 1872, p. 277). — REBILLARD, Du traitement des végétations des organes génitaux externes, th. Paris, 1888. — TARNIER, Végétations vulvo-vaginales de la grossesse (Semaine médic., 1892, p. 37). — THIBIERGE, Des végétations qui se développent sur les parties génitales des femmes pendant la grossesse (Archiv. de médec., t. VII, 1856, p. 573).

On sait qu'on entend par végétations ces excroissances plus ou moins rameuses, plus ou moins pédiculées, qui se développent sur la peau et la muqueuse des organes génitaux et qui consistent dans une hypertrophie des papilles du derme.

Les médecins du xve siècle ne considéraient pas les végétations comme syphilitiques, et c'est plus tard seulement qu'elles furent englobées parmi les manifestations de la vérole. Benjamin Bell le premier réagit contre ces idées erronées ; non seulement il sépara les végétations de la syphilis, mais il les considéra comme indépendantes des maladies vénériennes, ce qui est exact puisqu'elles peuvent se développer chez des individus encore vierges. Cullerier, en 1815, dans le *Dictionnaire en 60 volumes*, montra les dangers du traitement antisyphilitique chez les femmes atteintes de ces excroissances, et déclara que ce traitement pouvait être cause de véritables désastres. Cullerier indiqua très nettement l'influence de la grossesse sur le développement des végétations.

Plus tard, Bois de Loury et Costilhes, en 1847, confirmèrent l'opinion de Cullerier ; ils insistèrent sur la ténacité des végétations pendant la grossesse et leur résistance à toute espèce de traitement ; pour ces auteurs il est inutile de chercher à les supprimer chez les femmes enceintes, attendu que leur évolution naturelle les amène à disparaître après l'accouchement.

Dans son travail publié en 1856, Thibierge apporta quelques observations nouvelles dans lesquelles il montra les dimensions énormes que les végétations peuvent parfois acquérir ; il recommanda comme traitement les attouchements avec le nitrate acide de mercure. Même à cette époque, on employait volontiers le traitement spécifique ; il fallut les travaux de Diday, de Rollet, pour faire triompher les idées de B. Bell et de Cullerier, et écarter définitivement les végétations vulvaires du cadre des accidents syphilitiques.

ETIOLOGIE. — L'origine de ces productions épidermiques présente encore une certaine obscurité ; on peut écarter toute influence syphilitique ou vénérienne ; par contre, l'action de la grossesse se retrouve chez beaucoup de femmes, et plus particulièrement chez celles qui sont atteintes de ces écoulements blanc-laiteux ou verdâtres, si fréquents pendant la gestation ; c'est chez ces femmes qu'on observe à la fois l'érythème, le prurit et aussi les végétations. La coïncidence de ces dernières avec la vaginite granuleuse a été remarquée par tous les observateurs, nous en donnerons plus loin la raison anatomique.

L'idée généralement admise est que la genèse des végétations, au niveau des organes génitaux de la femme enceinte, résulte de la congestion, de l'hypertrophie que détermine la grossesse sur les tissus de la zone génitale; les varices, les tumeurs érectiles, les masses fibreuses, les néoplasmes de toute sorte, aussi bien que les plaques muqueuses et les condylomes de la vérole augmentent de volume, s'hypertrophient quelquefois d'une façon extraordinaire; il n'est donc pas étonnant que les papillomes subissent une poussée analogue.

On peut rappeler incidemment que Babès et Cornil ont trouvé, dans les papilles hypertrophiées et dans les couches épidermiques profondes du réseau de Malpighi, un grand nombre de microbes qui étaient capables de se colorer fortement par les couleurs d'aniline.

On peut remarquer cependant que l'existence de ces germes n'est point spéciale aux végétations ni aux verrues ; la couche granuleuse est le siège de nombreux germes épidermicoles, dont la présence est souvent indépendante de toute prolifération épithéliale.

ANATOMIE PATHOLOGIQUE. — Les végétations siègent au niveau des grandes et des petites lèvres, sur la surface muqueuse et plus particulièrement sur le revêtement cutané ; elles empiètent sur les régions avoisinantes, le pli de l'aine, le périnée, le pourtour de l'anus, de même qu'elles pénètrent dans le conduit vaginal, remplissent les culs-de-sac et s'étendent jusqu'au museau de tanche.

Leurs formes sont des plus diverses, les unes sont sessiles, les autres pédiculisées; parfois elles sont arrondies ou dentelées sur leurs bords, ou bien elles se subdivisent en lobes et en lobules souvent groupés sur un même pédicule d'où les dénominations de choux-fleurs, de poireaux, de crêtes de coq.

Les dimensions en sont variables également; elles sont parfois constituées par de petites nodosités qui donnent aux doigts la simple sensation d'une surface chagrinée; d'autres fois, elles acquièrent le volume d'un pois, d'une noisette, d'une mandarine ou même le volume du poing et d'une tête d'adulte; leur aspect est alors celui de tumeurs éléphantiasiques, elles semblent obstruer toute la vulve (fig. 27).

Leur couleur est rosée, parfois pâle, parfois d'un rouge intense, analogue à celui des tumeurs érectiles.

Leur constitution histologique est celle des papillomes dont nous ferons la description plus loin, à propos des végétations du vagin; ce sont les papilles du derme hypertrophiées, épaissies, avec une couche vasculaire au centre, formant des branchements multiples, entourés d'un tissu connectif ou embryonnaire ou adulte, et recouverts à la périphérie de nombreuses couches de cellules pavimenteuses épaissies.

SYMPTOMES. — Au début, les végétations ne déterminent, par leur présence, qu'une gêne insignifiante ; mais, à mesure que leur volume s'accroît, elles troublent la marche, empêchent quelquefois les malades de s'asseoir, provoquent du prurit, causent des douleurs au moindre frottement et peuvent être le siège d'hémorragies.

En outre, il se produit une sécrétion sur toute la surface de la petite tumeur, cette sécrétion plus ou moins abondante exhale une odeur repoussante.

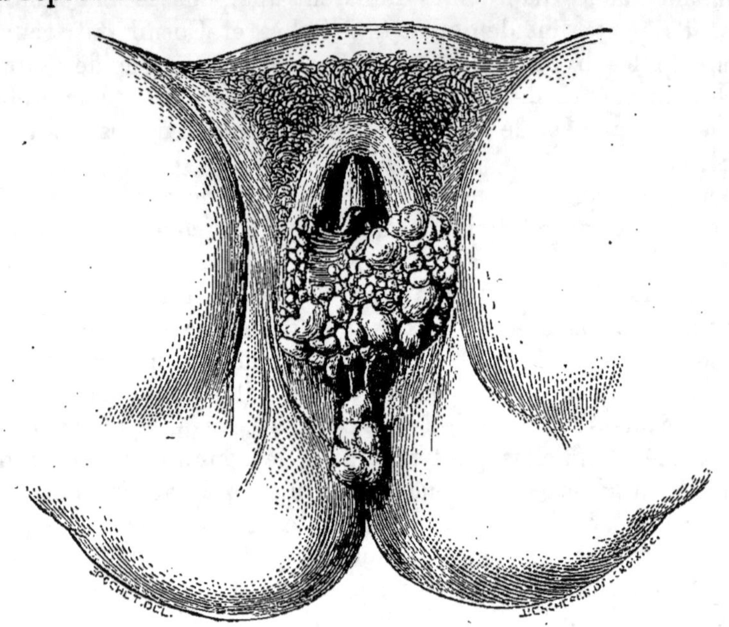

Fig. 27. — Végétations de la vulve.

L'évolution en est très spéciale ; le volume augmente graduellement à mesure qu'avance la grossesse, et, après l'accouchement, il se produit une régression générale de la tumeur, les masses se flétrissent, tombent et souvent disparaissent sans laisser de traces. Mais le fait n'est pas constant, et, chez certaines femmes, la diminution de volume qui avait suivi la délivrance ne persiste pas, et au bout de trois ou quatre mois, on voit se produire une repullulation des végétations qui oblige à intervenir.

Ces condylomes ne présentent aucune gravité par eux-mêmes, et, tant qu'ils restent limités à la vulve, ils ne constituent jamais, par leur volume, un obstacle à l'expulsion du fœtus ; les parties de la peau et de la muqueuse restées saines suffisent pour permettre la dilatation de l'orifice vulvaire. Ils modifient cependant la texture et la résistance de la base cutanée sur laquelle ils s'implantent, ils la rendent plus friable et facilitent indirectement les déchirures du périnée.

TRAITEMENT. — Les opinions sur le traitement à suivre ont varié d'après l'idée théorique qu'on se faisait de la nature et de l'origine des végétations. Pendant longtemps on leur appliqua, sans grand succès du reste, le traitement antisyphilitique.

Quand il fut démontré que la vérole ne prenait aucune part à cette prolifération, mais que la grossesse au contraire jouait un rôle des plus manifestes dans leur genèse, il arriva que les médecins se divisèrent au point de vue de la nécessité de l'intervention chez les femmes enceintes. Il faut temporiser, dit Cullerier, et ne pas fatiguer une femme grosse par un traitement inutile, puisque les végétations disparaissent rapidement après la délivrance. Pour Boys de Loury et Costilhes, l'intervention est superflue, d'autant mieux que le retour des végétations se produit invariablement tant que dure la grossesse.

Thibierge, au contraire, pense que l'intervention est justifiée, il recommande l'huile de cade, le calomel, l'alun, quand les végétations sont sessiles et lorsqu'elles sont pédiculisées, il les cautérisait avec le nitrate acide de mercure, et même, quand elles étaient très volumineuses, il ne reculait pas devant l'excision combinée avec le broiement.

On retrouve les mêmes divergences parmi les auteurs contemporains. Pour Diday et Doyon, il ne faut jamais chercher à extirper les végétations chez les femmes enceintes. Tarnier, Budin, Charpentier recommandent les méthodes de douceur, l'isolement des parties malades, les applications de substances astringentes ; par contre, les chirurgiens comme Desprès, Le Fort, Ollier, Augagneur, Auvard, sont d'avis d'intervenir en cas de nécessité et de ne pas reculer devant une opération sanglante.

La conduite à tenir dans une affection de cette sorte ne peut être univoque, elle varie avec l'étendue des végétations, leurs dimensions et les inconvénients qui en résultent.

L'*expectation* peut suffire lorsque les masses proliférées sont de petites dimensions, qu'elles ne déterminent qu'un suintement insignifiant et des sensations locales à peu près nulles ; on se bornera aux soins de propreté habituelle.

Il est rare cependant qu'un traitement aussi effacé soit suffisant; la plupart du temps, sous l'influence de la gestation et par suite des écoulements leucorrhéiques qui viennent du vagin, les masses prolifèrent, la végétation devient exubérante, il y a du prurit local et un suintement désagréable.

Dans les formes atténuées, on aura recours aux *topiques* dont les plus fréquemment employés sont le sublimé, la poudre d'alun et d'acide borique; la liqueur de Labarraque, l'acide phénique, le sulfate de zinc. Tarnier donne la préférence au badigeonnage de la tumeur à l'aide d'une solution aqueuse concentrée de tanin, à consistance sirupeuse. On fait chaque jour deux badigeonnages des parties atteintes et on a soin d'isoler les surfaces au moyen de coton hydrophile.

Les topiques simples restent souvent en défaut, les proliférations persistent avec les mêmes inconvénients ; on est alors obligé de recourir aux moyens qui détruisent les végétations. Les *caustiques* les plus divers ont été employés : le nitrate d'argent à 1 : 50 ou 1 : 25 ; le beurre d'antimoine, l'acide chromique, le nitrate acide de mercure et surtout l'acide acétique.

On peut employer ce dernier conjointement avec l'acide salicylique :

> Acide salicylique . . . . 2 grammes
> Acide acétique . . . . 30 —

pour badigeonnages des végétations, au moyen d'un pinceau, une ou deux fois par jour. L'acide acétique n'agit guère que sur les végétations de petites dimensions. Quant au nitrate acide, son maniement est difficile, il peut perforer le vagin si l'on en laisse tomber une goutte sur la cloison vaginale, et, chez certaines malades, il détermine parfois des symptômes légers d'intoxication ; c'est en outre un moyen des plus douloureux. Le fer rouge a été conseillé dans le même but ; mais, si l'on en vient à l'ablation radicale des végétations, il est préférable de recourir à la méthode sanglante, à l'*excision*.

L'intervention chirurgicale a donné lieu, comme nous l'avons dit déjà, à des opinions contradictoires. Ceux qui préfèrent l'abstention se basent sur l'inutilité du traitement pendant la grossesse, sur les hémorragies parfois inquiétantes qui résultent de l'intervention, sur la possibilité de complications septicémiques, enfin sur le danger qui accompagne tout traumatisme opératoire portant sur la zone génitale, c'est-à-dire sur la possibilité d'une interruption prématurée de la grossesse.

Des faits déjà nombreux montrent que la plupart de ces objections sont sans fondement. L'ablation pendant la grossesse n'est pas toujours suivie de récidive, surtout quand elle a été pratiquée d'une façon radicale ; d'un autre côté, l'accouchement ne met pas toujours un terme à l'exubérance des proliférations, il est même arrivé que des récidives se sont produites, trois ou quatre mois après la délivrance ; la perte de sang qui résulte de l'ablation n'est jamais inquiétante et peut toujours être arrêtée ; ce qu'il y a de réellement dangereux, ce sont les hémorragies spontanées que provoquent les végétations et qui surviennent au moindre contact, surtout au mo-

ment de l'accouchement ; loin d'être le résultat de l'intervention, la
septicémie peut être provoquée au contraire par la présence d'un
foyer suppurant ; quant au danger qui résulte d'une aggression dans
la zone génitale, il est facile de l'écarter en suivant les préceptes
de l'antisepsie, l'excision de quelques condylomes vulvaires nous
semble moins grave, opératoirement parlant, que l'ablation d'un
kyste de l'ovaire chez une femme enceinte. Il faut considérer encore
que certaines végétations, par leur masse et leur siège, sont une
source incessante de fatigue et de danger ; elles sont parfois
tellement volumineuses, que les malades restent les jambes écartées,
ne pouvant ni rester couchées ni s'asseoir. Il est peu probable que ce
volume devienne assez grand pour gêner l'expulsion du fœtus,
comme il peut arriver pour certaines végétations vaginales, mais
l'inconvénient qui résulte de l'odeur insupportable et de la saleté
qu'elles entretiennent au niveau des organes génitaux justifie l'intervention.

Les indications de l'excision sont les suivantes : l'exubérance et
le volume des végétations, les douleurs qui en résultent, l'écoulement
putride qui est incessant, l'obstacle qu'elles opposent à la marche,
au travail, au sommeil, enfin la possibilité d'hémorragies. Il faut remarquer en outre que, en modifiant la texture de la peau qui leur
sert de base d'implantation, les végétations prédisposent à la
rupture du périnée et des grandes lèvres ; elles constituent surtout
une surface suppurante qui peut être l'origine de processus infectieux pendant les suites des couches.

On peut donc admettre que, dans les conditions que nous venons
d'énumérer, l'intervention se justifie et s'impose. Després a enlevé
chez six femmes enceintes, grosses de sept à trois mois et primipares,
des végétations qui leur rendaient la vie insupportable ; Ollier a opéré
par la cautérisation une femme qui avait dissimulé sa grossesse,
sans déterminer aucun accident. Augagneur a pu également déli-
vrer deux femmes de grosses masses papillomateuses sans interrompre la gestation. Le Fort est d'avis d'intervenir, il a même
indiqué une méthode spéciale, l'écrépage des végétations. Auvard
n'a pas hésité à pratiquer l'ablation avec la curette tranchante, après
avoir employé inutilement la poudre d'alun et le nitrate acide de
mercure.

Velpeau et Gailleton ont observé, il est vrai, l'avortement après
leurs tentatives opératoires ; mais il s'agit de faits qui se sont passés antérieurement à la méthode antiseptique, de sorte qu'il est permit d'incriminer la septicémie ou l'opérateur plutôt que l'opération
elle-même.

La méthode de choix est, après anesthésie par le chloroforme,
— car il n'y a pas à compter sur l'action locale de la cocaïne, — le grat-

tage ou curetage au moyen de la curette de Volkmann ou d'une rugine courbe. La région sur laquelle on gratte doit être parfaitement tendue, et on continue jusqu'à ce que toute trace de végétation ait entièrement disparu. L'opération dure en moyenne de quinze à vingt minutes. S'il survient une perte de sang un peu abondante, on pratique la compression avec de la gaze iodoformée, au besoin on applique le thermo-cautère ; on place par dessus la surface cruentée un pansement ouaté compressif et la guérison est généralement rapide.

§ 3. Végétations du vagin

De Sinéty, Traité pratique de Gynécologie, Paris, 1884, p. 220. — Tarnier et Budin, Pathologie de la grossesse, Paris, p. 195, 1886.

La muqueuse vaginale a la constitution exacte de la muqueuse buccale. Elle consiste dans un derme édifié sur le type général de celui du tégument exposé à l'air, mais d'une minceur plus grande. L'épithélium est du type malpighien ; de distance en distance, on trouve des papilles qui, dans l'état normal, ne font pas de saillie distincte au dehors, mais sont noyées dans les couches épithéliales. Ces papilles ne renferment pas de corpuscules du tact.

Au-dessus du corps de Malpighi on ne trouve pas de couches granuleuses. Les couches épidermiques sont formées de cellules dont les noyaux persistent jusqu'à l'extrême surface, éprouvant simplement, et d'une façon d'ailleurs variable, l'atrophie bien connue par dilatation du nucléole.

Il n'y a ni glandes, ni follicules pilo-sébacées ; et il ne s'en développe pas non plus alors que, par suite d'une extrophie du vagin, la muqueuse a été exposée à l'air et que l'épiderme a pris la constitution de l'épiderme tégumentaire, et présente dès lors une couche granuleuse continue, un *stratum lucidum*, et des couches épidermiques formées de cellules dont les noyaux se sont atrophiés.

La constitution *dermo-papillaire* de la muqueuse vaginale rend compte de son aptitude à produire, sous l'influence des irritations soutenues, des formations néoplasiques d'ordre papillaire, les *végétations* ou *condylomes*. Les condylomes, à leur état de développement minimum, constituent les granulations du vagin. Ce sont de petites éminences papillaires, arrondies ou acuminées, isolées ou agminées, résultant de la croissance du derme vers la surface, le long des vaisseaux ascendants néoformés. L'ectoderme malpighien est refoulé à la surface de la végétation dermique, la coiffe et se multiplie. L'ensemble acquiert une apparence comparable à celle des papilles linguales fongiformes ou filiformes. A un degré plus accusé, les vaisseaux néoformés qui constituent l'axe de la végétation papillaire subissent des branchements multiples avant de former des boüquets de capillaires terminaux. Ils sont entourés d'un tissu connectif ou embryonnaire, ou jeune, et à la phase muqueuse, ou enfin, quand la néoplasie est un peu ancienne déjà, devenu entièrement adulte. Le condylome acquiert dès lors l'apparence bien connue d'une végétation en forme de chou-fleur. L'ectoderme qui recouvre les digitations vasculo-connectives qui forment l'axe des condylomes est ordinairement jeune, et ses cellules présentent, sur nombre de points, l'*altération cavitaire* décrite par Leloir. En aucun cas, les vaisseaux sanguins ne s'engagent dans l'épithélium. Ce dernier, néanmoins, renferme des ramifications nerveuses sans myélines analogues à celles de l'épiderme tégumentaire et à celui des muqueuses.

La grossesse a une influence des plus manifestes sur la production des végétations du vagin, dont l'origine est la même que celle des végétations de la vulve; elle agit indirectement par la production d'un catarrhe vaginal et favorise l'exubérance des proliférations.

Ces végétations du vagin sont plus rarement observées que celles de la vulve; il est vrai que les formes atténuées passent facilement inaperçues. Chez une femme enceinte, Budin, a pu reconnaître par le toucher et par l'examen au spéculum, la présence de végétations nombreuses, non seulement dans le vagin et dans ses culs-de-sac, mais jusque sur le museau de tanche; celles qui siégeaient sur le col avaient le volume de la moitié d'un pois.

Leur exubérance est parfois extrême, de Sinéty a vu, chez une malade enceinte de trois mois, que la partie inférieure du vagin était presque complètement oblitérée par des amas de végétations. Les rapports sexuels étaient devenus impossibles, l'introduction du doigt se faisait avec peine et avec douleur, enfin on ne pouvait introduire le speculum, même le speculum virginal. Il n'y avait de végétations, ni à la vulve, ni dans la partie moyenne du conduit vaginal, mais on en retrouvait en abondance dans les culs-de-sac, surtout le cul-de-sac postérieur et sur le col de l'utérus.

Le traitement des végétations vaginales est le même que celui des végétations vulvaires. Nous y renvoyons le lecteur.

§ 4. **Vaginite.**

CheneviÈre, Einige Fälle von Colpohyperplasia cystica (Archiv f. Gyn., 1877, Bd. XI, p. 351). — Deville, Vaginite de la grossesse (Archiv. de méd., 1844, t. V, p. 305). — Engel, Die Vaginitis granulosa mit Rücksicht auf Schwangerschaft, etc. (Centralbl. f. Gyn., 1879, p, 88). — EPPINGER, Vierteljahrssch. f. prakt. Heilk, 1873, Bd. CXX, p. 32. — LEBEDEFF, Ueber die Gascysten der Scheide (Archiv f. Gyn., 1881, Bd, XVIII, p. 132). — LONGHENA, Annali di Ostetricia, t. I, p. 443. — NÄCKE, Archiv f. Gyn., 1876, Bd. IX, p. 461. — RICHARDSON, Warty vaginal growths occurring during pregnancy (Boston med. a. surg. Journ, 1881, p. 64). — SPIEGELBERG, Lehrbuch der Geburtsh. Leipzig, 1877-78, p. 303. — TARNIER et BUDIN, Pathologie de la grossesse, Paris, 1886, p. 314. — WINCKEL, Lehrbuch der Frauenkrankheiten. Leipzig, 1880, p. 159. — ZWEIFEL, Die Vaginitis emphysematosa (Archiv f. Gyn., 1877, Bd. XII, p. 39).

Les écoulements vaginaux sont un phénomène banal de la grossesse ; il est peu de femmes qui ne présentent, pendant la seconde moitié surtout, des pertes blanches, de la leucorrhée dont l'abondance et la qualité sont seules variables. Les causes qui produisent cet écoulement ne se distinguent en rien de celles qu'on observe en dehors de la grossesse, leur action est toutefois favorisée par les modifications locales de circulation qui accompagnent la gravidité.

On trouve dans le vagin des germes de plusieurs sortes, dont quelques-uns sont pathogènes, et qui expliquent par leur présence les troubles pathologiques si fréquents chez les femmes enceintes.

C'est en 1870 que Haussmann énonçait le fait de l'existence de microorganismes dans le canal vaginal ; mais c'est depuis 1883, que les recherches scientifiques ont été faites avec une certaine précision, grâce aux méthodes de culture et aux progrès dans les procédés de recherches. Nous pouvons citer à ce point de vue les travaux de Gönner, de Döderlein, de van Ott, de Thomen, de Reblaud, etc.

En dehors du *leptothrix*, du *trichomona vaginalis*, on a trouvé chez quelques femmes enceintes des germes à propriétés virulentes et pathogènes, comme l'*oïdium albicans*, le streptocoque, les différentes variétés du staphylocoque et le *bacterium coli commune*.

Ces germes ne sont pas constants, mais quand ils existent ils se multiplient considérablement sous l'influence de la grossesse. Ils proviennent du gros intestin ou de la vulve, ou bien ils sont introduits du dehors par les objets les plus variés.

Leur valeur pathogénique n'a pas encore été complètement élucidée, mais elle semble assez grande, car ils donnent lieu non seulement aux écoulements vaginaux, mais ils peuvent pénétrer dans la vessie par le canal de l'urètre et provoquer certaines cystites, certaines pyélites primitives observées au cours de la grossesse. Peut-être peuvent-ils jouer un rôle dans les complications septicémiques des suites de couches.

Nous avons omis de signaler l'existence du gonocoque par cette raison qu'on nie actuellement l'existence des vaginites blennorragiques ; l'absence de glandes et d'épithélium pavimenteux sur la paroi vaginale est un obstacle absolu à la formation de colonies gonococciques. Si l'on trouve parfois des gonocoques dans le mucus ou le pus vaginal, ils proviennent du col utérin qui est un de leur siège de prédilection, chez la femme enceinte surtout. Mais la présence du pus virulent qui coule du col et qui baigne le vagin n'est pas sans irriter la muqueuse vaginale, très souvent la vaginite granuleuse coïncide avec la blennorragie cervicale.

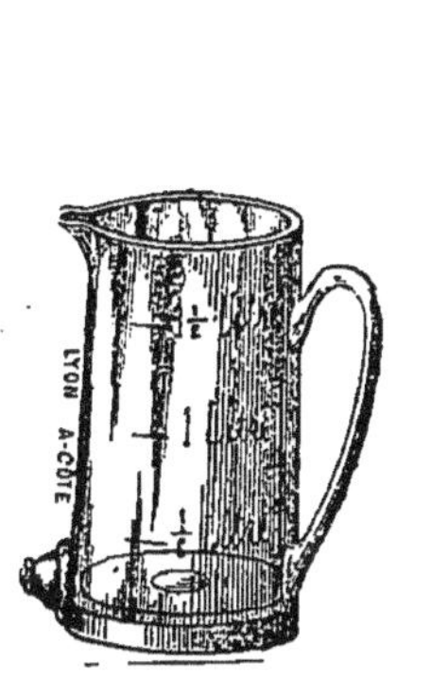
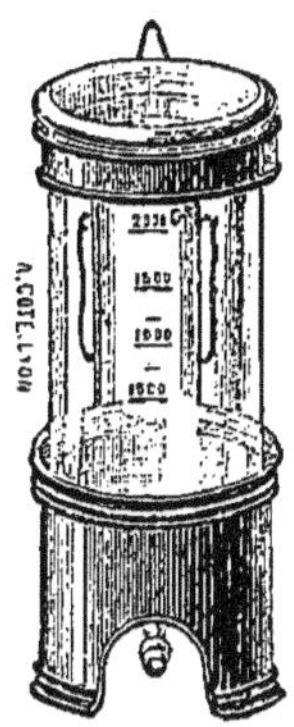

Fig. 28 et 29. — Douche en verre pour injections.

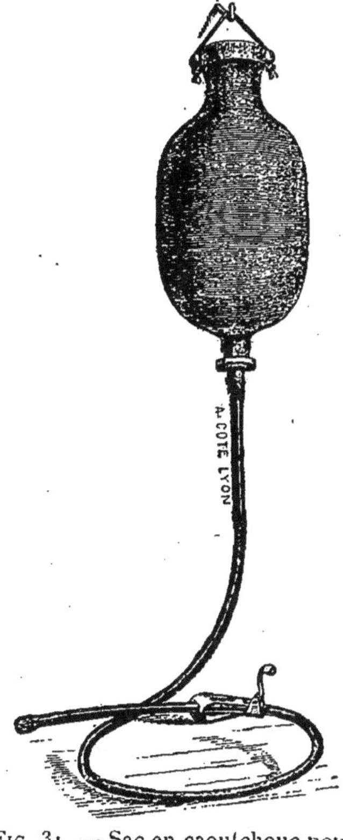

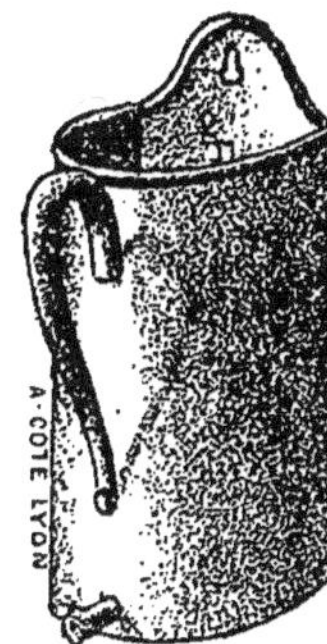

Fig. 30. — Douche en tôle émaillée.

Fig. 31. — Sac en caoutchouc pour douches vaginales.

Symptômes. — On peut observer dans quelques cas tous les symptômes de la vaginite aiguë. Les femmes ressentent un sentiment de prurit, de cuisson et de chaleur dans le vagin, qui augmente graduellement jusqu'à constituer une sensation douloureuse; cette sensation s'exaspère par la marche, la miction, la défécation. Bientôt il y a un suintement séreux, puis séro-purulent; enfin, l'écoulement devient nettement purulent, toujours abondant, d'odeur nauséeuse et laissant sur le linge des empreintes verdâtres. Il y a des douleurs de voisinage du côté de l'aine, des cuisses, des lombes.

La coloration de la muqueuse varie du rose clair au rouge et, pendant la grossesse surtout, on observe des ecchymoses formant des taches irrégulières ; les parties génitales externes baignées par ce pus virulent présentent du gonflement œdémateux, des pustules, des excoriations et des ulcérations. La peau du périnée se durcit et perd de sa souplesse.

Au bout d'un temps variable, les phénomènes aigus s'amendent et il ne reste qu'un écoulement leucorrhéique qui est l'indice que l'inflammation passe à l'état chronique.

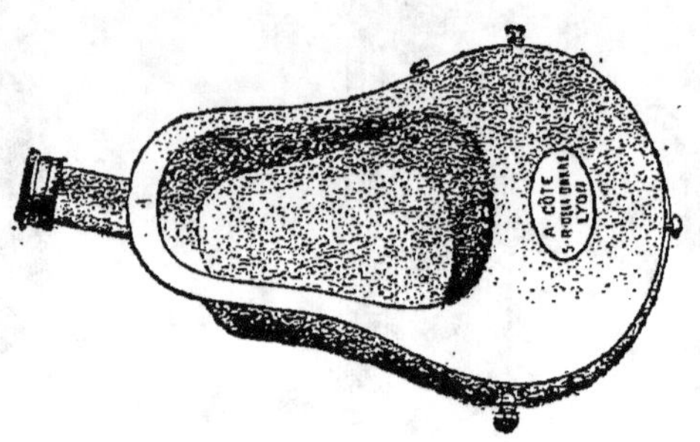

FIG. 32. — Bassin en tôle émaillée pour lavages vaginaux et utérins.

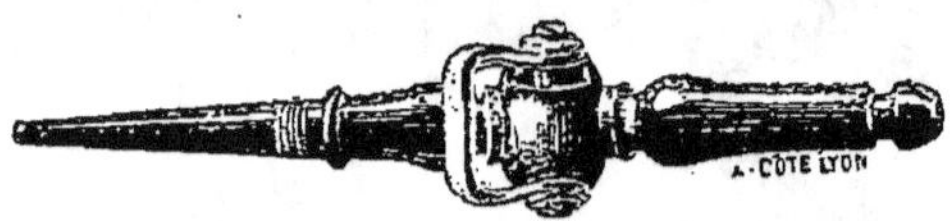

FIG. 33. — Canule en caoutchouc durci avec robinet à poucette.

Cette leucorrhée peut être primitive et, d'emblée, l'écoulement prend les caractères des flueurs blanches ; c'est un mucus plutôt fluide, rarement visqueux, lactescent, à apparence caillebottée ; tantôt il est blanchâtre, faiblement coloré, formant sur le linge des taches à peine teintées de jaune ; d'autres fois, il se rapproche de l'aspect verdâtre de l'état aigu ; on observe en effet, sous l'influence de causes variées, une accentuation de la vaginite qui prend la marche et donne lieu aux symptômes de la forme aiguë.

Assez fréquemment on observe, au cours de la grossesse, cette lésion décrite sous le nom de *vaginite granuleuse* qu'on lui a cru spéciale mais qui peut survenir en dehors de la gestation. On voit sur le fond rouge de la muqueuse un léger pointillé plus rouge encore, qui est constitué par de petites éminences lenticulaiees, de 1 à 3 millimètres de diamètre. Ces granulations siègent de préférence dans la partie supérieure de la face postérieure, mais le plus ordinairement, elles occupent toute la surface muqueuse du vagin,

depuis les caroncules myrtiformes jusqu'au col utérin ; leur présence
s'accompagne d'une suppuration fort abondante et, au milieu de la
nappe purulente qui couvre le vagin, elles apparaissent seules et
font une saillie appréciable. Le toucher donne bien la sensation
d'une surface rugueuse, chagrinée, grenue de toutes parts et légèrement irrégulière ; assez souvent il est nécessaire d'appliquer le
speculum pour apprécier exactement l'état de la muqueuse : cet

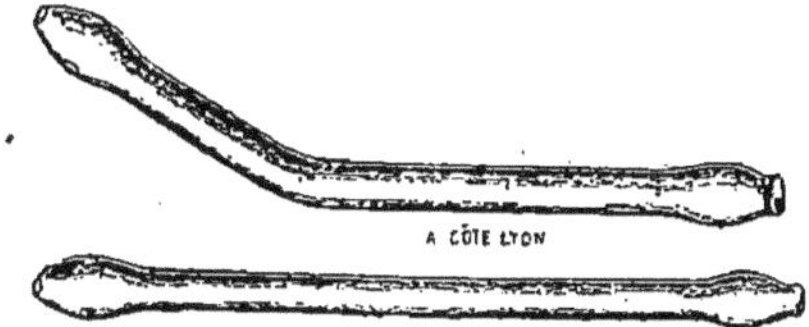

Fig. 34. — Canules vaginales en verre.

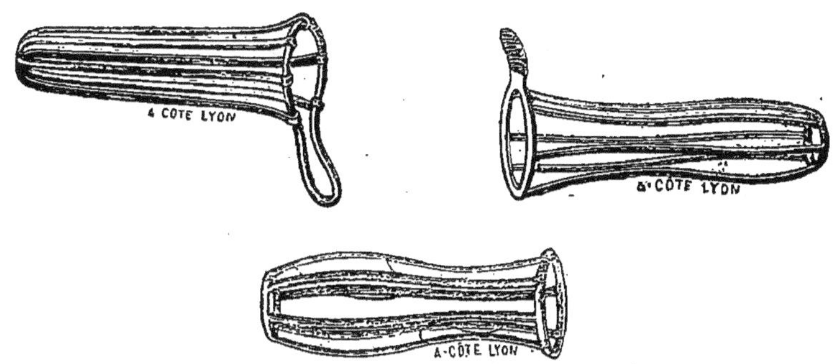

Fig. 35, 36 et 37. — Spéculum de bain grillagé.

examen est douloureux et provoque un léger suintement sanguin
des papilles.

Nous avons décrit déjà, à propos des végétations du vagin, la
nature histologique de ces excroissances ; nous croyons inutile d'y
revenir.

Cette lésion est très tenace tant que dure la grossesse, mais elle
disparaît assez vite après l'accouchement. Elle semble plus fréquente
chez les primipares, 33 fois sur les 40 cas d'Engel, 29 fois sur les
31 de Longhena.

Nous signalerons encore une autre forme de vaginite que Winckel
a décrite le premier et qu'il a désignée sous le nom quelque peu
rocailleux de *Colpohyperplasia cystica*. C'est la vaginite emphysé-
mateuse ou kyste gazeux du vagin qui a été étudié par Schröder,
Eppinger, Näcke, Chenevière, Zweifel, Lebedeff, etc.

Cette vaginite consiste essentiellement dans la formation, sur la paroi vaginale, de petites tumeurs molles, arrondies, dont les dimensions varient de celle d'une tête d'épingle à celle d'une noisette. Lorsqu'on les pique avec une épingle, elles s'affaissent en produisant un léger sifflement puis disparaissent complètement; l'affaissement se produit quelques fois sur tout un groupe de vésicules (Chenevière); avec l'air, il s'écoule un peu de sérosité visqueuse.

Leur nombre est variable, parfois de quatre à six, d'autres fois, elles remplissent le vagin et déjà en écartant les petites lèvres, on les voit faire saillie à la surface de son orifice antérieur.

Lorsqu'on pratique le toucher, les parois vaginales donnent la sensation d'une surface parsemée d'aspérités, d'inégalités élastiques; aussi cette sensation est distincte de celle que produit la vaginite granuleuse. La muqueuse avoisinante est rouge, tuméfiée et le symptôme constant de cette curieuse lésion est une leucorrhée abondante, parfois fétide.

La question de savoir où siègent ces kystes et quelle en est la nature a excité la sagacité des auteurs qui les ont étudiés. Ce sont des follicules hypertrophiés d'après Winckel, des glandes oblitérées pour Zweifel, des dilatations lymphatiques d'après Schröder et Chenevière, des fentes de la muqueuse qui permettent l'introduction de l'air pour Näcke, des foyers sanguins qui en se résorbant laissent une cavité où s'accumule un gaz qui provient de la destruction des matériaux du sang, d'après Lebedeff.

Quoi qu'il en soit, il s'agit d'une lésion sans gravité aucune, qui disparaît rapidement après l'accouchement.

En général, le pronostic n'est pas grave pour les différentes variétés de vaginite; ni les unes ni les autres ne retentissent gravement sur l'état général des patientes, elles n'occasionnent pas davantage l'interruption prématurée de la grossesse. Elles doivent cependant être traitées et même elles exigent des soins minutieux parce que souvent elles peuvent se transmettre aux cavités voisines, col utérin, vessie, uretère, qu'elles ont peut-être une certaine influence sur les suites des couches et surtout parce qu'elles sont un danger pour les yeux de l'enfant après la naissance; tous les nouveau-nés qui sont atteints d'ophtalmie purulente proviennent de femmes qui ont présenté des pertes blanches abondantes pendant leur grossesse; aussi, je considère l'existence d'une vaginite, même quand elle a rétrocédé avant l'accouchement, comme une indication formelle pour l'emploi de la méthode de Crédé, c'est-à-dire pour l'instillation, dans chaque œil, dès que l'enfant vient de naître, d'une goutte d'une solution de nitrate d'argent à 1 sur 50.

Traitement. — Dans les diverses variétés de vaginite que nous venons d'énumérer le traitement est le même : il consiste en soins de propreté minutieux, en bains généraux, en lavages et ablutions de la vulve et du vagin. On utilisera de préférence les solutions antiseptiques : l'acide borique à 40 pour 100 ; le sublimé à 0,25 pour 1000 ; l'acide phénique à 25 pour 1000 ; le lysol à 15 pour 1000. S'il y a de l'odeur, le permanganate de potasse à 0,25 ou 0,50 pour 1000 sera de la plus grande utilité.

On aura soin, pour les injections, de ne pas se servir d'un irrigateur, mais d'un simple récipient, bock, sac en caoutchouc, placé à 50 ou 60 centimètres de hauteur. Les injections doivent être pratiquées matin et soir, dans le décubitus dorsal ; le liquide doit être tiède à 32-35 degrés centigrades. Les irrigateurs sont de mauvais instruments pour ces sortes de lavages ; on peut leur reprocher de servir à deux fins, d'être souvent d'une propreté douteuse et d'exercer une pression brusque et intermittente qui détermine, du côté du col, des contusions pouvant provoquer le travail. Les injecteurs à pompe, les injecteurs à poire, les injecteurs américains doivent être également rejetés (fig. 28 à 37).

Les injections sont souvent insuffisantes pour tarir l'écoulement, et l'on est obligé de recourir à l'emploi de tampons qui permettent d'écarter l'une de l'autre les parois habituellement accolées du vagin et qui facilitent singulièrement la guérison. On a accusé ces tampons de déterminer des douleurs et de provoquer le travail ; ces craintes sont illusoires, il suffit seulement de ne pas introduire une masse trop volumineuse.

On se sert dans ce but de coton hydrophile enduit de glycérine ou roulé dans du talc, de la craie, de la magnésie, du sous-nitrate de bismuth ; je préfère me servir de gaze iodoformée. On introduit, avec le speculum, le tampon qui se termine par un fil afin de pouvoir être retiré, on le laisse en place pendant deux jours, puis on recommence, et généralement après trois ou quatre applications semblables il y a un soulagement manifeste.

ARTICLE II. — MALADIES DE L'UTÉRUS

§ 1. **Endométrite**

Bompiani, Endométrite dans la grossesse et l'accouchement (Ann. de Gyn., 1885, t. I, p. 240). — Budin ,Bulletin de la Soc. anatom., 1873, p. 3, et Obstétr. et Gyn., p. 375. — Donat, Ueber einen Fall von Endometritis purulenta in der Schwangerschaft (Archiv f. Gyn., 1884, Bd. XXIV, p. 581). — Heitzmann, Spiegelbilder der gesunden u. kranken Vaginalportion u. Vagina, Wien, 1883-85). — Kaschewarowa, Ueber die Endometritis decidualis chronica (Virchow's

Archiv, 1868, Bd. XLIV, p. 103). — LANDA, Expulsion partielle de la caduque pendant la grossesse non suivie d'accouchement, th. Paris, 1883. — LÖHLEIN, Ueber subacute Endometritis in der lelzten Zeit der Schwangerschaft (Centralbl. f. Gyn., 1892, p. 201. — NIEBERDING, Ueber Ectropium u. Risse am Halse der schwangeren u. puerperalen Gebärmutter. Würzbourg, 1886. — DE SINÉTY, Traité de Gynécologie. Paris, 1884, p 368. — STEINSCHNEIDER, Ueber den Sitz der gonorrhoischen Infection beim Weibe (Berlin. klin. Wochensch., 1887, p. 301). — VEIT, Endometritis in der Schwangerschaft (Berlin. klin. Wochensch, 1887, p. 641). — WINCKEL, Lehrbuch der Geburtshülfe. Leipzig, 1889, p. 217.

Les endométrites qui surviennent au cours de la grossesse peuvent se localiser soit sur la muqueuse du col, soit sur la muqueuse du corps ou caduque.

I. ENDOMÉTRITE DU COL

Les lésions inflammatoires du col de l'utérus qui surviennent pendant la grossesse ne se distinguent pas essentiellement par leur aspect et leur nature de celles qu'on observe sur l'utérus à l'état de vacuité. Elles présentent seulement une ténacité particulière, une plus grande résistance au traitement; elles sont aussi plus manifestes, plus apparentes.

ETIOLOGIE. — Les causes qui produisent l'endométrite cervicale sont connues, c'est toujours un agent infectieux qui se fixe sur la muqueuse et y détermine les modifications anatomiques caractéristiques de cette inflammation. En dehors des agents ordinaires de la suppuration, streptocoques et staphylocoques, on peut invoquer l'action fréquente des gonocoques. Comme nous l'avons indiqué déjà, le microbe de la blennorragie ne peut se fixer sur la muqueuse vaginale, en raison de la structure spéciale de cette membrane; il trouve au contraire un milieu favorable sur la muqueuse de l'urètre. du conduit de la glande vulvo-vaginale, et particulièrement sur la surface du col utérin. Ce dernier point est un de ses lieux de prédilection, le gonocoque y reste localisé pendant longtemps, parfois à l'état latent, sans donner lieu à une réaction inflammatoire bien vive; puis, sous l'influence du traumatisme de l'accouchement. il éprouve une sorte de réviviscence. se multiplie, et peut envahir la cavité utérine ainsi que les trompes. Nöggerath prétend que chez les femmes gonorrhéiques l'accouchement est suivi d'endométrite et de paramétrite dans 75 pour 100 des cas. Nous trouvons cette proportion trop forte de moitié.

Quoi qu'il en soit, les agents infectieux, le gonocoque en particulier, jouent un rôle des plus manifestes dans la production de l'endométrite de la grossesse.

ANATOMIE PATHOLOGIQUE. —Les lésions qu'on observe sont diverses et spéciales; on rencontre des déchirures, de l'ectropion de la muqueuse, de l'hypertrophie, des varicosités, des granulations, des folliculites, des érosions, des ulcérations, des kystes ou œufs de Naboth, etc. (fig. 38).

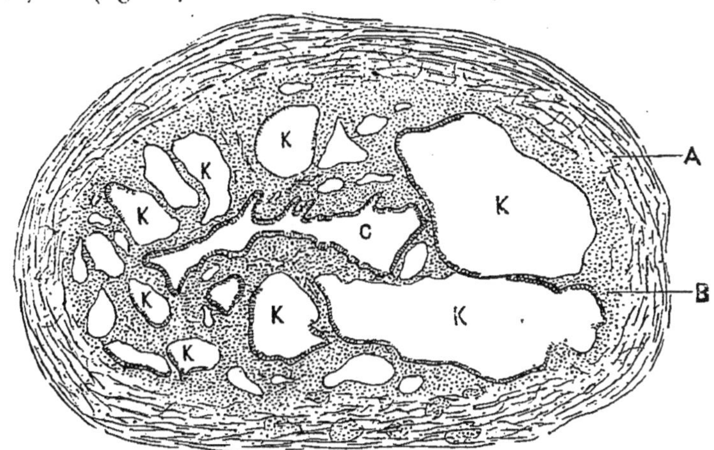

FIG. 38. — Coupe transversale totale du col dans un cas d'endométrite cervicale (Toupet) : A, musculeuse. — B, muqueuse. — K, K, kystes. — C, cavité du col.

Ces différentes modifications sont plus ou moins accentuées, selon l'intensité de l'inflammation et aussi d'après l'âge des malades, selon qu'elles en sont à un premier accouchement, ou au contraire qu'elles ont eu déjà des enfants. Pour Cazeaux, le col des primipares offre rarement des ulcérations, il est seulement le siège de granulations d'un rouge cerise, de véritables bourgeons charnus dont le volume varie de celui d'un gros pois jusqu'à celui d'une tête d'épingle. Chez les multipares, le col semble divisé en plusieurs fragments et les parois de la cavité, très inégales, offrent une série souvent non interrompue de saillies fongueuses, séparées par des enfoncements plus ou moins profonds. Ces saillies sont constituées, tantôt par des follicules hypertrophiés, tantôt par de véritables végétations.

Cazeaux ne croyait pas que ces lésions fussent la signification d'un état pathologique, il les regardait comme la simple conséquence de la grossesse. Il s'en faut cependant qu'elles soient constantes chez toutes les femmes. Sur 110 femmes arrivées à la deuxième moitié de la grossesse, Lieven a trouvé :

Érosions légères. . . . .   13 fois
Ulcères folliculaires . . . .   7 —
Polype muqueux . . . .   1 —
Ulcères papillaires . . . .   10 —
Végétations . . . .   1 —

On peut considérer les différentes lésions, depuis l'érosion simple qui consiste dans un aspect rouge et dépoli de la muqueuse sans saillie ni dépression, jusqu'aux ulcérations plus ou moins profondes et plus ou moins fongueuses, comme les signes d'une endométrite cervicale.

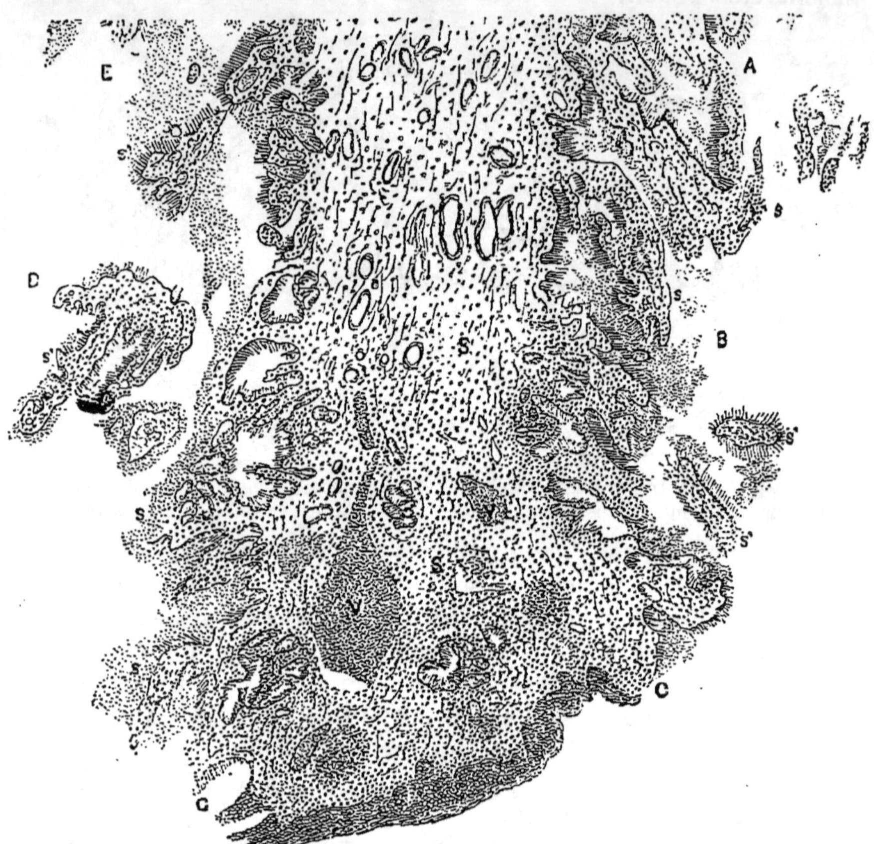

Fig. 39. — Métrite cervicale subaiguë (grossissement de 35 diamètres). Coupe perpendiculaire à l'une des lèvres du col qui était de petit volume, conique, plutôt diminuée de consistance et peu épais. AB, surface endocervicale avec les sallis de l'arbre de vie coupées en long *ss*, et en travers ou obliquement *s's'*. — GG, enfoncement glandulaire s'ouvrant entre les plicatures de l'arbre de vie. — De C. à C, vers l'orifice du museau de tanche, îlot d'épithelium pavimenteux. — CDE, plaque catarrhale d'origine indéterminée offrant une complète analogie avec l'arbre de vie endocervical ABC. — S, stroma infiltré de cellules embryonnaires, surtout vers les bords de la coupe et au voisinage de l'orifce externe. — VV, petits vaisseaux, énormément dilatés (Petit et Bonnet).

Il en est de même de l'ectropion du col qui a donné lieu à une étude intéressante de Nieberding ; il consiste non seulement dans un épaississement de la muqueuse cervicale, mais aussi dans une prolifération inflammatoire du tissu conjonctif situé sous la muqueuse et entre les faisceaux musculaires. C'est donc bien une

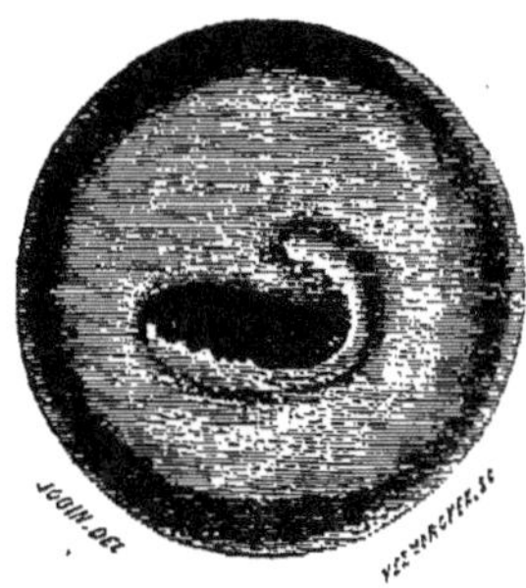

Fig. 4o. — Portion vaginale du col d'une primipare, 155 jours avant l'accouchement (Nieberding).

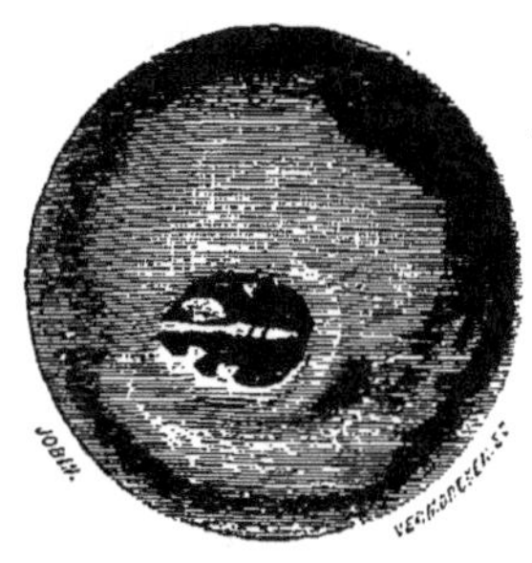

Fig. 41. — Portion vaginale du col d'une primipare, 41 jours avant l'accouchement (Nieberding).

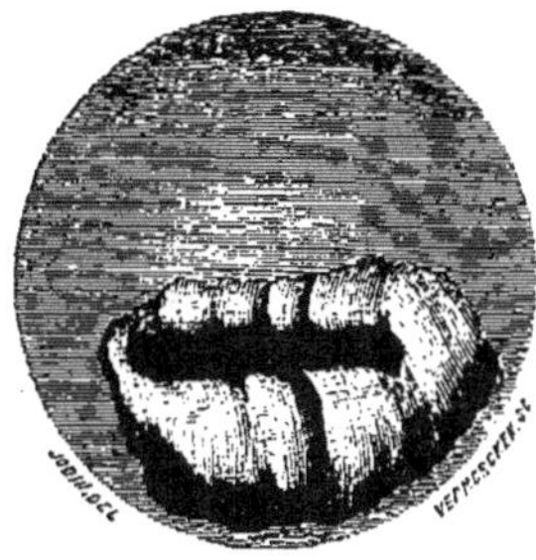

Fig. 42. — Portion vaginale du col d'une primipare, 36 jours avant l'accouchement (Nieberding).

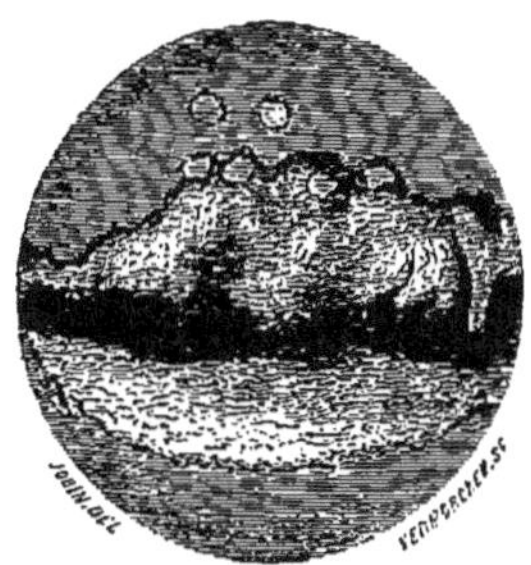

Fig. 43. — Portion vaginale du col d'une femme enceinte pour la deuxième fois, 31 jours avant l'accouchement (Nieberding).

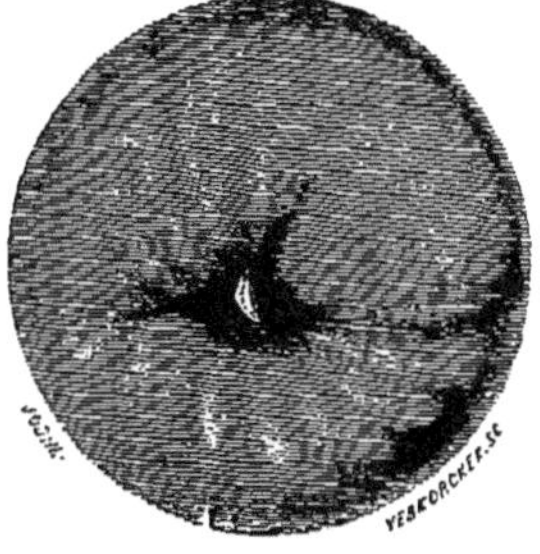

Fig. 44. — Portion vaginale du col d'une femme enceinte pour la troisième fois, 27 jours avant l'accouchement (Nieberding).

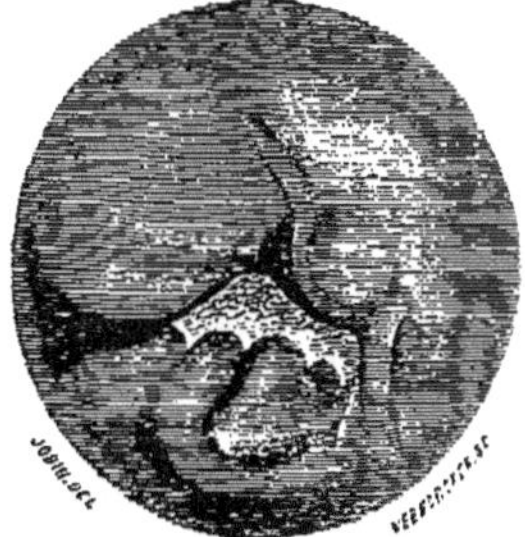

Fig. 45. — Portion vaginale du col d'une femme enceinte pour la deuxième fois, 15 jours avant l'accouchement (Nieberding).

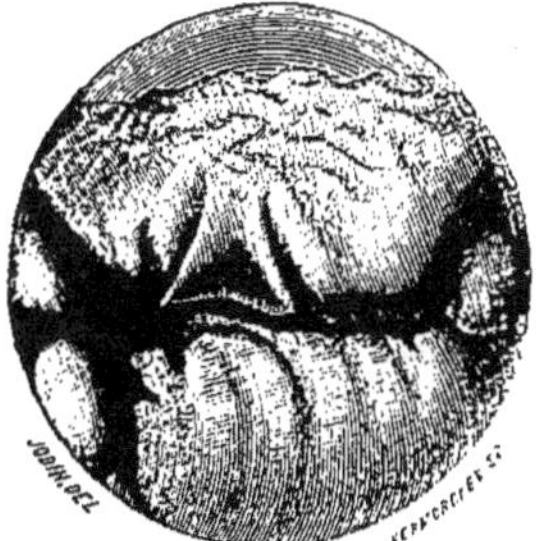

Fig. 46. — Portion vaginale du col d'une primipare, 4 jours avant l'accouchement (Nieberding).

lésion d'endométrite véritable, et la persistance de l'épithélium pavimenteux admis par Ruge et Veit signifie seulement que le siège du processus morbide est distinct de celui qui caractérise l'érosion et l'ulcération (fig. 39).

Sur 28 femmes primipares observées par Nieberding, 21 fois les deux lèvres du col présentaient un ectropion, dans 7 cas il était limité à la lèvre postérieure. Cette lésion a pour résultat de modifier l'orifice externe qui, au lieu de se présenter avec sa forme circulaire arrondie, a l'aspect d'une fente plus ou moins régulière (voy. fig. 40 à 46).

L'ectropion est encore plus fréquent chez les multipares. Snr 60 multipares Lieven n'a trouvé l'état normal que 11 fois et Nieberding 15 fois sur 42.

SYMPTÔMES. — Les symptômes qui traduisent cet état du col consistent surtout dans une leucorrhée abondante. Parfois ce n'est qu'un liquide muqueux, louche, qui ne contient que quelques leucocytes; même la sécrétion visqueuse, claire, est virulente, elle peut contenir des gonocoques, comme Welander l'a rencontré 6 fois sur 20 femmes atteintes de blennorragie du col utérin. Le plus souvent, la sécrétion est blanc jaunâtre, quelquefois jaune verdâtre, sa réaction est alcaline.

Les douleurs éprouvées par les malades varient d'une femme à l'autre, selon la susceptibilité du système nerveux. Les troubles subjectifs sont parfois atténués au point de passer inaperçus, d'autres fois ils s'accusent par des douleurs lombaires, une sensation de tension dans le bas-ventre et des difficultés pour la marche. On sait aussi que pour beaucoup d'auteurs, comme Aran, Costilhes, Boys de Loury, Spiegelberg, etc., les ulcérations du col peuvent être l'origine de vomissements sympathiques. Ce rôle est des plus douteux, et, si la cautérisation a pu guérir certaines formes de vomissements incoercibles, la suggestion inséparable de toute tentative opératoire a plus contribué à ce résultat que les modifications locales déterminées par les caustiques.

Nous pensons que les différentes lésions qui caractérisent la métrite cervicale, ulcérations, érosions, fissures, ectropion, granulations, varicosités, folliculites, n'exercent guère d'influence fâcheuse sur la grossesse. Seules les ulcérations préexistantes à la grossesse pourraient être un danger, en cas de fécondation, non par elles-mêmes, mais parce qu'elles sont souvent l'indice de lésions inflammatoires analogues dans l'intérieur de l'utérus, et que l'endométrite du corps utérin est une condition fâcheuse pour la nutrition d'un œuf fécondé.

TRAITEMENT. — Le traitement ne doit consister que dans l'expectation, lorsque les ulcérations du col sont peu marquées. Si les lésions sont profondes, les pertes abondantes, les douleurs vives, l'intervention est justifiée, bien qu'on l'ait accusée de menacer la durée de la grossesse, d'être inutile et de ne produire que des résultats à peine appréciables. On usera des injections tièdes ou des liquides antiseptiques, acide phénique à 25 pour 1000 ; permanganate de potasse à 0,50 pour 1000 ; lysol à 5 pour 1000. Dans les cas rebelles, Spiegelberg n'a pas reculé devant la cautérisation au fer rouge pratiquée une seule fois. Avant d'en arriver à cette extrémité, il sera prudent de recourir à l'emploi de tampons glycérinés.

Les bains tièdes fréquents, et le port d'une ceinture de grossesse sont d'utiles adjuvants à la médication locale.

II. ENDOMÉTRITE DU CORPS DE L'UTÉRUS

L'inflammation qui atteint la muqueuse du col peut s'étendre à la muqueuse qui tapisse le corps de l'utérus, elle le peut d'autant mieux que sous l'influence de la gestation, la tunique interne subit des modifications spéciales, importantes, qui changent sa structure, augmentent son épaisseur, sa vascularité et la transforment en une des membranes qui constituent l'enveloppe de l'œuf.

ETIOLOGIE. — Les causes sont assurément obscures ; nous pouvons signaler cependant toutes celles qui ont été indiquées à propos de l'endométrite cervicale, c'est-à-dire les agents microbiens divers, ceux de la suppuration, de la syphilis, le gonocoque surtout. Il n'existe pas à vrai dire de métrite distincte pour le col et le corps, l'origine est commune, les lésions sont contemporaines et évoluent parallèlement. Quant à l'influence qu'on a attribuée au refroidissement, aux efforts, au travail exagéré, il ne s'agit vraisemblablement que de conditions adjuvantes.

Très souvent l'endométrite de la caduque a débuté avant la grossesse sous l'influence de l'une des causes que nous venons d'énumérer ; la présence d'un œuf fécondé dans l'intérieur de l'utérus n'a modifié en rien les lésions inflammatoires préexistantes, elle les aggrave seulement, aussi est-il de règle générale que la maladie soit particulièrement fréquente chez les multipares, chez celles qui ont eu déjà des avortements. Quant à savoir si l'endométrite est antérieure ou contemporaine de la grossesse, la question est le plus souvent insoluble.

ANATOMIE PATHOLOGIQUE. — Les lésions qui caractérisent l'inflammation de la caduque sont de plusieurs sortes. Nous laissons de côté l'endométrite aiguë que Slavjansky a décrite chez les gestantes atteintes de choléra et qu'on a tenté de retrouver au cours de plusieurs autres maladies infectieuses, cette lésion sera décrite à propos de ces dernières, c'est l'endométrite hémorragique (voy. *Choléra, Influenza*, etc.).

Le processus que nous étudions est essentiellement chronique, il peut présenter les deux variétés suivantes :

1° Endométrite interstitielle, diffuse ;

2° Endométrite glandulaire,

selon qu'il y a prédominance des lésions sur les éléments cellulaires ou sur les glandes de la caduque.

1° *L'endométrite diffuse* consiste dans une prolifération de tous les éléments de la membrane déciduale, elle peut exister à la fois sur la caduque utérine, la caduque ovulaire et sur la sérotine. Il est rare cependant que toutes soient prises à la fois, les lésions prédominent surtout au niveau de la caduque utérine ou *decidua vera* et sur la caduque inter-uté-roplacentaire ou *sérotine*.

Dans une variété, on trouve la membrane interne augmentée d'épaisseur et cette augmentation va en progressant du col dans la profondeur de l'organe. L'épaississement peut être régulier et la surface relativement plane et uniforme ; on remarque à l'œil nu des taches jaunes ou blanches et, au microscope, on voit entre les cellules propres de la caduque, une infiltration de petites cellules rondes, ordinairement limitée à de certains points et paraissant correspondre souvent au trajet des lymphatiques. Les éléments glandulaires subissent souvent une régression, le tissu qui les sépare étant envahi par la prolifération embryonnaire. Il se produit assez souvent des foyers hémorragiques et, à leur développement, correspondent des écoulements sanguins par les parties génitales externes. Kaschewarowa a même signalé dans les membranes épaissies d'un fœtus à terme, à côté du tissu embryonnaire et des cellules déciduales, des fibres musculaires lisses de nouvelle formation.

Ces différentes lésions dont la nature est surtout chronique ne sont pas un obstacle absolu à la marche régulière de la grossesse, tant qu'elles ne sont pas généralisées et qu'elles se localisent sur la muqueuse utérine ; les lésions de la sérotine qui compromettent directement la vitalité du placenta sont beaucoup plus dangereuses pour le fœtus et, dans ce cas, l'avortement est la règle.

Dans une autre forme. la prolifération, au lieu d'être régulièrement diffuse à toute la membrane, se produit d'une façon irrégulière, elle devient exubérante en certains points et donne lieu à la formation de productions polypiformes qui atteignent quelquefois une longueur de 1 centimètre à 1 1/2 centimètre (voy. fig. 47). C'est *l'endométrite polypeuse* qui a été étudiée et décrite par Virchow, Strassmann, Spiegelberg, Dohrn, etc. ; elle résulte d'une prolifération irrégulière du tissu interstitiel de la caduque. Dans quelques cas, il y a des simples nodosités, des plis, des ponts de passage, selon que les saillies sont pédiculisées ou non, mais au fond, le processus est le même ainsi que la structure histologique.

Ces productions polypiformes contiennent des vaisseaux qui tantôt sont enveloppés régulièrement par les cellules embryonnaires, tantôt présentent des dilatations, des sinuosités. Les glandes sont toujours absentes, elles ne se rencontrent jamais au milieu de cette endométrite végétante; elles sont au contraire rejetées à la périphérie, pressées et étouffées par la prolifération des cellules interstitielles.

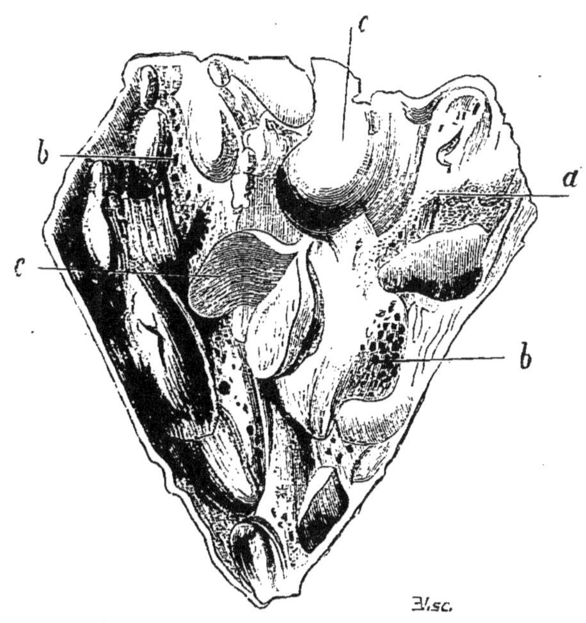

Fig. 47. — Endométrite polypeuse (Virchow). — Face de la caduque correspondant à l'œuf, avec protubérances. — a, fines ouvertures des glandes. — b, grosses ouvertures des glandes. — cc, protubérances, l'une d'elles est fendue en deux.

Cette lésion existe surtout sur la caduque utérine, Wand l'a cependant signalée sur la caduque ovulaire; elle ne s'observe guère qu'au début de la gestation, et dans les cas publiés par Virchow, Strassmann, Gusserow, Wand, la grossesse n'avait pas dépassé le quatrième mois.

L'endométrite diffuse peut être antérieure à la grossesse, et si elle détermine assez souvent la mort du fœtus, elle peut aussi lui être consécutive; elle s'observerait dans ces cas désignés par les auteurs anglais sous le nom de *missed abortion*, lorsqu'après la mort du fœtus l'œuf n'est pas expulsé rapidement et séjourne pendant un temps plus ou moins long dans la cavité utérine.

2° Dans l'*endométrite glandulaire*, les modifications portent spécialement sur les glandes de la caduque ; la surface de cette membrane est parsemée de petits kystes ayant les dimensions d'un pois ou d'une noisette et remplis d'un liquide transparent, colloïde ; leur nombre est parfois si grand qu'on croirait, à la simple inspection, qu'il s'agit d'une dégénérescence vésiculaire de l'œuf. Ces kystes sont développés dans l'intérieur des glandes et résultent, d'après Hegar, d'une rétention de leur liquide d'excrétion ; ils sont tapissés d'une couche d'épithélium cylindrique analogue à celui de l'épithélium glandulaire.

Le tissu avoisinant les glandes participe aussi à l'inflammation ; il contient du tissu embryonnaire sous forme d'amas diffus, au milieu desquels on trouve très souvent de petits foyers hémorragiques (Breus).

Dans d'autres conditions, le travail de prolifération qui a pour siège les glandes de la caduque utérine, *decidua vera*, détermine une augmentation marquée de la sécrétion. Les deux membranes déciduales, utérine et ovulaire, ne peuvent s'accoler en raison de l'accumulation de ce liquide et la caduque se dédouble, comme il arrive au moment de la délivrance ; la sécrétion augmente bientôt, et sa pression triomphe de la résistance que lui oppose l'orifice interne, l'écoulement se produit en dehors ; c'est l'*hydrorrhée déciduale* qui serait, d'après Hegar, le résultat d'une endométrite siégeant plus spécialement sur les glandes de la caduque utérine, c'est l'*Endometritis decidua catarrhalis* de Spiegelberg, de Schröder et de Braun.

Symptômes. — Les diverses altérations que nous venons de décrire se traduisent par des symptômes variés selon leur étendue et selon l'époque de la grossesse à laquelle on les observe.

L'endométrite diffuse des premiers mois a l'avortement pour conséquence fréquente. Elle se manifeste le plus ordinairement par des hémorragies intermittentes qui surviennent sans cause appréciable, par des douleurs utérines qui les devancent, les suivent ou les remplacent. En général, lorsqu'il y a coïncidence de douleurs vives et d'hémorragies quelque peu abondantes, l'avortement est la règle.

L'hydrorrhée survenant sous forme de décharges aqueuses est beaucoup plus rare à cette période hâtive, elle ne se manifeste qu'à une période avancée de la gestation, bien qu'on l'ait observée pendant les premiers mois. On a signalé encore la fréquence des vomissements et la possibilité de leur forme incoercible, et parfois on peut leur reconnaître, comme cause déterminante, les modifications inflammatoires de l'endomètre.

Après l'avortement, il survient des métrorrhagies prolongées, quelquefois une rétention totale ou partielle du placenta. L'utérus est souvent rétracté, dur ou bien tendu, ou induré et douloureux par place.

Pendant les derniers mois, l'endométrite déciduale se traduit aussi par des douleurs gênantes et incommodes qui siègent dans le bas-ventre, les hypochondres et la région ombilicale, et qui s'irradient en arrière vers le sacrum et la partie supérieure des cuisses. En même temps, la matrice devient douloureuse à la pression et il se produit des contractions passagères du muscle utérin.

Ces phénomènes douloureux ont été signalés depuis longtemps chez les femmes enceintes et leur localisation avait fait croire à la possibilité d'un *rhumatisme utérin*. Ce rhumatisme qui a été décrit par Wigand et admis, comme une entité morbide, par Cazeaux, Gautier (de Genève), etc., ne semble pas correspondre à une maladie définie; on a englobé sous cette expression toutes les douleurs plus ou moins vagues qui peuvent survenir, au cours de la grossesse, dans la sphère génitale : névralgies pelviennes ou lombo-abdominales, lésions rhumatoïdes des articulations du bassin, cystites du col, etc.

En réalité, le prétendu rhumatisme utérin n'est pas autre chose que l'endométrite de la caduque, et lorsqu'on relit les descriptions des auteurs qui croyaient à sa réalité, on retrouve la plupart des symptômes qui caractérisent l'inflammation de l'endomètre. On voit en effet qu'il existerait, dans le rhumatisme utérin, des douleurs de l'hypogastre et du sacrum, d'abord sourdes, puis s'exagérant sous forme de crises dans lesquelles on reconnaît à la palpation le durcissement du globe utérin; ces douleurs s'irradient vers le rectum, la vessie, les cuisses; il y a fréquemment une interruption de la grossesse, on observe de l'irrégularité du travail, de la réten-tion du placenta, des hémorragies de la délivrance.

Une étude clinique plus précise et les progrès de l'anatomie pathologique ont permis de rapporter ces divers symptômes non point à un rhumatisme hypothétique mais à leur cause véritable, qui est l'endométrite de la caduque.

Cette dernière se traduit en effet non seulement par des symp-tômes douloureux, mais encore par une influence défavorable sur le développement général du fœtus, par la provocation prématurée de l'accouchement, par quelques particularités du travail, comme les douleurs tétaniques de la période de dilatation, par certains accidents du *post-partum* : rétention du placenta que provoquent les adhé-rences partielles qui résultent de l'inflammation de la sérotine; on peut y joindre les hémorragies excessives de la délivrance, le retard dans l'involution du globe utérin.

Chez certaines femmes, on observe une *forme subaiguë* avec frisson, fièvre, faiblesse générale, etc.

Sans doute l'ensemble des symptômes est rarement complet, ainsi on rencontre chez quelques malades des altérations placentaires qui sont l'indice évident d'un processus inflammatoire, mais la grossesse s'est passée sans douleur, s'est terminée sans accident, et, inversement, on rencontre des douleurs vives de l'abdomen, des contractions douloureuses sans que la texture du placenta présente la moindre modification. Les cas de ce genre, comme le remarque Löhlein, font croire à l'insuffisance de nos connaissances sur cette question.

Une conséquence de l'endométrite, lorsqu'elle revêt la forme glandulaire, c'est l'*hydrorrhée* ou *fausses eaux* ou *métrorrhée des femmes enceintes*. Ce symptôme consiste, on le sait, dans des pertes aqueuses formées par un liquide incolore, transparent, exceptionnellement teinté de sang ; ces pertes qui s'échappent par la vulve surviennent sans cause apparente, quelquefois sans douleur, d'autres fois à la suite de contractions utérines. L'écoulement peut être subit. sous forme de jet, ou bien c'est un simple suintement. La quantité varie de 5o à 4oo ou 5oo grammes.

Cet écoulement qui survient au milieu de la santé la plus parfaite peut persister pendant plusieurs semaines, plus rarement pendant plusieurs mois, il se produit souvent sans amener l'interruption de la grossesse, mais d'autres fois le globe utérin se durcit, des contractions douloureuses se manifestent, le col s'efface et l'orifice peut même s'entr'ouvrir (Tarnier) ; enfin, il y a parfois accouchement prématuré. C'est un accident qui ne survient généralement qu'après le sixième mois de la grossesse, exceptionnellement plus tôt.

Cette hydrorrhée d'origine déciduale, puisqu'elle a son origine dans l'espace virtuel qui sépare les deux caduques, ne doit pas être confondue avec l'hydrorrhée amniotique qui n'est autre que l'écoulement du liquide de l'amnios et qui résulte de la rupture prématurée des membranes.

TRAITEMENT. — La thérapeutique à suivre pendant la grossesse, lorsqu'il se produit des douleurs utérines, des pertes sanguines ou aqueuses, n'est autre que le traitement préventif de l'avortement : le repos au lit, les lavements laudanisés, les injections sous-cutanées de morphine. Quant aux complications spéciales qui surviennent pendant le travail, comme le tétanos utérin, les hémorragies, la rétention du placenta, nous n'avons pas à nous en occuper ici et nous renvoyons aux traités spéciaux.

On ne peut avoir qu'une influence médiocre sur la marche de l'endométrite tant que dure la grossesse ; la seule médication vraiment efficace, c'est le traitement préventif, celui qui est pratiqué sur l'utérus à l'état de vacuité, lorsque l'endométrite a déjà donné lieu à l'avortement. Les injections intra-utérines et surtout le curetage suivi

de pansements à la glycérine créosotée modifient la surface enflammée
et mettent ainsi un terme aux avortements successifs en supprimant
la cause qui les déterminait. On ne doit pas craindre d'amener la
stérilité en pratiquant le curetage, il est démontré aujourd'hui, que
cette opération n'est point un obstacle à la fécondation, ni au développement régulier de la grossesse. Sans doute on a quelque peu
abusé de cette méthode, mais il reste des cas, comme l'endomédrite
déciduale, où son indication est formelle, du reste elle a fait ses
preuves, elle a supprimé nombre de fois une cause d'avortements
successifs et même elle a pu guérir quelques cas de stérilité.

§ 2. **Prolapsus de l'utérus gravide.**

AUBINAIS, Observation de prolapsus complet de l'utérus, etc. (Gaz. Hôp.,
1866, p. 378). — BERNE, Observation de prolapsus utérin complet pendant la
grossesse (Lyon médic., 1891, nos d'avril). — DOLÉRIS et FAIVRE, De l'accouchement dans le prolapsus utérin irréductible (Nouvelles archiv. d'obstétriq.,
1890, p. 652). — FAIVRE, Contribution à l'étude du prolapsus de l'utérus gravide, th. Paris, 1890, n° 215. — GORODICHZE, Du prolapsus de l'utérus gravide,
th. Paris, 1888-89. — GUSSEROW, Ueber Prolapsus Uteri gravidi (Monatssch. f.
Geb., 1863, Bd. XXI, p. 99). — HARVEY, Exercitationes de generatione ani-
malium, 1737, p. 361. — HEGAR et KALTENBACH, Traité de Gynécol. opératoire,
trad. Bar, Paris, 1884. — HÜTER, Der Vorfall der Gebärmutter bei Schwangeren
und Gebärenden (Monatssch. f. Geb., 1850, Bd. XVI, p. 186). — KLEINSCHMIDT,
A case of prolapsus uteri complicating labour (Americ. Journ. of Obstet., 1885,
t. XVIII, p. 23). — KRAUS, Ein Fall von totalem Vaginalprolaps während der
Schwangerschaft, Inaug. Dissert., Greifswald, 1880. — MARSCHNER, Communic.
à la Soc. gynéc. de Dresde, 4 décembre 1884 (Centralbl. f. Gyn., 1885, p. 112). —
MAURICEAU, Observations sur la grossesse et l'accouchement. Paris 1728, t. II,
p. 6, 56, 78. — PORTAL, Mémoires de l'Académie royale de chirurgie. Paris,
1757, t. VIII, p. 293. — PERCY-BOULTON, Two obstetrical Cases (Brit. med.
Journ., 11 mars 1882, p. 340). — SCHROEDER, Lehrb der Geburtsh., 6e édition,
1880, p. 385. — SCHULTZE, Traité des déviations utérines, trad. Hergott. Paris,
1884. — SPANKEN, Fall von Prolapsus uteri gravidi (Archiv f. Gyn., 1881,
Bd. XVIII, p. 128). — SPIEGELBERG, Lehrb. der Geburtsh., 1878, p. 276. —
TARNIER et BUDIN, Pathologie de la grossesse, p. 216, Paris 1886. — WALKER,
Prolapsus de l'utérus et du vagin pendant le travail (New-Orleans med. and
surgic. Journ., mars, 1879).

Les Anciens sont à peu près muets sur l'existence de cette lésiav;
Galien a bien signalé la chute du vagin et du rectum comme conséquence possible de la parturition, mais il garde le silence sur le fait
de l'utérus descendu et prolabé pendant la grossesse.

Parmi les modernes, Harvey semble être le premier qui ait rapporté avec quelques détails une observation de prolapsus de l'utérus
gravide, mais l'accouchement se fit à sa grande surprise car il naoit
méconnu la grossesse. C'est à partir du XVIIe et surtout du XVIIIe siècle

que les observations de Mauriceau, de Portal, de Deventer, etc.
sont assez nombreuses pour attirer l'attention ; mais à vrai dire,
l'étude complète, approfondie du prolapsus utérin est une œuvre
toute moderne, presque contemporaine ; nous citerons la monographie importante de Hüter, les recherches de Gusserow, les thèses
intéressantes de Gorodichze et de Faivre, cette dernière est très
étendue et résume complètement l'état de la question.

Nous devons signaler aussi les travaux de Huguier qui montra, en
1860, la nécessité de distinguer du prolapsus utérin un état particulier du col qui vient faire saillie dans le vagin ou même au dehors
sans que le fond de l'utérus ait quitté sa place habituelle ; il faut
rappeler aussi les recherches de Guéniot sur l'allongement œdémateux du col. Nous reviendrons plus loin sur ces deux lésions ; on
verra qu'il ne faut pas trop prendre à la lettre la description de ces
derniers auteurs ni croire qu'il soit toujours, je ne dis pas facile,
mais possible de distinguer ces deux affections du prolapsus utérin.

ÉTIOLOGIE. — Si on laisse de côté les causes banales du prolapsus
pour ne s'occuper que de l'influence réelle de la gestation, on voit
que les conditions qui favorisent la chute de l'utérus gravide sont :

1° *La multiparité.* — Les accouchements antérieurs jouent un
rôle incontestable, non seulement par le tiraillement des ligaments
suspenseurs et la laxité du plancher pelvien qui sont inséparables
de toute parturition, mais en raison des accidents divers dont ils peuvent être l'occasion comme l'involution retardée, les déchirures péri-
néales, la chute du vagin, les déviations, les relevailles prématurées.

Les statistiques montrent en effet l'influence de la multiparité ;
d'après Faivre, sur 66 cas observés pendant la grossesse et l'accouchement, il y avait :

Primipares 13
Multipares 41

J'ai observé moi-même cinq cas de ce genre, tous chez des multipares.

2° *L'existence d'un prolapsus antérieur.* — On sait que cette condition n'empêche nullement la conception, soit que l'organe ait été
refoulé par le pénis au moment du coït, soit qu'il y ait eu intromis-
sion directe dans le col utérin. Il existe chez certaines femmes une
laxité ou faiblesse congénitale des parties molles situées dans le petit
bassin, c'est-à-dire des conditions particulières qui favorisent
la descente de la matrice à l'état de vacuité et à plus forte raison
pendant la gestation. Sur 69 femmes dont Hüter a rapporté l'histoire il y en avait 35 dont le prolapsus était antérieur à la grossesse.

On peut considérer, comme des causes analogues, la rétroversion utérine et l'allongement hypertrophique du col. Dans ce dernier cas, s'il s'agit de la portion vaginale, l'allongement obligera, selon la remarque de Schultze, le corps utérin à se placer dans l'axe du vagin et cette situation l'expose à subir plus activement la pression abdominale, à glisser plus facilement en bas et en avant. L'hypertrophie de la portion sus-vaginale favorise également la procidence. Ajoutons que celle-ci peut aussi provoquer l'allongement hypertrophique du col et surtout l'allongement œdémateux.

3° *La grossesse*. — Par elle-même, la gestation peut déterminer l'apparition du prolapsus, puisqu'elle augmente le volume et le poids de l'utérus; c'est pendant les premiers mois que la chute de cet organe s'observe le plus fréquemment; elle est plus rare à une époque avancée lorsque l'organe est maintenu par son volume au-dessus du détroit supérieur.

Pendant les premiers mois, les causes occasionnelles agissent plus efficacement qu'à l'état de vacuité, tels sont : la marche prolongée, les promenades en voiture, les efforts, les transports de lourds fardeaux, la défécation, les traumatismes, les chocs, les sauts, les chutes. Dans une observation de Hüter, le prolapsus est apparu au troisième mois après une chute sur le dos dans un escalier. Beaucoup plus rarement le début est insensible.

4° *L'accouchement*. — Les efforts qui accompagnent le travail peuvent déterminer la procidence dans certaines conditions, comme un bassin ample, une vulve large, la rupture prématurée de la poche des eaux, le col rigide. Les contractions utérines et abdominales, poussant la tête sur un orifice trop étroit, font descendre à la fois le contenant et le contenu. Sur les 25 observations recueillies par Gorodichze, 4 fois le prolapsus s'est produit au moment de l'accouchement, tandis que Hüter l'a constaté 14 fois sur 69 ; dans les cas rapportés par Wagner et Ricker, ce furent les efforts de traction qui amenèrent l'utérus au dehors.

Symptômes. — On peut admettre avec de Sinéty qu'il y a prolapsus quand l'organe en totalité est situé au-dessous du plan qu'il occupe à l'état normal. La division généralement admise est la suivante :

Le *simple abaissement* ;
Le *prolapsus incomplet* ;
Le *prolapsus complet*.

Cette division est claire et s'explique aisément. Dans le simple abaissement, l'organe est dévié vers le bas, mais reste en entier dans le bassin, le col vient affleurer la vulve, mais ne la dépasse pas. Si l'on entr'ouvre les lèvres et qu'on introduise le doigt, on arrive de suite sur le museau de tanche ; en contournant l'organe procident, on constate que les culs-de-sac sont abaissés. Ce qui permet d'affirmer qu'il s'agit bien d'une chute de la matrice et non d'un allongement hypertrophique du col, c'est que le fond de l'utérus participe à cet abaissement.

Dans cette forme, les symptômes sont peu accentués ; la femme ressent quelques douleurs dans les reins et le haut des cuisses, la fatigue arrive vite, elle éprouve de la gêne dans la défécation et dans l'émission des urines, c'est de la dysurie plutôt que de la rétention complète ; parfois la femme ne peut satisfaire le besoin d'uriner, mais cette impossibilité n'est jamais durable, d'autres fois il arrive que, pendant la miction, le jet d'urine est brusquement interrompu.

Il n'en est plus de même quand l'organe vient faire hernie à travers les grandes lèvres, les symptômes objectifs et subjectifs sont plus accentués. Parfois le col est seul prolabé, d'autres fois il y a une partie plus ou moins grande du corps de la matrice, et même dans certains cas, la procidence serait complète, le col, le corps et le fond de l'organe seraient situés hors des voies génitales. Il faut remarquer en passant que beaucoup d'auteurs rejettent la possibilité du prolapsus complet, même à l'état de vacuité, à plus forte raison quand il s'agit d'une femme grosse. Hüter l'admet, mais avec cette restriction : « C'est seulement pendant les premiers mois de la grossesse où l'utérus n'a qu'un volume restreint que le prolapsus peut être complet ». Mais à partir de cette époque, la difficulté devient plus grande et on ne peut admettre que l'existence d'une chute incomplète, accompagnée de cette circonstance que le col et la partie inférieure du corps de l'utérus ont été plus ou moins tirés en bas et en dehors de la vulve. Les observations de prolapsus complet, à terme, ne semblent pas authentiques et la possibilité de cette lésion au moment de l'accouchement a été rejetée par Schrœder, Gusserow, Tarnier ; il faudrait en effet un tiraillement du vagin tellement forcé qu'il se romprait sous l'effort de traction, malgré l'extrême élasticité qui lui est habituelle. Le prolapsus complet ne peut guère se produire que pendant la première moitié de la grossesse et les observations de Dufour, de Wimmer, de Berne qu'on a données comme telles sont véritablement des exceptions.

Faivre, qui a réuni 105 cas d'utérus prolabé, en a compté 80 où le degré de la descente est indiqué, et parmi ceux-ci, il y en a 17 dans lesquels, au dire des auteurs, le prolapsus aurait été complet. Mais aucune de ces observations ne peut servir à démontrer l'existence réelle de l'utérus gravide hernié dans son entier. Tantôt les auteurs affirment l'existence de la procidence complète sans apporter aucune preuve à l'appui ; tantôt les dimensions approximatives de l'utérus ne sont indiquées qu'en bas et puis tous négligent de donner le résultat du palper abdominal qu'ils paraissent n'avoir pas pratiqué et qui, dans le prolapsus complet, démontrerait l'absence totale de l'organe gestateur à sa place habituelle.

Au point de vue du volume, le même observateur a noté que, sur 59 cas, la tumeur présentait 2 fois la grosseur d'un œuf, 5 fois celle du poing; 14 fois celle d'une tête d'enfant, 8 fois celle d'une tête d'adulte, enfin dans 13 cas, l'utérus pendait entre les cuisses d'une longueur variant de 15 à 35 centimètres.

Le col se reconnaît à peine, déformé qu'il est et œdématié, il se continue sans ligne de démarcation avec la tumeur et forme un cône à sommet inférieur. Harvey comparait cette masse à un scrotum de taureau, Hüter à une loupe et Percy Bolton à un pis de vache; l'orifice externe est légèrement plissé, modifié dans sa forme; les lèvres sont ulcérées et donnent issue à des glaires. Le canal cervical est le plus souvent perméable au doigt qui le parcourt jusqu'à l'orifice interne. L'œdème des grandes lèvres accompagne souvent celui du col et ils sont l'un et l'autre sous la dépendance de la même cause et disparaissent également par la réduction de la tumeur (fig. 48 et 49).

Le prolapsus s'accompagne toujours d'une inversion plus ou moins notable du vagin dont la surface est rosée, quelquefois violacée, et présente des plis transversaux qui vont en s'amincissant à mesure qu'on approche de la partie inférieure de la matrice et qui disparaissent à la longue; quand le prolapsus est ancien, la muqueuse vaginale est le siège d'ulcérations qui se développent dans la partie inférieure. Il arrive qu'on peut sentir les parties fœtales à travers les parois de la tumeur.

Très souvent les organes situés en avant et en arrière du vagin suivent dans leur descente les parois de ce dernier organe; le prolapsus est compliqué de cystocèle (fig. 50) et de rectocèle (fig. 51) qui augmentent le volume de la tumeur et provoquent des troubles dans l'émission des urines et des matières fécales. La miction est particulièrement troublée, lorsqu'il existe de la cystocèle, en raison du déplacement de la vessie et du changement de direction que subit le canal de l'urètre.

Lorsqu'on palpe la paroi abdominale, on constate toujours un abaissement du fond de l'utérus; mais, comme le fait remarquer Tarnier, cet abaissement n'est pas toujours en rapport avec le volume de la tumeur extérieure, ce qui s'explique par l'hypertrophie assez fréquente du col. Par le toucher rectal, on arrive facilement sur la paroi postérieure de la matrice qui, dans le prolapsus incomplet, est souvent en rétroversion et s'enclave dans la concavité du sacrum.

Les symptômes subjectifs auxquels donne lieu le prolapsus sont nombreux, variés, mais on aurait tort de les considérer comme

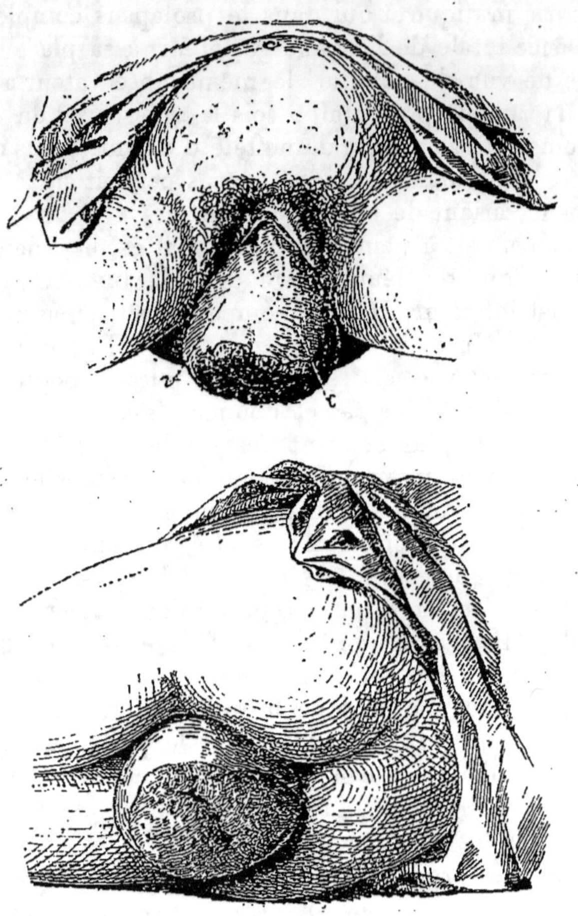

Fig. 48 et 49. — Prolapsus incomplet avec œdème du col et cystocèle (Doléris). *v*, vessie. — *c*, col œdématié.

toujours en rapport avec la gravité ou le degré du déplacement. Ainsi la malade de Berne dont l'utérus descendait de 16 centimètres environ au-dessous de la vulve, venait se plaindre d'une prétendue tumeur hémorroïdale ; elle pouvait encore sortir, monter, descendre les escaliers.

Les troubles les plus fréquents ressentis sont des sensations de tiraillements, de douleurs lombaires et inguinales, de la pesanteur dans le fondement, de la difficulté de la miction avec ténesme. Dans les formes aiguës, lorsque la chute est brusque, il peut y avoir des nausées et des vomissements par tiraillements du péritoine.

Ces symptômes disparaissent brusquement s'il y a réduction manuelle ou bien le prolapsus diminue graduellement à mesure que le fond de l'utérus s'élève dans l'abdomen, ce qui arrive d'ordinaire vers le quatrième mois, comme je l'ai remarqué chez les malades qu'il m'a été donné d'observer.

Mais parfois la réduction n'a pas lieu et les accidents d'enclave-

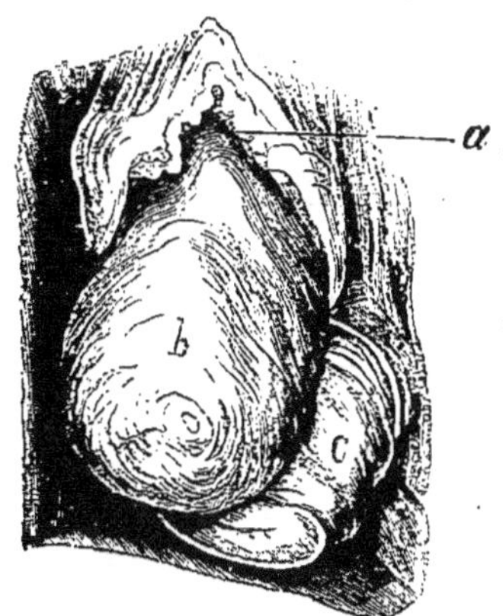

FIG. 5o. — Prolapsus complet de la matrice, suite d'allongement du col utérin. — *a*, ouverture du méat urinaire. — *b*, paroi antérieure du vagin invaginée. — *c*, orifice utérin. — *d*, portion vaginale du col.

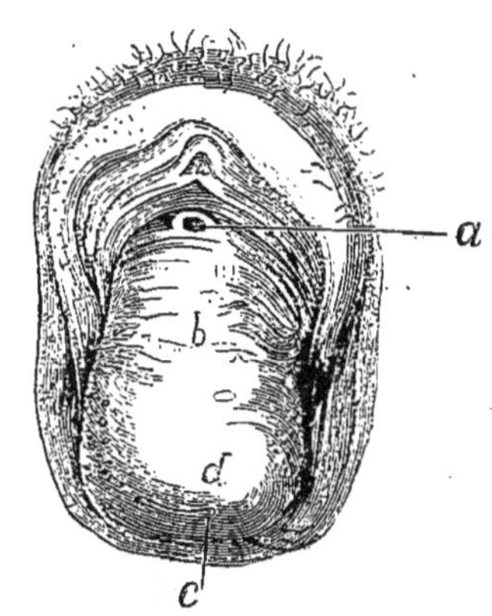

FIG. 5r. — Prolapsus complet de la matrice sans cystocèle, suite de prolapsus de la paroi postérieure du vagin, avec entérocèle et chute du rectum. — *a*, méat urinaire. — *b*, prolapsus de la matrice avec invagination vaginale. — *c*, chute du rectum.

ment dans le bassin se manifestent. L'avortement peut survenir, sinon on assiste à une série de symptômes d'étranglement dont la mort peut être la terminaison, Hüter l'a signalé deux fois sur 69 cas :

Accouchement avant terme 10   2 morts
    —   à terme 59

Présentation de l'enfant :

Sommet 34
Extrémité pelvienne 9
Pieds amenés par version 5
Siège . . . . 2 dans 2 cas de grossesse
                                    gémellaire.
Pas d'indications 17

On voit que la présentation du siège est deux à trois fois plus fréquente qu'à l'état normal.

Lorsque la grossesse continue malgré la procidence de la plus grande partie de la matrice, il est rare que l'accouchement se fasse spontanément en raison de la résistance du col qui est œdématié et hypertrophié, de l'absence de formation de la poche des eaux et de l'impuissance des muscles abdominaux à concourir à l'acte de l'expulsion, en raison aussi de l'inefficacité des contractions utérines qui tendent alors non pas à dilater le col, mais à réduire la tumeur ; aussi, est-il le plus souvent nécessaire d'intervenir pour achever l'accouchement. Lorsque les parties fœtales ne s'engagent dans le conduit cervical qu'au moment du travail, il se produit une sorte d'inversion dans la série des temps, la tête franchit le périnée avant de franchir le col.

D'après Hüter, il y eut comme terminaison de l'accouchement :

Terminaison spontanée, 6 dont 4 avant terme ;
Terminaison avec intervention, 53.

L'intervention est nécessitée non seulement par l'insuffisance des contractions utérines, mais encore dans le but d'éviter des accidents de gangrène ou de rupture de l'utérus (fig. 52).

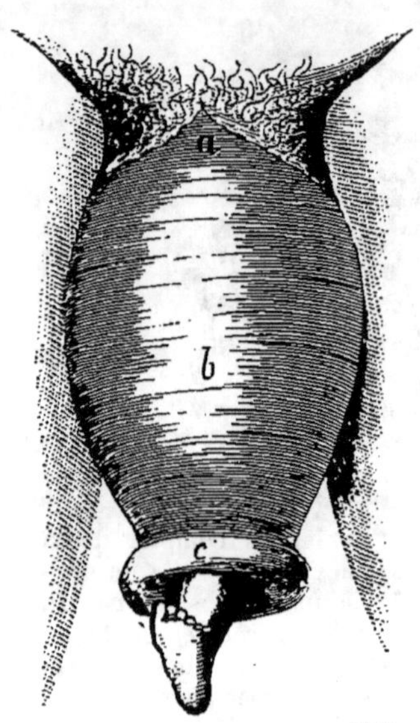

En général, la grossesse augmente le prolapsus quand elle ne le produit pas d'emblée, mais il peut arriver qu'elle le diminue ou le fasse disparaître ; aussi la gestation a-t-elle été conseillée comme un traitement du prolapsus, tout d'abord par Puzos, qui recommandait à la femme de rester pendant presque toute sa

FIG. 52. — Matrice à terme, prolapsus complet, présentation d'un pied (femme de 38 ans, multipare). — a, méat urinaire. — b, matrice prolabée. — c, col à terme, à travers lequel sort un pied.

durée couchée sur son lit de repos, de n'aller à la selle qu'à la suite de lavements. Brachet, Pajot ont cité des cas de guérison comme conséquence de la gravidité.

PRONOSTIC. — Lorsque le prolapsus survient pendant les premiers mois, le pronostic est bénin parce que la réduction est facile et que souvent l'utérus remonte de lui-même à mesure que l'œuf devient plus volumineux. Le maintien par un pessaire ne modifie en rien la marche de la grossesse. A une période plus avancée, le pronostic se modifie pour l'enfant surtout ; il peut survenir des accidents d'enclavement qui mettent en danger la vie de la mère et qui sont fréquemment l'origine de l'interruption de la gestation. Enfin, lorsque l'utérus est prolabé au moment de l'accouchement, il faut craindre les accidents d'inertie utérine et la possibilité de rupture de l'organe gestateur.

Le sort de l'enfant n'est pas seulement compromis par son expulsion avant terme, il l'est encore au moment de l'accouchement; d'après la statistique de Faivre :

32 fois seulement ils sont nés vivants.

20 fois, morts.   .   .   .   { 17 fois pendant le travail,
                              { 3 fois avant qu'il ait débuté.

TRAITEMENT. — L'indication primordiale est de réduire l'utérus prolabé; parfois on y arrive par le repos dans la situation horizontale. Si la réduction spontanée n'a pas lieu, on devra recourir aux procédés manuels. La malade étant couchée sur le dos, les parties saillantes enduites de vaseline, et après avoir tout d'abord vidé la vessie et le rectum, on repousse doucement la masse prolabée dans l'intérieur du bassin. Laroyenne recommande une manœuvre particulière; pour l'effectuer, la main doit, en plongeant dans le cul-de-sac postérieur et en soulevant l'organe amplifié, *aller à la recherche de l'angle sacro-vertébral*, afin de tourner cet obstacle. On évite ainsi des pressions inutiles ou dangereuses pour la mère et pour l'enfant, on ne s'égare pas et l'on peut apprécier le moment où la réduction est complète.

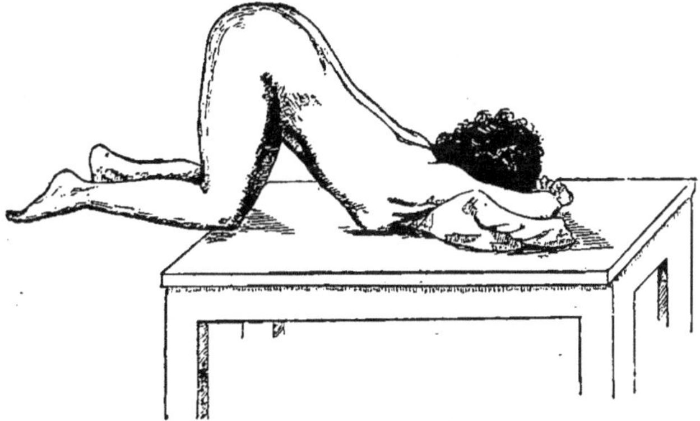

FIG. 53. — Position génu-pectorale (Bonnet et Petit).

Si la réduction est difficile par la dimension de la tumeur, on pourra mettre la malade dans la position génu-pectorale; la situation déclive des parties supérieures de l'abdomen par rapport au bassin exerce une sorte d'aspiration sur l'utérus et favorise son ascension (fig. 53). D'autres fois, on ne peut réduire à cause du gonflement des parties herniées; Lusk a conseillé de pratiquer des scarifications pour diminuer cette congestion œdémateuse, mais il n'est guère prudent de pratiquer des opérations sanglantes sur l'utérus gravide, et cette méthode ne saurait être conseillée. Comme la manœuvre de réduction est douloureuse, surtout lorsque l'utérus est enclavé, il est généralement nécessaire de recourir à l'anesthésie ou bien au badigeonnage avec une solution de cocaïne ; mais l'anesthésie générale est bien préférable.

La seconde indication, lorsque la réduction est obtenue, est de la maintenir. On y parvient par la position horizontale dans le décubitus latéral et par l'application d'un pessaire. Cette pratique n'est pas adoptée par tous les accoucheurs; il en est qui craignent la possibilité de l'avortement ou de l'accouchement prématuré. A notre avis, ces craintes sont illusoires ; Hüter n'a jamais vu l'interruption de la grossesse se produire par la présence d'un pessaire dans le vagin et, dans les huit cas qu'il rapporte, l'application de cet instrument n'a eu que de bons effets. Chez les cinq femmes qu'il m'a été donné d'observer, il y a eu réduction et maintien par l'anneau de Dumontpallier, l'une d'elles devint enceinte ayant déjà son pessaire ; toutes ont pu mener leur grossesse à terme. Il ne faut pas oublier que la sensibilité du vagin et de l'utérus est émoussée par la présence de ces organes au dehors, l'irritabilité de la muqueuse est amoindrie et le contact d'un corps étranger ne produit que des réactions insignifiantes. Du reste, à partir du cinquième ou du sixième mois, la présence de l'anneau devient inutile, le globe utérin ayant des dimensions telles que le retour du prolapsus est devenu beaucoup plus difficile. Pendant le travail, on prescrira le décubitus latéral pour éviter le retour des accidents au moment des efforts d'expulsion.

Lorsque la réduction est impossible, on se borne à des soins de propreté et on se contente de soutenir la tumeur par un bandage approprié et de la soustraire à toutes les causes d'irritation. S'il survient des accidents d'enclavement, la provocation de l'avortement devient légitime.

Pendant le travail, l'accoucheur devra soutenir la matrice au moment des contractions, il conseillera également à la femme de ne point faire d'efforts afin de ne pas augmenter encore la hernie de l'organe gestateur. Lorsque le travail se prolonge, on pourra l'accélérer en dilatant le col avec les doigts ou au moyen d'un ballon de Barnes ou même en pratiquant quelques incisions latérales; on terminera selon le cas, par le forceps ou la version. Pendant l'extraction, il sera parfois nécessaire qu'un aide pratique une sorte de contre-extension, c'est-à-dire saisisse avec la main la masse herniée, l'attire vers le pubis, les doigts recourbés en crochet sur les deux côtés du rebord cervical et empêche toute la masse de suivre les efforts d'extraction comme Doléris l'a pratiqué chez une malade qui présentait un œdème du col avec prolapsus irréductible.

Après la délivrance, on réduira la matrice et on conseillera à la parturiente le repos horizontal pendant deux ou trois mois entiers, comme le recommandait Puzos, « dans une situation capable d'accoutumer la matrice à se tenir dans son lieu naturel afin de donner la facilité et le temps aux ligaments de se resserrer pour mieux soutenir cette partie dans la suite. » On y aidera en faisant prendre des injections astringentes avec des solutions d'alun ou des décoctions d'écorce de chêne et de feuilles de noyer.

§ 3. Allongement hypertrophique et allongement œdémateux du col

BENICKE, Ueber Geburtsstörungen durch die weichen Geburtswege (Zeitsch. f. Gyn., 1878, Bd. II, p. 232). — GUÉNIOT, De l'allongement œdémateux avec prolapsus du col utérin pendant la grossesse et l'accouchement (Archiv. de méd., 1872, t. I, p. 402 et t. II, p. 34). — HOWITZ, De la difficulté du diagnostic dans les cas d'hypertrophie du col utérin (congrès de Copenhague, 1884, et Centralbl. f. Gyn., 1884, p. 563). — HUGUIER, Mémoire sur les allongements hypertrophiques du col de l'utérus (Mémoires de l'Académie de médecine, avec planches, Paris, 1860). — MARTIN, Zur Kenntniss der Hypertrophia colli uteri supravaginalis (Zeitschr. f. Gyn., 1881, Bd. VI, p. 101). — MIRASCHI, Sur un cas d'allongement aigu avec prolapsus du col utérin pendant la grossesse et l'accouchement (Archiv. de tocol., 1889, p. 96). — PRIESTLEY, Discussion au Congrès de Copenhague (Centralbl. f. Gyn., 1884, p. 563). — ROGER (du Havre), Dystocie par allongement hypertrophique du l'utérus, Paris, 1877. — TARNIER et BUDIN, Pathologie de la grossesse, Paris. 1886, p. 221. — TRACOU, Quelques considérations sur le prolapsus de l'utérus gravide (Archiv. de tocol., 1891, p. 755).

I. ALLONGEMENT HYPERTROPHIQUE DU COL

A côté du prolapsus, il existe une autre lésion du col qui peut donner lieu à quelques méprises bien qu'elle soit distincte de l'abaissement en masse de l'organe utérin ; il s'agit de cette modification du col bien connue depuis le travail publié par Huguier en 1860, sous le nom d'*allongement hypertrophique*. Dans son mémoire à l'Académie de médecine, Huguier décrit deux formes principales d'élongation, celle de la portion sous-vaginale et celle de la portion susvaginale. Nous conserverons cette division et nous étudierons rapidement comment la grossesse et l'accouchement se comportent vis-à-vis de chacune d'elles.

1° *Hypertrophie du segment sous-vaginal.* — Dans cette forme d'élongation, le col est de consistance normale, très allongé et prend une forme conique ; bien que son extrémité inférieure descende très bas dans le vagin et parfois dépasse l'anneau, une grossesse peut survenir (fig. 54).

Les symptômes qu'on observe sont assez analogues à ceux du prolapsus, ce sont des tiraillements dans les lombes ou l'abdomen, de la pesanteur dans le bassin, de la difficulté dans la marche, du prurit vulvaire ; mais il y a peu de troubles du côté de la miction et de la défécation. A l'examen local, on constate par le toucher la longueur démesurée du segment inférieur ; les culs-de-sac ont leur profondeur normale et le fond de l'utérus conserve une situation plus ou moins élevée dans l'abdomen.

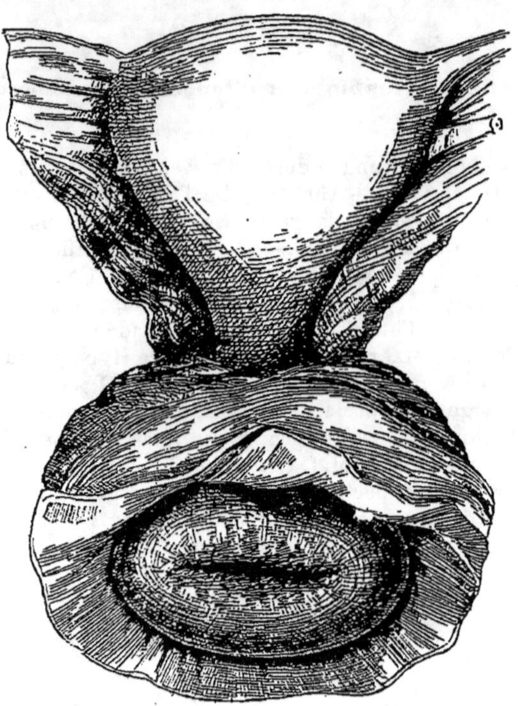

Fig. 54. — Hypertrophie de la portion sous-vaginale du col avec élongation légère du segment sus-vaginal (d'après Courty).

Le travail de l'accouchement est toujours prolongé, on conçoit facilement que l'effacement d'un col allongé et hypertrophié exige un temps assez long. Dans une observation de Roger (du Havre), il avait encore une longueur de 5 centimètres au bout de trente heures de travail ; dans le cas de Budin, dans celui de Tracou, la dilatation dura quarante-huit heures. Parfois même, il n'y a pas d'effacement à proprement parler et, selon la remarque de Tracou, il y a simplement amincissement des parois du canal cervical avec dilatation de ce conduit. Ce n'est pas seulement la largeur du col qui est un obstacle à son effacement et à sa dilatation, mais il faut comprendre que les modifications anatomiques inséparables de l'hypertrophie, les ulcérations qui siègent au pourtour du museau de tanche constituent des entraves aux modifications qu'exige un accouchement normal.

En outre, les efforts même du travail déterminent l'abaissement du col qui vient de nouveau faire hernie à la vulve. La résistance de l'orifice cervical à l'engagement des parties fœtales peut être une cause de prolapsus complet. La longueur et les difficultés du travail expliquent à la fois la gravité relative de l'allongement hypertrophique pour la mère et pour l'enfant.

Le traitement pendant la grossesse consistera dans le décubitus dorsal, le repos, les soins ordinaires de propreté. Pendant le travail, il est nécessaire de soutenir le col pour empêcher les parties fœtales d'entraîner tout l'organe avec elles. Si la dilatation traîne en longueur, il faudra recourir aux méthodes ordinaires : dilatation manuelle ou instrumentale, et même ne pas reculer devant des incisions comme nous l'avons indiqué déjà à propos du prolapsus.

2° *Hypertrophie du segment sus-vaginal.* — L'élongation du segment sus-vaginal est la forme la plus grave de cette affection, c'est elle qui a attiré particulièrement l'attention de Huguier, en dehors de la grossesse, il est vrai. C'est plus récemment que Martin, dans un travail de 1881, et Howitz au Congrès de médecine de Copenhague, en 1884, ont étudié les symptômes qui caractérisent la coïncidence d'une pareille lésion avec la grossesse, coïncidence assez rare, du reste ; le second de ces auteurs a bien montré les difficultés spéciales que présente le diagnostic.

L'hypertrophie porte sur le segment du col situé au-dessus de ses insertions vaginales ; le corps même de la matrice subit un mouvement ascensionnel qui le pousse dans la cavité abdominale, aussi est-ce de ce côté que se manifestent les modifications principales quand survient une gestation (fig. 55).

La tumeur formée par le globe utérin en gravidité est plus apparente, plus volumineuse que ne le comporte l'âge approximatif de la grossesse, par cette raison que le corps de l'utérus est plus élevé et qu'on le sent tout entier, tandis que dans une grossesse simple, non compliquée, on ne peut en sentir qu'une partie. Cette tumeur présente en outre une mobilité particulière, elle est fluctuante et peut être prise pour un kyste de l'ovaire à long pédicule. Le corps de l'utérus est plus tendu, plus dilaté que de coutume, et cette condition explique les douleurs irrégulières, intermittentes, que ressentent toutes les malades et qui sont provoquées par le simple contact.

Le toucher vaginal permet de reconnaître un col dur, rigide, jamais ramolli comme dans la grossesse ordinaire, et au-dessus, dans la direction du sacrum, une masse arrondie qui peut être facilement prise pour le fond de l'utérus. L'erreur est d'autant plus facile que de cette masse part un pédicule qui se dirige vers l'abdomen et qui semble le support de l'autre tumeur située dans l'abdomen. La masse arrondie que le doigt perçoit dans le vagin n'est autre que la portion supra-vaginale du col hypertrophiée, elle ne déborde pas dans le cul-de-sac et se continue directement avec la partie accessible du col. Il semble donc qu'il existe deux tumeurs séparées :

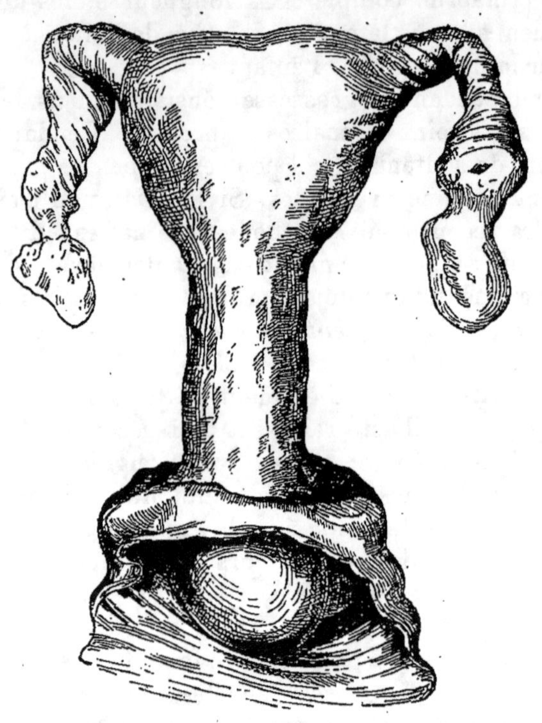

Fig. 55. — Allongement atrophique du segment sus-vaginal du col, en dehors de la grossesse (d'après Barnes).

l'une vaginale, constituée par le corps de l'utérus dont on croit sentir le fond; et l'autre abdominale, mobile sur la première. Si l'on tient compte de l'absence à peu près complète du ramollissement du col, de la présence d'hémorragies irrégulières, d'écoulements vaginaux abondants, de perte générale des forces, on comprendra l'erreur de quelques médecins qui ont pratiqué le cathétérisme utérin et déterminé ainsi un avortement imprévu.

Howitz a toujours vu, dans les douze cas qu'il rapporte, l'accouchement se faire avec facilité; par contre Priestley a signalé la longueur du travail, la nécessité de l'intervention en raison de la rigidité du col; enfin Martin a vu, chez deux de ses cinq malades, l'accouchement se faire prématurément.

II. ŒDÈME ET ALLONGEMENT ŒDÉMATEUX DU COL

Les cas de ce genre sont de véritables raretés cliniques, et Guéniot qui a eu le mérite de faire l'exposé complet de l'affection, n'a pu en réunir que dix exemples sur lesquels quatre sont pour le moins douteux. Depuis la publication de ce mémoire, c'est-à-dire depuis plus de vingt ans, il ne semble pas qu'on ait rencontré bien souvent une pareille lésion, aussi les auteurs comme Tarnier et Budin se bornent à reproduire le mémoire de Guéniot. Nous avouons n'avoir pu faire autrement.

L'affection est essentiellement caractérisée par l'allongement, la mollesse œdémateuse et le prolapsus du col de la matrice. Au niveau des parties génitales on constate l'existence d'une tumeur rouge, humide, offrant un volume variable, mais toujours double ou triple des dimensions normales du col ; l'œdème est surtout apparent au niveau de la partie qui fait hernie entre les lèvres de la vulve. Cette masse prolapsée, qui n'est autre que le museau de tanche, présente un interstice muni de deux lèvres ; cet interstice permet l'introduction du doigt qui pénètre facilement jusqu'à six à huit centimètres de longueur à travers un canal dont les parois humides n'offrent qu'une faible résistance ; au bout de ce canal, le doigt explorateur perçoit la présence des parties fœtales. Extérieurement, la tumeur peut être contournée sur tous les points, elle se continue en haut avec les parois utérines un peu abaissées ainsi que les culs-de-sac vaginaux. L'abaissement des culs-de-sac est tel, que parfois l'antérieur vient affleurer l'orifice vulvaire, tandis que le postérieur se maintient toujours à une certaine profondeur. A travers la paroi abdominale, on peut sentir le fond de l'utérus un peu abaissé ; il existe à la fois allongement, œdème et prolapsus. Est-ce bien réellement une lésion spéciale ?

L'exploration de la tumeur ne réveille de douleur sur aucun point, mais l'affection n'en est pas moins pénible ; il y a des tiraillements dans les lombes et la région sacrée, des troubles et de la gêne de la miction. La station verticale, la marche, la toux, les moindres efforts sont des causes d'aggravation.

La tumeur peut se réduire facilement, mais les récidives sont fréquentes et s'accompagnent du cortège habituel des symptômes.

Les causes prédisposantes sont : la multiparité, la santé débile, le tempérament lymphatique, le prolapsus antérieur ; les causes occasionnelles : les efforts de toux continuels, la marche prolongée, les secousses par une voiture, la chute sur les genoux.

Le pronostic est peu grave, avec cette restriction toutefois que la gestation se termine le plus souvent quelques semaines avant le terme normal. L'accouchement marche assez rapidement.

L'allongement œdémateux apparaît plutôt vers la fin de la grossesse que pendant les premiers mois, quelquefois il se produit au moment du travail, mais il disparaît très vite après la délivrance.

Pendant la grossesse, il faudra se conduire comme s'il s'agissait d'un prolapsus incomplet ; on réduira les parties prolabées, on surveillera l'évacuation de la vessie et du rectum et on placera un bandage en T au devant de la vulve pour maintenir la réduction. On prescrira le repos horizontal et l'usage des opiacées s'il y a des menaces de travail prématuré.

§ 4. Rétroversion et Antéversion de l'utérus gravide.

I. RÉTROVERSION

AHLFELD, Ueber den Einfluss der Retroversio auf die Schwangerschaft (Berlin klin. Wochensch., 1880, p. 519). — BARNES, Leçons sur les opérations obstétricales, trad. franc. (Cordes), p. 228. Paris, 1873. — BOUILLY, Rétention d'urine au troisième mois de la grossesse, etc. (Gaz. médic. de Paris, 1881, n° 53, p. 735). — BUDIN, Obstétrique et Gynécologie, p. 525. Paris, 1886. — CAMPBELL, Pneumatic self-replacement in dislocation of gravid uterus (Americ. Journ. of obstetr., 1876, p. 684). — CHANTEMESSE, Des infections par le colibacille (Soc. méd. des hôpitaux, séance du 11 décembre 1891). — CHANTREUIL. Rétroflexion de l'utérus gravide (Archiv. de tocologie, 1879, p. 230). — CHARLES (de Liège), Des déplacements de la matrice en arrière pendant la grossesse. Bruxelles, 1878. — COHNSTEIN, Die Behandlung bei Incarceration des retroflectirten graviden Uterus (Archiv f. Gynæk., 1888, Bd. XXXIII, p. 156). — DEPAUL, Clinique obstétricale, p. 349 Paris, 1872-76. — ERNST, Ueber die Rückwärtsbeugung der schwangeren Gebärmutter. Halle, 1883. — HERBET, De la rétroversion de l'utérus gravide, th., Paris, 1872. — HORWITZ, Zur Lehre von der künstl. Unterbrechung der Schwangerschaft. Giessen, 1881 — HOUPERT, De la rétroversion de l'utérus gravide, thèse, Nancy, 1877. — HUNTER, Medical observations and Inquiries, vol. IV. Londres, 1771, p. 388. — INGRAHAM, Retroversio uteri gravidi (Medic. News, 1891, p. 310). — KRONER, Ein seltener Fall von Retroflexio uteri gravidi (Centralbl. f. Gynæk. 1882, n° 49, p. 785). — KRUKENBERG, Die Gangrän der Harnblase bei Retroflexio uteri gravidi (Archiv f. Gynæk., 1882, Bd. XIX, p. 261). — LARRIVÉE. LAROYENNE, Prolapsus et rétroversion d'un utérus gravide (Lyon méd., 20 juin 1880, p. 269). — MASSART, Assoc. pour l'avancement des sciences, Congrès du Havre, 1877, p. 809. — MONOD, Étude clinique de la cystite chez la femme, etc. (Annales de gynéc., 1880, p. 767). — MUNDÉ, The reposition of retro-displacement, etc (Americ. journ. of Obstetr., 1876, p. 292). — NEJOLOFF, Incarcération de l'utérus gravide en rétroflexion (en russe) (Soc. obstétric. de Kijeff, 1890, p. 45-55). — NYHOFF, Incarcération de l'utérus gravide par rétroflexion (en hollandais) (Arch. néerland. d'obstétr., 1889, n° 1). — PINARD et VARNIER. Contribution à l'étude de la rétroversion de l'utérus gravide (Ann. de gyn. et et d'obstétr., 1886 et 1887). — Salmon (de Chartres), De la rétroversion de l'utérus pendant la grossesse, thèse d'agrégat. Paris, 1863. — Schultze, Traité des déviations utérines (trad. franç. de Herrgott. Paris, 1884, p. 238). — Schwarz, Retroversio uteri gravidi, etc. (Centralbl. f. Gynæk., 1880, p. 121). — Skinner, Retroversion of gravid uterus (Brit. med. Journ., 1883, p. 115). — Stille, Ein Fall von Retroflexio uteri gravidi (Centralbl. f. Gynæk., 1882, p. 172). — Tarnier et Budin, Pathologie de la grossesse, p. 226. Paris, 1886. — Trautmann, De la rétroversion utérine pendant la grossesse, th., Strasbourg, 1851. — Treub, Des causes de la mort dans l'incarcération de l'utérus gravide, th. de Leyde, 1891. — Valenta, Gangrän der Harnblase, etc. (Centralbl. f. Gyn., 1883, p. 725). — Veit, Retroflexion in den späteren Monaten der Schwangerschaft. (Volkmann's Sammlung, n° 170.) — Viricel in Trautmann. — Zantl, Ueber Retroflexio uteri gravidi, Inaug.-Dissert., München, 1878. — Ziegenspeck, Archiv f. Gynæk., Bd. XXXI, p. 50).

La rétroversion de l'utérus gravide est caractérisée par un déplacement de l'organe qui subit dans sa totalité un mouvement de bascule autour de son axe transversal, de telle sorte que le fond se loge plus ou moins bas dans la concavité du sacrum, tandis que le col, par un mouvement inverse d'ascension, est porté en avant et en haut et vient se loger derrière la symphyse du pubis. Ce renversement ne va jamais sans un certain degré de flexion de l'utérus, parce que le col est tiraillé, abaissé, bridé par ses insertions vaginales, si bien qu'à la rétroversion se joint presque toujours une rétroflexion plus ou moins grande. Dans quelques cas, le col est très sensible au toucher, tandis que le fond de l'utérus est complètement renversé dans l'excavation du bassin, la rétroflexion est des plus nettes.

Le renversement du fond de l'organe est plus ou moins accentué et quelques auteurs décrivent deux ou trois degrés de rétroversion, selon que le corps est situé sur le même niveau que le col ou bien sur un niveau supérieur ou inférieur.

Causes. — On peut diviser les causes qui amènent la rétroversion en *prédisposantes* et en *déterminantes*.

Causes prédisposantes. — L'influence de la *multiparité* est incontestable, puisque Charles (de Liège), sur les 79 cas qu'il a réunis, n'a trouvé que 13 primipares et 66 multipares.

Une *conformation spéciale* du bassin a été incriminée ; son ampleur exagérée peut avoir une influence facile à comprendre ; par contre, le rétrécissement est fortement discuté ; on a pensé que l'exagération de la courbure du sacrum et la saillie du promontoire facilitaient l'incarcération de l'utérus ; cette opinion est peu probable.

La *période de la grossesse* favorise à coup sûr cet accident ; si l'on tient compte du développement normal de l'utérus gravide, on voit que le grand axe de l'organe a, vers le troisième mois de la grossesse, une longueur d'environ 11 centimètres, c'est-à-dire celui des diamètres de l'excavation. On comprend que l'époque invariable des accidents se trouve du troisième au quatrième mois, car avant cette époque les organes contenus dans le petit bassin ne peuvent subir une compression bien forte, et sur les 114 cas rapportés par Charles (de Liège) les accidents se déclarèrent *trois fois seulement* avant le deuxième mois. Après le quatrième mois, le volume du globe utérin est tel qu'il ne peut plus basculer en arrière, autour de son axe transversal.

Une rétroversion ancienne existe assez souvent et se maintient malgré l'existence de la grossesse, de sorte que l'incarcération ne serait que la persistance d'une inclinaison défectueuse et existant depuis longtemps. Mais il ne s'agit évidemment que d'une prédisposition, car le nombre est grand des rétroversions chez les multipares, tandis que leur persistance, plusieurs mois après la fécondation, est une véritable rareté clinique.

Il en est de même du *prolapsus utérin*, dont l'influence a été signalée par Barnes et par Laroyenne. Il arrive même que certaines femmes ont alternativement un prolapsus pendant une grossesse et une rétroversion pendant la grossesse suivante (Imlach).

On peut ajouter à la suite des différentes causes qui viennent d'être énumérées : les *tumeurs fibreuses* de la paroi postérieure de l'utérus, les *tumeurs abdominales* et l'*accumulation des fèces* dans l'S iliaque et dans l'intestin grêle. Testut a trouvé sur le cadavre congelé d'une jeune femme l'utérus en rétroversion très accentuée; on voyait en avant de cet organe trois anses d'intestin grêle remplies de matières et comblant le cul-de-sac vésico-utérin. Au bout de quelques jours, la préparation placée dans l'alcool ayant subi certaines modifications qui avaient libéré les anses intestinales, celles-ci surnageaient à la surface du liquide, tandis que la matrice s'était inclinée en avant et avait repris sa position normale.

Causes déterminantes. — La *rétention d'urine* semble avoir une influence assez difficile à contester, bien qu'on ait prétendu qu'elle est le résultat et non point la cause de la rétroversion. Il est bien possible qu'au début des accidents la déviation provoque la dysurie et la rétention, mais cette dernière a sur la rétroversion une action pathogénique qui a été admise par la plupart des accoucheurs, par Dubois, Danyau, Jacquemier, Depaul, Tarnier, Charpentier. Le seul fait que la dislocation de l'utérus puisse disparaître par le cathétérisme indique bien l'influence de la distension de la vessie sur sa production. Lorsque la vessie se remplit, elle s'élève peu à peu audessus du détroit supérieur en entraînant avec elle les organes avoisinants, mais chez les femmes qui ont eu beaucoup d'enfants et chez lesquelles le péritoine du petit bassin a été tiraillé, distendu et a perdu sa souplesse, l'entraînement en masse des organes ne peut se produire. L'utérus reste confiné dans le petit bassin et peu à peu, à mesure que l'urine s'accumule, son fond est recouvert par la vessie et refoulé en arrière et en bas dans la concavité du sacrum. Un mouvement inverse se produit en avant; le col de la vessie, en s'élevant par le fait de la distension, entraîne en haut le col de l'utérus qui lui est adjacent, de sorte que la matrice en entier bascule autour de son axe transversal.

Une autre condition pathogénique est réalisée par les *adhérences* qui se trouvent dans le voisinage de l'utérus. Amussat et, après lui, Bernutz et beaucoup d'autres croyaient à l'influence des adhérences utéro-rectales et utéro-pelviennes, mais ce rôle a été exagéré, d'abord par la rareté des faits vraiment authentiques qui sont au nombre de trois seulement, et ensuite par les modifications que fait subir la grossesse à ces adhérences qui deviennent extensibles, se ramollissent, parfois s'atrophient et se résorbent sous l'action de la gravidité; mais ce n'est pas absolu, et l'on voit, dans l'observation d'Ingraham, des adhérences vésico-utérines provoquer non seulement la rétroversion, mais rendre la réduction impossible, ce que l'autopsie confirma.

Il n'en est plus de même des adhérences vésico-intestinales ou vésico-intestino-pelviennes, c'est-à-dire de celles qui, existant en dehors de la zone utérine, ne peuvent être modifiées par la présence de la gestation. D'après Pinard qui a bien étudié leur influence, elles arrivent à clôturer l'axe du détroit supérieur, et déterminent la rétroversion et l'enclavement de l'utérus gravide; elles forment au-dessus de lui une barrière, un couvercle qui empêche son ascension dans la cavité abdominale. Il en fut ainsi dans les observations de Pinard, de Tarnier, de Southey, de Moldenhauer, de Schatz et Blundell, de Krukenberg.

Les différentes causes que nous venons d'énumérer agissent d'une façon graduelle, insensible et déterminent la forme lente de la rétroversion. Il existe aussi une forme aiguë dans laquelle l'apparition des accidents est brusque et inopinée; elle reconnaît pour causes ordinaires les coups, les chutes, les pressions sur le ventre, les efforts pour soulever un fardeau, pour porter une charge à un moment où la vessie est pleine; les efforts pour la miction ou la défécation produisent le même résultat.

SYMPTÔMES. — Les accidents se présentent sous deux formes cliniques distinctes :

a) La *forme rapide* dont nous venons d'énumérer les causes et dans laquelle il se manifeste tout d'abord une douleur vive dans la région hypogastrique avec sensation d'un changement qui se serait produit dans le bas-ventre; puis apparaît la rétention d'urine.

b) La *forme lente* qui est précédée par des symptômes prodromiques peu accentués. La femme ressent d'abord comme une
sensation de gêne dans l'hypogastre, quelques douleurs dans la
région sacrée et une certaine difficulté pour aller à la selle. Les
troubles de la miction consistent dans des envies fréquentes d'uriner,
de la dysurie croissante qui va jusqu'à l'impossibilité passagère
d'uriner; on retrouve l'ensemble des symptômes qui, chez l'homme,
accompagnent la rétention incomplète du prostatique. Eug. Monod

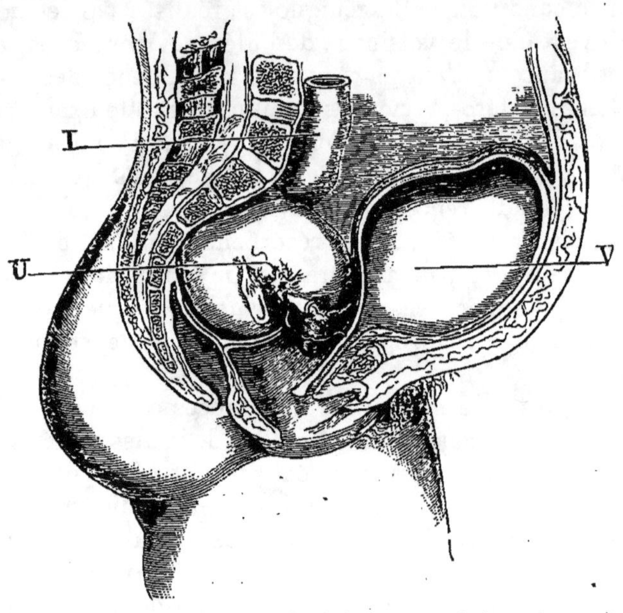

Fig. 56. — Rétroversion utérine d'après Schultze. — I, intestin. — U, utérus.
V, vessie.

a rappelé fort justement l'analogie de ces deux états : « Même
fréquence de la miction, diurne aussi bien que nocturne, même
inaptitude pour la vessie à se débarrasser de son contenu, l'émission
se faisant d'autant moins facilement que les efforts sont plus énergiques, mêmes conséquences de la stagnation de l'urine, c'est-à-dire
distension du réservoir urinaire pouvant gagner de proche en proche
les uretères et les reins, atonie des parois musculaires qui peut
aller jusqu'à leur complète paralysie, enfin inflammation de la
muqueuse au contact d'une urine altérée. » On peut facilement
admettre cette ressemblance, puisque, dans les deux cas, il y a une
barrière qui s'oppose progressivement à la libre sortie de l'urine.

Le symptôme capital est donc la rétention d'urine ; elle peut être
complète et s'accompagner d'une distension énorme de la vessie
qui remonte souvent jusqu'au dessus de l'ombilic (fig. 56). Parfois

.la patiente n'urine que par regorgement; l'urine est foncée en couleur, souvent ammoniacale, parfois hémorragique.

La constipation accompagne d'ordinaire la rétention d'urine et se complique de ténesme anal. Quand ces symptômes existent depuis plusieurs jours, il y a de la fièvre, de l'insomnie, de la soif; d'autres fois, l'accélération du pouls ne s'accompagne pas d'élévation de la température, le visage exprime la souffrance, et les douleurs ressenties dans l'hypogastre, le périnée, la région sacrée, sont parfois très vives.

A l'examen du ventre, la vue et le palper font reconnaître une tumeur qui s'élève plus ou moins haut et qui plonge dans le bassin par sa partie inférieure; cette tumeur est tendue, fluctuante, arrondie et mate à la percussion; d'après Tarnier, elle devient par-

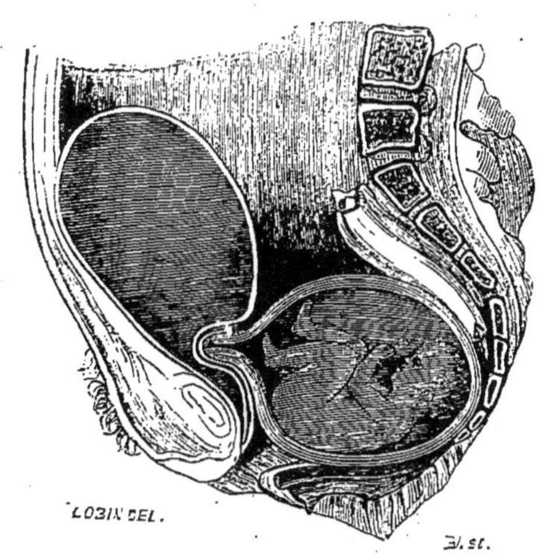

Fig. 57. — Rétroversion utérine et enclavement dans la cavité pelvienne.

fois dure sous la main qui l'explore et simule ainsi un utérus gravide. Elle est constituée par la vessie distendue.

Au toucher, on a quelque peine à atteindre et à localiser le col refoulé en avant et situé derrière la symphyse; puis, suspendue à cette partie, on sent une tumeur lisse, élastique, qui siège dans le cul-de-sac de Douglas, remplit le petit bassin et parfois descend jusqu'au plancher périnéal. C'est le corps de la matrice dont le volume varie avec la période de la grossesse (fig. 57). Cette tumeur semble faire corps avec la tumeur signalée dans la cavité abdominale et par le palper bi-manuel, les chocs, les pressions se transmettent de l'une à l'autre; mais il suffit du cathétérisme pour voir disparaître cette dernière.

A ce moment, le palper permet de déprimer profondément la paroi abdominale et de constater l'absence du corps de l'utérus; mais, d'autres fois, on arrive à sentir une tumeur qui déborde le plan du détroit supérieur et qui n'est autre que la partie supérieure de la matrice se développant librement dans la cavité abdominale. L'incarcération dans le petit bassin n'est pas toujours absolue, et l'on doit faire, au point de vue clinique, une distinction importante : la rétroversion peut être *complète* ou *incomplète*.

L'enclavement est complet quand le fond de la matrice ne peut franchir la saillie du promontoire, et alors la grossesse mérite réellement le nom de *pelvienne*. Les phénomènes d'étranglement sont toujours accentués et donnent lieu aux formes graves qui s'accompagnent de lésions de la vessie, du rectum ou du périnée.

Mais il peut arriver que le développement de l'œuf repousse progressivement la paroi utérine qui regarde en haut et en avant du côté de la cavité abdominale, de sorte que, si l'accroissement du corps utérin ne peut se faire en arrière et en bas, il reste possible par en haut où la paroi est libre de s'étendre au-dessus du détroit supérieur. Chez une malade de Budin, on sentait le fond de l'organe à 13 centimètres au-dessus de la symphyse. Cette disposition qui a été signalée par un certain nombre d'auteurs et plus spécialement par Barnes est peut-être moins rare qu'on ne l'admet en général; elle est compatible avec la continuation de la grossesse et explique assez bien la rareté relative des accidents dus à la compression du rectum et du périnée. Si le fond de l'utérus et sa paroi postérieure restent confinés dans le petit bassin, les parois antérieure et supérieure forment un sac accessoire qui renferme la partie fœtale la plus volumineuse jusqu'à la fin de la gestation; l'utérus est bilobé et constitué par deux poches, l'une pelvienne et l'autre abdominale; mais, comme celle-ci se développe davantage que l'autre à mesure que progresse la gestation, il arrive que peu à peu la poche pelvienne est attirée par en haut, de sorte que la réduction se fait insensiblement. Quelquefois, elle ne se produit qu'au moment du travail.

Dans quelques cas, la rétroversion s'accompagne de rétroflexion. Le corps de l'utérus déprime le cul-de-sac postérieur et la paroi postérieure du vagin, il remplit l'excavation en totalité, mais le col de l'utérus est abaissé, son orifice est accessible au doigt, ce qui peut donner le change et écarter l'idée d'une rétroversion.

Par le toucher rectal, on sent en avant la tumeur lisse, élastique, arrondie, qui remplit le cul-de-sac de Douglas, et dont le siège et les caractères permettent aisément d'en reconnaître la nature.

A l'auscultation, il est impossible de percevoir les bruits du cœur fœtal en raison de l'âge de la grossesse, mais souvent on entend le souffle utérin si l'on déprime fortement la paroi abdominale avec le stéthoscope. Ce signe peut manquer lorsqu'à la rétroversion s'ajoute le prolapsus utérin; mais le souffle réapparaît après la réduction (Laroyenne).

MARCHE, TERMINAISON. — La réduction peut se produire spontanément, soit comme conséquence de la marche de la grossesse, par le fait du développement utérin, soit à la suite du cathétérisme. Mais il n'en est pas toujours ainsi, la rétroversion est méconnue ou bien la réduction est devenue impossible, on assiste alors à des accidents formidables. L'utérus gravide, par sa progression croissante, com-

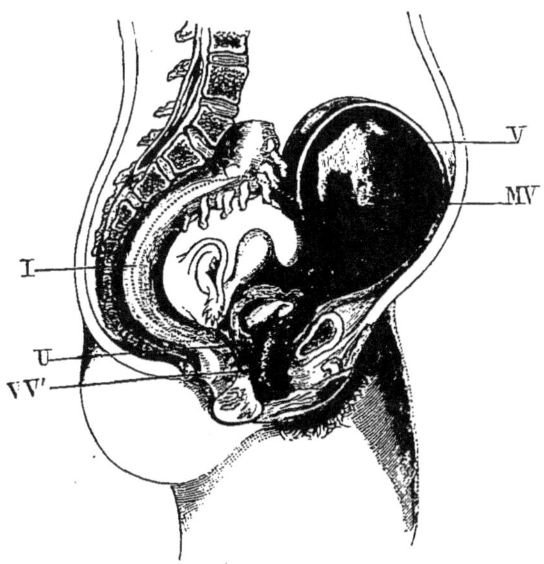

FIG. 58. — Rétroversion utérine : sphacèle de la muqueuse vésicale détachée, ainsi que d'une partie de la tunique musculaire. — I, Intestin. — U, Utérus. — V, Vessie. — VV', Vagin. — MV, Muqueuse vésicale sphacélée.

prime peu à peu les organes qui se trouvent dans son voisinage immédiat, et des complications souvent mortelles surviennent à la suite de lésions du côté de la vessie ou de l'intestin.

Sous l'influence de la compression à laquelle elle est soumise, et, par le fait du séjour prolongé de l'urine dans son réservoir, il survient des lésions qui varient de la cystite légère à la nécrose des parois. Dans les formes atténuées, il y a seulement de la dysurie plus ou moins persistante et l'urine retirée avec la sonde est trouble, muco-purulente, foncée en couleur; d'autres fois elle a subi la fermentation ammoniacale; beaucoup plus rarement elle est hémorragique, et, dans les formes les plus accentuées, le liquide est fétide, à odeur gangréneuse, la compression des artères vésicales peut déterminer un véritable sphacèle de l'organe, et, à différentes reprises, on a signalé l'expulsion, par l'urètre, de membranes plus ou moins étendues, contenant la muqueuse, parfois les muscles et même le péritoine de la vessie; il existait alors une perforation (fig. 58).

Les symptômes généraux qui accompagnent ces lésions sont ceux qui caractérisent d'habitude la résorption urinaire : l'état saburral des voies digestives, la sécheresse de la langue, la soif vive, la fièvre, les frissons, la prostration des forces, etc.; et ces malades succombent à l'infection ou à l'urémie. Cependant la guérison peut survenir, même avec la gangrène des parois de la vessie, mais le rétablissement est toujours long et bien souvent les femmes conservent une vessie rétractée, amoindrie, ne se laissant distendre qu'avec difficulté et au prix de vives souffrances.

La rupture de la vessie est encore une conséquence de la rétention et de l'altération des parois. Le mécanisme d'après lequel se produit cette rupture n'est pas toujours le même : tantôt c'est à la suite d'un cathétérisme maladroit, tantôt c'est le fait de l'infiltration de l'urine entre les parois vésicales qui ont été disséquées, comme dans le cas de Naumburg, par une infiltration purulente; tantôt c'est la conséquence d'un sphacèle. Le siège le plus fréquent de la solution de continuité est la face postérieure de la vessie, dans le voisinage du fond, sans doute parce que la paroi est plus amincie à ce niveau. On observe alors une inondation du péritoine par le liquide urinaire; il y a un soulagement passager, mais bientôt apparaissent les symptômes de la péritonite suraiguë.

Il peut arriver que la vessie ait contracté des adhérences avec les organes voisins, intestin grêle ou gros intestin, de sorte, qu'au moment de la chute de l'escarre, la cavité péritonéale est préservée et le liquide urinaire se déverse dans le tube digestif; il en résulte des fistules vésico-intestinales dont l'existence a été démontrée par les travaux de Valentin, de Krukenberg, de Schröder et de Mac-Leod.

Krukenberg, qui a fait des recherches particulières et intéressantes sur le degré d'altération de la paroi vésicale, est d'avis que, si l'on intervient avant le sixième jour par le cathétérisme et la réduction, il n'y a pas à craindre d'élimination en masse de cette paroi. Lorsque l'intervention se produit du sixième au dixième jour, on observe l'expulsion de lambeaux sphacélés, mais la perforation est évitée; après le dixième jour, les complications les plus graves peuvent survenir, et la plus fréquente est la rupture de la vessie. Cette complication a été signalée par Hunter, Moreau, Southey, Schwarz, Ahlfeld, Martin; nous avons indiqué déjà quelle en était la gravité.

D'autres fois, l'altération de la vessie est moins étendue et moins profonde, il ne subsiste que des phénomènes de cystite qui peuvent déterminer à la longue une infection ascendante des voies urinaires et produire la dilation des uretères et du bassinet, de l'hydroné-phrose, de la pyélo-néphrite, enfin de l'urémie terminale.

Du côté de l'intestin, les complications sont moins fréquentes, et, quand elles existent, elles sont le résultat de l'étranglement subi par la partie inférieure du tube digestif. Les symptômes observés sont ceux de l'obstruction intestinale auxquels s'ajoutent parfois des signes d'infection généralisée dont la pathogénie a donné lieu à quelques travaux récents. Chez une femme arrivée au quatrième mois de sa grossesse, Chantemesse, Widal et Legry observèrent des phénomènes d'obstruction caractérisés par de la constipation, des vomissements et des symptômes péritonéaux. Cette malade avorta, mais succomba bientôt à des accidents d'infection généralisée. A l'autopsie, on put constater un envahissement de tous les organes par le colibacille, la plaie utérine était particulièrement infectée par cet organisme, et, pendant la vie, on avait pu déjà constater sa présence sur des lambeaux de muqueuse qu'on avait extraits par le curetage.

Le périnée lui-même n'échappe pas aux accidents de compression que nous venons de signaler du côté de la vessie et de l'intestin, il peut être distendu par l'utérus qui tend à s'échapper par en bas ; le plancher doublé de la paroi postérieure du vagin cède sous l'effort de la pression excentrique et le fond de l'utérus vient faire hernie au dehors. Il en fut ainsi dans le cas célèbre de Mayor, de Lausanne, qui donna lieu à un procès retentissant.

Enfin, on a signalé, comme conséquence possible de l'incarcération de l'utérus, l'œdème des grandes lèvres, des membres inférieurs, de la paroi abdominale et même sa généralisation au corps tout entier. Ce qui permet de supposer que cet accident est dû à la compression du système veineux, c'est que la réduction de la rétroversion le fait rapidement disparaître.

La grossesse est souvent interrompue et la fréquence de l'avorte-ment est assez grande comme le montrent les statistiques suivantes :

Horwitz . . . .   52 cas   37 avortements
Charles . . . .   128 —   47   —

L'avortement peut être la conséquence directe de l'enclavement, mais il peut survenir également après la réduction. Sur 38 cas rassemblés par Martin, et dans lesquels cette réduction avait été faite dans des conditions favorables, l'avortement survint 8 fois ; et, sur les 38 faits de Charles, 11 fois l'interruption de la grossesse se produisit après la réduction.

Quand la terminaison est fatale, la mort survient par des processus différents. Treub qui a pu réunir 51 cas où la cause de la mort est indiquée, les partage en 8 catégories :

1.° Urémie et épuisement, 13 cas (Reineck, William Hunter, van Doeveren, Bonn, Halbertsma, von Hecker, Veit, Vinzani, Hurry et 4 cas de Barnes).

2° Septicémie, 6 (Bamberger, May, Schatz, Woldenhauer, Gervis, 2 cas).

3° Rupture de la vessie, 11 (van Daeveren, John Lynn, Naumburg, Saxtorf, Cranix, Delaharpe, Southey, Schwarz, Ahlfeld, Krukenberg).

4° Péritonite d'origine vésicale, 10 (Macleod, E. Martin, Winckel, Jaquet, Valenta, Duchamps, Rasch, Ramsbotham, Martin de Lyon, Misley).

5° Pyémie 3 (E. Martin, Kroner, Lange).

6° Déchirure du péritoine et du vagin, 2 (Mayor, Greuser).

7° Erreurs de pratique, 5 cas (Charton, Baynhaur, E. Martin, Chambers, Bolds).

8° Péritonite par gangrène intestinale, 1 (Treub).

A signaler encore les cas d'Horris, Viricel, Eichhorn, Palfrey, où la cause de la mort n'est pas expressément signalée.

PRONOSTIC. — Si l'on veut tenir compte des divers accidents que nous venons d'énumérer, et de l'interruption de la grossesse qui est toujours possible, on comprendra la gravité de la rétroversion de l'utérus et de son enclavement dans la cavité pelvienne. Les complications sont à redouter lorsque la lésion existe depuis longtemps et que la cause des accidents reste méconnue, tandis que le traitement institué à temps donne presque toujours un résultat favorable; la nécessité d'un diagnostic hâtif est d'autant plus nécessaire que la longue durée de la lésion rend la réduction beaucoup plus difficile; c'est alors qu'on est obligé de provoquer l'avortement, ce qui constitue toujours une éventualité redoutable : sur 47 avortements, Charles a relevé 20 cas de mort.

Il faut tenir compte encore des récidives possibles, et qui surviendraient, d'après Martin, dans 25 pour 100 des cas. D'après la statistique de Skinner, la mortalité générale serait de 23,8 pour 100 (14 morts sur 63 cas).

DIAGNOSTIC. — Il est de la plus haute importance d'établir, dès le début, la cause et la nature des accidents. C'est la dysurie ou la rétention d'urine qui attire tout d'abord l'attention, et lorsqu'elle survient chez une femme enceinte de trois ou quatre mois, il faudra toujours songer à la possibilité d'une rétroversion. A l'inspection de l'abdomen, on constate l'existence d'une tumeur sur la ligne médiane qui remplit l'hypogastre et s'élève parfois jusqu'à l'ombilic. Cette tumeur donne à la main la sensation d'une masse liquide, fluctuante. Par le toucher vaginal, on constate que la cavité pelvienne est remplie par une autre tumeur lisse, arrondie, non fluctuante, qui se moule en arrière sur la concavité du sacrum, le col est très haut et dévié en avant, il faut le chercher derrière la symphyse ou au-dessus, il est séparé du corps utérin par un sillon étroit, profond, où le doigt peut à peine s'introduire. Le cathétérisme souvent difficile fait disparaître la tumeur abdominale formée par la vessie, et, en déprimant la paroi abdominale, on constate que le corps de l'utérus est profondément situé et que son siège ne s'explique guère avec la situation élevée du col. Lorsque ces différents signes coïncident avec l'existence à peu près certaine d'une grossesse, on peut conclure à la présence d'une rétroversion.

Parmi les différentes affections qui pourraient être confondues avec une lésion de ce genre, on peut citer l'*hématocèle rétro-utérine*, les *tumeurs de l'ovaire*, les *corps fibreux* de la paroi postérieure de l'utérus, la *grossesse extra-utérine*.

L'*hématocèle* présente un début généralement brusque; elle consiste, il est vrai, en une masse sphérique, sans bosselures, qui remplit l'excavation et pousse en avant la paroi postérieure du vagin; le col est dévié, élevé et pressé derrière la symphyse, mais par une palpation minutieuse on peut sentir le fond de l'organe en avant et au-dessus du détroit supérieur. L'hématocèle est rarement limitée au cul-de-sac de Douglas, elle envahit assez souvent la cavité abdominale; elle s'accompagne de pertes utérines et ne détermine jamais des phénomènes d'incarcération aussi graves et aussi intenses que l'utérus rétroversé et enclavé; la tumeur qu'elle forme et qui fait saillie dans le vagin est douloureuse au doigt qui l'explore. Enfin, si l'on examine les parties génitales externes, on les trouve pâles, anémiées, il n'y a jamais d'œdème des grandes lèvres. Lorsque l'hématocèle survient chez une femme grosse, ce qui est très fréquent, la difficulté est plus grande; mais, en cherchant bien, on arrive à délimiter le fond de l'utérus qui est poussé en avant et déborde la symphyse.

Certaines *tumeurs de l'ovaire*, comme les kystes dermoïdes, ont parfois leur siège dans le cul-de-sac de Douglas, elles sont bosselées, élastiques, rénitentes et parfois d'une dureté cartilagineuse. La surface des *tumeurs fibreuses* est inégale et irrégulière, leur consistance est celle d'une masse solide, elle est bien distincte de la sensation d'élasticité que donne l'utérus; les règles persistent, parfois avec une abondance extrême; du reste, dans ces différents cas, les signes de la grossesse font défaut, le développement s'est fait avec une extrême lenteur, et jamais ces différentes tumeurs pelviennes ne remplissent aussi complètement la cavité sacrée que l'utérus incarcéré, aussi est-il rare qu'elles s'accompagnent de phénomènes d'étranglement.

La distinction avec une grossesse extra-utérine qui siégerait dans le cul-de-sac de Douglas est beaucoup plus difficile et la confusion a été commise. La gravidité existe dans les deux cas, les phénomènes de compression sont fréquents, et, quand l'utérus est bilobé, une partie reste enclavée dans le petit bassin tandis que l'autre déborde dans l'abdomen au-dessus du détroit supérieur, la difficulté est presque insurmontable. On perçoit par le toucher et par la palpation abdominale deux tumeurs qui semblent distinctes. On peut toutefois faire remarquer que la grossesse extra-utérine ne détermine jamais des troubles vésicaux aussi marqués que la rétroversion ; en outre, le signe que nous avons indiqué déjà, de la perception du fond de l'organe au-dessus de la symphyse, permet de rapporter à leur véritable cause les troubles observés.

Traitement. — Comme les accidents d'incarcération reconnaissent comme causes prédisposantes la rétroversion ancienne de la matrice, la constipation et la rétention d'urine, il est indiqué, chez les femmes qui présentent cette déviation et qui deviennent enceintes, de veiller avec soin à l'évacuation régulière de l'urine et des matières fécales ; elles devront éviter les efforts, la fatigue, le décubitus latéral leur sera plus favorable que le décubitus dorsal.

Lorsqu'on se trouve en face d'accidents dus à la rétroversion et que le diagnostic d'incarcération est nettement établi, le traitement à suivre varie avec la nature et la gravité plus ou moins grande des complications.

Evacuation de la vessie et du rectum. Expectation. — La première indication est de chercher tout d'abord à débarrasser l'intestin des matières qu'il peut contenir. On doit se servir d'un tube élastique et quelque peu rigide, comme une sonde œsophagienne, que l'on poussera très haut, car si l'on veut obtenir une évacuation sérieuse et efficace, il est nécessaire de dépasser le point où porte la compression de l'utérus. On emploiera les lavements quelque peu laxatifs à l'huile d'amandes douces, à la glycérine et au sel marin.

On videra ensuite la vessie. Le cathétérisme doit se pratiquer avec une sonde d'homme, en gomme élastique, percée à son extrémité de plusieurs ouvertures. La souplesse de cet instrument facilite son introduction dans un conduit rétréci et comprimé, elle écarte encore la possibilité de léser les tissus plus ou moins altérés déjà de l'urètre et de la vessie. L'introduction de la sonde n'est pas toujours facile parce que le canal aplati entre la symphyse et le globe utérin, tiraillé par l'ascension de la vessie, ne se laisse pas facilement pénétrer, on éprouve une difficulté analogue à celle qui existe quand on veut sonder une femme pendant le travail de l'accouchement, lorsque la tête est déjà engagée.

Si l'on ne réussit pas à pénétrer dans la vessie, il faut aller à la recherche du col utérin, derrière la symphyse, la saisir avec une pince et l'attirer en bas et en arrière, la sonde pénètre alors facilement. Ce moyen est bien préférable à la ponction hypogastrique de la vessie qui, dans l'espèce, est une mauvaise opération, elle rend possible une infiltration urineuse et ne peut être impunément répétée. L'évacuation de l'urine qui est quelquefois très abondante modifie de suite la forme du ventre, elle fait disparaître la tumeur fluctuante qui siégeait au-dessous de l'ombilic et détermine à elle seule, dans quelques cas, la réduction de la rétroversion, cette réduction s'effectue parfois brusquement. Quelques auteurs, comme Burns, pensent même que la répétition du cathétérisme trois ou quatre fois par jour peut suffire pour triompher de la rétroversion en moins d'une semaine.

Si l'état général de la malade se maintient satisfaisant et que les urines ne présentent ni réaction ammoniacale, ni odeur putride, en un mot si les symptômes d'incarcération ne sont pas trop menaçants, on pourra user d'une sage expectation, et se borner à pratiquer le cathétérisme trois à quatre fois par jour et à vider le rectum au moyen de lavements quotidiens.

Intervention. — Mais l'expectation a ses limites et, lorsque la nature ou l'intensité des accidents indiquent une compression profonde des organes situés dans le petit bassin, une intervention immédiate est nécessaire, soit qu'on réduise l'utérus rétroversé, soit qu'on pratique l'avortement dans le cas où cette réduction est impossible. La temporisation ne peut être que préjudiciable aux malades, parce qu'elle expose à des altérations locales et même à une infection généralisée qui seront bientôt irrémédiables. Quand la réduction est faite trop tardivement, les lésions de la muqueuse vésicale peuvent être irréparables et les symptômes qui les accompagnent persistent, bien qu'on ait replacé l'utérus dans la position normale. Il en est de même dans les cas d'infection de l'organisme par le colibacille, l'avortement ne peut enrayer cet envahissement, il semblerait plutôt offrir une voie d'invasion par la plaie placentaire.

L'intervention comporte deux procédés qui sont :

1° La réduction artificielle.

2° L'avortement provoqué.

1° La *réduction* se pratique avec la main ou avec les instruments : ces derniers sont nombreux comme la baguette d'Evrat, le gorgeret de Rœderer, la spatule-levier de Marc-Antoine Petit, une branche de forceps : Massart (de Honfleur) s'est servi d'une ventouse énorme qui n'était autre qu'un vase de nuit appliqué sur l'abdomen de la patiente. Toute cette instrumentation est peu recommandable parce que son emploi est souvent aveugle et qu'en pareille matière l'adresse et la patience sont préférables à la force et à la brutalité.

Quand la réduction est devenue nécessaire, on devra la pratiquer avec la main. On aura soin tout d'abord de vider la vessie et le rectum, la femme sera placée dans le décubitus latéral ou dans la position génu-pectorale qui n'est pas la position sur les coudes et les genoux, parce que, dans la position génu-pectorale, la partie supérieure et antérieure du tronc, au lieu d'être appliquée sur les coudes repose sur le même plan horizontal que les jambes, de cette façon le bassin est plus élevé que la poitrine, et lorsqu'on entr'ouvre le vagin soit avec les mains, soit avec un long speculum comme celui de Sims, l'air pénètre dans son intérieur et pousse l'utérus qui est aspiré vers la cavité abdominale par la masse intestinale refoulée du côté du diaphragme (voir fig. 53, p. 101).

On introduit deux ou plusieurs doigts, quelquefois la main entière dans le vagin et dans le rectum, et même dans les deux à la fois, puis par des mouvements d'ascension, ni brusques, ni saccadés, mais lentement continus et dirigés latéralement, on s'efforce de repousser le corps utérin dans la direction de l'abdomen, on doit le diriger, comme le conseille Capuron, vers un des diamètres obliques du bassin, afin de lui faire franchir le détroit supérieur en évitant la saillie du promontoire. On peut également pratiquer la méthode bipolaire, c'est-à-dire introduire deux doigts dans le vagin pour attirer le col en bas et à droite, par exemple, pendant que l'autre main placée dans le rectum pousse le fond à gauche dans la direction de la symphyse sacro-iliaque.

Lorsque la réduction est obtenue, il faut la maintenir avec un pessaire qui empêche le retour de la déviation. La femme gardera le repos dans le décubitus latéral ou ventral, elle sera sondée trois à quatre fois par jour et recevra des lavements quotidiens.

Souvent le succès n'est réalisé qu'au bout de plusieurs tentatives ; il est préférable de chloroformiser la patiente, parce que la manœuvre est souvent douloureuse, mais on ne pourra le faire que dans le décubitus latéral ou dorsal.

2° Mais il arrive aussi que les tentatives de soulèvement et de réduction restent sans résultats, soit qu'il existe des adhérences qui maintiennent le fond de la matrice, ou que la congestion des organes soit intense au point d'empêcher tout déplacement. Dans de pareils cas, la persistance dans les efforts de réduction peut être dangereuse, et, comme les symptômes d'enclavement persistent et menacent la vie de la patiente, il devient légitime de provoquer l'*avortement*. Les moyens qu'on emploie dans ce but sont : le décollement des membranes au moyen d'une bougie, leur déchirure avec un cathéter ou une sonde ou bien encore l'introduction d'une tige de laminaire dans le col. Mais cet organe n'est pas toujours accessible et souvent il doit être érigné et tiré vers le bas pour qu'on puisse introduire un instrument dans sa cavité.

D'autres fois le col est non seulement soulevé, mais dirigé en avant et en haut, de sorte qu'il devient impossible de l'atteindre ; il faut alors recourir à la ponction de l'utérus. Hunter l'a pratiquée pour la première fois par le vagin, Viricel (de Lyon) par le rectum ; il est préférable de se servir de la première voie, parce que la désinfection en est plus facile. L'usage des instruments aspirateurs a permis de diminuer le calibre du trocart et, d'une façon générale, il faut se servir d'un trocart capillaire qui sera soigneusement flambé et stérilisé ; on désinfectera autant que possible le point qui sera choisi pour le siège de la ponction ; les précautions antiseptiques sont d'autant plus nécessaires que l'état de la malade est souvent grave et qu'une infection de la cavité utérine peut déterminer des complications mortelles. On introduit d'abord l'index gauche qui va chercher le point le plus saillant de la tumeur, puis on dirige sur ce doigt qui sert de conducteur l'aiguille aspiratrice que l'on pousse perpendiculairement à la paroi utérine. On risque, il est vrai, de perforer le placenta qui siège habituellement à la face postérieure de la matrice, mais il n'y a pas à s'inquiéter de cette éventualité qui n'entraîne après elle aucun danger spécial. La décompression qui résulte de l'aspiration du liquide amniotique amène un soulagement rapide, la miction devient possible et parfois la réduction de la rétroversion se fait spontanément.

Le traitement consécutif consiste dans l'emploi d'une alimentation réparatrice, dans le repos absolu, longtemps prolongé, avec le décubitus latéral ; on veillera avec soin sur l'évacuation des urines et des fèces, le cathétérisme de la vessie sera pratiqué plusieurs fois par jour et suivi de lavages avec des solutions d'acide borique ou d'acide salicylique. C'est l'état de la vessie qui doit attirer spécialement l'attention du médecin pendant la période consécutive. Nous avons fait remarquer déjà que la réduction ou l'avortement ne pouvaient pas toujours enrayer les complications vésicales, et que souvent certaines altérations de la paroi étaient irrémédiables. Aussi, lorsque l'urine reste trouble et fétide, on peut songer à une cystite gangréneuse et à la présence d'une fausse membrane qu'il faut enlever. On y arrive quelquefois par le toucher vésical après dilatation de l'urètre, et, si ce moyen est insuffisant, on devra même recourir à la taille sus-pubienne qui permettra d'aborder directement le foyer infectieux.

II. Antéversion de l'utérus

Ahlfeld, Ueber Einklemmung der anteflectirten graviden Uterus (Archiv f. Gynæk., 1878, Bd. XIII, p. 161). — Chambard-Hénon, Observation d'un cas de dystocie par antéversion (Lyon médical, 5 janvier 1890). — Chapman, Are uterine displacements curable by any means? (Edimb. med. Journ., 1882, vol. XXVIII, p. 80). — Charles, Vomissements incoercibles à six semaines de grossesse; antéversion, réduction de l'organe, etc. (Journal d'accouchements de Liège, 1882, p. 266). — Davis, Pregnant anteflexed uterus (Brit. med. Journ., 1884, vol. I, p. 601). — Elischer, Zur Prophylaxis des Hängebauches der Frauen (Centralbl. f. Gynæk., 1886, p. 165). — Gehrung, The effects of ante-displacements of the uterus on pregnancy and labour (Amer. Journ. of obst., 1882, p. 690). — Hüter, Ueber Anteversio uteri gravidi (Monatssch. f. Geburtsk., 1863, XXII, p. 113). — Lazarewitch, Les latéro-positions congénitales de l'utérus, etc. (Annales de gyn., 1884, II, p. 302). — Mundé, The curability of uterine displacements (Amer. Journ of obstetr., 1881, n° 49). — Runnals, Anteversion of gravid uterus at full term (Brit. med. Journal, 1881, vol. II, p. 777). — Schmalfuss, Inversio totalis uteri puerperalis, etc. (Centralbl. f. Gynæk., 1886, p. 745). — J. Taylor, Gynecological Transactions, 1878. — De Voe, Remarks of the signifiance of anteflexions in pregnancy (Amer. Journ. of obst., 1884, p. 833).

Nous ne retrouvons plus dans l'antéversion de l'utérus les accidents graves que nous avons signalés pour la rétroflexion. La déviation en avant est l'inclinaison naturelle de la matrice pendant les premiers mois de la grossesse (fig. 59), et rarement elle donne lieu à des troubles nécessitant l'intervention du médecin. Cependant aux deux périodes extrêmes de la gestation, pendant les premiers mois et vers l'époque voisine de la délivrance, l'inclinaison peut devenir accentuée au point de constituer une véritable lésion pathologique, et, comme dans chacune de ces périodes les symptômes présentent une physionomie particulière, nous les décrirons séparément :

A. Antéversion des premiers mois. — Elle survient pendant que l'utérus est encore contenu dans le bassin, et présente plusieurs degrés selon que le fond de l'organe est plus ou moins abaissé. Comme pour la rétroversion, les auteurs, à la suite de Hüter, décrivent trois degrés. Dans le premier, c'est presque l'état normal mais plus accentué, l'axe longitudinal de l'utérus forme un angle très aigu avec l'axe du bassin. Dans le second, le fond de l'utérus se rapproche de la symphyse sans la dépasser. Dans le troisième, le fond descend encore et vient se mettre en rapport avec l'arc antérieur du bassin. Pendant cette inclinaison en avant des parties supérieures de la matrice, le col subit un mouvement inverse qui l'amène plus ou moins haut dans la concavité du bassin.

Causes. — Comme pour la rétroversion, on observe une forme lente et une forme brusque.

Dans l'antéversion lente, on peut signaler comme agent producteur, les adhérences péritonéales qui brident par en haut l'utérus et ses annexes en le fixant aux organes voisins, les tumeurs ovariques, l'inclinaison plus marquée du bassin, sa largeur trop grande surtout quand elle coïncide avec une diminution des diamètres transverses (Ahlfeld), les lésions anciennes qui ont amené déjà une certaine déviation en avant comme le relâchement des ligaments,

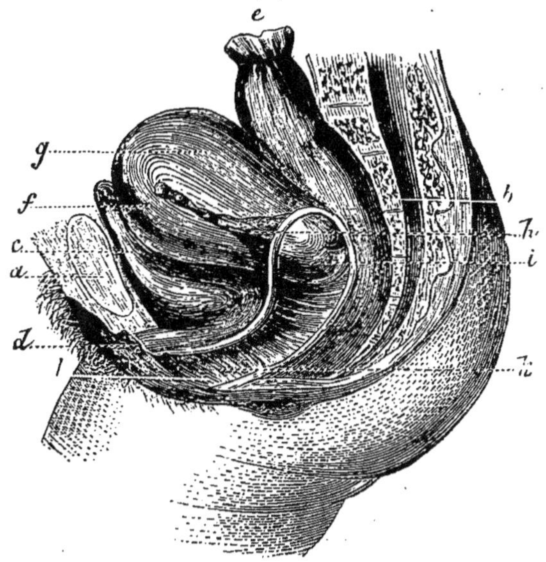

Fig. 59. — Coupe du bassin vu de profil, représentant l'antéversion de l'utérus dans les premiers temps de la grossesse.
a, pubis droit. — b, le sacrum. — c, la vessie. — d, l'urètre. — ec, le rectum. — f, coupe de la trompe et du ligament du côté gauche de l'ovaire. — g, corps de l'utérus. — h, portion latérale de l'utérus, qui n'est point recouverte par le péritoine. — i, museau de tanche, — k, le vagin. (Boivin et Dugès.)

surtout du ligament rond, l'affaissement de la paroi antérieure du vagin et la cystocèle. Le rôle de l'ascite est douteux, car elle détermine plutôt un simple abaissement de l'utérus.

Dans les formes brusques, on voit intervenir les mouvements forcés, les efforts, les chutes, etc. ; en somme, tous les actes qui déterminent un abaissement subit du diaphragme.

Symptomes. — L'intensité des symptômes varie avec le degré du déplacement. Si l'antéversion reste modérée, la femme ressentira tout au plus quelques troubles subjectifs caractérisés par des douleurs lombaires et sacrées, de la constipation et quelques difficultés dans l'émission des urines. Mais à un degré plus avancé, les symptômes s'accentuent nettement, les douleurs sont particulièrement vives et résulteraient, d'après Hüter, de la déchirure des ligaments utérorectaux. La constipation est opiniâtre, et s'accompagne d'épreintes, de ténesme, il semble qu'un corps étranger veut s'échapper par l'anus; il y a de la dysurie et une envie incessante d'uriner, des nausées, des vomissements, de la tendance à la syncope. On constate ainsi un ensemble de symptômes assez analogues à ceux qui sont la conséquence de la rétroversion, et du reste les uns et les autres reconnaissaient une cause univoque, l'incarcération de l'utérus gravide dans la cavité du bassin.

A la palpation de l'abdomen on a quelque peine à sentir le corps utérin au-dessus de la symphyse, enfin par le toucher vaginal on arrive à reconnaître la cause exacte des accidents et la forme de déplacement qui les provoque. Le corps utérin est placé horizontalement, le col dirigé en arrière, d'un accès parfois difficile, tandis que le fond nettement tourné en avant doit être cherché en arrière de l'arc antérieur du bassin. Le toucher rectal permet de compléter le diagnostic et d'apprécier exactement la situation du segment inférieur de l'utérus et de la région cervicale.

MARCHE ET PRONOSTIC. — Dans la forme aiguë, la rapidité et l'intensité des troubles qui accompagnent la déviation et l'enclavement de la matrice sont parfois accentués au point de mettre en péril la grossesse. Mais dans la forme lente, il est rare qu'on assiste aux accidents et aux complications qui résultent de la rétroversion; les symptômes s'atténuent vers la fin du troisième mois, parce que l'augmentation graduelle de la matrice favorise son dégagement et son ascension dans l'abdomen. La seule éventualité à craindre est la production d'un avortement vers le quatrième mois.

TRAITEMENT. — Lorsque les accidents sont bénins, on peut se borner à prescrire la position horizontale, à vider régulièrement la vessie, à prévenir la constipation. Si l'utérus s'enclave, l'indication immédiate consiste dans la réduction de l'organe et dans la réduction manuelle qui est généralement facile ; l'arc de cercle que le fond de l'utérus doit parcourir pour être relevé dans l'abdomen est beaucoup plus court en avant qu'en arrière, c'est dire que la réduction ne peut présenter les difficultés qui l'accompagnent quand il s'agit de l'utérus rétroversé. Pour empêcher le retour du déplacement, on fera garder le repos horizontal et on placera un pessaire jusqu'au moment où le volume de l'œuf deviendra tel que toute reproduction de l'antéversion sera impossible.

B. ANTÉVERSION DES DERNIERS MOIS. — Pendant la seconde moitié de la grossesse, l'antéversion qui se produit présente d'autres caractères. Les dimensions de la matrice sont telles que le corps de l'organe déborde par dessus la symphyse et vient faire avec la paroi abdominale un angle plus ou moins aigu.

Les causes sont toutes celles qui gênent l'engagement des parties fœtales dans le bassin et favorisent l'écartement de la ligne blanche, ce sont les grossesses répétées, les grossesses gémellaires, les rétrécissements du bassin, la scoliose de la colonne vertébrale qui diminue le diamètre vertical de l'abdomen et pousse en avant la masse fœtale.

La condition prochaine de l'antéversion est l'éraillure de la ligne blanche dont l'écartement plus ou moins complet des fibres commande les différentes formes de l'antéversion. Dans les formes légères, l'ouverture de la ligne blanche n'est pas complète et s'arrête un peu au-dessus du pubis, aussi l'inclinaison de la matrice est modérée et sa paroi antérieure forme un angle droit avec la paroi abdominale : l'ombilic est très proéminent et le ventre tout entier fait une saillie très apparente *(ventre en obusier, Spitzbauch)*. Dans les formes plus accentuées, l'ouverture de la ligne blanche est complète et l'utérus pend en avant; quand la malade s'assied, la paroi postérieure de l'organe repose sur la face antérieure des cuisses *(ventre en besace, venter pendulus, Hängebauch)*. Le col subit un mouvement ascensionnel inverse, il remonte plus ou moins haut dans la concavité du sacrum et devient parfois inaccessible au toucher.

Les symptômes ressentis par les malades consistent dans des douleurs, des tiraillements au niveau des lombes et de la région sacrée, la marche devient pénible, il y a souvent de l'intertrigo au niveau du pli de l'aine et de la face inférieure de l'abdomen. Cette anomalie coïncide fréquemment avec des positions vicieuses de l'enfant et même lorsque la présentation est normale l'engagement est tardif, le travail se prolonge et les douleurs sont irrégulières, souvent il y a rupture prématurée de la poche des eaux. Il y a parfois des difficultés très grandes; Velpeau, dans sa *Médecine opératoire*, fait allusion à un cas semblable où il pratiqua l'opération césarienne et perdit sa malade. Taylor fit l'embryotomie, enfin Chambard-Hénon dut extraire péniblement au forceps, en occipito-postérieure, un fœtus gigantesque pesant $5^{kg},700$. Il est bon toutefois de remarquer que, dans la plupart de ces cas, la difficulté principale de l'accouchement provient des lésions mêmes qui provoquent l'antéversion, c'est-à-dire du rétrécissement pelvien, de la déviation de la colonne ou du volume exagéré du fœtus; mais l'antéversion peut devenir par elle-même une cause de dystocie ; à deux reprises, j'ai dû extraire par la version des fœtus qui ne présentaient aucun engagement, bien que les dimensions du bassin fussent normales.

Le seul traitement prophylactique consiste dans l'emploi d'une ceinture ventrale qui empêchera l'inclinaison en avant et la chute du fond de la matrice. Si le port de cette ceinture devenait difficile en raison de la compression qui en résulte, les femmes devront garder la position demi-couchée, éviter les efforts, les fatigues, la marche quelque peu prolongée. La position horizontale devient nécessaire dès le début des douleurs parce qu'elle corrige la bascule en avant de l'utérus, abaisse le col, le rapproche de l'axe du bassin et permet l'engagement des parties en présentation.

§ 5. Hernie de l'utérus gravide.

S. Adams, Hernia of the pregnant uterus (Amer. Journ. of obst., 1880, p. 225) (Bibliographie). — Bell, Observations d'hystérocèles (Gaz. médic. de Paris, 1849, p. 3o8). — Döhring, Lettre à Fabrice de Hilden sur l'observation de Pol (Obs. chir., p. 521). — Eisenhart, Ein Fall von Hernia inguinalis cornu dextri uteri bicornis gravidi, Inaug. Dissert., Leipzig, 1885 (Bibliographie). — Frye, Journ, Amer. med. Assoc., 31 octobre 1888. — Hagner in Adams. — E. Kennedy, Pregnancy and Auscultation, 1883, p. 4o. — Lédesma, Hernie de l'utérus par le canal inguinal. Opération césarienne. Guérison de la mère et de l'enfant (Gazette médic. de Paris, 184o, p. 715). — Leopold, Rudimentäre Entwickelung der Müller'schen Gänge (Archiv f. Gynæk., 1879, Bd. XIV, p. 379). — Léotaud, Hernie ombilicale contenant l'utérus chargé du produit de la conception (Gaz. des Hôpit., 1859, p. 419). — Murray, A case of Exomphalos (London obst. Transactions, 1860, vol. I, p. 77). — Olliver, Western Journal of medicine, 1867. — Olshausen, Uterus duplex, etc. (Archiv f. Gynæk., 1870, Bd. I, p. 41) — Scanzoni, Beitrage zur Geburtskunde und Gynæk., 1869, Bd. VI, p. 167). — Skrivan et Lumpe, Zeitsch. der k. k. Gesellschaft der Aerzte zu Wien, 1851, p. 779.

En comparaison des déplacements de l'utérus qui viennent d'être étudiés, comme le prolapsus et la rétroversion, on peut dire que la hernie de cet organe constitue une rareté clinique.

Déjà, à l'état de vacuité, il est exceptionnel que l'utérus se trouve déplacé à travers un des orifices de l'abdomen ; on cite cependant les observations de Lallemant, de Chopart, d'Olshausen, de Leopold, qui toutes se rapportent à des hernies inguinales.

Ces différents cas étudiés dans leur détail montrent nettement, selon la remarque de Eisenhart, que l'utérus n'est jamais seul dans le sac herniaire, mais qu'il est accompagné des ovaires et des trompes ; ils montrent encore l'importance des malformations congénitales comme cause prédisposante de ces lésions.

Les observations de hernie de l'utérus gravide sont un peu plus nombreuses, probablement en raison des accidents que provoque un organe en progression croissante, incarcéré dans une enveloppe plus ou moins inextensible comme le sac ; mais ce nombre plus important de faits publiés ne signifie pas que leur fréquence soit plus grande, il est certain que beaucoup de hernies de l'utérus non gravide passent inaperçues, surtout lorsqu'elles surviennent après la ménopause.

Les différentes formes qui ont été observées sont : les hernies *inguinales, crurales, ischiatiques, ombilicales* et *ventrales;* nous les passerons successivement en revue et citerons en détail, quoique brièvement, les observations particulières qui s'y rapportent. Nous avons utilisé les deux seuls travaux d'ensemble qui aient été, à notre connaissance du moins, consacrés à l'étude des lésions de ce genre, la dissertation inaugurale de Eisenhart sur les hernies ombilicales, et la monographie de Samuel Adams sur les différentes formes d'hystérocèle.

1° *Hernies inguinales.* — Ce sont les plus fréquemment décrites ; leur nombre est de huit, à savoir :

1ᵉʳ cas. — *Nicolas Pol,* 1531 ; femme enceinte pour la dixième fois, opération césarienne à terme ; mort de la mère le troisième jour, l'enfant vécut un an et demi.

2ᵉ cas. — *Sennert,* 1610 ; opération césarienne à terme ; la mère succombe à une syncope le vingt-cinquième jour de ses couches ; l'enfant qui était un garçon vécut neuf ans.

3ᵉ cas. — *Saxtorph,* 1820 ; femme de quarante-neuf ans, enceinte pour la cinquième fois, utérus gravide dans un sac de hernie inguinale ancienne ; accouchement spontané au septième mois d'un enfant mort. Suites de couches normales.

4ᵉ cas. — *Ledesma,* 1840 ; femme de vingt-quatre ans ; sixième grossesse ; hernie inguinale gauche ; au troisième mois de la septième grossesse, douleurs dans l'anus ; augmentation progressive de l'entérocèle inguinale ; vers la fin du huitième mois, début des douleurs ; hystérotomie. L'enfant succomba peu après la naissance, la mère fut sauvée.

5ᵉ cas. — *Théophile Fischer,* 1842 (l'observation date de 1832); femme de quarante-quatre ans; hernie inguinale droite ancienne qui avait gêné considérablement la malade pendant sept grossesses antérieures ; au sixième mois de la huitième, hernie de l'utérus dans le sac inguinal; au huitième mois, douleurs expulsives ; opération césarienne ; la mère succomba le lendemain ; l'enfant vécut.

6ᵉ cas. — *Rektorzik,* 1860 ; femme de trente-deux ans ; sixième grossesse, hernie inguinale droite de l'utérus unicorne qui se développe peu à peu ; l'ovaire se trouvait également dans le sac. Opération césarienne. Mort de la mère par péritonite aiguë. L'enfant est sauvé.

7ᵉ cas. — *Scanzoni,* 1869 ; femme petite, anémique, réglée pour la première fois à vingt et un ans ; deux grossesses antérieures et une fausse-couche ; à trente ans, hernie inguinale gauche contenant l'utérus; avortement provoqué au cinquième mois; guérison de la mère.

8ᵉ cas. — *Winckel,* 1884 ; femme de vingt-six ans, une fausse-couche et six grossesses antérieures; hernie inguinale droite ancienne; chute de la matrice dans le sac au troisième mois de la grossesse ; au cinquième mois, on constate la mort de l'enfant ; rupture des membranes qui ne déterminent aucun commencement de travail, Laparatomie, opération de Porrò. Guérison de la mère.

Les huit cas précédents semblent très authentiques et peuvent être considérés comme des observations de hernie de l'utérus gravide dans un sac inguinal ; nous n'avons pas cru devoir citer le fait de Skrivan et Lumpe parce qu'un rapport de la commission chargée de l'examen conclut à une grossesse extra-utérine.

2° *Hernies crurales.* — Il n'existe dans la science aucun exemple authentique de cette forme d'hystérocèle. S. Adams cite les cas de Doringius et de Polinus, mais il s'agit de deux auteurs allemands, Dohring et Pol, dont les noms ont été latinisés, et les deux cas qu'il rapporte ne sont autres que l'unique observation de Pol que nous avons citée en premier lieu, à propos des hernies inguinales.

3° *Hystérocèles ischiatiques.* — Ici encore on ne peut citer aucun exemple certain ; il suffit de rappeler l'observation de Payen qui est relative à la hernie d'un utérus non gravide à travers le trou ischiatique.

4° *Hystérocèles du trou ovale.* — Aucune observation.

5° *Hystérocèles ombilicales :*

1er cas. — *Léotaud*, 1859 (l'observation date de 1856) ; négresse présentant une tumeur ombilicale sessile qui mesurait 62 centimètres dans la plus grande circonférence. La ligne blanche était intacte. La tumeur contenait un fœtus âgé de huit mois ; la réduction fut facile. Accouchement à terme.

2e cas. — *Murray*, 1860 ; femme âgé de trente ans ; mère de trois enfants. Légère hémorragie ombilicale au huitième mois et production d'une tumeur dans laquelle on sentait des parties fœtales. La ligne blanche était intacte et l'anneau ombilical conservé, mais extensible. Réduction assez facile et délivrance normale.

3e cas. — *Olliver*, 1867 ; hernie ombilicale ancienne ; le premier accouchement se fit sans difficulté, le deuxième accouchement fut suivi d'une délivrance périlleuse parce que le fond de l'utérus pénétra dans le sac herniaire avec le placenta. La réduction fut assez pénible, la délivrance fut ensuite facile.

4e cas. — *Hagner*, 1889 ; deux accouchements antérieurs ; au cours du troisième, pendant la première période du travail, hernie de l'utérus dans le sac ombilical ; travail ralenti ; application de forceps, puis réduction facile de l'utérus.

6° *Hystérocèles abdominales.* — Ce n'est pas autre chose que l'éventration par écartement de la ligne blanche ; cette forme est relativement fréquente et tous les accoucheurs en ont observé des exemples plus ou moins complets. Nous en avons parlé déjà dans le paragraphe précédent, à propos de l'antéversion qui survient pendant les derniers mois de la grossesse.

Etiologie. — Les conditions anatomiques qui favorisent la production de ces hernies sont de plusieurs sortes. On peut citer, en premier lieu, les adhérences anciennes qui réunissent le péritoine ou l'intestin à l'utérus et qui entraînent ce dernier lorsque l'intestin s'engage dans le sac ; mais ces adhérences ne sont pas constantes et l'hystérocèle peut se produire comme la conséquence d'une hernie de l'ovaire et de la trompe ; dans les cas de ce genre le sac ne peut s'agrandir qu'aux dépens du péritoine qui constitue les feuillets du ligament large, de sorte que par le fait de cet agrandissement la matrice est graduellement poussée vers l'anneau et finit par s'engager dans la poche. Une troisième condition assez fréquemment observée dans les hernies inguinales, c'est une malformation dans le développement de l'utérus qui détermine une hernie congénitale de cet organe.

Comme causes prédisposantes, on peut citer les *grosses répétées;* ainsi il y en avait déjà eu 4 dans l'observation de Saxtorph ; 6 dans celle de Lédesma, 8 dans celle de Winckel, 9 dans celle de Dohring (Pol); les *hernies antérieures,* comme dans les faits de Lédesma, de Eisenhardt, d'Olliver ; les *cicatrices de laparotomie,* d'*abcès,* de *blessures,* la *gémellité,* les *rétrécissements du bassin* pour les hernies ventrales. Quant aux causes occasionnelles, ce sont toutes les conditions qui déterminent une brusque augmentation de la pression intraabdominale, les efforts, les cris, les chutes, les douleurs expultrices du travail.

Diagnostic. — Il n'est pas toujours facile de reconnaître une hystérocèle pendant les premiers mois de la grossesse, mais à mesure qu'on se rapproche du quatrième ou du cinquième mois, le diagnostic s'établit, d'une part, par les signes ordinaires de la gestation, et, d'autre part, par l'existence au niveau du pli de l'aine ou de l'ombilic d'une tumeur contenant des parties fœtales, tandis que le toucher vaginal fait constater à la fois l'absence du col à l'intérieur du bassin et la dislocation du vagin qui est attiré en haut, du côté du sac herniaire. Dans les formes inguinales, la production de la hernie est ordinairement antérieure à la fécondation, et peu à peu on voit se développer du côté de l'aine une tumeur allongée, piriforme, à grosse extrémité inférieure, qui descend parfois jusqu'au genou. La palpation permet de reconnaître l'existence de parties fœtales ; à l'auscultation, on perçoit les battements du cœur de l'enfant et le souffle utérin.

Dans les hernies ombilicales, la production de l'hystérocèle est plus tardive et parfois ne survient qu'au moment du travail ; brusquement, à la suite d'un effort, on voit s'élever autour de l'ombilic une tumeur arrondie, sessile, séparée de la paroi abdominale par un étranglement circulaire. Cette masse contient plusieurs des par=

ties fœtales, et le plus souvent elle se réduit sans difficulté. Au-dessus et au-dessous, la ligne blanche est intacte.

On peut se demander, il est vrai, si l'enveloppe qui contient le fœtus est constituée par l'utérus ou par la trompe, ou par l'ovaire; en d'autres termes, est-ce que l'organe hernié et fécondé tient à une grossesse utérine ou bien à une grossesse extra-utérine. Faisons remarquer, avec Winckel, que cette dernière variété de grossesse tubaire ou ovarienne ayant pénétré dans un sac herniaire ancien n'a pas été prouvée, et le fait publié par Skrivan et Lumpe a été révoqué en doute. D'autre part, il est rare qu'une grossesse tubaire puisse se prolonger sans rupture de la poche, de sorte que si l'on observe à une période déjà avancée de la grossesse et qu'on constate l'existence de parties fœtales dans le sac herniaire, on peut affirmer presque sûrement qu'il s'agit d'un utérus fécondé.

PRONOSTIC. — Le pronostic varie avec la variété de hernie; il est généralement peu grave dans la hernie abdominale; l'éventration est une gêne pour la bonne conduite de l'accouchement, elle ralentit le travail et peut nécessiter une intervention, mais elle ne peut jamais être par elle-même un obstacle important; les rétrécissements qui l'accompagnent assez fréquemment sont les causes réelles de la dystocie.

Les hystérocèles ombilicales sont plus sérieuses, mais les exemples qui en ont été publiés montrent que le résultat n'a été jusqu'à présent défavorable ni à la mère, ni à l'enfant. Ces hernies se produisent tardivement. Le collet du sac est toujours largement ouvert et le fœtus n'est contenu qu'en partie dans la poche herniée.

Il en est autrement des hernies inguinales; la réduction en est le plus souvent impossible; l'avortement naturel est bien rarement observé, de sorte que l'accouchement à terme ne peut se faire qu'au moyen d'une intervention grave, opération césarienne ou opération de Porrò.

TRAITEMENT. — Lorsqu'on observe l'hystérocèle au début, il faut tenter la réduction des parties herniées, mais en usant d'un taxis modéré. Si l'on ne peut l'obtenir, soit qu'il y ait des adhérences trop fortes, soit que le volume du fœtus l'empêche de franchir l'anneau, on se bornera à soutenir la hernie avec un bandage et on interviendra d'une façon variable, selon l'époque de la grossesse. Pendant les premiers mois on peut, à l'exemple de Scanzoni, chercher à provoquer l'avortement, mais à terme il faut se résoudre à l'hystérotomie. Cette opération est toujours incertaine dans les hernies inguinales et crurales.

Résultats pour la mère et l'enfant.

| | MÈRES | | ENFANTS | |
VARIÉTÉS	SAUVÉES	MORTES	SAUVÉS	MORTS
Inguinale .	5	3	4	4 (2 morts-nés)
Ombilicale .	4	»	4	»
Ventrale . .	6 (2 inconnues)	»	5 jumeaux	2

Opérations césariennes. . 5 { Mères sauvées. 2 { Enfants sauvés · 4
                             { — mortes . 3 { Enfant mort . 1
— de Porrò . . 1 avec succès
Avortement provoqué. . 1
Accouchement spontané . 1

Nous donnons le tableau d'Adams, légèrement modifié en ce sens
que nous n'y faisons figurer ni le cas de Dohring qui fait double
emploi avec celui de Pol, ni celui de Skrivan qui consistait en une
grossesse extra-utérine, ni même celui d'Olshausen, parce qu'il était
relatif à la hernie d'un ovaire accompagné de la corne gauche non
fécondée. Nous y ajoutons l'observation de Saxtorph qui semble
bien authentique.

OBSERVATEURS	VARIÉTÉ	ÉPOQUE où le diagnostic a été établi	TRAITEMENT	RÉSULTATS	
				Mère	Enfant
Pol	Hernie ing.	Fin grossesse	Opération césar.	Mort le 3e j.	Sauvé
Sennert. . . .	—	Bonne heure	—	Mort le 25e j.	Sauvé
Saxtorph . . .	—	Bonne heure	Accouch. spont.	Guérie	Mort-né
Lédesma. . . .	—	3e mois	Opération césar.	Guérie	Mort
Fischer	—	6e mois	—	Morte	Sauvé
Rektorzik. . .	—	4e mois	—	Morte	Sauvé
Scanzoni . . .	—	4e mois	Avortem. prov.	Guérie	Avortem.
Winckel . . .	—	Bonne heure	Opér. de Porrò	Guérie	Mort-né
Léotaud. . . .	Hernie omb.	8e mois	Bandage	Guérie	Sauvé
Murray. . . .	—	8e mois	Accouch. spont.	Guérie	Sauvé
Olliver. . . .	—	9e mois	Bandage	Guérie	Sauvé
Hagner	—	Pendant trav.	Forceps	Guérie	Sauvé
Ruysch	Hernie vent.	Bonne heure	Bandage	Guérie	Sauvé
Rousset. . . .	—	5e mois	Accouch. spont.	Guérie	Sauvé
Petit	—	Bonne heure	Band. et perfor.	Guérie	crâniotom.
Kennedy . . .	—	9e mois	—	—	—
Buttler. . . .	—	8e mois	Bandage	Guérie	Sauvé
Bell.	—	Pendant trav.	Bandage	Guérie	Sauv. jum.
Fry	—	6e mois	—	—	—
Papin	H. sac-sciat.	Pas de gross.	Laparotomie	Inconnue	Pas gross.

§ 6. Cancer du col.

ASHWELL, Guy's Hospital Reports, vol. II, p. 247, avril 1837. — BAR, Du cancer utérin pendant la grossesse et l'accouchement, thèse d'agrégat., Paris, 1886 (Bibliographie). — BARBULÉE, De la conduite à tenir dans le cancer du col de l'utérus, etc., thèse, Paris, 1884. — BARNES, Obstetric medicin and surgery, vol. I, 1884. — BENICKE, Beiträge zur Behandlungen der Gebärmutterkrebs bei Schwangeren (Zeitsch. f. Geburtsk., 1877, Bd. I, p. 337). — BILETED, Zwei Falle von Schwangerschaft und Geburt mit Cancer Uteri complicated (Centralbl. f. Gynæk., 1884, p. 128). — BLESSON, Influence de la grossesse sur la marche clinique du cancer, thèse, Paris, 1884. — BOUSQUET, Cancer utérin, grossesse, rupture utérine, mort (Répert. universel d'obstétr., 1889, p. 387.) — CHANTREUIL, Du cancer de l'utérus au point de vue de la conception, de la grossesse et de l'accouchement, thèse, Paris, 1872. — CHARPENTIER, Traité pratique des accouchements, 2e édition. Paris, 1890, t. II, p. 339. — COHNSTEIN, Ueber die Complicatio, etc. (Archiv f. Gynæk., 1873, Bd. V, p. 366). — FELSENREICH, Carcinom Uteri als Complication, etc. (Centralbl. f. Gynæk., 1884, p. 520). — FOCHIER, Cancer de l'utérus, grossesse et opération césarienne (Lyon médic., 13 mai 1888). — GÖNNER, Zur Therapie der durch Carcinom des Uterus complicirten Schwangerschaft und Geburt. (Zeitsch. f. Geburtsk., 1884, p. 7). — GOTTSCHALK, Carcinom der vaginal Portio (Centralbl. f. Gynæk., 1886, p. 376). — GUSSEROW, Die Neubildungen des Uterus, 2e édition, Stuttgart, 1885, p. 251. — HANKS, Pregnancy complicated by uterine tumours (Americ. Journ. of Obst., 1888, p. 252). — HERMAN, Cancers of the uterus complicating pregnancy (London obstetr. Transact., vol. XX, p. 206, et vol. XXIV). — HOFMEIER, Ueber Operationen am schwangeren Uterus (Berlin. klin. Wochensch., 1887, p. 402). — LANCE BRIAND, Influence réciproque du cancer sur la grossesse, thèse, Paris, 1883. — LEVER, Observations on pelvic tumours obstructing parturition, with cases. London. 1842. — LIEVEN, Schwangerschaft bei Carcinom des Uterus (Saint-Pétersb. medicin. Wochensch., 1879, p. 294). — MAURICEAU, Traité des maladies des femmes grosses et de celles qui sont accouchées, Paris, 1731, 6e édition. — MENZIES, Glascow medic. Journ. 1852, juillet. Cas relatif à une grossesse qui se prolongea jusqu'au dix-septième mois chez une femme atteinte d'un cancer utérin. — MOELLER, Beitrag zur Behandlung des Portiocarcinoms am Ende der Schwangerschaft (Centralbl. f. Gynæk., 1892, p. 90). — SCHMITT, Carcinome du segment inférieur et du col. Obstacle mécanique à l'accouchement. Grossesse paraissant avoir duré plus de dix mois (Archiv. de tocologie, 1876, p. 111). — SCHRÖDER, Lehrbuch der Geburtshülfe, 10e édition. Bonn, 1888, et Archiv f. Gynæk., 1876, Bd. X, p. 406. — STEWART, Epithelioma of the cervix uteri complicating parturition (Americ. Journ. of Obst., 1885, p. 577). — STRATZ, Ueber Complication von Tumoren mit Gravidität (Zeitsch. f. Geb., 1886, Bd. XII, p. 262). — SUTUGIN, Operative Behandlung der Gebärmutterkrebses während der Schwangerschaft (Zeitschr. f. Geb., 1890, Bd. XIX, p. 97). — TEUFFEL, Ein Fall von Kaiserschnitt bei Carcinoma Uteri (Archiv f. Gynæk., 1889, p. 352). — VALENTA, Zur Behandlung der durch Krebs der Gebärmutter behinderten Geburten, etc. (Archiv f. Gynæk., 1876, Bd. X, p. 405). — WEIGT, Die Radicaloperationen bei Uteruscarcinom, Inaug. Dissert., Halle, 1881. — WEST, Lectures on the diseases of women, 3e édit., Londres, 1864. — WINCKEL, Lehrb. der Geburtsh., p. 537, Leipzig, 1889. — ZWEIFEL, Totalextirpation einer carcinomatosen Gebärmutter in 6 Monat. der Schwangerschaft (Centralbl. f. Gynæk., 1889, mars, p. 193).

Historique. — Jusqu'à l'époque de Bartholin et de Mauriceau, c'est-à-dire jusqu'au xvii° siècle, les médecins acceptant l'opinion d'Hippocrate croyaient que le cancer s'opposait à la fécondation. Dans son *Traité des maladies des femmes grosses et de celles qui sont accouchées*, Mauriceau montra par plusieurs exemples que le cancer utérin n'était pas une cause absolue de stérilité et qu'il pouvait être un obstacle à l'accouchement. Depuis ce moment, les observations publiées ont été nombreuses, mais toutes ne méritent pas la même créance, parce que leurs auteurs confondaient souvent avec la dégénérescence les tumeurs fibreuses de l'utérus.

Les progrès de l'anatomie pathologique permirent de délimiter très exactement le sujet tel que nous le voyons dans les travaux d'ensemble de Cohnstein, de Chantreuil, de Herman, dans la thèse d'agrégation de Bar qui résuma fort complètement la question. Pendant ces dernières années, les progrès réalisés par les méthodes opératoires ont donné une plus large part au traitement chirurgical, à l'hystérectomie en particulier, et rendu possible le traitement d'une affection dont l'incurabilité est une des banalités de la médecine.

Fréquence. — La complication de la grossesse par un cancer utérin est une éventualité dont la fréquence est moindre que celle que déterminent les tumeurs fibreuses et les kystes de l'ovaire. D'une façon générale, la dégénérescence du col survient à une époque tardive, lorsque la destinée génitale de la femme est close ; la présence d'une tumeur végétante en un point rétréci du tractus génital constitue un obstacle des plus sérieux au passage des spermatozoïdes ; l'anémie marastique, l'existence des hémorragies, l'écoulement sanieux sont des conditions défavorables à l'implantation de l'ovule fécondé ; peut-être faut-il croire que la perspective d'un gros champignon ulcéré à l'intérieur du vagin soit une cause majeure pour rendre exceptionnel l'accomplissement de l'acte génital.

Il faut compter cependant avec les exceptions ; sur 15.000 accouchées, Winckel a observé 8 fois le cancer de l'utérus, et Stratz, sur 17.900 accouchements, l'a vu 5 fois pendant la grossesse, et 7 fois au moment du travail. Cohnstein qui a réuni 127 cas de ce genre, en a trouvé 21 où le cancer était antérieur à la grossesse de plusieurs mois à une année entière. Le même auteur a donné la statistique suivante au point de l'âge des gestantes :

Femmes de 27 à 33 ans	16 cas
— 34 à 37 ans	19 —
— 38 à 49 ans	23 —
	58 cas

Il est arrivé plusieurs fois que le début du néoplasme avait coïncidé avec une grossesse déjà en cours.

SIÈGE. — Sur les 127 cas de Cohnstein, on observait la localisation suivante :

Lévre antérieure du col .	12 fois	Extension à la vessie . .	3 fois
— postérieure . . .	7 —	Fistules vésico-vaginales.	2 —
Orifice du col	22 —	Extension au rectum . .	3 —
Un seul côté du col . .	1 —	Fistules recto-vaginales .	2 —
Col tout entier	85 —	Extension au corps :	
Ulcérations considérables		Orifice interne et parties	
du col	18 —	voisines . . . 21	27 —
Extension au vagin . .	12 —	Organe entier . . 6	
Oblitération du vagin. .	1 —		

Le cancer débute ordinairement par la portion vaginale du col, mais par exception le point de départ peut être le canal cervical. Il se présente sous deux formes anatomiques :

L'*infiltration épithéliale* avec ulcérations consécutives ;

La forme *végétante* avec production de choux-fleurs.

Quel que soit le point de départ du néoplasme, quelle que soit la forme anatomique, la grossesse lui imprime une marche rapide, envahissante, et bientôt les régions voisines comme le corps de la matrice, le tissu cellulaire pelvien, les parois vaginales, la vessie, participent à la dégénérescence. Sa propagation au corps même de la matrice semble plus fréquente lorsque le cancer a débuté par le canal cervical ; cet envahissement qui peut être très rapide commande le mode d'intervention ; on ne peut songer, dans ce cas, à l'amputation supra-vaginale du col, l'hystérectomie s'impose.

INFLUENCE DE LA GROSSESSE SUR LE CANCER. — Comme nous venons de l'indiquer, cette influence est des plus manifestes ; les faits dans lesquels le néoplasme est resté stationnaire et même a permis à plusieurs grossesses de se répéter, comme dans les observations de Lever, de Gönner, ne peuvent être cités qu'à titre exceptionnel ; la plupart du temps, le cancer, loin de subir un temps d'arrêt, présente une accélération dans sa marche qui coïncide avec une aggravation marquée de tous les symptômes. La lésion, localisée tout d'abord au col, envahit rapidement les tissus avoisinants, les douleurs s'exagèrent, les hémorragies deviennent plus menaçantes, l'écoulement ichoreux plus abondant, l'état général devient mauvais au point que certaines femmes ont succombé au marasme et à la cachexie avant d'avoir pu terminer leur grossesse.

Le caractère de malignité que revêt le cancer de l'utérus par le fait de la gravidité s'explique par l'apport sanguin plus abondant, la richesse plus grande du réseau lymphatique de la région ; la prolifération du néoplasme et sa propagation sont favorisées par ces conditions anatomiques. Cohnstein prétend, il est vrai, qu'il faut établir une distinction selon que le cancer a fait son apparition pendant la grossesse ou qu'il lui est antérieur ; dans le premier cas seulement l'accroissement serait très marqué, tandis que dans le second les exceptions seraient très nombreuses. Ainsi, sur 13 cas, il y aurait eu seulement 3 fois accélération dans la marche du cancer, 6 fois l'état resta stationnaire et 4 fois il y aurait eu un temps d'arrêt. Mais on comprend difficilement une distinction de ce genre, puisque dans les deux cas la lésion anatomique est la même. Du reste, Cohnstein lui-même a pu citer 8 observations dans lesquelles le cancer préexistait à la grossesse et où l'arrivée de celle-ci détermina 5 fois un accroissement rapide.

En somme, les observations nombreuses de Wiener, de Benicke, d'Ashwell, de Doléris, de Winckel, de Charpentier, etc., établissent que le cancer subit une sorte de poussée sous l'influence de la gestation. Les douleurs si vives, si lancinantes, prennent un surcroît d'acuité, les pertes blanches, à l'odeur si insupportable qui rappelle « celle du lapin pourri », deviennent plus abondantes. Les hémorragies utérines qui sont un des symptômes les plus constants, prennent parfois une intensité telle qu'elles mettent en péril la vie des malades. Elles sont souvent hâtives et apparaissent dès les premiers mois ; elles peuvent être intermittentes et ne durer que deux ou trois jours pour réapparaître à époques plus ou moins fixes avec les mêmes caractères ; dans ce cas, elles donnent facilement lieu à l'erreur que nous avons signalée déjà, à propos des tumeurs fibreuses, et qui consiste à croire à la persistance des règles, aussi la grossesse reste-t-elle méconnue jusqu'à ce que l'augmentation de volume de l'utérus et les mouvements de l'enfant enlèvent tous les doutes. Par exception, les hémorragies sont tardives et n'apparaissent que pendant les derniers mois de la gestation.

Influence du cancer sur la grossesse. — D'après les statistiques de Cohnstein et de Bar, l'accouchement se ferait à terme dans les deux tiers des cas environ.

Cohnstein : sur 100 cas, 68 fois la grossesse est arrivée à terme ; 15 fois elle s'est terminée par un accouchement prématuré, 15 fois par un avortement ; dans 2 cas, il y aurait eu accouchement retardé.

L'accouchement prématuré a eu lieu :

Au 6ᵉ mois 1/2.	.	8 fois	Au 8ᵉ mois 1/4.	.	1 fois
— 7ᵉ — 1/4.	.	5 —	— 8ᵉ — 1/2.	.	1 —

L'avortement a été observé :

Au 3ᵉ mois .	.	.	3 fois	Au 5ᵉ mois .	.	.	1 fois
— 3ᵉ — 1/2.	.		4 —	— 5ᵉ — 1/2.	.		3 —
— 4ᵉ — 1/2.	.		1 —	Pas indiqué.	.	.	2 —
— 4ᵉ —	.	.	1 —				

Bar a tenté de contrôler ces chiffres par les observations qu'il a recueillies, et il a constaté que, sur 151 faits dans lesquels la date de l'accouchement est indiquée, 98 fois l'expulsion du fœtus se fit à 9 mois.

Avant terme :

Au 8e mois 1/2.	.	3 fois	Au 5e mois 1/2.	.	1 fois
— 8e —	. . .	19 —	— 5e —	. . .	2 —
— 7e — 1/2.	.	2 —	— 4e — 1/2.	.	1 —
— 7e —	. . .	11 —	— 4e —	. . .	2 —
— 6e — 1/2.	.	3 —	— 3e —	. . .	2 —
— 7e —	. . .	7 —			

L'interruption de la grossesse est commandée surtout par la localisation du cancer ; tant que le col reste seul atteint, la grossesse peut continuer malgré l'existence des hémorragies et d'une leucorrhée abondante ; mais, si la paroi du corps utérin est intéressée, il y a menace d'avortement en raison de l'inextensibilité qui en résulte. Mais il n'y a rien d'absolu à cet égard, puisqu'on voit encore 29 pour 100 de grossesses arriver à terme, malgré l'envahissement du vagin et du segment inférieur de l'utérus.

Lorsque la grossesse persiste, elle est généralement inquiétée par les symptômes que nous avons signalés déjà. D'après les recherches de Cohnstein, ce n'est guère que dans 5 pour 100 des cas qu'on la voit suivre son cours régulier. En dehors des douleurs et des hémorragies déjà indiquées, il existe des troubles de la miction et de la défécation ; l'urine est émise en petite quantité et parfois avec des douleurs intolérables, les hématuries sont très fréquentes, enfin la compression de l'uretère peut être l'origine d'une hydronéphrose simple ou double, de néphrite avec albuminurie et éclampsie. Du côté de l'intestin, la constipation est opiniâtre, il y a des épreintes, du ténesme et des vomissements.

A tous ces symptômes peuvent se joindre l'amaigrissement, l'œdème des membres inférieurs, la thrombose des veines du bassin, la fièvre cachectique et certains troubles psychiques caractérisés par des pressentiments sombres au point de vue de la terminaison de l'accouchement.

Les enfants qui naissent dans des conditions aussi défavorables ont des chances de survie bien diminuées. Sur 128 enfants de mères cancéreuses, Herman a observé que la moitié d'entre eux seulement étaient vivants.

INFLUENCE DU CANCER SUR L'ACCOUCHEMENT. — Lorsque la vitalité de l'ovule a pu triompher des modifications que le néoplasme fait subir à l'utérus et que la grossesse arrive à terme, l'époque de l'accouchement constitue souvent une période pleine de dangers ; les parties fœtales doivent s'engager dans le canal cervical modifié, rétréci, presque inextensible, et la pression qui en résulte peut déterminer des ruptures, des hémorragies, qui mettent en péril la vie de la mère. Dans quelques cas cependant, le travail se fait rapidement et a une durée normale; d'autres fois, le ralentissement est plus ou moins prolongé et s'accompagne d'accidents graves; enfin il arrive que l'accouchement par les voies naturelles est impossible, la tumeur cancéreuse formant un obstacle absolu qui empêche tout dégagement par le bassin.

1° *Accouchement naturel.* — Il arrive, plus souvent peut-être qu'on ne l'a indiqué, que le travail soit rapide et la délivrance naturelle. Cette éventualité se produit par le fait de deux conditions : c'est, d'une part, le ramollissement qui se produit dans le néoplasme, ramollissement analogue à celui que nous signalerons pour les tumeurs fibreuses et qui permet dans les deux cas à la tumeur de s'assouplir pour laisser le passage libre aux parties fœtales engagées. C'est, d'autre part, la localisation de la dégénérescence qui se limite à l'une des lèvres du col et qui ne s'étend que très peu en hauteur. D'après Cohnstein, l'action nocive du cancer serait à peu près nulle lorsque le cancer a envahi la lèvre postérieure seulement; dans ce cas, le résultat a toujours été favorable pour la mère et pour l'enfant, tandis que le résultat ne serait favorable que dans 87.5 pour 100 chez les mères, et 83,3 pour 100 chez l'enfant lorsque le cancer siège sur la lèvre antérieure. Mais, comme le remarque Bar, il y a peu d'observations où l'on ait noté les limites exactes du néoplasme, de sorte que la conclusion de Cohnstein ne peut être considérée comme démontrée.

En tout cas, l'existence de parties restées saines est toujours une circonstance favorable parce qu'elles contribuent d'une façon singulière à la dilatation du col qui est le point vraiment délicat dans cette sorte de cancer. On est étonné souvent qu'avec un orifice cervical envahi presque en totalité il suffise qu'un segment parfois minime reste intact pour que la dilatation se produise et que la marche du travail reste régulière.

2° *Accouchement prolongé et compliqué.* — Lorsque les deux lèvres sont prises et qu'elles forment un anneau plus ou moins serré, le passage du fœtus ne devient possible qu'au prix de déchirures parfois profondes qui provoquent des hémorragies, s'étendent jusqu'au corps de la matrice et sont l'origine de complications septicémiques.

L'obstacle matériel opposé par le col dont le tissu a été transformé n'est pas la seule cause qui ralentisse le travail, il faut compter aussi avec l'inertie utérine. On voit souvent les contractions faiblir après avoir été soutenues pendant plusieurs heures.

Les déchirures se produisent généralement à une époque avancée du travail, après des douleurs énergiques ; elles se développent parfois lentement, mais le plus souvent c'est d'une manière brusque, sous l'influence d'un effort plus violent, que la tête franchit rapidement l'orifice cervical. La solution de continuité reste rarement limitée au tissu dégénéré, elle se propage plus souvent en hauteur dans divers sens. Les déchirures de la lèvre antérieure semblent particulièrement graves, parce qu'elles s'étendent à la paroi vaginale antérieure, au bas fond de la vessie et peuvent devenir l'origine de fistules vésico-vaginales. Elles se prolongent parfois jusqu'au péritoine et donnent lieu à la rupture du corps même de la matrice.

Une hémorragie est souvent la conséquence de cette déchirure, les vaisseaux de la masse néoformée, dilacérés par le passage brusque de l'enfant se rompent et déterminent une perte de sang qui, chez les femmes épuisées par la longueur du travail, anémiées par le néoplasme, sont une cause de mort rapide.

3° *Accouchement impossible*. — Soit que le col dégénéré constitue une barrière infranchissable, soit que les efforts de la parturiente restent inefficaces, soit que l'épuisement déterminé par le marasme, les douleurs, les hémorragies, ait provoqué un collapsus irrémédiable, il arrive que les femmes succombent avant d'avoir accouché. La prolongation du travail peut être excessive, « de cinq jours dans le fait de Tarnier, de neuf jours dans le cas de Chantreuil, de quinze jours, comme dans l'observation rapportée par Lieven, de vingt-huit jours, comme dans le fait publié par Schmidt, et de plusieurs mois dans le fait observé par Menzies et dans lequel la grossesse se trouva prolongée jusqu'au dix-septième mois » (Bar). On peut voir ainsi une sorte de travail intermittent et se répétant à des intervalles éloignés. Le fœtus succombe et se putréfie, les phénomènes septicémiques se développent et parfois entraînent la mort de la parturiente.

PRONOSTIC. — Il est facile de comprendre que la grossesse survenant chez une femme atteinte de cancer utérin soit toujours une cause d'aggravation pour le cancer et une complication redoutable pour la gestante. L'avortement dont la fréquence a été signalée est une cause d'hémorragie et de septicémie, enfin si la gestation se prolonge jusqu'à terme, nous savons les dangers qui sont possibles à cette époque.

Les statistiques montrent bien la gravité du pronostic pour la mère et l'enfant. La mortalité de la mère paraît plus grande quand l'accouchement se fait à terme :

Chantreuil	6o accouchements	25 morts
West	75 —	4i —

La mortalité a dépassé 48 pour 100 pour ces auteurs, elle s'est même élevée à 57 pour 100 dans les 126 cas de Cohnstein.

La statistique plus récente de Herman est un peu moins sombre :

Herman . . . . . . 137 accouchements　　40 morts
La mortalité n'arrive pas à 30 pour 100.

Le pronostic est meilleur dans les cas d'avortement, ainsi dans 18 cas d'avortement, 3 femmes seulement auraient succombé (Herman).

Quand la mort ne survient pas pendant le travail même, elle apparaît dans les suites de couches par épuisement de la parturiente, par septicémie, par cachexie cancéreuse ou encore par le fait d'hémorragies tardives qui n'apparaissent que huit à dix jours après la délivrance.

Enfin, la marche du cancer est singulièrement accélérée par le traumatisme de l'accouchement ; l'irritation produite par le passage des parties fœtales provoque dans la tumeur un développement rapide, et l'on n'a plus à compter ici, comme dans les tumeurs fibreuses, sur l'involution du néoplasme à la suite de la parturition.

Le pronostic est plus défavorable encore pour les enfants :

D'après Herman, sur 128 enfants de mères cancéreuses, la moitié seulement étaient vivants.

D'après Cohnstein, sur 116 enfants :

Vivants . . . . 42 soit 36 pour 100
Morts . . . . 74 — 63,8 —

Perforation ou embryotomie 7
Opération césarienne à six mois 1
Avortement provoqué. 1
Morts avant l'accouchement de la mère 14
Version et extraction 6

Enfin, parmi les enfants nés vivants, la moitié a succombé pendant les vingt-quatre heures qui ont suivi la naissance et huit pendant les neuf premiers jours.

Un accident d'une grande rareté a été observé par Winckel chez une de ses accouchées, il s'est agi d'une mort subite produite par une succession d'embolie gazeuse. C'était une femme de vingt-neuf ans, VI pare, qui ne put accoucher en raison d'un carcinome du col ; la tête de l'enfant qui était à terme et atteinte d'hydrocéphalie dut subir dans la cavité cervicale des mouvements d'ascension et de descente à la façon d'un piston, si bien que l'air était aspiré, puis refoulé, dans les veines béantes du col. A l'autopsie, on retrouva jusque dans les vaisseaux cérébraux une fine émulsion déterminée par la présence des bulles aériennes.

Diagnostic. — Le diagnostic peut être envisagé à deux points de vue différents ; tantôt il s'agit d'établir l'existence d'un cancer chez une femme enceinte, tantôt il faut reconnaître l'existence de la grossesse chez une malade manifestement cancéreuse. Dans les deux cas, les causes d'erreur sont nombreuses.

1° *Existe-t-il un cancer du col chez une femme en état de gestation ?*

Les symptômes qui caractérisent l'apparition d'un cancer utérin chez une femme enceinte, ne se distinguent en rien de ceux que l'on connaît en dehors de la gestation. Il y a tout d'abord des pertes rouges plus ou moins abondantes, tenaces, qui s'accompagnent de douleurs vives, lancinantes dans le bas ventre, la région sacrée et le haut des cuisses. En outre, un écoulement leucorrhéique, sanieux ou de l'hydrorrhée alternent avec les hémorragies. La cachexie n'est pas très accentuée au début, c'est une simple anémie qui s'accompagne d'essoufflement rapide, de perte de forces et d'amaigrissement.

Au point de vue local, il faut distinguer selon que la tumeur est très développée ou qu'elle n'est qu'au début.

Dans le premier cas, l'examen direct permet aisément d'en reconnaître l'existence et la nature ; le doigt tombe sur un col irrégulier, boursouflé, induré, épaissi, une pression digitale un peu prononcée détermine la production facile d'hémorragies capillaires. Ordinairement lorsque le néoplasme est très étendu, les symptômes généraux sont déjà accentués. Cependant, en raison des hémorragies, la confusion pourrait être commise avec le *placenta prævia*, et elle l'a été par d'excellents accoucheurs comme Denman, Mme Lachapelle, Hesse, etc. ; le ramollissement de la tumeur déterminé par la grossesse, pourrait donner le change et faire croire à la présence de cotylédon ; mais il est facile de rectifier l'erreur, en songeant que l'insertion vicieuse du placenta se fait *au-dessus* du col qui reste sain, tandis que, dans le cancer, la paroi cervicale est envahie, déformée, indurée ; du reste, la sensation perçue par le doigt est très différente dans les deux cas.

La difficulté d'un diagnostic exact sera plus grande lorsque le cancer s'est développé peu de temps avant la fécondation ou qu'il est contemporain de la grossesse ; la banalité des symptômes, leur peu d'accentuation expliquent les erreurs qui ont été commises. Les douleurs qui s'irradient dans les lombes et les cuisses, la leucorrhée plus ou moins abondante, la pâleur, l'amaigrissement, sont des symptômes nullement étrangers à la grossesse ; il n'est pas jusqu'aux hémorragies qui ne puissent être attribuées à une persistance des règles ou faire croire à un avortement précoce. D'autre part, il peut arriver que les pertes rouges soient tardives et, n'apparaissent que dans les derniers temps de la grossesse, après avoir été précédées par un écoulement leucorrhéique et sanieux très abondant. Lorsqu'elles sont hâtives, il est facile de voir qu'il s'agit de métrorragies et non de ménorragies, en raison de leur persistance et de leur irrégularité.

L'examen direct avec le doigt et avec le speculum doit toujours être pratiqué, bien souvent il permettra d'établir un diagnostic exact. Sans doute, le ramollissement de la tumeur est une conséquence de la gestation, mais il ne donne jamais la sensation de mollesse qui caractérise le col atteint d'ulcérations simples ; avec le cancer, la surface est inégale, anfractueuse, les granulations saignent au moindre contact. Ajoutons que, dans les cas douteux, on pourrait recourir à l'examen histologique après avoir excisé une légère parcelle du néoplasme; l'excision est nécessaire parce que les produits que donne le simple raclage sont insuffisants.

On a pu confondre une tumeur cancéreuse avec les petites parties fœtales, avec la tête de l'enfant, les fesses ; l'erreur est cependant facile à éviter par un examen fait avec soin. D'autres fois, on a pris pour un cancer l'induration simple du col, l'hypertrophie de la lèvre antérieure, les brides cicatricielles, les végétations papillomateuses bénignes, et il est arrivé qu'on a pratiqué l'opération césarienne, croyant avoir affaire à une dégénérescence. Un examen direct des parties atteintes, l'absence de symptômes spéciaux au cancer, comme les douleurs, les hémorragies, l'écoulement sanieux, fétide, l'existence d'un état général satisfaisant suffiront souvent pour rectifier une erreur qui pourrait entraîner à une intervention sérieuse.

2° *Existe-t-il une grossesse chez une femme atteinte d'un cancer du col?*

Nous avons insisté déjà sur la difficulté du diagnostic de la grossesse pendant les premiers mois, en raison de la persistance des hémorragies. D'autre part, l'augmentation du volume de l'utérus est très peu apparente et pourrait être attribuée à la propagation du néoplasme, et puis le col envahi ne peut se ramollir et subir les modifications caractéristiques. En général, le diagnostic n'est guère possible qu'à partir du troisième ou du quatrième mois, lorsque le soulèvement du fond de l'utérus, l'apparition du souffle utérin donnent une quasi-certitude ; il est même des femmes qui n'ont été averties de leur grossesse que par les mouvements de l'enfant. Il faudra toujours procéder à un examen minutieux, rechercher avec soin les modifications du segment inférieur, puisque ceux du col font défaut. Un accroissement rapide du corps de la matrice est plutôt en faveur de la grossesse.

TRAITEMENT. — La conduite à tenir est différente, selon que la grossesse est en cours ou que le travail est déjà commencé.

1° *Pendant la grossesse.* — Lorsqu'une femme est atteinte, depuis quelque temps déjà, d'un cancer de l'utérus, il serait d'une grande importance de pouvoir reconnaître, dès le début, l'existence de la gestation, mais le diagnostic est souvent difficile, avant le quatrième mois, parce que les modifications habituelles du col font défaut, que l'augmentation du corps de la matrice peut être attribuée à une extension du néoplasme et que les hémorragies font croire à la persistance des règles.

Lorsque la réalité de la grossesse est établie d'une façon certaine, le chirurgien devra guider sa conduite d'après le siège et les limites du néoplasme et d'après l'époque de la gestation. En général, il vaut mieux prendre en considération la vie de la mère plutôt que celle de l'enfant; nous connaissons l'influence néfaste de la grossesse sur la marche des dégénérescences, nous avons signalé, d'une part, les dangers si graves qui menacent la vie de la mère pendant le travail de l'accouchement à terme et, d'autre part, la fréquence de l'avortement et le peu de chances de survie qui restent à l'enfant, même quand sa naissance se produit à l'époque normale. Ainsi donc, si le cancer est limité et, par conséquent, accessible, il faudra en pratiquer au plus tôt l'ablation. Si, par le fait de sa propagation au tissu cellulaire pelvien ou de l'envahissement des organes voisins, il n'est plus possible de l'extirper en totalité, la conduite à tenir devient moins nette et souvent l'on se laissera guider par les circonstances particulières.

Lorsque l'ablation radicale est possible grâce au siège limité de la tumeur et qu'on a la certitude d'opérer sur des parties saines, il est préférable de pratiquer l'hystérectomie par la voie vaginale plutôt que l'amputation du col. Cette dernière opération ne saurait être comparée comme gravité à l'hystérectomie, aussi a-t-elle été énergiquement soutenue; pendant longtemps, c'était l'opération de choix. Sur les 17 cas réunis par Bar, une seule malade a succombé. Chez quelques-unes, le travail a semblé facilité et chez d'autres l'amélioration a été si marquée qu'elles ont pu devenir enceintes, il est vrai que c'était là un bénéfice plutôt négatif.

Néanmoins, l'amputation infra-ou supravaginale du col est une opération souvent incomplète et moins efficace que l'hystérectomie et son avantage au point de vue de la persistance de la grossesse est bien minime puisqu'elle est le plus souvent suivie d'avortement; il semble, en outre, que l'ablation des cancers pendant la grossesse soit plus fréquemment suivie de récidive et cette opération ne permet jamais de compter sur des suites de couches apyrétiques. L'hystérectomie totale est la seule opération qui donne des résultats sérieux dans le cancer de l'utérus et les progrès réalisés pendant ces dernières années, dans la technique opératoire, en ont notablement diminué les dangers. Lorsqu'on voudra le pratiquer chez la femme enceinte, on ne pourra adopter la voie vaginale que pendant les premiers mois de la gestation, tant que le volume du globe utérin en permet l'extraction. A une époque plus avancée, après le cinquième ou le sixième mois, on se résoudra soit à l'expectation, soit à l'avortement provoqué, selon que le col est plus ou moins extensible.

Si le cancer est propagé et que son ablation totale devienne impossible, la conduite à tenir a été envisagée de façons différentes. Les uns, avec Sée, Herman, Winckel, Felsenreich, West, considèrent avant tout l'aggravation que subit le cancer du fait de la grossesse, les causes de dystocie qu'on rencontre dans l'accouchement à terme, les hémorragies, la rupture utérine, la septicémie qui en sont presque inséparables; et comme la vie de l'enfant est précaire, qu'elle peut être considérée comme une quantité négligeable, ces auteurs espèrent que la libération hâtive de l'utérus ralentira la marche du néoplasme et évitera les accidents qui compliquent la délivrance. D'autres, comme Simpson, conseillent la version ou, comme Schröder, Bar, Barnes, rejettent l'interruption de la grossesse, dans le but d'enrayer la marche du cancer, pour eux le bénéfice à atteindre est fort douteux et l'on compromet inutilement la vie de l'enfant. Nous acceptons plus volontiers la première de ces deux opinions, et nous croyons à l'utilité de l'avortement lorsqu'on se trouve en face d'un col envahi dans sa totalité avec des bords durs, inextensibles; le mobile qui doit diriger la conduite de l'accoucheur n'est pas tant de produire une amélioration chez la mère et d'enrayer la marche de la dégénérescence que d'éviter les accidents formidables qui accompagnent l'accouchement à terme; aussi conseillons-nous d'intervenir le plus tôt possible et de pratiquer l'avortement dès que le diagnostic est établi. Sans doute, on a signalé des cas de véritable dystocie, même avec des fœtus de quelques mois; il est cependant facile de comprendre que les difficultés auraient été décuplées si l'on avait attendu la terminaison de la grossesse. Pour produire l'avortement, le moyen qui paraît le meilleur dans l'espèce est la rupture des membranes.

Lorsque le col n'est envahi que partiellement et qu'une partie de la circonférence prête à la dilatation, on pourra temporiser; c'est dans les cas de ce genre qu'on a signalé l'accouchement normal. Si la mère n'est pas trop épuisée par le marasme ou par les hémorragies, si la vie de l'enfant est certaine, on devra attendre la terminaison de la grossesse. On se bornera alors au traitement symptomatique afin de diminuer, dans la mesure du possible, les douleurs, les pertes blanches et rouges. Contre les douleurs, on emploiera les moyens usuels: opium, chloral, injections de morphine ou d'atropine; contre

la fétidité des pertes, les injections au permanganate de potasse
(0,50 pour 1000), les olives à l'iodoforme. Si les hémorragies sont
abondantes, on devra recourir au tamponnement, à la cautérisation
au fer rouge après ablation, à la curette, des parties mortifiées ;
l'emploi du fer rouge est préférable à celui des caustiques.

2° *Pendant l'accouchement.* — C'est le cas ou jamais d'employer
l'expectation armée. Comme la présence d'un cancer ne complique
pas fatalement l'accouchement et qu'on a vu, dans un nombre assez
respectable de cas, l'enfant naître vivant et la mère avoir des suites
de couches heureuses, l'indication primordiale est de se tenir sur la
réserve et de n'intervenir qu'en cas de nécessité ; en attendant, on
cherchera à maintenir l'intégrité de la poche des eaux, on pratiquera
des injections antiseptiques avec les solutions d'acide borique, de
permanganate de potasse ou de microcidine. Si la tumeur se ramollit,
il faut en enlever le plus possible avec les doigts, la curette tranchante, les pinces à polypes ou l'écraseur, on élargira d'autant la voie
d'extraction.

Si la dilatation ne se fait pas, que la femme s'épuise, l'intervention
obstétricale s'impose. — Pour dilater le col, on a employé successivement : la dilatation manuelle, les ballons de Barnes, la tige de
laminaire, mais tous ces procédés ont échoué et ne peuvent lutter
contre l'induration du col qui résulte du néoplasme. Les incisions du
col ont plus d'efficacité, mais elles exposent à la blessure de la vessie,
à la rupture de l'utérus et à des hémorragies formidables. Sur
21 cas recueillis par Bar, il en est 5 seulement dans lesquels
les incisions ont été réellement très utiles ; sur ces 5 cas, 2 fois elles
furent suivies de l'expulsion spontanée du fœtus ; dans les 3 autres
cas, il fallut intervenir pour terminer l'accouchement, mais
l'extraction du fœtus paraît avoir été facilitée par les incisions
pratiquées sur le col. Cette opération n'est pas applicable à tous
les cas, elle rend des services quand la dilatation est déjà avancée,
mais reste incomplète ; il faut y renoncer si la dilatation est nulle
ou à peine commencée et quand les tissus envahis par le cancer forment une masse consistante et fort épaisse (Bar).

Lorsque le débridement du col ne suffit pas pour terminer
l'accouchement, on aura recours aux moyens ordinaires d'extraction :
forceps, version, crâniotomie.

La version est une opération déplorable, elle expose aux déchirures, diminue les chances de l'enfant et doit être rejetée ; le forceps
est l'opération de choix ainsi qu'il résulte des chiffres suivants
empruntés à Charpentier :

Après le forceps, mères conservées à la vie. 75 o/o Enfants. 50 o/o
= la version, —   —   — . 18 —   — . 12,5

On ne pratiquera la crâniotomie que si l'enfant est mort, car on ne doit pas sacrifier un enfant vivant à une mère condamnée, l'extraction sera faite avec une sage lenteur.

Enfin, s'il y a impossibilité d'accoucher par les voies naturelles, il faudra se résoudre à l'opération césarienne ou à l'opération de Porrò; dans ce dernier cas, il faudra laisser le pédicule en dehors du péritoine pour éviter l'infection. L'opération césarienne est très grave pour la mère qui est morte 10 fois sur les 14 cas rapportés par Bar; par contre, elle est très favorable à l'enfant; sur 15 enfants extraits, l'état de 12 d'entre eux a été nettement indiqué; or, 11 de ces enfants furent extraits vivants, le douzième avait succombé avant l'opération.

§ 7. **Tumeurs fibreuses.**

AMELINE, Des tumeurs fibreuses de l'utérus considérées au moment de l'accouchement, thèse, Paris, 1881. — AUVARD, Sur un cas de fibrome compliquant l'accouchement (Union médic., 2 juin 1887, p. 838). — BECHLER, Complication der Schwangerschaft und Geburt durch Fibromyome (Inaug. Dissert., Strasbourg, 1885). — BENICKE, Ueber die Geburtsstörungen durch die weichen Geburtswege (Zeitsch. f. Geb., 1878, Bd., p. 233). — BLANC (E.), Dystocie due à la présence d'un fibrome inséré sur la partie postérieure du segment inférieur de l'utérus (Ann. de gyn., 1891, p. 193). — BUDIN, A case of submucous fibroid of the body of the uterus complicating pregnancy and labour (Americ. Journ. of Obst., 1884, p. 138). — CAZIN, Tumeur fibreuse sous-péritonéale, etc. (Archiv. de tocol., t. I, p. 704, et t. III, p. 321) — CHAHBAZIAN, Des fibromes du col de l'utérus au point de vue de la grossesse et de l'accouchement, thèse, Paris, 1882. — CHARPENTIER, Traité pratique des accouchements, 2e édition, t. II, p. 349. Paris, 1890. — CORNIL, Altérations anatomiques des myomes utérins pendant la grossesse (Académie de médecine, 7 février 1893). — DÉNARIÉ et FOCHIER, Dystocie due à une tumeur du col. Opération de Porrò (Lyon médical, 1883, no 20). — DOLÉRIS, Contribution à l'histoire des myomes utérins dans leur rapports avec la grossesse et l'accouchement (Archiv. de tocol., 1883, p. 1, 75, 129). — FEHLING, Ueber die Komplication von Schwangerschaft und Geburt mit Tumoren der Beckenorgane (Deutsch. med. Wochensch., 1888, p. 49). — FRY, Enucleation of a uterine fibroma between the second and third stages of labour (Lancet, 1884, I, p. 423). — GALLARD, Fibrome utérin, ses rapports avec la grossesse (Gaz. hôp , 1887, 27 janvier). — GUSSEROW, Handbuch der Frauenkrankheiten de Billroth, 2e édition, 1886, Bd. III. p. 129. — HAMON DE FRESNAY, Dystocie occasionnée par un fibromyome interstitiel de l'utérus (Paris médic., 1885, p. 565). — KALTENBACH, Amputatio uteri supravaginalis wegen Fibrom bei komplicirende Schwangerschaft (Centralbl. f. Gynæk., 1880, p. 345). — KIRKLEY, A case of uterine fibroid complicating labour (Americ. Journ. of Obstetr., vol. XIX, 1886, p. 49). — KRUKENBERG, Nekrotischer Zerfall der Uterus-Myome in der Gravidität (Archiv f. Gynæk., 1883, p. 166). — LAMBERT, Des grossesses compliquées de myomes utérins, thèse, Paris, 1870. — LEE, Pregnancy with fibrous tumours of the uterus (New-York med. Journ., 1883, p. 613). — LEFOUR, Des fibromes utérins au point de vue de la grossesse et de l'accouchement, thèse d'agrégat.,

Paris, 1880. — Levret, Observations sur la cure radicale de plusieurs polypes (de la matrice) avec des remarques, etc. Paris, 1747, in-8 (Mém. Acad. de chir., t. III). — Löhlein, Die Beziehungen der Fibroïde des Uterus zu Schwangerschaft, Geburt und Wochenb., Inaug. Dissert., Münich, 1880. — Lüdicke, Ein Fall von Gesichtslage durch interstitielles Uterusfibrom (Centralbl. f. Gynæk., 1879, p. 212). — Marquézy, Des difficultés du diagnostic des fibromes de la paroi postérieure de l'utérus dans le travail de l'accouchement, thèse, Paris, 1891. — Meyer, Die Uterusfibroide in der Schwangerschaft unter der Geburt, etc., Inaug. Dissert., Zurich, 1887. — Mundé, Americ. Journ of Obst., 1888, p. 306. — Nauss, Complication von Schwangerschaft, Geburt und Wochenbett mit Myomen des Uterus, Inaug. Dissert., Halle, 1872. — Pantzer, Die Komplication von Schwangerschaft, Geburt und Wochenbett mit Fibromyomen des Uterus, Inaug. Dissert., Halle, 1888. — Pestalozza, Fibrome de l'utérus et grossesse, 1890 (Analyse in Répertoire universel d'obstétrique et de gynécologie, 1891, p. 316). — Ribemont-Dessaignes, Dystocie due à la présence d'un myome inséré sur la partie postérieure du segment inférieur de l'utérus (Ann. de gyn., 1890, avril, p. 241). — Routier, Fibrome utérin et grossesse (Ann. de gyn., 1890, mars, p. 161). — Sænger. Porro-Operation bei multiplicen Myomen des Uterus (Centralbl. f. Gynæk., 1885, p. 348, et Festschrift f. Jubilaüm Crédé's. Leipzig, 1881). — Sébileau, Des corps fibreux de l'utérus dans leurs rapports avec la fécondation, la grossesse, etc., thèse, Paris, 1873. — Soc. de chirurgie de Paris, 1868, vol. XIX, p. 213, et suivantes. Discussion, Depaul, Tarnier, Guéniot, Blot, Trélat, etc. — Stratz, Ueber der Komplication von Tumoren mit Gravidität (Zeitsch. f. Geburtsk., 1886, p. 262). — Süsserott, Beiträge zur Casuistik der mit Uterusmyomen complicirten Geburten, Inaug. Dissert., Rostock, 1870. — Tissier, Grossesse avec fibrome utérin. Avortement à trois mois et demi. Rétention placentaire. Péritonite. Mort (Progrès médic., 16 mars 1885, p. 397). — Vogel, Ueber supra-vaginal Amputatio des schwangeren Uterus, wegen Myom. Inaug. Dissert., Giessen, 1887. — Walter, A case of hysterectomy for uterine fibromata (Brit. med. Journ., 1883, vol. II, p. 718). — Warren, Two unusual cases of labour (Americ. Journ. of obstetr., 1884, p. 1124). — Whittaker, Myoma teleangiectodes als Geburtshinderniss bei starkem Hängebauch (Centralbl. f. Gynæk., 1879, Bd. III, p. 229).

HISTORIQUE. — L'étude des tumeurs fibreuses dans leur rapport avec la fécondation, la grossesse et l'accouchement, remonte au mémoire célèbre de Levret qui, le premier, groupa quelques faits, les étudia et tira de leur examen des conclusions restées vraies, car elles ont été confirmées par les recherches ultérieures. Levret démontra, à l'inverse de l'opinion de Louis, que les tumeurs fibreuses ne sont pas un obstacle à la fécondation, il indiqua les modifications qu'elles subissent sous l'influence de la grossesse et les obstacles qu'elles peuvent créer à l'accouchement. A la suite, parurent de nombreux travaux dont les plus importants sont ceux de Chaussier, de Mme Lachapelle, de Malgaigne, etc.

En Angleterre, Ashwell montra la possibilité du ramollissement putride de ces tumeurs et le danger qu'elles offrent pour la vie de l'accouchée. Ingleby étudia la variété sous-péritonéale. Lever indiqua les difficultés que certaines d'entre elles opposent à l'accouchement.

Citons enfin la grande discussion qui eut lieu à la Société de chirurgie, en 1868 et 1869, et à laquelle prirent part Tarnier, Guéniot, Blot, Trélat, Depaul, mais qui porta particulièrement sur les fibromes sous-péritonéaux. La monographie de Süsserott (1870), la thèse d'agrégation de Lefour (1880) ont résumé, l'une et l'autre, au moment de leur apparition, l'ensemble de nos connaissances sur ce sujet. A citer encore les travaux de Mangiagalli et Gusserow (1878); les thèses de Chahbazian (1882), de Marquizy (1891), pour la France, et celle de Bechler (1885) et de Pantzer (1888) pour l'Allemagne, enfin les cas particuliers publiés par de très nombreux observateurs.

Siège. — Les tumeurs fibreuses ou myomes qui se développent sur l'utérus apparaissent primitivement dans l'épaisseur du tissu utérin, puis, dans la suite de leur évolution, ou bien elles y restent confinées, ou bien elles vont faire saillie dans l'intérieur de la cavité abdominale, sous le péritoine ou dans la cavité utérine, sous la muqueuse ; d'où les trois variétés bien connues :

a) *Fibromes sous-péritonéaux;*
b) — *interstitiels;*
c) — *sous-muqueux.*

Leur siège est également variable : tantôt fixées sur le corps même de la matrice, tantôt logées dans le segment inférieur ou appendues sur le col par un pédicule plus ou moins long, elles provoquent des troubles dont la gravité dépend presque autant de leur siège que de leur volume et de leur nombre.

Les fibromes siègent de préférence sur le corps de la matrice, surtout au niveau du fond et de la paroi postérieure; mais les autres régions peuvent être atteintes, comme la paroi antérieure, le segment inférieur et le col. Il arrive même, d'après Chahbazian, que les fibromes du col qui intéressent plus particulièrement l'accoucheur, présentent une fréquence singulière chez les femmes enceintes. A l'état normal, ces néoplasmes sont beaucoup moins fréquents que ceux du corps, Sée les a observés 4 fois sur 74 cas de fibromes de l'utérus, Guyon 21 fois sur 114 et Sims 2 fois seulement sur 114. D'après un relevé des faits que Chahbazian a pu réunir sur 380 fibromes de la matrice compliquant la grossesse et l'accouchement, il s'est trouvé que les fibromes du col existaient 80 fois, si bien que ces derniers compliquent la grossesse dans la proportion de 20 pour 100, tandis qu'à l'état de vacuité la moyenne n'est plus que de 5 pour 100.

Sur les 80 cas de fibromes du col que cet auteur a pu réunir, 79 fois la variété était notée :

Fibromes sous-muqueux pédiculés . . . . . 38 fois
  —   sous-muqueux sessiles . . . . . 10 —
  —   interstitiels . . . . 29 —
  —   sous-péritonéaux . . . . . . 2 —

Enfin ces tumeurs siègent plus souvent sur la lèvre postérieure que sur la lèvre antérieure, ils s'implantent dans la cavité même du col et presque jamais à sa surface extérieure, probablement en raison de l'épaisseur inégale de la muqueuse sur les surfaces interne et externe.

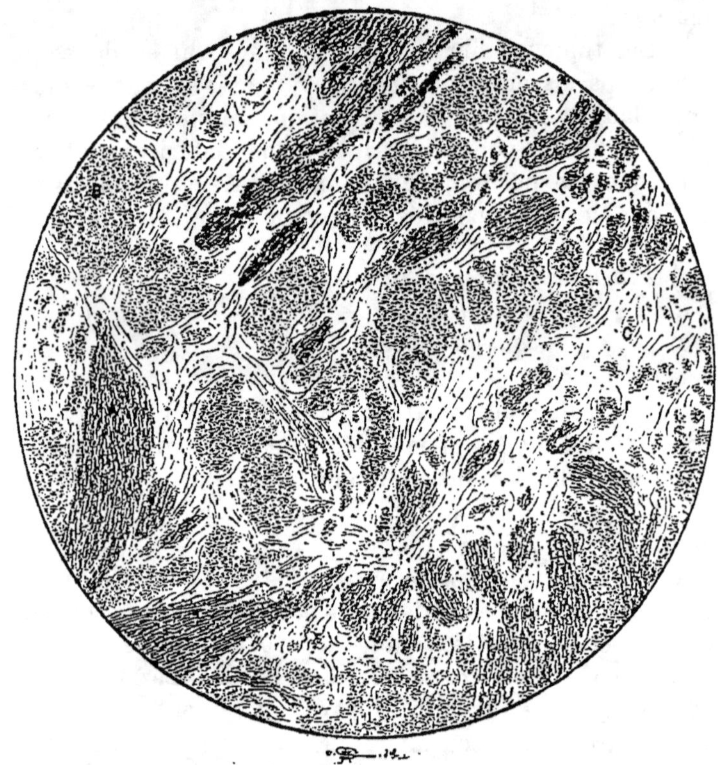

Fig. 60. — Coupe histologique d'un fibro-myome de l'utérus (gross. de 32 diam.). — A, faisceaux musculaires coupés en long. — B, faisceaux musculaires coupés en travers. — C, tissu conjonctif. (Petit et Bonnet.)

ANATOMIE PATHOLOGIQUE. — On sait que le fibrome utérin est constitué par les éléments anatomiques qui contribuent à la formation de l'utérus : fibres musculaires lisses et tissu conjonctif. On remarque cependant que le tissu conjonctif est très abondant dès que le néoplasme arrive à un certain degré de développement (fig. 60).

Sous l'influence de la grossesse, les tumeurs fibreuses subissent généralement deux modifications, elles augmentent de volume grâce à la prolifération conjonctive et ils se ramollissent par le fait d'hémorragies interstitielles ou par la tendance qu'ils éprouvent à subir la transformation colloïde. Le ramollissement est parfois si accentué que certains myomes donnent une sensation de fluctuation et font penser à des tumeurs kystiques. L'hyperplasie des éléments musculaires ne prend qu'une faible part à l'augmentation de volume qui est souvent rapide.

Voici, d'après Doléris, les modifications histologiques que subit le stroma des fibromes utérins sous l'influence de la gestation :

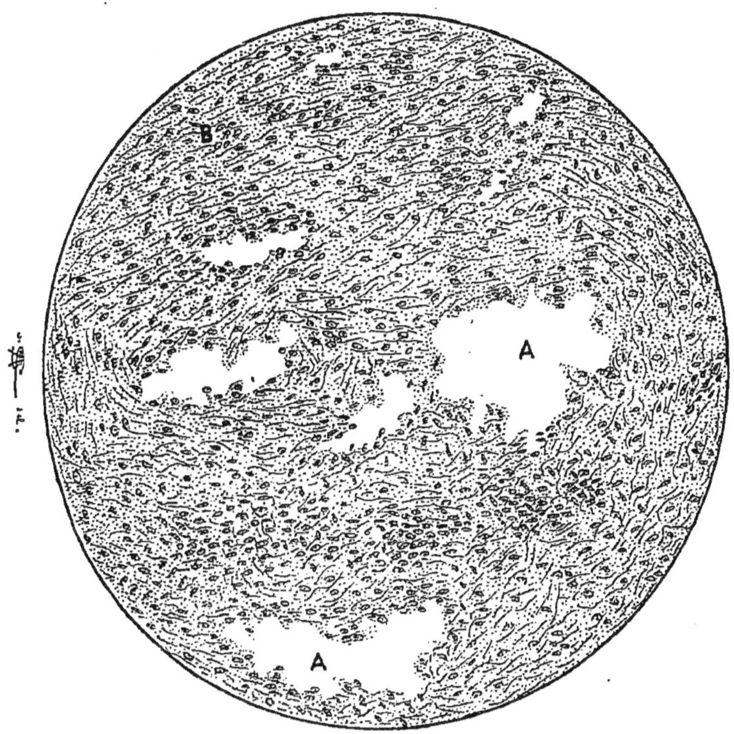

Fig. 61. — Coupe histologique d'un fibrome œdémateux du corps de l'utérus (gross. de 75 diam.). — AA, vacuoles dues à la distension des mailles conjonctives par l'œdème. — B, tissu conjonctif œdématié. (Petit et Bonnet.)

La lobulation est beaucoup plus marquée.

Les cloisons interlobulaires et internodulaires sont épaissies et constituées par un tissu peu dense. Ce tissu est formé d'éléments musculaires et d'éléments conjonctifs, ceux-ci à tous les degrés de développement.

La constitution des lobules et nodules est la suivante :

1° Une *zone centrale* riche en vaisseaux artériels surtout ;

2° Une *zone moyenne* formée de faisceaux connectifs parallèles aux vaisseaux pour la plupart, dont la substance a subi à des degrés divers la transformation muqueuse ou colloïde. Cette même transformation apparaît dans les cellules ;

3° Une *zone périphérique* constituée par des faisceaux conjonctifs disposés en divers sens et dans lesquels on trouve beaucoup d'éléments jeunes, fusiformes ou arrondis. Les faisceaux musculaires sont rares (fig. 61).

Durant la gestation, les lymphatiques des fibromes acquièrent un développement très remarquable.

D'autres fois la tumeur se ramollit notablement. Cornil a constaté des géodes pleines d'un liquide un peu opaque et muqueux avec, dans leurs intervalles, des îlots mortifiés semi-transparents et anémiques qui sont disséminés dans le tissu du myome encore vivant. Les îlots mortifiés montrent des fibres musculaires très petites, sans noyau colorable et des vaisseaux privés de sang ; tandis que le myome vivant présente des fibres musculaires hypertrophiées et des vaisseaux pleins de sang.

On voit donc que les variations subies par les néoplasmes, au cours de la grossesse, ne sont pas les mêmes dans tous les cas. Tantôt ils ne subissent que des modifications insignifiantes, tantôt ils participent à l'augmentation du volume de l'organe sur lequel ils sont implantés. Cette différence dépend à la fois de la texture de la tumeur et de son siège ; s'il s'agit de tumeurs formées surtout par le tissu conjonctif, l'augmentation sera peu marquée, tandis qu'elle l'est beaucoup dans les cas de myomes vrais, c'est-à-dire de néoplasmes formés presque entièrement de fibres musculaires. L'augmentation est surtout marquée lorsque la tumeur n'est pas séparée du parenchyme utérin par une capsule épaisse, parce qu'elle participe plus facilement à la riche vascularisation de l'utérus gravide.

Pour la même raison, les tumeurs qui ont une large base d'implantation, comme certains fibromes sous-séreux et la plupart des fibromes interstitiels, s'accroissent beaucoup plus que les fibromes sous-muqueux, surtout quand ces derniers se présentent sous forme de polype à pédicule mince ; l'augmentation de volume est proportionnelle à la largeur de ce pédicule. Il est facile de comprendre que les tumeurs interstitielles qui forment corps avec le tissu de la matrice, subiront un accroissement proportionnel à la période de la gestation.

On remarquera encore que le siège est d'une importance très grande, ainsi les fibromes du col n'augmentent de volume que pendant les trois derniers mois, ils suivent la destinée du segment qui leur sert d'insertion ; c'est une particularité qui les distingue des fibromes du corps de l'utérus qui s'hypertrophient souvent dès le début dé la grossesse.

Au lieu du ramollissement, certains fibromes présentent la transformation crétacée, tandis que d'autres subissent un travail de nécrose, soit à la suite d'hémorragies entre la capsule et le néoplasme, soit par le fait d'une torsion du pédicule. Ce dernier accident est plus rarement observé que dans les kystes de l'ovaire, il existait cependant dans les observations de Krukenberg et de Cappie.

Après l'accouchement, ces mêmes tumeurs subissent un travail de régression qui est parfois porté si loin que toute trace de néoplasie échappe au clinicien. L'atrophie marche d'autant plus vite que l'hypertrophie gravidique a été plus considérable.

Cette atrophie se produit par le fait de la mortification partielle de la tumeur et de la transformation colloïde que nous avons signalées; ces modifications commencent avec l'hypertrophie pour se continuer parallèlement avec elle. Le ramollissement de la tumeur est périphérique ou central, ou bien il envahit la totalité de la masse: ce qui est assez fréquent ; dans quelques cas il est tellement accentué qu'on peut sentir une sorte de fluctuation et prendre le fibrome pour un kyste. Ce ramollissement a pour avantage principal de favoriser l'assouplissement de la tumeur au moment du passage de la tête et de permettre ainsi à un accouchement spontané de se faire. On a remarqué que cette transformation colloïde était plus marquée dans les tumeurs interstitielles, c'est-à-dire dans celles qui sont intimement unies au corps de la matrice, tandis que dans les néoplasmes sous-péritonéaux et cervicaux, elle est moins marquée : ce qui tient à ce que ces deux variétés de fibromes sont souvent pédiculées.

Fréquence. — Les fibromes de l'utérus constituent une des lésions les plus fréquentes de cet organe ; on sait que Bayle affirmait que le cinquième des femmes au-dessus de trente-cinq ans en étaient atteintes.

L'âge a une grande influence sur la production de ces tumeurs. Si nous réunissons les statistiques de Malgaigne, de Dupuytren, de Braun et de Ch. West, nous avons les chiffres suivants :

Femmes de 15 à 20 ans	3
— 20 à 30 —	40
— 30 à 40 —	83
— 40 à 50 —	86
— 50 à 60 —	22
— 60 à 70 —	2
— 70 à 74 —	5

En outre, il est nécessaire de faire remarquer que le moment où les symptômes se déclarent n'est pas celui où se développe la tumeur. Au point de vue du développement des symptômes, Engelmann a pu faire la statistique suivante. Chez 253 femmes sur 369 :

Apparition des premiers symptômes :

Au-dessous de 20 ans	6 fois
De 20 à 30 ans	48 —
— 30 à 40 —	124 —
— 40 à 60 —	75 —

Ces chiffres que **nous empruntons** à la monographie de Lefour montrent bien que les tumeurs fibreuses et les polypes de l'utérus sont rares pendant la puberté et que leur développement coïncide avec la période d'activité sexuelle de la femme.

SYMPTOMATOLOGIE. — La présence de tumeurs fibreuses sur le muscle utérin n'est pas une condition qui écarte absolument la possibilité d'une grossesse ; aussi devons-nous étudier successivement l'influence que les myomes peuvent avoir sur la fécondation, sur la grossesse et sur l'accouchement.

Influence sur la fécondation. — On comprend très bien que la présence de polypes ou de fibromes dans la paroi de l'organe gestateur soit un obstacle manifeste à la fécondation, mais cet obstacle n'est pas absolu et tout accoucheur a pu observer par lui-même des cas de ce genre. Quelques auteurs, comme Bayle, Cruveilhier, Virchow, Scanzoni et Spiegelberg, ont pensé que l'apparition des corps fibreux était sous la dépendance de l'inactivité de l'appareil sexuel ; mais c'est l'inverse qui est la vérité, c'est-à-dire que l'existence de fibromes est une cause assez fréquente d'infécondité, ainsi Winckel affirme que les femmes mariées atteintes de corps fibreux sont aux célibataires comme 2 : 1. Sur 956 cas rapportés par Gusserow, les corps fibreux existaient :

672 fois chez des femmes mariées ;
284 fois chez des célibataires.

D'autre part, Marion Sims a réuni 605 observations de stérilité, et, sur ces 605 observations, il a constaté 119 fois l'existence de tumeurs fibreuses ; dans 95 cas, il s'agissait de femmes ayant accouché une première fois ou ayant eu des rapports sexuels ; dans 24 cas seulement les femmes étaient célibataires dans toute l'acception du mot.

Cependant l'influence des tumeurs fibreuses sur la stérilité est incontestable, la proportion serait d'un tiers, comme l'indique le tableau suivant emprunté à la thèse de Lefour :

AUTEURS	NOMBRE DE FEMMES OBSERVÉES	NOMBRE DE FEMMES STÉRILES	PROPORTION
West. . .	43	7	1 sur 6,19
Michels . .	127	26	— 4,88
Beigel . .	86	21	— 4,09
Röhrig . .	106	31	— 3,41
Winckel. .	415	134	— 3,09
Schröder .	109	50	— 2,18
M. Clintock	21	10	— 2,10
Scanzoni. .	69	35	— 1,99
Mangiagalli.	14	10	— 1,40
TOTAL .	990	324	MOYENNE. 1 sur 3,05

La moyenne de la stérilité pour les femmes atteintes de fibromes est donc de 1 sur 3,05, tandis que dans les mariages ordinaires, elle n'est que de 1 sur 8 à 8,50.

Les causes qui diminuent la fécondité sont de plusieurs sortes : les fibromes interstitiels ou sous-muqueux, qu'ils soient sessiles ou pédiculés, font obstacle au passage des spermatozoïdes, sans compter les métrorragies et les écoulements leucorrhéiques qui les entraînent au dehors, la tumeur dévie et même écrase les trompes et l'organe utérin tout entier, ou bien elle oblitère l'orifice cervical et les orifices tubaires en les aplatissant contre les parois du bassin, sa présence détermine des troubles vasculaires de l'endométrium qui empêchent le développement de l'œuf fécondé ; elle provoque encore la contraction de l'organe, le spasme de l'orifice interne qui peut se boucher hermétiquement.

Les fibromes sous-péritonéaux déterminent assez souvent de l'ascite par irritation de la séreuse qui les recouvre, cette ascite modifie les rapports de l'ovaire avec la trompe, en raison des changements qu'elle apporte dans la statique abdominale. Enfin, la même forme de myome provoque encore le dépôt de fausses-membranes à la surface de l'ovaire qui est soumis, de ce fait, à une rétraction cicatricielle et aux lésions de l'ovarite chronique (Pestalozza).

Influence sur la grossesse. — Malgré les conditions assez nombreuses qui semblent favoriser l'avortement, il est des cas où la grossesse suit sa marche et triomphe des obstacles qui pourraient l'interrompre. Parfois, le cours de la gestation est régulier et les femmes n'éprouvent aucun symptôme qui mette en éveil l'accoucheur ; il n'y a ni douleurs abdominales, ni pesanteurs, pas de modification dans l'excrétion des matières fécales et de l'urine, aucune hémorragie, aucune sensation de corps étranger, même dans les cas de tumeurs fibreuses multiples, comme le montre la figure 62, empruntée à l'ouvrage de Charpentier. Dans un cas de Guéniot, la grossesse arriva à terme, malgré la présence de 20 fibromes interstitiels.

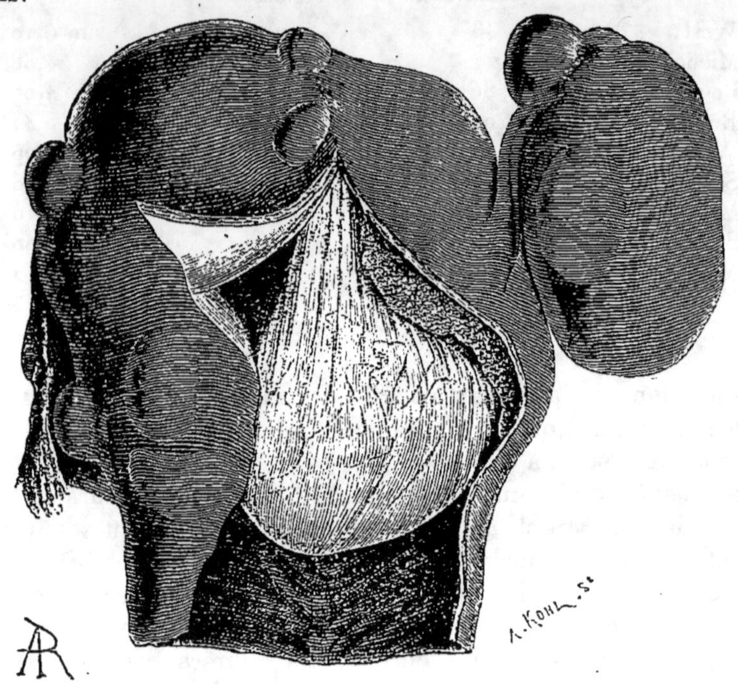

FIG. 62. — Tumeurs fibreuses multiples développées sur un utérus gravide.

Mais l'utérus n'est pas toujours aussi tolérant et les néoplasmes développés sur l'organe gestateur entraînent eux aussi toute une Iliade de maux. Ce sont : les *hémorragies*, *l'avortement*, *l'accouchement prématuré*, *l'insertion du placenta sur le col*, *les anomalies dans la présentation* et *la mort du fœtus*, *la grossesse extra-utérine*, *la rétroversion de la matrice*, *les phénomènes de compression*, sans compter l'inflammation et la gangrène de la tumeur, les accidents qui accompagnent la parturition ou qui n'apparaissent que dans les suites des couches.

1° Pour nous en tenir à la grossesse seulement, nous savons que les *hémorragies* sont fréquemment observées puisque la perte rouge est un symptôme habituel des fibromes en dehors de la gestation; c'est même la présence de ces hémorragies qui trompe le médecin et lui fait croire à l'absence de fécondation. Les pertes surviennent à des époques variées, soit au début, soit à la fin de la grossesse, elles coïncident surtout avec les polypes du col, parce que ces derniers sont plus souvent sous-muqueux que les polypes du corps dont la localisation est fréquemment sous-péritonéale ; Grimsdale, cité par Charpentier, a vu dans un cas ces hémorragies prendre une telle intensité qu'il fut obligé d'énucléer, pendant la grossesse, un myome inséré sur la paroi postérieure de l'utérus ; avortement deux jours après ; la mère guérit. Les hémorragies sont particulièrement redoutables quand le placenta prend son insertion sur la tumeur même, comme l'indique la figure 63.

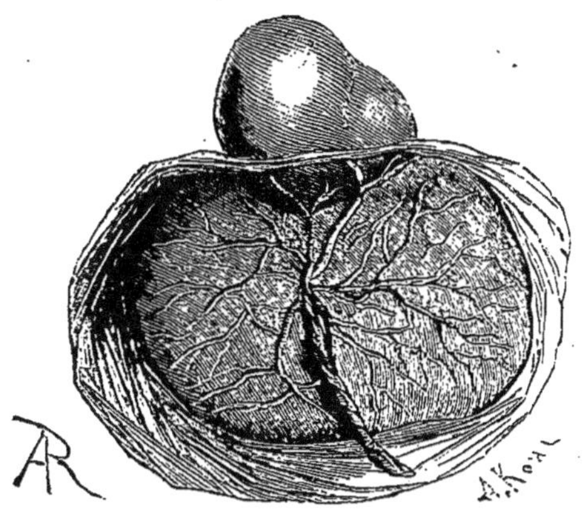

Fig. 63. — Placenta inséré partiellement sur un corps fibreux.

2° L'*avortement* peut être une conséquence de l'hémorragie que nous venons de signaler, il peut être causé, surtout dans les polypes du col, par l'irritation que détermine la présence d'un corps étranger et par la mise en jeu de la contractilité utérine avant l'époque normale ; lorsque le fibrome est interstitiel, l'interruption de la grossesse est provoquée par les altérations de la muqueuse : hypertrophie, congestion, qui se développent dans le voisinage de la tumeur, enfin par l'inextensibilité du tissu utérin au point où elle s'insère.

La statistique suivante, empruntée à la thèse de Lefour, montre bien la fréquence de l'avortement dans les cas de tumeurs fibreuses :

AUTEURS	AVORTEMENTS	ACCOUCHEMENTS	PROPORTION
West. . . .	28	36	1 sur 1,2
Winckel. . .	16	46	— 2,8
Sebileau. . .	15	47	— 3,1
Nauss . . .	47	241	— 5,1
Toloczinow. .	21	119	— 5,6
Lefour . . .	39	227	— 5,8

3° L'*accouchement prématuré* est aussi fréquent que l'avortement, il le serait même davantage pour les polypes du col. Dans ce dernier cas, il est rare que l'accouchement arrive à terme. Chahbazian a trouvé, sur 73 cas de fibrome du col dans lesquels le résultat était donné, 10 accouchements prématurés, ce qui fait 1 sur 7, et 8 avortements, soit 1 sur 9,19. Dans les 307 observations recueillies par Lefour, l'expulsion par les voies naturelles a été notée 227 fois, et, sur ce nombre, il y avait 23 accouchements prématurés, soit 1 sur 9,86 ; pour lui, l'accouchement prématuré serait un peu moins fréquent que l'avortement, mais il faut dire que ses chiffres portent sur les fibromes en général.

4° *L'insertion vicieuse du placenta* est une complication redoutable dont la fréquence relative a été établie par Nauss et par Lefour.

Nauss . . . . . . 5 fois sur 241 cas, soit 1 sur 49
Lefour . . . . . . 13 fois sur 307 cas, soit 1 sur 23,61

Si l'on accepte le chiffre de 1 cas d'insertion vicieuse pour 1000 accouchements comme proportion normale, il résulte que ce chiffre est 42 fois plus fréquent dans le cas où il existe des fibromes utérins. Ajoutons que cette complication n'arrive qu'avec les fibromes du corps ; ceux qui se trouvent sur le col et sur le segment inférieur empêchent généralement l'insertion du placenta à leur niveau ; le placenta s'insère généralement sur des points éloignés du fibrome où l'ovule trouve des conditions favorables à son développement.

5° Les anomalies dans la *situation du fœtus* sont nettement indiqués dans les chiffres que nous donnons plus loin. On sait qu'à l'état normal les présentations du sommet sont particulièrement fréquentes, de 93 pour 100 en moyenne, celles du siège de 3,9 pour 100 enfin celles du tronc de 1,16 pour 100.

La proportion change quand il existe une tumeur qui modifie la forme et la direction de l'ovoïde utérin.

Toloczinow sur 48 cas :

25 présentations du sommet, soit. 1 sur 1,92 ou 52 pour 100
13   —   siège . . . . . .   — 3,09 — 27   —
10   —   tronc . . . . . .   — 4,80 — 20,8   —

Süsserott sur 68 cas :

40 présentations du sommet, soit.   1,70 — 58,8 pour 100
16   —   siège . . . . .   4,25 — 23,5   —
12   —   tronc . . . . .   5,66 — 17,6   —

Nauss sur 86 cas :

46 présentations du sommet, soit. 1 sur 1,86 ou 53,1 pour 100
22   —   siège . . . . .   — 3,90 — 25,5   —
18   —   tronc . . . . .   — 4,77 — 20,9   —

Sur 307 observations de Lefour, la présentation a été notée 102 fois, il y avait :

53	présentations du sommet, soit.	1 sur 1,7	ou 50,98 pour 100
33	— siège	— 3,09	— 32,35	—
17	— tronc	— 6	— 16,66	—

Cette fréquence relative des présentations du siège s'explique facilement si l'on songe à la loi d'accommodation formulée ainsi par Pajot. « Quand un corps solide est contenu dans un autre, si le contenant est le siège d'alternatives de mouvements et de repos, si les surfaces sont glissantes et peu anguleuses, le contenu tendra sans cesse à accommoder sa forme et ses dimensions aux formes et à la capacité du contenant. » La présence d'une tumeur au détroit supérieur rétrécit l'espace par lequel le fœtus peut s'engager et comme ce dernier prend toujours la situation qui lui est le plus commode, il s'engagera par celle de ses extrémités qui est la plus petite, c'est-à-dire par le siège.

Cette condition qui empêche le fœtus de s'accommoder à son contenant, lui laisse pendant longtemps une grande mobilité et l'on observe pendant la grossesse et même pendant le travail, des mutations de positions qui résultent de l'étroitesse de la filière pelvienne.

6° A côté des anomalies de situation qui menacent à la fois la mère et l'enfant, il faut signaler la *mort* assez fréquente de ce dernier : Olshausen rapporte 6 cas de ce genre.

Sur les 307 observations de Lefour, le résultat pour l'enfant a été noté 220 fois et 23 fois le fœtus avait succombé pendant la grossesse, soit 1 sur 9,6. Ce résultat est parfois favorable pour la mère en ce sens que la macération prolongée des parties fœtales dans le liquide amniotique les rend plus réductibles et favorise leur descente à travers un bassin obstrué ou rétréci.

La fréquence de la mort du fœtus résulte des hémorragies et aussi de la compression qu'il subit. Cette compression est extrême, elle a été démontrée dans les cas de Lever et de Depaul où le fœtus était littéralement aplati.

7° Les *grossesses extra-utérines*, soit péritonéales (Conradi, Leopold), soit tubaires ou interstitielles (Stoltz, Harley, Breslau), ont coïncidé avec l'existence de fibromes. Cette complication est plus rare que les précédentes, elle doit être attribuée au défaut de transport de l'œuf à travers la trompe oblitérée, déviée ou comprimée par le corps fibreux (fig. 64).

8° La *rétroversion utérine* s'observe lorsque la tumeur occupe la paroi postérieure de la matrice (fig. 65), sa masse fait basculer l'organe en arrière et dès les premiers mois de la gravidité, on voit apparaître les phénomènes d'incarcération qui accompagnent la

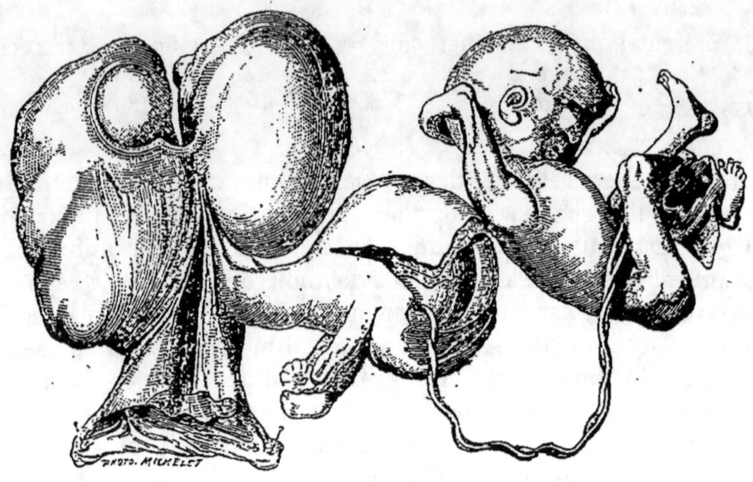

FIG. 64. — Grossesse extra-utérine avec tumeur fibreuse (Gusserow).

rétroversion de l'utérus gravide. La réduction peut se faire spontanément, sinon l'avortement se produit ou bien les accidents

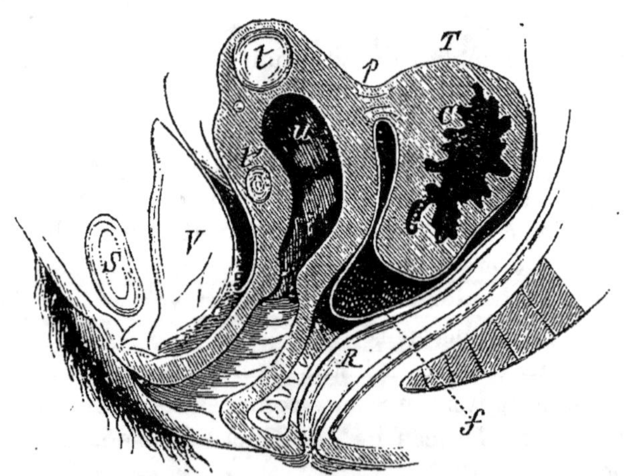

FIG. 65. — Tumeurs fibreuses de la matrice (Tarnier). — S, symphyse du pubis.
—V, vessie. — t, petite tumeur fibreuse. — T, tumeur principale. — c, cavité
de la tumeur. — r, rectum. — f, cul-de-sac utéro-rectal. — p, pédicule de la
tumeur au point où elle se confond avec la face postérieure de l'utérus.

d'incarcération deviennent si menaçants qu'on est obligé de provoquer l'interruption de la grossesse.

9° En dehors de la rétroversion, il peut survenir, dans les organes du voisinage, des phénomènes de *compression* plus ou moins graves et toujours difficilement supportés qui résultent du développement simultané de la tumeur et de l'œuf; ces phénomènes sont accentués surtout dans certains fibromes sous-séreux et interstitiels. On observe de la constipation, des hémorroïdes plus ou moins volumineuses, de la rétention d'urine, de la dysurie, des douleurs dans le bas-ventre, les reins, les cuisses; ces douleurs agissent par voie réflexe sur l'estomac, le cœur, et produisent des vomissements, des palpitations, de l'arythmie, de la dyspnée. On a signalé encore l'œdème des membres inférieurs par compression des veines iliaques, l'ascite, etc. Il est des femmes qui ne peuvent supporter le décubitus dorsal, pour lesquelles le sommeil est devenu impossible et qui sont devenues incapables du moindre effort. Ces symptômes sont parfois accentués au point de nécessiter une intervention rapide et une opération très grave.

D'autres fois, la compression porte sur l'uretère et détermine des troubles importants de la fonction rénale; la dépuration urinaire est incomplète, troublée et l'on voit apparaître, avec l'albuminurie, l'urémie et plus particulièrement l'éclampsie.

Influence sur l'accouchement. — Cette influence est complexe et se manifeste par des accidents nombreux et variés que nous allons signaler successivement. Les complications qui surviennent à cette période dépendent évidemment du volume et du nombre des fibromes, mais surtout de leur siège. A cet égard, les tumeurs sous-séreuses et sous-muqueuses, surtout quand elles sont pédiculisées, sont moins à redouter que les tumeurs interstitielles, leur mobilité est une condition qui facilite leur déplacement. Celles qui sont situées sur le fond de la matrice sont incomparablement moins à craindre que celles qui siègent sur le segment inférieur; la raison en est facile à comprendre.

Les accidents à redouter pendant le travail sont :

1° Les modifications dans les dimensions du canal pelvi-génital;

2° Les troubles dans la marche du travail et dans la contractilité de l'utérus;

3° Les traumatismes locaux, ruptures, hémorragies, rétention du placenta.

Nous terminerons par : 4° La description du mécanisme qui préside à l'accouchement spontané.

1° Les modifications dans les dimensions du canal pelvi-génital résultent de la présence de la tumeur qui obstrue le détroit supérieur (fig. 66), ou diminue l'étendue de la filière pelvienne et c'est souvent une cause grave de dystocie qui rend parfois l'accouchement impossible par les voies naturelles (fig. 67). L'obstacle résulte tout d'abord du siège de la tumeur, et les fibromes du segment inférieur, surtout les fibromes interstitiels, sont les plus redoutables; les difficultés tiennent encore à la dimension du néoplasme : « Pour qu'un fibrome puisse devenir un obstacle sérieux à l'accouchement, disait Tarnier dans son discours à la Société de chirurgie, il faut qu'il soit descendu dans l'excavation, ou du moins dans l'ouverture du détroit supérieur. Il faut, de plus, qu'il ait un certain volume

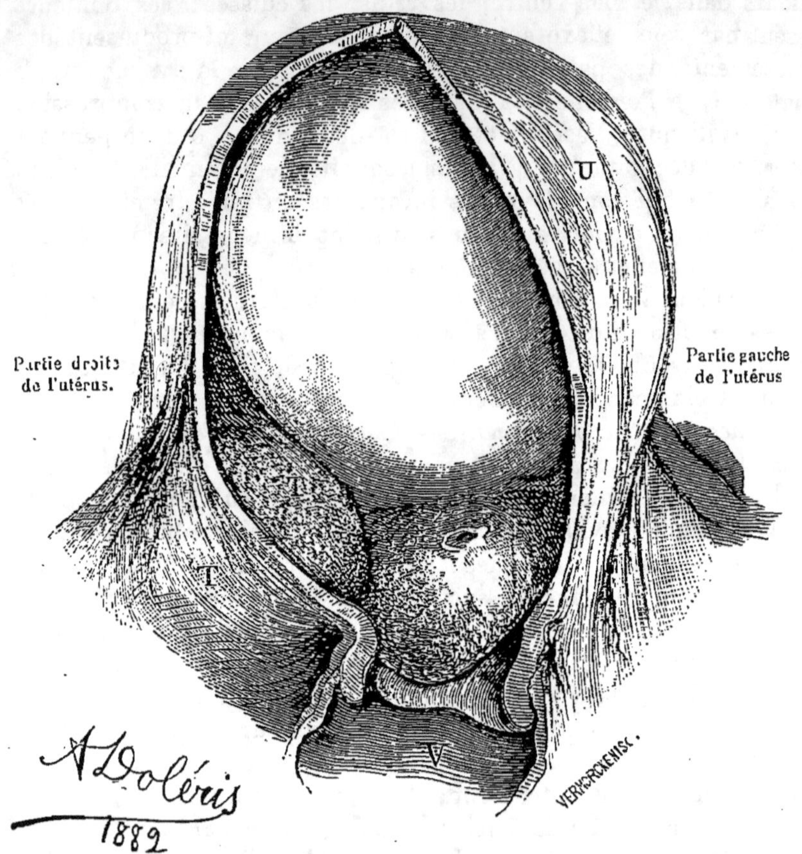

Fig. 66. — Myome insterstitiel utérin occupant le corps et le col. — T, partie de la tumeur faisant saillie dans la cavité utérine. — T', partie extra-utérine. — V, vagin. — U, utérus incisé sur la ligne médiane. — La figure doit être renversée, la partie gauche de l'utérus étant la partie droite sur le cadavre, et *vice versa*.

que j'estime très arbitrairement, je l'avoue, à celui d'un œuf de poule. » Mais l'évaluation des difficultés apportées au travail par la présence d'une tumeur pelvienne est très aléatoire et l'œuf de poule dont parle Tarnier n'est pas toujours l'expression de la vérité; ainsi Fochier se trouva dans la nécessité d'énucléer un fibrome du col qui s'opposait d'une façon absolue, non pas à la dilatation, mais à l'engagement de la tête, bien que ses dimensions fussent celles d'un œuf de pigeon.

On conçoit très bien que la difficulté dépende du siège et du
volume de la tumeur, mais l'obstacle est loin d'être absolu dans
tous les cas; il y a deux conditions qui modifient le danger résultant de la présence d'un corps étranger sur le trajet de la filière
pelvienne : c'est, d'une part, son ramollissement qui est parfois très
marqué et qui permet à la tumeur de s'amoindrir ou plutôt de

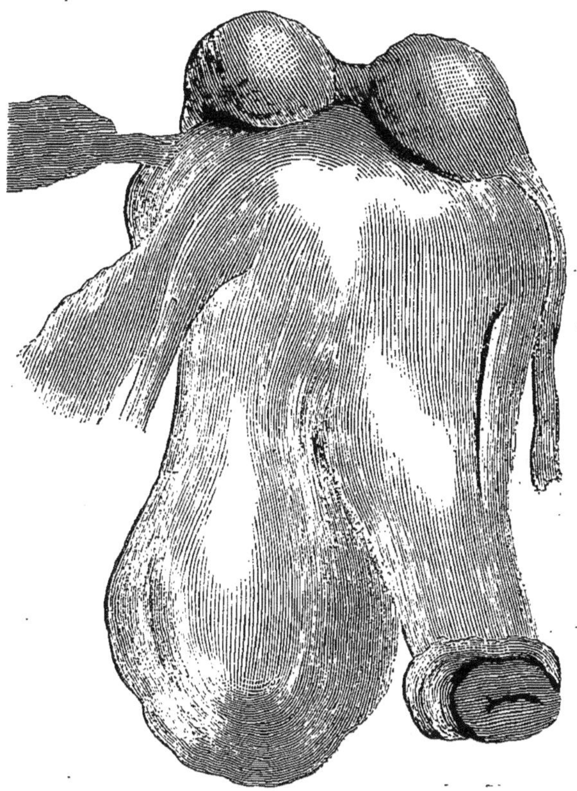

Fig. 67. — Tumeur fibreuse de l'utérus ayant mis obstacle à l'accouchement
et nécessité l'opération césarienne.

s'aplatir, de s'assouplir au moment du passage de la tête, la tumeur
semblant passée à la filière; c'est, d'autre part, le mouvement d'ascension dans la cavité abdominale ou de descente vers l'orifice vulvaire; nous étudierons plus loin ce mécanisme.

2° Lorsque la délivrance est spontanée, elle ne survient souvent
qu'après un travail long et pénible; les douleurs, après avoir été
normales, deviennent irrégulières, rapprochées, le col ne se dilate
pas, la contractilité utérine s'épuise, la femme fait des efforts
inutiles, et peut mourir sans avoir été délivrée. Cette lenteur dans
la dilatation du col tient peut-être à la poussée latérale de l'utérus

qui empêche les douleurs d'être efficaces. C'est dans les cas de ce genre qu'on voit le travail se prolonger pendant deux, trois, quatre et même six jours. Les fibromes interstitiels du segment inférieur et les sous-muqueux sont plus redoutables et influent davantage que les tumeurs du corps et les sous-péritonéales sur la lenteur de la dilatation du col.

3° Le traumatisme le plus redoutable est la *rupture de l'utérus* indiquée par Fabrice de Hilden et par Améline. Elle résulte de l'amincissement des parois utérines au pourtour de la tumeur. Vers la fin de la grossesse surtout, la paroi utérine s'atrophie, sa résistance diminue si bien qu'une déchirure est facile dès le début du travail. Les accidents de cette nature peuvent exister en dehors de la grossesse ; en général ce sont les formes sessiles qui sont le plus à craindre.

On doit signaler encore les *hémorragies* qui coïncident avec l'accouchement et surtout avec la délivrance ; elles sont parfois très graves et peuvent amener la mort par leur abondance quand le placenta est inséré sur la tumeur même ou dans son voisinage immédiat.

La *rétention du placenta* est une complication plus rarement observée, la délivrance se faisant généralement d'une façon normale ; cette rétention n'est guère à craindre que dans les avortements et les accouchements prématurés. Signalons enfin la possibilité de la *délivrance artificielle*.

4° *Accouchement spontané*. — Un fait intéressant et connu depuis longtemps, c'est que, malgré l'existence d'une tumeur fibreuse sur le segment inférieur, l'accouchement peut se faire spontanément. Sur les 307 observations réunies par Lefour, l'accouchement par les voies naturelles a été noté 185 fois et 90 fois l'expulsion fut spontanée.

Lorsque la tumeur est de petit volume ou qu'elle peut s'assouplir grâce à son ramollissement, le dégagement des parties fœtales est facile à comprendre, mais si la masse est trop grande ou que la consistance reste solide, l'accouchement ne pourra se faire qu'au moyen de l'un des deux processus suivants qui sont commandés par le siège du fibrome :

1° Si la tumeur est placée dans la portion vaginale du col, et qu'elle soit pédiculée sous forme de polype, ce qui est le cas ordinaire, son déplacement se fera du haut en bas. L'extrémité fœtale qui est en présentation la pousse devant elle et la fait sortir hors de la vulve. Il arrive même que le pédicule se rompt quand il est trop court et que la tumeur se détache avant de sortir. Dans ces deux conditions on assiste à un double accouchement : celui du polype, puis celui de l'enfant.

2° Si, par contre, la tumeur est implantée dans la région sus-vaginale du col ou sur le segment inférieur, et qu'elle soit sessile ou pédiculée à large base, l'accouchement spontané est encore possible, grâce à un déplacement de la tumeur de bas en haut qui lui fait quitter la région du bassin et lui permet de s'élever au-dessus du détroit supérieur en laissant libre la filière pelvienne. Les causes qui produisent cette ascension sont multiples, quelques-unes comme la rupture de la poche des eaux ou la présence de l'extrémité fœtale au détroit supérieur ne sont qu'adjuvantes; la cause réelle a été bien indiquée par Guéniot : ce sont les tractions produites par les con-tractions utérines pour la dilatation du col; les fibres longitudinales en se contractant sollicitent à la fois l'ascension de la tumeur et la dilatation de l'orifice cervical. Il arrive aussi que le phénomène se produit déjà pendant la grossesse.

Mais l'issue n'est pas toujours aussi favorable et certaines tumeurs échappent au mécanisme qui vient d'être indiqué, soit que l'assou-plissement devienne insuffisant, certaines tumeurs conservant exceptionnellement la consistance et la dureté qui leur sont propres, hors l'état de grossesse, soit qu'il existe des adhérences qui empê-chent le déplacement, ou que le volume de la tumeur soit tel qu'elle ne puisse franchir le détroit supérieur ou le détroit inférieur; on se trouve alors en face des cas les plus graves de dystocie.

Le danger est d'autant plus grand que le fibrome est non seule-ment fusionné avec le segment inférieur de l'utérus, mais inclus dans l'excavation et qu'il se trouve parmi ceux que Spiegelberg nomme des fibromes incarcérés. Dans les cas de ce genre, il y a des obstacles de diverses sortes à une bonne conduite de l'accouchement; en raison de la présence de la tumeur au niveau du col ou du segment inférieur, la tête ne peut s'engager dans la filière pelvienne, le col s'efface difficilement et son déplacement est impossible.

Voici, résumées dans le tableau suivant, l'ensemble des compli-cations qui accompagnent la grossesse et l'accouchement chez les femmes atteintes de fibromes du col; il est basé sur 80 cas réunis par Chahbazian :

Hémorragies pendant la grossesse.	15 fois
Avortements.	8 —
Accouchements prématurés.	10 —
Accouchements à terme ou presque à terme	50 —
Travail long et pénible, mais spontané	10 —
Hémorragies pendant ou après l'accouchement	6 —
Aplatissement du fœtus	5 —
Rupture de l'utérus	2 —
Femmes non délivrées	3 —
Descente de l'utérus	5 —

Influence sur les suites des couches. — Parmi les complications qui apparaissent pendant les suites de couches, l'*hémorragie* est une des plus fréquentes ; elle provient parfois du fibrome lui-même lorsqu'il a servi de point d'insertion au placenta ; elle résulte surtout de l'atonie de la matrice qui ne se contracte que d'une façon incomplète. L'hémorragie peut être tardive, comme je l'observais chez une de mes malades dont la vie fut mise en danger vers le dixième jour des couches. Dans ce dernier cas, il est à supposer que la délivrance a été incomplète et que des lambeaux de membranes ou des parcelles de placenta sont restés adhérents à la surface de la tumeur.

Une complication d'une autre espèce est le *changement de position* que subit l'utérus. Tantôt il y a abaissement marqué et même prolapsus, tantôt la déviation se fait en arrière ou en avant selon le siège de la tumeur ; d'autres fois il se produit immédiatement après l'accouchement une inversion de l'organe qui coïncide avec une hémorragie abondante ; Lambert a publié 6 observations de ce genre dans lesquelles la terminaison fut 2 fois fatale.

La septicémie postpuérale est fréquente, en raison de la gravité et de la fréquence des interventions, en raison des modifications gangréneuses et ichoréiques qui se produisent au niveau des fibromes, de la constitution anatomique de ces derniers, et plus particulièrement de l'élargissement des lymphatiques qui sont les voies ordinaires de l'absorption. Les conséquences du ramollissement des tumeurs fibreuses varient d'après leur siège ; avec celles qui sont sous-péritonéales ou interstitielles, il peut se faire un épanchement dans l'abdomen, d'où péritonite rapidement mortelle ; lorsque le fibrome est sous-muqueux et qu'il se gangrène, il faut craindre surtout la septicémie et la pyohémie. De pareils accidents sont d'autant plus à redouter que le travail a été prolongé et pénible et qu'il a diminué la résistance de la parturiente.

DIAGNOSTIC. — Il est parfois simple, c'est lorsque la tumeur est facilement accessible ou qu'elle a été reconnue avant la grossesse et lorsqu'il survient, en outre, les signes propres de la gestation ; mais il est loin d'en être ainsi dans tous les cas, et alors, tantôt le fibrome passe inaperçu, tantôt c'est la grossesse qui est méconnue ; les confusions les plus étonnantes ont été commises.

Les éléments du diagnostic pendant la grossesse sont les suivants :

— L'apparition, à une époque hâtive de la grossesse, de métrorragies abondantes accompagnées de tranchées utérines ; la soidisant persistance des règles pendant la grossesse doit donner l'éveil et faire penser à l'existence d'un néoplasme ;

— L'existence de deux tumeurs de consistance inégale, l'une

donnant la sensation d'une masse molle qui est l'utérus gravide, l'autre de parties dures, résistantes, constituées par la masse indurée du myome;

— Le développement brusquement rapide qui ne peut être expliqué ni par la grossesse seule, ni par l'existence isolée d'un fibrome.

Pendant le travail on peut soupçonner l'existence d'une tumeur interstitielle dans le segment inférieur de l'utérus, c'est-à-dire dans un point dont l'accès est difficile lorsqu'il y a impossibilité de l'effacement ou de la dilatation du col; s'il n'y a pas de contracture de cet orifice, si les bords ne sont pas indurés et cicatriciels, il faudra songer à un obstacle d'une nature spéciale. Pour confirmer le diagnostic, il sera parfois nécessaire de pratiquer le toucher rectal ou de combiner, après anesthésie de la patiente, le toucher manuel au palper, on introduira la main entière dans le vagin pour explorer le segment inférieur. Cette manœuvre a pour avantage d'établir, lorsque le diagnostic est difficile, le siège exact de la tumeur, son état sessile ou pédiculé, sa mobilité plus ou moins grande, et parfois d'arriver à produire son déplacement vers le haut.

Le diagnostic différentiel doit se faire avec :

1° *Avortement.* — L'hémorragie des premiers mois pourra faire supposer l'interruption de la grossesse qui, du reste, est possible comme nous le savons. L'exploration du col, l'examen des caillots expulsés permettront de reconnaître la persistance de la gestation.

2° *Placenta prævia.* — Dans ce dernier cas, les hémorragies sont tardives et ne se montrent guère qu'à partir du sixième mois ; elles sont irrégulières, peu abondantes, mais persistent avec une ténacité déplorable; elles ne s'accompagnent pas de coliques utérines comme les pertes qui sont la conséquence des fibromes. L'examen direct permet souvent de reconnaître la situation exacte du placenta.

3° *Grossesse gémellaire.* — Chahbazian prétend que cette erreur se fait surtout après l'accouchement ; elle est également possible au cours de la grossesse par le fait du volume exagéré du ventre et de l'existence de masses distinctes de deux extrémités fœtales. L'habitude du palper permettra d'éviter cette confusion, car la sensation que donne le myôme n'est plus celle qui résulte de la dureté arrondie de la tête et de la mollesse relative du siège.

4° *Grossesse extra-utérine.* — La difficulté est plus grande encore et l'erreur a été commise dans les deux sens ; il est arrivé qu'on a pris la tumeur pour une grossesse extra-utérine et d'autres fois qu'on a confondu cette dernière avec un myôme. Dans les deux cas, il existe des douleurs abdominales qui coïncident avec le développement d'une tumeur adhérente à la matrice. Il faudra tout d'abord aller à la recherche de l'utérus qui est vide dans le cas de grossesse extra-utérine, puis l'examen minutieux de la tumeur permettra d'en reconnaître la nature ; la palpation sera d'un grand secours, de même que le toucher rectal pour les fibromes situés dans le cul-de-sac de Douglas ; la consistance arrondie, régulière du fibrome est distincte de l'élasticité irrégulière qui caractérise les parties fœtales.

5° *Rétroversion de l'utérus.* — La confusion ne sera possible que pendant les premiers mois de la grossesse et lorsque la tumeur occupe le cul-de-sac de Douglas. La marche rapide des symptômes, les phénomènes graves de compression qui caractérisent l'incarcération de l'utérus gravide ressemblent peu à la progression lente, aux sensations atténuées de tension abdominale qui accompagnent les fibromes. Répétons encore que les résultats variables que donnent le palper et le toucher permettront presque toujours de les distinguer.

Pronostic. — La présence d'un fibrome sur un utérus gravide est presque toujours une complication fâcheuse qui peut mettre en danger la vie de la mère et de l'enfant. Sans revenir sur les accidents déjà énumérés, nous nous bornerons aux chiffres suivants, empruntés à Gusserow :

Sur 228 femmes atteintes de myômes utérins, la mortalité de la mère s'est élevée à 57 pour 100, et, sur les 147 enfants dont le sort a été indiqué, 66 pour 100 succombèrent ; 13 femmes moururent sans avoir été accouchées.

Dans l'appréciation de la gravité plus ou moins grande qui accompagne les fibromes, il faut tenir compte de conditions diverses : de leur volume, de leur nombre, de leur siège, de leur consistance, de leur mobilité. Le siège est surtout important à considérer, non point seulement à cause de l'obstacle mécanique qui résulte de certaines localisations, mais en raison de la fréquence des hémorragies qui sont parfois des accidents mortels. D'une façon générale et toutes choses égales d'ailleurs, le pronostic est plus sévère pour les fibromes du segment inférieur que pour les fibromes du corps, la situation des premiers dans la filière pelvienne, les rapports de voisinage qu'ils présentent avec l'orifice cervical expliquent aisément cette différence. Les tumeurs interstitielles comportent plus de danger que les sous-péritonéales et celles-ci provoquent plus facilement des accidents que les fibromes sous-muqueux. La longueur du pédicule de même que ses petites dimensions sont des conditions relativement favorables parce qu'elles donnent une plus grande mobilité au néoplasme.

Traitement. — *Avant la grossesse.* — Il est prudent de ne conseiller ni le mariage, ni la maternité aux femmes atteinte de fibrome. On pourra peut-être se relâcher de cette sévérité, si la tumeur est localisée sur le col, surtout lorsqu'elle est sous-muqueuse. L'ablation en est généralement facile. Mais il faut convenir que le médecin est bien rarement consulté à cette période.

Pendant la grossesse. — L'expectation doit être observée s'il n'y a ni douleurs, ni hémorragies, si les dimensions de la tumeur sont modérées; on peut toujours espérer l'aplatissement, l'assouplissement de la masse, et son ascension au moment du travail.

D'une façon générale, on doit patienter et n'intervenir que lorsque la situation l'exige. Mais l'expectation a ses limites, et, dès qu'apparaissent des douleurs vives, des symptômes de compression ou des hémorragies menaçantes, l'intervention est légitime. Elle semble indiquée surtout par les fibromes du col, en raison de l'accès facile qu'ils offrent au chirurgien et du peu de danger compatible avec l'opération. On peut alors pratiquer l'extirpation des fibromes sous-muqueux lorsqu'ils ont un pédicule très mince. On emploie la ligature ou l'écrasement pour ces tumeurs pédiculées, l'énucléation pour les tumeurs sessiles. Cette dernière opération est recommandée par Mundé qui a pu citer 16 cas dont 1 personnel, la mère n'a succombé que 2 fois et presque toujours les enfants sont nés vivants. Danyau a enlevé par la voie vaginale une tumeur qui pesait 650 grammes, et mesurait 15 centimètres de diamètre.

La provocation de l'avortement pourra être discutée, mais ne sera réalisée que dans les cas où l'accouchement semble impossible; l'interruption artificielle de la grossesse est loin d'être sans danger à cause des hémorragies si graves qui l'accompagnent d'ordinaire.

On a proposé encore de pratiquer la myomectomie ou ablation des fibromes sous-séreux, à évolution abdominale, non seulement lorsque la tumeur est pédiculée et siège sur le milieu du fond de la matrice, mais encore dans les formes interstitielles; même dans ces cas, Frommel préfère l'énucléation, pourvu qu'on puisse le faire sans ouvrir la cavité utérine, c'est-à-dire sans toucher à la muqueuse. Routier, qui a relevé les observations où l'on est intervenu en enlevant la tumeur et en laissant l'utérus en place, est arrivé à un total de 15 cas sur lesquels il y eut 5 morts, 10 guérisons. Dans les 10 guérisons, 3 fois l'avortement survint et 7 fois la grossesse continua et put arriver à terme. Il s'agit évidemment d'une opération grave qui expose à des hémorragies inquiétantes pour peu qu'on entame le tissu utérin dans le voisinage des cornes; elle ne saurait être recommandée pour les fibromes interstitiels, parce qu'il est impossible de savoir jusqu'où vont leurs limites. Routier a réussi cependant à enlever une tumeur fibreuse pesant 2415 grammes, sur un utérus gravide sans voir la grossesse interrompue.

Pendant le travail. — Il est difficile de donner des indications précises, parce que chaque cas mérite d'être étudié en particulier.

L'expectation est souvent légitime, puisque nous savons que

l'accouchement spontané se produit parfois malgré la présence d'un obstacle qui semble s'opposer absolument à la sortie du fœtus. « Il faut attendre d'abord, dit Lefour, en faisant à la nature la part aussi large que possible, mais limitée par l'intérêt de la mère et de l'enfant ; agir ensuite sur la tumeur, de manière à faire diminuer ou à faire disparaître l'obstacle, puis, si ces tentatives sont restées infructueuses, agir sur le fœtus ou terminer l'accouchement par une opération sur la mère. »

On patientera donc, mais si le travail se ralentit, que la mère se fatigue inutilement et que l'enfant souffre, on devra intervenir. On cherchera en premier lieu à dégager le petit bassin en soulevant les fibromes et on s'efforcera de provoquer son ascension dans la cavité abdominale. Un moyen qui facilite cette manœuvre est de faire prendre à la patiente la position génu-pectorale ; il est parfois nécessaire d'introduire dans le vagin un ou plusieurs doigts et même la main entière. La pression devra être pratiquée dans l'intervalle des douleurs.

Si le dégagement est impossible, il faudra tenter l'extirpation ; dans les cas de fibrome pédiculé, on se servira du bistouri boutonné ou des ciseaux ; s'il s'agit d'une tumeur interstitielle, on incisera avec un bistouri sur la partie la plus saillante de la tumeur et on l'énucléera avec les doigts, ce qui est souvent facile.

Quand on ne peut ni refouler la tumeur, ni l'enlever par une des opérations indiquées, il faudra se conduire comme on a l'habitude de le faire en face d'un rétrécissement du bassin. Deux méthodes sont en présence : la version et le forceps, la première recommandée par Tarnier, la seconde par Depaul, Charpentier, Süsserott, Lefour, Chahbazian.

Résultats donnés par le forceps :

	TOTAL	MÈRES vivantes	MÈRES mortes	ENFANTS vivants	ENFANTS morts	ENFANTS inconnus
CHAHBAZIAN .	5	5	0	3	0	2
SÜSSEROTT . .	20	12	8	7	13	»
LEFOUR. . . .	26	19	7	13	6	7
TARNIER. . . .	6	2	4	2	4	»

On a donc :

Applications de forceps. 57
Mères vivantes . . . . 38 soit 67 pour 100
Enfants vivants . . . . 25 — 44 —

Résultats donnés par la version :

	TOTAL	MÈRES vivantes	MÈRES mortes	ENFANTS vivants	ENFANTS morts	ENFANTS inconnus
Tarnier . . .	6	2	3	3	3	»
Chahbazan. .	3	2	1	1	1	1
Süsserott . .	20	3	17	3	7	»

```
Total des versions  . . . . . . .  29
Mères vivantes  . . . . . . .  7 soit 25 pour 100
Enfants vivants  . . . . . . .  7  —  25  —
```

En comparant les chiffres ci-dessus, on voit que l'avantage reste au forceps pour la mère aussi bien que pour l'enfant; la version ne semble guère indiquée que dans les présentations transversales.

A côté des opérations ordinaires que nous venons de citer, on a pratiqué encore la *perforation,* l'*embryotomie,* l'application du *crochet mousse.*

Enfin, lorsque ces différents procédés sont insuffisants pour écarter de la filière pelvienne l'obstacle constitué par la tumeur, il faut recourir à l'opération césarienne ou à l'opération de Porrò. Les résultats qu'elles donnent l'une et l'autre ne sont guère encourageants, ainsi sur les 28 opérations césariennes rassemblées par Cazin, 4 femmes seulement survécurent et 15 enfants naquirent vivants; la mortalité des mères s'est élevée à 85 pour 100. Les chiffres de Sänger sont à peine meilleurs puisque la mortalité est encore de 80 pour 100 pour les 53 opérations césariennes qu'il a réunies; des 8 opérations de Porrò, une seule se termina heureusement. Le danger de l'intervention est plus grand quand on opère à terme.

Malgré les chiffres que j'ai indiqués, quelques gynécologues comme Hegar, Kaltenbach, Pozzi, préfèrent l'hystérectomie supra-vaginale à l'opération césarienne; dans ce cas c'est la ligature extra-péritonéale du pédicule qui leur paraît le procédé opératoire offrant le plus de sécurité au double point de vue de l'hémorragie et de la septicémie.

Pendant les suites de couches. — Les complications qui apparaissent après l'accouchement ont été indiquées déjà : ce sont les *hémorragies,* la *rétention du placenta,* l'*endométrite septique,* les *douleurs expulsives très vives;* il faut les traiter par les moyens ordinaires. Il peut arriver que ces complications constituent par elles-mêmes une indication formelle d'ablation de la tumeur; mais si l'hémorragie est menaçante, si les douleurs expulsives persistent malgré la délivrance, que le ramollissement ou la gangrène de la tumeur fasse craindre une infection générale, l'intervention s'impose. On peut opérer peu après l'accouchement, lorsque les fibromes sont accessibles, ce qui arrive assez souvent parce qu'ils se pédiculisent une fois la délivrance faite.

Avant de terminer, je donne le tableau suivant qui résume, d'après Chahbazian, les résultats des différents traitements des fibromes du *col de l'utérus* compliquant la grossesse et l'accouchement.

CAS		MÈRE			ENFANT		
		Guérisons	Morts	?	Vivants	Morts	?
8	Extirp. pend. la gross.	7	1	»	5	3	»
32	Expectation	21	9	2	7	14	11
3	Refoul. pend. l'accouch.	2	1	»	3	»	»
12	Extirpation	11	1	»	5	5	2
5	Forceps.	5	»	»	3	»	2
3	Version	2	1	»	1	1	1
2	Extraction manuelle. .	1	1	»	1	»	1
1	Crochet sur l'aîne . . .	»	1	»	»	1	»
5	Embryotomie.	2	3	»	»	5	»
6	Opération césarienne .	1	5	»	2	3	1
17	Extirp. apr. l'accouch.	13	4	»	»	»	»

ARTICLE III. — MALADIES DES OVAIRES. — KYSTES DE L'OVAIRE

ATLEE, Americ. Journ. of med. Science, 1885, p. 390. — ARONSON, Zur Ruptur, Vereiterung u. Axendrehung von Ovarialkysten, Inaug. Dissert., Zurich, 1883. — BARNES, Maladies des femmes, trad. française, Paris, 1873. — BOUTEILLIER, Grossesse compliquée de kyste ovarique. Ovariotomie (Progr. médic., 1887, p. 293). — CAUCHOIS, Ovariotomie au cours de la grossesse (Soc. de chirurg., séance du 12 avril 1885). — CAYLA, Contribution à l'étude de l'ovariotomie pratiquée pendant la grossesse, thèse, Paris, 1882. — DELCOURT, Grossesse compliquée d'un kyste du ligament large. Ponction. Acccouchement à terme (Archiv. de tocol., 1885, p. 1021). — DOUMAIRON, Etude sur les kystes ovariques compliquant la grossesse, l'accouchement et la puerpéralité, thèse, Strasbourg, 1868. — DSIRNE, Die Ovariotomie in der Schwangerschaft (Archiv f. Gynæk., 1892, Bd. XLII, p. 415). — O. ENGSTROM, De l'ovariotomie pendant la grossesse (Ann. de gyn., 1890, octobre). — FEHLING, Ueber Komplication von Schwangerschaft und Geburt mit. Tumoren der Beckenorgane (Deutsch. med. Wochensch., 1888, n° 49). — FOCHIEN, Dystocie consécutive à l'obstruction du bassin par des tumeurs kystiques (Lyon médic., 4 juillet 1886). — FRITSCH, Traité clinique des opérations obstétricales, trad.

franç., p. 247. Paris, 1892. — GALABIN, A case of Ovariotomy during pregnancy, without interruption to gestation. (Brit. med. Journ., 13 mars 1880, p. 397). — HEIBERG, Tumor ovarii in graviditate, th. de Copenhague, 1881, analyse in Centralbl. f. Gynæk., 1882, p. 405. — A. HERRGOTT, Accouchement et kyste de l'ovaire (Ann. de gyn., 1886, p. 410). — JETTER, Ueber den Einflus der Eierstocksgeschwülste auf Conception, Schwangerschaft, Geburt und Wochenbett, Inaug. Dissert., Tübingen, 1861. — LAROYENNE, Communication à la Société des Sciences médicales (Lyon médic., 29 juillet 1883). — LARRIVÉ, Observations recueillies à la clinique de M. Laroyenne (Lyon méd., 1880, 16 mai). — LEE, Structure of the gravid Uterus during the performance of Ovariotomy (Americ. Journ. of obst., 1883, p. 286). — LOMER, Ueber Complication der Geburt durch Ovarientumoren (Archiv f. Gynæk., 1882, p. 301). — MÖLLER, Ovariencyste, Schwangerschaft und Geburt komplicirend (Centralbl. f. Gynæk., 1883, p. 216). — MUNDÉ, Ovariotomie pendant la grossesse (Ann. de gynéc., II, p. 73). — NEPVEU, Rupture des kystes de l'ovaire dans le péritoine (Ann. de gynéc., 1875, t. IV, p. 14). — NOLTING, Schwangerschaft und Geburt komplicirt durch Ovarialtumor, Inaug. Dissert., Berlin, 1884. — OLSHAUSEN, Die Krankheiten der Ovarien. Stuttgart, 1886. — OMORI et IKEDA, Bericht über 50 Ovariotomien (Berlin. klin. Wochensch., 1890, n° 7). — PLAYFAIR, On the treatment of labour complicated by ovarian tumour (Obst. Transactions, 1868, vol. IX. p. 69). — POLAILLON, Rapport sur le travail de Cauchois (Soc. de chirur., séance du 12 août 1885). — DU MÊME, Ovariotomie double avec continuation de la grossesse (Acad. de médecine, 25 juillet 1892). — W. POTTER, Cas d'ovariotomie double pendant la grossesse, THORNTON, MUNDÉ, GARDNER et MONTGOMERY, Association américaine des accoucheurs et gynécologistes, section de Washington, 18-20 septembre 1888. — RÉMY (S.), de Nancy, De la grossesse compliquée de kyste ovarique, thèse d'agrégat., Paris, 1886 (bibliographie). — REUTER, Ovariotomie bei Gravidität, Inaug. Diss., Iéna, 1888. — SÆNGER, Ueber primäre desmoide Geschwülste der Ligamenta lata (Archiv f. Gynæk., Bd. XVI, 1880, p. 258). — SCHRÖDER, Die Laparotomie in der Schwangerschaft (Zeitsch. f. Geburtsk., 1880, Bd. V, p. 383). — SPENCER WELLS, Three hundred additional cases of Ovariotomy (Medic. chirur. Transactions, 1887, vol. LX, p. 209, ou Transact. of obst. Society, 1877, vol. XIX, p. 185). — L. TAIT, One hundred and thirty nine Ovariotomies without a death (Brit. med. Journ., 15 mai 1886, p. 921). — TERRILLON et VALAT, De la conduite à tenir en présence d'une grossesse compliquée de kyste ovarique (Arch. de tocol., 1886, p. 207). — TREILLE, Les tumeurs de l'ovaire considérées dans leurs rapports avec l'obstétrique, thèse, Paris, 1873. — VEIT, Ueber einige Fälle von Carcinoma corporis Uteri (Berlin. klin. Wochensch., 1883, p. 493).

HISTORIQUE. — Les premières observations de kystes de l'ovaire venant compliquer l'accouchement se rapportent à des trouvailles d'autopsie; la tumeur est tantôt méconnue, tantôt prise pour une hydropisie, une exostose; puis viennent les cas isolés assez nombreux, publiés par les médecins du commencement de ce siècle dans lesquels on s'occupe à peu près exclusivement des difficultés qui surviennent pendant la parturition.

Le premier travail d'ensemble où la question soit étudiée avec toute l'ampleur qu'elle mérite est celui de Jetter (1861) que nous rappellerons à différentes reprises. Cette étude est basée sur les observations de 165 femmes qui eurent ensemble 215 accouchements. Une statistique aussi étendue permit à l'auteur d'apprécier la gravité de cette complication, de montrer sa fréquence relative et d'en indiquer le traitement.

La thèse de Doumairon (1868) soutenue devant l'ancienne Faculté de Strasbourg mérite une mention spéciale parce qu'elle représente exactement l'enseignement de Stoltz et de Kœberlé ; nous citerons encore les recherches de Treille (1873), de Olshausen, de Heiberg, de Lomer ; enfin la thèse d'agrégation de Rémy (1881) qui est certainement le travail le plus complet qui ait paru dans la littérature médicale française sur ce point spécial d'obstétrique. Le traitement à appliquer dut varier nécessairement avec les progrès de la thérapeutique ; borné à l'expectation tout d'abord, puis à des opérations simplement palliatives comme la ponction et l'accouchement provoqué, il devint plus audacieux avec les conquêtes de l'antisepsie et aujourd'hui que l'ovariatomie est devenue une opération relativement simple, l'existence de la grossesse n'en détourne plus les chirurgiens. Il est juste de citer les noms de Spencer Wells et de Schröder qui ont contribué, par leurs succès, à entraîner les gynécologues dans cette voie et à montrer que l'extirpation est le traitement de choix pour les tumeurs ovariques qui viennent compliquer la gestation.

ANATOMIE PATHOLOGIQUE. — DIVISION. — Les kystes de l'ovaire qui coïncident avec la grossesse ne présentent aucune particularité spéciale au point de vue de leur structure ; on peut adopter, pour eux, la division classique en :

1° *Kystes proligères ;*
2° *Kystes dermoïdes.*

Les kystes proligères doivent eux-mêmes être distingués en :

a) Kystes proligères *glandulaires*, selon que la prolifération principale provient de l'épithélium et aboutit à la formation de tubes glandulaires.

b) Kystes proligères *papillaires*, selon que le néoplasme se forme aux dépens du tissu conjonctif de la paroi et se projette sous forme de végétation à l'intérieur et même à l'extérieur (Waldeyer).

Les kystes proligères glandulaires sont de beaucoup les plus fréquents et c'est chez eux qu'on observe les différentes variétés établies par Cruveilhier, de kystes *uniloculaires, multiloculaires* et *aréolaires* (fig. 68). Les kystes papillaires se forment le plus souvent aux dépens des kystes multiloculaires.

Le volume de ces différentes tumeurs varie de la grosseur d'une orange, comme il arrive pour certains kystes dermoïdes, aux masses énormes qui remplissent l'abdomen entier et contiennent jusqu'à 30 à 40 litres de liquide.

Le contenu varie selon que le kyste est proligère ou dermoïde, et, dans le premier cas, selon que la cavité est glandulaire ou papillaire. Dans les kystes glandulaires à grande poche unique, le liquide est souvent clair comme de l'eau de roche, un peu filant, sirupeux et non albumineux s'il n'y a pas d'inflammation. Dans les kystes papillaires, la viscosité est moindre.

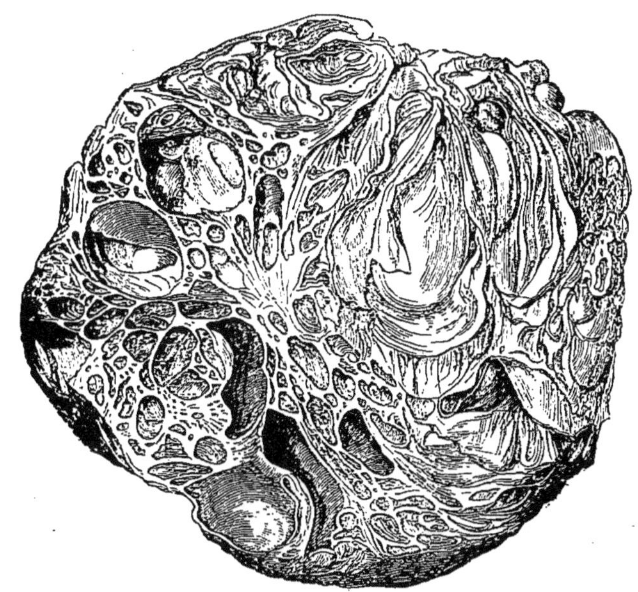

Fig. 68. — Tumeur aréolaire de l'ovaire.

Les kystes multiloculaires contiennent un liquide également filant et sirupeux, mais d'aspect brunâtre. chocolaté, qui résulte d'épanchements sanguins. Parfois on rencontre des masses riziformes et des paillettes de cholestérine.

Les kystes dermoïdes sont plus rares et ne constituent, d'après Olshausen, que 3,3 pour 100 des tumeurs de l'ovaire ; on les rencontrerait plus fréquemment comme complication de la grossesse ; Jetter a indiqué les chiffres suivants se rapportant à 166 cas de tumeurs ovariques :

Kystes uni ou multiloculaires. 91   Dégénérescences carcinomateuses 11
— dermoïdes . . . 31   Tumeurs incertaines . . . 27
Dégénérescences colloïdes . 6

Le rapport des kystes dermoïdes aux autres tumeurs serait donc de 18,6 pour 100, c'est-à-dire six fois plus grand pendant la grossesse. Ces néoplasmes ont une grande importance pour l'accouchement parce qu'ils s'enclavent souvent dans l'intérieur du bassin et des bassinets qui, malgré leur petit volume, constituent un empêchement grave à la bonne conduite de l'accouchement. On sait que leur enveloppe est épaisse et qu'on trouve à leur intérieur des dents, des cheveux, des fragments d'os, de cartilage, au milieu d'un liquide blanchâtre, lactescent (fig. 69).

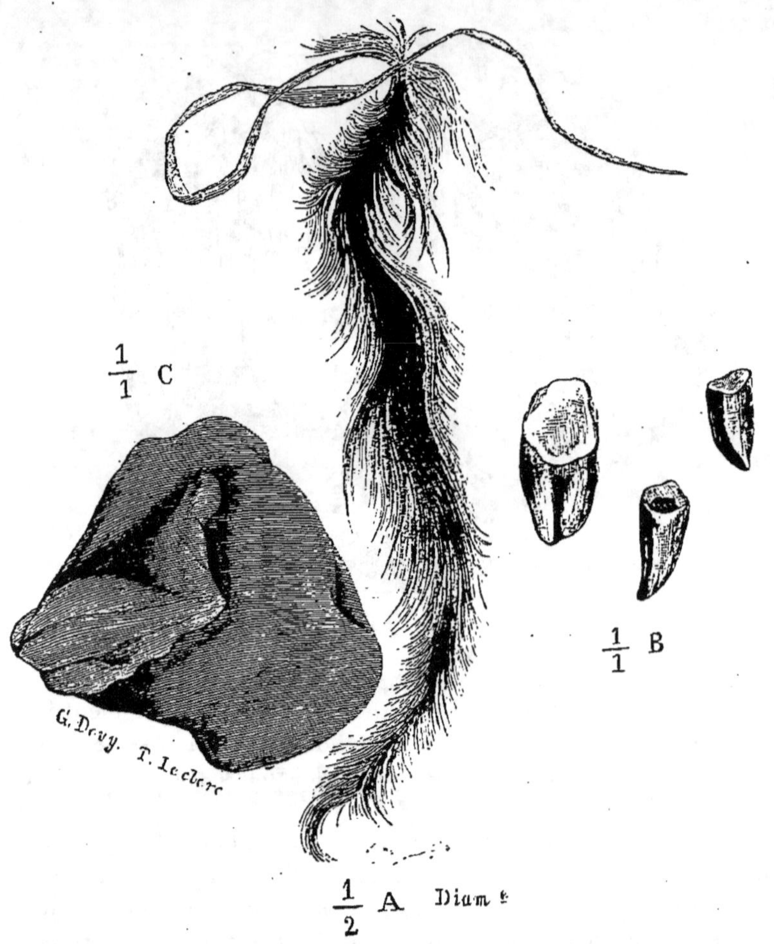

FIG. 69. — Produits extraits d'un kyste dermoïde.

Enfin, il existe des *kystes mixtes* résultant de la coexistence des trois variétés que nous venons de décrire. Les kystes dermoïdes plus particulièrement se compliquent de kystes proligères multiloculaires qui modifient leur aspect et augmentent leur volume dans des proportions considérables.

Ajoutons encore que les deux ovaires peuvent être atteints simultanément et offrir des tumeurs de nature différente.

En résumé, on peut rencontrer, pendant la grossesse, les variétés suivantes :

1° *Kystes proligères glandulaires :*
    a) *Uniloculaires;*
    b) *Multiloculaires;*
    c) *Aréolaires.*
2° *Kystes proligères papillaires.*
3° *Kystes dermoïdes.*
4° *Kystes mixtes.*

Le siège de ces tumeurs kystiques varie avec leurs dimensions; quand leur volume est considérable, elles siègent dans la cavité abdominale ; dans le cas contraire, elles peuvent rester dans l'intérieur du bassin, le plus souvent dans la fosse de Douglas. Les rapports qu'elles présentent avec l'utérus gravide sont également variables; elles peuvent se placer soit à côté de cet organe, soit en avant ou en arrière, et le refouler du côté opposé. Le plus ordinairement, les deux tumeurs sont placées l'une à côté de l'autre et se touchent par leur face latérale (fig. 70).

SYMPTOMATOLOGIE. — Pas plus que les tumeurs fibreuses, les kystes de l'ovaire ne constituent un obstacle absolu à la fécondation; mais, par leur siège et leur volume, ils ont une influence des plus manifestes sur la marche régulière de la grossesse. Il est à remarquer aussi que la gravidité peut déterminer des modifications du côté de la tumeur par la torsion du pédicule, la rupture de la poche, l'inflammation de son contenu, etc. Enfin les kystes ovariques sont une source de complications pour le travail de l'accouchement et même pour les suites de couches. Nous allons étudier successivement ces différentes conditions.

Influence des kystes sur la grossesse. — La présence d'une tumeur de l'ovaire n'est pas une condition favorable pour la fécondation ; ces néoplasmes détruisent une partie plus ou moins grande du parenchyme ovarien et diminuent le nombre des follicules de de Graaf ; en outre, ils modifient les rapports de la trompe et de l'ovaire, déterminent des déviations de l'organe utérin qu'ils mettent en antéversion ou rétroversion et dont ils produisent l'inclinaison latérale. Laroyenne a présenté à la Société des Sciences médicales de Lyon, en 1883, un utérus gravide de six semaines environ, provenant d'une femme qui venait de succomber à une hématocèle rétro-utérine. Cette malade avait été opérée, quelques mois auparavant, d'un kyste de l'ovaire; il n'y avait pas eu de grossesse avant l'opération, bien qu'elle fût mariée depuis plusieurs années. La fécondation avait suivi rapidement l'extirpation du kyste.

Quelques auteurs ont voulu apprécier par des chiffres la fréquence de la stérilité dans ces conditions ; d'après Simpson, Veit, Martin, la proportion des femmes stériles s'élèverait à 33 et 34 pour 100, tandis qu'à l'état normal elle n'est guère que de 10 pour 100 d'après Simpson. Les chiffres d'Olshausen sont un peu moindres, 16,8 pour 100, mais ils montrent également que la fécondité est amoindrie chez les femmes atteintes de kyste ovarique.

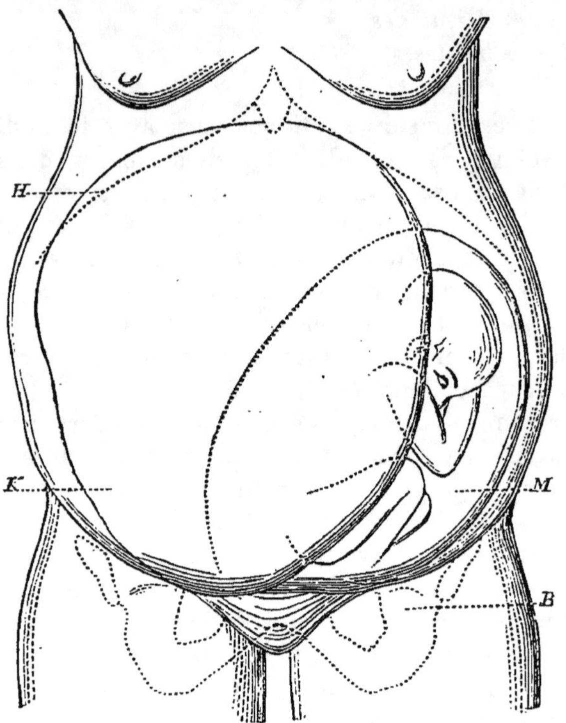

Fig. 70. — Kyste ovarique et grossesse.

Toutefois l'obstacle apporté à la procréation n'est pas absolu, la destruction unilatérale d'un ovaire n'empêche nullement l'organe homologue du côté opposé de fonctionner, et, même lorsqu'ils sont l'un et l'autre le siège de tumeur kystique, la fécondation peut se produire, soit qu'une petite parcelle du parenchyme sain persiste, soit, comme l'explique Spencer Wells, qu'il se trouve dans le voisinage un petit ovaire supplémentaire. La grossesse est donc possible, même la grossesse gémellaire et trigémellaire (Rogers). Il peut arriver encore qu'une série de gestations se succèdent chez les mêmes femmes depuis le début de la tumeur. « Je me rappelle entre autres, dit Spencer Wells, le cas d'une femme qui, bien qu'atteinte d'un kyste ovarien, devint enceinte cinq fois et eut cinq enfants sans accidents ; le kyste s'était développé lentement et n'avait jamais été ponctionné. Il n'y avait eu ni avortement, ni accouchement prématuré. » Dans une autre occasion, le même chirurgien opéra au sixième mois de sa septième grossesse une femme qui avait accouché six fois et à terme depuis le moment où l'existence de la tumeur avait été reconnue.

La présence d'un kyste peut être, par elle-même, une cause d'accouchement prématuré. Sur un chiffre de 321 grossesses réunies par Rémy, 246 sont allées à terme, ce qui ne donne que 75 interruptions, soit 23,3 pour 100. Ce chiffre n'est pas très élevé, car il donne en bloc le nombre des avortements sans en retrancher ceux dont la production est indépendante de la tumeur. Il arrive donc parfois que la grossesse va jusqu'au terme sans provoquer de malaises très accentués, tant est grande la laxité des parois abdominales.

Il n'en est pas toujours ainsi et la présence simultanée d'une tumeur ovarique et d'un utérus gravide s'accroissant en même temps est une cause grave de compression. Pour apprécier exactement ce dernier phénomène, il faut tenir compte à la fois du volume de la tumeur, de ses adhérences et de la rapidité de son accroissement ; plus ses dimensions sont exagérées, moins grand est l'espace disponible pour l'utérus et les viscères abdominaux. La rapidité d'augmentation dans le volume de la tumeur est un facteur important, car la cavité abdominale ne pourra s'adapter à la présence simultanée de deux organes en progression rapidement croissante. Si le kyste a contracté des adhérences qui le retiennent dans le petit bassin, il ne pourra subir de mouvements d'ascension et remonter dans la cavité abdominale, il déterminera les phénomènes bien connus d'incarcération.

La compression portera tout d'abord sur le tube digestif refoulé sur les parties latérales et comprimé sur la plus grande partie de son trajet, il en résultera des troubles digestifs, des vomissements, de la constipation ; la compression agira encore sur les réservoirs comme la vessie, d'où la dysurie, les fréquents besoins d'uriner, sur les vaisseaux veineux qui ramènent le sang des membres inférieurs, d'où varicosités et œdème des parties déclives.

Le kyste détermine encore une poussée de bas en haut et vient apporter une gêne considérable au jeu du diaphragme, le cœur lui-même pourra subir une déviation en hauteur et cette compression de la cage thoracique se traduira par de l'oppression, de l'essoufflement et des palpitations.

Ajoutons encore cette sensation de distension continue qui a son siège sur la paroi abdominale elle-même et qui résulte de l'écartement des fascia, du déchirement des fibres musculaires et du tiraillement des nerfs cutanés.

Une autre condition fâcheuse est l'inclinaison latérale que subit l'utérus du fait de la tumeur; on a signalé des déviations de plusieurs sortes, tantôt en avant, tantôt en arrière, et dans ce dernier cas, la tumeur venant se placer entre la paroi abdominale et la matrice peut masquer la grossesse. Enfin, l'utérus peut être poussé en bas et en avant dans la direction de la vulve et s'y trouver en prolapsus.

Influence de la grossesse sur le kyste. — Il est vraiment exceptionnel qu'un kyste se développe au cours de la gestation, la plupart du temps son existence est antérieure à la fécondation et les changements que lui imprime cette dernière mettent son existence en évidence. C'est le cas le plus habituel que la tumeur kystique présente, à ce moment, un développement inaccoutumé, mais il faut compter encore avec les exceptions, comme nous devrons le faire bien souvent dans le courant de cet ouvrage, on a même signalé un ralentissement, ou encore une diminution du kyste pendant que l'utérus s'accroît et prend son développement habituel.

La grossesse peut déterminer des modifications parfois graves du côté de la tumeur, on a signalé :

1° La *rupture du kyste.* — Le liquide trop fortement comprimé fait éclater son enveloppe et vient se répandre dans la cavité péritonéale; il en résulte souvent une péritonite suraiguë et la mort rapide. Cet accident se produit aussi bien pendant les premiers mois de la gestation que dans la période terminale; il semble particulièrement fréquent pendant le travail. Lorsqu'il survient au début de la grossesse, il résulte, comme l'a remarqué Nepveu, de ce que les deux tumeurs, utérus et kyste, se gênent dans l'étroite filière du bassin et « chose remarquable, dit-il, c'est toujours à cette époque, lorsque l'utérus est confiné, comme le kyste, dans le petit bassin, que la rupture a lieu. Dans deux cas, la rupture arrivée dans les premières semaines de la gestation a amené la mort. »

Les symptômes observés varient avec la nature du contenu; si le kyste est séreux la péritonite peut faire défaut; dans le cas contraire, cette complication est la règle; à cet égard les kystes dermoïdes sont particulièrement redoutables. Il peut arriver encore que, la poche ayant contracté des adhérences avec les organes voisins ou avec la peau, la rupture se produise à l'extérieur ou dans la vessie, ou dans l'intestin; le danger immédiat est notablement diminué par cette circonstance, par contre l'intérieur de la poche est exposé à une suppuration interminable.

La gravité est toujours grande; sur 257 observations de kystes compliquant la grossesse ou la puerpéralité, Rémy a trouvé que 49 femmes avaient présenté 52 fois la rupture du kyste, il y eut 23 guérisons, 24 morts, 2 fois sort inconnu, c'est donc une mortalité de 5o pour 100.

2° La *torsion du pédicule*. — Sous l'influence de conditions encore mal connues, peut-être par le fait des alternatives de vacuité et de distension de la vessie, le kyste éprouve une torsion qui comprime et étrangle les vaisseaux du pédicule, d'où gangrène de la paroi ou épanchement sanguin dans l'intérieur de la poche.

3° L'*inflammation* et la *suppuration du kyste*. — Cette complication est assez rarement observée pendant la grossesse, mais les poussées congestives au pourtour de la poche sont relativement fréquentes ; elles déterminent des adhérences qui peuvent immobiliser la tumeur, et rendre plus difficile l'opération de l'ovariotomie.

4° La *dégénérescence maligne de la tumeur*. — La transformation cancéreuse a été signalée par Jetter, Olshausen, Mosler, Jacobi, Ruge. Ce dernier fait remarquer cependant qu'il ne s'agit peut-être pas d'une transformation, et que, déjà au début de la grossesse, une partie de la tumeur était kystique et l'autre atteinte de dégénérescence, de sorte que la gravidité n'a pu qu'exalter une lésion existant avant elle, comme le fait s'observe pour le cancer de l'utérus. Quoi qu'il en soit, le développement rapide est toujours une complication fâcheuse, non seulement à cause des phénomènes de compression qui en sont les conséquences, mais encore parce que cette poussée néoplasique ne va jamais sans la formation d'adhérences de la poche avec les organes voisins, et sans ramollissement de quelques points isolés : ce qui expose à des ruptures.

Influence des tumeurs ovariques sur l'accouchement. — Les différentes éventualités qui peuvent se produire sont indiquées dans la statistique suivante que j'emprunte à Rémy. Dans 74 cas de tumeurs kystiques engagées dans l'excavation pelvienne, il y eut 89 grossesses, dont la terminaison se fit par :

Expulsion spontanée .	27 fois	Forceps	20 fois
Refoulement de la tumeur.	21 —	Version	3 —
Ponction	17 —	Craniotomie.	14 —
Incision	7 —	Opération césarienne . .	7 —

La terminaison naturelle de l'accouchement a pu se produire dans 3o pour 100 des cas ci-dessus rapportés, mais elle est en réalité beaucoup plus fréquente parce que la statistique en question ne concerne que les cas de tumeurs engagées dans la filière pelvienne. Lorsque le kyste est situé au-dessus du détroit supérieur, l'obstacle mécanique à la marche du travail est notablement diminué et l'on connaît des observations où certaines femmes ont eu des accouchements naturels et répétés malgré la présence d'un kyste de l'ovaire.

Une malade de Gardien, une autre de S. Wells eurent toutes deux 5 accouchements normaux.

Le siège de la tumeur a une influence qu'il est facile de comprendre. Lorsqu'elle est enclavée dans le petit bassin, elle s'y trouve habituellement en arrière dans la fosse de Douglas, et pour peu qu'elle présente des adhérences qui empêchent sa mobilité, elle

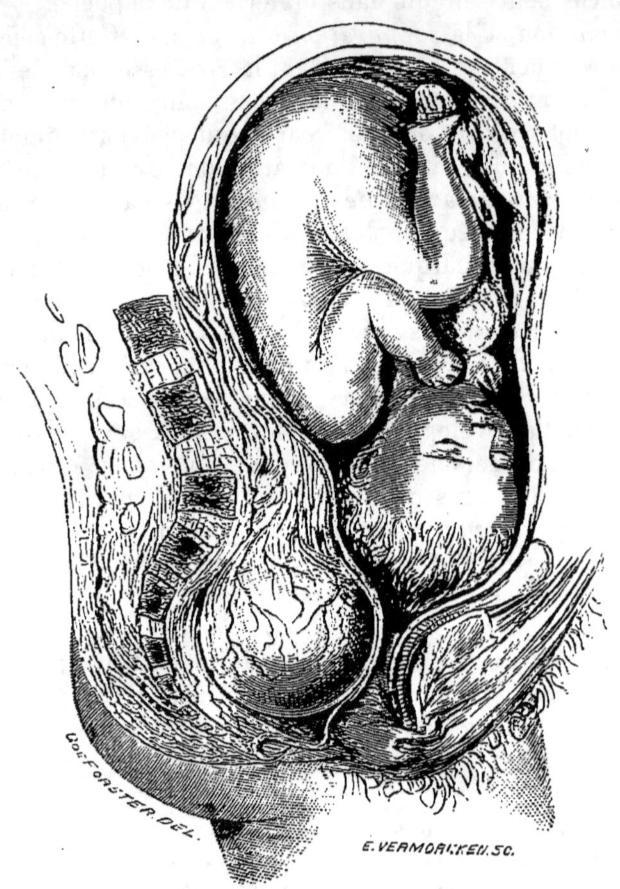

FIG. 71. — Rétrécissement du canal vaginal chez une parturiente par une tumeur ovarique.

provoquera au moment de l'expulsion des accidents formidables et même pourra constituer un obstacle insurmontable à l'accouchement par les voies naturelles (fig. 71).

Les accidents qui résultent de cette localisation sont la rupture de l'utérus et du vagin, l'éclatement de la poche, la torsion du pédicule, la gangrène et l'hémorragie de la tumeur. Les grands kystes abdominaux n'ont qu'une influence indirecte sur la marche du travail en produisant une inclinaison de l'utérus et en troublant les douleurs qui deviennent irrégulières. Mais les petits kystes intra-pelviens sont autrement redoutables, bien qu'ils aient laissé évoluer la grossesse sans troubles apparents. Parfois, ils peuvent s'aplatir, permettre le passage des parties fœtales et ne déterminer qu'un simple ralentissement du travail, mais d'autres fois ils sont incompressibles, en raison de l'épaisseur de leur paroi et de la nature de leur contenu, c'est le cas pour les kystes dermoïdes qui sont des causes fréquentes de dystocie.

La délivrance se produit en général assez bien, sauf dans les cas exceptionnels où la tumeur descend dans le petit bassin après l'accouchement, et vient gêner l'expulsion du délivre. Il est bien rare que l'intervention de l'accoucheur devienne nécessaire à ce moment.

Influence des kystes sur la puerpéralité. — Lorsque la femme a pu échapper aux accidents qui viennent si souvent entraver la grossesse et le travail, elle n'est pas encore à l'abri de toutes complications. Ces malades sont plus facilement exposées aux accidents septicémiques, parce que l'accouchement présente une durée souvent longue et qu'il nécessite des interventions.

Mais ce sont là des complications banales ; il en est d'autres qui résultent directement de la présence de la tumeur ovarique, telles sont les hémorragies par défaut de retrait de l'utérus bridé par des adhérences qui l'unissent au néoplasme, telles sont encore les inflammations de voisinage et la péritonite, qui résultent de la rupture de la poche ou simplement de la malaxation qu'elle vient de subir au passage des parties fœtales. Le kyste peut encore présenter la transformation gangréneuse ou purulente ; la suppuration est surtout à craindre pour les kystes dermoïdes, sans doute en raison de leur siège habituel dans le petit bassin où ils subissent, mieux que les kystes abdominaux, les conséquences du traumatisme de l'accouchement.

Enfin il peut arriver que par la libération de l'utérus la tumeur reprenne une mobilité beaucoup plus grande, et que, tombant dans le petit bassin, elle vienne à comprimer le col de l'utérus et occasionne une rétention des lochies. Pour la même raison, elle peut s'engager dans le canal crural, comme Hecker l'a observé, et s'y étrangler. Dans un cas survenu le sixième jour des couches, les accidents septiques furent immédiats, et la femme succomba quarante-huit heures après leur début.

DIAGNOSTIC. — Lorsque la tumeur est peu développée et qu'elle reste stationnaire pendant la grossesse, son existence peut échapper au cours de cette période et ne se manifester souvent qu'au moment du travail ; c'est ce qui arrive pour un certain nombre de kystes dermoïdes à localisation pelvienne.

On peut commettre l'erreur inverse et méconnaître l'existence de la grossesse lorsque la tumeur existe depuis longtemps dans l'abdomen ; on met sur son compte certains symptômes qui dépendent de la gestation, comme l'arrêt des règles, les troubles digestifs, la sensation de pesanteur dans les lombes et le bas-ventre, le picotement des seins et même le souffle systolique des parties latérales de l'abdomen. La méprise qui consiste à méconnaître la grossesse quand elle existe n'est pas très rare, et les premières laparotomies pratiquées pendant la gestation étaient dues à des diagnostics incomplets ; cette erreur est arrivée à des chirurgiens distingués, et l'on ne doit pas trop s'en étonner, car, dans certains cas, comme dans ceux où le fœtus a succombé, elle est presque inévitable.

Théoriquement, il semble facile de faire la distinction entre une tumeur plus ou moins fluctuante, plus ou moins bosselée et irrégulière comme les kystes et le globe arrondi, régulier, symétrique, représenté par l'utérus gravide. Dans un certain nombre de cas, le diagnostic est relativement aisé, l'existence antérieure d'un kyste ovarien, le développement assez rapide d'une seconde tumeur, l'apparition des symptômes propres à la grossesse, les modifications qui surviennent du côté du col et du segment inférieur empêchent de méconnaître la nature de cette nouvelle prolifération ; enfin les mouvements spontanés du fœtus, l'apparition des bruits du cœur, le ballottement lèvent tous les doutes. Souvent les deux masses sont juxtaposées dans l'abdomen, se touchant par leur face latérale, et sont séparées par un sillon. Une main exercée distingue facilement, d'une part, ce qui est propre à l'utérus, sa forme arrondie, sa tension caractéristique, son durcissement transitoire, la saillie que projettent les parties fœtales, et, d'autre part, la fluctuation de la poche kystique, son siège nettement latéral, l'irrégularité de sa surface.

Mais les causes d'erreur sont nombreuses : l'abdomen peut être fortement distendu, les parois sont souvent épaissies, si bien qu'il est presque impossible de délimiter les masses qui s'y trouvent. On peut croire qu'il y a grossesse avec hydramnios ou grossesse gémellaire. Pour établir le diagnostic de kyste de l'ovaire, il faut toujours tenir compte des renseignements donnés par les malades, car il est bien difficile qu'une tumeur ovarienne prenne un développement pareil en quelques mois ; le plus souvent elle était antérieur à la grossesse et son existence n'a pu échapper à la patiente.

Le diagnostic de kystes contenus dans l'excavation et coïncidant avec une grossesse est important à connaître, cependant il peut échapper et alors l'existence de ces kystes ne se manifeste qu'au moment du travail. On pourra la soupçonner, grâce à des phénomènes de tension dans le petit bassin, à de vives douleurs lombaires et surtout sacrées, à des difficultés dans la défécation et la miction. Le toucher lèvera tous les doutes, il permettra de reconnaître, *en arrière* de l'utérus, une tumeur fluctuante qui vient tomber dans le cul-de-sac postérieur. La fluctuation peut faire défaut lorsque le kyste est fortement tendu, que sa paroi est épaisse et le contenu plus ou moins solide, on pourra le confondre avec une tumeur fibreuse et l'on doit se souvenir que Baudelocque a pris pour une exostose du bassin un kyste de l'ovaire. Il sera nécessaire de pratiquer la palpation bimanuelle ou le toucher rectal et vaginal combinés pour apprécier sa consistance et son indépendance vis-à-vis des parois utérines. La confusion sera facile surtout au moment du travail, lorsque, sous l'influence de la pression des parties fœtales, la paroi se tend fortement et donne la sensation d'une tumeur solide ; on doit se rappeler encore que, sous l'influence de la grossesse, les tumeurs fibreuses se ramollissent et donnent au doigt la sensation de la fluctuation. Cependant la consistance deviendra moins solide dans l'intervalle des douleurs, et, si l'on a soin de ne pas exercer une pression trop forte ou trop prolongée, ce qu'on doit toujours faire quand un liquide contenu dans une poche est sous une forte tension, on pourra percevoir de la rénitence. Enfin, dans les cas douteux, on devra pratiquer une ponction exploratrice avec un appareil aspirateur. Certains kystes sont remplis de matière sébacée, et, d'après Fochier, donnent au doigt la sensation d'une poche incomplètement remplie de mastic, ils gardent l'empreinte qu'y creuse la pression. Le même observateur assigne comme caractères diagnostics habituels et suffisants des kystes dermoïdes dans le cas de grossesse : la rénitence, l'inégalité de consistance et l'ancienneté des douleurs.

PRONOSTIC. — Il est assez difficile d'apprécier exactement le degré de gravité que comporte un kyste de l'ovaire chez une femme enceinte. Nous avons fait remarquer déjà à différentes reprises qu'un certain nombre de faits passent inaperçus, que beaucoup d'autres ne déterminent qu'une difficulté passagère au moment du travail, de sorte que ni les uns ni les autres ne sont publiés et ne peuvent entrer en ligne de compte pour une statistique complète. Les observations qu'on a signalées se rapportent généralement à des faits importants qui ont provoqué des accidents graves et nécessité une intervention. Mais les faits de ce genre semblent passablement nombreux et permettent d'apprécier quels dangers menacent à la fois la mère et l'enfant pendant la grossesse et pendant le travail.

Le pronostic dépend à la fois du volume de la tumeur, de son siège et de sa consistance. — Les gros kystes abdominaux déterminent les symptômes bien connus de compression, ils provoquent souvent l'accouchement prématuré, peuvent se rompre, s'enflammer sous l'influence de leur accroissement propre et de l'acroissement de l'utérus gravide. Les kystes de dimension moindre sont loin d'être toujours inoffensifs, leur siège habituel dans le cul-de-sac de Douglas explique les douleurs lombaires et sacrées qui les accompagnent; leur existence peut échapper pendant la grossesse et ne se révéler qu'au moment du travail, mais, à ce moment, ils constituent souvent un obstacle absolu à l'accouchement et nécessitent une intervention pleine de périls.

La consistance doit aussi entrer en ligne de compte et, toutes choses égales d'ailleurs, un kyste uniloculaire, à liquide clair et limpide, sera plus facilement accessible à la ponction que les poches épaisses, à contenu de mastic, comme les kystes dermoïdes.

Si l'on veut représenter par des chiffres le danger qui résulte pour la mère de cette complication, on voit une différence assez marquée entre les statistiques anciennes et celles qui sont récentes; cette différence à l'avantage de ces dernières montre l'efficacité d'une intervention rapide, radicale, comme l'extirpation de la tumeur. Mais pour expliquer l'influence salutaire de l'ovariotomie, il faudrait faire une distinction entre la mortalité pendant la grossesse et la mortalité pendant l'accouchement. Or, les chiffres de la plupart des statistiques publiées donnent en bloc la mortalité de la mère et celle de l'enfant, sans établir cette distinction si importante.

Doumairon, sur 41 cas, a eu :

Mères mortes. 16
— vivantes 25

Jetter, sur 165 cas, compliquant 215 accouchements :

Mères mortes. 64
— vivantes 90
Résultats inconnus 11

Enfants, 216, avec mortalité de 47,74 pour 100.

Heiberg, sur 271 grossesses chez 224 femmes :

Mortalité maternelle . . . . . . 24,7 pour 100
— des enfants . . . . . . 39 —

Rémy, sur 321 grossesses chez 257 femmes :

Mortalité maternelle . . . . . . 23 pour 100
— des enfants . . . . . . 30 —

Dans les statistiques suivantes qui ne portent que sur l'accouchement, le résultat est beaucoup plus défavorable :

	HEIBERG	PLAYFAIR	LITZMANN	HIRSCH
Mortalité maternelle.	50 p. 100	40 p. 100	43 p. 100	33 p. 100
— des enfants.	38 —	63 —	83 —	66 —

Ces derniers chiffres comportent un double enseignement, ils
montrent la gravité de l'accouchement chez les femmes porteuses de
kystes ovariques et la nécessité d'une prompte extirpation pendant
la grossesse.

TRAITEMENT. — Le médecin peut constater l'existence du kyste
soit pendant la *grossesse*, soit pendant l'*accouchement*. La conduite
à tenir variera avec chacune de ces deux conditions.

A. *Pendant la grossesse.* — La plupart du temps, l'intervention
s'impose. Quand il survient des accidents de compression plus ou
moins graves, qu'il existe des menaces de péritonite par rupture du
kyste ou par torsion du pédicule, l'expectation serait désastreuse ;
elle ne semble guère plus rationnelle en l'absence de ces différents
accidents, parce qu'on ne sait jamais par avance de quelle façon se
produira l'accouchement ; du reste il faudra toujours en venir à un
procédé radical, et, si l'intervention ne se produit qu'après la délivrance, on voit mal le bénéfice que peut retirer la malade de ce
retard ; souvent même les conditions seront moins favorables en
raison des adhérences qui se produisent à la suite de la parturition.
L'expectation peut donc être considérée comme une méthode
d'exception et mieux vaut intervenir.

Les procédés opératoires sont au nombre de trois : l'*interruption
de la grossesse*, la *ponction de la tumeur, son extirpation.*

1° *Avortement ou accouchement provoqué.* — Quelques accoucheurs ont cru devoir interrompre la grossesse, soit pour écarter des
symptômes menaçants de compression abdominale : douleurs vives,
respiration embarrassée, palpitations de cœur, varices, œdèmes des
membres inférieurs ; soit pour les prévenir, soit par considération
des accidents qui surviennent au moment de l'accouchement à terme :
rupture, étranglement de la tumeur, hémorragie, péritonite, etc.
On peut reprocher à ce procédé de n'avoir qu'une influence
palliative, lorsque le kyste est volumineux, et l'accouchement prématuré ne fait souvent que retarder de quelques jours l'ovariotomie ;
or, provoquer l'accouchement pour pratiquer ensuite une opération
radicale est un moyen qui semble peu rationnel. D'autre part, il
serait erroné de croire que l'accouchement à une période peu avancée
de la grossesse aille toujours sans accidents, et, bien souvent, on a

rencontré les mêmes complications que dans les cas où la parturition se produit à terme.

La statistique de 11 observations rappportée par Rémy donne les résultats suivants :

Mères.	. . .	3 morts	Enfants	. . .	5 morts
—	. . .	8 survies	—	. . .	5 survies
			—	. . .	1 inconnu.

Cependant, dans quelques cas, il est légitime de recourir à ce moyen, c'est lorsque la tumeur, en raison de sa situation, n'est pas accessible à une opération, lorsqu'elle est adhérente et de consistance solide et que la ponction ou la réduction ne donne aucun résultat.

2° *Ponction de la tumeur.* — C'est la méthode palliative par excellence, aussi a-t-elle été recommandée et pratiquée par de nombreux accoucheurs. Elle semble avoir pour but d'enrayer les accidents immédiats de compression et de permettre à la grossesse d'arriver à terme.

On lui a reproché d'occasionner des accidents comme la suppuration du kyste, les hémorragies de la paroi, les blessures de l'utérus, de la vessie, de l'intestin, enfin elle ne paraît pas toujours mettre à l'abri de l'accouchement prématuré. En réalité, la plupart de ces accidents sont faciles à éviter, surtout la transformation purulente du kyste, grâce à l'emploi des antiseptiques ; mais il faut convenir que la ponction n'a d'utilité que dans le cas d'un kyste uniloculaire, à contenu liquide ; dans les tumeurs multiloculaires, on comprend son inefficacité. Elle peut être renouvelée à plusieurs reprises. Signalons, comme exception, le cas de Pippingskjöld où la ponction fut suivie d'une guérison radicale.

Voici les résultats obtenus par la ponction, d'après une statistique établie par Rémy avec les cas publiés un peu partout et avec ceux d'Heiberg, et dans laquelle on a eu soin de ne rapporter à cette méthode que ce qui lui était attribuable :

59 femmes ont été ponctionnées	. . . .	95 fois
2 — — —	. . . .	plusieurs fois

Les résultats furent :

Suppuration du kyste	. . . .	7 fois
Péritonite.	. . . .	1 —
Travail déclaré de 1 à 10 jours	. . . . .	8 —
Mort (y compris une ovariotomie).	. . .	5 —

Causes de la mort :

Atlee. . . L'utérus semble avoir été ponctionné.
Hecker . . Le liquide était purulent avant l'opération.
Atlee. . . Suppuration, septicémie.
Herrgott . Suppuration, péritonite.
Velpeau. . Accidents formidables (?).

Donc :

Déclaration du travail . 1/13 environ ou 7,69 pour 100
Suppuration . . . . . 1/13 — 7,69 —
Mort. . . . . 1/9 — 11 —

Aujourd'hui, on évite généralement la ponction des kystes pendant la grossesse, parce qu'elle présente les mêmes inconvénients à cette période qu'en tout autre temps.

3° *Ovariotomie.* — Si l'on compare entre eux les divers moyens de traitement que nécessite la présence d'un kyste compliquant la grossesse, il est impossible actuellement d'en apprécier la valeur et les inconvénients, comme on le faisait il y a quinze ans à peine. A ce moment, les procédés que l'on pourrait appeler indirects, comme l'avortement provoqué ou la ponction et même l'expectation, avaient de nombreux partisans, tandis que l'opération radicale, l'ovariotomie, semblait trop dangereuse, et, pour s'y résoudre, il fallait avoir la main forcée ou méconnaître la gestation. On lui reprochait de mettre en jeu la vie de la mère et de provoquer trop souvent l'interruption de la grossesse ; aussi les accoucheurs, se basant sur les statistiques de l'époque, lui préféraient tantôt, comme Barnes, l'accouchement prématuré, tantôt, comme Kœberlé, l'expectation avec remise de l'opération après la délivrance. La découverte de l'antisepsie a permis de modifier complètement la thérapeutique adoptée ; en écartant les complications septicémiques, elle a non seulement sauvé la vie de la mère, mais elle a empêché l'interruption de la grossesse et sauvé la vie de l'enfant ; ainsi se trouve justifiée l'audace des chirurgiens qui ne considèrent plus la gravidité comme une contre-indication, mais plutôt comme une circonstance qui nécessite l'extirpation de la tumeur.

C'est un fait bien connu que les premières ovariotomies pratiquées chez des femmes enceintes sont dues à des erreurs de diagnostic ; il en fut ainsi pour les malades opérées par Burd, Atlee, Spencer Wells, Marion Sims et plusieurs autres. C'est le mérite de Spencer Wells et aussi de Schröder, d'avoir chaudement défendu l'extirpation des tumeurs ovariques pendant la grossesse.

Aujourd'hui, le nombre des ovariotomies pratiquées de cette façon est déjà considérable. Dans son travail sur les maladies des ovaires, Olshausen a pu recueillir 82 observations dont 74 furent couronnées de succès, ce qui donne une mortalité de 9,75 pour 100. Mais plusieurs de ces opérations furent pratiquées dans des conditions presques désastreuses, d'autres, à une époque où l'antisepsie n'avait pas encore pénétré dans la pratique des chirurgiens. Actuellement on est arrivé à de bien meilleurs résultats, et, si l'on réunit les cas des opérateurs qui joignent à l'expérience une pratique minutieuse de l'asepsie, on voit que la mortalité a baissé encore ; la plupart des chiffres que j'ai réunis ci-dessous sont relatifs à des opérations pratiquées depuis 1880.

a) Ovariotomies simples.

	CAS	MORT		CAS	MORT
Olshausen	26	0	Galabin	1	0
Schröder	15	0	F. Barnes	1	0
L. Tait	11	1	Ohage	1	0
S. Wells	10	1	Staude	1	0
Engström	7	0	Heilbrunn	1	0
Omori / Ikéda	5	0	Chambers	1	0
			Chiara	1	0
Laroyenne	4	0	Meinert	1	0
Winckel	4	0	Gersuny	1	0
Dohrn	4	0	Angelini	1	0
Ant. Poncet	3	0	Calderini	1	0
Mundé	3	1	Lodewijks	1	0
Lee	3	1	Küstner	1	0
Martin	2	0	Thornton	1	0
Pippinskjöld	2	0	Kézmàrsky	1	0
Kehrer	2	0	Storry	1	0
Frommel	2	0	Kysnezow	1	0
Krassowsky	1	1	v. Wahl	1	0

Au résumé, sur une statistique de 122 ovariotomies pratiquées pendant la grossesse, la mortalité n'a été que de 5 soit 4,09 pour 100. Nous sommes loin des chiffres de 19 pour 100 indiqué par Rémy ou de 15 pour 100 par Heiberg.

On est allé plus loin encore et il s'est trouvé un certain nombre de gynécologues qui ont pratiqué l'ovariotomie double sans accidents ni interruption de la grossesse ; il en fut ainsi dans les opérations suivantes :

b) Ovariotomies doubles.

	CAS	MORT		CAS	MORT
Thornton	1	0	Veit	1	0
Mundé	1	0	Meredith	2	0
Montgomery	1	0	Polaillon	1	0
Gardner	1	0	Martin	1	0
Potter	1	0	Cotterell	1	1
Flaischlen	1	0			

Si l'on réunit les deux statistiques qui précèdent, on voit que le chiffre de la mortalité générale est de 6 sur 134 opérations, soit 4,47 pour 100.

L'ovariotomie double pratiquée pendant la grossesse est cependant grave au point de vue de la circulation utérine. L'organe gravide est brusquement privé de la majeure partie de ses vaisseaux nourriciers, par la ligature des veines et artères ovariennes, contenues dans le pédicule. Pour que la grossesse puisse continuer chez ces malades, il faut que la circulation de l'utérus et du placenta se rétablisse par les artères et les veines du segment inférieur de l'utérus.

La conduite de l'opération ne présente rien de spécial, on observera la même marche, les mêmes principes que dans l'ovariotomie ordinaire. Il faudra toutefois ne pas oublier qu'on opère dans le voisinage d'un organe contractile, aussi doit-on éviter avec soin tout ce qui pourrait en provoquer prématurément l'activité et la contraction.

Ainsi, il peut arriver que la tumeur soit poussée vers le haut par le voisinage de l'utérus gravide ; dans ce cas, on aura soin de ne pas inciser en un point élevé afin d'éviter toute tension sur le pédicule ; il pourrait en résulter une excitation des fibres contractiles. Pour la même raison, on veillera sur le refroidissement de la matrice qui pourrait amener sa contraction, on ne la laissera découverte que pendant le temps rigoureusement nécessaire. On pourra encore écarter cet inconvénient en recouvrant l'organe avec des bandes de flanelle chaudes et trempées dans de l'eau stérilisée.

Il est arrivé, chez 7 malades mentionnées par Olshausen, que l'utérus a été pris pour une poche kystique et ponctionné. La plupart des opérateurs se virent alors dans la nécessité de pratiquer immédiatement l'opération césarienne et 5 de ces malades guérirent.

Chez quelques femmes, l'ovariotomie présente de grandes difficultés, lorsque la tumeur remplit plus ou moins le petit bassin et que la matrice a déjà pris un certain développement. Dans un cas de ce genre, Engström fut obligé, au commencement du septième mois, de provoquer d'abord l'accouchement et d'extirper aussitôt après le kyste qui occupait une grande partie du petit bassin.

L'opération est moins fréquemment suivie de l'accouchement qu'on ne le supposerait; d'après Olshausen, le travail ne surviendrait que dans 20 pour 100 des cas et cependant on a cru et enseigné jusqu'à ce jour que les opérations pratiquées sur les organes génitaux pendant la grossesse l'interrompaient fréquemment. En réalité l'influence du traumatisme opératoire sur la provocation du travail est bien minime, c'est l'infection septique surtout qui doit être incriminée, aussi à mesure que l'emploi de l'asepsie se généralise et se perfectionne, cet accident devient de plus en plus rare. Au surplus, le travail qui survient à la suite de l'ovariotomie semble avoir pour la mère une issue plus favorable sans aucun doute que celle qui est observée dans les cas d'accouchement avec persistance de la tumeur.

L'opération doit être hâtive et c'est pendant les premiers mois de la grossesse qu'elle donne les meilleurs résultats pour la mère et pour l'enfant. Les deux tableaux suivants, que j'emprunte à Dsirne, démontrent ce double avantage :

MOIS DE LA GROSSESSE	NOMBRE DES OPÉRATIONS	GUÉRISON	MORT
2	12	11 = 91,7 p. 100	1 = 8,3 p. 100
3	30	30 = 100 —	0 = 0 —
4	21	20 = 95,8 —	1 = 4,7 —
5	11	9 = 81,8 —	2 = 18,2 —
6	10	9 = 90,0 —	1 = 10,0 —
7	6	6 = 100,0 —	0 = 0 —
8	6	5 = 83,3 —	1 = 16,7 —
9	1	1 = 100,0 —	0 = 0 —

Dans le tableau qui suit, on a fait abstraction des cas où l'accouchement a été provoqué artificiellement ainsi que des cas mortels.

MOIS DE LA GROSSESSE LORS DE L'OPÉRATION	NOMBRE DES OPÉRATIONS	ACCOUCHEMENTS A TERME	INTERRUPTION DE LA GROSSESSE
2	11	6 = 54,5 p. 100	5 = 45,5 p. 100
3	28	24 = 85,7 —	4 = 14,3 —
4	21	19 = 90,5 —	2 = 9,5 —
5	10	6 = 60,0 —	4 = 40,0 —
6	11	7 = 63,6 —	4 = 36,3 —
7	5	2 = 40,0 —	3 = 60,0 —
8	5	3 = 60,0 —	2 = 40,0 —
9	1	0 = 0 —	1 = 100,0 —

Il résulte du premier tableau que les résultats les plus favorables pour la mère se sont produits pendant les deuxième, troisième et quatrième mois de la grossesse ; le second tableau indique que c'est pendant les troisième et quatrième mois que l'ovariotomie a provoqué le moins grand nombre d'interruptions de la grossesse.

À une époque tardive l'opération devient plus sérieuse en raison des modifications qui surviennent du côté de l'organisme féminin et de l'affaiblissement possible de la gestante. En outre, la grossesse peut agir sur la tumeur, favoriser son développement, et il arrive, comme l'a indiqué Schröder, qu'à la suite de cet accroissement le pédicule de la tumeur se raccourcit d'une manière fâcheuse parce que les lamelles du ligament large se dédoublent et participent peu à peu à la formation de l'enveloppe séreuse de la tumeur.

B. *Pendant l'accouchement.* — Les kystes qui viennent le plus ordinairement mettre obstacle à la conduite régulière du travail siègent dans le bassin, ce sont surtout les kystes dermoïdes qui ne manifestent leur présence qu'au moment de l'accouchement. Le diagnostic en est généralement facile parce qu'ils sont situés presque toujours dans le cul-de-sac de Douglas et refoulent la matrice en avant. On pourra cependant se méprendre sur leur nature et croire à une tumeur solide quand il ne s'agit en réalité que d'une poche kystique à contenu plus ou moins fluide qui se tend sous l'effort de l'accouchement et donne jusqu'à l'illusion d'une exostose. Pour apprécier la nature exacte de ces tumeurs, il faudra les examiner pendant les douleurs et dans leur intervalle ; souvent la consistance se modifie quand la pression diminue ; il faudra d'autre part palper légèrement, et souvent il sera facile de percevoir de la rénitence ; on risquerait, en appuyant trop fort, d'augmenter la tension et d'exagérer ainsi la sensation de masse solide.

La première indication à remplir est d'essayer le *refoulement de la tumeur* au-dessus du promontoire. On fait placer la parturiente en position génu-pectorale, on introduit deux et même quatre doigts dans le vagin, ou mieux dans le rectum et on repousse doucement la tumeur au-dessus du détroit supérieur, dans l'intervalle des contractions. La manœuvre est douloureuse et je crois préférable d'employer l'anesthésie par le chloroforme. Le refoulement a réussi assez souvent, 21 fois sur 74 cas d'après Rémy ; mais il a causé un certain nombre de morts (3 sur 23, Jetter ; 4 sur 18, Rémy) par rupture immédiate de la poche ou par péritonite.

Si l'on ne réussit pas, en raison de la fixité de la tumeur ou de son énorme tension il faudra recourir à la *ponction* que l'on pratiquera avec un appareil aspirateur soit à travers le rectum, soit mieux encore à travers le vagin. Cette méthode n'a plus les dangers qu'on lui a reprochés avant l'époque de l'antisepsie, et la statistique de Playfair qui donne o mort sur 9, exprime mieux la réalité que les chiffres antérieurs de Jetter et de Litzmann. Lorsqu'il s'agit d'un kyste dermoïde, Fochier conseille de pratiquer la ponction avec un trocart maintenu à une température supérieure à 37 degrés. La température de coagulation du contenu graisseux est souvent très voisine de 3o degrés ; il peut très bien arriver alors que l'on fasse une ponction sans évacuation et que, trouvant une partie de la canule remplie de suif, on croie à un contenu mélicérique, tandis qu'il est parfaitement liquide. Cette méthode ingénieuse pourra éviter, dans certains cas, l'incision du kyste qui nous reste à décrire.

Cette incision est rendue nécessaire par l'insuffisance ou la difficulté de la ponction ; il est impossible d'évacuer au moyen d'un trocart, la bouillie, les particules osseuses et les cheveux que contient la poche. Il arrive encore que la tumeur fuit devant le trocart et qu'on ne perfore que le vagin sans pouvoir entamer l'enveloppe du kyste. Fritsch, qui est partisan de l'incision, la règle de la manière suivante :

La paroi postérieure vaginale est mise à découvert au moyen du spéculum, ou simplement, en raison de l'abaissement de la cavité de Douglas, au moyen des doigts des personnes qui assistent. Après un nettoyage minutieux du champ opératoire, on pratique, suivant la ligne médiane du vagin, une incision d'environ 4 centimètres commençant immédiatement en arrière de la lèvre postérieure du col. On incise lentement, couche par couche, sans se préoccuper de l'hémorragie. Dès que le contenu du kyste s'écoule par une petite ouverture, on introduit une aiguille courbe dans cette ouverture et on la fait ressortir latéralement en traversant la paroi du vagin. On place cette suture à droite et à gauche, puis on agrandit peu à peu l'ouverture de l'incision, en ayant soin de suturer successivement les rebords du kyste au vagin. Il faut arriver à avoir une ouverture suffisante pour introduire le doigt, afin de vider le contenu du kyste.

Lorsque la poche est vidée, on fait immédiatement l'accouchement, au moyen du forceps ou du cranioclaste selon que l'enfant est vivant ou qu'il a succombé.

Après la délivrance, on lave de nouveau la cavité et on la tamponne avec de la gaze iodoformée. Pendant les couches on renouvelle le drainage et on fait de fréquents lavages.

Si l'on ne se résout pas à cette opération et que le refoulement reste impossible, il faudra se conduire comme s'il s'agissait d'un rétrécissement du bassin avec cette différence toutefois que l'angustie est provoquée par une masse qui peut éclater sous les efforts de traction. Aussi la version est-elle bien rarement exécutable tandis que le forceps expose à des déchirures et à des traumatismes étendus. A vrai dire, le choix ne porte guère qu'entre la craniotomie quand le fœtus a succombé et l'opération césarienne lorsqu'il est vivant. L'ovariotomie n'est guère praticable pendant le travail, elle a cependant été exécutée une fois par Williams et avec succès.

CHAPITRE III

MALADIES DE L'APPAREIL DIGESTIF

Les troubles qui peuvent atteindre l'appareil digestif chez la femme enceinte sont nombreux et variés, ils comprennent certaines maladies de la bouche, de l'estomac, de l'intestin et du foie, ce sont : le ptyalisme, la gingivite, l'odontalgie, les vomissements simples et incoercibles, la constipation et la diarrhée, les hernies, la lithiase biliaire, et les différentes variétés de l'ictère.

ARTICLE PREMIER. — MALADIES DE LA BOUCHE

§ 1. Ptyalisme.

R. Barnes, Transactions of the American gynecol. Society, vol. I, p. 145. — Charpentier, Traité d'accouchements, 2e édition, vol. I, p. 728. Paris, 1890. — Davezac, Un cas de sialorrhée dans la grossesse ; injection de nitrate de pilocarpine ; guérison (Mém. et Bullet. de la Soc. de méd. de Bordeaux, 1883, p. 280). — A. Farr, Case of spontaneous salivation associated with Pregnancy (Obst. Transact. of London, 1874, vol. XV, p. 222). — Barton Cooke Hirst, Ptyalism in five successive Pregnancies (Boston med. and surgic. Journal, 1891, n° 23, p. 595). — Montgomery, Signs and Symptoms of Pregnancy, 2e édition, p. 98. — J. Schramm, Zur Behandlung der excessiven Salivation während Gravidität (Berlin. klin. Wochensch., 1886, n° 49, p. 843). — Tarnier et Budin, Pathologie de la grossesse, p. 47. Paris, 1886.

L'hypersécrétion des glandes salivaires est un phénomène assez rarement observé au cours de la grossesse. Le ptyalisme coïncide avec des vomissements plus ou moins abondants ou bien il survient comme une manifestation isolée.

D'après les quelques faits que j'ai pu observer, ce serait une complication peu grave qui débuterait dans le courant du premier mois de la grossesse et cesserait spontanément vers le cinquième ou le sixième mois. Mais il est loin d'en être toujours ainsi, et, comme pour les vomissements et les troubles digestifs, on constate des variations assez grandes dans l'intensité du symptôme. Brachet a signalé une observation dans laquelle l'expuition quotidienne s'élevait à 2 litres environ et persista un mois encore après l'accouchement. On connaît les cas de Montgomery, de Barnes, de Tarnier, de Davezac, où l'écoulement de la salive par la bouche était continu et nécessitait l'usage de serviettes ou de crachoirs de dimension plus ou moins grande. La malade de Barnes venait à sa consultation tenant à la main un vase d'une contenance d'un demi-litre environ qu'elle remplissait plusieurs fois par jour.

Le ptyalisme ne se montre généralement qu'une fois chez la même femme, mais il peut se produire dans plusieurs grossesses successives, comme il arriva chez les femmes observées par Cazeaux, Charpentier. Barton Cooke Hirst a même vu la salivation excessive se reproduire dans cinq grossesses consécutives ; une de mes malades présenta ce symptôme pendant ses six grossesses, et pendant leur durée entière.

La salive ainsi excrétée est limpide, claire, non acide; sa composition ne paraît cependant pas normale, car elle est à peu près dépourvue de tout pouvoir digestif ; elle se caractériserait, d'après Schramm, par l'absence de ptyaline. Son goût est fade, presque nauséeux, aussi la plupart des malades sont-elles dans l'impossibilité de l'avaler.

La muqueuse buccale ne paraît pas modifiée, mais on remarque du gonflement au niveau des glandes submaxillaires et sublinguales; la langue est saburrale, il y a du catarrhe gastrique, enfin une difficulté assez grande de la déglutition.

L'apparition de ce symptôme coïncide souvent avec les premiers jours qui suivent l'imprégnation, aussi doit-on soupçonner la grossesse quand il survient chez une femme bien portante, indemne de troubles du côté du tube digestif ou des organes génitaux. Il est généralement très incommode, il gêne la parole, oblige à boire incessamment et détermine parfois des troubles de la nutrition assez analogues à ceux qui accompagnent les vomissements incoercibles. Pour cette raison, on avait dû, chez la malade de Hirst, interrompre la grossesse, à quatre reprises différentes. La cause de l'amaigrissement et de la perte des forces ne doit pas être cherchée dans la perte des substances organiques ou inorganiques par la salive, mais plutôt dans la composition anormale de cette dernière, dans son manque absolu de tout pouvoir digestif.

La salivation disparaît ordinairement pendant la nuit, ou plutôt pendant le sommeil, car on la voit réapparaître dès que la malade se réveille. La femme dont parle Montgomery était dans la nécessité de recouvrir son oreiller d'un drap.

Cette salivation pathologique est un phénomène nerveux qui paraît de même ordre que les vomissements incoercibles avec lesquels elle coïncide assez souvent. On l'observe chez les femmes présentant plus ou moins complets les stigmates de l'hystérie, et, comme les vomissements, il faut la rattacher à une manifestation gravidique de la névrose. Chez une de nos malades, le ptyalisme avait coïncidé avec des troubles amyosténiques localisés sur les membres inférieurs, l'impotence motrice, sans être absolue, était très accentuée, il semblait à la patiente qu'elle marchait avec des bottes de plomb, il y avait également des troubles de la sensibilité qui ne laissaient guère de doutes sur l'existence de l'hystérie.

TRAITEMENT. — La nature nerveuse du ptyalisme explique assez bien l'inutilité de la plupart des moyens qui ont été employés pour le combattre. On a cherché vainement à l'enrayer par l'usage de petits morceaux de sucre candi, de pastilles de gomme ou de réglisse, de petits fragments de glace. Les gargarismes astringents, les amers : quassia amara, écorces d'oranges amères, etc., échouent le plus souvent ; il en est de même des médicaments qui agissent directement sur la sécrétion salivaire comme l'iodure de potassium, l'atropine et la pilocarpine. Cette dernière cependant réussit chez la malade de Schramm à faire tomber de 1200 centimètres cubes à 500 la sécrétion de la salive. Ce résultat fut obtenu après sept injections sous-cutanées, chacune de 1 centigramme de pilocarpine. Davezac fut plus heureux et guérit sa malade avec deux injections seulement, à dose égale.

C'est le médicament nervin par excellence, le bromure de potassium qui semble avoir donné les meilleurs résultats. Schramm put guérir sa malade après lui avoir administré par la bouche, une solution de bromure de potassium de 5 grammes sur 100 grammes d'eau, trois cuillers à bouche par jour. A partir de ce moment, il survint une amélioration graduelle et rapide dans l'expuition de la salive qui peu à peu s'arrêta. On devra commencer le traitement par l'administration du bromure, soit en solution par la bouche, comme il vient d'être indiqué, soit en lavement dans le cas où il y aurait de l'intolérance gastrique.

§ 2. Gingivite.

CRUET, Revue dentaire (Progrès médical, 1884, p. 766). — DIDSBURY, De l'état des gencives chez les femmes enceintes et de son traitement, th., Paris, 1883. — A. et D. PINARD, De la gingivite des femmes enceintes et de son traitement (Bulletin de thérapeutique, 1877, vol. XCII, p. 157).

A. et D. Pinard ont étudié cette affection des gencives qui, d'après eux, a presque échappé à l'attention des observateurs ; voici la description qu'ils en donnent : « Au point de vue anatomo-pathologique, les gencives, au niveau des deux maxillaires sont plus rouges, plus congestionnées qu'à l'état normal ; elles sont tuméfiées, la saillie du bord libre, interdentaire surtout, exagère l'aspect festonné normal et recouvre une partie de chaque dent. Ce bourrelet gingival nous a paru plus accusé au niveau de la partie antérieure ou convexe des deux maxillaires qu'au niveau des molaires. La moindre pression exercée au niveau de la tuméfaction détermine de petites hémorragies. A un degré plus avancé, les dents ont perdu de leur solidité, il devient facile de leur imprimer des mouvements appréciables et quelquefois, semblant obéir à une pression qui s'exercerait de bas en haut, leur bord libre devient plus saillant que celui des autres dents, enfin elles sont spontanément expulsées de leur loge alvéolaire ainsi que nous en avons vu plusieurs exemples. »

Cette gingivite siège de préférence sur la partie antérieure des maxillaires, elle n'atteint presque jamais les molaires, en outre c'est la face convexe seule des gencives qui est atteinte.

Les troubles fonctionnels qui accompagnent une lésion de ce genre consistent dans une gêne, une difficulté de la mastication ; il y a des suintements sanguins faciles, mais jamais on n'observe les douleurs lancinantes, aiguës, de la périostite alvéolo-dentaire, aussi est-ce une affection qui passe le plus souvent inaperçue des malades et qui veut être cherchée. L'haleine n'est pas fétide.

D'après Pinard, les multipares seraient bien plus exposées à cette affection que les primipares, sans doute parce qu'elles sont plus âgées et que les altérations dentaires augmentent avec l'âge.

La maladie débute habituellement vers le quatrième mois de la gestation, rarement plus tôt, et ne disparaît qu'assez longtemps après l'accouchement, ce dernier n'est nullement le terme de l'affection, il semble être plutôt une cause de recrudescence d'intensité. La maladie est surtout tenace chez les femmes qui nourrissent leurs enfants parce que l'allaitement qui prolonge la durée de la période puerpérale favorise, comme la grossesse, la persistance de la gingivite.

La pathogénie de cette forme de gingivite est assez obscure ; il est peu probable qu'il s'agisse d'une maladie créée de toutes pièces par la grossesse, c'est plutôt une lésion ancienne que la gestation a rendue plus apparente ; il est bien rare qu'elle survienne brusquement chez les femmes ayant des dents et des gencives normales et, d'autre part, il est à remarquer que cette gingivite se rencontre chez les individus de tout sexe ayant de mauvaises dents et dont l'hygiène de la bouche est déplorable. En réalité on se trouve en présence d'un trouble circulatoire, d'une affection qui est plutôt une congestion hypertrophique des gencives qu'une gingivite véritable (Cruet) ; sa cause première doit être cherchée, en dehors de la gestation, dans le mauvais état des dents et dans l'entretien défectueux de la bouche. Du reste, on observe la gingivite de la grossesse beaucoup plus fréquemment dans le milieu hospitalier que dans la clientèle de la ville,

Pinard l'a rencontrée 45 fois sur 75 femmes et Didsbury l'a notée dans la moitié des cas (27 fois sur 50).

Le tartre dentaire joue un rôle important parce qu'il est une cause d'inflammation locale. La carie a une action moindre, car elle s'attaque, selon la remarque de Didsbury, plutôt aux molaires qu'aux incisives et aux canines, tandis que c'est surtout sur la face antérieure et convexe des maxillaires que siège la gingivite.

Le traitement doit consister tout d'abord dans l'emploi régulier d'une brosse à dents un peu dure ; l'ablation du tartre, les lavages et nettoyages quotidiens suffisent souvent pour triompher de l'affection. Dans les cas rebelles, lorsque la tuméfaction des gencives persiste et que la solidité des dents est menacée, on utilisera les différents topiques indiqués pour la bouche, dont les meilleurs paraissent être la teinture d'iode et l'acide chromique. Pinard conseille l'emploi d'une solution composée, par parties égales, d'hydrate de chloral et d'alcoolat de cochléaria. Les applications doivent être faites tous les jours ou tous les deux jours à l'aide d'un instrument dont l'extrémité enveloppée d'un bourrelet de ouate sert de petite éponge.

§ 3. **Odontalgie.**

Galippe, Recherches sur les propriétés physiques et chimiques des dents, p. 21 et 29, Paris, 1875. — Kirk, De la carie dentaire pendant la grossesse (Philad. med. Times, 1880). Analyse in Centralbl. f. Gynæk., 1880, p. 401. — Lindner, Zur Behandlung der Odontalgien in der Schwangerschaft (Archiv f. Gynæk., 1880, Bd. XVI, p. 312). — Magitot, Art. Carie des dents, p. 540, Dictionnaire encyclopédique des Sciences médicales.

La névralgie dentaire est certainement la plus fréquente parmi celles qui surviennent pendant la grossesse. Elle résulte d'une carie dentaire dans la grande majorité des cas, mais elle peut aussi en être indépendante et se produire au même titre, sinon par la même pathogénie, que les névralgies lombo-abdominales ou sciatiques.

La fréquence de la carie est un phénomène qui a frappé tous les observateurs et l'on entend parfois dire que chaque grossesse coûte une dent. Magitot croit pouvoir l'expliquer par deux ordres de causes qui sont tout d'abord les troubles des fonctions digestives, vomissements, etc., qui modifient la réaction des liquides buccaux, et ensuite par le phénomène de compression qu'exerce, vers le milieu et la fin de la gestation, l'utérus distendu, sur l'estomac et l'intestin, entraînant pour la bouche les mêmes résultats. Les modifications qui surviennent du côté de la salive, l'augmentation de son acidité, par exemple, ont une action incontestable, mais il faut admettre aussi un changement dans la circulation sanguine des gencives ainsi qu'un trouble dans la nutrition des dents qui modifie leur structure intime et les rend plus vulnérables vis-à-vis des agents de la carie. Ce trouble semble résulter directement de la grossesse, car, d'après Kirk, l'enfant emprunte à la mère les éléments nécessaires à son tissu osseux et Galippe a démontré que cet emprunt se fait en partie aux dépens des dents dont la densité diminue.

La névralgie dentaire apparaît surtout pendant la première moitié de la gestation, parfois peu de temps après la conception dont elle est souvent un indice précoce, puis elle disparaît du quatrième au sixième mois; elle occupe indifféremment le côté droit ou le côté gauche, mais paraît un peu plus fréquente à la mâchoire inférieure. Elle est parfois d'une violence extrême, elle trouble les nuits des malades pendant des semaines entières et comme elle gêne, en outre, la mastication, son apparition exige une intervention immédiate.

TRAITEMENT. — Le traitement variera avec la nature de la névralgie. Lorsque celle-ci est essentielle, ce qui est l'exception, et qu'il n'existe aucune altération dentaire ou gingivale, la médication consistera dans l'emploi de laxatifs légers, puis dans l'administration de substances qui ont quelque action dans les névralgies du trijumeau : le sulfate de quinine, l'antipyrine, employés isolément ou mélangés, le bromure de potassium et le chloral. Lindner conseille beaucoup, en pareil cas, l'emploi du chloral crotonisé ou crotonchloral ; son avantage consisterait, d'après lui, dans son action qui se prolonge pendant plusieurs jours, jusqu'à huit jours, même à la suite d'une seule dose; son emploi n'empêche nullement les femmes de se livrer à leurs occupations habituelles. Voici la formule qu'il conseille :

> Crotonchloral 0,60
> Eau de menthe . . . . }
> Sirop de menthe . . . . . . } aa 15 grammes
> A prendre en une fois, le soir en se couchant.

Une fois seulement, chez une malade anémique, il y eut quelques vomissements sans que l'action du remède manquât de se produire.

Lorsqu'il existe une carie dentaire, il faut en venir aux pansements suivis de l'oblitération de la cavité, bien que celle-ci manque parfois de solidité en raison de la diminution de densité que nous avons signalée du côté du tissu dentaire.

Dans d'autres cas, on devra recourir à l'avulsion des dents malades; cette petite opération, que les anciens accoucheurs défendaient et redoutaient, est, en réalité, sans danger d'aucune sorte, elle ne doit arrêter aucun dentiste. Les hémorragies buccales et l'avortement qu'on lui a attribués sont des dangers imaginaires. Lindner a vu arracher 4 à 5 dents consécutives chez la même femme sans que la grossesse ait éprouvé la moindre modification.

L'extraction des dents malades a pour avantages incontestables de préserver celles qui sont saines et de couper court à des névralgies parfois intolérables. Lorsqu'on se trouve en face de malades pusillamines, il est préférable de recourir à l'anesthésie; celle que produit le protoxyde d'azote semble la meilleure en pareils cas, parce qu'elle ne détermine jamais les malaises, l'état nauséeux et les vomissements qui accompagnent d'ordinaire l'emploi du chloroforme ou de l'éther.

ARTICLE II. — MALADIES DE L'ESTOMAC

Troubles digestifs. — Vomissements simples et incoercibles.

AHLFELD, Hyperemesis gravidarum, Ptyalismus, Hysterie (Centralbl. f. Gynæk., 1891, n° 17, p. 329). — BAILLY, Vomissements graves au troisième mois de la grossesse chez un primipare (Archives de tocologie, 1881, p. 39). — BRÜNNICHE, Fall von unstillbarem Erbrechen bei einer Schwangeren durch Sondenfütterung geheilt (Centralbl. f. Gynæk., 1885, n° 41, p. 656). — CAMPBELL, The genupectoral posture, its value in vomiting of Pregnancy (Transact. of the Americ. gynec. Society, 1886, vol. X, p. 236). — CHARPENTIER, Contribution à l'étude des vomissements incoercibles de la grossesse (Archiv. de tocol., 1885, p. 498). — CHAZAN, Ueber Hyperemesis gravidarum (Centralbl. f. Gynæk., 1887, p. 25). — CHOTEAU, Vomissements incoercibles chez une femme enceinte de quatre mois traitée par la suggestion. Guérison (Archiv. de tocol., 1892, p. 286) — M'CLINTOCK, The excessive vomiting of Pregnancy (Dublin Journ. of med. Sciences, mai 1873, p. 462). — CONHSTEIN, Zur Behandlung der Hyperemesis gravidarum (Centralbl. f. Gynæk., 1891, p. 737). — COPEMAN, A novel treatment of obstinate vomiting in Pregnancy (Brit. med. Journ., 1875, vol. I, p. 637). — CORDES, Du traitement des accidents nerveux de la grossesse par le bromure de potassium, th., Paris, 1869. — DOLÉRIS, Soc. obstétric. et gynéc. de Paris, janvier 1890 — P. DUBOIS, Discussion sur l'avortement provoqué (Acad. de médecine, 1852, t. XVII du Bulletin, p. 557). — FLEISCHLEN, Ueber Hyperemesis gravidarum (Zeitsch. f. Geburtsh. und Gynæk., 1890, Bd. XX, p. 81). — FRIEDREICH, Bromkalium gegen Hyperemesis gravidarum (Deutsch. Archiv. f. klin. Medic., 1879, Bd. XXIV, p. 245). — GILLAR, Beitrag zur Therapie des unstillbaren Erbrechens einer Schwangeren (Med. chirur. Centralbl., Wien, 1887, p. 493.) — GIMBERT, Effets du bromure de potassium employé en lavements dans les vomissements incoercibles de la grossesse (Bulletin de thérapeutique, novembre 1871, p. 461). — GLASER, Ueber Hyperemesis gravidarum (Inaug. Dissert., Erlangen, 1885). — GRAILY HEWITT, The Diseases of Women, 4e édition, 1882, p. 553, et Brit. med. Journ., 1884, vol. II, p. 1019. — DU MÊME, On severe vomitings during Pregnancy. Londres, 1891. — GUÉNIOT, Des vomissements incoercibles de la grossesse, thèse d'agrégation, Paris, 1863. — DU MÊME, Etiologie et Traitement des vomissements incoercibles de la grossesse (Archiv. de tocologie, 1889, p. 745). — HORWITZ, Ueber das unstillbaren Erbrechen der Schwangeren (Zeitsch. f. Geb. und Gynæk., 1883, Bd. IX p. 110). — JAFFÉ, Ueber Hyperemesis gravidarum (Volkmann's Sammlung, n° 305). — JOLLY, in Handbuch von Ziemssen, Bd. XII, 2, p. 537. — KALTENBACH, Ueber Hyperemesis gravidarum (Zeitsch. f. Geb. und Gynæk., 1891, Bd. XXI, p. 200). — LINDMANN, Zur pathologisch Anatomie des unstillbaren

Erbrechens (Centralbl. f. allg. Pathol., 20 août 1892). — MARCHAL, Des vomissements incoercibles pendant la grossesse (Rev. méd. de l'Est, 1874, n° 11, p. 417). — MAUNY, Vomissements incoercibles de la grossesse arrêtés par les cautérisations du col utérin (Assoc. française pour l'avancement des sciences, session de 1882, p. 692). — MOUCHET, Vomissements incoercibles de la grossesse (Répertoire d'obstétrique, 1892, p. 55). — OLTRAMARE, Influence de l'imagination dans un cas de vomissements incoercibles de la grossesse (Revue médic. de la Suisse romande, 1881, p. 371). — PINARD, Vomissements incoercibles chez une primipare. Inhalations d'oxygène. Disparition des accidents (Ann. de gyn., 1880, p. 380. — RHEINSTÆDTER, Ueber das Erbrechen der Schwangeren (Deutsch. med. Wochensch., 1878, n° 21, p. 267. — RICHARDSON, The recurrence of nausea and vomiting during the latter months of Pregnancy (Americ. Journ. of Obst., 1879, vol. XII). — ROSENTHAL, Ueber das Copeman's Verfahren, etc. (Berlin. klin. Wochensch., 1879, n° 26, p. 388). — ROUTH, The uncontrollable vomiting of Pregnancy (Brit. med. Journ., 1891, 13 juin, p. 1259). — SUTUGIN, Hyperemesis gravidarum, Berlin, 1883. — TARNIER et BUDIN, Pathologie de la grossesse, p. 54, Paris, 1886. — WARREN, The hysteronevrosis of the Stomach in Pregnancy (New-York med. Record., 1881, 26 mars). — WIEDEMANN, Unterbrechung der Schwangerschaft durch Evidement wegen Hyperemesis (Petersb. med. Wochensch., 1886, n° 45, p. 395).

I. VOMISSEMENTS SIMPLES

Les troubles qui surviennent du côté des voies digestives supérieures sont presque la règle pendant la grossesse, et il est bien peu de femmes qui y échappent complètement. Parfois c'est une véritable exaltation du pouvoir digestif et assimilateur, l'appétit est plus développé, la digestion est active, l'état des forces excellent, et certaines femmes assurent qu'elles ne se sont jamais mieux portées que pendant cette période. Mais les cas de ce genre sont de véritables exceptions et trop souvent les femmes grosses sont tourmentées par des goûts bizarres, des nausées et des vomissements.

Dans la forme la plus atténuée, c'est une simple nausée qui apparaît dès que la malade se lève et disparaît vite avec la préhension de quelques aliments. Parfois cette nausée s'accompagne du rejet de mucosités glaireuses, de liquides aqueux plus ou moins amers, enfin de matières bilieuses véritables.

Dans une forme un peu plus sévère, on a des vomissements alimentaires, le matin seulement ou à la suite de l'un des repas ; il arrive à certaines femmes de ne vomir que dans la soirée ou dans la nuit. Le rejet des aliments est parfois immédiat et leur arrivée dans l'estomac suffit pour provoquer une réaction subite ; le vomissement se fait sans effort et parfois, à la suite, on voit la femme reprendre sa place à table et continuer son repas sans nouvel incident. D'autres fois, le séjour des aliments se prolonge pendant plusieurs heures, les malades éprouvent de l'anxiété, de la gêne épigastrique, de la salivation, et l'état nauséeux persiste jusqu'au moment où des vomissements souvent pénibles viendront débarrasser l'estomac. J'ai observé une malade chez laquelle l'ingestion des aliments solides ne présentait rien de spécial, mais qui était prise de nausées et de régurgitations dès qu'elle voulait boire.

Enfin, dans leur manifestation extrême, les troubles digestifs vont jusqu'aux vomissements incoercibles, les aliments les plus minimes et administrés sous la forme la plus acceptable, sont rejetés régulièrement; les nausées continuelles ajoutent leur effet dépressif à l'insuffisance de l'alimentation. Les matières expulsées consistent en mucus filant, plus ou moins acide, mélangé de bile et dans lequel on trouve quelquefois du sang. Il s'agit de la forme pernicieuse que nous décrirons plus loin.

On remarquera combien les formes moyennes ressemblent aux troubles digestifs des alcooliques. Chez ces derniers, comme chez les femmes enceintes, il y a des nausées, des vomituritions qui ont le caractère matutinal et se manifestent dès le lever des individus. Les matières expulsées sont semblables dans les deux cas, enfin l'ingestion d'un liquide quelconque a pour effet à peu près constant de calmer la révolte de l'estomac. Il est des femmes qui vomiraient infailliblement si elles n'avaient soin, avant de se lever, d'avaler un liquide quelconque, thé, café noir ou café au lait.

Toutes ces malades témoignent de l'aversion pour certains aliments; à cet égard les dégoûts sont très variés et les plus fréquents se rapportent aux objets usuels comme la viande, le lait, le pain, le vin surtout. L'appétence pour la soupe et les potages est souvent la dernière qui persiste.

On remarque encore une tendance invincible au sommeil après les repas; quelques femmes s'endorment à table. Cette disposition semble d'autant plus bizarre que, chez presque toutes, le sommeil de la nuit est mauvais, troublé par des cauchemars, des nausées, parfois des vomissements qui empêchent tout repos.

Les vomissements n'apparaissent guère avant la fin du premier mois, le plus souvent c'est au début du second, lorsque revient le moment de la période menstruelle. Mais, chez certaines femmes, la manifestation du symptôme est très hâtive et survient aussitôt après la conception; comme le faisait remarquer Paul Dubois, ces femmes sont averties de leur état par le trouble des fonctions disgestives avant de l'être par la suppression de leurs règles.

La durée des vomissements est des plus variables; le plus souvent ils se prolongent jusqu'au milieu de la gestation et cessent dès qu'apparaissent les mouvements de l'enfant, il est rare qu'ils persistent pendant la durée entière de la grossesse. Leur disparition peut être amenée par une émotion vive, une maladie intercurrente, un accès d'hystérie; d'autres fois ils sont remplacés par un flux diarrhéique qui persiste jusqu'à la délivrance. A titre exceptionnel, on peut signaler les troubles digestifs qui n'apparaissent que pendant la seconde moitié de la grossesse et qui succèdent à une période tranquille pendant laquelle la nutrition est restée excellente.

Quand il est modéré, le symptôme est compatible avec un état général satisfaisant et c'est précisément ce qui distingue les vomissements simples des vomissements incoercibles ; malgré leur intensité et leur fréquence, jamais l'amaigrissement n'est porté bien loin, le pouls ne s'accélère pas, enfin on ne rencontre pas de troubles du côté de l'excrétion urinaire.

On a discuté longuement sur la nature et la cause des vomissements de la grossesse ; quelques auteurs ont pensé les rattacher à des déviations utérines, à des ulcérations du col, à la distension du corps utérin ; on a encore invoqué la compression de l'estomac par le fond de la matrice quand le symptôme est tardif ; rien n'est moins certain. On peut considérer les vomissements gravidiques comme le type des vomissements nerveux, de ceux qui ne sont commandés par aucune altération de l'estomac, par aucun trouble sécrétoire. C'est un phénomène réflexe à point de départ utérin et qui présente une intensité plus ou moins grande selon l'état du système nerveux. Le fonctionnement de ce système varie d'une femme à l'autre et, pour le même sujet, il peut présenter des modifications selon l'âge, les conditions physiologiques et le milieu, aussi observe-t-on fréquemment des différences assez grandes d'une grossesse à l'autre. En général, les troubles digestifs sont surtout marqués chez les primipares, mais il peut arriver aussi que les vomissements n'apparaissent qu'à une seconde ou à une troisième gestation ; et, s'il est des femmes dont toutes les grossesses sont troublées par des vomissements abondants, il en est d'autres qui ne les présentent qu'à l'occasion d'une seule.

Traitement. — Les vomituritions qui n'apparaissent que le matin exigent à peine un traitement ; on se bornera à quelques précautions d'hygiène et de régime, on recommandera aux malades de prendre leur premier déjeuner au lit et de ne se lever que 25 à 30 minutes après sa terminaison. Ce premier repas sera composé des aliments ordinaires, café au lait, thé ou chocolat qui seront remplacés, dans le cas d'intolérance pour les liquides, par des œufs à la coque ou de la viande froide.

Quand les troubles sont plus accentués et plus fréquents, lorsque l'intolérance de l'estomac provoque le rejet des aliments, on administrera un peu avant le repas des substances capables d'anesthésier la muqueuse du ventricule, comme les pulvérisations d'éther sur l'épigastre, ou bien la cocaïne, ou les opiacés à l'intérieur. Les moyens usuels sont : II à III gouttes de laudanum, II gouttes blanches de Gallard, ou encore une petite pilule avec 1 centigramme d'extrait thébaïque, et 1 centigramme d'extrait de belladone. On choisira avec soin les aliments, on se limitera à ceux dont la facilité de digestion est bien connue, les œufs à la coque, le poisson grillé, le poulet bouilli, les viandes de bœuf et de mouton finement hachées, les purées de légumes bien passées, le pain doit être rassis et mangé en petite quantité. Quant aux boissons, il faudra tenir compte des dégoûts de certaines femmes et se borner le plus souvent à du vin blanc léger, Graves ou Sauterne, ou bien à de la bière que l'on coupe avec de l'eau alcaline faible comme l'eau d'Evian, d'Alet ou de Royat, ou de l'eau plus fortement minéralisée comme Vichy ou Vals. L'ingestion de boissons glacées est parfois le seul moyen qui empêche les vomissements ou qui les atténue.

Après le repas, on fera garder le repos horizontal ; l'usage du thé ou du café est avantageusement remplacé par l'ingestion de boissons aromatiques qui excitent le pouvoir digestif, comme les infusion, de verveine, de menthe, d'anis étoilé. On prévient encore les vomissements alimentaires en faisant avaler un mélange, en parties égales, de sucre pilé et de glace râpée que l'on avale par cuillerées à café. On peut citer encore les inhalations d'oxygène que recommande Pinard ; nous y reviendrons plus en détail quand il s'agira du traitement des vomissements incoercibles.

II. VOMISSEMENTS INCOERCIBLES

A côté des formes précédentes qui restent compatibles avec un état de santé satisfaisant et s'atténuent ou se guérissent sous l'influence d'une médication quelconque, il en est une autre beaucoup plus sévère que caractérise un ensemble de symptômes particuliers. Dans cette forme les vomissements, par leur intensité et leur répétition, mettent en péril la vie des malades, aussi les désigne-t-on sous le nom d'*incoercibles*, de *pernicieux*, c'est l'*hyperemesis gravidarum* des auteurs allemands.

Paul d'Egine les avait observés, et les nommait *vomitus assiduus*, mais il méconnaissait leur danger. Ce sont les grands accoucheurs du XVIIIe siècle, Mauriceau, de la Motte, qui attirèrent l'attention sur les vomissements pernicieux de la grossesse, et montrèrent qu'ils pouvaient déterminer la mort des malades.

En 1813, Simons est le premier qui se décida à intervenir et provoqua l'accouchement au septième mois de la grossesse ; le succès couronna sa tentative. C'est en réalité à Paul Dubois que nous devons l'étude la plus complète de ce syndrome redoutable ; la communication qu'il fit en 1852 à l'Académie de médecine, lorsqu'on y discuta l'importante question de l'avortement provoqué, conserve encore aujourd'hui toute son importance, c'est le fond commun dans lequel tous les observateurs sont venus successivement puiser. Nous devons signaler aussi les importants travaux de Guéniot sur cette question, sa thèse d'agrégation de 1863 et une monographie plus récente de 1889. A l'étranger, les médecins contemporains qui se sont plus particulièrement occupés des vomissements pernicieux sont : Horwitz, Chazan, Sutugin pour la Russie, Copeman, M'Clintock, Routh, Graily Hewitt, pour l'Angleterre, et Rosenthal, Valenta, Ahlfeld, Kaltenbach, etc., pour l'Allemagne. L'ètude clinique a été poussée aussi loin que possible et l'ensemble des symptômes, leur évolution comme leur terminaison sont connues dans tous leurs détails ; la pathogénie seule laisse encore à désirer aussi le champ des hypothèses et des théories est loin d'être clos.

SYMPTOMES. — On admet, dans la marche des vomissements incoercibles, les trois périodes qu'avait indiquées Paul Dubois, et qui sont celles d'*amaigrissement*, de *fièvre*, de *troubles nerveux*. Cette division un peu artificielle et basée sur l'existence d'un seul symptôme a pour avantage de faciliter la description des accidents, de montrer surtout avec une certaine précision à quel moment l'interruption de la grossesse est devenue légitime et nécessaire.

Première période. — Les symptômes de début ne présentent rien de particulier dans la grande généralité des cas ; il s'agit des vomissements ordinaires de la grossesse qui suivent l'ingestion des aliments, mais qui par leur ténacité, leur abondance, modifient bientôt la santé générale de la patiente ; c'est souvent par une transition insensible et d'une manière insidieuse qu'on arrive plus ou moins vite aux degrés extrêmes de l'affection.

Le début est généralement hâtif; il se serait produit d'après les 43 faits rassemblés par Guéniot, 15 fois au bout du premier mois ; 9 fois de 1 à 2 mois ; 5 fois de 2 à 3 mois ; 1 fois de 3 à 4 mois ; 2 fois de 4 à 5 mois ; enfin 21 fois de 6 à 7 mois ; on voit que, dans plus de la moitié, le symptôme se manifeste avant la fin des deux premiers mois, il ne se produit jamais pendant les huitième et neuvième mois.

Tout d'abord, il y a simplement du dégoût pour certains aliments et de l'appétence pour d'autres qui sont de nature bizarre, puis peu à peu les vomissements se rapprochent; ils peuvent survenir de vingt à trente fois en vingt-quatre heures, et persister pendant la nuit. Au début, les matières rejetées sont constituées par les aliments, puis par des mucosités, des glaires, de la bile, et parfois les vomissements s'accompagnent d'efforts tellement violents qu'ils donnent lieu à de véritables hématémèses, même chez les femmes qui n'ont présenté jusqu'alors aucune maladie de l'estomac. La constipation est opiniâtre, l'amaigrissement et la faiblesse augmentent notablement, le visage est pâle, les yeux sont enfoncés dans l'orbite, les traits tirés expriment l'anxiété et la souffrance.

Deuxième période. — P. Dubois considère la présence de la fièvre comme l'indice d'un stade plus avancé, de la période d'état véritable. Pour lui, la peau est chaude et sèche, le pouls petit et fréquent, les lèvres écailleuses, la langue rouge et sèche. Mais il est bon de remarquer que, pour cet auteur, l'indice de l'état fébrile était surtout marqué par l'accélération du pouls, l'absence de thermométrie clinique l'empêchait d'apprécier l'existence réelle de l'élévation de la température. En réalité, la température centrale ne monte jamais bien haut et les observations ne manquent pas où l'on signale l'absence de tout état fébrile. Depaul a provoqué l'avortement chez une femme dont la température ne dépassa pas $37°,5$, et, dans un cas récent terminé par la mort, je me suis assuré que le thermomètre ne marqua jamais plus de $38°,1$; une élévation notable ne survient guère que dans la période terminale, quand apparaissent les phénomènes agoniques.

Par contre, le pouls s'élève à 110, 120 et 140, la respiration est accélérée à 28, 32 et 36 par minute. L'altération des traits devient plus marquée encore, la tête et les extrémités se refroidissent, la langue se sèche, l'acidité de l'haleine est excessive, la soif est vive, la région épigastrique devient très sensible à la pression, et il se produit une douleur costo-diaphragmatique, déterminée par les secousses musculaires répétées. Les urines deviennent rares, concentréees, elles sont acides et présentent de l'albumine avec des cylindres. L'utérus est généralement sensible à la pression, même dans les deux ou trois premiers mois de la grossesse. A cette période, le dégoût est absolu pour toute espèce d'aliments ; du reste, les tentatives d'alimentation sont inutiles, quelquefois la moindre quantité d'eau pure est rejetée. La faiblesse est telle que les malades sont condamnées au repos le plus absolu, les efforts pour se lever ou pour faire le plus léger mouvement provoquent des menaces de syncope. L'amaigrissement est extrême, parfois rapide, une malade de Loviot perdit 45 livres en six semaines, c'est-à-dire plus de 5oo grammes par jour. Il est très important d'apprécier les déperditions journalières au moyen de la pesée, c'est un moyen qui permet d'apprécier la gravité de l'état général et qui autorise l'interruption de la grossesse. La perte quotidienne de 15o à 200 grammes est peu inquiétante quand elle arrive à 3oo, et surtout à 5oo, l'état de la malade devient grave et la question de l'intervention se pose absolument (Charpentier).

Cette seconde période, qui est quelquefois longue et peut durer plusieurs semaines, est donc importante à connaître, parce que c'est vers sa fin qu'une intervention destinée à interrompre la grossesse peut être suivie de succès.

Troisième période. — En effet, quand surviennent les symptômes de cette période, la terminaison fatale est presque inévitable. A ce moment, il se manifeste une diminution et parfois une cessation complète des vomissements. Les malades peuvent supporter les aliments qu'elles étaient naguère dans l'impossibilité de tolérer ; cette amélioration fait illusion à l'entourage, parfois au médecin non prévenu, on croit à une sédation des troubles digestifs, à la possibilité d'un retour de l'alimentation; mais, en y regardant d'un peu près, il est facile de voir que les autres symptômes persistent et vont en s'aggravant. L'état du pouls ne s'améliore nullement, son accélération et sa petitesse sont les mêmes ; il y a une sécheresse excessive de la bouche et de la gorge, la soif est inextinguible, la peau est refroidie, ridée, le ventre excavé en bateau et douloureux à la pression, puis il survient des troubles cérébraux, la voix s'altère, la vue et l'ouïe s'obscurcissent, il se manifeste une céphalée intense et continue ainsi que des douleurs névralgiques intolérables, de la contraction des pupilles.

L'anxiété est inexprimable et l'affaiblissement porté au plus haut degré ; la dyspnée s'aggrave rapidement, puis à l'agitation succède la prostation, il se développe une somnolence comateuse interrompue par quelques hallucinations et la mort survient, comme dans l'inanition, par le fait de l'épuisement progressif ou de quelques complications, comme la diarrhée, l'ictère ou la pneumonie hypostatique.

La durée de cette période est généralement courte, de deux à trois jours en moyenne, je l'ai vue durer huit à neuf jours.

Marche, durée, terminaison. — La marche des vomissements pernicieux est des plus variables, mais la durée ne se prolonge jamais au delà de deux ou trois mois. Elle est parfois interrompue par des rémissions assez longues que provoquent une émotion, un accès convulsif d'hystérie, un voyage, un phénomène critique comme la diarrhée. Cazeau en a signalé un exemple remarquable : « Une jeune dame enceinte de deux mois et demi était depuis trois semaines tourmentée par des vomissements tellement opiniâtres, qu'elle ne pouvait, disait-elle, rien garder, et que la moindre gorgée de liquide les provoquait. Plusieurs moyens avaient été employés sans succès. Tout à coup, son mari tombe malade, et sa vie est en quelques heures gravement compromise par tous les symptômes d'un étranglement intestinal. A dater de ce moment, les vomissements de la jeune femme cessèrent, et depuis elle n'a plus ressenti le moindre trouble dans les fonctions digestives. » Chez une de mes malades, les vomissements qui duraient depuis un mois furent brusquement supprimés

à la suite d'une crise d'hystérie. Nous utiliserons les faits de ce
genre quand nous étudierons l'étiologie de l'hyperémèse.

La mort du fœtus peut faire cesser les accidents, P. Dubois a
donné deux observations de ce genre ; mais cette éventualité n'est
rien moins que régulière, et souvent les vomissements persistent,
même après expulsion du produit de la conception et les malades
succombent. Le fait se rencontre quand l'avortement est tardif et
survient à un moment où la gravité de la maladie est telle que la
libération de l'utérus n'a plus d'influence sur sa marche fatale.

La statistique suivante de Guéniot montre quelle peut être l'évolution de la maladie; elle est basée sur 118 faits dont 72 se sont
terminés par la guérison et 46 par la mort.

Guérisons :

Dans des cas tous très graves et après un traitement extrêmement variable 31
A la suite de l'avortement spontané, dans des cas également
tous très graves 20
Après avortement ou accouchement provoqué, dans des cas
plus ou moins désespérés 21

Morts :

Sans avortement. 28
Après avortement ou accouchement prématuré spontanés. . 7
Après avortement provoqué 11

On voit donc que l'interruption de la grossesse n'a pas toujours
des conséquences favorables pour la mère.

Les suites de couches sont généralement simples, apyrétiques,
mais elles s'accompagnent d'une faiblesse extrême, et les accouchées
sont lentes à se remettre. Dans les cas favorables, la cessation des
vomissements est presque immédiate dès que l'utérus est débarrassé
de son contenu.

Une complication des plus rares qui accompagne parfois les
vomissements incoercibles, c'est la névrite des nerfs périphériques
qui a été signalée par Desnos, Joffroy et Pinard, par Whitfield, et
par Soloview. Cette particularité que nous étudierons plus complètement à propos des paralysies puerpérales semblerait indiquer que le
trouble si grave dans le fonctionnement de l'estomac détermine la
production de toxines qui vont, à la façon de l'alcool, du plomb ou
des produits infectieux, irriter la périphérie des nerfs et déterminer
des troubles paralytiques plus ou moins prononcés.

ÉTIOLOGIE. — PATHOGÉNIE. — Si les troubles digestifs simples
semblent un peu plus fréquents chez les primipares, il n'en est pas

de même des vomissements pernicieux. Parmi les 6 cas de Sutugin, il n'y avait que 2 primipares ; il y en avait, il est vrai, 8 sur 13 dans les observations de Horwitz, mais dans la statistique de Rosenthal qui a porté sur 100 cas, les primipares n'étaient qu'au nombre de 33, tandis que celui des multipares s'élevait à 67.

La pathogénie de ces vomissements présente encore quelque obscurité. Sans doute on peut les considérer comme la conséquence d'une action réflexe exercée par l'utérus gravide sur l'estomac, mais il faudrait savoir de quelle nature est l'incitation et pourquoi cette dernière agit avec une persistance si grande au point de mettre en péril les jours des malades. L'influence de la grossesse dans la production des symptômes, leur disparition habituelle dès que se produit l'avortement, montrent nettement que c'est l'excitation subie par les extrémités terminales des nerfs utérins pendant la gestation qui provoque les vomissements. Cette irritation se réfléchit par les centres nerveux sur les nerfs de l'estomac et entraîne les troubles fonctionnels de cet organe.

Les théories pathogéniques ne manquent pas, elles sont presque aussi nombreuses que les médications destinées à enrayer le symptôme, aussi nous garderons-nous bien de les énumérer. Si l'on se borne à considérer les faits tels qu'ils se présentent à l'observation, on voit que la production des vomissements peut être favorisée par des états pathologiques différents, selon qu'ils siègent au niveau du point de départ du réflexe vers l'utérus, ou bien, au point d'arrivée vers l'estomac, ou encore selon que l'état des centres nerveux est tel que la moindre incitation se réfléchit avec une intensité plus ou moins grande.

On aura donc à considérer :

    1° Les lésions de l'utérus ;
    2° Les lésions de l'estomac ;
    3° L'état du système nerveux.

1° L'influence des *lésions utérines* est des plus évidentes ; on peut citer en première ligne les positions défectueuses de l'organe gestateur et principalement la rétroversion. Les cas de cette première catégorie ne sont pas contestables. Un médecin anglais, Graily Hewitt, qui a fait une étude particulière des déviations utérines et de leur influence sur les vomissements de la grossesse, en a observé 89 cas ; il a vu que, dix-neuf fois où l'on pouvait les attribuer à une rétroversion, la réduction les faisait disparaître ; cet auteur insiste sur ce fait que la station verticale les provoque, parce que la déviation utérine et l'excitation qui en résulte augmentent considérablement dans cette position ; il pense même, ce qui est exagéré, que la manœuvre de Copeman agit surtout en rectifiant le déplacement de l'utérus.

La rigidité d'un col inextensible, la tension que provoquent l'hydramnios, la môle hydatide ou la grossesse gémellaire, l'endométrite de la caduque, les inflammations péri-utérines, agissent de la même façon. On sait que Schrœder invoquait surtout la distension que subit le tissu résistant de l'utérus dès le début de la grossesse, alors qu'il n'a pas encore éprouvé les modifications qui changeront sa texture et le rendront extensible, tandis que, pour Horwitz, il existe une inflammation parenchymateuse de l'utérus reconnaissable aux douleurs que provoque la palpation hypogastrique.

Dans tous ces cas, il existe un tiraillement des plexus nerveux du petit bassin ou de la musculature de l'utérus. La ponction des membranes et l'écoulement du liquide amniotique suffisent quelquefois pour faire cesser les vomissements ; d'autres fois, on remarque une amélioration à la suite de l'introduction d'une bougie dans l'utérus. Cet instrumeut n'agit en rien sur le col qu'il est incapable de dilater, mais il décolle les membranes, rend l'œuf indépendant de la muqueuse utérine et atténue les réflexes qui en partent.

Ce qui montre encore que certaines influences utérines sont incontestables, c'est la disparition des vomissements à la suite de la mort du fœtus. Il ne peut s'agir ici d'une influence psychique, puisque la plupart des femmes ignorent cet accident, au moins pendant les premiers mois de la grossesse.

2° Les *lésions de l'estomac* sont plus rarement observées et tous les accoucheurs savent que les vomissements surviennent d'ordinaire chez les femmes dont le fonctionnement digestif était normal avant l'apparition de la grossesse. Lever croit que toutes les femmes enceintes sont dyspeptiques, c'est une opinion erronée, puisque, même chez celles qui présentent de l'intolérance gastrique, les recherches de Kaltenback, de Jaffé, sur les liquides de l'estomac, ont montré qu'il n'existait ni hyperacidité, ni aucun processus anormal de la digestion. On cite cependant, comme prédisposant à l'hyperémèse, les maladies catarrhales du tube digestif, la gastrite alcoolique, l'ulcère rond, le cancer de l'estomac ; la constipation quand elle est extrême, peut provoquer les vomissements, de même que la lithiase biliaire, le cancer du foie, la péritonite tuberculeuse ; mais les cas de ce genre sont exceptionnels.

3° La véritable cause des vomissements incoercibles, c'est *l'état pathologique du système nerveux*, c'est une névrose fonctionnelle qui se caractérise par une excitabilité anormale des réflexes et qui est vraisemblablement de nature hystérique. C'est elle que l'on trouve non seulement dans les cas assez nombreux où il n'existe aucune lésion anatomique , mais encore dans ceux où les lésions de l'utérus sont évidentes ; nous savons que l'on a incriminé l'endométrite déciduale, l'hydramnios, la gémellité, l'obstacle apporté à l'accroissement de l'œuf par un canal cervical inextensible. Mais le fait si évident que toutes ces lésions peuvent exister, chez d'autres femmes, sans provoquer de vomissements, suffit pour mettre en éveil et montrer que de semblables lésions n'agissent que chez les sujets dont le système nerveux ne fonctionne pas normalement. Horwitz, qui rejette la théorie du phénomène réflexe à point de départ utérin, fait remarquer que, s'il en était ainsi, les vomissements incoercibles, au lieu d'être un phénomène rare, devraient être la règle. Mais il oublie que l'excitation qui part des voies génitales se réfléchit sur l'estomac avec une intensité variable, selon l'état du système nerveux central où se produit la réflexion. Or, le fonctionnement de ce système ne varie pas seulement d'une malade à l'autre, mais il présente encore chez le même sujet des variations, selon les conditions et le milieu où il se trouve.

Il existe indubitablement un lien étiologique entre ces vomissements et l'hystérie, et l'on peut s'étonner que très peu d'auteurs y aient songé. Ce qui permet de les assimiler aux manifestations ordinaires de la névrose, c'est tout d'abord la présence des stigmates caractéristiques chez les femmes qui en sont atteintes, c'est l'hérédité nerveuse si souvent démontrable ou encore le début subit des accidents, après une excitation morale, leur disparition après une attaque convulsive d'hystérie, c'est surtout la facilité avec laquelle on peut les guérir parfois, grâce à certaines influences psychiques.

À une malade de Kaltenbach qui était primipare, on suggère que les vomissements sont la conséquence de la présence dans l'estomac de substances nuisibles et que, une fois celles-ci enlevées, ils cesseront sûrement. On administre du lait, puis on le retire avec la sonde et immédiatement après on déclare à la femme que tout va bien et qu'elle ne vomira plus ; et, de fait, les vomissements cessent à partir de ce moment « comme si on avait enlevé le mal avec la main ». Choteau réussit également avec la suggestion, mais après avoir endormi sa malade. Dans un autre cas de Chazan, les troubles gastriques cessèrent brusquement à la suite d'un simple examen pratiqué pendant le sommeil chloroformique ; la patiente n'avait subi aucune opération, mais elle s'imagina que pendant son sommeil on l'avait débarrassée du produit de la conception et cette idée seule avait suffi pour enrayer les vomissements qui menaçaient sa vie. Oltramare (de Genève) réussit de même façon en faisant avaler à sa malade du lait qu'il avait soi-disant *magnétisé*, et Doléris en injectant de l'eau pure chez une morphinomane qui croyait recevoir des injections de morphine. Du reste, la plupart des médications plus ou moins énergiques, comme la cautérisation du col avec le fer rouge, les badigeonnages à la cocaïne et même la méthode de Copeman, agissent-elles autrement que par la suggestion ?

Parfois les procédés les plus simples, comme le changement d'air, le transport dans une Maternité et la tranquillité qui en résulte, suffisent pour arrêter les vomissements, de même que leur apparition survient aussi chez les femmes qui éprouvent, du fait de leur mariage, un brusque changement de vie.

Il serait excessif cependant de croire que les vomissements incoercibles ne se manifestent que chez les hystériques ; il existe une certaine catégorie de faits qui démontrent leur apparition en dehors de tout stigmate de la névrose. Chez une femme qui avait succombé, Lindmann trouva une névrite parenchymateuse du nerf phrénique et des lésions analogues, mais moins accentuées, sur le vague, le médian et le nerf péronier, la rate était tuméfiée, les cellules du foie présentaient de la dégénérescence graisseuse avec tuméfaction trouble, les reins étaient atrophiés. Ces différentes altérations qui n'étaient probablement pas toutes primitives semblent indiquer qu'il s'est produit sous l'influence d'une cause inconnue une véritable intoxication dont les vomissements étaient la conséquence, au même titre que les lésions parenchymateuses.

On a remarqué encore que certaines races présentaient une prédisposition particulière. Les accidents que nous décrivons sont relativement rares en Allemagne et les accoucheurs de ce pays affirment que, dans l'immense majorité des cas de vomissements incoercibles, les symptômes graves n'apparaissent pas ; la fréquence serait plus grande en Angleterre, plus grande encore en France où presque tous les accoucheurs ont eu l'occasion d'observer des cas malheureux.

En résumé, nous croyons que, des trois conditions que nous avons signalées comme agents provocateurs des vomissements incoercibles : lésions de l'utérus, lésions du tube digestif, troubles du système nerveux, c'est la dernière qui est le facteur prédominant et indispensable. Les maladies des voies digestives sont exceptionnelles ; les modifications qui surviennent du côté de l'utérus comme résultat de la gestation sont beaucoup plus fréquentes, mais elles ne sont pas constantes et aucune d'elles ne possède de valeur spécifique ; ces lésions ne provoquent les vomissements pernicieux que chez les sujets prédisposés. La grossesse qui exalte le tempérament nerveux et provoque l'apparition de symptômes hystériques chez les femmes en puissance de la névrose, joue ici le rôle de cause occasionnelle, et les vomissements incoercibles, au même titre que certaines paralysies, ne sont le plus souvent que des manifestations gravidiques de l'hystérie.

DIAGNOSTIC. — Le diagnostic des vomissements pernicieux comprend les trois points suivants :

1° Y a-t-il grossesse ?
2° Les vomissements sont-ils réellement graves, incoercibles ?
3° Quelle peut en être la cause ?

1° Les vomissements apparaissent parfois dès le début de l'imprégnation, pendant les premiers mois, de sorte que les commémoratifs sont insuffisants pour établir le diagnostic. On soupçonnera cependant l'état de gestation d'après la nature spéciale et la forme des troubles digestifs, leur apparition subite chez une femme jusquelà bien portante, le caractère matinal des vomissements, l'existence de nausées qui souvent ne laissent pas de trève dans l'intervalle des repas, la coïncidence de quelques symptômes spéciaux comme le ptyalisme, la somnolence, certains dégoûts inconnus jusque-là. L'ensemble de ces différents symptômes devra mettre en éveil et permettre souvent de légitimer le diagnostic de grossesse.

A une période un peu plus avancée, la disparition des règles, l'état de l'utérus, les modifications des seins rendront plus facile l'appréciation des troubles observés.

2° Il n'est pas toujours facile de reconnaître exactement si les vomissements revêtent le caractère incoercible et pernicieux, au moins dans les débuts. Certaines femmes rejettent régulièrement leurs aliments, elles sont troublées par des nausées incessantes et cependant l'amaigrissement est modéré, l'état général reste satisfaisant. En général, chez ces femmes, l'intolérance pour les aliments n'est pas absolue, et, malgré les rejets fréquents, on peut admettre que l'absorption et l'assimilation ne sont pas totalement supprimées.

A la deuxième période, l'ensemble symptomatique permettra facilement d'établir le diagnostic. L'amaigrissement progressif, la rareté des urines, l'accélération du pouls, l'affaiblissement qui confine la malade au lit ne laisseront guère de doute sur la nature pernicieuse des accidents.

3° Lorsqu'on veut rechercher la cause, il est nécessaire de procéder à un examen complet des organes génitaux internes. On appréciera l'état du col, la situation de l'utérus, sa position, sa sensibilité, et souvent on pourra se convaincre qu'il n'existe aucune anomalie de ce côté.

L'appréciation du fonctionnement de l'estomac doit être faite avec soin et l'étude du chimisme stomacal est aujourd'hui assez avancée pour qu'on puisse savoir si ce fonctionnement est réellement troublé et s'il existe des lésions organiques, comme un ulcère ou un cancer. Mais le plus souvent les tentatives faites dans ce sens restent négatives et c'est au système nerveux qu'il faudra demander l'explication des symptômes digestifs. Chez toutes les malades on étudiera avec soin les antécédents héréditaires, les troubles nerveux qui ont pu se développer antérieurement à la grossesse ; la recherche des stigmates de l'hystérie donne presque toujours des résultats et permet de reconnaître l'existence de la névrose. J'ai pu constater pour ma part, non seulement l'existence d'accès convulsifs antérieurs, mais encore les différentes altérations du système nerveux qui caractérisent les stigmates : l'amyosténie, l'insensibilité de la conjonctive et du pharynx, le vaginisme, l'analgésie et l'anesthésie cutanées, les troubles de la vision, les zones hystérogènes, etc.

Dans quelques cas exceptionnels, les vomissements incoercibles survenus chez une femme enceinte proviennent non pas de la grossesse seule, mais d'une lésion organique de l'estomac. Chez ces malades, la coïncidence de la gestation donne facilement aux vomissements le caractère de ténacité et d'incoercibilité. L'existence d'un néoplasme peut rester inaperçue et l'accouchement ne met point un terme aux accidents qui persistent jusqu'à la mort. On évitera l'erreur si l'on a soin de s'enquérir des antécédents, de l'existence de troubles gastriques, de perte d'appétit, d'amaigrissement, antérieurs à la grossesse. L'examen minutieux de l'estomac et l'analyse des matières vomies finiront par lever tous les doutes.

Pronostic. — Le pronostic est toujours sérieux, et d'une façon générale on peut dire que plus l'apparition des vomissements est hâtive et coïncide avec le début de la grossesse, plus la gravité sera grande, tandis que les vomissements qui n'apparaissent qu'après le quatrième mois comportent un pronostic moins sévère et permettent presque toujours d'espérer une guérison spontanée. Sur ses 13 cas, Horwitz a compté 5 morts, et Guéniot 46 morts parmi ses 118 malades.

La mort de l'enfant et l'avortement spontané peuvent être considérés comme des circonstances favorables, mais il s'en faut que la libération de l'utérus ait toujours la guérison comme conséquence. Il faut dire que cet événement est presque un phénomène exceptionnel, car malgré la faiblesse et l'état grave de beaucoup de malades, la règle est que la grossesse continue ; quand il se produit trop tardivement, il ne peut empêcher la terminaison fatale. Parmi les 46 cas de morts signalés par Guéniot, il s'était produit 7 fois l'avortement ou l'accouchement prématuré spontané ; tandis que la guérison est survenue 20 fois dans les mêmes conditions sur 72 cas.

La terminaison favorable peut être espérée tant que dure la deuxième période ; mais, si les phénomènes persistent, « il faut, dit Tarnier, que le médecin laisse voir à la famille toutes ses craintes et lui fasse comprendre qu'il sera peut-être obligé de provoquer l'avortement; il fera cependant de grandes réserves et dira que la guérison est sinon probable, du moins possible, et que parfois même elle survient dans des cas en apparence inespérés. » On doit ne pas oublier que cette seconde période qui est le moment favorable pour une intervention peut être de courte durée.

Dès que se manifestent les troubles nerveux comme la somnolence, les hallucinations, le délire, lorsque la cessation des vomissements ne coïncide pas avec une amélioration des forces et de l'état général, la mort est à peu près inévitable; l'accélération du pouls, la diminution de l'excrétion urinaire avec albuminurie sont les indices d'une terminaison fatale.

TRAITEMENT. — *Régime, hygiène, alimentation.* — Le traitement des troubles gastriques de la grossesse, quelle que soit leur intensité, semble tout d'abord justiciable du régime et du mode d'alimentation. Mais il faut considérer qu'il s'agit essentiellement d'un trouble nerveux de l'estomac et que le chimisme de l'organe ne se trouve généralement pas modifié. On explique ainsi la tolérance de certaines malades pour des aliments d'une digestion peu facile, tandis que d'autres habituellement bien tolérés sont rejetés de suite. On devra donc tâtonner un peu et chercher dans les différents aliments ceux qui peuvent être ingérés sans provoquer une révolte trop vive de l'estomac. Il faudra tenir compte surtout de la répugnance que provoquent certains mets et certaines boissons et ne jamais chercher à lutter contre les dégoûts ou même les caprices des malades.

Les substances froides sont généralement bien supportées. Dans les cas très graves, il faudra supprimer les aliments solides et se borner à administrer du lait glacé et coupé avec de l'eau de Vals ou de Vichy, du bouillon léger, du thé de bœuf, du lait de poule très chaud, du thé ou du café au lait. On se gardera cependant de satisfaire invariablement tous les caprices des malades qui ont fréquemment de l'appétence pour les boissons acidulées comme l'orangeade, la citronnade, le sirop de framboise ou de limon; il est préférable de les supprimer parce qu'elles augmentent encore l'acidité de la bouche et n'empêchent pas les vomissements. On combattra l'état de sécheresse des premières voies avec des gargarismes à l'eau de Vals ou de Vichy.

L'alimentation au moyen de lavements a donné des résultats variables; les plus usuels sont les lavements de thé de bœuf, d'eau albumineuse, de sang défibriné, de lait et de cognac, de peptones; on y adjoindra quelques gouttes de laudanum, en veillant à n'administrer que de petites quantités, le volume ne doit pas dépasser 150 à 160 grammes, sinon le rectum s'irrite, il survient de l'intolérance intestinale, de la diarrhée, et les lavements ne peuvent être gardés. Quelquefois les efforts de vomissements sont si intenses qu'ils expulsent les matières introduites dans le rectum.

On a tenté également l'alimentation artificielle au moyen de la sonde que l'on introduit dans l'œsophage seulement, afin de ménager l'estomac. On fait pénétrer ainsi du lait, du bouillon dégraissé, de la poudre de viande, de l'eau albumineuse. La malade doit rester absolument passive, car le moindre mouvement de déglutition peut amener le retour des accidents.

D'autres moyens accessoires sont : le badigeonnage du pharynx avec une solution de cocaïne, les pulvérisations d'éther sur le creux épigastrique avant les tentatives d'alimentation, l'ingestion de glace, l'emploi de l'électricité sous ses deux formes : courants constants et courants induits. On placera une électrode sur la partie postérieure et inférieure du cou, et l'autre sur la région épigastrique; on se servira de préférence de courants ascendants, mais on pourra recourir aux courants descendants si les premiers restent sans résultats. Avec les courants galvaniques, il suffira d'une intensité de 5 à 6 milliampères; et avec la faradisation on réglera la force du courant d'après la susceptibilité des malades. Il est recommandé de ne pas dépasser le degré suffisant pour déterminer une contraction musculaire. Les séances ne doivent pas dépasser deux à trois minutes; elles seront quotidiennes.

Les inhalations d'oxygène ont donné de bons résultats à Pinard et à Charpentier; il est nécessaire qu'elles soient longues et répétées; il faut que la malade absorbe 30 à 40 litres toutes les deux ou trois heures.

Toutes ces méthodes sont bien empiriques et l'on peut se demander si elles agissent autrement que par la suggestion.

Chapman et Guéniot recommandent beaucoup l'application permanente sur la colonne vertébrale d'un sac de caoutchouc à demi rempli de glace pilée, de 60 centimètres de longueur sur 8 de largeur, qui s'adapte sur toute la hauteur de la colonne dorso-lombaire et qui a pour but de calmer le pouvoir excito-moteur de la moelle. On interpose, entre le sac et la peau du dos, un linge de toile ou de flanelle et on continue l'application pendant plusieurs jours de suite. On a obtenu de bons résultats également en faisant sur la même région dorso-lombaire des lotions avec de l'eau chaude à 45-47 degrés centigrades.

Traitement médical. — J'arrive aux médicaments qui sont innombrables et qui tous invariablement ont donné des résultats aux médecins qui les ont recommandés. Je me borne à les énumérer; ce sont : les *alcooliques,* la *pepsine,* l'*oxyde noir de mercure,* la *teinture d'iode,* la *teinture de noix vomique,* le *calomel,* les *purgatifs,* la *pilocarpine,* le *valérianate de caféine,* le *tanin,* le *cyanure de potassium*, l'*iodure de potassium*, l'*oxalate de cérium*, le *valérianate de cérium*, les *injections sous-cutanées d'éther* ou *de morphine*, etc.

Une des substances les plus récemment employées est la *cocaïne* administrée sous cette forme :

> Cocaïne . . . . 0,15 centigrammes
> Eau. . . . . 150 grammes
>
> Une cuillerée à café toutes les demi-heures.

C'est aussi le *menthol* :

> Menthol . . . . 1 gramme
> Alcool . . . . 20 grammes
>
> Faites dissoudre, puis ajoutez :
>
> Eau. . . . . 150 grammes
>
> Par cuillerées à bouche d'heure en heure.

Le *chloroforme* (3 à 6 grammes en potion), mais mieux encore le *chloral* en lavement ont parfois réussi. Ce sont les médicaments qui ont donné les meilleurs résultats avec l'*opium* et le *bromure de potassium*. Ce dernier a été recommandé par Cordes en 1860, puis par Gimbert en 1871 sous forme de lavement et à hautes doses, on commence par 6 grammes, puis 8 grammes et même 10 grammes en un seul jour. Gimbert croit mieux faire d'administrer des doses massives parce qu'il a remarqué, dit-il, que les malades atteintes de troubles nerveux profonds supportent des quantités énormes de stupéfiants ou d'antispasmodiques. Friedreich, Olshausen, Guéniot recommandent aussi les lavements bromurés.

On pourra également tenter les pratiques de la suggestion, on cherchera à endormir les malades au moyen du regard ou de la pression bi-oculaire et dès que la patiente sommeillera on lui suggèrera l'idée de guérison. On devra recommencer les jours suivants, s'il survient une amélioration après la première séance, comme il arriva à la malade de Choteau.

Aucun de ces différents moyens n'est infaillible, mais tous ont pu guérir ou tout au moins améliorer certains sujets, c'est par eux qu'il faudra commencer tant qu'on sera dans le premier stade de la maladie. On y adjoindra, dans la mesure du possible, le calme de l'esprit, la tranquillité morale, l'éloignement de toute influence psychique fâcheuse ; on recommandera l'abstention des rapports sexuels. La distraction et surtout le changement de résidence peuvent avoir les plus heureux effets. Tarnier en a vu un exemple remarquable : une dame habitant la campagne fut, à sa première grossesse, prise de vomissements graves, avec syncope ; ces syncopes et ces vomissements devenaient incessants dès qu'elle se déplaçait et il lui était impossible de supporter une promenade en voiture. Heureusement une rivière navigable passait près de son habitation ; on la mit sur une barque et on la transporta à quelques lieues plus loin, les vomissements s'arrêtèrent et elle accoucha à terme. J'ai observé un fait analogue : il s'agissait d'une femme secondipare chez laquelle, lors de la première grossesse, on avait dû pratiquer l'avortement dès le deuxième mois, pour des vomissements incoercibles ; ceux-ci réapparurent au début de la seconde grossesse, mais cessèrent bientôt dès que cette dame fut transportée à la campagne.

Traitement opératoire. — Nous entendons sous cette désignation les différents procédés qui agissent directement sur l'utérus et qui sont assez nombreux ; il faut signaler tout d'abord les manœuvres qui ont pour but la *réduction de l'organe rétroversé ;* nous avons indiqué déjà les succès obtenus par Graily Hevitt en corrigeant les déplacements de la matrice. On peut citer encore les *injections vaginales,* les *cautérisations du col,* lorsqu'il existe des érosions de la muqueuse, au moyen de solutions concentrées d'iode, de nitrate d'argent, d'acide chromique, de chlorure de zinc et même les cautérisations au fer rouge, les *scarifications* du museau de tanche ou encore les *badigeonnages* à la cocaïne dans le but de diminuer l'hyperesthésie qui semble être la cause du mal.

Tous ces moyens n'agissent en réalité que par la suggestion, et peut-être la méthode de Copeman n'a-t-elle pas un résultat différent. Cette méthode avait été pratiquée autrefois par Paul Dubois, mais elle fut retrouvée accidentellement, en 1875, par Copeman, de Norwich, qui, voulant provoquer un avortement pour vomissements incoercibles et manquant des instruments dont il avait besoin, chercha à dilater le canal cervical en introduisant l'index dans sa cavité ; lorsqu'il revint au bout de quelques heures avec les instruments nécessaires pour pratiquer l'opération, il fut étonné de voir que les vomissements avaient cessé. L'opération de Copeman consiste donc dans la dilatation de l'orifice cervical avec le doigt et dans le décollement de l'extrémité inférieure de l'œuf ; c'est l'index qui sert de dilatateur. Cette manœuvre est généralement facile chez les multipares dont le col reste entr'ouvert ; mais chez les primipares, qui ont un col long et fermé, l'introduction du doigt présente des difficultés telles qu'on est obligé parfois de placer tout d'abord une tige de laminaire ou de chercher à dilater mécaniquement l'orifice externe. L'opération doit être conduite avec prudence et lenteur, souvent quatre ou cinq minutes sont nécessaires pour triompher des résistances ; parfois les tentatives doivent être répétées pendant plusieurs jours de suite.

La dilatation de l'orifice externe suffit dans quelques cas, mais d'autres fois il faut aller jusqu'à l'orifice interne, le franchir et décoller la partie inférieure de l'œuf. On ne doit pas oublier que cette manœuvre peut, à elle seule, provoquer l'avortement.

L'opération de Copeman a chez quelques femmes les résultats les plus heureux, elle a réussi quatre fois dans les mains de son auteur; mais, chez d'autres, les vomissements ont persisté. On peut la tenter lorsque l'état général des malades n'est pas trop fortement atteint.

L'*introduction d'une bougie* dans l'utérus a produit parfois des résultats inattendus; cette tentative faite dans le but de provoquer le travail a suffi parfois à elle seule pour déterminer une amélioration des symptômes, sans que l'avortement s'en suivît.

Avortement provoqué. — Lorsque toutes les médications sont restées impuissantes et qu'on a pu se convaincre de l'inutilité des narcotiques, de la vessie de glace, des pulvérisations d'éther, du repos horizontal, des lavements nutritifs, lorsque les vomissements sont presque incessants et que toutes les substances alimentaires, comme le lait glacé ou la moindre quantité d'eau pure, sont infailliblement rejetés, il faut en venir à l'avortement provoqué qui détermine rapidement la disparition de tous les symptômes.

On ne doit cependant pas oublier qu'il existe un nombre respectable de cas où les vomissements ont cessé sous l'influence de causes accidentelles ou bien se sont améliorés au point de permettre à la patiente d'arriver à la fin de sa grossesse. La conduite à tenir est souvent délicate et le médecin se trouve placé entre un double écueil: intervenir prématurément lorsque la nécessité n'existe pas, ou bien laisser passer le moment propice et provoquer l'avortement à une époque où la mort est inévitable. Lorsque la troisième période est arrivée et qu'il existe des symptômes qui ne laissent guère de doute sur une mort prochaine, il est préférable de s'abstenir. A ce moment les vomissements ont cessé, mais il est survenu des phénomènes qui indiquent l'atteinte profonde du système nerveux, l'affaiblissement est porté au plus haut degré, il y a de l'obscurcissement de la vue et de l'ouïe, des hallucinations, du délire, de la somnolence comateuse. Aussi faut-il bien se garder d'attendre ces accidents terminaux pour interrompre la grossesse.

Les signes qui justifient l'avortement sont tous ceux que nous avons signalés comme caractérisant la seconde période, c'est-à-dire la diminution de la quantité journalière des urines, la présence de l'albumine en quantité plus ou moins grande, la fuliginosité de la langue et l'acidité de l'haleine, l'amaigrissement progressif et l'altération des traits, la faiblesse et l'apathie de la malade qui ne peut quitter son lit, les tendances à la syncope, les violents maux de tête, le pouls petit et fréquent. Mais cette seconde période est parfois longue et, même pendant sa durée, il est nécessaire de choisir le moment opportun. Ce moment est arrivé quand l'amaigrissement et la faiblesse augmentent, que l'urine diminue et que le pouls devient mauvais. Ce dernier signe a une grande valeur pronostique : plus le pouls est petit et fréquent, plus l'état est grave. L'élévation de la température est également un indice que la troisième période est proche. Charpentier a justement insisté sur l'importance des pesées journalières. Toutes les malades maigrissent, comme on le suppose, mais avec une rapidité variable. Lorsque la déperdition quotidienne ne dépasse pas 150 à 200 grammes, on ne doit pas se préoccuper outre mesure, mais quand elle arrive à 300 et surtout 500 grammes, l'état devient grave et la question de l'intervention se pose absolument. La diminution du poids fournit des données certaines, elle est facile à apprécier, aussi doit-elle surtout servir de guide à l'accoucheur.

Pour provoquer l'avortement ou l'accouchement prématuré, le moyen le plus simple est de faire glisser une bougie dans l'intérieur de l'utérus entre sa paroi et les membranes de l'œuf. Cette introduction est toujours facile chez les multipares, mais chez les primipares on est parfois obligé, en raison de l'imperméabilité du col, de dilater au préalable le canal cervical avec une tige de laminaire ou de tupelo; on peut encore à la rigueur en faire la dilatation mécanique au moyen d'un instrument, mais à condition d'agir avec la plus grande prudence.

L'action de la bougie est parfois si lente à se produire qu'il faut recourir à la ponction des membranes et même, lorsque l'état de la patiente exige une intervention rapide, on peut brusquer l'opération et pratiquer l'évidement de la matrice au moyen du curetage en une seule séance. On commence par dilater le col au moyen d'une tige de laminaire qu'on laisse pendant vingt-quatre heures, puis quand l'accès de la cavité utérine est ainsi facilité, on rompt les membranes et, avec la curette tranchante, on débarrasse l'utérus de l'œuf et de sa muqueuse. On fait une injection abondante avec une solution de permanganate de potasse, on passe ensuite un gros écouvillon dur sur tous les points de la cavité utérine afin de la débarrasser des lambeaux de caduque qui pourraient rester adhérents puis on termine par un tamponnement à la gaze iodoformée.

Lorsque l'état des malades est grave, il est préférable de ne pas user de l'anesthésie par le chloroforme ou l'éther, mais on surveillera les patientes avec soin et l'on s'efforcera d'obvier aux syncopes, s'il s'en produisait, avec des injections sous-cutanées de caféine ou d'éther.

Cette opération, rapidement conduite, a l'avantage de limiter les hémorragies chez des malades affaiblies et de réduire ainsi au minimum les risques de l'avortement provoqué.

ARTICLE III. — MALADIES DE L'INTESTIN

§ 1. Constipation.

La constipation est fréquente au point qu'on la peut considérer comme un des symptômes ordinaires de la grossesse; lorsqu'elle est modérée, son influence est minime, elle provoque tout au plus de l'anorexie et quelques douleurs lombaires et abdominales, mais quand sa persistance se prolonge pendant sept à huit jours ou davantage, elle amène des douleurs plus vives dans la région de l'hypogastre, avec lourdeur et sentiment de plénitude, de la céphalée; elle aggrave l'état nerveux qui accompagne ordinairement la gravidité.

C'est un symptôme d'une ténacité extrême chez certains sujets. Capuron, cité par Tarnier, a vu une femme qui resta trois mois sans aller à la garde-robe, et Caldani rapporte l'observation d'une jeune femme qui n'eut pas de selles pendant soixante-cinq jours; elle avorta d'un fœtus de trois mois et eut ensuite une diarrhée grave qui amena la mort. Il arrive en effet que la constipation alterne avec de véritables débâcles, mais les évacuations liquides n'empêchent souvent pas l'obstruction de persister, l'accumulation des fèces persiste, il se produit seulement une espèce de canal qui livre passage aux matières liquides. Vers la fin de la grossesse, cette accumulation est parfois si grande, la dureté de la masse est telle qu'elle gêne l'expulsion de la tête du fœtus et qu'on est obligé de l'enlever avec une curette.

Quelques auteurs ont pensé pouvoir attribuer la constipation à la compression de l'intestin par l'utérus distendu, mais son apparition hâtive, bien avant l'époque où cette compression est possible, indique que la cause est ailleurs, c'est un phénomène nerveux de l'intestin qui résulte directement de l'imprégnation.

Les inconvénients de la constipation sont assez grands pour qu'on doive la traiter dès le début. On peut commencer par les moyens usuels, c'est-à-dire par le régime et les laxatifs. On augmentera la quantité des aliments végétaux, on prendra de préférence les légumes verts très cuits : épinards, oseille, carottes, etc., le pain de son est très utile parce qu'il augmente la masse du bol fécal. On fait ordinairement avaler, avant le repas, une cuiller à bouche de graines de lin ou mieux encore la même quantité de semences mondées de psyllium qui sont mieux absorbées et ne provoquent aucun dégoût. Il faudra que la femme se présente toujours à la garde-robe à la même heure, selon le conseil de Trousseau;

enfin, lorsque les efforts restent infructueux, on aura recours aux lavements simples d'abord, puis, en cas d'insuccès, aux lavements laxatifs. La quantité d'eau doit être de 500 grammes, on y ajoute trois à quatre cuillerées à bouche d'huile émulsionnée avec un jaune d'œuf ou 50 grammes de glycérine neutre, ou 80 grammes de miel simple, ou encore une cuiller à bouche de gros sel de cuisine. La pénétration du liquide doit se faire très lentement; la canule sera d'une longueur convenable, de façon à pouvoir dépasser l'ampoule rectale.

Si les lavements sont insuffisants, ce qui est le cas le plus usuel, il faudra recourir aux purgatifs administrés par la bouche : huile de ricin, sulfate de soude ou de magnésie. Un moyen très actif consiste à administrer le matin à jeun un verre à bordeaux d'eau de Rubinat ou de Villacabras que l'on fait suivre de l'ingestion de café au lait ou de potages. On peut citer encore les poudres de rhubarbe et de magnésie, la pulpe de tamarin ou tamar indien à la dose de 30 grammes environ, le cascara sagrada, etc.

L'emploi des drastiques, même de l'aloès est universellement rejeté; tous les auteurs s'élèvent énergiquement contre l'usage d'agents médicamenteux qui congestionnent le bassin, provoquent de violentes coliques et font entrer l'utérus en contraction. En réalité, il faut admettre comme démontré qu'il n'existe aucun médicament qui, administré par la voie buccale, soit en état de provoquer sûrement l'avortement. S'il arrive que certains médicaments jouissent de quelque réputation dans le public et auprès de certaines matrones, on peut l'expliquer par la manipulation des organes génitaux qui accompagne souvent leur administration et aussi par les particularités de leur application locale. En Grèce, où la belladonne est très en vogue, le médicament est introduit par le vagin; dans l'Inde, où les pratiques abortives sont très répandues, on trempe de petites tiges de bambou dans le suc âcre de certaines plantes, puis on les introduit dans le vagin et on pousse « aussi loin que possible » (Showt). L'absorption de breuvages comme moyen abortif est d'une impuissance manifeste et, comme le remarque fort justement Soulier, nous n'avons heureusement pas d'abortifs certains, il n'existe que des manœuvres abortives; aussi peut-on conclure qu'on ne doit pas craindre d'employer la plupart des purgatifs pendant la grossesse. Lomer a eu l'occasion d'expulser des vers rubanés, par le traitement approprié, chez des femmes grosses et il n'a jamais observé d'accidents. Quant aux abortifs les plus énergiques, comme la rue ou la sabine, ils n'agissent qu'après avoir provoqué de fortes gastro-entérites.

Il serait imprudent sans doute d'employer des dratisques énergiques comme le jalap ou la scammonée, mais je ne vois pas bien pourquoi on se priverait de l'action de l'aloès qui est un cholagogue énergique et qui, administré à doses modérées, ne provoque jamais d'accidents. Les grains de santé ne m'ont jamais rendu que des services, ils ne déterminent certainement pas plus de coliques que le podophyllin et leur usage même répété n'a pas pour conséquence de rendre la constipation plus opiniâtre comme il arrive avec les purgatifs salins.

§ 2. Diarrhée.

La diarrhée est un accident beaucoup plus rare que la constipation et les vomissements ; on l'observe cependant avec une fréquence relative soit au début de la grossesse, soit seulement à son déclin, la production d'un flux diarrhéique annonce presque toujours une délivrance prochaine. Il arrive aussi qu'elle remplace les vomissements dans une même grossesse ou dans des grossesses ultérieures ; dans le premier cas, je l'ai vue débuter vers le cinquième mois, et dans le second dès la fin du premier mois pour disparaître quand surviennent les mouvements de l'enfant ; dans quelques formes un peu plus sévères, elle persiste pendant toute la durée de la gestation.

Elle se manifeste parfois aussitôt après l'ingestion des aliments ; elle est ordinairement peu douloureuse, cependant dans quelques circonstances, elle s'accompagne de coliques assez vives ; les matières rendues sont en général jaune clair, d'aspect muqueux et dans les formes graves elles deviennent bilieuses, noirâtres, très fétides. Les selles sont en moyenne de quatre à cinq dans les vingt-quatre heures.

La diarrhée de la grossesse est un phénomène qui ne comporte habituellement aucune gravité tant que les évacuations ne sont pas trop abondantes, que l'alimentation continue à se faire et qu'il ne se développe pas de fièvre.

« Par exception, dit Tarnier, une diarrhée grave peut survenir dans le cours de la grossesse sans que rien puisse l'expliquer. A l'abondance et à la fréquence des selles, se joint du ténesme anal ; les malades maigrissent, s'affaiblissent ; la bouche devient sèche et la fièvre apparaît. Quelques cas sont rebelles à tout traitement ; ils peuvent alors provoquer l'avortement ou l'accouchement prématuré. Cette maladie, qui mériterait le nom de diarrhée incoercible, peut, dans les circonstances que nous venons d'indiquer, devenir mortelle pour la mère, soit avant, soit après l'accouchement. »

Ces faits, tout exceptionnels qu'ils soient, ont été signalés également par Joulin et par Lizé (du Mans). Chez la malade de Joulin, la physionomie était fort analogue à celle d'une femme épuisée par des vomissements; le pouls, petit et misérable, s'élevait à 120 pulsations; l'accouchement n'empêcha pas la femme de succomber au bout de quelques jours. Il n'en fut pas de même dans l'observation que rapporte Lizé. Il s'agissait également d'une diarrhée incoercible qui débuta vers le troisième mois de la grossesse. Du troisième au sixième mois, le flux diarrhéique resta médiocrement abondant; mais, à partir du sixième mois jusqu'au huitième, la proportion des pertes alvines devint considérable au point d'être inquiétante pour la mère et l'enfant. On provoqua l'accouchement; l'enfant, très faible, succomba peu après sa naissance, la mère guérit.

J'ai observé un cas de *choléra nostras* au septième mois d'une grossesse qui jusque-là avait été bonne. La femme fut prise brusquement de selles abondantes, 12 à 15 en vingt-quatre heures, avec vomissements, crampes dans les membres et intolérance absolue pour les boissons. La maladie persista pendant cinq à six jours avec cette intensité, puis s'atténua graduellement. L'affaiblissement fut rapide, mais la grossesse continua néanmoins et la malade accoucha, à terme, d'un enfant vivant, pesant $3^{kg},8oo$. Elle eut, à la suite de son attaque de choléra, de l'œdème des membres inférieurs et de l'albuminurie qui disparurent peu de jours après son accouchement.

Le traitement ne comporte aucune indication spéciale. On usera des moyens ordinaires : lavements laudanisés, sous-nitrate de bismuth, astringents divers. Si la diarrhée persiste, on pourrait, comme l'a fait Charpentier, se servir de nitrate d'argent en pilules, à la dose de 2 centigrammes par jour; une pilule matin et soir.

Si les accidents persistent et menacent la vie de la mère, on pourra, à l'exemple de Lizé, poser la question de l'accouchement prématuré.

§ 3. **Hernies. Étranglement interne.**

BONAFOS (de Perpignan), in thèse de Massot, observat. LI, Paris, 1873. — BUDIN, Des rapports de l'utérus avec l'intestin (Semaine médicale, 1893, p. 141). — COHNSTEIN, Ueber chirurgische Operationen bei Schwangeren (Volkmann's Sammlung, n° 55, p. 476 et 477) (Bibliographie). — DESGRANGES (de Lyon), in Cliniq. chirurgic. de VALETTE, 1875, p. 687. — GOTTSCHED, Ueber Ileus bei Schwangeren, Inaug. Dissert., Königsberg, 1869. — KIDD, Strangulated femoral Hernia after Parturition (The Lancet, 1890, t. I, p. 1332). — KRUKENBERG, Ueber Schwangerschaft, Geburt und Wochenbett bei peritonealen Narbensträngen (Archiv f. Gynæk., 1888, Bd. XXXIII, p. 62). — SPENCER WELLS, Obstetrical Transactions, 1869, vol. XI, p. 120.

Il est assez fréquent de rencontrer des femmes atteintes de hernies et qui deviennent enceintes.

Lorsque la lésion siège au niveau des orifices inférieurs de l'abdomen, inguinal ou crural, il est de règle que la hernie disparaisse graduellement pendant la grossesse. Le mouvement ascensionnel de l'utérus qui vient occuper toute la région antérieure de l'abdomen refoule en arrière et à gauche la masse intestinale. Chez une de mes malades seulement, j'ai vu la hernie persister pendant la plus grande partie de la gestation, sans doute en raison d'adhérences péritonéales qui réunissaient l'intestin au sac ; aussi se produisit-il de fréquents tiraillements qui amenaient des douleurs, des coliques et des nausées.

Du côté de l'orifice ombilical, il survient au contraire une distension de l'anneau qui marche de pair avec l'écartement de la ligne blanche, si bien que les hernies ombilicales ont moins de tendance à disparaître, elles augmentent souvent et parfois contiennent l'utérus gravide (voy. p. 130). La grossesse est donc une condition qui maintient l'existence des hernies ombilicales et qui favorise même leur production après l'accouchement. Elle peut aussi, quoique plus rarement, déterminer des lésions analogues du côté du canal inguinal ou du canal crural par la distension des anneaux. J'ai vu un cas de ce genre où une hernie inguinale débuta pendant la grossesse.

Les accidents d'étranglement sont assez rarement observés chez les femmes enceintes, précisément en raison du refoulement de l'intestin qui s'éloigne des orifices. Ces accidents existent cependant, et Cohnstein a pu réunir 11 cas d'herniotomie nécessitée par des étranglements herniaires survenus de trois à six mois ; il y eut 3 avortements, 1 mort par hémorragie, et 7 fois la grossesse continua. Ce sont les hernies crurales qui donnent le plus souvent lieu à l'opération. En général, la hernie avait existé avant la grossesse. L'étranglement est beaucoup plus rare du côté de l'ombilic, parce que l'anneau s'élargit à mesure que la paroi abdominale se distend de plus en plus.

Dans quelques cas exceptionnels, l'étranglement n'est survenu qu'après la parturition. Dans l'observation de Kidd, il s'agissait d'une femme âgée de quarante et un ans, qui portait depuis longtemps une hernie crurale droite et qui présenta des phénomènes d'étranglement le sixième jour de ses couches. Kidd ouvrit le sac, y trouva derrière l'épiploon une anse qu'il réduisit, il extirpa la poche et la malade guérit.

Le *traitement* à suivre n'est autre que celui qui est indiqué en dehors de la grossesse ; il faut tout d'abord chercher la réduction de la tumeur au moyen du taxis, c'est une manœuvre qui n'est pas plus grave et qui ne supporte pas plus de difficultés que si la femme n'était pas enceinte ; sur 10 cas rapportés par Cohnstein, 7 fois la réduction fut possible. En l'absence de réduction, on pratiquera la kélotomie. Lorsque la hernie persiste jusqu'à l'accouchement, elle devra être maintenue et réduite avec soin pendant toute la durée du travail.

A côté de l'étranglement herniaire par les orifices externes, on peut rencontrer exceptionnellement l'étranglement interne. Cet accident peut survenir pendant la grossesse ou dans les quelques jours qui suivent l'accouchement; il reconnaît pour cause la plus fréquente la présence de brides cicatricielles qui sont les vestiges d'une ancienne inflammation du péritoine et qui réunissent l'utérus à l'intestin ou les anses intestinales entre elles.

Par suite du développement de l'utérus, il se produit des rétrécissements et même des occlusions de l'intestin. La mort survient d'ordinaire, après un accouchement prématuré, par occlusion ou par péritonite, avec ou sans perforation de l'intestin adhérent; il en fut ainsi dans les observations de Sani, de Putégnat, de Heller; les accidents débutèrent même pendant le travail chez les malades de Spencer Wells et de Gottsched, etc.

Cet accident est plus rare encore après l'accouchement; il est déterminé par la brusque dépression qui suit l'évacuation de l'utérus et qui mobilise les anses intestinales refoulées en arrière, celles-ci viennent alors s'étrangler au niveau des brides cicatricielles. La gravité rapidement croissante des accidents, de même que la nature de la cause, justifieraient les laparotomies qui pourraient être tentées.

On observe aussi chez les accouchées des symptômes moins menaçants au point de vue de l'obstruction; mais pouvant simuler la péritonite. Au bout d'un temps variable, parfois immédiatement après la délivrance, d'autres fois après huit à dix jours, les femmes sont prises de douleurs abdominales, de ballonnement avec état saburral de la langue et de fièvre ; si les accidents persistent, le facies devient grippé, il peut y avoir des vomissements et des frissons. A la palpation superficielle, on sent dans la fosse iliaque gauche une masse volumineuse, mollasse, dépressible qui est constituée par une accumulation de fèces. Budin, qui a bien étudié les troubles de cette sorte, les rapporte à la constipation seule ; il les a vus disparaître rapidement après une évacuation spontanée ou provoquée par un purgatif. Il est douteux qu'il s'agisse de constipation simple, car on n'observe rien de pareil chez les femmes ayant subi la restauration du périnée que l'on maintient constipées pendant huit à dix jours ; il est plus vraisemblable que, sous l'influence d'une cause inconnue, les matières fécales revêtent un caractère virulent qui produit l'intoxication de l'organisme et provoque en même temps la paralysie de l'intestin.

ARTICLE IV. — MALADIES DU FOIE

§ 1. **Lithiase biliaire.**

Bax (de Corbie), Considérations sur les cas de coliques hépatiques (Union médic. du Nord-Est, 1879, p. 327). — Mme Berline-Hering, Contribution à l'étude de la lithiase biliaire dans ses rapports avec la grossesse et l'accouchement, th., Paris, 1883. — Ch. Bouchard, Maladies par ralentissement de la nutrition, p. 86, Paris, 1882. — J. Cyr, Rapports des coliques hépatiques avec la grossesse (Ann. de Gyn., 1883, p. 241). — Dreyfus-Brisac, Les relations de la lithiase biliaire avec la grossesse et l'accouchement (Gaz. hebdom., 1883, p. 817). — Durand-Fardel, Traité des maladies chroniques, Paris, 1868, t. II, p. 273. — Grellety, Alcalins, lithiase biliaire et grossesse (Soc. de thérapeutique, 9 avril 1890). — Huchard, Coliques hépatiques et coliques néphrétiques de la grossesse et de l'accouchement (Union médic , 1892, avril, p. 616). — Illoway, Icterus gravidarum : report of a case with remarks (Americ. Journ. of obstet., 1839, p. 1009). — Naunyn, De la lithiase biliaire (Dixième Congrès allemand de méd. interne à Wiesbaden, avril 1891). — Thévenot, Crises de coliques hépatiques provoquées par des coliques utérines (Union médic., 15 mars 1885).

L'influence de la grossesse et de l'allaitement sur la lithiase biliaire est aujourd'hui bien établie par les travaux d'un certain nombre d'auteurs français et plus particulièrement par les médecins exerçant à Vichy. Cette influence semble avoir frappé moins vivement les auteurs étrangers qui généralement la passent sous silence ou ne l'indiquent qu'à peine. « J'ai vu, dit Durand-Fardel, la colique hépatique se montrer pour la première fois pendant le cours de la grossesse ou après l'accouchement, un trop grand nombre de fois pour qu'il y ait là autre chose qu'une coïncidence. » Les statistiques nécroscopiques recueillies à Strasbourg par Schrœder montrent nettement que, parmi les femmes, celles qui ont accouché sont atteintes de lithiase biliaire dans une proportion beaucoup plus considérable, car les chiffres de cette maladie constatée dans ces conditions représente 90 pour 100 des cas de lithiase signalés pour l'ensemble du sexe féminin.

Il est vrai que Willemin et Cyr ont publié des cas où des femmes sujettes à des crises hépatiques en étaient complètement exemptes, pendant toute la durée de leur grossesse ; mais il ne faut pas oublier que pareille discordance se présente pour d'autres affections ; il se rencontre un petit nombre de femmes qui, faibles, pâles, anémiques, dyspnéiques, dyspeptiques à l'état normal, retrouvent leurs forces, digèrent mieux et voient disparaître leurs névralgies à chaque gestation ; on conviendra néanmoins que pareils faits sont exceptionnels.

Il arrive que la lithiase biliaire s'est affirmée déjà antérieurement à toute grossesse, mais il y a des cas beaucoup plus nombreux où c'est à ce moment seulement qu'ont apparu les premiers indices de l'affection. C'est la première grossesse, ou mieux, les suites des couches du premier accouchement qui marquent ordinairement le début de l'affection. Mais nous avons des observations où l'hépatalgie apparaît à propos d'un deuxième et d'un troisième accouchement. Chez deux malades de Cyr, les crises ne se sont produites qu'après la neuvième et la quinzième grossesse. Enfin les couches laborieuses, les grossesses gémellaires favorisent singulièrement l'apparition des accidents.

Etiologie et pathogénie. — Les conditions qui déterminent la formation des calculs pendant la période puerpérale sont de deux sortes :

1° Les unes consistent en un *trouble dans la nutrition;*

2° Les autres sont d'*origine mécanique.*

1° Les premières ont été mises en évidence par les travaux célèbres de Ch. Bouchard sur le ralentissement de la nutrition. Pour lui, chaque acte de la vie génitale de la femme peut provoquer l'apparition de la lithiase biliaire : le mariage, la menstruation, la grossesse, l'accouchement, la lactation. A partir du jour où s'établit la première menstruation, la prédisposition à la maladie existe par le ralentissement des oxydations et la diminution dans la production de l'acide carbonique. Cette activité moindre dans l'élaboration de la matière a pour conséquence d'empêcher la destruction des acides, de permettre leur accumulation dans l'organisme, de diminuer l'alcalinité des humeurs, de soustraire la chaux aux éléments anatomiques et de la livrer aux liquides d'excrétion. On remarquera incidemment que l'ostéomalacie se développe dans des conditions analogues et pour des causes identiques. Dans ces deux cas, il y a une destruction moindre des acides qui s'accumulent dans l'organisme et mettent en liberté la chaux des tissus. « La conséquence, dit Bouchard, peut être, suivant les cas, le ramollissement des os ou la précipitation de la cholestérine. »

2° Mais à côté de cette influence sur la nutrition générale, il faut tenir compte de l'action directe de l'utérus gravide sur le parenchyme hépatique, et la circulation biliaire ; on doit invoquer les modifications de statique que produit la libération de l'utérus sur les voies biliaires. Si le ralentissement de la nutrition agit surtout à titre de cause prédisposante, on ne saurait contester l'influence directe, prépondérante de la stagnation de la bile dans les voies d'excrétion. La grossesse modifie les moyens de fixité de la vésicule qui tend à basculer en arrière ; le canal cholédoque est tiraillé et offre à l'écoulement de la bile un passage de plus en plus étroit, aussi, y a-t-il accumulation de cette sécrétion dans la vésicule. En outre, à une période avancée, le développement de l'utérus gêne graduellement les mouvements du diaphragme, la respiration costo-supérieure s'accentue de telle sorte que la pression exercée par les mouvements respiratoires sur la glande hépatique et sur le dégorgement de la vésicule diminue graduellement. Le mécanisme est assez semblable à celui qui résulte de l'usage du corset.

Si la grossesse semble avoir une influence prépondérante sur la précipitation des graviers, son influence est moindre dans l'éclosion des accidents qui caractérisent leur migration. La colique éclate surtout pendant la période qui suit immédiatement la parturition. Dans les 51 observations dont Cyr donne le résumé un peu trop succinct, il est vrai, 11 fois la première crise a été observée pendant la grossesse, et on peut dire aussi bien à une époque qu'à une autre de cet état ; 40 fois c'est après l'expulsion de l'enfant : 4 fois après une fausse couche et 36 fois après l'accouchement. Sur ces 36 cas, le délai écoulé entre la délivrance et la manifestation des crises hépatalgiques, a varié de 1 jour à 1 mois chez 22 malades. Chez quelques accouchées, j'ai vu nettement l'accès de colique coïncider avec le retour des règles.

Huchard semble croire que la lithiase biliaire est plus fréquente chez les femmes du monde que chez celles qui viennent accoucher dans les hôpitaux, parce que, d'après lui, les premières sont plus exposées à la maladie par leur genre de vie ou d'alimentation, par l'oisiveté et le repos qui sont des conditions pathogéniques incontestables. D'après mon observation, la lithiase biliaire et les accidents qui l'accompagnent sont aussi fréquemment observés chez des femmes qui accouchent dans les hôpitaux que dans la clientèle de la ville ; les observations de Cyr avaient montré déjà que la colique hépatique est loin d'être rare chez les femmes pauvres, pendant la grossesse. Ce qui est vrai, c'est que la crise douloureuse éclôt très rarement pendant le travail, c'est-à-dire au moment où ces femmes tombent sous notre observation. C'est avant ou après qu'elle survient, c'est-à-dire à une époque où une femme du peuple ne veut pas recourir à l'hôpital pour un simple trouble douloureux ; tandis que les femmes du monde appellent le médecin et éveillent son attention, à la moindre alerte.

Symptomes. — Les symptômes de la colique hépatique ne se distinguent en rien, pendant la grossesse, de ce qu'ils sont en dehors de cet état. — L'accès douloureux est habituellement précédé de troubles dyspeptiques, de crampes d'estomac et de pesanteur au moment de la digestion ; de pareils symptômes arrivent parfois dès les premiers mois de la gestation.

La douleur survient brusquement et revêt bien vite son degré d'acuité caractéristique, elle ne siège généralement pas, du moins quand débute l'accès, au niveau de la vésicule, mais bien à l'épigastre, entre l'ombilic et l'appendice xiphoïde; de là, elle s'irradie dans le flanc droit, la base correspondante du thorax, et s'étend jusque dans le dos ; fréquemment elle remonte dans l'épaule droite, mais ce n'est pas constant. L'intensité de la douleur est extrême, au point que certaines femmes regardent comme plus tolérables les douleurs de l'enfantement. L'acuité si grande de ce symptôme survenant sous forme d'accès est, avec sa localisation, l'élément le plus important du diagnostic. L'ictère peut manquer; en tout cas, la coloration jaune de la peau et des muqueuses n'est guère appréciable avant vingt-quatre heures, quelquefois même avant deux ou trois jours. De fait, l'ictère manque assez souvent pendant la grossesse et la lactation, aussi la nature réelle des symptômes peut-elle échapper à un médecin non prévenu. La durée de l'accès est des plus variables, de quelques heures à une journée ou une nuit entière.

On peut constater encore de la tuméfaction du foie qui est douloureux à la pression. Mais ce signe est loin d'être constant de même que la distension de la vésicule. Les signes de cette espèce sont difficilement perceptibles durant la grossesse, mais après la délivrance, lorsque l'involution utérine est commencée, il est beaucoup plus facile de sentir la vésicule tuméfiée et dépassant le rebord costal; la laxité des parois abdominales facilite singulièrement cette recherche.

Les symptômes généraux qui accompagnent la mobilisation des calculs, sont loin d'être toujours les mêmes. On peut avoir, d'après Charcot, soit de la colique sans frissons, soit un accès douloureux avec frissons, soit encore des accès fébriles sans accompagnement de douleurs. Dans ce dernier cas, il s'agit de la fièvre hépatalgique qui est symptomatique d'une inflammation des voies biliaires et qui constitue, à ce titre, une complication plutôt qu'un symptôme de la maladie.

Quand elle est d'origine gravidique, la lithiase biliaire présente une marche des plus variables, tantôt elle ne se manifeste que par des accès isolés, tantôt elle est le point de départ d'accidents variés et répétés et entraîne après elle toute une iliade de maux. Le cas semble cependant assez rare; chez une malade observée par Illoway, il y avait eu, dès le début de la grossesse, une jaunisse légère qui était devenue graduellement plus intense, si bien qu'au bout de quelques mois l'ictère était verdâtre. Le foie énorme arrivait à quelques centimètres de la crête iliaque, l'état général était très mauvais, en raison de l'insomnie, de la fièvre, de l'anorexie et des douleurs épigastriques. Un traitement à Carlsbad améliora l'état au point de permettre à la grossesse d'arriver à terme. Quelque temps après, cette malade rendait un volumineux calcul par les selles, et depuis plusieurs années, malgré trois grossesses successives, elle n'a jamais présenté de retour offensif de la maladie.

D'autres fois, par contre, l'affection sommeille dans l'intervalle des grossesses pour se réveiller à chaque fécondation.

Willemin rapporte l'histoire d'une femme qui n'eut de crises douloureuses qu'après ses deux couches, séparées l'une de l'autre par un intervalle de neuf années, et celle d'une autre calculeuse qui présenta, à la suite de quatre grossesses consécutives, quatre séries de crises hépatalgiques.

DIAGNOSTIC. — Après l'accouchement, et surtout pendant la grossesse, les coliques hépatiques peuvent être méconnues; on met facilement sur le compte d'une gastralgie, d'une névralgie intercostale ou ilio-lombaire, les accès douloureux qui les caractérisent; la méprise est d'autant plus facile que l'ictère manque assez souvent ou bien ne se manifeste que d'une façon atténuée. En cas de doute, il faudra procéder à une recherche minutieuse des graviers dans les selles. D'autre part, la vivacité des douleurs ainsi que leur localisation en un point du ventre expliquent d'autres erreurs de diagnostic dont elles ont été cause. Au cours de la grossesse, on les prend parfois pour un début du travail et l'on redoute un accouchement prématuré ; mais il est facile de constater, en plaçant la main sur la paroi abdominale, qu'au moment le plus douloureux il y a absence complète de contractions utérines, on ne voit pas de glaires, on ne perçoit aucune modification du col, le siège des sensations morbides est plus élevé, la période douloureuse se prolonge davantage, les réflexes sont plus intenses.

Après l'accouchement, la confusion peut se faire facilement avec la péritonite, surtout si l'accès d'hépatalgie se complique d'angiocholite avec ictère, frissons ou frissonnements, vomissements, élévation de la température, aspect grippé de la face. Dans un cas rapporté par Tarnier, le ventre de la malade avait été couvert de sangsues et de vésicatoires; Huchard a signalé également la possibilité d'une pareille erreur. S'il n'y a pas de fièvre, que le pouls soit lent, il sera facile de reconnaître la nature véritable des accidents; mais, en cas d'élévation de la température, l'erreur sera plus difficilement évitée, d'autant mieux que certaines formes graves de septicémie s'accompagnent d'une teinte ictérique des conjonctives. Cependant, on peut indiquer comme caractères distinctifs de l'accès d'hépatalgie, l'absence de sensibilité dans la partie inférieure de l'abdomen qui reste souple et facilement dépressible, l'absence de ballonnement du ventre, la localisation de la douleur à la base droite de la poïtrine avec irradiation en arrière et dans l'épaule correspondante, l'augmentation possible du foie qui est alors douloureux à la pression. En outre, les phénomènes d'involution utérine ne sont pas troublés, les lochies restent normales, le gonflement des seins se manifeste à l'époque habituelle ; le pouls ne prend jamais ces caractères de petitesse, de dépressibilité et d'accélération qui caractérisent le pouls abdominal ; et puis l'état des forces ne présente pas cette atteinte si profonde qui accompagne toujours les accidents septicémiques graves. Enfin le traitement lui-même permettra de reconnaître la nature des accidents ; dans la péritonite aiguë, les injections sous-cutanées de morphine, même répétées, ne procurent qu'une bien faible sédation, tandis qu'elles sont toutes-puissantes dans l'atténuation des symptômes douloureux qui accompagnent la migration des calculs.

Pronostic. — On peut considérer comme peu grave, au point de vue du pronostic de la grossesse, l'apparition de coliques hépatiques ; même celles qui sont les plus violentes ne compromettent pas la durée de la gestation, les observations publiées par Bax (de Corbie) sont très nettes à cet égard ; d'autre part, J. Cyr fait la remarque suivante : « Excepté dans les cas où il se produit de l'ictère, ce qui est toujours une complication sérieuse, les coliques hépatiques ne nous ont point paru compromettre la marche de la gestation. »

Si l'ictère a une signification aussi fâcheuse, c'est qu'on le voit s'aggraver sous l'influence de la gestation, de sorte que, si la lithiase, même dans ses manifestations les plus douloureuses, n'a pas d'influence appréciable sur la grossesse, la réciproque n'est pas exacte, et la gestation par elle-même, par les modifications qu'elle imprime à certains organes comme le foie ou les reins peut aggraver singulièrement un ictère qui, dans d'autres conditions, n'aurait été qu'un épisode banal de la gravelle. Il est certain que, chez les femmes grosses, la migration des calculs provoque plus facilement des accidents d'insuffisance hépatique. Chez elles, la stéatose des éléments parenchymateux du foie est un fait bien connu, de même que les troubles de la circulation dans les organes abdominaux. S'il survient alors un symptôme en apparence bénin comme l'ictère, la cellule hépatique, déjà modifiée du fait de la grossesse, pourra être gravement troublée dans son fonctionnement, c'est elle qui sera atteinte tout d'abord par la matière colorante et les acides biliaires et l'on sait qu'elle peut subir à leur contact la dégénérescence graisseuse. Il faut joindre encore à cette lésion celle du parenchyme rénal si fréquente dans la gestation, et l'on comprendra que la défense de l'organisme ne soit plus assurée comme elle l'est à l'état normal ; aussi l'existence de l'ictère ou de tout autre symptôme hépatique doit-elle éveiller l'attention du médecin, surtout s'il s'y joint de l'albuminurie et qu'on ait des craintes sur la validité de l'émonctoire rénal.

TRAITEMENT. — Au moment de l'accès on devra intervenir immédiatement et chercher à diminuer la douleur par des injections souscutanées de morphine. On fera bien de ne pas trop compter sur les autres calmants qui, administrés par les voies digestives supérieures ou inférieures, sont généralement assez mal tolérés. Cependant on rencontre certaines femmes qui ne peuvent supporter l'action de la morphine ; on devra se borner, chez elles, à des doses minimes (4 à 5 milligrammes) ou bien employer le chloral en lavement (4 à 3 grammes) ; un grand bain tiède prolongé pendant une heure est un adjuvant toujours bien accepté des patientes.

Dès l'éclosion des accidents, on soumettra les malades au régime alimentaire et à l'hygiène qu'exige la lithiase biliaire ; cette nécessité s'impose, même en l'absence d'accidents, aux jeunes femmes qui ont présenté antérieurement à leur mariage des accès d'hépatalgie ; c'est chez elles surtout que le choix des aliments devra être surveillé avec le plus de soin.

Doit-on autoriser l'allaitement chez une femme qui a présenté autrefois des accidents de lithiase ? Si ces accidents sont déjà anciens et antérieurs à la grossesse présente, on pourra toujours permettre l'allaitement, ne serait-ce qu'à titre d'essai.

La conduite à tenir pourra être identique, même si la dernière gestation a été troublée par des accès douloureux, à condition toutefois que ces accès aient été passagers, qu'ils n'aient constitué qu'un symptôme fugace sans grand retentissement sur l'économie ; mais si les accidents ont été répétés, si l'ictère persiste encore au moment de la parturition, ainsi que l'amaigrissement et les troubles de la nutrition, l'allaitement entrepris dans de pareilles conditions ne pourra qu'être préjudiciable à la mère aussi bien qu'à l'enfant ; il ne faudra pas oublier que la lactation fait partie de la période puerpérale et qu'à ce titre elle constitue, aussi bien que la grossesse, une condition favorable à la formation et à la migration des calculs biliaires.

Traitement thermal. — On a beaucoup discuté pour savoir si le traitement alcalin de Vichy ou de Carlsbad pouvait être autorisé pendant la grossesse et la lactation. Afin d'apprécier exactement l'influence de l'eau thermale alcaline sur les femmes grosses, je me suis adressé à un de mes amis, le Dʳ Dufourt, qui exerce dans la première de ces deux stations depuis plusieurs années et qui m'a remis la note suivante :

« Peut-on envoyer les femmes enceintes atteintes de lithiase biliaire à Vichy pour y suivre le traitement thermal ? Pour résoudre la question, il convient d'examiner d'abord quel est l'effet du traitement de Vichy sur les organes utéro-ovariens en état de vacuité. On peut poser en principe que la médication pratiquée dans cette station est essentiellement congestive; les faits habituels de résolution des engorgements viscéraux qu'on y observe ne sont très probablement que secondaires à une excitation primitive de l'organe atteint, et le résultat de la suractivité de la circulation artérielle. Nous croyons cette manière de voir beaucoup plus conforme aux faits que l'opinion ancienne, qui consistait à attribuer aux eaux alcalines fortes des propriétés fluidifiantes quelque peu mystérieuses.

« Chez les femmes qui viennent suivre la cure de Vichy, on constate que les règles sont généralement avancées de deux ou trois jours, plus rarement de cinq ou six : mais elles ne sont pas plus abondantes que de coutume, et leur durée est sensiblement la même. Quant aux phénomènes sympathiques habituels, douleurs lombaires, céphalée, tension des seins, etc., nos malades ne nous ont rien accusé de particulier. Aussi ne fait-on pas suspendre le traitement interne pendant cette période. Nous modérons quelquefois les doses, mais il ne nous est arrivé qu'exceptionnellement d'avoir recours à la suppression complète.

« Si chez des jeunes filles en état d'aménorrhée, la menstruation se rétablit, c'est le plus souvent consécutivement au traitement, par suite de l'amélioration de la nutrition générale et de l'affection qui les avait amenées à Vichy. Ce que nous avons vu quelquefois, c'est la réapparition des règles chez des femmes qui, arrivées à la période de la ménopause, ne les avaient pas eues depuis plusieurs mois, mais cela s'est toujours produit sans accident. Nous avons eu l'occasion de traiter à Vichy huit femmes atteintes de fibromes utérins, qui avaient amené des métrorragies à des époques diverses de leur développement. Chez une seule, il y a eu, pendant la cure, un écoulement sanguin assez abondant, qui fut du reste facile à arrêter. Au mois de juillet dernier, nous arrivait une jeune femme de trente-trois ans, diabétique, atteinte de paralysie faciale *a frigore* chez laquelle des métrorragies continuelles avaient nécessité des traitements de toute espèce. Les pertes n'avaient cessé que depuis trois mois, lorsque le médecin traitant eut reconnu le diabète et mis la malade au régime spécial. Nous redoutions beaucoup la réapparition des métrorragies, néanmoins cette dame a pu rester rester vingt-cinq jours à Vichy et faire son traitement régulièrement sans incidents.

« Il résulte cependant des faits que nous avons rapportés que la médication de Vichy favoriserait plutôt les écoulements utérins, quoique dans une faible mesure. Pour nous, ce sont des hémorragies sthéniques comme celles de la menstruation, et non passives. Plus

n'est besoin maintenant de combattre le fantôme de l'anémie alcaline, l'accord semble s'être fait entre les médecins, comme on peut
en juger par une discussion de la Société de thérapeutique (janvier 1893). Mais on conçoit que l'excitation de l'organisme se portant sur un utérus gravide, puisse provoquer un avortement ou un
accouchement prématuré. Voici ce que nous avons observé à ce
sujet : Nous avons eu l'occasion de faire suivre le traitement thermal de Vichy à cinq femmes enceintes de deux à six mois ; une
seule a avorté à trois mois et demi environ. L'histoire des deux
dernières est intéressante et mérite une courte mention. Nous leur
donnions des soins en même temps. Le médecin habituel nous avait
prévenu de la gestation pour l'une des deux, enceinte de deux mois.
En conséquence, nous crûmes devoir prendre des précautions
particulières, d'autant plus que les phénomènes réflexes, nausées,
vertiges, etc., étaient assez accusés. Le traitement fut suivi régulièrement, et il n'y eut qu'une légère colique hépatique jusqu'à l'accouchement, comme nous l'avons su depuis. La seconde malade,
quoique multipare, ignorait sa grossesse, de même que son médecin;
il y avait suspension des règles depuis trois mois, mais la même
suspension ayant eu lieu l'année précédente sans aucun résultat, elle
n'y avait pas attaché d'importance, et du reste aucune espèce de
phénomène sympathique ne s'était montré. Elle fut donc soumise au
régime habituel, qui en définitive fut pour elle environ 900 grammes d'eau de la Grande-Grille et un bain minéral de quarante-cinq
minutes tous les matins à 34 degrés. Le dix-septième jour, dans la
nuit, elle fut prise d'une métrorragie abondante, et expulsa au
moment de notre arrivée un fœtus de trois mois et demi environ.

« Nul doute pour nous que, si nous eussions connu l'état de gravidité de cette dame, la cure eût pu se faire sans inconvénient, comme
chez les quatre autres malades auxquelles nous avons eu à donner
des soins. En résumé, nous concluons que, dans le cas de coliques
hépatiques répétées, qui compromettent la nutrition de la femme, à
un moment où elle doit précisément suffire à un double travail
nutritif, il n'y a pas lieu d'hésiter à l'envoyer suivre le traitement
thermal de Vichy. Nous ne ferons d'exception, en dehors des contre-
indications générales, que pour les malades qui ont déjà eu des
avortements, rien ne prédisposant à un avortement ultérieur, comme
ce même accident, indépendamment de la persistance des conditions
causales. Mais sans insister sur les précautions à prendre, qui sont
surtout le fractionnement des doses et la limitation du traitement
externe, disons que la cure devra être conduite avec prudence, et la
malade soumise à une surveillance médicale attentive. »

§ 2. Ictère.

Ictère simple. — Bernheim, Dictionnaire encyclopédique, art. Ictère. — Bouchard, Les Auto-intoxications, p. 250, 1887. — Math. Duncan, Clinical lectures of the diseases of women, 4ᵉ édition, 1889. — Monneret, Traité élémentaire de pathologie interne, 1864, t. I, p. 602. — Peter, Leçons de clinique médicale, t. II, p. 601, Paris, 1879. — Queirel, Ictère pendant la grossesse (Archives de tocologie, 1884, p. 46). — Spiegelberg, Lehrbuch der Geburtshülfe, 2ᵉ édition, 1882. — J.-W. Underhill, Jaundice in pregnancy (Transactions of the Americ. gyn. Soc , 1881, t. VI, p. 341).

Ictère épidémique. — Bardinet, De l'ictère épidémique chez les femmes enceintes, de son influence comme cause d'avortement et de mort (Union médic., 1863, t. XX, p. 242). — Blot, Bulletin de l'Acad. de méd., t. XXX, 1864-65, p. 55. — Carpentier, Du danger de l'ictère chez les femmes enceintes (Rev. médico-chirurg. de Paris, 1854, t. XV, p. 268). — Douillé, Quelques mots sur l'ictère, th., Montpellier, 1861. — Frid. Kerksig, Von einer epidemischen Gelbsucht (Hufeland's Journ. d. prakt. Heilkunde, 1798, Bd. VII, Hft. 3, p. 94). — Klingelhoeffer, Beitrag zum Icterus epidemicus (Berlin. klin. Wochensch., 1876, p. 76). — J. Meunier, Essai critique sur l'ictère des femmes enceintes, th., Paris, 1872. — O. Saint-Vel, Note sur une forme d'ictère grave chez les femmes enceintes (Gaz. des Hôp., 1862, p. 538). — Ch.-E. Smith, Northwestern med. a. surgic. Journ., juin 1874.

Ictère grave. — Barnes, The clinical import of icterus in pregnancy (Brit. med. Journ., 1880, t. I, p. 127. — Caradec, De ¡l'ictère grave des femmes enceintes (Archiv. de médec., 1863, t. I, p. 289). — Davidson, Icterus im siebenten Monate der Schwangerschaft (Monatsch. f. Geb., 1867, Bd. XXX, p. 452). — Decaudin, Concomitance des maladies du foie et des reins et, en particulier, des reins dans l'ictère, th., Paris, 1877. — Green, Hystory of a fatal case of icterus gravidarum (Americ. Journ. of Obst., 1876, p. 644). — Hébert, Essai sur l'ictère grave dans la grossesse, th., Paris, 1878. — Konrad, Ictère dans la grossesse (Orvosi hetil., 1876, p. 95). — Kowatsch, Zwei Fälle v. akuter Leberatrophie (Memorabilien, 1873, Bd. XVIII, p. 25). — Lavois, De l'ictère grave dans l'état puerpéral, th., Paris, 1872. — Lomer, Ueber die Bedeutung des Icterus gravidarum für Mutter und Kind (Zeitsch. f. Geb. u. Gyn., Bd. XIII. 1886, p. 169). — Mekerttschiantz, Atrophia hepatis acuta flava (Petersburger med. Wochenblatt, 1879, nᵒ 44, p. 397). — Monks, British med. Association, session de 1876. — Ozanam, De la forme grave de l'ictère essentiel, th., Paris, 1849. — Parish, Jaundice of pregnancy (American Journ. of Obst. 1881, p. 688). — Spaeth, Ueber Icterus in gravidis (Wiener medic. Wochensch., 1854, nᵒ 49, p. 757). — Thierfelder, Ziemssen's Handbuch. Art. Leberkrankeiten, Bd. VIII, p. 216, 1878. — Woillez, Soc. med. Hôpit., 1862, p. 167. — Zánder, Ueber Icterus während Schwangerschaft (Monat. f. Geb., 1863, Bd. XXI, p. 89).

On peut se demander tout d'abord si la grossesse par elle-même prédispose à l'ictère. Quelques auteurs ont répondu par l'affirmative, comme Bardinet, Hervieux, Lomer, Queirel, Peter, tandis que d'autres moins exclusifs ne considèrent nullement les femmes grosses comme disposées plus spécialement à la jaunisse ; d'après eux, l'ictère que l'on rencontre chez elles ne présente rien de spécial comme étiologie et comme pathogénie. C'est l'avis de Meunier, de Pouchet, et, pour ma part, je serais tenté de penser comme eux, puisque les statistiques de Chiari, Braun et Spaeth n'en donnent que de rares observations, 3 cas sur 14.061 accouchements. Sa fréquence serait donc assez minime.

Les modifications que la grossesse détermine du côté de l'organe hépatique sont à la fois des modifications de la circulation sanguine et une stéatose graisseuse du protoplasma de la cellule sécrétante, or, de ces deux altérations, la première n'a qu'une influence minime sur la stase biliaire, tandis que la seconde est incapable à elle seule, de réaliser la jaunisse.

Mais ce qui est bien démontré, c'est que la grossesse imprime à l'ictère un caractère de gravité indéniable, précisément en raison de ces troubles circulatoires et de ces modifications du parenchyme hépatique que nous venons de signaler. Si la jaunisse n'est pas plus fréquente pendant la gestation, si particulièrement ses différents modes de production ne diffèrent en rien de ceux qu'on peut observer ailleurs, dans le sexe masculin par exemple, il est bien certain que c'est surtout chez les femmes grosses qu'on observe soit les formes graves et infectieuses, soit aussi les ictères aggravés. Une circonstance qui met bien en évidence l'influence nocive de la grossesse sur les manifestations de l'ictère, c'est l'apparition d'épidémies qui frappent indistinctement dans une population un grand nombre d'individus. Ces épidémies sont souvent bénignes pour la généralité des malades, mais comme les formes les plus sévères se rencontrent chez les femmes enceintes, il est difficile de refuser à la gestation la condition de circonstance aggravante.

ETIOLOGIE ET PATHOGÉNIE. — Les différentes causes de l'ictère dans la grossesse peuvent être groupées en deux catégories différentes, selon qu'il s'agit d'un obstacle mécanique qui s'oppose à l'écoulement de la bile, ou bien qu'il est intervenu un élément infectieux; on peut objecter que, même dans ce dernier cas, la condition prochaine de la jaunisse peut se ramener à une résorption de la bile par le fait d'un obstacle siégeant peut-être au niveau des capillaires biliaires, mais la nature de la cause et son mode pathogénique sont tellement distincts dans ces deux catégories, qu'il est utile de les séparer et de les bien distinguer.

A. *Ictère par obstacle mécanique.* — Les causes de l'ictère par obstacle mécanique sont les suivantes :

1° *Calculs.* — L'oblitération des voies biliaires, notamment du canal cholédoque, par un gravier, constitue le mode le plus simple, le plus habituel de l'ictère par obstruction mécanique. Nous l'avons signalé antérieurement dans l'étude de la lithiase, nous rappelons encore une fois que les crises d'hépatalgie peuvent exister avec toute leur intensité sans production de jaunisse.

2° *Utérus gravide, côlon transverse.* — Peut-on admettre que l'utérus distendu par le produit de la conception, que les matières fécales retenues dans le côlon transverse puissent agir de dehors en dedans sur les voies d'excrétion, les comprimer au point de gêner l'écoulement de la bile et d'en rendre possible la résorption? C'est van Swieten qui a insisté sur cette possibilité.

J'avoue qu'une semblable pathogénie paraît bien douteuse ; sans doute l'utérus gravide comprime la face intérieure du foie et peut gêner la circulation biliaire, nous avons même signalé cette condition comme influant sur la précipitation des graviers, mais cette condition ne se produit qu'à une période avancée de la grossesse et la gêne qui en résulte ne doit guère aller jusqu'à produire un effacement durable et prolongé de la lumière du cholédoque; aussi peut-on considérer cette interprétation comme trop hypothétique et même comme inexacte. Ce qui semble mieux démontré que la compression directe du foie par l'organe de la gestation, c'est l'augmentation de tension généralisée à toute la cavité abdominale qui retentit sur le foie en raison de sa situation sous le diaphragme ; le dôme multiconcave de ce muscle retenu par ses insertions empêche tout déplacement de la glande et tout mouvement d'ascension. Il en résulte des troubles dans la circulation de la veine-porte et dans la vascularisation même du foie, aussi l'intégrité de son fonctionnement peut-elle être compromise.

Tout aussi hypothétique est l'influence de la coprostase si fréquente chez les femmes grosses. La constipation agit plutôt en irritant la muqueuse du tractus digestif qu'en comprimant directemeut les voies biliaires ; le séjour prolongé des fèces détermine de l'entérite qui peut se transmettre à la muqueuse du cholédoque avec ses conséquences ordinaires. Il suffit de rappeler la rareté de l'ictère dans les cas de fibromes utérins, ou de kystes de l'ovaire, même quand ces tumeurs remontent très haut dans la cavité abdominale, pour montrer quelle influence minime peut avoir l'action mécanique.

3° *Congestion du foie.* — L'influence de cette congestion sur la production de l'ictère a été soutenue par Churchill d'abord, puis par Monneret qui rejette la possibilité d'une compression des voies biliaires par l'utérus distendu : « s'il en était ainsi, fait-il remarquer, l'ictère puerpéral serait plus commun qu'il ne l'est ». Peter a particulièrement insisté sur ce mode pathogénique quand il dit : « Il y a un ictère des femmes grosses, et quel est cet ictère, s'il vous plaît, sinon le fait de la congestion du foie. L'ictère vient traduire par l'exagération même du phénomène, le fait physiologique de l'hyperémie. » Les troubles dans la circulation sanguine du foie sont assurément des causes adjuvantes, et c'est vraisemblablement par leur intermédiaire, qu'agit la condition suivante.

4° *Influence nerveuse.* — L'ictère qui apparaît brusquement à la suite d'émotions morales vives a été signalé, au cours de la grossesse; l'excitabilité du système nerveux à cette période de la vie génitale semble faciliter son apparition. Hébert a pu réunir six observations de ce genre, Bernheim en relate deux autres. Une jeune femme au septième mois de la grossesse perd son enfant dans la foule; elle est en proie à la plus vive émotion; le lendemain, malaise général et ictère mortel. Une jeune fille au troisième mois est prise, à la suite d'une vive contrariété, d'un ictère presque immédiatement compliqué d'agitation extrême, etc. Dans une observation de Blot, c'est une jeune fille qui, dans le cours de sa grossesse, éprouve également une vive contrariété et une grande déception; elle est prise d'un ictère léger tout d'abord, mais qui, bientôt, se complique d'une agitation extrême avec cris et perte de connaissance. L'accouchement qui survint prématurément n'eut aucune influence favorable et la mort se produisit le lendemain au milieu d'accidents comateux. A l'autopsie, on trouva un foie qui pesait 732 grammes. Murchison a insisté sur la fréquence des symptômes cérébraux graves qui compliquent l'ictère d'origine nerveuse au point de le transformer en ictère grave.

La pathogénie de cette sorte d'accident reste obscure, il est impossible d'invoquer le spasme des gros canaux d'excrétion, par cette excellente raison que le cholédoque, le canal hépatique, vers sa terminaison, ainsi que la vésicule, ne contiennent, dans leur paroi, que peu de fibres musculaires, et que la faradisation ne produit pas de resserrement notable de ces canaux; il est possible que le phénomène se produise dans l'intimité même de l'organe, au niveau des lobules biliaires.

Cet ictère par émotion morale peut aussi être rapporté à un catarrhe gastro-intestinal, résultant d'une perturbation du système nerveux et se propageant au cholédoque, selon le mode habituel. Quant à l'ictère par polycholie, par sécrétion exagérée de la bile, il doit se produire bien rarement et ne déterminer, en tout cas, qu'une coloration peu accentuée.

5° Un dernier mode d'obstruction mécanique est celui qui résulte de l'épaississement inflammatoire de la muqueuse des conduits biliaires, c'est l'angiocholite spontanée ou consécutive à une inflammation gastro-duodénale, connue sous le nom d'*ictère catarrhal.*

On sait que Budd, Virchow, Vulpian ont pu constater anatomiquement l'existence d'un bouchon muqueux qui gêne l'excrétion de la bile. Une étude plus minutieuse des faits connus sous le nom d'ictère sporadique, d'ictère catarrhal, a permis de rétrécir singulièrement le champ de cette forme clinique : on admet aujourd'hui qu'il entre fréquemment, sinon toujours, dans les cas de ce genre, un élément infectieux et c'est précisément cette circonstance qui fait que l'ictère sporadique sert de transition entre les ictères d'origine mécanique dont nous venons de parler et les ictères infectieux qui nous restent à décrire.

B. *Ictère infectieux*. — On ne saurait contester que la grossesse ne soit par elle-même une cause certaine de l'ictère grave. C'est l'opinion de nombreux observateurs, comme Burns, Ozanam, Blot, Churchill, Blachez, Caradec, Hervieux, etc. ; les chiffres de certaines statistiques sont des plus probants : ainsi Frerichs, sur 31 cas, a compté 22 femmes, et, parmi elles, 11 étaient enceintes ; Thierfelder, qui a pu réunir 143 cas d'atrophie jaune aiguë du foie, vérifiés à l'autopsie, signale 70 à 80 fois cette maladie chez les femmes, et, parmi celles-ci, il y en avait 30 qui étaient enceintes et 3 qui venaient d'accoucher, c'est-à-dire que presque le quart des cas d'atrophie jaune aiguë se rapportaient à des malades en cours de puerpéralité. Il est bon d'ajouter que la plupart de ces faits se rapportent à des épidémies, car, d'une façon générale, les observations de ce genre signalées à l'isolé sont assez rares. Duncan en a vu 1 sur 10.000 femmes grosses, Spæth 2 sur 33.000 et C. Braun 1 sur 28.000. J'en ai observé personnellement 2 cas ; il s'agit, bien entendu, de cas mortels, car on sait que l'ictère infectieux a étendu notablement son domaine. Pendant longtemps on a considéré l'ictère sporadique bénin comme une maladie locale dont la pathogénie était simple. On supposait une inflammation de la muqueuse gastro-duo-dénale se propageant au cholédoque et produisant un bouchon muqueux vers son embouchure dans l'intestin, d'où rétention méca-nique du liquide biliaire.

L'étude de nombreux faits a montré que, si ce mode de production était incontestable, il était loin d'être aussi fréquent qu'on l'avait admis sur la foi d'excellents observateurs ; on pouvait constater, surtout dans les épidémies assez nombreuses d'ictère, qu'à côté des formes graves et rapidement mortelles, il y avait des cas bénins justiciables aussi d'une même cause infectieuse, et qu'entre ces deux termes on pouvait observer toutes les variantes intermédiaires. — D'autre part, si l'on se borne aux cas d'ictère simple, même isolés, sporadiques, on peut reconnaître, comme l'a montré Chauffard, dans l'évolution cyclique de la maladie, les phénomènes généraux, le gonflement de la rate, l'albuminurie légère, la fièvre avec rechute, la convalescence traînante, en un mot les caractères d'une maladie infectieuse, toxique. Il est donc légitime de ranger la plupart du temps l'ictère catarrhal parmi ces dernières et de le considérer comme la forme abortive de l'ictère grave. Quant à celui-ci, il est difficile de le considérer autrement qu'une maladie infectieuse et miasmatique, apparaissant à l'état isolé ou bien sous forme épidémique, avec des allures variables selon les sujets atteints. A cet égard, la grossesse constitue une condition aggravante, en raison des modifications de texture qu'elle imprime au foie et au rein.

La glande hépatique est stéatosée comme l'ont montré les recherches de Tarnier qui, sur 80 autopsies, a rencontré 75 fois dans le foie gravidique des modifications spéciales; l'organe est augmenté de volume, la substance est parsemée de petites taches jaunes extrêmement nombreuses qui lui donnent cet aspect granité qu'avait déjà signalé Laennec. Ces petites taches sont dues à une réplétion graisseuse de la cellule hépatique qui s'accentue surtout au cours de la lactation. Peut-être cette stéatose rend-elle l'élément fonctionnel du foie plus sensible à l'action des poisons biliaires.

D'un autre côté, le rein est fréquemment atteint pendant la gestation. La pression exagérée qui s'exerce sur la totalité de l'abdomen modifie l'afflux du sang artériel dans cet organe, et gêne le retour du sang veineux, comme il ralentit l'écoulement de l'urine par l'uretère; aussi l'albuminurie gravidique est-elle un phénomène assez commun. Ce trouble dans le fonctionnement de l'émonctoire rénal empêche l'élimination des sels biliaires et de la matière colorante lorsqu'il coïncide avec un ictère, d'autant mieux que ce dernier est déjà par lui-même une cause d'insuffisance rénale ; aussi les conditions d'intoxication augmentent, les lésions du foie s'aggravent sous l'influence de cette dépuration incomplète et on arrive graduellement à la suppression de la fonction hépatique, c'est-à-dire à une intoxication de l'organisme par l'absence de transformation pour certains matériaux de la désassimilation.

C'est Decaudin qui a insisté sur le rôle des lésions rénales dans l'aggravation de l'ictère et dans la production des phénomènes nerveux qui l'accompagnent, mais c'est plus particulièrement dans les leçons de Ch. Bouchard sur les *Auto-intoxications* que l'on trouvera exposée magistralement toute cette pathogénie. Il est certain que les femmes grosses qui succombent à l'ictère grave ne présentent pas toujours les lésions de l'atrophie jaune, aiguë. Le rein est alors plus ou moins altéré, c'est quelquefois une véritable maladie de Bright, comme dans une observation de Braun. Ces cas d'ictère aggravés sont peut-être les plus fréquents, et chez eux l'influence de la perméabilité relative du rein commande toute la série des accidents.

Mais à côté de ces formes, il en est d'autres où la suppression du rôle que joue le foie dans la désassimilation est le mode pathogénique exclusif, c'est l'acholie qui est ici l'origine de tous les symptômes; il en est ainsi dans l'ictère grave épidémique et dans les cas sporadiques avec les lésions de l'atrophie jaune aiguë pour substratum anatomique. Dans ces cas, le rôle que joue le rein est effacé, ou plutôt il n'est que secondaire et son intervention ne se manifeste que pour les convulsions et le coma terminal.

L'ensemble des symptômes indique qu'il s'agit d'une maladie infectieuse, et les recherches bactériologiques entreprises pour reconnaître l'agent pathogène ont permis d'incriminer le *Bacterium coli*. Cet hôte inoffensif de l'intestin peut revêtir des propriétés virulentes sous certaines conditions, envahir les viscères intestinaux et même se généraliser; il a été rencontré chez les individus atteints d'ictère grave, dans le foie, la bile, le sang et même le système nerveux central (Vincent), il présente alors quelques particularités qui le rapprochent du bacille d'Eberth. Ainsi il fait à peine fermenter la lactose, ses cultures ne donnent pas la réaction de l'indol, etc.

Si nous résumons les différentes causes capables de produire l'ictère pendant la grossesse, nous voyons que plusieurs facteurs interviennent dans cette genèse : fréquence de la gravelle biliaire, modifications de la pression abdominale, troubles de la circulation porte, congestion de l'organe hépatique, impression nerveuse plus vive, irritation gastro-intestinale provoquée par la constipation et se propageant au canal cholédoque; nous voyons encore que les formes sévères de l'ictère infectieux se manifestent à ce moment, avec une fréquence insolite et que même l'ictère d'origine mécanique peut prendre une allure grave par la seule existence de la gestation.

Symptômes. — Formes cliniques. — L'observation nous montre que l'ictère gravidique se présente sous des aspects très variables. Tantôt la forme est simple, les manifestations symptomatiques sont peu accusées, la réaction générale est minime et la guérison rapide; ces cas apparaissent au début de la grossesse, ils sont ordinairement isolés, individuels, sporadiques. D'autres fois, les phénomènes infectieux prédominent, la prostration est profonde, la marche rapide et la terminaison fatale; c'est principalement dans les épidémies d'ictère que l'on observe les cas de ce genre, mais on les voit aussi apparaître isolément. Enfin, avec ces deux formes bénignes et graves, se présentent des degrés intermédiaires comme allure et comme gravité.

Ces manifestations symptomatiques si variées semblent presque indépendantes de la cause qui les a produites, l'ictère grave peut apparaître aussi bien à la suite d'une émotion vive ou d'un calcul arrêté dans le cholédoque que dans le cours d'une épidémie, lorsqu'à la suite de symptômes typhoïdes on trouve à l'autopsie les lésions de l'atrophie jaune aiguë. Il en est de même pour les formes légères, elles surviennent lorsque l'ictère est le plus souvent, il est vrai, de cause mécanique, mais elles s'observent encore lorsque l'origine est infectieuse ; dans les épidémies notamment, on trouve des cas simples, bénins, à côté de formes sévères et rapidement mortelles. La marche et la terminaison résultent avant tout de la résistance individuelle et cette résistance paraît elle-même liée en partie à l'époque de la grossesse où l'on voit apparaître la jaunisse. Plus on se rapproche de la délivrance, plus on aura de chances de voir survenir des symptômes redoutables ; les modifications de la cellule hépatique, les troubles circulatoires abdominaux de même que les altérations du filtre rénal sont d'autant plus accusés que la parturition est prochaine, aussi comprend-on facilement cette gravité croissante. Le fait est surtout évident dans les cas analogues à ceux qu'a signalés Caradec et qui se rapportent à des jaunisses à répétition. Une première atteinte survenue au cinquième ou au sixième mois a pu guérir, mais une rechute coïncidant avec la terminaison de la grossesse a entraîné la mort des malades.

Nous étudierons successivement :

1° L'ictère simple ;

2° L'ictère épidémique ;

3° L'ictère grave.

I. ICTÈRE SIMPLE

La fréquence de l'ictère bénin a été affirmée un peu trop facilement par van Swieten, Portal, Grisolle, Béhier et Joulin ; les faits signalés par chacun de ces observateurs ne sont pas assez nombreux pour qu'on puisse considérer cette bénignité comme étant la règle.

Les causes en ont été énumérées précédemment, c'est l'obstruction des voies biliaires, une émotion vive, un catarrhe gastro-duodénal, une légère infection, etc. Quand la maladie survient au début de la grossesse, elle est rarement sérieuse ; Queirel a même signalé une forme qui paraît liée à l'existence même de la grossesse, il s'agit de femmes qui prennent l'ictère dès le commencement de la gestation et le gardent pendant toute sa durée, la jaunisse s'accentuant vers la fin ; c'est l'accouchement seul qui produit la guérison ; l'ictère disparaît alors du vingt-cinquième au vingtième jour des couches. De pareils faits sont exceptionnels.

Les symptômes ne présentent rien de spécial et le pronostic est presque toujours bénin pour la femme qui guérit dans la grande majorité des cas. Mais il n'en est pas de même pour le produit de la conception qui est assez souvent expulsé avant terme.

Ozanam rapporte l'exemple de deux femmes qui ont avorté, l'une à cinq mois et demi, l'autre à sept mois et demi, quelques jours après le début d'un ictère bénin; Ferrut; Imbert, Machelard, Hervieux ont signalé des cas analogues. L'accouchement prématuré ou l'avortement résultent de deux conditions spéciales que nous étudierons plus loin : d'une part, de l'action des sels biliaires sur la contractilité utérine ; d'autre part, de l'intoxication du fœtus par les éléments de la bile. Nous reviendrons avec plus de détails sur cette complication de la jaunisse quand nous décrirons la forme grave de l'ictère parce que, dans celle-ci, l'interruption de la grossesse est en quelque sorte la règle.

Malgré la bénignité habituelle de l'ictère simple, il ne faut pas oublier que, même dans cette forme, la maladie peut se transformer et s'aggraver, en raison des modifications que fait éprouver la grossesse à certains parenchymes comme ceux du foie et des reins; la fixation du pigment biliaire sur la cellule hépatique est une condition qui trouble son fonctionnement et favorise sa transformation graisseuse, si bien que certains ictères qui paraissent simples, catarrhaux, dans leur début, peuvent finir à la façon des formes infectieuses graves. Nous conclurons donc que l'ictère simple de la gravidité est une maladie assez rare, et que le plus souvent on observe l'ictère grave, à l'état isolé ou sous forme épidémique, ou bien encore l'ictère aggravé.

II. ICTÈRE ÉPIDÉMIQUE

On sait que les épidémies d'ictère ont été signalées un assez grand nombre de fois ; elles atteignent une ville entière ou seulement un quartier ; les cas peuvent même être circonscrits à une agglomération plus ou moins grande comme une prison, une maison, une famille. C. Fröhlich qui a réuni toutes les épidémies, publiées jusqu'en 1879 en a compté trente ; il s'en faut qu'elles se rapportent toutes à des femmes grosses. Le plus souvent elles frappent l'ensemble de la population ou certaine collectivité comme les marins, les militaires, les prisonniers.

L'ictère épidémique peut être bénin et ressembler fort à l'ictère catarrhal, mais dans le cas spécial qui nous occupe, il semble avoir une influence particulièrement néfaste sur la grossesse.

Dans l'*épidémie de Lüdenscheid* (Palatinat), en 1794, dont on doit la relation à Kerksig, les enfants furent complètement épargnés, 70 malades furent atteints dont 1 seul mourut. En outre, 5 femmes grosses furent affectées, 2 d'entre elles parvinrent néanmoins à terme, 3 avortèrent et 2 de ces dernières moururent après accouchement prématuré, l'une le quatrième, l'autre le cinquième jour après l'accouchement, avec de la fièvre, du délire, de la stupeur, de l'assoupissement.

Dans l'*épidémie de Roubaix*, en 1854, Carpentier vit que la maladie était généralement bénigne, sauf pour les femmes enceintes ; toutes celles qui accouchèrent dans le cours de l'ictère sont mortes avec des symptômes d'adynamie ; quatre fois la mort suivit de près un accouchement prématuré de sept à huit mois.

Dans l'*épidémie de Saint-Pierre de la Martinique*, en 1858, décrite par le Dr O. Saint-Vel, 42 hommes de la garnison sur 600 furent atteints d'ictère bénin, chez tous, sauf chez 2, qui guérirent néanmoins. Dans la population civile, même bénignité pour les hommes ; les seules victimes furent des femmes, et parmi elles on compta trois jeunes femmes qui n'étaient pas enceintes et une vieille fille de soixante-trois ans.

Sur 30 femmes enceintes atteintes d'ictère, à Saint-Pierre, 10 seulement arrivèrent au terme de leur grossesse, sans autres symptômes que ceux de l'ictère essentiel. Les 20 autres succombèrent dans le coma après avortement ou accouchement prématuré. Les symptômes et la marche de l'affection furent à peu près analogues dans tous les cas ; elle se présenta constamment comme un ictère souvent léger jusqu'au moment où se déclaraient l'avortement ou l'accouchement prématuré ; cet accident survenait ordinairement après quinze jours, trois semaines au plus et jusqu'à l'invasion du coma, les symptômes n'offraient rien de grave. Le coma précédait ou suivait de quelques heures l'avortement ; deux fois seulement il n'apparut que trois jours après ; mais, une fois développé, il ne s'interrompait pas un instant, il devenait de plus en plus profond et ne cessait qu'avec la vie. Sa durée n'était habituellement que de quelques heures ; deux fois cependant il persista vingt-quatre et trente-six heures. Ce fut le seul symptôme de l'ictère grave, les autres manquèrent tous, même l'hémorragie utérine, sans doute en raison de l'action des sels biliaires sur la contractilité utérine.

Presque tous les enfants venus au monde dans ces conditions étaient morts-nés ; quelques-uns vécurent un petit nombre d'heures, *un seul survécut;* aucun ne présenta de coloration ictérique ; quant aux dix enfants qui naquirent à terme, malgré la maladie de leur mère, aucun ne présenta le moindre signe de jaunisse.

Dans l'*épidémie de Limoges* rapportée par Bardinet, la gravité fut presque aussi grande. Cette épidémie survenue en 1859-1860 n'a pas porté seulement sur les femmes enceintes, elle a aussi frappé le reste de la population. « Mais elle a exercée sur les femmes en état de gestation une action particulière ; elle a présenté chez elles une gravité exceptionnelle qui formait un contraste des plus frappants avec sa bénignité à peu près absolue chez les autres malades. »

Sur les 13 cas observés par Bardinet, 5 fois la grossesse suivit son cours régulier et se termina par un accouchement heureux au neuvième mois ; dans 5 autres cas, l'ictère a été suivi d'avortement ou d'accouchement prématuré ; et pour les 3 derniers, la maladie présenta les caractères de l'ictère grave, il y eut des accidents ataxiques, puis comateux qui entraînèrent promptement la mort des mères et des enfants. Toutes ces femmes d'ailleurs jouissaient d'une santé parfaite quand elles furent atteintes d'ictère ; la plus jeune avait vingt ans et les plus âgée en avait trente-sept. Les unes étaient primipares et les autres multipares ; toutes avaient dépassé le cinquième mois de la grossesse.

Chez celles qui succombèrent aussi bien que chez celles qui guérirent après avortement, on n'observa aucune trace d'hémorragie utérine, bien qu'il s'agisse là d'un symptôme à peu près constant de l'ictère infectieux. Nous avons vu que pareille particularité existait dans l'épidémie de la Martinique.

Dans les cas mortels, il y eut d'abord des phénomènes ataxiques violents, puis un coma profond se prolongeant jusqu'à la mort. Dans deux cas, la mort survint en moins de vingt-quatre heures, dans le troisième, en quarante-huit heures, après le début des accidents ataxiques.

Aucun des enfants qui survécurent ne présenta de jaunisse au moment de la naissance.

Dans l'*épidémie de la Maternité et de la Clinique d'accouchements de Paris*, étudiée par Meunier en 1871-72, il y eut 16 cas observés avec 14 guérisons et 2 décès, l'un à la suite d'un accouchement prématuré, l'autre à la suite d'un accouchement à terme ; 12 fois, la maladie survint au cours de la grossesse, 1 fois à terme et 1 fois pendant le travail, 2 fois après l'accouchement. Sur les 12 femmes enceintes, 10 ont avorté ou accouché prématurément, chez 2 la grossesse a continué son cours.

La fausse-couche survenait habituellement trois à cinq jours après le début de l'ictère, et, dans les cas mortels, on n'observa jamais ces hémorragies multiples si ordinaires dans l'ictère grave. Jamais les enfants ne naquirent avec la jaunisse.

Dans l'*épidémie de Saint-Paul*, relatée par Ch.-E. Smith en 1873, il y eut 9 cas d'ictère chez des femmes se trouvant entre le cinquième et le huitième mois de leur grossesse ; une seule put arriver à terme, les 8 autres avortèrent et parmi celles-ci on observa 5 guérisons et 3 morts.

Enfin dans l'*épidémie d'Heusenstamm* qui atteignit 35 personnes environ de cette localité, en 1876, Klingelhöffer ne constata de cas graves que chez les femmes enceintes ; les autres malades, qui étaient tous des adultes au-dessus de vingt ans, ne furent indisposés que pendant quelques jours, presque tous restèrent levés et chez eux l'ictère se termina invariablement par la guérison.

Mais chez 5 femmes enceintes, 3 fois l'ictère fut grave dont 1 cas mortel ; 4 fois il y eut accouchement prématuré ou avortement, et 2 fois les enfants vinrent au monde en présentant la coloration ictérique ; quant au cinquième cas, il s'agissait d'une malade arrivée à la fin de la grossesse qui présenta des symptômes assez graves pendant les suites de couches, mais qui finit par guérir.

On peut voir réunis, dans le tableau suivant, les différents cas observés chez les femmes enceintes pendant les épidémies d'ictère :

		TOTAL	AVORTEMENTS	SANS AVORTEMENTS	GUÉRIES	MORTES
1794	Lüdenscheid.	5	3	2	2	3
1854	Roubaix	4	4	»	»	4
1858	St-Pierre (Martiniq.)	30	20	10	10	20
1859	Limoges	13	7	5	10	3 [2]
1872	Maternité (Paris) . .	16	10	4	14 [1]	2
1873	Saint-Paul	9	8	1	6	3
1876	Heusenstamm. . . .	5	4	1	4	1

[1] Dont deux cas d'ictères survenus pendant les suites de couches.
[2] Dont une mort avant la fausse-couche.

Soit 82 cas :

Avec interruption de la grossesse . .	56	guérisons. . 22	
		morts . . . 34	
Sans interruption	23	guérisons. . 22	
		mort . . . 1	
Avant l'avortement.	1	mort . . . 1	
Après l'accouchement	2	guérisons. . 2	

L'ictère s'est donc présenté sous des aspects très variables ; tantôt bénin, tantôt sévère, l'ictère épidémique peut ainsi servir de transition entre les formes simples, catarrhales que nous avons signalées tout d'abord et les formes graves qui vont être décrites.

III. ICTÈRE GRAVE

Le début est le plus souvent insidieux, la coloration ictérique apparaît en même temps que les symptômes de catarrhe gastrique, il y a de l'anorexie, du dégoût, puis bientôt surviennent des vomissements muqueux, la constipation est habituelle, la céphalalgie est assez vive et l'état des forces est fortement atteint, beaucoup plus que ne le laisserait supposer l'état des voies digestives, la sensation de fatigue est parfois extrême. Ces premiers symptômes peuvent être considérés comme ceux d'un stade d'incubation ou tout au moins comme des prodromes.

D'autres fois le début est brusque et marqué par un frisson suivi d'une réaction fébrile intense ; l'état saburral de la langue est plus marqué, la soif ardente, l'anorexie absolue, les vomissements sont répétés, d'abord glaireux, puis bilieux ; ils déterminent par leur répétition une douleur vive au niveau de l'épigastre. La céphalalgie est toujours très douloureuse. L'ictère ne tarde pas à apparaître plus ou moins marqué ; il varie, comme intensité, de la coloration olivâtre à la teinte safranée des conjonctives et du tégument externe. Il est bon de rappeler que cette intensité variable de la jaunisse ne doit jamais être considérée comme un élément de pronostic ; les formes mortelles s'accompagnent parfois d'un simple ictère safrané. Le foie peut être tuméfié et douloureux à la pression ; quant à la rate, elle présente à peu près constamment cette augmentation de volume qui lui est spéciale dans toutes les maladies infectieuses.

Ces prodromes durent en moyenne de deux à cinq ou six jours ; ils sont bientôt suivis de phénomènes nerveux, de nature ataxique, qui ne laissent guère d'illusion sur la nature et la gravité de la maladie.

L'agitation devient très vive, elle est incessante, s'accompagne de cris et de mouvements désordonnés ; on est souvent obligé de maintenir les malades lorsqu'on veut procéder au toucher et à l'examen de l'utérus. Il y a parfois des convulsions analogues à celles qui surviennent dans l'éclampsie, aussi les a-t-on désignées sous le nom d'éclampsie cholémique. Le délire est violent sans systématisation et l'insomnie absolue, les pupilles sont contractées et c'est au milieu de cet état typhoïde, à une époque voisine de la mort, que se produit l'avortement. Dans les trois cas de Monks il eut lieu quelques heures avant la mort de la mère ; dans les cas de Lancereaux, de Decaudin, au cours de certaines épidémies (Saint-Vel, Bardinet), c'est également pendant l'agonie que l'enfant est expulsé. D'autres fois l'accouchement précède l'explosion des phénomènes ataxiques et c'est précisément cette particularité d'aggravation des symptômes, à la suite de l'interruption de la grossesse, qui a pu faire supposer que l'avortement pouvait être l'origine et la cause des accidents mortels, c'est la raison qui a fait rejeter par certains auteurs la provocation de l'accouchement. En réalité, il ne s'agit que d'une simple coïncidence et l'interruption de la grossesse ne semble modifier en rien la marche de l'affection, ni la gravité du pronostic.

La température centrale qui s'était élevée, dès les premiers jours, augmente encore; mais sa courbe n'est point régulière, et, dans quelques cas, on a constaté l'absence de toute élévation de température. Le pouls est petit, accéléré, à 130, 140. L'urine est rare, sa coloration varie avec l'intensité de l'ictère, elle contient souvent de l'albumine et presque toujours de la leucine; il y a peu d'urée et des traces seules d'acide urique; chez deux malades, Stumpf (de Munich) a signalé la présence de la méthémoglobine dans le sang et dans les urines. Si le rein ne participe que faiblement au processus infectieux, les urines peuvent être limpides, acides, faiblement colorées et même ne pas présenter d'albumine. On a noté des exanthèmes cutanés à forme vésiculaire; les pétéchies sont plus rares.

L'état général s'aggrave progressivement, la respiration devient dyspnéique comme dans la scarlatine et la variole graves, puis l'agitation fait place à la dépression qui apparaît parfois brusquement, tandis que d'autres fois la somnolence ne survient que graduellement, et, quand le coma est établi, il persiste jusqu'à la fin.

Comme phénomènes prémonitoires d'une mort prochaine on peut noter : la dilatation et la paralysie des pupilles qui ne se contractent plus sous l'influence de la lumière, la pâleur cadavérique de la face, la cyanose des extrémités, la sueur visqueuse, l'irrégularité du pouls qui disparaît presque, la respiration inégale, stertoreuse, les modifications de la température, qui tantôt monte à 41, 42 degrés, tantôt s'abaisse au-dessous de la normale (36°,7, *obs. pers.*). Il peut arriver que la période comateuse soit entrecoupée de phénomènes convulsifs. Sa durée est variable, ordinairement de quelques heures, elle peut aller aussi à vingt-quatre heures. Les cas les plus graves peut-être sont ceux où le coma survient d'emblée, sans agitation, sans phénomènes ataxiques antécédents, la marche est alors tellement rapide que l'avortement n'a pas le temps de se produire. J'ai observé un cas de ce genre où je dus pratiquer l'opération césarienne *post mortem*, mais l'enfant avait déjà succombé. Il y a des observations analogues de Frerichs, de Woillez, etc.

Les hémorragies sont assez rarement observées, bien qu'elles constituent un des symptômes habituels de l'ictère grave; les plus fréquentes sont les pétéchies, les ecchymoses sous-cutanées; Duncan a signalé des hématémèses et C. Braun des suffusions sanguines de la grosseur du poing dans l'intérieur des gaines aponévrotiques des muscles de la cuisse et dans les muscles pectoraux. Mais de pareilles complications sont exceptionnelles et, du côté de l'utérus, les métrorragies se réduisent généralement à celles qui accompagnent la délivrance ou l'avortement; la plupart des médecins qui ont pu observer des épidémies d'ictère sont unanimes à cet égard ; disons toutefois que Tarnier a vu survenir. à deux reprises différentes, des hémorragies assez abondantes au moment de la délivrance.

La marche de la maladie est toujours rapide et sa durée ne dépasse guère cinq à six jours depuis le début des accidents nerveux.

La terminaison habituelle est la mort ; cependant on a signalé quelques cas favorables où malgré la présence du délire, de l'agitation et des symptômes typhoïdes, la guérison est arrivée. C'est le retour de la diurèse. après une période d'anurie, qui annonce d'ordinaire cet heureux changement. Il est à peine besoin de faire remarquer que pareille terminaison est exceptionnelle et que les guérisons signalées se rapportaient vraisemblablement à des cas d'ictères aggravés plutôt qu'à des ictères graves d'emblée.

Lorsque les malades succombent, on trouve assez souvent, lors de l'autopsie, les lésions de l'atrophie jaune aiguë ou de l'hépatite diffuse. Dans le premier cas, le foie est diminué de volume, son poids s'abaisse à 7 ou 800 grammes. la surface est ridée, la capsule de Glisson paraît trop grande pour la masse qu'elle enveloppe. Le parenchyme est ramolli; diffluent, de coloration jaunâtre, avec quelques traînées rougeâtres. Son aspect. comme sa consistance, est celui de la bouillie splénique; il se déchire avec facilité.

Au microscope, le tissu hépatique est profondément modifié. Les cellules sont altérées. en dégénérescence graisseuse, de volume inégal, dépourvues de leur noyau et sans aucune régularité de distribution. Par place, il y a des hémorragies interstitielles, irrégulières, et les espaces portes peuvent être le siège d'une légère irritation connective.

La diminution du volume du foie n'est pas une lésion constante ; parfois la glande semble normale, au moins en apparence ; d'autres fois. elle est sensiblement hypertrophiée et accrue dans tous ses diamètres. Ici l'hyperplasie conjonctive prédomine, c'est l'hépatite parenchymateuse diffuse de Frerichs ; mais là encore la cellule hépatique est plus ou moins altérée, son protoplasma est graisseux, sa forme modifiée.

Le cœur est mou, flasque, graisseux, les poumons sont congestionnés, œdémateux ; il y a des ecchymoses sous le péricarde ainsi qu'à la surface de la plèvre et du péritoine. Enfin, le rein présente presque toujours, du côté de son épithélium, les altérations qu'on a voulu considérer comme la lésion initiale de la maladie.

Le diagnostic de l'ictère grave, pendant la grossesse, s'établit d'après l'ensemble des symptômes que nous avons énumérés. On a signalé quelques cas spéciaux qui auraient pu donner le change : ainsi Martin a rapporté la curieuse observation d'une femme enceinte qui succomba à la suite d'un empoisonnement par le phosphore, elle avait présenté de l'ictère. Quant au fœtus, il fut extrait par l'opération césarienne après la mort de la mère, mais il avait déjà succombé. Dans une autre observation de Montgomery où la malade était morte après avoir présenté de la jaunisse et de l'ascite, on trouva une cirrhose du foie à l'autopsie.

Le pronostic est très grave à la fois pour la mère et pour l'enfant. On a vu précédemment la sévérité de certaines épidémies où la presque totalité des femmes atteintes avortaient et succombaient. La gravité n'est pas moindre en dehors de toute épidémie et il n'est guère d'accoucheurs qui n'aient rencontré isolément des cas malheureux.

Pour l'enfant, le pronostic est plus sombre encore ; s'il y a avortement, sa mort est fatale, et, s'il y a accouchement prématuré, les chances de survie sont bien minimes. On a remarqué déjà que l'interruption de la grossesse survient dans plus des deux tiers des cas d'ictère de la mère et cette interruption est provoquée par le fait de deux processus distincts :

1° Par l'action directe des sels biliaires et peut-être de quelques ptomaïnes qui excitent les contractions musculaires de l'utérus. L'action des sels biliaires a été établie par les expériences de Schiff, Budge, Kühne et Leyden. Certaines femmes peuvent même avorter sans avoir eu une jaunisse très intense et cet accident est dû, d'après Meunier, à la masse considérable de sang intoxiqué qui se trouve dans les sinus utérins et qui baigne véritablement les fibres utérines, les excite pour chasser le produit et pour les tenir comme tétanisées après la délivrance, enfermant ainsi le placenta et empêchant les hémorragies et surtout l'inertie utérine qui suit quelquefois les accouchements naturels. C'est en effet d'une observation à peu près constante que l'absence d'hémorragie utérine soit la règle à la suite de la délivrance.

2° Par la maladie ou la mort de l'enfant empoisonné à la fois par les éléments de la bile et par les toxines en circulation dans le sang maternel. Il existe des faits bien authentiques qui démontrent la transmission à l'enfant de la coloration ictérique de la mère. Th. Bonet l'avait indiquée dans son *Sepulcretum.* : « *Ita flavum ut e cera confectus puer non partus humanus videretur.* » D'autres auteurs anciens, comme Wrisberg, Franck, donnent des exemples analogues. Bien qu'elle soit rare, et même très rare, cette transmission est certaine. Illoway l'a constatée chez un enfant dont la mère était atteinte d'un ictère par oblitération calculeuse ; le plus souvent il s'agit de l'ictère infectieux avec atrophie jaune aiguë du foie. C'est dans un cas de ce genre que Valenta put déceler *chimiquement*, dans le sang du fœtus, l'existence de la tyrosine, des acides biliaires et de la matière colorante. Les observations de Spaeth, de Davidson, de Kowatsch, de Klingelhöffer, de

Mekerttschiantz, semblent authentiques. Dans tous ces cas, les enfants sont nés ictériques et ils ont succombé soit avant leur naissance, soit peu de jours après.

La gravité est presque aussi grande, lorsqu'ils ne présentent pas d'ictère et sur les 57 cas réunis par Lomer il y eut 45 morts-nés. Un pareil résultat s'observe aussi bien dans les formes légères avec guérison de la mère que dans les cas d'atrophie jaune aiguë avec ses conséquences fatales.

Cette gravité résulte évidemment de l'action de toxines encore inconnues, mais constantes dans les maladies infectieuses, ainsi que de l'action des sels biliaires qui dialysent plus facilement que la matière colorante à travers la barrière du placenta. La bilirubine est dissoute, il est vrai, dans le sérum de la mère, mais son pouvoir de diffusion est moindre que celui des sels de soude, il semble qu'elle se comporte à la façon des grains de cinabre injectés artificiellement dans la circulation maternelle, et qu'elle y soit plutôt en suspension qu'en dissolution.

Quelques auteurs comme Braun, Duncan et Scanzoni, ont avancé que l'enfant ne devenait ictérique que dans le cas seul où la mère serait restée longtemps colorée. Lomer fait justement remarquer que pareille assertion ne paraît pas justifiée, il cite l'observation de Spaeth dans laquelle la jaunisse de la mère apparut huit jours avant l'accouchement et où l'on n'observa aucune coloration chez le fœtus, tandis que ce dernier était ictérique dans les observations de Davidson et de Mekerttschiantz, bien que l'ictère de la mère ne fût apparu que cinq jours avant la naissance de l'enfant.

Traitement. — La forme simple de l'ictère ne comporte guère d'indications spéciales au point de vue du traitement ; on surveillera seulement le bon fonctionnement de l'émonctoire rénal, puisque c'est le véritable agent de protection de l'organisme. Tant que les urines ne contiendront pas d'albumine, on se bornera aux prescriptions habituelles ; des alcalins, des antiseptiques intestinaux et quelques laxatifs légers (rhubarbe, magnésie, calomel, etc.), on évitera l'usage des purgatifs énergiques, des drastiques surtout. Si la jaunisse est tenace, on emploiera des lavements d'eau à 25 ou 30 degrés centigrades, deux ou trois par jour, chacun de la contenance d'un demi-litre, que l'on gardera le plus longtemps possible. Lorsque l'albuminurie apparaîtra, il faudra insister tout particulièrement sur l'antisepsie intestinale, prescrire le régime lacté et administrer quelques bains tièdes.

Dans l'ictère grave, nous en sommes malheureusement réduits à la médication symptomatique, nous ne connaissons ici ni l'agent pathogène, ni ses voies d'introduction, ni son traitement spécifique. Contre l'état des voies digestives, on doit recourir encore à la médication alcaline ; l'existence des vomissements nécessitera l'emploi des boissons glacées et gazeuses ; les stimulants, le café, l'alcool sont d'un grand secours contre la dépression des forces, comme c'est le cas dans toutes les maladies infectieuses graves. Il faudra autant que possible administrer l'alcool sous une forme agréable : cognac, kirsch, anisette en grogs froids, thé au rhum, champagne. Localement l'application d'une vessie de glace sur la région du foie est préférable à l'application de sangsues qui entraînent toujours avec elles une perte du sang assez grande. Les antipyrétiques ne semblent d'aucune utilité, sauf peut-être la quinine dont l'action tonique sur le système nerveux est presque appréciable ; il faudra, en tout cas, l'administrer sous forme de lavements afin de ménager les voies digestives supérieures. Les bains alcalins tièdes sont utiles et agréables, ils calment l'agitation et favorisent la diurèse.

Le changement de résidence est d'une absolue nécessité si une épidémie se déclare en un lieu quelconque. On comprend l'urgence de ces moyens préventifs quand on songe à la gravité de l'ictère épidémique chez les femmes enceintes.

Une dernière question à résoudre est celle qui a trait à l'avortement ou à l'accouchement provoqué. Quelques auteurs le conseillent, comme Caradec, C. Braun ; Duncan croit qu'on est autorisé à provoquer l'évacuation de l'utérus dans l'intérêt de la mère. Il a vu la guérison survenir chez une femme malade depuis longtemps, lorsqu'au troisième mois de la grossesse on provoqua l'avortement ; elle était amaurotique, presque sans pouls, et son état paraissait désespéré.

La plupart des accoucheurs français comme Bardinet, Blot, Charpentier, etc., sont d'un avis opposé ; ils rejettent la provocation de l'accouchement parce que trop souvent, sinon dans la majorité des cas, la déplétion utérine, loin de conjurer les accidents, ne fait qu'aggraver l'état de la femme. Tarnier et Budin sont très hésitants : « Lorsque l'ictère débute, on ne peut savoir s'il restera bénin, ce qui est le cas le plus habituel, ou s'il deviendra grave. Si l'ictère doit rester simple, pratiquer l'avortement ou l'accouchement prématuré, ce serait faire une opération inutile pour la mère et généralement funeste pour l'enfant. Si au contraire l'ictère est devenu grave, il est trop tard pour intervenir et la tentative d'avortement ou d'accouchement prématuré, qui demande un certain temps pour être mise à exécution, a peu de chances d'être suivie de succès. » Ces auteurs n'osent conclure, si bien que la conduite à tenir semble très délicate.

On peut cependant faire remarquer qu'il existe certains cas où l'intervention est légitime. Si l'ictère est simple, sans retentissement marqué sur l'état général, l'abstention est de rigueur. L'intervention est inutile également dans les formes graves d'emblée, lorsque l'infection se manifeste par les symptômes ordinaires de troubles profonds dans le fonctionnement du système nerveux. D'habitude l'avortement se produit spontanément sans grand bénéfice pour la patiente. Mais à côté de ces formes extrêmes, il en existe une troisième qui est intermédiaire, c'est l'ictère simple bénin tout d'abord et qui prend des allures infectieuses au bout d'un temps plus ou moins long par le fait seul de la grossesse, c'est en un mot l'ictère aggravé. Lorsque la maladie se prolonge, que la jaunisse s'accentue, que certains indices comme l'amaigrissement rapide, la céphalée, la diminution de l'excrétion urinaire, la présence de l'albuminurie, l'insomnie semblent présager l'éclosion prochaine d'accidents redoutables, l'accoucheur est autorisé à interrompre la grossesse et à mettre la vie de la mère au premier rang de ses préoccupations. Cette décision semble d'autant plus légitime que l'enfant succombe presque toujours lorsque l'ictère se prolonge et s'accentue. Puisque tous les observateurs sont unanimes à considérer la gestation comme une cause d'aggravation de l'ictère simple, il est permis d'espérer qu'en l'abrégeant on rétablira l'équilibre. On a objecté, il est vrai, que dans les formes sévères, en cas d'épidémie surtout, l'explosion des accidents coïncidait avec l'avortement et pouvait en être la conséquence. Mais il est facile de montrer qu'il y a là une simple coïncidence ; l'accouchement prématuré n'est point la cause de l'état grave, il en est un symptôme au même titre que le délire, les convulsions, le coma, etc.; s'il n'amende pas la marche des symptômes c'est que l'intoxication de l'organisme est trop profonde, et que les lésions du foie sont trop avancées.

En conséquence, nous croyons devoir conclure que, dans les cas d'ictère aggravé, on doit poser la question de l'interruption de la grossesse et parfois la résoudre par l'affirmative.

CHAPITRE IV

MALADIES DE L'APPAREIL RESPIRATOIRE

Nous étudierons dans ce chapitre quelques troubles fonctionnels comme la dyspnée et la toux, ainsi que les maladies suivantes : pneumonie aiguë, pleurésie aiguë et tuberculose pulmonaire.

§ 1. Dyspnée. Toux. Bronchite. Emphysème.

Bar, Recherches sur le rythme de la respiration pendant la grossesse et l'accouchement (Ann. de gynéc., 1880, t. XIV, p. 419). — Cazeaux, Traité d'accouchements, 7e édition, p. 434, Paris, 1867. — Comby, Hémoptysies survenues après le cinquième mois de la grossesse. Guérison après l'accouchement (Archiv. de tocologie, 1883, p. 40). — Nutte, Des hémoptysies gravidiques, th., Paris, 1881. — Peter, Le poumon plus chaud chez la femme grosse (Clinique médicale, t. II, p. 658). — Potain, Fluxions pleuro-pulmonaires dans les inflammations utéro-ovariennes (Assoc. franç. pour l'avancement des Sciences, session de Rouen, 1883, p. 803). — Regnard, Recherches expérimentales sur les variations pathologiques des combustions respiratoires, th., Paris, 1878, p. 182. — Tripet, Toux incoercible de la grossesse (Archives de tocologie, 1893, p. 584.)

I. DYSPNÉE

La dyspnée est un phénomène assez fréquent au cours de la grossesse et que l'on peut voir apparaître pendant toute sa durée. Elle se présente sous des aspects très différents : tantôt elle consiste en une simple oppression qui survient sous forme d'accès, à l'occasion d'un mouvement forcé, d'un effort, de l'ascension d'un escalier ou bien après le repas, au moment de la digestion, tantôt elle se manifeste avec une violence plus grande, s'accroît à mesure que s'avance la gestation, trouble le sommeil et devient une gêne de tous les instants. L'oppression s'accompagne toujours de palpitations plus ou moins violentes et parfois d'œdème des membres inférieurs.

Les causes qui la provoquent sont de plusieurs sortes. La dyspnée du début de la grossesse est habituellement de *nature nerveuse ;* elle survient quelquefois très vite, peu de temps après la fécondation dont elle est alors le premier indice, bien avant l'arrêt des règles. Cette dyspnée nerveuse est souvent provoquée par un effort ou une émotion, mais elle peut aussi survenir la nuit, en plein repos, à la façon d'un accès d'asthme. La femme est brusquement réveillée par une sensation d'angoisse, de constriction de la poitrine, elle est obligée de s'asseoir sur son lit et d'aspirer l'air avec force ; puis, au bout d'un temps plus ou moins long, le sentiment d'oppression diminue, le spasme des voies respiratoires se détend et la malade se rendort. La durée de ces accès est variable, parfois courte, de trois à quatre minutes, parfois allant jusqu'à une heure.

Cette forme est souvent très pure, en ce sens qu'elle ne se complique ni de toux, ni d'expectoration et que, dans l'intervalle des accès, la respiration peut être parfaitement libre. En général, quand ce symptôme existe d'une façon accusée, il n'y a ni vomissements, ni troubles digestifs, la dyspnée paraît les remplacer. Je l'ai vue survenir chez des femmes nerveuses et irritables, quelques-unes étaient manifestement hystériques. Cet accident se répète dans plusieurs grossesses successives, ou bien, en son absence, il existe des vomissements plus ou moins graves ou des accès convulsifs. Cette dyspnée peut s'amender vers le milieu de la grossesse, quand apparaissent les mouvements de l'enfant, plus rarement elle se prolonge jusqu'à la délivrance.

A côté de cette forme nerveuse, il en est d'autres qui résultent d'une altération véritable du poumon. Les lésions qui dépendent directement de la grossesse sont la *congestion* et l'*œdème;* elles sont, en général, accidentelles et passagères et leur gravité varie selon l'état du cœur, des reins et du poumon, antérieurement à la grossesse.

La congestion peut survenir quelquefois spontanément, sous la seule influence de la gestation ; sa pathogénie est alors analogue à celle de ces fluxions pleuro-pulmonaires que Potain a décrites dans les inflammations utéro-ovariennes et qui résultent d'un réflexe. Ces fluxions n'existent guère que pendant la période nerveuse de la grossesse, c'est-à-dire pendant les quatre ou cinq premiers mois, car c'est une loi générale de pathogénie que les irritations très superficielles et répétées ou durables sont celles qui provoquent les actes réflexes; à une période plus avancée, les modifications que subit l'utérus sont trop grandes pour que ces actes aient des chances de se produire.

La congestion pulmonaire peut aussi résulter de l'activité plus grande de la circulation dans le poumon ; « la femme faisant de l'hématose pour deux, dit Peter, il doit y avoir nécessairement de la pléthore physiologique et pour un peu cette pléthore deviendra pathologique. Le fait physiologique se traduira par des étouffements ; exagérez le fait, vous aurez des congestions morbides, et la femme, devenue momentanément malade par son poumon, crachera du sang. »

La congestion pulmonaire se manifeste par ses symptômes ordinaires : toux, dyspnée et hémoptysies, qui s'exagèrent d'autant plus que le parenchyme pulmonaire est parfois déjà modifié dans sa structure par l'emphysème, la bronchite chronique, la tuberculose, les adhérences pleurales.

Les hémoptysies sont un accident qui n'est pas absolument rare pendant la grossesse. Elles pourraient être essentielles, d'après quelques auteurs, et ne dépendre ni de la tuberculose, ni de lésions cardiaques, ni d'infarctus pulmonaires ; leur origine serait rapportée aux congestions viscérales multiples qui accompagnent l'état de gestation ; elles ont été signalées, comme telles, par Fl. Churchill, Trousseau, Peter, Nutte, Comby. Elles débuteraient vers le cinquième mois, se répétant fréquemment jusqu'à la fin de la gestation et ne cesseraient qu'avec la délivrance. Il faut remarquer toutefois que les faits de ce genre sont en très petit nombre, et ce qui doit nous inspirer une certaine réserve à leur endroit, c'est que les malades qui les présentaient n'ont pas été suivies bien longtemps. Il est donc prudent d'être réservé sur la nature des hémoptysies gravidiques ; la pratique journalière nous montre les crachements de sang débutant souvent au milieu d'une santé en apparence excellente, persistant pendant quelque temps malgré la thérapeutique, puis cessant absolument pour revenir à une époque éloignée et être le point de départ d'une phtisie évidente. Il faut rappeler encore que cet accident peut être provoqué par une lésion orificielle du cœur, par un infarctus pulmonaire dont l'origine doit être rapportée à un caillot provenant d'une phlébite variqueuse ; mais la tuberculose est la condition pathogénique la plus fréquente, aussi toutes les fois qu'on observera des hémoptysies chez des femmes grosses, il sera nécessaire de pratiquer l'examen bactériologique des crachats.

L'œdème pulmonaire est moins commun encore, il ne s'observe guère que chez les femmes qui ont de l'albuminurie. D'un autre côté, la dyspnée peut être un symptôme de l'urémie, mais un symptôme nerveux, sans lésion pulmonaire coïncidente. Nous y reviendrons à propos de l'urémie et de l'éclampsie.

Nous citerons en dernier lieu la dyspnée d'*origine mécanique*; c'est un accident qui n'apparaît que pendant les derniers mois de la grossesse et qui est certainement moins fréquent qu'on ne le suppose. Il exige pour sa production des modifications particulières qui sont assez rarement observées. On a cru que, pendant la dernière période, le diaphragme s'abaissait avec plus de difficultés en raison de l'ascension de l'utérus et qu'à ce moment les femmes respiraient exclusivement suivant le type costo-supérieur. Quelques auteurs allemands, comme Dohrn, Wintrich, Küchenmeister, ont montré que les dimensions du thorax ne se modifiaient guère pendant la grossesse ; si le diamètre vertical diminue sous l'influence de la poussée abdominale, la base du thorax s'élargit, aussi la diminution dans un sens serait compensée par une augmentation dans l'autre. D'autre part, les recherches de Regnard et de Bar montrent que le type respiratoire de la femme ne se modifie guère par le fait de la gestation. Regnard qui le premier a étudié, à l'aide de la méthode graphique, les mouvements d'ampliation du thorax et d'abaissement du diaphragme chez la femme à terme, a remarqué que, chez elle, le diaphragme s'abaisse très librement et que ces femmes respirent suivant le mode abdominal. Bar conclut également de ses tracés que c'est surtout grâce à la contraction du diaphragme que se fait l'inspiration chez la femme grosse, et même lorsque les malades respirent vite et avec force, c'est encore ce muscle qui est le principal facteur de cette inspiration.

Il n'en va plus de même dans certains cas où la respiration devient costo-supérieure, c'est lorsque l'utérus a pris un développement anormal, dans les cas de gémellité, d'hydropisie de l'amnios, de tumeur abdominale; l'obstacle est alors absolu à l'action du diaphragme et la dyspnée, qui est la règle dans ces conditions, s'explique par la présence d'un obstacle mécanique aux mouvements d'inspiration.

Il n'est donc pas possible d'admettre que les entraves apportées à l'action du diaphragme soient la cause de l'oppression si fréquente chez les gestantes avancées lorsqu'elles viennent à se livrer à quelque effort, comme soulever un fardeau, faire l'ascension rapide d'un escalier. L'augmentation de poids de la femme, les troubles circulatoires qui résultent de l'effort ont une importance beaucoup plus grande dans la production de la dyspnée, que la diminution de l'ampliation thoracique.

TRAITEMENT. — Le traitement de la dyspnée varie avec sa cause. Lorsque le symtôme est d'origine nerveuse et d'une intensité relative, l'expectation suffit le plus souvent. Ce n'est que dans les cas où l'on se trouve en face de véritables accès d'asthme qu'on peut recourir au bromure de potassium à la dose de 2 ou 3 grammes par jour, aux grands bains et à l'hydrothérapie.

Lorsqu'il y a congestion pulmonaire, l'application de ventouses scarifiées au niveau du point malade et la saignée du bras sont particulièrement utiles et efficaces. La saignée présente des avantages spéciaux, lorsque l'oppression est causée par l'urémie. On lui adjoindra, dans ce dernier cas, la médication lactée, les eaux alcalines, les purgatifs légers et les inhalations d'oxygène.

Lorsque la dyspnée est portée au point de menacer la vie de la malade, il est rare qu'il n'y ait, en même temps, quelques lésions anciennes du poumon, du cœur ou des reins; il est bien permis alors d'aller jusqu'à l'avortement ou l'accouchement provoqué.

II. TOUX. BRONCHITE. EMPHYSÈME PULMONAIRE

La grossesse est une condition qui rend la toux plus fréquente chez les femmes sujettes à s'enrhumer, chez celles qui sont atteintes d'emphysème pulmonaire ou d'adhérences pleurales; cette toux est certainement plus tenace qu'en d'autres circonstances; elle n'est modifiée en rien par les médicaments ordinaires, par l'hygiène ou le régime, elle persiste souvent pendant les neuf mois et ne disparaît qu'au moment de la délivrance. On peut qualifier cette toux de *gravidique*, il y a souvent une relation très nette entre son apparition et le début de la fécondation. Elle cesse parfois un mois ou quinze jours avant l'accouchement, au moment où la tête s'engage dans le bassin, et qu'il y a diminution de la tension abdominale ; je l'ai vue cesser subitement au moment de la rupture de la poche des eaux.

Les quintes sont très souvent d'une grande violence, elles prennent un caractère spasmodique qui leur donne quelque ressemblance avec celles de la coqueluche ; cette assimilation est d'autant plus légitime que les quintes provoquent souvent des vomissements. Cette toux s'accompagne de dyspnée, de palpitations, de douleurs thoraciques ; à l'auscultation, on ne trouve parfois aucune espèce de râles, mais le plus souvent on entend des sibilances disséminées dans tout le thorax, c'est la règle lorsque la bronchite se développe chez une femme atteinte d'emphysème pulmonaire. Cette dernière lésion est même assez fréquente chez les multipares âgées, elle se reconnaît à ses signes habituels et s'accompagne le plus souvent d'une dilatation du cœur droit ; aussi est-il fréquent d'observer du gonflement des jugulaires avec ou sans pouls veineux, des battements épigastriques et un éclat particulier du claquement diastolique des sygmoïdes pulmonaires.

Quelques auteurs ont considéré cette bronchite comme dangereuse pour l'avenir de la grossesse, ils pensent qu'elle est capable de déterminer l'avortement par les secousses violentes qui l'accompagnent. Il semble peu probable que les secousses de toux puissent avoir une action abortive ; tous les accoucheurs ont observé des femmes tuberculeuses ou non qui ont pu mener à terme des grossesses troublées cependant, pendant toute leur durée, par des quintes continuelles, ne laissant souvent pas de trève pendant la nuit. D'autre part, il arrive que des femmes enceintes prennent la coqueluche d'un de leurs enfants. Dans ces conditions, les accès de toux ne paraissent pas abréger la grossesse ni l'aggraver, à condition qu'il n'y ait de complications d'aucune sorte.

Cette bronchite présente une ténacité particulière, et elle semble résister à toutes les tentatives de traitement. Lorsque la toux a un caractère spasmodique, on peut employer les grands bains, comme Cazeaux le recommandait, en les répétant pendant deux ou trois jours de suite, ou bien le chloral, la belladone, les opiacés, le bromure de potassium. S'il y a de l'emphysème et des symptômes de bronchite généralisée, il est préférable de s'adresser à la digitale, à la caféine et aux alcooliques qui renforcent utilement l'action du cœur. On se montrera réservé sur l'emploi des révulsifs au niveau de la peau et on s'adressera de préférence aux ventouses sèches ou scarifiées.

Chez une malade où la toux était des plus opiniâtres, Tripet fit cesser complètement les quintes en cautérisant, au thermo-cautère, des ulcérations siégeant sur le col utérin. C'est la méthode préconisée par Gaillard Thomas pour le traitement des vomissements incoercibles, et, dans les deux cas, la suggestion semble avoir une influence prédominante.

Nous laissons de côté ce qui a trait à l'étude de la GRIPPE ou INFLUENZA chez les femmes grosses, nous y reviendrons plus loin dans le chapitre consacré aux maladies infectieuses.

§ 2. Pneumonie aiguë.

La pneumonie est une maladie infectieuse et lorsqu'elle survient pendant la grossesse, elle peut se propager de la mère à l'enfant. Nous aurons donc à étudier : 1° la pneumonie maternelle pendant la grossesse et pendant les suites des couches ; 2° la pneumonie fœtale.

I. PNEUMONIE MATERNELLE

A. *Pendant la grossesse.* — BÉHIER, Pneumonie à droite, métrorragie, avortement (Annales de Gyn., 1874, t. I, p. 223). — BOURGEOIS, De l'influence des maladies de la femme pendant la grossesse, etc., Paris, 1862. — BRIEGER, Ueber die Complication einiger acuten Krankheiten mit Schwangerschaft (Charité-Annalen, 1886, Bd. XI, p. 143). — CHATELAIN, Recherches sur la pneumonie pendant la grossesse (Journal de Bruxelles, 1870, juillet). — COLI, La pneumonite cruposa nelle donne gravide (Rivista clinica di Bologna, 1885, p. 93). — DOLÉRIS, Pneumonie chez une femme enceinte de sept mois (Archiv. de tocol., 1874, p. 442). — EICHHORST, Ueber die Pneumatometrie, etc. (Deutsch. Archiv f. klin. Medic., 1873, Bd. XI, p. 268). — FASBENDER, Berliner Beiträge zur Geburtsh. und Gyn., 1874, Bd. III, p. 49). — FLATTÉ, La Pneumonie pendant la grossesse, th., Paris, 1892. — GAULARD, Pneumonie et grossesse (Soc. obstétr. de France, session de 1892, Paris). — GRISOLLE, Traité de la Pneumonie, 2° édition, Paris, 1864, p. 466. — GUSSEROW, Pneumonie bei Schwangeren (Monatssch. f. Geb., 1868, Bd. XXXII, p. 87). — HOFMEIER, Beitrag zur Lehre vom Einfluss akut fieberhafter Erkrankungen auf die Schwangerschaft (Centralbl. f. Gynæk., 1884, p. 491). — MATTON, Recherches sur la pneumonie pendant la grossesse (Journ. de méd. de Bruxelles, mai 1872). — RICAU, De la Pneumonie pendant la grossesse, th., Paris, 1874. — VERRIER, Du Pronostic et du traitement de la pneumonie pendant la grossesse (Acad. de méd., 1865, 24 octobre). — WALLICH, De la Pneumonie pendant la grossesse (Ann. de gynéc., 1889, t. XXXI, p. 439). — WERNICH, Berliner Beiträge zur Geburtsh. und Gyn., 1873, Bd. II, p. 247, et 1874, Bd. III, p. 56.

B. *Après l'accouchement.* — BÉHIER, Conférences de Clinique médicale,

p. 683, Paris, 1864. — HERVIEUX, Traité clinique des maladies puerpérales, p. 931, Paris, 1870. — SIREDEY, Les Maladies puerpérales, p. 412, Paris, 1884. — WOILLEZ, Congestion pulmonaire simulant une pneumonie chez une accouchée (Archiv. de Médecine, 1866, t. VIII, p. 181).

A. — *Pneumonie de la Grossesse.*

C'est à Grisolle que nous devons la première étude sur la physionomie spéciale que prend la pneumonie au cours de la grossesse. Sans doute quelques auteurs avant lui, comme Mauriceau et d'autres, avaient signalé certaines complications pulmonaires de la gestation ; mais, à ce moment, l'auscultation n'était pas découverte et les notions que l'on possédait sur les différentes affections de la poitrine étaient si peu précises qu'il est permis de n'en pas tenir compte. Grisolle put rassembler dix-huit observations dont sept personnelles et tracer un tableau de la maladie qui est resté vrai et a servi de modèle aux observateurs qui ont suivi. Parmi ces derniers, nous pouvons citer, pour notre pays, la communication de Bourgeois à l'Académie de médecine, l'importante thèse de Ricau, les monographies de Chatelain, de Matton, et un travail plus récent de Flatté. A l'étranger, cette question a donné lieu également à plusieurs travaux remarquables comme ceux de Gusserow, de Wernich, de Fasbender, de Brieger pour l'Allemagne ; de Bergesio et de Coli pour l'Italie. Les observations publiées dépassent le chiffre de 200, elles sont suffisantes pour étudier cette complication de la gravidité.

ETIOLOGIE ET FRÉQUENCE. — Il est assez difficile d'établir la fréquence de la pneumonie chez les femmes grosses, il est peu d'accoucheurs qui n'aient eu l'occasion d'en observer quelques cas ; et le nombre que l'on en connaît est assez grand pour pouvoir affirmer que l'état de grossesse ne joue pas un rôle prédisposant, mais qu'il n'en est pas davantage un préservatif.

Les causes qui provoquent l'éclosion de la maladie sont les mêmes qu'en dehors de la grossesse : ce sont le refroidissement, le surmenage, les influences saisonnières inconnues ; on n'a signalé aucun cas de contagion. L'agent de la maladie est loin d'être unique, le plus fréquent est assurément le pneumocoque, mais à côté de lui on peut citer les nombreux germes qui produisent la suppuration.

INFLUENCE DE LA PNEUMONIE SUR LA GROSSESSE. — Tous les auteurs concordent pour démontrer l'action abortive de la pneumonie, et une action d'autant plus prononcée que la grossesse approche de son terme.

Ricau, qui a réuni à ses observations personnelles celles qu'avaient publiées Grisolle et Bourgeois, donne les chiffres suivants :

Sur 43 cas, il y eut 21 avortements ou accouchements prématurés.

Coli, qui a pu donner une statistique de 32 cas personnels joints à 8 cas de Bergesio, arrive à une proportion identique :

Sur 40 cas, 22 interruptions de la grossesse ; soit 43 fois sur 83, un peu plus de la moitié.

Mais, comme nous l'avons signalé déjà, plus la grossesse approche de son terme, plus elle a de chances d'être interrompue.

En étudiant les statistiques de Ricau et de Coli, nous voyons :

Pendant les six premiers mois de la grossesse,

    Coli. . . . . 15 cas, 6 avortements
    Ricau . . . . 28 — 11   —

Soit 17 sur 43, c'est-à-dire un peu plus d'un tiers.

Pendant les trois derniers mois :

    Coli. . . . . 25 cas, 16 accouchements prématurés
    Ricau . . . . 15 — 10   —   —

Soit 26 sur 40 ; la proportion s'élève aux deux tiers.

Si nous comparons la fréquence de l'avortement ou de l'accouchement prématuré à celle que l'on signale dans d'autres pyrexies, nous voyons que la pneumonie reste un peu inférieure à la fièvre typhoïde et à la variole, mais qu'elle marche avant toutes les autres, rougeole, scarlatine, oreillons, etc.

Pourquoi l'interruption de la grossesse se produit-elle ? quelles en sont les conséquences pour la mère et pour l'enfant ?

Les causes qui déterminent l'interruption de la grossesse ont été diversement interprétées. Quelques auteurs, comme Mauriceau, Churchill, Cazeaux, croyaient à l'influence des efforts de toux et des secousses qu'elle détermine. Grisolle considère cette influence comme à peu près nulle ; il a vu en effet quatre femmes grosses qui étaient affectées de bronchite intense et avaient une toux continuelle que rien ne pouvait calmer ; les quintes persistèrent pendant plus d'un mois sans interrompre la grossesse. Grisolle cite encore le fait des femmes phtisiques qui portent leur enfant jusqu'à terme, nonobstant une toux opiniâtre.

Les causes véritables de l'avortement sont d'une part les troubles circulatoires qui résultent de la gêne de la respiration, et d'autre part l'infection du sang par les agents de la pneumonie. Cette dernière cause est la principale. Les troubles circulatoires, qui consistent en une surcharge de sang veineux, jouent un rôle incontestable ; ce sont eux qu'il faut invoquer dans les avortements qui surviennent chez les femmes atteintes de maladies de cœur. Brown-Sequard a démontré que l'acide carbonique était un excitant pour les muscles de la vie animale et de la vie organique, et que le sang noir produisait des contractions intermittentes. C'est pour cette raison, sans doute, que le travail est toujours rapide chez les femmes atteintes de pneumonie qui avortent ou qui accouchent prématurément.

L'infection du sang a une importance de premier ordre dans la production des phénomènes abortifs. Les germes et les produits qu'ils fabriquent agissent sur le fœtus pour l'infecter et sur l'utérus pour en provoquer la contraction ; et même, dans le premier cas, les microorganismes n'envahissent la circulation fœtale qu'après avoir provoqué, du côté du placenta, certaines altérations des villosités choriales, ruptures des villosités et hémorragies, c'est-à-dire des lésions qui suffisent par elles-mêmes pour provoquer des contractions utérines.

Les conséquences de ce travail prématuré sont des plus graves pour la mère ; on peut s'en convaincre en lisant les chiffres ci-dessous :

Grisolle . .	9	avortem. ou accouch. prématurés	8 morts
Bourgeois .	8	— — —	8 —
Fasbender .	7	— — —	5 —
Chatelain .	19	— — —	9 —
Wernich. .	18	— — —	18 —
Ricau . .	21	— — —	12 —
Coli . . .	22	— — —	11 —
	104	avortem. ou accouch, prématurés	71 morts

Sur 104 interruptions de la grossesse, la mort de la mère est survenue 71 fois, soit 68 pour 100.

On peut rapprocher de ces chiffres les résultats qu'on observe quand l'accouchement n'a pas lieu.

Brieger . .	5	femmes n'ayant pas avorté	. .	0 mort
Chatelain .	20	— —	. .	2 morts
Ricau . .	22	— —	. .	2 —
Wernich. .	74	— —	. .	14 —
	121	femmes n'ayant pas avorté	. .	18 morts

Il y a donc 18 morts sur 121, soit 14,87 pour 100.

Il est à remarquer que, pendant les six premiers mois, aucune femme n'est morte sans avoir fait une fausse couche. Pour ma part, j'ai eu l'occasion d'observer trois malades, atteintes de pneumonie, qui toutes accouchèrent prématurément pendant le huitième ou le

neuvième mois ; ces trois malades succombèrent peu après leur
délivrance.

Comment expliquer une pareille gravité ? faut-il croire que le
travail par les douleurs et les hémorragies qui l'accompagnent soit
une cause suffisante pour aggraver la pneumonie ? C'est peu probable, les hémorragies sont bien rarement inquiétantes, Coli ne les
a vues telles que 2 fois sur 22 cas d'interruption de la grossesse ;
quant aux douleurs et aux efforts de la parturition, rien ne démontre
qu'ils provoquent un surmenage du cœur, ni que l'expulsion du
fœtus amène, comme le veut Wernich, un œdème pulmonaire
par le changement brusque de pression qui survient dans le système
circulatoire. Les pneumoniques que j'ai vues succomber après l'accouchement présentaient d'emblée une forme grave de la maladie,
c'étaient des femmes relativement âgées, affaiblies, anémiques et
atteintes déjà de lésions anciennes des poumons et du cœur.

Il faut bien admettre que l'infection pneumonique présente des
degrés variables ; or, l'accouchement prématuré a d'autant plus de
chances de se produire, que l'infection est plus grave, aussi cette
interruption nous semble être la conséquence plutôt que la cause de
cette gravité. La pneumonie se rapproche en cela de la variole, de
la fièvre typhoïde, et des autres maladies infectieuses où les formes
sévères se compliquent généralement d'avortements ou d'accouchements prématurés.

Les conséquences pour le fœtus sont plus graves encore. Pendant
les six premiers mois, sa viabilité n'est point assurée et sa mort est
fatale. Pendant les trois derniers mois, les résultats sont les suivants.

Ricau . . . . . 10 cas	{	6 morts 4 vivants
Coli . . . . . . 10 cas	{	6 morts 4 vivants

Les chances de survie ne sont guère que de 40 pour 100.

Dans deux cas, l'un de Valsava (cité par Grisolle), l'autre de
Ricau, on fit l'opération césarienne *post mortem*, mais les deux fois
on ne trouva qu'un cadavre.

Il est à remarquer encore que la plupart des enfants sont vivants
lorsqu'ils viennent au monde, et, quand ils succombent, ce n'est généralement qu'après une survie plus ou moins longue. Les causes qui
font si grande cette mortalité des enfants sont tout d'abord les conditions précaires au milieu desquelles ils naissent, et leurs chances
de survie sont d'autant moindres que la grossesse est moins avancée.
En outre, ils sont atteints assez souvent sinon de la maladie elle-
même, au moins de l'infection qui la caractérise, et même, dans un

certain nombre de cas qui seront étudiés plus loin, on verra qu'il existe une véritable pneumonie fœtale. Aussi, comprend-on cette remarque de Grisolle qui croyait que l'influence de la pneumonie est d'autant plus pernicieuse pour le fœtus que l'accouchement prématuré a lieu à une époque plus éloignée du début de la maladie et que celle-ci est plus intense ; dans ces deux cas, en effet, les chances de contamination seront singulièrement augmentées.

INFLUENCE DE LA GROSSESSE SUR LA PNEUMONIE. — Lorsque la pneumonie survient chez une femme grosse, il y a tout d'abord une modification assez grande dans l'expression symptomatique et la maladie revêt très vite une gravité inaccoutumée. Grisolle avait remarqué déjà l'intensité de la fièvre qui se caractérise par l'accélération et la dureté du pouls, l'élévation de la température, la sécheresse de la peau. Mais le symptôme prédominant est la gêne respiratoire qui est accentuée au suprême degré ; pour ma part, je n'ai vu une dyspnée aussi intense que chez certains urémiques et chez les cardiopathes arrivés à la dernière période de l'asystolie. Cette dyspnée, comme le dit Bourgeois, est plus forte que ne le comporte la lésion pulmonaire et elle est d'autant plus marquée que la grossesse arrive plus près du terme. Elle résulte à la fois de l'œdème collatéral qui se développe dans les parties saines des poumons et de l'augmentation de volume de l'utérus qui vient gêner la fonction inspiratoire du diaphragme.

Lorsque l'avortement doit se produire, il y a souvent un redoublement de tous les symptômes qui, dans les cas favorables, s'amendent assez vite après la délivrance. Mais cette amélioration est loin d'être la règle, parfois la femme succombe quelques heures après la naissance de l'enfant ; d'autres fois, le soulagement n'est que passager et bientôt réapparaissent les symptômes antérieurs ; souvent alors l'infection se propage du côté opposé et, comme le remarque Ricau, il semble que le poumon congestionné soit un terrain tout préparé pour favoriser la propagation et l'extension de la maladie. On voit bientôt apparaître les symptômes d'adynamie qui présagent une terminaison fâcheuse : la langue et les lèvres se sèchent, la respiration est suspirieuse, la parole saccadée ; il y a du subdélirium et la femme succombe du deuxième au sixième jour après son accouchement.

Est-il possible de traduire par des chiffres cette gravité spéciale de la pneumonie de la grossesse ? On sait que, d'une façon générale, cette maladie comporte un pronostic plus grave chez la femme que chez l'homme.

Si l'on réunit toutes les observations qui ont servi pour les statistiques précédentes, nous voyons que, sur un total de 225 cas de pneumonies gravidiques, la mortalité a été de 89, soit 40 pour 100 environ. C'est un chiffre bien supérieur à celui que donne la mortalité chez les sujets qui se trouvent dans l'âge moyen de la vie, comme c'est le cas pour les femmes enceintes.

Il faut toutefois remarquer que cette proportion ne répond pas tout à fait à la réalité. Il est possible qu'un certain nombre de pneumonies gravidiques ayant évolué simplement n'aient pas été trouvées dignes de la publication, tandis que pour les faits graves, pour ceux plus particulièrement qui s'accompagnent d'avortement, il semble plus naturel de recourir à une large divulgation. « Il est des faits, remarque Grisolle, qu'on ne publie souvent que parce qu'ils offrent quelque particularité remarquable ou insolite ou pour venir à l'appui d'une méthode thérapeutique qu'on professe. »

Mais ce qui reste bien démontré, c'est que la pneumonie gravidique présente une gravité toute spéciale lorsqu'elle vient compliquer une maladie du cœur comme il arriva dans les observations publiées par Grisolle, Ricau, Doléris, Vinay, ou qu'il existe des lésions chroniques du poumon et de la plèvre (emphysème pulmonaire, adhérences pleurales), ou encore lorsque la cage thoracique est déformée par le rachitisme. J'ai remarqué que la présence d'une albuminurie abondante était toujours d'un fâcheux augure.

TRAITEMENT. — Une première question à résoudre est celle de l'interruption de la grossesse. Est-il indiqué de provoquer l'avortement ou l'accouchement, lorsqu'une pneumonie survient chez une femme enceinte. On doit faire remarquer tout d'abord que la conduite à tenir est ici un peu différente de celle qui est adoptée généralement dans les autres pyrexies, où l'abstention peut être considérée comme la règle. Nous sommes en présence d'une maladie à localisation pulmonaire dont le symptôme prédominant est une dyspnée plus ou moins vive. La présence d'un utérus gravide ne peut qu'augmenter les dangers en raison de la gêne qu'il apporte au fonctionnement du diaphragme et de l'excès de tension que sa présence détermine du côté du cœur droit et de la circulation veineuse.

C'est dire que toute provocation de l'accouchement pendant les premiers mois de la grossesse doit être rejetée, l'amélioration qui résulterait de la déplétition utérine au point de vue de la gêne respiratoire serait des plus minimes. A une période avancée, l'intervention paraît un peu plus légitime, mais il serait imprudent de vouloir généraliser une méthode qui ne s'applique qu'à des cas particuliers et bien déterminés.

On a pensé agir efficacement sur la pneumonie en libérant l'utérus, et quelques accoucheurs comme Bourgeois, Chatelain, Ricau et plus récemment Gaulard, Guillemet ont signalé des faits qui semblent indiquer une influence favorable de l'accouchement spontané ou provoqué sur la marche et l'évolution du processus pneumonique. Les faits de ce genre, s'ils sont incontestables, sont vraiment exceptionnels ; et leur nombre est insuffisant pour servir de règle absolue. On peut dire que l'accouchement au cours d'une pneumonie peut être considéré comme une éventualité fâcheuse pour la mère, dont les chances de mort sont notablement augmentées, et pour l'enfant dont l'existence devient précaire. S'il existe des faits de guérison consécutifs à l'accouchement, il ne s'agit que d'une pure coïncidence, la pneumonie est une maladie cyclique dont la durée ne peut être abrégée par aucune espèce d'intervention. Dans la statistique assez importante que nous avons rapportée plus haut, on peut conclure qu'au point de vue du résultat final l'accouchement exerce une influence plutôt défavorable sur la marche de la maladie ; on doit se rappeler que toutes les femmes qui ont succombé pendant les six premiers mois de la grossesse avaient préalablement avorté et qu'il en a été de même pour la plus grande partie de celles qui moururent à une période plus avancée. Il est difficile, après de tels faits, de considérer l'accouchement comme une éventualité favorable.

Mais il peut se présenter certaines conditions où l'intervention est cependant légitime ; toutes les pneumonies sont loin de se ressembler, et, s'il en est qui évoluent sans dyspnée notable, il en est d'autres où ce symptôme prend une acuité extrême et devient une menace pour la vie de la patiente. C'est le cas pour les femmes déjà avancées en âge ayant de l'emphysème pulmonaire et des adhérences pleurales et pour celles qui sont atteintes d'affections rénales ou de lésions orificielles du cœur, ou qui présentent des conditions locales qui agissent sur le fonctionnement du diaphragme et du cœur droit comme la grossesse gémellaire, l'hydramnios, les tumeurs abdominales, etc., on pourrait y joindre les cas de pneumonie double. Dans ces différentes conditions, la soif d'air peut être portée au plus haut degré, la respiration devient saccadée, suspireuse, superficielle, il y a du gonflement des jugulaires, de la teinte bleuâtre des lèvres, un aspect cyanique de la face, et l'interruption de la grossesse devient alors une indication urgente, d'autant mieux que les accidents de ce genre ne surviennent guère qu'à une époque avancée de la gestation, alors que la viabilité de l'enfant est assurée.

En résumé, la provocation de l'accouchement, même pendant les trois derniers mois, ne peut être considérée comme une méthode générale ; son indication, très semblable à celle de la saignée dans la pneumonie, est limitée aux cas assez rares où l'on se trouve en présence de phénomènes asphyxiques ; mais, dans les cas ordinaires, il est préférable de temporiser et de s'adresser à la médication ordinaire de la pneumonie.

On insistera plus particulièrement sur les médicaments destinés à lutter contre les symptômes d'adynamie, et à renforcer l'action du

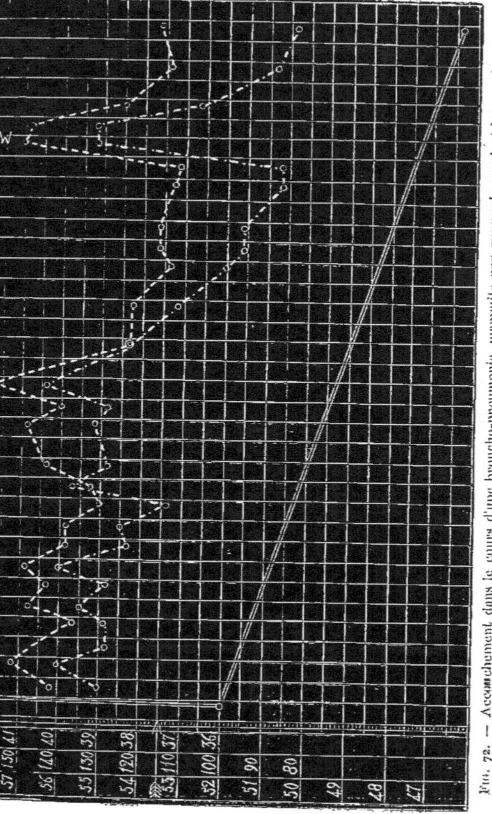

Fig. 72. — Accouchement dans le cours d'une broncho-pneumonie, mammite non suppurée pendant la convalescence. (La double ligne inférieure indique les modifications du poids). Lorain, *Température*, t. II.

cœur. On emploiera les injections sous-cutanées d'éther et de caféine (0,80 en vingt-quatre heures); on usera largement des alcooliques sous forme de potion de Todd, de grogs, de champagne. On se montrera très réservé sur l'emploi des vésicatoires qu'il est préférable d'abandonner, on les remplacera avantageusement par des ventouses scarifiées et des cataplasmes sinapisés. Les inhalations d'oxygène sont très utiles parce qu'elles diminuent considérablement la dyspnée.

B. — Pneumonie des suites de couches

a) *Puerperium.* — Pendant le travail de l'accouchement il arrive parfois que les femmes sont exposées à contracter une pneumonie, comme Lorain l'a indiqué, en raison du refroidissement auquel elles s'exposent souvent tant que dure le travail. Ces femmes se lèvent fréquemment, se promènent dans l'appareil le plus léger ; le tracé de la figure 72 a trait à une malade observée par Lorain, qui accoucha à terme dans le cours d'une broncho-pneumonie avec une température de 40°,2 et qui finit par guérir.

La pneumonie qui apparaît pendant les premiers jours des couches est rarement *primitive*. L'isolement relatif, le séjour à la chambre et au lit, l'absence de tout surmenage physique expliquent assez bien cette immunité. Hervieux rapporte un exemple qui fut la conséquence d'une bronchite ayant déjà troublé la grossesse ; j'ai eu l'occasion d'observer deux cas analogues pendant l'épidémie d'influenza de 1892 ; mais il ne peut s'agir de pneumonies primitives, la bronchite qui précéda la lésion pulmonaire explique que, ni dans un cas, ni dans l'autre, il ne s'agissait de la pneumonie franche habituelle.

Les pneumonies *secondaires* sont un peu plus communes, encore qu'elles soient assez rarement observées. Elles se présentent sous deux formes :

1° Tantôt il s'agit de ces complications pulmonaires ultimes apparaissant au cours de certaines septicémies puerpérales, qu'il existe ou non de la péritonite ; c'est la *pneumonie hypostatique*.

2° Tantôt la lésion est consécutive à une embolie infectieuse partie des veines utérines, c'est la *pneumonie embolique*. Celle-ci est la plus fréquemment observée aujourd'hui et la plus importante à connaître.

1° La première forme ne se distingue en rien des splénisations diffuses que l'on rencontre dans les fièvres graves et qui siègent vers la base des deux poumons sous forme d'une congestion très intense. « Les poumons sont violacés, livides, ils crépitent sous la pression du doigt et à la coupe on voit en quelques points des noyaux indurés qui ne surnagent plus, bien qu'ils ne présentent pas l'apparence homogène de l'hépatisation véritable. » (Siredey.)

Cette description indique qu'il s'agit de broncho-pneumonies à forme pseudo-lobaire, et les noyaux indurés ne sont autres que les nodules péri-bronchiques qui caractérisent cette sorte de lésion.

Cette pneumonie hypostatique est la conséquence de l'état grave, adynamique des accouchées qui subissent l'influence de l'infection puerpérale. Le décubitus dorsal, la gêne qu'éprouve le diaphragme pour se contracter, l'affaiblissement des forces favorisent l'accumulation des mucosités bronchiques. L'effort expiratoire devient insuffisant pour débarrasser les voies aériennes ; il se produit de l'atélectasie qui favorise l'implantation des germes infectieux au niveau des alvéoles.

Ces lésions d'hypostase se traduisent par des symptômes atténués : un redoublement de la dyspnée, une exagération de la fièvre et de l'adynamie, quelques crachats teintés en sont les manifestations habituelles. La durée des accidents est courte, et leur terminaison habituelle est la mort. Il arrive assez souvent que cette broncho-pneumonie ne se reconnaît qu'à l'autopsie.

2° La pneumonie embolique est plus fréquemment observée aujourd'hui parce que les manifestations graves de la septicémie qui déterminent la forme précédente sont devenues rares, la péritonite puerpérale est une véritable exception de même que les phlébites infectieuses à marche rapide. Par contre, la phlébite subaiguë, la *phlegmatia alba dolens*, les salpingites et les phlegmons du ligament large, ainsi que les autres localisations limitées de l'infection puerpérale s'offrent encore à l'observation, et c'est précisément avec ces formes atténuées que l'on rencontre des accidents emboliques du côté des poumons. Actuellement, l'évolution des accidents ne revêt que bien rarement cette rapidité vertigineuse qui affligeait nos prédécesseurs ; la marche de l'infection est devenue plus lente, elle permet ainsi à l'analyse clinique d'en étudier plus facilement l'origine et les symptômes.

La pneumonie embolique est toujours déterminée par une phlébite des veines du bassin ; la lésion initiale est un infarctus septique ayant son point de départ dans une embolie infectieuse d'origine utérine.

Lorsque l'état général est très grave et que la phlébite présente une marche rapide, cette complication a pu passer inaperçue et l'on comprend que Siredey ne lui attribue aucun symptôme caractéristique. Mais dans les formes plus lentes, lorsque l'infection est atténuée, grâce aux méthodes antiseptiques, l'expression symptomatique est très nette. Les accidents pulmonaires sont plutôt tardifs, ils ne surviennent guère avant le huitième ou le dixième jour des couches ; il y a eu antérieurement quelques douleurs du côté de l'appareil utérin, de la fétidité des lochies, un peu de fièvre, de la céphalée et quelques frissonnements ; puis brusquement apparaît le point de côté qui gêne la respiration, empêche le sommeil et s'accompagne d'une notable élévation de la température. La toux est quinteuse, pénible, elle ne tarde pas à s'accompagner d'une expectoration caractéristique. Les crachats sont d'abord striés de sang, puis franchement hémoptoïques ; leur aspect est un peu différent de celui qui caractérise les crachats de la pneumonie lobaire, c'est plutôt la teinte de l'apoplexie pulmonaire, le sang est très noir et se trouve mélangé à une expectoration blanchâtre ou jaunâtre très adhérente au vase.

A l'examen local, on trouve les signes ordinaires d'une hépatisation : matité, râles crépitants, mêlés à du frottement pleural, souffle léger qui augmente graduellement en étendue et en intensité.

La marche de l'affection est irrégulière et sa durée prolongée, les crachats restent parfois visqueux et colorés pendant deux ou trois semaines, la résolution se fait avec lenteur. La courbe de la température n'a pas la régularité si nette de la pneumonie ordinaire et la défervescence se fait en lysis. Ces particularités tiennent à la fois aux poussées successives qui peuvent se produire du côté du poumon et aux lésions qui existent toujours du côté de l'utérus. J'ai observé une *phlegmatia alba dolens* double venir compliquer une pneumonie embolique dont la durée fut interminable, mais qui finit cependant par guérir.

Les lésions qui correspondent à la pneumonie embolique sont des foyers disséminés d'infarctus pulmonaires avec une zone inflammatoire à la périphérie. L'aspect de ces infarctus est variable : ordinairement, c'est celui des noyaux d'apoplexie pulmonaire, à coloration brune et à forme de pyramide dont la base correspond à la surface pleurale du poumon ; d'autres fois, ce sont des collections purulentes plus ou moins volumineuses et plus ou moins putrides. Ces différentes variétés d'aspect et de nature sont commandées par la virulence variable des embolies originelles.

Les infarctus ont leur siège de prédilection dans le lobe inférieur ou près du hile du poumon, dans les points où la circulation a de la tendance à se ralentir. Leur nombre est très variable de même que leur volume, et c'est vraisemblablement en raison de leur dimension plus ou moins grande que les accidents consécutifs se développent sous forme de pneumonie ou sous forme de pleurésie. Cette dernière qui reconnaît souvent une origine embolique, comme nous le verrons plus loin, est plutôt déterminée par les petits infarctus, à localisation sous-pleurale, tandis que les embolies de plus grande dimension provoquent la pneumonie.

TRAITEMENT. — Le traitement ne donne lieu à aucune considération spéciale, c'est celui de toutes les broncho-pneumonies infectieuses ; on recommandera cependant aux malades avec un soin tout spécial de garder, au lit, le repos le plus absolu ; les mouvements brusques ne peuvent que favoriser le détachement des caillots formés au niveau des veines utérines et prolonger ainsi la maladie.

b) *Allaitement.* — La pneumonie qui survient chez les femmes qui allaitent a pour conséquence presque forcée de tarir la sécrétion du lait. Il en fut ainsi chez quatre nourrices observées par Grisolle ; une seule, dit-il, sortit de l'hôpital pouvant donner encore à son enfant une nourriture suffisante, et il ajoute : « Ce peu d'influence exercée dans ce cas par la pneumonie est d'autant plus remarquable que la malade perdit 500 grammes de sang en trois saignées qui lui furent pratiquées. »

La durée de la maladie est traînante, la convalescence est longue à se faire ; chez une de ses malades, Grisolle l'attendit jusqu'au seizième jour.

Quand une nourrice est atteinte de pneumonie, la première disposition à prendre est la suppression de l'allaitement. La sécrétion lactée est toujours gravement troublée chez les femmes dont la fièvre s'élève à 40 degrés, et sa disparition devient bien souvent définitive ; en outre, dans ce cas particulier, il faut considérer que les pneumocoques en circulation dans le sang peuvent passer dans le lait et infecter le nourrisson. Il est donc préférable, à tous les points de vue, de changer de nourrice dès que le diagnostic est établi.

II. PNEUMONIE FŒTALE

Foa et Bordoni-Uffreduzzi, Sulla etiologia della meningite cerebro-spinale acute (Archivio p. le scienze mediche, 1887). — Hecker, Ueber einen Fall von Kaiserschnitt nach dem Tode der Mutter mit Leben des Kindes (Archiv f. Gynæk., Bd. X, 1876, p. 540). — Marchand, Ein merkwürdiger Fall von Milzbrand bei einer Schwangeren, etc. ; Observation ajoutée en addenda (Virchow's Archiv, 1887, Bd. CIX, p. 120). — Netter, Contribution à l'étude du pneumocoque (Soc. Anat., 9 avril 1886). — Du même, Transmission intra-utérine de la pneumonie (Comptes rendus de la Soc. de Biol., 1889, p. 187). — Ortmann, Beitrag zur Aetiologie der acuten cerebrospinal Meningitis (Archiv f. exper. Patholog., Bd. XIV, 1888, p. 291). — Strachan, Acute pneumonia in utero (Brit. med. Journ., 1886, p. 860). — Thorner, Ein Fall von Pneumonia crouposa congenita, Inaug. Dissert., Münich., 1888.

Les notions contemporaines sur la transmission, au fœtus, des maladies infectieuses de la mère expliquent la possibilité du passage, à l'enfant, de la pneumonie maternelle. Même à l'époque de Grisolle où la pneumonie était considérée comme une phlegmasie et une maladie locale, on avait observé assez souvent la mort du fœtus. On l'attribuait à la véhémence de la fièvre, aux troubles circulatoires, à la surcharge du sang en acide carbonique. Nous avons aujourd'hui une compréhension plus exacte des inflammations du parenchyme pulmonaire; la pneumonie a pris place dans le cadre des maladies infectieuses et l'on comprend que l'enfant d'une femme grosse, atteinte de cette affection, soit soumis aux chances de contamination directe que l'on observe dans la variole, la fièvre typhoïde, la syphilis, le charbon, etc.

On a cru, pendant quelque temps, d'après la loi dite de *Brauell-Davaine*, que le placenta était un filtre parfait, arrêtant au passage les particules organiques ou inorganiques en circulation dans le sang maternel; mais les recherches d'Arloing, Cornevin et Thomas, de Straus et Chamberlant, de Malvoz, ont montré à la fois l'inexactitude de cette prétendue loi et les conditions qui permettent aux germes infectieux de franchir la barrière placentaire.

Lorsqu'une femme atteinte de pneumonie accouche d'un enfant viable, deux éventualités peuvent se présenter pour ce dernier : ou bien, il reste indemne et continue à vivre, ou bien il succombe après avoir présenté soit une hépatisation pulmonaire, soit des lésions variables qui indiquent une infection générale.

La première condition s'observe à peu près dans 40 pour 100 des enfants nés pendant les trois derniers mois de la gestation, comme nous l'avons établi précédemment; et les chances d'immunité sont d'autant plus grandes pour l'enfant que sa naissance est plus hâtive depuis le début de la pneumonie de la mère, les probabilités de contamination devenant plus certaines à mesure que la vie intra-utérine se prolonge. Ces chances sont aussi proportionnelles à la gravité de l'affection maternelle.

Un observateur anglais, le Dr Strachan, a publié, en 1886, le premier exemple de transmission chez l'homme. Il s'agissait d'une gestante, arrivée au huitième mois de la grossesse, qui accoucha le quatrième jour de sa pneumonie et mit au monde un enfant qui succomba moins de vingt-quatre heures après sa naissance, avec les signes stéthoscopiques d'une hépatisation pulmonaire. En effet, on trouva à l'autopsie une hépatisation de tout le poumon gauche. Des faits analogues ont été publiés depuis par Marchand, Thorner, Netter; dans le cas de Marchand seul, la mère succomba. Thorner put constater, au microscope, les diplocoques caractéristiques dans l'exsudat, et Netter obtint le même résultat en y ajoutant celui des cultures.

Du reste, Netter avait depuis longtemps montré des exemples de transmission chez les animaux. Après avoir inoculé une femelle de cobaye pleine avec le produit d'une endocardite à pneumocoques, il trouva cet organisme dans le placenta ainsi que dans le sang du cœur et le suc de la rate chez deux embryons. Foà et Bordoni-

Uffreduzzi ont obtenu des lésions analogues chez les lapins, et Ortmann a trouvé des pneumocoques dans l'utérus d'un cobaye qui avait avorté au cours d'une infection pneumonique.

On peut donc considérer comme certaine la transmission intra-utérine de la pneumonie. Cette transmission ne peut se faire que par le sang au niveau du placenta. La présence de pneumocoques a été démontrée, dans ce milieu, par Friedländer, Netter, Talamon; dans l'utérus par Ortmann, dans l'exsudat d'une métrite par Weichselbaum. Mais si le passage de ces germes dans la circulation fœtale est chose possible, il faut convenir qu'il n'en résulte que bien rarement une maladie analogue à celle de la mère; les observations de ce genre qui ont été publiées sont de véritables exceptions. Est-ce parce que la pneumonie n'est souvent qu'une maladie locale, comme le veut Netter, et que le sang ne charrie pas toujours des pneumocoques? C'est peu probable, car il ne manque pas d'observations, et j'en ai de personnelles, où l'enfant naît vivant et reste indemne de toute infection, tandis que la mère succombe; on conviendra qu'il est assez difficile de considérer une pneumonie mortelle comme une maladie locale. Il est plus vraisemblable d'admettre que les lésions placentaires qui sont la condition prochaine de la transmission ne se produisent pas dans tous les cas.

Il faut reconnaître aussi que l'infection pneumonique peut exister chez le fœtus sans qu'il présente traces d'hépatisation pulmonaire, et, comme le rappelle Wallich, si les lésions pulmonaires manquent, il serait peut-être imprudent de conclure de leur absence à l'absence d'infection. Le domaine du pneumocoque s'est notablement aggrandi depuis les recherches bactériologiques, et un certain nombre d'affections, sans détermination pulmonaire, sont engendrées par ce microorganisme. Tel est le cas pour des pleurésies, des péricardites, des méningites, des otites ou des endocardites, etc.; toutes ces lésions sont transmissibles avec des localisations différentes, et, selon la remarque de Netter, une mère atteinte d'une de ces maladies à pneumocoques peut donner le jour à un enfant pneumonique, de même que l'enfant d'une femme pneumonique pourra présenter une méningite cérébro-spinale sans avoir en même temps une pneumonie; il rappelle le cas si remarquable de Hecker dans lequel une femme atteinte de méningite suppurée subit l'opération césarienne. L'enfant meurt au bout de trente-quatre heures, et l'on trouve une hépatisation rouge du lobe inférieur gauche. Comme beaucoup de méningites sont dues à des pneumocoques, il est permis de supposer que ce germe avait été l'agent qui a transmis la maladie de la mère au fœtus.

§ 3. **Pleurésie aiguë.**

La pleurésie qui apparaît au cours de l'état puerpéral survient, comme la pneumonie, à deux périodes différentes : pendant la grossesse et pendant les suites des couches. L'étiologie est très distincte dans les deux cas, de même que la marche et la terminaison, aussi les étudierons-nous séparément.

I. PLEURÉSIE DE LA GROSSESSE

BARATGIN, Contribution à l'étude de la pleurésie pendant la grossesse, th., Paris, 1880. — BEATTY, Parturition complicated with whooping-cough and pleurisy, Recovery (Edinb. med. Journal, 1882, vol. XXVIII, p. 229). — BRIEGER, Ueber die Complication einiger acuten Krankheiten mit Schwangerschaft (Charité-Annalen, 1886, Bd. XI). — CAMENTRON, De la pleurésie dans la grossesse, th., Bordeaux, 1883. — CHARPENTIER, Traité pratique des accouchements, 2° édition, p. 634, Paris, 1890. — CHATELIN, Journal de médecine de Bruxelles, 1870, juin et juillet. — FASBENDER, Berlin. Beiträge zur Geb., 1874, Bd. III, p. 49. — FISCHL, Die Complication des Puerperium mit acuter Pleuritis (Prager Vierteljahrsschrift, 1875, Bd. IV, p. 1 à 18). — GARNIER, Pleurésie aiguë guérie spontanément par l'accouchement (Union médic., 1860, vol. V, p. 63). — GRAUX, Pleurésie et Etat puerpéral (Un. médic., 1883, t. II, p. 738). — LE GENDRE, Traitement de divers pleurétiques (Un. médic., 1884, t. II, p. 879). — LEOPOLD, Ueber die Complication von Schwangerschaft, Geburt und Wochenbett mit acuter Pleuritis (Archiv f. Gynæk., 1877, Bd. XI, p. 284). — DU MÊME, Fall von Pleuritis in der Schwangerschaft (Archiv f. Gynæk., 1879, Bd. XIV, p. 303). — MATTON, Journal de médecine de Bruxelles, 1872, mai et juillet. — MAYOR, Pleurésie purulente dans la grossesse (Revue médic. de la Suisse Romande, 1888, p. 616). — MEISSNER in LEOPOLD. — MONNERET, Plusieurs cas de pleurésie. Deuxième observation (Gaz. des Hôpit., 1842, p. 603). — MOYA, Pleuresia ; parto ; curacion (España med., 1861, p. 58). — PETER, De la thoracentèse chez les femmes enceintes (Paris médical, 1881, p. 15). — Discussion à la Société de Thérapeutique, HUTINEL, ORY. — REVILLOUT, Pleurésie durant la grossesse. Thoracentèse. Guérison (Gaz. des Hôp., 1878, p. 641). — VERNEUIL, De la tendance pyogénique pendant la grossesse et l'état puerpéral (Soc. de Chirurgie, 1876, p. 386). — WERNICH, Berliner Beiträge zur Geburtsh., 1873, Bd. II, p. 247.

Le peu de fréquence de la pleurésie au cours de la grossesse a frappé tous les observateurs, de même que sa gravité moindre, comparée à celle de la pneumonie. Sans doute l'état de gestation ne prédispose pas à l'inflammation de la plèvre, mais il n'en met pas à l'abri, et, si les observations publiées ne sont qu'en nombre restreint, c'est que l'attention n'a pas été appelée de ce côté ; il s'agit en somme d'une affection peu grave, sans retentissement sur la marche de la gravidité et nécessitant assez rarement une intervention active.

L'ETIOLOGIE est la même qu'en dehors de la grossesse et les causes que l'on peut incriminer sont l'impression du froid, le rhumatisme, la tuberculose ; il faut y ajouter les cas assez nombreux dans lesquels on ne peut sérieusement invoquer aucune cause appréciable.

SYMPTÔMES. — La maladie débute par un point de côté plus ou moins intense qui s'accompagne de cette toux sèche, quinteuse que l'on connaît bien. La fièvre est le plus souvent modérée et rarement elle s'élève à 40 degrés centigrades.

Le symptôme le plus apparent est la dyspnée qui est réellement plus marquée que dans la pleurésie ordinaire. On en comprend facilement les raisons : à la fièvre, au point de côté s'ajoutent le refoulement du diaphragme et la diminution de l'ampleur thoracique qui en est la conséquence. Quelques auteurs allemands, comme Küchenmeister, Wintrich et Dohrn, ont avancé que cette élévation du diaphragme était compensée par un élargissement de la base du thorax, de sorte que la capacité respiratoire ne diminuait pas, mais cette compensation est insuffisante quand il existe un épanchement pleurétique.

Lorsque la pleurésie est à localisation diaphragmatique, la dyspnée est poussée au plus haut degré ; ceci est facile à expliquer par l'arrêt de fonctionnement du diaphragme qui, jusqu'à la fin de la grossesse, joue un rôle capital dans les mouvements d'inspiration.

Les signes physiques présentent également quelques particularités ; l'épanchement est en général assez abondant, aussi est-il rare qu'on entende le souffle doux, aspiratif et voilé, ainsi que l'égophonie pure qui accompagnent les épanchements moyens. Le plus souvent le souffle est rude, sec, c'est le souffle tubaire de la pneumonie, avec bronchophonie ou bronchoégophonie, qui s'entend parfois au-dessus de la limite de l'épanchement, si bien qu'on reste indécis pour savoir s'il existe une pneumonie ou une pleurésie ; l'erreur est d'autant plus facile qu'on observe parfois des râles en même temps que le souffle. Fischl et Leopold, qui ont bien décrit ces modifications croient qu'il faut en rapporter l'origine à la congestion pulmonaire qui accompagne fréquemment la grossesse et qui produirait une condensation du parenchyme au-dessus de la ligne de l'épanchement. Je crois plutôt que la plus ou moins grande quantité de liquide est la condition pathogénique véritable ; dans un cas personnel où l'épanchement était peu abondant, j'ai pu constater que, pendant la grossesse, on pouvait également entendre le souffle doux et l'égophonie caractéristiques de la pleurésie ordinaire.

Lorsque la pleurésie est à droite, il n'y a jamais d'abaissement du foie, et lorsqu'elle est à gauche, la déviation de la pointe du cœur et, du médiastin est toujours très marquée ; ces deux signes sont commandés par la réplétion abdominale qui empêche le foie de se déplacer, mais qui favorise le déplacement de la pointe en diminuant la capacité thoracique. Quelques observateurs, comme

Leopold, Camentron, Brieger, ont signalé l'existence d'épanchements doubles. Il y eut une dyspnée des plus vives, comme on peut le supposer, mais il n'en résulta rien de fâcheux pour la grossesse qui continua son cours normal.

La résorption est parfois très rapide surtout lorsque l'accouchement se produit au cours de la maladie ; la décompression brusque qui en résulte ainsi que les modifications circulatoires favorisent singulièrement cette résorption.

La grossesse ne paraît pas avoir d'influence sur la nature de la pleurésie qui n'a pas plus de tendance à devenir purulente que la pleurésie vulgaire. On ne connaît qu'un seul cas d'épanchement purulent d'emblée, il a été rapporté par Mayor (de Genève). Il est relatif à une jeune primipare de vingt-deux ans qui, au sixième mois de la grossesse, fit une chute et ressentit, à la suite, de là toux et des douleurs très vives dans le côté gauche ; la température du début s'éleva à 40 degrés. On constata bientôt la présence d'un épanchement de ce côté, et la ponction, pratiquée vers le dixième jour de la maladie, montra l'existence d'un pus jaune, verdâtre, sans grumeaux ni odeur. Un mois et demi après le début, on dut recourir à la pleurotomie qui n'empêcha pas la grossesse de continuer et la femme d'accoucher à terme. La guérison survint peu de jours après l'accouchement. Cette observation est unique, et, si l'on tient compte des antécédents de la malade, on voit facilement que la chute sur le côté gauche a une plus grande importance que la gestation dans la production purulente de l'épanchement. Par une coïncidence assez singulière, la pleurésie n'a presque jamais été observée pendant la première moitié de la grossesse ; c'est à partir du cinquième mois surtout que l'on en a signalé des exemples. Une de mes malades a cependant été atteinte au commencement du troisième mois, c'est un fait exceptionnel.

En général, la gestation suit son cours normal et la maladie guérit avant l'accouchement ou peu après. D'après les observations de Baratgin, la résorption de l'épanchement se produit avec une remarquable rapidité. On a cité quelques cas où l'accouchement fut prématuré, et, dans tous, on peut l'attribuer à la dyspnée extrême ; dans une des observations de Leopold, la respiration s'élevait à 80 par minute ; il en était de même chez la malade de Hutinel ; presque toutes ces femmes étaient à une époque voisine du terme. Mais on peut citer d'autres observations où, malgré la dyspnée, la cyanose et même les phénomènes de collapsus, la grossesse continue et arrive à son terme normal.

La durée est parfois courte, de douze à quinze jours dans deux cas de Leopold, de quinze jours dans une observation de Baratgin. D'après ce dernier, la moyenne serait de vingt-cinq à vingt-huit jours ; il semble cependant difficile d'apprécier le moment exact où la plèvre a recouvré ses propriétés normales.

PRONOSTIC. — Le pronostic immédiat est très favorable pour la mère et jusqu'à présent on n'a pas eu à signaler un seul cas de mort ; il est bon cependant de faire remarquer que beaucoup de ces malades sont prédestinées à la tuberculose, comme celles qui ont des formes chroniques ou des épanchements doubles ou des épanchements très abondants, ou bien qui présentent des rechutes d'une pleurésie ancienne. Les observations sont généralement muettes sur les conséquences ultérieures de la pleurésie gravidique, et, sauf dans un cas de Leopold où l'on indiqua nettement que la tuberculose pulmonaire se développa deux mois après l'accouchement, on n'a jamais signalé les modifications qui ont pu survenir dans la santé des malades, mais il est à présumer que la pleurésie aiguë ou chronique offre ici la même signification fâcheuse qu'en dehors de la gestation.

Les conséquences ne sont pas tout à fait aussi favorables pour l'enfant que pour la mère, quoi qu'on en ait pu dire, et Camentron a signalé trois fois la mort du fœtus. C'est un fait dont il faudra tenir compte quand nous parlerons du traitement et des divers modes d'intervention.

TRAITEMENT. — Le traitement de la pleurésie ne comporte aucune indication spéciale du fait de la grossesse ; les agents ordinaires de la médication sont ici, comme ailleurs, le lait, les diurétiques, la digitale à petites doses, les ventouses scarifiées qui suffisent souvent dans les épanchements moyens. Il est recommandé de n'employer les vésicants qu'avec une extrême réserve, surtout lorsque la patiente approche du terme ; il est même préférable de les rejeter, parce que leur action résolutive sur les grands épanchements est douteuse et que leur influence néfaste sur le fonctionnement des reins et de la vessie ne l'est pas du tout.

L'alimentation devra être reprise aussitôt que possible, dès que les fonctions digestives le permettront, en raison des exigences physiologiques que crée l'état de gravidité.

Si l'épanchement est abondant, on ne doit pas hésiter à pratiquer la thoracentèse, et l'opération semble d'autant plus urgente que la parturition est prochaine et le liquide considérable. La dyspnée peut devenir extrême, et l'asphyxie être menaçante, il arrive alors que les troubles de l'hématose s'accentuent au point de provoquer, à eux seuls, l'accouchement prématuré. Il en fut ainsi dans les observations que rapportent Leopold, Camentron, Hutinel. Il est évident que la dyspnée intense et les troubles circulatoires qui l'accompagnent sont plus dangereux, pour l'avenir de la grossesse, qu'un inoffensif coup de trocart dans un espace intercostal. Du reste, les résultats obtenus par Duguet, Vendrand, Dieulafoy, Ory, Camentron, Bard, et par nous-même, démontrent nettement les avantages que retirent les femmes grosses d'une intervention propice; dans aucun de ces cas, la grossesse ne fut interrompue.

Un des faits les plus étonnants qui aient été cités sur l'efficacité de la thoracentèse pendant la période puerpérale est rapporté par Graux. Il s'agissait d'une primipare qui arriva à la fin de sa grossesse avec un épanchement qui remplissait en totalité la plèvre droite. L'accouchement se fit normalement sans complications ni intervention, malgré une dyspnée fort vive; il y avait un refoulement du médiastin vers la gauche, de la gêne de la déglutition, la pointe du cœur était déviée en dehors du mamelon, le pouls était filiforme, irrégulier. En raison des troubles si graves de la respiration, on pratiqua, le cinquième jour qui suivit l'accouchement, une ponction qui donna issue à 5 litres de liquide citrin, puis en moins de deux mois on pratiqua quinze ponctions successives et l'on retira près de 40 litres de liquide. Jamais on ne vit la transformation purulente de l'épanchement qui resta clair et citrin jusqu'au bout; la malade guérit. Il est bon d'ajouter que des précautions minutieuses d'antisepsie avaient été prises par l'opérateur avant chaque ponction.

Ce fait est vraiment unique dans la pathologie de la grossesse, il démontre bien que les ponctions répétées n'influent en rien sur la transformation purulente des épanchements pleurétiques, et que la femme enceinte et la femme récemment accouchée n'ont pas plus de tendance à faire du pus que celles qui se trouvent en dehors de la puerpéralité. La femme enceinte est plus souvent qu'on ne croit dans des conditions physiologiques; quant à la femme qui accouche normalement, c'est à peine une blessée, il n'y a pas plus de tendance chez elle à la fièvre et à la suppuration que dans le cas d'un traumatisme médiocre ou d'une opération en tissus sains. Si elle suppure, si elle a de la fièvre, c'est qu'une complication est intervenue et qu'elle a été soumise, par le fait de l'accoucheur, à une infection septique.

La grossesse est si peu, par elle-même, une cause de suppuration des épanchements pleuraux qu'on cite une observation unique où le liquide ait été purulent d'emblée. C'est le cas de Mayor que nous avons rapporté et qui est relatif à une gestante ayant subi un traumatisme. Dans un autre cas de Peter, la suppuration fut consécutive à une première ponction qui avait donné 3 litres d'un liquide parfaitement séreux; aussi est-il permis de supposer que la purulence fut plutôt le résultat de l'opération que de la grossesse; du reste, l'état de la malade était très grave.

On se conduira donc dans la pleurésie gravidique comme dans la pleurésie ordinaire, parce que les indications de la thoracentèse sont les mêmes dans les deux cas : présence d'un liquide abondant, ou dyspnée inquiétante, ou lenteur dans la résorption. Les précautions antiseptiques, comme la désinfection de l'instrument, des doigts de l'opérateur et de la région où se produira la ponction, sont ici d'une extrême rigueur. Au moment de l'opération, il faudra tenir compte du refoulement du diaphragme dans le choix de l'espace intercostal et ne pas ponctionner trop bas; à droite surtout, on se souviendra que le foie n'est jamais abaissé. Le lieu d'élection est le cinquième espace intercostal sur la ligne de l'angle postéro-externe; dès qu'on a traversé la peau, on doit relever un peu la pointe du trocart, on évite ainsi à peu près sûrement de blesser le diaphragme; en cas de doute, il est permis de pratiquer une ponction capillaire exploratrice.

Lorsque l'épanchement est purulent, on se bornera à mettre en pratique le précepte bien connu : *ubi pus ibi evacua*, sans s'inquiéter de la présence d'un utérus fécondé; la nécessité de la thoracentèse est, je crois, admise par tout le monde. Lorsqu'une première ponction n'a pas empêché le retour du liquide, que la fièvre et la dyspnée persistent, la pleurotomie antiseptique est le seul traitement rationnel. On assurera l'écoulement du liquide par un large drainage et on s'abstiendra de toute injection dans la cavité purulente, d'abord parce que ces injections sont le plus souvent nuisibles, et ensuite parce que les réflexes se produisent avec une extrême facilité chez la femme enceinte.

Mais quelle que soit la nature de la pleurésie, quelque intenses que soient les symptômes, on ne doit jamais se laisser aller à pratiquer l'accouchement prématuré. Si l'abondance du liquide met la malade en état de suffocation, la thoracentèse suffira à écarter ce danger. Ce n'est guère que dans des cas spéciaux, comme ceux où la pleurésie vient compliquer une maladie du cœur ou une néphrite, que l'on pourra discuter la possibilité d'une interruption de la grossesse.

II. PLEURÉSIE DES SUITES DE COUCHES

Bouveret, Traité de l'empyème, p. 534, Paris, 1888. — Charrier, De la pleurésie puerpérale, th., Paris, 1874. — Derville, Des manifestations pleuro-pulmonaires dans la fièvre puerpérale, th., Paris, 1874. — Ehrlich, Ueber die Pleuritis in Wochenbett, etc. (Charité-Annalen, 1880, Bd. VII, p. 202). — Dumontpallier, Pleurésie dans l'état puerpéral. Mort subite. Autopsie (France médicale, 1875, p. 313). — Hervieux, Traité clinique des maladies puerpérales, p. 901, Paris, 1870. — Du même, Septicémie puerpérale (Bull. de l'Acad. de méd., 1886, p. 32). — Schütz, Fall von Pleuritis im Wochenbette (Archiv f. Gynæk., 1879, Bd. XIV, p. 303). — Siredey, Les maladies puerpérales, Paris, 1884, p. 405.

Les conditions sont bien différentes après l'accouchement de même que la gravité de la maladie est autrement grande ; les causes de la pleurésie n'étant plus les mêmes, nous voyons intervenir un nouveau facteur qui est l'agent de la septicémie puerpérale. En même temps la maladie de la plèvre présente une fréquence qu'on ne lui connaissait guère pendant la grossesse, car la pleurésie passe pour une des manifestations les plus communes de la septicémie puerpérale.

Il est bon d'ajouter que les formes infectieuses ne sont pas les seules et que, à côté d'elles, il existe parfois des pleurésies franches, aiguës, analogues à celles que l'on observe pendant la gestation. Ces dernières reconnaissent également, comme causes, le refroidissement, le rhumatisme, la tuberculose, etc.

Nous aurons donc à décrire deux variétés : la pleurésie *simple* et la pleurésie *septicémique*.

1° La pleurésie simple se comporte comme une maladie aiguë franche et ne présente rien de spécial dans ses symptômes.

2° La pleurésie septicémique survient dans des conditions spéciales et avec un appareil symptomatique bien différent. On a décrit autrefois des formes pleurétiques, dans certaines épidémies, qui se caractérisaient par une fréquence inaccoutumée des lésions pleurales ou pulmonaires. Charrier, Hervieux, Derville ont rapporté quelques-unes de ces épidémies ; d'autres fois, au contraire, ces lésions sont exceptionnelles puisque, sur 133 autopsies pratiquées par Béhier, la pleurésie n'a été notée que dans deux ou trois cas.

Les lésions de la plèvre sont limitées à la base du thorax, au voisinage du diaphragme, ou bien elles sont étendues à toute la séreuse. La surface de la plèvre est fortement congestionnée, elle est le siège d'un pointillé rouge, pétéchial, qui explique, lorsqu'il est confluent, les formes hémorragiques de la maladie. L'épanchement est tantôt unilatéral, tantôt il occupe les deux côtés, il est parfois très abondant jusqu'à 2 ou 3 litres. Le liquide est plutôt séro-purulent que franchement purulent, parfois putride et assez fréquemment hémorragique, ainsi que l'ont signalé Tonnelé, Témoin, Tarnier et Ehrlich. Tarnier notamment rapporte dans sa thèse, de 1858, l'observation d'une femme qui succomba le troisième jour de ses couches et présenta à l'autopsie, indépendamment d'une métro-péritonite, une assez grande quantité de sérosité sanguinolente dans les deux plèvres et le péricarde. On observe en même temps des lésions pulmonaires caractérisées par des noyaux de broncho-pneumonie plus ou moins confluents, par des infarctus pulmonaires, ou encore par des lobules suppurés et parfois gangrenés.

La pathogénie de ces différentes lésions s'explique facilement aujourd'hui. Il est douteux que l'inflammation suppurative de la plèvre puisse se produire d'emblée, « sans hésitation, » comme le dit Hervieux, à l'exclusion de toute altération abdominale ; en tout cas, nous ne voyons rien de semblable actuellement et toujours la pleurésie purulente des suites de couches paraît consécutive à une infection de l'utérus ou des annexes. L'inflammation septique se propage de deux façons : par la voie lymphatique ou par la voie veineuse.

Dans le premier cas, la pleurésie est consécutive à une péritonite suppurée et la propagation se fait au niveau du centre phrénique du diaphragme par les canaux lymphatiques qui font communiquer les deux grandes séreuses.

Dans le second cas, et c'est le plus fréquent aujourd'hui, le processus est de nature embolique, l'inflammation suppurative de la plèvre procède de quelques infarctus pulmonaires d'origine utérine, ou de quelques noyaux superficiels et suppurés de broncho-pneumonie métastatique. Par exception, les infarctus peuvent siéger à la surface du feuillet pariétal de la plèvre (Siredey).

Le début est ordinairement tardif, les accidents du côté de la plèvre apparaissent alors que des complications ont été signalées déjà du côté de l'abdomen. La marche est des plus variables, parfois l'inflammation n'est qu'un épiphénomène au cours d'une péritonite généralisée, son début est à peine marqué par un frisson, une douleur plus vive dans le côté et une exagération de la dyspnée, ce dernier symptôme est peut-être le plus habituel et le plus caractéristique ; la toux et l'expectoration font défaut, et même, lorsque l'intoxication est profonde, la maladie pleurale peut passer inaperçue. Sa durée est courte et l'issue fatale ; la mort survient de deux à cinq jours après le début, parfois même au bout de vingt-quatre heures.

On observe encore les mêmes symptômes effacés, la même marche rapide et une terminaison analogue dans la pleurésie consécutive à certaines phlébites utérines graves. L'exploration méthodique de la poitrine permet seule d'arriver à un diagnostic exact.

Mais dans les formes moins sévères, lorsque la marche est plus lente, les manifestations deviennent plus nettes et plus accentuées. Les symptômes thoraciques n'apparaissent guère que dans le courant de la deuxième semaine qui suit l'accouchement. Le début est marqué par un frisson, par un point de côté violent et par une dyspnée intense ; il y a un redoublement de la fièvre et une aggravation de l'état général ; la fièvre prend un caractère rémittent et la courbe thermométrique présente de grandes oscillations. Les cas de ce genre semblent plus fréquents aujourd'hui en raison de la rareté de plus en plus grande des formes suraiguës de la septicémie puerpérale que l'emploi des antiseptiques semble avoir atténuée.

Le diagnostic doit porter à la fois sur l'existence même de l'épanchement, sur son origine et sa nature. Lorsqu'on voit apparaître, pendant le puerpérium, un point de côté avec dyspnée, toux, élévation de température, lorsque les signes physiques ne laissent aucun doute sur la présence d'un épanchement pleurétique, on doit se demander tout d'abord si cette inflammation pleurale est franche, aiguë, ou bien si elle est la manifestation d'une infection septique; la distinction n'est pas toujours facile à établir. On a cependant comme élément de diagnostic, dans le cas de pleurésie simple, le début hâtif qui se produit généralement peu de jours après l'accouchement, l'atténuation ou même l'absence de frisson initial, le caractère plutôt continu de la fièvre, l'état satisfaisant des forces et plus particulièrement l'intégrité des organes génitaux. Ajoutons que la nature séreuse du liquide est un signe favorable, qui indique une forme franche de la maladie.

Toutes ces conditions ne se rencontrent guère dans les complications pleurétiques de la fièvre puerpérale; il y a toujours au début un frisson plus ou moins violent, puis une aggravation rapide de l'état général, le pouls est mauvais et la courbe thermométrique présente de grandes oscillations. L'apparition des accidents ne se produit que tardivement et toujours à la suite d'un infarctus ou d'une péritonite ; les suites de couches n'ont pas été physiologiques, il y a de la fièvre, de la fétidité des lochies et des douleurs plus ou moins vives dans le voisinage de l'utérus ; enfin la nature hémorragique ou purulente ou putride de l'épanchement indique nettement son origine septique.

Traitement. — Le traitement de la forme simple est celui que nous avons indiqué déjà à propos de la pleurésie de la grossesse; il nous semble inutile d'y revenir.

Dans la forme suppurée, les indications du traitement sont subordonnées, comme le fait remarquer Bouveret, à l'état général et au degré de gravité des autres localisations de la maladie. Lorsqu'il y a septicémie suraiguë ou péritonite généralisée, toute tentative pour débarrasser la plèvre au moyen de la pleurotomie ou autrement est par avance frappée de stérilité. Mais il faut remarquer que les formes de ce genre apparaissent aujourd'hui beaucoup plus rarement, et, si nous observons encore des accidents septicémiques, ils sont moins sévères; aussi leur durée plus longue, l'atteinte moins profonde de l'organisme permettent des tentatives qui sont parfois couronnées de succès. Ehrlich a publié un fait relatif à un épanchement putride, dans lequel la pleurotomie permit d'évacuer le foyer et d'amener la guérison. C'est un exemple à imiter.

§ 4. **Phtisie pulmonaire**

I. *Tuberculose maternelle.* — BAHUAUD, De l'influence de la grossesse et de l'accouchement, etc., th., Paris, 1863. — BUDIN, Hémorragie pulmonaire chez une femme arrivée au terme de sa grossesse. Mort. Opération césarienne (Progrès méd., 1876, p. 169). — CARESME, Recherches cliniques relatives à l'influence sur la grossesse, etc., th., Paris, 1866. — CHIARA, Tuberculosi comune e granulosi acuta in gravidanza (Annali di obstetr., 1886, vol. VIII, p. 491). — DUBREUILH, Influence de la grossesse, de l'accouchement et de l'allaitement sur le développement et la marche de la phtisie (Bull. Acad. de méd., 1881-82, vol. XVII, p. 14). — W. DUNCAN, Doit-on interrompre la grossesse pendant la phtisie? (Soc. obstétr. de Londres, 8 janvier 1890). — GAULARD, De l'influence de la tuberculose sur la grossesse, thèse d'agrég., Paris, 1883. — GENDRIN in CAILLOT, th., Paris, 1878. — GRISOLLE, De l'influence que la grossesse et la phtisie pulmonaire exercent l'une sur l'autre (Arch. de méd., 1850, t. XXII, p. 41). — HECKER et BUHL, Klin. der Geburtsh., 1861, p. 182. — HÉRARD, CORNIL et HANOT, La Phtisie pulmonaire, p. 320, 2ᵉ édition, Paris, 1888. — HERRGOTT, Tuberculose et gestation (Ann. de gynéc., 1891, t. XXXVI, p. 1). — LEBERT, Ueber Tuberculose der weiblichen Geschlechtsorgane (Archiv f. Gynæk., 1872, Bd. IV, p. 457). — LEOPOLD, Ueber die künstliche Frühgeburt, etc. (Archiv f. Gynæk., 1879, Bd. XIV, p. 299). — LOUIS, Recherches sur la phtisie, Paris, 1843. — MARTEL, Grossesse et tuberculose (Gaz. des Hôp., 1886, p. 51). — MARTIN, Hæmoptysis in Pregnancy (Med. Presse, 1886, p. 328). — NAMIAS, Sulla tuberculosi dell'utero e degli organi ad esso atten. 2ᵉ mém., p. 5. — ORTEGA, De l'influence qu'exercent la grossesse, l'accouchement et l'allaitement sur la phtisie pulmonaire, th., Paris, 1876. — OPIE, Laryngealphtisis in Pregnancy (New-York med. Journ., 1881, p 131). — PETER, Grossesse et tuberculisation (Cliniq. méd., 1879, t. II, p. 124). — PETIAU, Étude sur la phtisie dans ses rapports avec l'accouchement, la grossesse et la lactation, th., Paris, 1885. — PICOT, Tuberculose miliaire aiguë chez une femme enceinte (Gaz. hebd. de Bordeaux, 1885, p. 484). — PIDOUX, Traité de la phtisie, p. 313, Paris, 1874. — SCHELLONG, Ein schwerer Fall von Miliartuberkulose im Puerperium (Centralbl. f. Gynæk., 1885, p. 417). — STEHBERGER, Lex regia und künstliche Frühgeburt. (Archiv f. Gynæk., 1870, Bd. I, 465). — STOLTZ in GAULARD.

II. *Tuberculose fœtale.* — BAUMGARTEN, Ueber latente Tuberculose (Volkmann's Sammlung, 1880, no 21). — BIRCH-HIRSCHSFELD et SCHMORL, Beiträge zur patholog. Anatomie und zur allgm. Pathologie, 1891, p. 429. — BIZOUARD, Tuberculose et grossesse, th., Lyon, 1892. — S. CHARRIN, Tuberculose généralisée chez un fœtus de sept mois et demi (Lyon méd., 6 juillet 1873). — COURMONT, Etude sur les substances solubles prédisposant à l'action pathogène de leurs microbes producteurs, th., Lyon, 1891. — CSOKOR, Sur un cas de tuberculose héréditaire (Soc. Império-Royale de méd. de Vienne, 23 juin 1891). — FIRKET, Etude sur les conditions anatomiques de l'hérédité de la tuberculose (Revue de méd., 1887). — FRÖBELIUS, Ueber Häufigkeit der Tuberculosis im zartesten Kindesalter (Jahrbuch f. Kinderheilk., 1886, Bd. XXIV, p. 47). — HUTINEL, De l'hérédité de la tuberculose (Semaine médic., 1889, p. 229). — JANI, Ueber das Vorkommen von Tuberkelbacillen im gesunden Genitalapparat, etc . (Virchow's Archiv, 1886, t. CIII, p. 522). — JOHNE, Ein zweifelloser Fall von congenitale Tuberculose (Fortsch. d. Med., 1885, p. 198). — KOCH, Die Aetiologie der Tuberculose, Berlin, 1882. — LANDOUZY et

QUEYRAT, Note sur la Tuberculose infantile (Gaz. hebd., 1886, p. 255). — LANDOUZY et H. MARTIN, Faits clin. et expér. pour servir à l'histoire de l'hérédité tuberculeuse (Revue de méd., 1883, p. 1014). — LANDOUZY, Hérédité tubercul. (Revue de médecine, 1891, p. 410). — LANNELONGUE, Tuberculose externe congénitale et précoce. Etudes expérimentales sur la tuberculose publiées par Verneuil, 1878, p. 78. — LEYDEN, Klinisches über Tuberkelbacillus (Zeitsch. für klin. Medic., 1884, Bd. VIII, p. 586). — MALVOZ et BROUWIER, Tuberculose bacillaire congénitale (Ann. de l'Institut Pasteur, 1889, p. 156). — SANCHEZ TOLÉDO, De la transmission de la tuberc. de la mère au fœtus (Soc. de Biol., 4 mai 1889). — STRAUS, Rôle des microbes pathogènes dans la transmission héréditaire des maladies infectieuses (Bull. méd., 1887, p. 131). — VIGNAL, De l'hérédité de la tuberc. (Congrès pour l'étude de la tuberc., session de 1891). — M. WOLFF, Ueber erbliche Uebertragung parasitärer Organismen (Virchow's Archiv, 1886, Bd. 105, p. 192).

I. TUBERCULOSE MATERNELLE

La phtisie qui coïncide avec la grossesse peut être récente et n'avoir débuté que postérieurement à l'imprégnation ; mais parfois elle est ancienne et existait déjà bien avant le commencement de la gestation.

Il est assez difficile d'indiquer quelle est de ces deux conditions la plus fréquente, en raison de l'impossibilité où l'on se trouve ordinairement de connaître le moment précis où la maladie a débuté ; l'incubation de la tuberculose ne semble pas soumise à la régularité qu'on observe dans les autres maladies infectieuses. Il est certain néanmoins que l'existence de la phtisie pulmonaire n'est pas un obstacle sérieux à la fécondation, quoi qu'on en ait pu dire. Les localisations thoraciques de la tuberculose ne sont pas incompatibles avec un fonctionnement régulier de l'ovulation ; la localisation génitale seule pourrait être un obstacle, et encore cet obstacle n'est-il pas absolu, ainsi qu'il résulte des recherches de Namias, de Kiwisch, de Cruveilhier et de celles plus récentes de Brouardel. Du reste, l'observation quotidienne nous montre la réalité d'une grossesse coïncidant avec une phtisie pulmonaire.

Cette coïncidence soulève d'importantes questions que nous allons étudier successivement :

1° *Quelle est l'influence de la grossesse sur la phtisie pulmonaire?*

2° *Quelle est l'influence de l'accouchement et de l'état puerpéral?*

3° *Que devient la grossesse chez les femmes tuberculeuses?*

4° *Quelles sont pour l'enfant, les conséquences, de la maladie maternelle?*

1. *Influence de la grossesse sur la phtisie.*

On sait que cette influence a été diversement interprétée et l'on pourrait compter jusqu'à quatre les opinions différentes qui ont été données sur ce sujet :

a) La grossesse suspend la marche de la tuberculose, elle l'améliore quelquefois ;

b) La grossesse accélère toujours la marche de la tuberculose et l'aggrave constamment ;

c) La grossesse peut avoir une influence plutôt favorable pendant les premiers mois, mais elle agit comme condition aggravante pendant sa dernière période ;

d) La grossesse tantôt accélère et aggrave la marche de la tuberculose, tantôt elle semble avoir une influence nulle et même favorable.

Si dissemblables que soient ces différentes propositions, elles contiennent les unes et les autres une part de la vérité. La phtisie pulmonaire présente des variétés si grandes dans ses manifestations cliniques, c'est une maladie si fréquente et si répandue qu'on trouve de temps à autre des cas particuliers qui plaident en faveur de l'une ou de l'autre de ces différentes théories. L'erreur de beaucoup de médecins a été de considérer la grossesse et la tuberculose comme des abstractions, comme des facteurs toujours identiques dont l'action se produisait dans un sens uniforme.

Dans la grande majorité des faits, l'aggravation est évidente, incontestable, mais elle n'est pas la règle absolue, et il serait inexact de croire que toute tuberculose pulmonaire soit aggravée par la grossesse ; même en pareille matière, il faut compter avec les exceptions. J'ai vu, pour ma part, quelques femmes manifestement tuberculeuses supporter parfaitement leur grossesse et leur accouchement sans qu'il advînt rien de fâcheux du côté de l'état général, ou de l'état local. Sans doute, il s'agit de faits rarement observés ; mais, comme leur existence est indéniable, l'intérêt consiste à rechercher les causes et conditions qui les font naître.

a) L'influence modératrice et suspensive de la gestation a été soutenue par les médecins du siècle dernier et du commencement de ce siècle, c'était l'opinion de Cullen, de J. Franck, de Bordeu, de Baumès, de Dugès, de Brioude. « La grossesse, dit Cullen, a *souvent* retardé chez les femmes les progrès de la phtisie. Ce n'est communément qu'après l'accouchement que les symptômes reviennent avec violence et produisent la mort en peu de temps. » Bordeu accepte cette manière de voir et il cite l'observation d'une femme qui, étant phtisique, devint enceinte. Les accidents furent suspendus pendant toute la grossesse, mais le second jour de l'accouchement un frisson survint, la malade cracha du pus et l'état général s'aggrava.

Cette influence salutaire de la grossesse n'était pas toujours basée sur des faits observés, la théorie jouait aussi un rôle prédominant. On supposait, comme Baumès, qu'il existait une étroite sympathie entre les poumons et l'utérus et que la congestion de ce dernier organe qui résulte de la gestation empêchait le sang de refluer sur les poumons et de les congestionner ; la conséquence de cette dérivation était un arrêt dans la marche de la tuberculose ; mais, après la délivrance, la dérivation exercée par l'utérus n'existant plus, la congestion pulmonaire se faisait de nouveau, tous les symptômes de la phtisie reparaissaient avec violence et déterminaient une mort rapide.

Pour de meilleures raisons, sans doute, Andral admettait aussi l'action suspensive de la grossesse, et son avis a d'autant plus de poids que primitivement il adoptait une opinion inverse. Après avoir cru que l'affection pulmonaire n'avait pas été influencée ou l'avait été défavorablement par la grossesse, il se rapproche plus tard des idées de Cullen : « J'ai pu me convaincre, dit-il, que, dans la grande majorité des cas, les symptômes de la phtisie se suspendent ou restent stationnaires pendant la grossesse. »

Parmi les médecins contemporains qui ont accepté et défendu l'opinion de Cullen, on peut citer Larcher qui faisait jouer un rôle bien hypothétique à l'hypertrophie gravidique du cœur; ce rôle est d'autant plus douteux que le cœur des femmes grosses atteintes de phtisie n'est jamais hypertrophié ; Gubler et Fonssagrives croyaient aussi, l'un et l'autre, à l'influence favorable de la grossesse.

b) Une opinion diamétralement opposée est celle qui considère la grossesse comme une condition aggravante, elle est communément admise aujourd'hui et a été soutenue tout d'abord par Mauriceau qui, dans ses *Observations sur la grossesse et l'accouchement des femmes et sur leurs maladies*, cite plusieurs faits qui établissent de la façon la plus nette que la phtisie, loin de se ralentir pendant la grossesse, poursuit sa marche et même s'aggrave. Il cite entre autres le cas d'une femme qui accoucha avant terme et mourut six semaines après son accouchement; une autre fut atteinte de phtisie vers le deuxième mois de sa gestation ; arrivée au septième mois « elle était presque réduite à l'extrémité par une fièvre continue avec redoublement », la marche fut tellement rapide que cette femme succomba avant terme, dix jours après avoir fait une fausse-couche.

Comme le fait remarquer Gaulard dans sa remarquable thèse d'agrégation, l'opinion de Mauriceau ne recruta pendant longtemps que peu d'adhérents, il faut arriver à une époque relativement récente pour trouver des observateurs qui considèrent la grossesse comme accélérant la marche de la tuberculisation pulmonaire. Louis fut le premier qui, en 1843, dans ses *Recherches sur la phtisie* considéra la grossesse comme malfaisante pour la tuberculose, puis vinrent les travaux de Hervieux, de Robert (de Strasbourg), de Stoltz, de Guéneau de Mussy, etc.

C'est le mérite de Grisolle d'avoir fixé définitivement cette importante question. Dans un mémoire présenté à l'Académie de médecine, il établit, d'après vingt-sept observations, que la grossesse exerce sur la phtisie une influence plutôt fâcheuse que favorable : « Dans toutes ces observations, la maladie n'a pas éclaté dans les mêmes conditions. Chez vingt-quatre, elle avait débuté pendant la grossesse et à une époque plus ou moins avancée. Trois seulement offraient déjà des signes rationnels de tubercules au moment de la conception, mais la maladie ne se caractérisa que plus tard. Dans aucun de ces cas l'affection pulmonaire ne fut enrayée. Loin de là, elle ne cessa de faire des progrès assez rapides ».

Chez toutes ces femmes, la marche de l'affection a été progressivement croissants et sa durée totale, chez treize d'entre elles, a été plutôt diminuée qu'augmentée. Comparant en effet la durée de la phtisie chez deux séries de femmes, mortes toutes à l'hôpital, mais les unes étant devenues phtisiques en dehors de la grossesse, tandis que chez les autres la tuberculisation pulmonaire s'était accompagnée de gestation, il trouva que ces dernières succombaient en un temps d'un tiers plus court que les premières. Sur les 13 malades observées jusqu'à la fin, la durée de la tuberculose, au lieu d'être de 16 à 18 mois comme chez les autres, a été en moyenne de 9 mois et demi.

Les conclusions de Grisolle furent confirmées par la plupart des travaux ultérieurs, comme celui de Dubreuilh (de Bordeaux) appuyé sur 13 cas inédits ; Bahuaud, Caresmes, Ortéga, Bizouard, dans leurs thèses inaugurales, Gaulard dans sa thèse d'agrégation acceptent généralement l'aggravation de la tuberculose ; il en est de même de la plupart des accoucheurs allemands, comme Spiegelberg, Schröder, Hecker, Spaeth, Carl Braun, et des accoucheurs anglais, comme Playfair, W. Duncan, etc.

c) Une opinion quelque peu mitigée est celle de quelques auteurs qui, tout en admettant que la grossesse aggrave la marche de la phtisie, pensent que celle-ci, dans les premiers mois, subit une amélioration notable : « On voit parfois, dit Gardien, que les femmes chez qui il existait avant la grossesse un vice organique du poumon se portent mieux et semblent guéries pendant les trois premiers mois de la gestation, mais que, vers le quatrième et le cinquième, la toux, les douleurs, les crachements de sang et les autres symptômes de la phtisie marchent avec plus de force. »

Pidoux est du même avis ; pour lui, on doit diviser la grossesse en deux périodes : la première qui s'étend de la conception jusqu'au quatrième mois, et la seconde qui va jusqu'à l'accouchement : « J'ai un grand nombre d'observations d'où il résulte que, pendant les premiers mois de la grossesse, la phtisie est enrayée et muette..., il n'en est pas ainsi pendant la seconde période, il n'est pas rare de voir alors les symptômes de la phtisie, latente jusque-là, se réveiller et retrouver une activité plus grande qu'avant la grossesse. »

Peter exprime une opinion analogue ; sans doute la gestation accélère le plus souvent la marche de la phtisie, mais ce qu'il y a d'intéressant, c'est que « cette aggravation se produit, non pas à un moment quelconque de la gestation, mais spécialement à une époque que nous avons vue être féconde en périls pour la femme atteinte de maladies du cœur, c'est-à-dire à partir du cinquième mois. Dès le début de la grossesse, il y a bien augmentation de la dyspnée, mais les accidents deviennent surtout graves à dater du cinquième mois. »

d) Une quatrième opinion, moins exclusive que les précédentes et qui me paraît plus conforme à la réalité des faits, consiste à admettre que tantôt la grossesse suspend et semble arrêter les symptômes de la phtisie pulmonaire, tantôt elle accélère la marche et les progrès de la maladie. Les auteurs qui soutiennent cette opinion éclectique pensent probablement, comme Pidoux, qu'en pareille matière la statistique brute ne signifie rien et qu'il faut distinguer.

Montgomery a justement fait remarquer qu'il faut considérer le degré de la maladie : « Si au début d'une tuberculisation, dit-il, une femme devient enceinte, la maladie première diminue, se calme le plus souvent pendant le temps de la gestation ; mais d'un autre côté, si la phtisie est à une période avancée au moment de la conception, l'issue fatale peut être dans certain cas accélérée. »

Gendrin, de son côté, insiste sur l'état des fonctions digestives : « Au point de vue clinique, fait-il remarquer, la vérité est que, lorsque les fonctions se font bien, la maladie marche très lentement ou s'arrête quand la lésion pulmonaire est peu étendue au moment de la grossesse ; si, au contraire, cet état a dérangé les fonctions digestives, la maladie suit une marche rapide. » Paul Dubois accepte également cette distinction.

Nous terminerons ces quelques énumérations en citant les conclusions que Hérard, Cornil et Hanot donnent dans leur livre *La Phtisie pulmonaire* et qui se rapprochent en définitive de l'opinion émise par Montgomery, Paul Dubois et Gendrin. « Dans la grande majorité des cas, la grossesse, loin d'enrayer la phtisie pulmonaire, accélère au contraire sa marche. Mais il faut reconnaître aussi que quelquefois la maladie n'est influencée ni en bien, ni en mal, et que même, dans un petit nombre de cas, les symptômes paraissent manifestement arrêtés. »

Ces conclusions sont les nôtres, comme nous l'avons indiqué déjà, et, lorsqu'on veut se borner à un examen impartial des faits, il est impossible de ne pas reconnaître que l'aggravation si fréquente de la tuberculose pulmonaire par la grossesse n'est pas un fait constant. Les formes chroniques avec localisation peu étendues qui restent compatibles avec un état général satisfaisant, avec la persistance des fonctions digestives, subissent souvent une amélioration véritable du fait de la gestation. Ces femmes mettent au monde des enfants vigoureux dont le poids, au moment de la naissance, dépasse souvent la moyenne. Ces faits, je le reconnais, ne constituent qu'une exception minime.

Par contre, l'aggravation est le phénomène habituellement observé, et ce qui prouve que la grossesse n'est point par elle-même une condition favorable, c'est qu'il arrive assez souvent que la tuberculose débute pendant sa durée. L'aggravation est constante chez les femmes qui deviennent grosses, déjà affaiblies et anémiées par l'infection bacillaire ; elle est la règle dans les formes fébriles, qu'il s'agisse de broncho-pneumonies tuberculeuses ou de tuberculose miliaire. Même la phtisie chronique est fâcheusement influencée lorsque les lésions sont étendues, qu'il existe de la fièvre, des sueurs nocturnes, de l'anorexie, de l'expectoration abondante. C'est chez ces femmes que la gestation vient ajouter son action débilitante à celle qui résulte de la maladie elle-même. Les grossesses répétées sont à redouter par-dessus tout et c'est à leur sujet que P. Dubois disait dans ses leçons : « Si une femme menacée de phtisie se marie, elle pourra bien résister à un premier accouchement, difficilement à un deuxième, jamais à un troisième. »

Grâce aux découvertes récentes, nous comprenons mieux que nos devanciers l'origine et la marche de la tuberculose. Les expériences de Villemin, de même que la découverte du bacille spécifique de Koch, ont soulevé le voile qui nous cachait sa cause véritable ; nous savons que la phtisie vulgaire est produite par un bacille qui s'implante et prolifère dans les tissus dont la résistance est amoindrie. Aussi tout ce qui affaiblit l'organisme et l'anémie, le rendra vulnérable vis-à-vis de cette véritable épine vivante, comme l'appelle Herrgott ; la grossesse simple, chez beaucoup de femmes, et les grossesses répétées, chez toutes, sont des causes évidentes d'affaiblissement, surtout lorsqu'elles sont suivies de l'allaitement.

2. *Influence de l'accouchement et de la puerpéralité.*

Tous les auteurs anciens et modernes sont d'accord pour admettre

l'influence fâcheuse de l'accouchement sur la marche de la phtisie.
Les douleurs, les efforts, le surmenage, la perte sanguine et aussi
l'angoisse morale qui sont des conditions inséparables de toute parturition, agissent à la fois par leur action débilitante qui se traduit
souvent par une aggravation rapide de tous les symptômes. La
marche de la température a une valeur pronostique importante ; en
général, les femmes phtisiques qui accouchent avec une température
élevée, ou chez lesquelles la fièvre tuberculeuse se développe pendant
les couches, succombent rapidement. Il semble que le traumatisme
génital ait donné un coup de fouet aux lésions pulmonaires et il est rare
qu'à l'autopsie on ne rencontre une poussée récente de granulations.

Il est assez étonnant que Grisolle, si pessimiste quand il s'est agi
de la grossesse, considère l'accouchement comme une éventualité
favorable. « Pour nous, fait-il remarquer, nous persistons à croire
que l'accouchement est plutôt à désirer qu'à redouter. Car, si des
femmes tout à fait épuisées succombent peu après, il est infiniment
rare que la même chose arrive lorsque la maladie n'a pas franchi la
première ou la deuxième période. Il est plus ordinaire de voir alors
les accidents s'amender, il peut même y avoir une suspension telle
du mal qu'on pourrait croire à une guérison. » Il cite deux observations dans lesquelles la délivrance a interrompu des accidents
fâcheux comme une toux continuelle, des hémoptysies abondantes,
de l'amaigrissement, de la fièvre hectique. Il est certain que de
pareils faits sont exceptionnels, bien peu de médecins ont été à même
d'en observer, tandis que la plupart ont pu voir, au contraire, les
symptômes locaux et généraux s'aggraver.

Il est arrivé parfois, comme dans les observations rapportées par
Huguier, Guéniot, Budin, que la parturiente a été prise, au milieu
du travail, d'hémoptysies foudroyantes qui ont obligé l'accoucheur
à pratiquer l'opération césarienne *post mortem.*

On doit noter encore que les organes génitaux sont assez souvent le siège de granulations tuberculeuses ; le traumatisme de
l'accouchement agit alors de la façon la plus fâcheuse en favorisant la dissémination des tubercules.

La lactation est une des causes aggravantes les mieux démontrées, tous les médecins sont unanimes. Cette aggravation se comprend si l'on songe aux nécessités physiologiques que crée
l'allaitement : sécrétion augmentée, fatigues physiques et morales,
persistance de la puerpéralité. J'ai vu une femme enceinte pour la
huitième fois devenir tuberculeuse, pendant sa grossesse, après avoir
allaité ses sept enfants précédents. Les grossesses répétées, suivies de
l'allaitement, ont l'influence la plus défavorable, elles affaiblissent
la résistance des mères, les mettent en état de réceptivité bacillaire
et agissent à la façon de véritables causes prédisposantes.

La pathologie comparée vient à l'appui de ce fait si fréquemment observé. Les recherches de Rayer lui ont montré avec quelle facilité se tuberculisent les vaches et les ânesses laitières lorsqu'on les soumet à un régime intensif qui permet d'augmenter au delà de certaines limites l'abondance de la sécrétion lactée.

3. *Influence de la tuberculose sur la gestation.*

L'influence de la tuberculose sur la gestation n'est pas aussi prononcée qu'on pourrait le supposer, il arrive souvent que les femmes accouchent à terme malgré des lésions avancées. Si l'on réunit les statistiques de Grisolle, de Dubreuilh, de Bourgeois, on a :

Sur 159 femmes :

Accouchements à terme.	138
Accouchements prématurés	9
Avortements	11

Et une femme morte à sept mois non accouchée.

La statistique d'Orléga porte sur 95 femmes qui eurent 185 grossesses, il y eut :

A terme.	95
Accouchements prématurés	28
Avortements	3

Si l'on entre dans les détails de ces différentes observations, on voit que l'interruption de la grossesse est d'autant plus certaine que la tuberculose est plus avancée. Il est facile de voir que les femmes phtisiques qui ont présenté plusieurs accouchements successifs se comportent différemment selon le degré de leur maladie ; tant qu'elles restent dans un état de santé satisfaisant, la grossesse arrive habituellement à terme ; mais, dès que la maladie s'aggrave, elles n'atteignent plus le terme que dans la moitié des cas. Les chiffres suivants, empruntés à l'important travail d'Ortéga, le démontrent assez bien :

15 phtisiques déclarées . . . . 20 grossesses	A terme	10
	Accouch. prématurés.	8
	Avortements . . .	2
18 femmes avec apparition de la tuberculose dans la première moitié de la grossesse . . . 20 grossesses	A terme	11
	Accouch. prématurés.	6
	Avortements . . .	2
17 femmes à phtisie peu avancée . 33 grossesses	A terme	25
	Accouch. prématurés.	3
	Avortements . . .	2

Les causes qui produisent l'interruption de la grossesse sont les mêmes que dans les maladies infectieuses ; c'est l'envahissement du sang par les germes infectieux, ce qui, à vrai dire, est plutôt rare pour la tuberculose, c'est avant tout l'intoxication de l'organisme que déterminent les produits sécrétés par le bacille. C'est aussi la mort de l'enfant qui est assez fréquente.

4. Influence de la tuberculose maternelle sur le produit de la conception.

L'existence de la tuberculose chez une femme enceinte a un retentissement certain sur la santé de l'enfant. Mais en quoi consiste cette influence, quel en est le mécanisme ? On est d'accord aujourd'hui pour admettre que la transmission réelle de la maladie, celle que produit le germe, ne se fait qu'exceptionnellement par la voie placentaire ; dans l'immense majorité des faits, les mères tuberculeuses lèguent seulement à leur progéniture un terrain favorable à l'éclosion de leur affection propre ; « on ne naît pas tuberculeux, dit Peter, mais tuberculisable. » Dans quelques cas cependant, le bacille spécifique passe de la mère à l'enfant pendant la vie intra-utérine, et déjà, au moment de sa naissance, l'infection est réalisée chez ce dernier.

Ces différentes conditions méritent d'être étudiées, afin d'établir l'existence et la fréquence de la tuberculose fœtale.

II. TUBERCULOSE FŒTALE

On avait constaté depuis longtemps que les enfants nés de mères tuberculeuses étaient ordinairement faibles, chétifs, malingres, qu'ils devenaient scrofuleux, puis succombaient à une période plus ou moins éloignée à la maladie maternelle. Cette éventualité était d'autant plus certaine que les lésions de la mère étaient plus avancées.

Les chiffres suivants, donnés par Bourgeois montrent bien la gravité plus grande qui résulte, pour l'enfant, de l'état avancé des lésions maternelles.

32 femmes au premier degré ont eu ensemble :

       Enfants vivants. 96
       Avortements. 18

Des 96 enfants vivants :

       Bien portants . . . . ; 36
       Atteints de scrofules 60
       (Enlevés de 1 à 7 ans par la tuberculose 22)

92 femmes au deuxième degré ont eu ensemble :

          Enfants vivants. 69
          Avortements. 33

Des 69 enfants vivants :

          Bien portants 19
          Atteints de scrofules 5o
          (Tous morts de tuberculose).

Peter a résumé ainsi cette question : « La grossesse, dit-il,
n'est pas seulement funeste à la mère, mais à l'enfant, auquel
une de ces trois choses peut arriver; ou bien il vient au monde prématurément, fœtus ou mort-né, sa mère ne lui fournissant qu'incomplètement les matériaux de sa nutrition; ou il naît au septième mois,
enfant petit et souffreteux, qui meurt au bout de quelques jours
par impuissance de vivre; ou enfin il vient à terme, pour succomber
quelques mois plus tard, le plus habituellement à des convulsions
qui sont celles de la méningite tuberculeuse. On ne voit guère
l'enfant fournir une carrière plus longue que si la mère était peu
tuberculeuse encore, ou le père exceptionnellement robuste. »
Cette mortalité si grande des enfants issus de souche tuberculeuse
soulève une question bien controversée, qui est celle de l'hérédité
de la tuberculose. Cette hérédité ne saurait être mise en doute, mais
les dissidences commencent quand il s'agit d'en établir la nature.
Pour les uns, les parents ne peuvent transmettre qu'une prédisposition, une vulnérabilité plus grande, une tendance à contracter la
maladie; pour les autres, c'est bien le germe lui-même qui passe des
générateurs à l'enfant, il y a contamination ovulaire ou intra-utérine;
sans doute, la maladie ne fait pas toujours son apparition immédiate,
elle peut rester latente, il se passe ce qu'on observe dans la syphilis
héréditaire tardive. Cette théorie, émise tout d'abord par Baumgarten, a été défendue chez nous par Landouzy et H. Martin. On
peut l'envisager à deux points de vue différents, selon que l'origine
de la tuberculose provient de la *mère* ou du *père*, que la contamination est *placentaire* ou *ovulaire*.
    A. *Influence maternelle*. — Les rapports intimes qui unissent la
mère à l'enfant pendant toute la durée de la gestation semblent
rendre facile la transmission de la maladie maternelle. Pour en
démontrer la réalité, Landouzy et Queyrat ont établi dans une
première série de faits que la tuberculose est beaucoup plus fréquente
dans le premier âge qu'on ne l'admet généralement; la mortalité,
par cette maladie, s'élèverait à 18 pour 100; ce qui est un chiffre
bien supérieur à ceux que donnent Hervieux (2,8 pour 100) pour les

enfants de o à deux ans, et Frœbelius (o,4o pour 100) pour les nourrissons d'un à quatre mois.

Mais cette fréquence plus grande n'est qu'une preuve indirecte, car rien n'indique que ces contaminations ne soient postérieures à la naissance. Pour démontrer directement la transmission au fœtus de la phtisie maternelle, Landouzy et H. Martin ont eu recours à l'expérience : des fragments d'organes sains en apparence, prélevés sur deux fœtus humains nés de mères tuberculeuses, et d'un fœtus de cobaye provenant également d'une femelle tuberculeuse furent insérés dans le péritoine de cobayes qui moururent tuberculeux.

Des expériences analogues ont été faites avec le même résultat par Koubassof, mais elles ne sont guère démonstratives, il est douteux même que l'opérateur se soit servi du bacille de Koch.

Les recherches de Landouzy et de H. Martin tendraient à démontrer nettement l'hérédité de la tuberculose par le germe, il semblerait même que la transmission du bacille, au lieu d'être la très rare exception, fût la règle dans presque tous les cas.

Mais les résultats de Landouzy restèrent isolés et ne furent pas confirmés par des expériences ultérieures. Tous ceux qui cherchèrent, après lui, à répéter ses tentatives arrivèrent à des conclusions opposées. Koch, Grancher, Straus, Nocard, Galtier, Leyden, Vignal, Hutinel essayèrent en vain de reproduire la tuberculose chez des animaux en inoculant des viscères de fœtus nés de mères tuberculeuses. Les recherches si importantes de Sanchez Toledo furent plus importantes encore ; cet expérimentateur prit 35 femelles de cobayes pleines qu'il rendit tuberculeuses par inoculation. Il recueillit les organes de 65 fœtus provenant de ces animaux, les broya et après les avoir injectés à des séries d'animaux, il arriva que *dans aucun cas* il ne survint d'infection tuberculeuse, jamais on ne put constater le passage du bacille de la tuberculose de la mère au fœtus. Les recherches plus récentes de Vignal aboutissent à des résultats identiques.

Il était facile de comprendre que la théorie de la transmission du germe en nature allait à l'inverse des faits observés. Une première objection, c'est l'extrême rareté de la tuberculose congénitale. Elle existe incontestablement sinon chez l'homme, au moins chez les animaux, mais les observations se comptent.

Chez l'homme, on peut citer les faits de S. Charrin, de Merkel, rapporté par Ollendorf, de Berti ; celui de Charrin présente seul quelque probabilité, parce que les lésions prédominaient du côté des organes abdominaux ; mais ce fait est antérieur de neuf ans à la découverte du bacille spécifique.

Cette rareté est tout aussi grande chez les animaux ; malgré la fréquence relative de la tuberculose chez les vaches, elle est extraordinairement rare chez le veau (de 3 à 10 mois) ; sur 154.000 veaux tués en quatre ans à l'abattoir de Berlin, Johne ne cite que 4 cas, et sur deux séries comptant ensemble plus de 45.000 veaux tués à Augsbourg, Adam cite seulement 3 cas. Lydten n'en aurait pas observé davantage.

On a signalé cependant quelques cas de tuberculose congénitale chez les bovidés. Le premier, nettement probant, est celui que Johne a publié en 1855. Il a trouvé dans l'utérus d'une vache, atteinte de tuberculose très avancée, un fœtus dont le poumon présentait un nodule tuberculeux, il y avait aussi une tuberculose disséminée du foie. Dans ces tubercules il a constaté des cellules géantes et des bacilles de Koch. C'était la première démonstration de ce genre.

D'autres cas de tuberculose congénitale ont été rapportés par Malvoz et Brouwier, par Csokor. Dans tous, les lésions prédominaient du côté du foie et du ligament hépato-duodénal, le fœtus avait reçu la maladie de sa mère par la veine ombilicale.

Il est ainsi démontré que l'infection du fœtus est exceptionnelle, si bien que la tuberculose se distingue nettement du charbon bactéridien, du charbon symptomatique, du choléra des poules dans lesquelles cette infection est fréquente. Cette différence tient aux conditions qui président au passage des germes infectieux de la mère à l'enfant.

Pour que ce passage se produise, il faut qu'il y ait à la fois : invasion du sang maternel par l'agent infectieux et lésions du placenta. Ces deux conditions sont bien rarement réalisées dans la tuberculose. Le sang ne contient presque jamais le bacille qui ne s'y trouve que dans les formes miliaires généralisées, et l'on sait que l'inoculation du sang des tuberculeux est presque toujours incapable de produire des tubercules. Quelle différence avec le charbon bactérien ou bactéridien, le choléra des poules, où le sang est toujours virulent parce qu'il est le milieu de culture pour le microbe pathogène ! Du reste, la propagation du virus tuberculeux se fait de préférence par les voies lymphatiques.

La deuxième condition nécessaire, au moins dans la grande majorité des cas, c'est qu'il existe, au niveau du placenta, des lésions qui permettent l'envahissement du sang fœtal : hémorragies, colonies microbiennes, peut-être endométrite tuberculeuse. Cette condition est loin d'être réalisée dans tous les cas, elle existait cependant dans les expériences rapportées par Birsch-Hirchfeld et Schmorl et qui sont confirmatives des recherches de Landouzy.

Nous pouvons donc conclure que, si l'infection du fœtus est possible, elle est, en réalité, exceptionnelle et la contamination par la voie placentaire reste une rareté.

B. *Influence paternelle.* — S'il existe des faits bien établis qui démontrent que, dans des circonstances rares et exceptionnelles, la transmission directe du bacille peut se faire de la mère à l'enfant, pouvons-nous accepter l'infection du fœtus par la contamination ovulaire au moment de la conception, en un mot le père phtisique peut-il transmettre directement à l'enfant la maladie dont il est atteint?

Les preuves indirectes qu'ont données Landouzy, Leudet et d'autres ne sont guère convaincantes; ils ont montré quelques cas de tuberculose chez des enfants de trois à douze mois dont la mère ou les nourrices étaient saines quand le père était manifestement tuberculeux. L'assimilation avec la syphilis qu'on a voulu donner pour les faits de ce genre n'est point exacte, attendu que, dans les cas de syphilis congénitale, l'infection de la mère est toujours établie par la loi de Colles, et cette loi ne paraît pas comporter d'exception. Rien ne démontre que ces enfants n'aient été infectés postérieurement à leur naissance.

On ne saurait contester cependant que le sperme des tuberculeux ne soit virulent comme l'ont démontré Landouzy et Hippolyte Martin. On sait encore que Jani, Bozzolo, Niepce ont rencontré des bacilles dans les tubes séminifères (sains en apparence), et sous l'épithélium des glandes prostatiques. Mais cette constatation n'offre guère qu'un intérêt anatomique et la démonstration de cette virulence n'est pas une preuve de la tuberculisation de l'ovule. Hutinel a fait remarquer fort justement que, le bacille étant immobile, il fallait admettre que c'est le spermatozoïde lui-même qui le porte dans l'ovule; « or, le spermatozoïde n'est pas une cellule à protoplasme, mais c'est un noyau difficile à pénétrer », de sorte qu'on saisit mal la façon dont peut être effectué le transport. La démonstration serait faite si, comme l'indique Jani, en injectant dans le vagin d'une lapine du sperme frais d'un lapin, mêlé de bacilles tuberculeux, on réussissait à faire produire à la lapine des petits tuberculeux, alors ce mode d'hérédité serait sans doute établi. Mais, en l'absence d'une preuve de cette sorte, on ne trouve qu'hypothèses plus ou moins hasardées.

Mais si la transmission directe de la mère à l'enfant reste exceptionnelle, si celle du père n'est pas démontrée, il n'en reste pas moins un fait qu'ont mis en évidence tous les observateurs qui se sont occupés de l'hérédité tuberculeuse, c'est la mortalité fréquente par tuberculose, à un âge plus avancé, des enfants procréés par des parents phtisiques. Sans doute la maladie est acquise le plus souvent par contagion après la naissance, mais pourquoi la fréquence si grande de cette infection? En quoi consiste cette vulnérabilité organique qui donne si vite aux enfants la réceptivité bacillaire?

Peut-être est-il possible d'expliquer la nature de cette prédisposition par le passage du sang maternel au sang fœtal des produits solubles prédisposants, sécrétés par le bacille tuberculeux. L'existence de ces produits qu'Arloing a découverts, a été démontrée par Courmont dans les cultures du bacille de la tuberculose et comme leur filtration à travers le placenta est plus facile que celle des éléments figurés, il en résulte que le sang fœtal peut en être imprégné; de cette façon la prédisposition ne serait pas autre chose que la transmission, de la mère à l'enfant, des produits solubles qui prédisposent ce dernier à une infection de même nature. Les matières sécrétées par le bacille tuberculeux, chez la mère, pourraient, en passant à l'enfant pendant la vie intra-utérine, modifier son organisme, en diminuant son immunité naturelle, en le privant de ses moyens de défense (Bizouard).

TRAITEMENT ET PROPHYLAXIE. — Le traitement de la tuberculose pendant la grossesse ne donne lieu à aucune indication spéciale; on peut faire remarquer incidemment qu'il est nécessaire d'être prudent dans l'emploi des vésicatoires en raison de l'état du rein chez la femme enceinte.

La question de l'accouchement prématuré a été soulevée par Stehberger, Leopold et les accoucheurs anglais; ces derniers en particulier croient encore à l'amélioration de la tuberculose par l'arrivée de la délivrance. Nous savons qu'il n'en est rien et que bien au contraire la parturition est généralement suivie d'un redoublement de la maladie. La conduite à tenir est l'expectation et l'on se réservera d'intervenir par l'accouchement forcé *post mortem* ou par la césarienne, lorsque la femme meurt sans être accouchée et que l'enfant est viable. Mais les chances de survie, pour ce dernier, sont bien minimes lorsque la mère présente des lésions avancées : la statistique de Bourgeois que nous avons citée montre que soixante-neuf enfants issus de mères phtisiques au deuxième degré ont tous succombé à la tuberculose.

Dans une forme spéciale seulement, la provocation de l'accouchement est légitime : c'est lorsque la mère succombe à la méningite tuberculeuse; avec des lésions pulmonaires faiblement développées, le fœtus, ne participant que très peu à l'affection maternelle, reste parfois vigoureux et peut être sauvé par une intervention hâtive. Dans ce cas, il est légitime de provoquer l'accouchement prématuré.

Il va sans dire que les enfants issus de mère tuberculeuse devront être éloignés de leur milieu d'origine, dès leur naissance, et confiés à une nourrice robuste au milieu de la campagne. Je connais quelques sujets qui ont pu être préservés de cette façon.

La prophylaxie se résume dans l'axiome connu : fille, pas de mariage; femme, pas de grossesse ; mère, pas d'allaitement.

Il est préférable de déconseiller le mariage à une jeune fille à constitution délicate ou dont l'hérédité est entachée de tuberculose, qui a des bronchites fréquentes, parfois des hémoptysies et dont les règles sont irrégulières. Le danger est d'autant plus grand que, d'après les chiffres de Lebert, c'est surtout de vingt à trente ans, c'est-à-dire à l'âge habituel du mariage, que la tuberculose évolue le plus facilement sous l'influence de la gestation.

Nous avons parlé suffisamment de l'influence néfaste des grossesses répétées et de l'allaitement prolongé pour qu'il soit inutile d'y revenir.

CHAPITRE V

MALADIES DE L'APPAREIL CIRCULATOIRE

Les troubles de l'appareil circulatoire qui intéressent le plus l'accouchement sont : les maladies du cœur et certaines maladies des vaisseaux veineux : les varices des membres inférieurs, des organes génitaux et du rectum.

ARTICLE PREMIER. — MALADIES DU CŒUR

AHLFELD, Beiträge zur Casuistik der Herzkrankheiten während Schwangerschaft, etc. (Archiv f. Gynæk., 1872, Bd. IV, p. 157). — BALLANTYNE, Sphygmographic tracings in pregnancy, labour and the puerperium (Brit. med. Journ., 1886, vol. II, p. 1094). — BAUMEL, Essai sur les troubles gravido-cardiaques (Montpellier méd., 1880, p. 510). — BERTHIOT, La Grossesse dans ses rapports avec les maladies du cœur, th., Paris, 1876. — BOUQUET-LAGRANGE, Contribution à l'étude de l'influence réciproque de la grossesse et des maladies de cœur, th., Paris, 1885. — BOURGOUGNON, Etat du cœur à la fin de la grossesse, th., Paris, 1886. — BUCQUOY, Leçons sur les maladies du cœur, etc. (Union méd., 1869, p. 114). — BUDIN, Maladies du cœur. Grossesse. Avortements (Progrès méd., 1873, p. 217). — COHNSTEIN, Ueber puerperale Herzhypertrophie (Virchow's Archiv, 1879, p. 147). — COURRÉJOL, Des accidents gravido-cardiaques et de leurs indications obstétricales, th., Paris, 1881. — DOLÉRIS, Avortement provoqué rapidement ou brusqué par le curetage pour affection cardiaque grave (Soc. obstétric. et gynéc. de Paris, février 1892). — Discussion par GUÉNIOT, PAJOT, LUCAS-CHAMPIONNIÈRE, PORAK, DUMONTPALLIER. — DUROZIER, Influence des maladies du cœur sur la menstruation, la grossesse et son produit (Archiv. de tocol., 1875). — EDGE, On cardiac disease in pregnancy and labour (Lancet, 1890, vol. I, p. 534). — FRITSCH, Bemerkungen zur Physiologie des Circulationsapparats bei Schwangeren (Archiv f. Gynæk.,

1875, Bd. VIII, p. 373). — Fry, Observation of Childbearing complicated by organic diseases of the heart (Amer. Journ. of Obst., 1888, p. 785). — Herrgott, Note sur un cas d'accident gravido-cardiaque (Ann. de gyn., 1880, t. XIV, p. 41). — Jaccoud, Endocardite infectieuse gravidique (Journ. de méd. et de chirurg. pratique, 1886, p. 386). — Lebert, Beiträge zur Casuistik der Herz- und Gefässkrankheiten im Puerperium (Archiv f. Gynæk., 1871-72, Bd. III, p. 38). — Löhlein, Ueber das Verhalten des Herzens bei Schwangeren und Wöchnerinnen (Zeitsch. f. Geb., 1876, Bd. I, p. 488). — De Lotz, De l'état puerpéral considéré comme cause d'endocardite (Mém. Acad. de méd., 1857, Bd. XXIII, p. 744). — Macdonald, On the bearings of chronic diseases of the heart upon Pregnancy and Parturition (Obstetr. Journ., 1877, p. 7). — Marty, Des accidents gravido-cardiaques, th., Paris, 1876. — Merklen, Rétrécissement mitral et grossesse (Sem. méd., 1872, p. 274). — Murdock, Habitual abortion in connection with diseases of the heart and kidneys (Medic. Record., 1886, vol. XXIX, p. 390). — Ollivier, Etude sur les mal. chron. d'origine puerpérale (Archiv. de méd.. 1873, p. 421). — Pagenstecher, Ueber den Einfluss der Schwangerschaft, etc., auf chronische Klappenfehler des Herzens, Inaug. Dissert., Berlin, 1888. — Partridge, Pulmonary congestion and œdema from organic heart disease complicating Pregnancy and Labor (Med. Record., 1882, vol. XXII, p. 596). — Peter, Accidents gravido-cardiaques (Clin. méd., t. II, leçon X, 1re édition, 1873), et Traité des maladies de cœur, p. 580, Paris, 1883. — Porak, De l'influence réciproque de la grossesse et des maladies du cœur, th. d'agrégat., 1880. — Ravet, De l'Endocardite dans l'état puerpéral, th., Paris, 1874. — Rémy, De l'influence de la grossesse sur la marche des maladies du cœur, th., Nancy, 1880. — Du même, Grossesse et maladies du cœur (Archiv. de tocol., 1892, p. 621). — Schlayer, Ueber die Complication der Schwangerschaft, Geburt und des Wochenbetts mit chronischen Herzfehlern (Zeitsch. f. Geb. und Gynæk., 1892, Bd. XXIII, p. 59). — Senna, La gravidanza in rapporto colle cardiopatie organiche (Gaz. degli Osped., 1885, vol. VI, p. 698). — Spiegelberg, Ueber die Complication des Puerperiums mit chronischen Herzkrankheiten (Archiv. f. Gynæk., 1871, Bd. II, p. 236). — Vinay, Maladies valvulaires du cœur et grossesse (Archiv. de tocologie, novembre 1893). — Wessner, Chronische Herzkrankheiten und Puerperium, Inaug. Dissert, Berne, 1884. — Winckel, Lehrbuch der Geburtshülfe, p. 253, Leipzig, 1889.

L'influence réciproque des maladies du cœur et de la grossesse donne lieu à l'étude des trois questions suivantes :

1° *La grossesse peut-elle créer par elle-même des affections cardiaques ?*

2° *Modifie-t-elle, en les aggravant, les maladies du cœur préexistantes ?*

3° *Quelle est l'influence des maladies du cœur sur la grossesse ?*

1. *Influence de la grossesse sur la production des maladies du cœur.*

a) *Péricarde.* — Cette influence est nulle, en ce sens que la grossesse par elle-même est incapable de déterminer l'inflammation du péricarde. Sans doute, la production d'une péricardite n'est point

incompatible avec l'existence de la gestation ; mais, lorsqu'elle survient au cours de cette dernière, elle est causée par des maladies
accidentelles et intercurrentes, comme la pleurésie, la pneumonie,
le rhumatisme articulaire.

b) *Myocarde.* — Les modifications du myocarde ont été mieux
étudiées ; nous signalerons : l'*hypertrophie* du cœur, la *dégénérescence* de la fibre musculaire.

I. L'*hypertrophie* du cœur qui survient pendant la grossesse a
donné lieu à d'innombrables travaux, depuis le jour où Larcher l'a
signalée le premier. Elle est assez généralement admise ; mais il
s'en faut qu'elle soit normale et constante.

Nous avons discuté cette importante question dans le Chapitre
premier, à l'occasion de la physiologie de la grossesse, et nous
croyons inutile d'y revenir. Nous nous bornerons à rappeler les conclusions auxquelles nous sommes arrivé ; l'hypertrophie vraie,
c'est-à-dire l'augmentation de la masse du cœur est un phénomène
pathologique, qui apparaît surtout chez les femmes atteintes d'affections rénales avec ou sans éclampsie ; l'hypertrophie de l'éclampsie
est un fait des mieux démontrés. Chez les femmes qui succombent
à des affections cachectisantes, comme la tuberculose, le poids du
cœur n'est jamais augmenté, il se trouve quelquefois au-dessous de
la normale, quel que soit l'obstacle pulmonaire dont le cœur droit
ait à triompher.

L'augmentation de volume observée chez les femmes atteintes de
néphrite résulte de l'hypertension artérielle qui est constante chez
cette sorte de malades. Chez les autres, il est impossible de démontrer cliniquement une modification du pouls ni une augmentation
réelle de la matité précordiale. Le sphygmomanomètre ne m'a
jamais donné une tension supérieure à 15-16 millimètres de mercure
au niveau de la radiale.

Sans doute, le fonctionnement du cœur est augmenté du fait de la
grossesse ; cette augmentation résulte de l'adjonction de toute la
circulation placentaire, elle résulte aussi de l'augmentation de la
masse du sang, de l'excès de la tension artérielle au niveau de
l'abdomen, enfin de la diminution de la capacité thoracique. Ces
conditions diverses obligent le cœur droit et le cœur gauche à un
travail supplémentaire, mais lorsque l'organe est sain il lui suffit
d'utiliser sa force de réserve pour surmonter ces obstacles.

Les pesées nombreuses qui ont été faites sont assez contradictoires, mais si l'on a soin d'éliminer les cas relatifs à l'éclampsie
puerpérale et ceux qui se rapportent aux femmes ayant succombé à
la septicémie, en raison des lésions rénales qui fréquemment l'accompagnent, on voit que le poids du cœur ne dépasse la moyenne que
d'une quantité insignifiante chez la femme enceinte.

Les chiffres de Letulle indiquent 233 grammes, ceux de Löhlein 25o grammes, les miens un chiffre inférieur encore ; du reste il est impossible de considérer comme hypertrophié un cœur qui pèse 24o à 25o grammes ; les différences qui existent d'un individu à l'autre permettent de considérer ces derniers chiffres comme normaux.

Mais il n'en est plus de même lorsque le rein est malade ; dans la plupart des cas d'éclampsie, j'ai pu constater, comme Löhlein, que le poids du cœur dépasse 3oo grammes et que cette hypertrophie s'accompagne d'une légère dilatation du ventricule gauche sur lequel porte surtout l'augmentation.

Si l'on veut admettre que l'hypertrophie du cœur, loin d'être un phénomène physiologique, est au contraire une lésion pathologique qui n'existe que dans certains cas bien déterminés, il est inutile de se demander si les grossesses répétées peuvent déterminer à la longue une hypertrophie permanente. Les auteurs qui admettent l'augmentation physiologique la considèrent comme un phénomène passager, transitoire, qui disparaît avec la délivrance, mais il en est qui pensent qu'avec la répétition du phénomène on peut arriver à une lésion durable, tel est l'avis de Malachia Christoforis, d'Ollivier, de Bernheim. Il m'est arrivé, à différentes reprises, d'accoucher des femmes arrivées à leur douzième, quatorzième et même seizième grossesse, et jamais je n'ai pu constater la moindre hypertrophie. Lorsque le rein est sain, le cœur reste normal, quelque nombreuses qu'aient été les parturitions.

Mais, s'il y a eu des néphrites gravidiques et surtout des néphrites à répétition, le retour-période de l'albuminurie, à chaque grossesse, retentit à la longue sur le cœur et l'on observe, comme j'ai pu le faire, au bout d'un temps plus ou moins long, l'ensemble des symptômes et des signes qui caractérisent le cœur de Traube.

II. La *dégénérescence du myocarde* a été signalée pendant les couches ; on a pu lui attribuer dans quelques cas, fort rares à la vérité, la mort subite par syncope ou par rupture du myocarde. Mais il faut distinguer ce qui revient à la grossesse de ce qui résulte de la puerpéralité. Sans doute les infections septicémiques peuvent, comme toutes les fièvres graves, modifier la fibre contractile du cœur, mais le problème à résoudre doit être limité à la grossesse et l'on peut se demander si Lebert a eu raison quand il a parlé de l'influence de la grossesse pour produire la dégénérescence graisseuse du myocarde et par conséquent pour déterminer l'asystolie.

Que le myocarde dégénère chez les femmes atteintes d'accidents gravido-cardiaques nul n'en peut douter, mais cette dégénérescence est l'aboutissant de toutes les lésions valvulaires quand elles sont anciennes ; on la rencontre chez les hommes aussi bien que chez les femmes, et la grossesse n'a servi qu'à le mettre en évidence. Le gravidisme n'a tout au plus qu'une action indirecte en favorisant, chez les femmes à lésions avancées, les troubles hydrauliques et les troubles de nutrition qui accompagnent l'asystolie. Lorsque le myocarde est intact au moment de la conception, que la grossesse n'a été troublée par aucune maladie intercurrente, la dégénérescence de la fibre musculaire ne se produit jamais ; du reste les cas assez nombreux de compensation chez les cardiaques enceintes montrent nettement que cette influence attribuée à la grossesse est hypothétique.

Spiegelberg a cité l'observation d'une femme qui succomba brusquement, le troisième jour de ses couches, à la suite de la rupture du ventricule gauche. Le surmenage qui résulte du travail a sans doute aidé beaucoup à cette terminaison. Mais la rupture n'a pu se faire que sur un cœur dont la fibre musculaire était altérée depuis longtemps et rien ne prouve que le cœur fût sain et normal avant la fécondation. On peut faire la même remarque pour les observations analogues citées par Danyau, Mordret, Moynier et Ollivier.

c) *Endocarde.* — On a signalé deux formes d'endocardite au cours de la grossesse : l'*endocardite aiguë* et l'*endocardite subaiguë* ou *chronique.*

La première forme est relativement fréquente pendant les suites de couches, c'est une des manifestations les plus graves de la septicémie puerpérale sur laquelle nous reviendrons. Elle est très rare par contre, pendant la gestation et les exemples qu'en ont donné quelques observateurs comme Grisolle, Peter, Liouville, Guyot, Lebert, montrent qu'il s'agit de véritables exceptions.

Jaccoud a décrit, sous le nom d'*endocardite infectieuse gravidique*, des accidents survenus au quatrième mois de la grossesse chez une jeune femme qui était syphilitique, albuminurique, et dont l'organisme avait été détérioré par un travail excessif. Cette malade était pâle, anémiée, presque cachectique, et présentait un aspect typhique très marqué. Du côté du cœur, on constatait un foyer de frottement péricardique avec bruit de galop à la base et un souffle systolique à la pointe. Une particularité fort intéressante de cette observation est la marche toute particulière de la maladie qui a été caractérisée par trois poussées successives suivies d'amélioration. La patiente finit par guérir, la grossesse continua sa marche normale et l'accouchement se fit à terme.

La grossesse ne semble jouer, dans tous ces cas, que le rôle d'une cause occasionnelle; chez presque toutes ces femmes il existait des lésions anciennes de l'endocarde, et c'est au cours d'une attaque récente de rhumatisme articulaire aigu que se sont développés les symptômes infectieux. Dans le cas de Jaccoud, notamment, on pourra remarquer qu'il s'agissait d'une femme syphilitique, présentant de l'albumine dans les urines. Or, l'albuminurie du quatrième mois peut être difficilement considérée comme un symptôme dépendant de la grossesse, il semble plus rationnel de la rapporter à la syphilis qui fréquemment détermine de la néphrite au cours des accidents secondaires. La bénignité de l'affection et sa terminaison permettent encore de supposer que l'infection était loin d'avoir la gravité qu'elle revêt d'ordinaire dans l'endocardite vraiment infectieuse.

Néanmoins, on ne saurait contester que les causes débilitantes qui provoquent l'usure de l'organisme comme l'insuffisance de l'alimentation, les mauvaises conditions hygiéniques, l'alcoolisme, le défaut de proportion entre le travail et la réparation organique, ne puissent mettre l'organisme en état de réceptivité particulière pour l'agent infectieux de l'endocardite septique qui, on le sait, est ordinairement le *staphylococcus pyogenes aureus*. Lorsque de pareilles conditions pathogéniques apparaissent chez la femme enceinte, nul doute que la maladie ne revête une gravité redoutable et ne se termine fatalement, comme c'est le cas habituel en dehors de la gestation.

L'endocardite subaiguë ou chronique a été signalée par Lotz, Ollivier et Bucquoy, comme une conséquence possible de la grossesse. Ollivier surtout a insisté sur cette forme qu'il appelle *endocardite de la grossesse*; elle peut, d'après lui, être chronique d'emblée ou succéder à une inflammation subaiguë de l'endocarde.

L'endocardite subaiguë se manifeste par ses symptômes ordinaires ; observée chez une femme à la fin de sa grossesse, elle se caractérisa « par la présence d'un souffle systolique rude au niveau de la pointe du cœur, par un pouls fréquent, petit, irrégulier et un certain degré de dyspnée. Les symptômes s'amendèrent peu à peu et le bruit de souffle avait presque disparu au bout de deux mois et demi ».

« Lorsque l'endocardite est chronique d'emblée, la marche est lente, insidieuse, et la lésion cardiaque passe inaperçue du médecin, surtout si ce dernier n'est pas prévenu de la possibilité d'une semblable complication. Les palpitations, la gêne respiratoire sont si habituellement rapportées à la grossesse ou à la chlorose qu'elles ne commandent pas l'attention. Arrivée à une certaine période de son évolution, à une époque déjà bien éloignée de son début et de la cause qui l'a produite, l'endocardite puerpérale se comporte comme les affections valvulaires anciennes d'origine rhumatismale, et rien à ce moment, à part l'étiologie, ne peut distinguer ces deux affections l'une de l'autre. Elles sont caractérisées par des lésions anatomiques absolument identiques. » (Ollivier.)

Bucquoy considère également l'état puerpéral comme une cause puissante d'endocardite valvulaire : « souvent, en effet, dit-il, des affections du cœur chez des femmes jeunes encore, ne reconnaissent pas d'autres causes que des grossesses répétées, suivies elles-mêmes d'allaitement prolongé ».

L'opinion d'Ollivier a été admise assez généralement, mais quand on relit les différentes observations qui forment le fond de son mémoire, on voit qu'il s'agit de femmes venues à l'hôpital, à une période avancée de leur cardiopathie et dont les antécédents indiquent que, au cours d'une grossesse antérieure, il est survenu des palpitations et des troubles plus ou moins graves dans le fonctionnement du cœur. On pourrait dire tout au plus que la grossesse a rendu manifeste une maladie de cœur préexistante, mais latente jusque-là. D'autres fois, l'affection est apparue après l'une des grossesses et comme on ne trouve dans les antécédents aucune des causes ordinaires de cardiopathie, rhumatisme articulaire, fièvre grave, inflammation de la plèvre ou des poumons, on conclut à l'action du gravidisme. Mais on ne tient pas compte de l'influence possible des couches qui sont une cause d'endocardite des plus certaines.

En réalité, l'influence pathogénique de la gravidité sur les inflammations de l'endocarde est une pure hypothèse ; lorsqu'on voudra la démontrer, il faudra trouver des femmes à endocarde sain avant l'imprégnation et devenues malades à la suite. Personne, que je sache, n'a tenté de faire une démonstration de ce genre. On sait fort bien que les maladies du cœur qui se manifestent par des symptômes, même atténués, pendant la grossesse, sont déjà anciennes ; d'autre part, il ne suffit pas d'avancer qu'il n'existait dans les antécédents de ces malades aucune des causes ordinaires qui rendent l'endocarde malade ; cette lacune dans les commémoratifs se retrouve aussi en dehors de la grossesse, même chez les hommes. Il existe une forme spéciale de cardiopathie que Durozier a contribué à faire connaître et qui est presque spéciale à la femme ; elle débute d'une façon insensible au moment de la puberté, peut-être de l'enfance, sans pyrexie antérieure, sans affection appréciable et reste longtemps compatible avec un état de santé satisfaisant, c'est le rétrécissement mitral pur. Je l'ai rencontré, à différentes reprises, chez des femmes enceintes sans que son existence troublât en rien la marche de la grossesse, c'est une de ces maladies qui veulent être cherchées. Chez ces femmes, les antécédents sont nuls et le rétrécissement que l'on pourrait presque considérer comme une maladie de la croissance se développe silencieusement.

Quand la lésion est compensée, la grossesse peut évoluer en entier sans qu'elle retentisse sur le fonctionnement du cœur ; le pouls est lent, régulier, la matité précordiale nullement augmentée et les signes périphériques font défaut. Le diagnostic repose en entier sur les données fournies par l'auscultation, et si on oublie de la pratiquer, ce qui est assez habituel, la lésion passera inaperçue. Les signes sont connus, le roulement diastolique est le principal, puis le coup de râpe présystolique, l'éclat singulier du premier claquement qui est plus net, plus dur, plus tranchant qu'à l'état normal, enfin le dédoublement du deuxième bruit. Très fréquemment la main appuyée en totalité sur la région précordiale perçoit le frémissement cataire qui précède le choc de la pointe. L'examen devra se renouveler à différentes reprises, parce qu'il m'a semblé que, pendant les premiers jours du puerpérium, les signes d'auscultation étaient moins nets qu'à une époque un peu plus tardive. On comprend l'erreur où l'on tomberait si, trouvant par hasard cette lésion chez une gestante ou une accouchée, on la rapportait à la grossesse présente ou antérieure.

Ce qui est vrai du rétrécissement mitral l'est aussi des autres localisations valvulaires de l'endocardite ; les unes et les autres sont parfois d'origine inconnue et toutes sont compatibles avec un fonctionnement régulier du cœur.

Ce qui paraît mieux démontré, ce sont les poussées secondaires d'endocardite sur des valves déjà malades. Nous avons rappelé déjà que les formes suraiguës surviennent de préférence chez les femmes atteintes depuis longtemps d'endocardite chronique, les colonies de staphylocoques y trouvent un siège favorable à leur développement, tandis qu'il n'en est plus de même lorsque l'endocarde est sain. Dans les formes subaiguës, on observe une particularité analogue, et pendant la grossesse les endocardites anciennes présentent des poussées récentes qui ont été signalées à l'autopsie. Simpson, Ramsbotham, Hecker et Buhl, Peter, Berthiot, Marty, Löhlein, etc., en ont donné d'incontestables observations.

Porak a montré que ces poussées récentes ont été signalées neuf fois sur vingt-quatre autopsies, c'est-à-dire dans plus du tiers des cas. « Ces poussées sont caractérisées, dit-il, par de petits nodules rougeâtres, disséminés en couronne sur les valvules ou réunis en groupe, que les auteurs comparent à une mûre. La poussée nouvelle présente une exubérance plus considérable ; on donne alors aux nouvelles productions le nom de végétations verruqueuses ou de végétations pédiculisées. Elles sont séparées ou agglomérées en choux-fleurs. Elles peuvent siéger sur toutes les valvules, et, quoique celles de la valvule mitrale soient les plus fréquentes, on a signalé aussi leur présence sur les autres valvules, les valvules aortiques par exemple. Elles sont recouvertes tantôt d'une exsudation fibrineuse, elles sont tantôt ulcérées, tantôt aussi le sang se coagule à la faveur des irrégularités qu'elles forment, et alors de petites coagulations plus ou moins décolorées, récentes ou anciennes, y sont appendues. »

Ces lésions n'existent guère que dans le cœur gauche, elles peuvent être le point de départ, dans la circulation aortique, d'embolies variables qui vont atteindre les reins, le foie, et surtout le cerveau où elles provoquent les phénomènes d'ischémie bien connus ; ce sont elles qui aggravent les lésions valvulaires anciennes et provoquent, parfois rapidement, la terminaison fatale.

2. *Influence de la grossesse et de l'état puerpéral sur les maladies du cœur préexistantes.*

Les cas les plus nombreux sont ceux où une grossesse s'établit chez une femme atteinte depuis plus ou moins longtemps d'une maladie du cœur. Nous étudierons successivement ce qu'il advient pendant la gestation, pendant l'accouchement et pendant les suites de couches.

a) *Influence de la grossesse.* — L'étude des complications que détermine la grossesse chez les femmes cardiopathes est de date relativement récente et l'on peut s'étonner qu'elle n'ait pas attiré plus tôt l'attention des médecins. Ebauchée à peine par les publications de Costa, de Larcher, de Dehous, cette question méconnue si longtemps par les auteurs des traités d'obstétrique fut tirée de l'oubli et révélée en quelque sorte par les travaux de Peter. Le premier, il montra l'influence de la grossesse sur la production hâtive des accidents pulmonaires, et il donna à ces manifestations morbides le nom d'accidents gravido-cardiaques qui est aujourd'hui classique. Peter attribua à la pléthore qui survient surtout à partir du cinquième mois, le rôle le plus considérable dans la pathogénie de ces accidents, il montra l'action favorable de la saignée et soutint les indications de l'accouchement prématuré artificiel. Durozier, qui avait étudié l'influence des maladies du cœur sur les fonctions menstruelles, pensa qu'elles pouvaient être une cause de stérilité, d'avortement ou d'accouchement prématuré.

On peut citer quelques thèses de Paris, soutenues par Berthiot, Marty, etc., sur le même sujet ; une mention spéciale doit être réservée à la thèse d'agrégation de Porak (1880), qui, par la richesse des documents qu'elle contient, par l'ampleur donnée à la discussion, a fixé définitivement le rôle que jouent réciproquement la grossesse et les maladies du cœur.

En Allemagne, Spiegelberg est le premier qui attira l'attention des accoucheurs sur cette question ; il publia deux observations, l'une d'insuffisance aortique, l'autre d'insuffisance mitrale, compliquant la grossesse et provoquant des troubles hydrauliques. Fritsch, Löhlein contestent l'hypertrophie de la grossesse, admise par les auteurs français, mais ils admettent une certaine augmentation des résistances à la circulation ; le cœur s'y accommode plus ou moins bien selon l'intégrité de son fonctionnement.

Un travail plus récent de Schlayer est relatif aux accidents qui accompagnent le travail et au traitement qu'on peut leur opposer.

En Angleterre, les recherches de Berry Hart, d'Angus Macdonald ont porté particulièrement sur les modifications du myocarde et sur l'importance qu'on doit leur faire jouer dans la genèse des accidents gravido-cardiaques.

La plupart des auteurs précités considèrent généralement que toute maladie du cœur éprouve une aggravation du fait de la grossesse. L'excès de tension artérielle ou veineuse qui survient à une époque avancée de la gestation retentit sur le cœur malade, trouble son fonctionnement et hâte l'apparition des symptômes d'asthénie et d'insuffisance cardiaque du côté de la circulation et surtout du côté de la circulation pulmonaire.

Quelques voix discordantes se sont élevées, et nous sommes du nombre, pour réagir contre ces tendances pessimistes. Jaccoud a montré par des exemples très probants que la présence d'une lésion orificielle était compatible avec la marche normale de la grossesse. Wessner surtout en signalant les quatre-vingt-treize accouchements survenus chez vingt-cinq femmes atteintes de maladies du cœur, a insisté sur la fréquence relative des grossesses normales chez ces malades et sur l'influence à peu près nulle de l'accouchement Nous sommes arrivé à des conclusions analogues.

Accidents gravido-cardiaques. — Si la compensation s'établit assez souvent, surtout chez les femmes qui en sont à leur première ou seconde grossesse, il existe des faits très nombreux qui montrent l'insuffisance de cette compensation, et on voit alors apparaître la série des accidents qui caractérisent l'asystolie.

Les accidents pulmonaires tiennent la première place dans l'histoire des accidents gravido-cardiaques, ce qui se comprend facilement en raison de la fréquence des lésions mitrales. D'après Porak, les lésions valvulaires qui ont donné lieu à des troubles manifestes se répartissent de la façon suivante :

Insuffisance mitrale	22 obs.
Rétrécissement mitral	13 —
Rétrécissement et insuffisance de l'orifice mitral .	22 —
	57 obs.

Insuffisance aortique	9 obs.
Rétrécissement aortique	2 —
Rétrécissement et insuffisance de l'orifice aortique .	2 —
	13 obs.

Lésions complexes	22 obs.

J'ai trouvé une proportion analogue pour les cas dans lesquels la compensation reste suffisante :

Insuffisance mitrale . . . .   6 obs.
Rétrécissement mitral . . . .   11 —
Insuffisance et rétrécissement de l'orifice mitral .   7 —

                                               24 obs.

Insuffisance aortique . . . . , . . .   1 obs.
Insuffisance tricuspide . . . .   1 —
Lésions complexes. . . . .   3 —

Il résulte de ces chiffres que les lésions orificielles de la valvule mitrale sont de beaucoup les plus nombreuses, tandis que les lésions de l'orifice aortique sont relativement rares. Cela montre bien la fréquence beaucoup plus grande des lésions mitrales et en particulier du rétrécissement chez la femme.

Nous avons indiqué, par une statistique se rapportant à 1700 accouchements, que la compensation pouvait exister pendant un temps assez long, sans que la présence de la gestation donnât lieu à des symptômes un peu manifestes. Cette persistance du fonctionnement normal du cœur malgré la présence d'une lésion orificielle s'explique assez bien aujourd'hui que nous connaissons la longue durée de certaines d'entre elles ; il est bien difficile d'admettre, comme on l'a enseigné, que la vie ne puisse se prolonger au delà de cinq à six ans chez les personnes affectées de rétrécissement mitral. La dégénérescence du myocarde, qui est la condition prochaine des accidents d'asystolie, survient à des époques variables chez les différents sujets et, pendant le jeune âge surtout, on voit que certains cœurs résistent fort longtemps et restent capables de compenser une lésion mitrale sans s'hypertrophier. Durozier affirme que le rétrécissement mitral pur qui généralement débute dans la jeunesse ou dans l'enfance, permet d'aller jusqu'à cinquante-six ans, peut-être au delà ; or, comme il le remarque, les observations de longévité dans les maladies ont de l'importance plus que celles où la vie est courte.

Cette résistance si grande dans les conditions ordinaires de la vie fait comprendre l'état latent que nous avons observé dans un assez grand nombre de cardiopathies coïncidant avec la grossesse. Nous contestons l'hypertrophie du cœur, dite physiologique, du fait de la gestation, bien que le cœur soit soumis à un travail plus considérable en raison de l'augmentation de la masse sanguine, de l'adjonction d'une circulation supplémentaire, et de la résistance plus grande que la circulation éprouve par l'ampleur moindre du thorax et la

compression des grosses veines abdominales. Si le cœur reste sain,
c'est qu'il possède une force de réserve qui lui permet de suffire à
toutes les exigences sans s'hypertrophier. Nous observons un phénomène analogue lorsque la grossesse coïncide avec une lésion orificielle; le surcroît de travail est double pour l'organe contractile;
mais, si la fibre musculaire conserve son intégrité, l'hypertrophie
qu'elle pourra subir tout d'abord, suffira pour compenser la lésion
et écarter les accidents d'asthénie.

Mais on comprend facilement que cette immunité ne puisse être
indéfinie et que le cœur n'arrive à suffire à ce travail supplémentaire qu'à la condition d'être intact; il vient un moment où il ne
peut lutter efficacement contre ces divers obstacles et nous voyons
se dérouler alors la série des accidents gravido-cardiaques. Ces
accidents se manifestent avec d'autant plus de facilité que les
femmes ont eu, déjà, antérieurement à leur grossesse, des manifestations d'asystolie.

Dans leurs formes les plus atténuées, les accidents gravido-cardiaques se manifestent par un peu d'essoufflement à la montée ou
sous l'influence d'un effort, par des palpitations cardiaques, de la
tendance aux bronchites; l'œdème des membres inférieurs apparaît
bien avant que le poids de l'utérus puisse en être la cause. On
observe parfois la persistance des règles et l'accouchement est souvent prématuré. La délivrance se fait en général avec facilité, sans
hémorragie importante et, par la suite, la santé se rétablit assez
bien.

A un degré plus avancé, les troubles dyspnéiques s'exagèrent, il
y a de véritables accès de suffocation à la suite d'un effort un peu
violent ou d'une émotion vive. Ces symptômes coïncident ordinairement avec de la stase dans la petite circulation qui se traduit
par de la congestion ou de l'œdème pulmonaire. Il peut y avoir des
hémoptysies abondantes qui alternent avec de la bronchorrhée sanguinolente.

A l'auscultation, on perçoit des râles fins sur toute l'étendue des
deux poumons, parfois du souffle tubaire mêlé de râles crépitants ou
sous-crépitants. Les palpitations sont violentes et pénibles, et, avec
la dyspnée, elles empêchent le sommeil. Les urines sont rares et
albumineuses; cette modification résulte de la congestion des reins
qui accompagne celle du foie, de la rate et du tube gastro-intestinal;
c'est exceptionnellement que l'albuminurie peut être rapportée à une
néphrite véritable.

Le cœur est souvent augmenté de volume, surtout dans la région
de l'oreillette gauche dont la dilatation est rendue manifeste par
l'élévation de la ligne verticale de matité du cœur qui remonte
jusqu'au troisième et quelquefois jusqu'au second espace intercostal

gauche. Le claquement diastolique de l'artère pulmonaire est affaibli. Le pouls est petit, irrégulier, très accéléré.

L'œdème des membres inférieurs est habituel et souvent on constate de l'anasarque généralisée avec ascite et hydrothorax, mais les accidents pulmonaires tiennent la place principale dans l'histoire des troubles cardio-pulmonaires, parce que les lésions mitrales sont de beaucoup les plus nombreuses et que les troubles de compensation qu'elles déterminent se manifestent tout d'abord du côté de la petite circulation.

Des complications redoutables surviennent à ce moment et entraînent parfois la mort des malades, je veux parler de la production d'embolies dans le foie, le rein, le poumon et le cerveau. L'embolie cérébrale se reconnaît facilement à ses symptômes ordinaires d'hémiplégie, mais sa production est liée au travail de l'accouchement plutôt qu'à la grossesse elle-même ainsi que nous l'établirons au chapitre des paralysies puerpérales; pendant la grossesse, elle reconnaît pour cause principale les poussées d'endocardite récentes qui viennent se greffer sur les valvules déjà malades.

La marche des accidents gravido-cardiaques est généralement progressive, leur gravité est d'autant plus grande que la grossesse est plus avancée. Ils débutent souvent vers le quatrième mois, comme l'a indiqué Peter, parce que c'est surtout pendant la seconde moitié de la grossesse que l'on observe chez les animaux une augmentation de la masse du sang et que l'utérus, dans son développement progressif, rétrécit à la fois les dimensions du thorax et augmente la pression abdominale.

Les accidents sont surtout à redouter chez les malades atteintes de lésions qui sont déjà par elles-mêmes un obstacle à la circulation et au fonctionnement respiratoire, comme les malformations du thorax, les déviations de la colonne vertébrale, l'emphysème pulmonaire, les adhérences pleurales ou encore la grossesse gémellaire, les tumeurs abdominales, l'hydramnios. Il est à remarquer que le liquide amniotique est généralement assez abondant chez les cardiaques, surtout s'il existe en même temps de l'albuminurie. Un fait intéressant, mais assez rare, a été signalé par Merklen, c'est que les accidents gravido-cardiaques : dyspnée, congestion pulmonaire, etc., peuvent être influencés par la mort de l'enfant; cet observateur a vu tous les symptômes s'amender trois jours avant l'accouchement en même temps que se produisait une diurèse abondante, et cette amélioration semblait avoir coïncidé avec la mort du fœtus.

La mort ne survient qu'exceptionnellement pendant la grossesse. Porak ne l'a signalée que cinq fois sur 88 cas, bien que ces derniers se rapportent presque tous à des formes graves. Rémy a pu réunir, dans un travail plus récent, quatorze observations dans lesquelles la mort a été subite au cours de la grossesse. La terminaison fatale est, survenue à l'occasion d'une danse, d'un lever, de diverses occupations, mais le plus souvent elle a résulté de la progression croissante des phénomènes d'asystolie et coïncidait avec des lésions variables dont la plus fréquente était incontestablement le rétrécissement mitral. Campbell a observé la mort subite chez une femme qui présentait une persistance du trou de Botal ; Rizzoli, à la suite de la rupture d'un anévrisme de l'aorte thoracique. Les observations de ce genre sont relativement rares et le plus ordinairement la mort survient pendant les premières heures ou les premiers jours qui suivent l'accouchement.

b) *Influence de l'accouchement.* — Lorsque les maladies du cœur restent compensées pendant toute la durée de la grossesse, le travail est normal, régulier et ne s'accompagne de troubles d'aucune sorte. Mais s'il y a eu des accidents indiquant une compensation insuffisante, l'accouchement devient une source de dangers en raison du surmenage auquel le cœur est soumis.

A l'état normal, dès le début des douleurs, la pression artérielle, mesurée au sphygmomanomètre, s'élève notablement et cette élévation persiste non seulement durant le travail, mais se prolonge pendant les quelques jours qui suivent la délivrance. On explique cette modification dans la tension artérielle par le travail exagéré que le cœur est obligé d'accomplir. Pendant la seconde période de l'accouchement, au moment des douleurs expulsives, il est facile de comprendre que l'effort provoque une exagération de l'action cardiaque ; les contractions utérines diminuent le calibre des vaisseaux, l'expiration forcée gêne le retour du sang dans le cœur droit, gonfle les jugulaires et produit une cyanose passagère des lèvres.

Même pendant la période de dilatation et pendant les moments de repos qui séparent les douleurs, en dehors de tout effort, la pression artérielle reste supérieure à la normale. Les contractions utérines provoquent sur les nerfs du cœur une action réflexe qui se traduit, à ce moment, par des modifications appréciables au niveau de la radiale ; le pouls s'accélère légèrement, il devient plus tendu, et, pendant l'acmé de la douleur, la tension est à son maximum pour diminuer progressivement sans reprendre cependant sa tension normale.

On comprend facilement que, chez les femmes accouchant en état d'asystolie, la dyspnée s'exagère et devienne extrême pendant toute la durée du travail, surtout au moment des douleurs expulsives ; mais il arrive aussi, comme je l'ai signalé déjà à propos de la *Toux gravidique* (p. 260), que la rupture de la poche des eaux détermine parfois une sédation passagère ; la diminution de la pression abdominale, l'abaissement du diaphragme, soulagent temporairement le poumon et facilitent les fonctions respiratoires.

Il est exceptionnel, cependant, que la mort survienne pendant le travail, on en cite quelques rares exemples. Löhlein l'a observée au moment où on extrayait un enfant qui se présentait par le siège. Chez une femme morte subitement à la Charité de Paris peu après l'accouchement, Tarnier trouva à l'autopsie une symphyse cardiaque complète ; Sänger a signalé une lésion analogue chez une malade qui succomba près du terme. Schlayer a vu deux fois les femmes succomber pendant le travail avant d'être délivrées. La mort est ordinairement la conséquence de complications cérébrales : embolies ou hémorragies ; mais le cœur peut se fatiguer au point de cesser ses contractions ; la fatigue se traduit par une diminution de l'énergie des systoles et par une résistance de moins en moins grande de l'organe à la distension, ce qui détermine l'arrêt de son fonctionnement.

c) *Influence des suites de couches.* — Après l'expulsion du fœtus, il se produit assez souvent une accalmie véritable, l'exagération des fonctions imposées au cœur cesse brusquement, et, comme le fait remarquer Peter, l'accouchement n'est pas seulement une délivrance maternelle, mais encore une délivrance cardiaque.

Il est loin d'en être toujours ainsi et la délivrance ne termine pas constamment la période dangereuse. On est étonné, après l'évacuation de l'utérus, de voir l'angoisse, la dyspnée, la soif d'air persister, le pouls rester mauvais, accéléré, même en l'absence de fièvre ; les bruits normaux sont mal frappés et cet état peut persister pendant plusieurs heures, parfois plusieurs jours, et se terminer par la mort.

Cette différence dans les résultats de la délivrance tient sans aucun doute à la résistance plus ou moins grande du myocarde au moment de l'accouchement. Lorsque la lésion n'est pas trop avancée, la libération de l'utérus diminue la fatigue du cœur, régularise son fonctionnement et produit cette amélioration que nous avons signalée en premier lieu.

Mais lorsque l'organe est notablement dégénéré et que la grossesse a été tourmentée par des symptômes d'asystolie, le danger n'est pas écarté par la sortie de l'enfant, et les premières heures qui la suivent sont souvent les plus critiques. Sur 23 femmes, Schlayer en a vu 8 succomber pendant les suites de couches ; il s'agissait de pluripares qui déjà avant la grossesse présentaient des troubles de compensation, tandis que les 15 autres, dont les lésions étaient moins avancées, furent améliorées et sortirent en bon état.

Les explications ne manquent pas pour expliquer la terminaison fatale. Spiegelberg admet que la cessation de la circulation utéro-placentaire et la rétraction de l'utérus déterminent le passage d'une plus grande quantité de sang dans les veines ; il en résulte une congestion de la circulation pulmonaire et un engorgement du cœur droit.

Pour Fritsch, c'est un phénomène inverse, la délivrance provoque une diminution de pression dans l'abdomen qui, jusque-là, a été distendu, le sang y afflue et il résulte un vide relatif du côté du thorax, le cœur déjà dilaté s'anémie, l'asystolie augmente et amène la mort.

Löhlein et Schlayer se rattachent à l'opinion de Spiegelberg ; pour eux, l'abaissement de la paroi abdominale par l'air extérieur ainsi que l'affaissement du diaphragme jusqu'alors soulevé par l'utérus gravide compensent la diminution de pression qui survient du côté des vaisseaux abdominaux. Le diaphragme n'est plus tendu ni soulevé et, en s'abaissant, il facilite l'aspiration du sang dans la cavité thoracique ; les vaisseaux du poumon s'engorgent, la circulation du cœur droit est gênée, le myocarde fatigué ne peut triompher de ce nouvel obstacle, d'où la persistance des troubles asystoliques et la mort rapide.

Toutes ces explications sont bien théoriques ; il est plus simple de tenir compte des conditions hydrauliques qui se produisent après l'accouchement. Le sphygmomanomètre de Potain indique nettement que l'évacuation de l'utérus ne diminue que faiblement l'excès de pression qu'avait provoqué le travail ; et l'observation clinique nous montre que des accès d'éclampsie, des hémorragies cérébrales surviennent parfois pendant les premières heures du puerpérium ; or les accidents de cette sorte sont commandés par l'excès de tension qui persiste dans le système aortique.

Aussi est-il légitime d'admettre que le cœur, déjà surmené par les efforts et les douleurs du travail, ne peut lutter contre cette pression persistante, l'asystolie en se prolongeant s'aggrave et s'exagère, et la mort peut en être la conséquence.

3. Influence des maladies du cœur sur la grossesse, l'accouchement, les suites de couches et sur le produit de la conception.

a) *Influence sur la grossesse*. — Ce qui frappe quand on compulse les statistiques relatives à la coïncidence de la grossesse et des maladies de cœur, c'est la fréquence de l'accouchement prématuré ou de l'avortement. Durozier a établi le premier que les femmes atteintes de maladies du cœur sont sujettes à l'irrégularité des règles qui prennent souvent la forme de pertes et que, chez elles, les fausses couches sont fréquentes. Budin, Peter, Berthiot, Marty, Bouquet-Lagrange, Porak, Schlayer sont arrivés, par l'examen de leurs faits, à des conclusions analogues.

Il est entendu que l'interruption de la grossesse ne survient que dans les cas qui s'accompagnent de troubles circulatoires plus ou moins marqués ; car, parmi mes observations où la compensation était régulière, je n'ai constaté qu'un seul cas d'accouchement prématuré, et il s'agissait d'une grossesse gémellaire.

Les choses se passent ordinairement de la façon suivante : lorsqu'une femme atteinte de cardiopathie se marie et devient enceinte, elle conduit ordinairement son premier et son second accouchement à terme, puis à mesure que se développe la fatigue du cœur, il survient des accouchements prématurés, puis des avortements. L'interruption de la grossesse est d'autant plus fréquente que la lésion cardiaque est ancienne et la compensation insuffisante.

Courréjol, réunissant ses faits à ceux de Porak, constate :

Accouchements à terme	128
— avant terme	92
	220

Expulsion du fœtus avant terme, à une époque indéterminée.	26	Avortements à 5 mois . .	6
Avortements à 2 mois . .	7	— 6 — . .	8
— 3 — . .	3	— 7 — . .	20
— 4 — . .	8	— 8 — . .	8
		— 9 — . .	4

Sur les 25 cas de Schlayer, il y eut 9 avortements qui survinrent pendant les premiers mois — et, parmi les femmes qui accouchèrent à terme, 3 d'entre elles eurent un accouchement gémellaire. Cet observateur fait remarquer que, si l'interruption de la grossesse survient de préférence chez les multipares, c'est que, chez elles, les grossesses et accouchements antérieurs ont entamé déjà la résistance du myocarde. Ces 25 cas eurent les résultats suivants :

Primipares. .	5	} 10 {	Accouchements à terme . .	6
Secondipares .	5		Accouchements prématurés.	4
			Accouchements à terme . .	4
Multipares. . .	15		Accouchements prématurés.	10
			Incertain.	1

L'accouchement prématuré survient donc deux fois plus souvent chez les multipares que chez les autres.

L'expulsion du fœtus pendant les premiers mois résulte de la congestion utérine si fréquente chez les femmes atteintes de lésions cardiaques, elle est aussi la conséquence de petites hémorragies placentaires et de la dégénérescence graisseuse de la caduque. L'avortement ne détermine que bien rarement des accidents de quelque importance et, sauf l'hémorragie qui en est inséparable, il ne provoque presque jamais ces accidents de congestion pulmonaire ou de syncope cardiaque si fréquents à une période plus avancée de la grossesse. Cette bénignité de l'accouchement abortif comparée aux dangers qui accompagnent l'accouchement à terme et même l'accouchement prématuré s'explique par la facilité d'expulsion de l'œuf, par l'absence d'effort et la réduction du travail à un minimum compatible avec les forces de la parturiente.

b) *Influence sur l'accouchement et les suites de couches.* — L'accident le plus ordinaire est la métrorragie qui peut survenir au début du travail et avant l'expulsion du fœtus. Les hémorragies sont surtout observées immédiatement après l'accouchement, elles sont parfois d'une abondance redoutable et mettent en péril la vie des malades. Elles accompagnent l'accouchement prématuré et l'avortement, et sont liées pour la plupart à l'inertie utérine. Comme Porak le fait remarquer, elles coïncident dans la plupart des cas, avec des troubles cardiaques plus ou moins sérieux. Ajoutons encore que les métrorragies peuvent être tardives et se produire à une époque quelconque du puerpérium ; elles sont parfois singulièrement tenaces.

c) *Influence sur le fœtus.* — Cette influence est ordinairement défavorable, tantôt il y a avortement, tantôt naissance avant terme ; et la vie des nouveau-nés reste alors précaire et leur avenir douteux. Les enfants sont parfois expulsés morts, même quand ils naissent à une époque où ils pourraient être viables. Porak l'a noté dix-neuf fois, soit un peu moins d'une fois sur dix accouchements. Cette mort prématurée doit être attribuée aux lésions du placenta et à la nutrition défectueuse des vaisseaux.

Durozier a avancé en outre que les enfants nés de femmes atteintes de maladies du cœur mouraient souvent en bas âge ; sa statistique qui porte sur quarante et une femmes indique :

Fausses couches. Enfants mort-nés. 21
Accouchements à six mois. 5
Morts de bonne heure (avant 4 ans) 37

Ces chiffres sont bien sévères et ne me paraissent pas être l'expression de la vérité. Des 32 enfants que j'ai rassemblés dans ma statistique, presque tous sont nés à terme, bien portants, avec un poids qui dépassait parfois la moyenne. Ici encore, il faut distinguer entre les maladies du cœur qui sont compensées et celles qui ne le sont pas ; les premières ne troublent ni la grossesse, ni la parturition, elles ne semblent guère influer sur la santé et l'avenir du rejeton.

Lorsque la mère succombe pendant la grossesse, on a cherché à extraire l'enfant par l'opération césarienne ou la version. Sur les 15 cas cités par Rémy, 7 fois l'enfant a été extrait de cette façon. Sur ces 7 enfants, 3 étaient vivants (2 fois la mort de la mère avait été subite, sur le troisième cas on n'a pas assez de renseignements).

PRONOSTIC. — Pour établir le pronostic des maladies du cœur dans leur rapport avec la gestation, il est nécessaire de grouper les faits en plusieurs catégories.

Un premier groupe renferme les cas assez nombreux où l'affection cardiaque reste latente pendant la grossesse, le travail et les suites de couches. Je crois avoir démontré que ces cas sont plus nombreux qu'on ne l'admettait généralement. Pour ceux-là, le pronostic est bon quelle que soit la nature de la lésion orificielle.

Un deuxième groupe renferme les cas où le fonctionnement du cœur n'est troublé que faiblement et pour la première fois, au cours de la gestation. Sans être aussi favorable que dans la catégorie précédente, le pronostic reste cependant bénin parce que l'insuffisance cardiaque est peu marquée, qu'elle peut être atténuée par le repos et le traitement médical, et que les accidents disparaissent à la suite de l'avortement ou de l'accouchement à terme.

Le dernier groupe se rapporte aux cas plus sévères où l'on voit se dérouler l'ensemble des accidents gravido-cardiaques, et dont la terminaison est fatale à une époque plus ou moins éloignée de la conception.

Il est facile de voir que cette dernière catégorie a surtout attiré l'attention des médecins et leur a fait conclure à l'aggravation ordinaire des maladies du cœur pendant la grossesse.

Est-il possible de baser le pronostic sur la variété de la lésion orificielle ? On sait que Spiegelberg et Schröder considéraient les lésions aortiques comme déterminant plus facilement des accidents pendant la grossesse, et les lésions mitrales, au cours du travail et à la suite. Tandis que, pour Germain Sée, le rétrécissement mitral jouit d'une sorte d'immunité, pendant la grossesse, Macdonald lui attribue, au contraire, une gravité exceptionnelle. D'une façon générale, on est d'accord sur la gravité des lésions mitrales, du rétrécissement surtout, pendant la grossesse et pendant le travail ; Schlayer fait remarquer que les deux malades qui moururent en accouchant étaient atteintes de cette dernière lésion. Nous avons vu également que la mort subite pendant la gestation coïncide le plus souvent avec le rétrécissement mitral. On comprend cette gravité si l'on songe que, dans cette localisation de l'endocardite, la compensation dépend de l'énergie de l'oreillette gauche, tandis que dans les lésions aortiques, le ventricule gauche plus épais, plus résistant, est capable de compenser pendant longtemps le rétrécissement de l'orifice ou l'insuffisance des valvules. Par contre, lorsque l'asystolie arrive, elle est plus rapide et semble plus irrémédiable dans les maladies aortiques.

Les lésions du cœur droit sont le plus souvent secondaires à des altérations pulmonaires ou à des maladies du cœur gauche. J'ai cependant observé, une fois, une insuffisance tricuspide qui paraissait primitive et qui se traduisit, pendant deux grossesses, par une immunité complète ; dans un cas de Robert Lee, la grossesse survenant chez une femme atteinte de lésions tricuspides détermina la congestion pulmonaire, l'avortement et la mort de la malade au bout de quelques jours.

En résumé, il est impossible d'établir le pronostic des maladies du cœur, dans la grossesse, d'après la nature de la lésion valvulaire, ni même d'après le degré de cette lésion, c'est l'état du myocarde qui doit être seul pris en considération. J'ai observé les formes les plus diverses : insuffisance tricuspide, rétrécissement et insuffisance de l'orifice mitral, rétrécissement et insuffisance de l'orifice aortique, isolés ou combinés, j'ai même vu des lésions complexes relatives à des maladies des deux orifices du cœur gauche sans que la grossesse fût troublée ni interrompue. La résistance du muscle cardiaque qui n'est jamais indéfinie présente des variations très grandes selon les sujets et certains cœurs dégénèrent plus rapidement que d'autres sans qu'on en connaisse exactement la raison ; c'est précisément de cette variabilité dans la résistance que résultent l'optimisme des uns, qui ont vu les cardiopathies rester latentes pendant toute la grossesse, et le pessimisme des autres, qui ont constamment observé des cas malheureux.

Il est une forme spéciale de cardiopathie qui est influencée de la façon la plus défavorable par la grossesse, je la signalerai en passant, parce qu'elle a été délaissée par tous les auteurs qui n'ont eu en vue que les lésions valvulaires, je veux parler de l'hypertrophie qui se manifeste comme la conséquence de l'artério-sclérose et de la néphrite interstitielle. Comme c'est une maladie qui ne survient généralement qu'à partir d'un certain âge, elle se rencontre assez rarement chez les femmes enceintes ; j'en ai cependant observé plusieurs exemples dans lesquels l'hypertension artérielle, l'éclat diastolique des valves aortiques, le souffle d'insuffisance fonctionnelle, le bruit de galop et les dimensions du cœur ne laissaient aucun doute sur l'existence et l'origine de l'hypertrophie. Chez les malades qui présentent le cœur de Traube, la grossesse est une complication redoutable parce qu'elle trouble les fonctions rénales, augmente l'albuminurie et favorise les symptômes d'asystolie. Dans les deux cas que j'ai rencontrés, il y eut une fois avortement, et, l'autre fois, accouchement prématuré d'un enfant mort.

On peut reconnaître la dégénérescence du myocarde à l'apparition précoce des symptômes d'insuffisance cardiaque dès le troisième ou le quatrième mois, à leur aggravation continue malgré le repos et malgré le traitement ; la digitale est encore le réactif le plus fidèle pour apprécier la valeur de résistance du muscle cardiaque. L'irrégularité du pouls, la tachycardie indiquent aussi un mauvais état de la fibre musculaire. Les cas les plus défavorables sont ceux de ces femmes qui ont eu déjà, antérieurement à leur grossesse, des troubles de compensation et qui arrivent à leur accouchement avec des lésions comme l'ascite, l'hydrothorax, les congestions viscérales, la néphrite surtout. On comprend facilement que toute maladie fébrile, comme la pneumonie, la broncho-pneumonie, qui vient s'ajouter pendant la grossesse à une maladie du cœur, aggravera singulièrement le pronostic. La production d'une endocardite récente qui vient se greffer sur des valvules déjà malades est toujours un événement des plus fâcheux, elle est la cause de ces endocardites infectieuses qui surviennent pendant la grossesse ; il en est de même des troubles digestifs et surtout des vomissements incoercibles.

TRAITEMENT. — a) *Prophylaxie*. — Une question de la plus haute importance se présente tout d'abord : peut-on permettre le mariage et la maternité à une jeune fille atteinte d'une lésion cardiaque? On connaît la formule si nette de Peter : fille, pas de mariage ; femme, pas de grossesse ; mère, pas d'allaitement. Jaccoud est moins absolu, il admet des tempéraments et cherche à distinguer selon les cas. Si la malade n'a jamais souffert, et que les lésions soient bien compensées, il n'y a pas de raison pour interdire le mariage ; on tiendra compte toutefois des aspirations morales et de la *position sociale* de la jeune fille, selon qu'elle sera obligée ou non de travailler lorsqu'elle deviendra enceinte. Jaccoud va plus loin, il croit que certains accidents d'asystolie, comme l'œdème léger des malléoles, les palpitations, ne sont pas des contre-indications absolues au mariage ; on ne devra reculer que dans les cas où il y a de la dyspnée, des hémoptysies et des symptômes bien nets d'asthénie cardiaque.

Chacun juge, en pareille matière, d'après son expérience et ses observations personnelles, et c'est la raison pour laquelle je me rattache à l'opinion de Jaccoud. J'ai vu trop de cardiopathes supporter la grossesse et accoucher sans accidents pour que j'en arrive à défendre absolument le mariage aux jeunes filles atteintes de maladies de cœur; je ne fais aucune différence entre les lésions orificielles, qu'il s'agisse du rétrécissement mitral ou de l'insuffisance aortique, à condition que ces lésions soient compensées et qu'il ne soit survenu, à aucune époque, des accidents d'asystolie; la force latente toujours en réserve dans un muscle cardiaque sain pourra suffire au surmenage passager qui est inséparable des derniers mois de la grossesse et des efforts de l'accouchement. S'il se manifestait

de la dyspnée, de la bronchite, un peu d'œdème des membres inférieurs, on remédierait à ces troubles passagers par le repos absolu
au lit, par des soins hygiéniques, l'emploi de la digitale et l'usage du
lait; relevée de ses couches, la jeune femme verra l'équilibre se
rétablir et sa santé revenir au point où elle était avant sa gestation.

Mais si la malade a déjà eu des accidents avant son mariage,
qu'elle ait présenté des signes bien nets d'insuffisance cardiaque
comme de la congestion pulmonaire, des hémoptysies et surtout s'il
existe de l'albuminurie persistante, on peut être certain que la grossesse sera gravement troublée et l'avenir de l'enfant compromis.

Il est difficile dans les cas de ce genre de fixer des règles absolues,
chaque cas veut être examiné en particulier, et c'est après un minutieux examen des bronches, du poumon, des reins, du foie, de l'état
de la menstruation, des dimensions et du fonctionnement du cœur
qu'on pourra prendre une décision si importante pour l'avenir d'une
jeune fille. La conclusion de cette étude, c'est qu'on peut, dans certains cas de lésions valvulaires, permettre le mariage et la maternité,
à condition toutefois de ne pas en abuser ; il faut songer au danger
des grossesses répétées.

Lorsqu'il est survenu des troubles de compensation un peu graves,
il est indispensable que la mère n'allaite pas son enfant ; le nour-
rissage est une mauvaise condition pour un cœur à fonctionnement
défectueux, en raison de la fatigue physique et des émotions morales
qui l'accompagnent, et aussi de la dépense en eau qui est inséparable de la sécrétion lactée.

b) *Traitement médical.* — Lorsqu'une femme atteinte de maladie
du cœur devient enceinte, la conduite à tenir variera avec le degré
de l'affection.

Nous avons établi, à propos du pronostic, trois catégories différentes de malades, nous allons reprendre cette différenciation établie
d'après l'atteinte plus ou moins profonde portée au fonctionnement
du myocarde et montrer que chacune d'elles est justiciable d'un
traitement spécial.

Chez les malades du premier groupe où la lésion passe inaperçue
et veut être cherchée, on doit se borner à l'expectation parce que la
compensation reste suffisante ; on usera tout au plus des moyens
hygiéniques pour empêcher le refroidissement et écarter les complications pulmonaires qui en sont la conséquence; on recommandera
d'éviter avec soin les émotions et les fatigues. L'emploi du lait rend
les plus grands services, c'est un moyen préventif qui a fait ses
preuves non seulement contre l'albuminurie déclarée, mais encore
comme agent prophylactique pour la prévenir. Toute femme atteinte
de lésions cardiaques qui devient enceinte doit prendre en moyenne
1 litre à 1 litre 1/2 de lait par jour, pendant les six premiers

mois et 2 litres pendant les trois derniers (Jaccoud). Ce sera la seule thérapeutique à adopter, car il est inutile et même dangereux de traiter par les révulsifs et la digitale un cœur qui fonctionne régulièrement.

Le deuxième groupe comprend les malades qui ne présentent que des phénomènes pathologiques de faible intensité; on devra intervenir, chez elles, dès l'apparition des troubles morbides qui se manifestent sous forme de palpitation, de dyspnée et de bronchite. Les malades seront confinées au lit, pendant l'hiver surtout, et y passeront la plus grande partie de la journée. L'emploi du lait, de quelques diurétiques et laxatifs, la digitale en infusion ou en macération suffiront souvent pour renforcer l'action du cœur et enrayer les premiers troubles de compensation.

Mais dans les formes sévères qui se caractérisent par les accidents gravido-cardiaques, lorsqu'à la bronchite se joignent la congestion et l'œdème du poumon, qu'on voit survenir des congestions viscérales, de l'anasarque et de l'ascite, que la dyspnée est incessante et empêche l'alimentation et le sommeil, une intervention énergique devient nécessaire. Peter a insisté sur les bons effets de la saignée qui a tout au moins un résultat immédiatement utile en calmant la dyspnée et l'angoisse des gestantes. On lui adjoindra les inhalations d'oxygène, les injections sous-cutanées de caféine et d'éther; les infusions de digitale ou la digitaline. Mais il arrive souvent que les troubles de compensation ne peuvent être améliorés par le traitement médical, la vie des malades est en péril par la dyspnée croissante et l'asthénie cardiaque, il faut alors recourir à l'accouchement prématuré.

c) *Traitement obstétrical.* — Doit-on pratiquer l'avortement ou l'accouchement prématuré? à quelle époque faut-il intervenir?

Les avis sont partagés sur les avantages de l'interruption de la grossesse. Les cas qui nécessitent une pareille opération sont toujours graves, l'état des malades semble être arrivé au point que la continuation de la vie semble impossible et comme l'enfant est viable, puisque les accidents ne surviennent guère que dans les derniers mois de la grossesse, comme l'accouchement détermine quelquefois la disparition des symptômes dyspnéiques, il semble légitime de le provoquer.

Il s'en faut cependant que les résultats soient toujours favorables et que l'interruption de la grossesse allège régulièrement les charges du muscle cardiaque. L'accouchement ne détermine souvent qu'une amélioration passagère et parfois il aggrave une situation déjà menaçante; toutes les cardiaques chez lesquelles l'accouchement prématuré a été provoqué, à la clinique obstétricale de Berlin, ont succombé soit pendant le travail, soit bientôt après. Dans un cas personnel, j'ai vu la même terminaison. Il est vrai que la statistique de Porak est un peu plus encourageante : sur 7 exemples d'interruption de la grossesse provoquée, on trouve 4 succès pour la mère et 2 succès pour l'enfant.

Les conséquences fâcheuses de l'accouchement prématuré résultent de ce que les troubles cardiaques sont trop profonds et les lésions trop avancées quand on intervient, elles résultent aussi de ce que le travail même hâtif est, pour un cœur malade, une cause de surmenage qui active la marche de l'asystolie, l'on sait du reste que la délivrance ne supprime pas toujours les désordres de la circulation. L'accouchement prématuré spontané semble avoir des résultats meilleurs et comme il est souvent la conséquence des troubles de compensation, peut-être est-il préférable le plus souvent de temporiser ; au surplus on ne doit provoquer l'accouchement que dans les cas urgents d'œdème pulmonaire.

Si la conduite de l'accouchement est délicate lorsque l'enfant est viable, elle l'est bien davantage quand il s'agit d'interrompre la grossesse pendant les premiers mois ; la provocation de l'avortement est une mesure grave qui ne doit être entreprise qu'après mûre réflexion. Lorsque l'état de la malade est tel qu'elle semble arrivée à la dernière période de la résistance, il est permis de préférer son existence à celle d'un embryon qui trop souvent n'est pas viable. Il est impossible d'établir des règles fixes, et chaque cas commande une conduite spéciale. On remarquera que les résultats opératoires de l'avortement provoqué sont généralement meilleurs que ceux de l'accouchement. Nous savons que ce dernier n'a pas toujours pour résultat d'améliorer l'état des malades, tandis qu'après l'avortement on a signalé plus souvent le rétablissement de l'équilibre circulatoire, sans doute parce que la grossesse est moins avancée et le travail réduit à peu de chose.

Si l'état des gestantes est trop grave pour qu'une perte de sang même minime risque d'être une cause de collapsus, on pourra, à l'exemple de Doléris, brusquer l'intervention. Chez une jeune femme, au deuxième mois de sa grossesse et atteinte d'anémie profonde résultant de vomissements incoercibles, coïncidant avec une lésion aortique non compensée, Doléris ne provoqua pas seulement l'avortement, mais l'effectua en trente-six heures, à l'aide de la dilatation progressive avec la laminaire, et du curetage de la matrice ; en l'évacuant rapidement, son but était de réduire la perte du sang à son minimum. Cette manière de procéder a des avantages lorsqu'on se trouve en face de femmes exténuées par les vomissements incoercibles et une affection organique sévère qui commandent l'épargne du sang.

Lorsque le travail est commencé, l'indication capitale consiste à l'accélérer et à le terminer aussi tôt que possible. La femme restera dans la position demi-couchée et évitera de faire des efforts d'expulsion qui ne peuvent qu'augmenter les troubles respiratoires. On appliquera le forceps dès que la tête sera de bonne prise, et, s'il y a rétrécissement et que le sommet tarde à s'engager, il faudra pratiquer la version. L'extraction sera faite avec une très grande lenteur afin d'éviter un trop brusque abaissement de la pression intra-abdominale; c'est dans le même but que Fritsch a conseillé de placer sur l'abdomen, après la naissance de l'enfant, un sac de sable du poids de 3 à 4 kilogrammes.

Faut-il anesthésier les malades? Doit-on se servir du chloroforme ou de l'éther? Je crois l'anesthésie préférable et même nécessaire afin d'abréger la durée de l'intervention. Les anesthésiques devront être administrés avec soin et l'état des malades exige une surveillance continue. Si le chloroforme a l'inconvénient de provoquer la syncope cardiaque, l'éther prédispose à l'œdème pulmonaire qui est particulièrement à craindre chez ces malades, et, tout bien considéré, le chloroforme est préférable; il a rendu des services à Macdonald, qui pense que, « bien administré, il ne peut être qu'utile dans tous les cas ». Du reste, les chirurgiens ne reculent guère aujourd'hui devant son emploi chez les malades atteints de maladies du cœur et, dans le cas spécial qui nous occupe, il présente moins d'inconvénients qu'une opération obstétricale dont la durée serait forcément prolongée par l'absence d'anesthésie.

Lorsque l'accouchement sera terminé, les malades devront être surveillées par le médecin pendant une heure au moins; nous avons signalé à différentes reprises les symptômes alarmants et le danger parfois extrême qui suit la délivrance, ce danger résulte soit d'une congestion pulmonaire, soit plutôt d'un collapsus cardiaque, l'organe central de la circulation surmené par les efforts de travail devenant incapable de fonctionner. Les accidents de ce genre sont à craindre particulièrement chez les femmes anémiées par les pertes sanguines. S'il y a des symptômes de congestion pulmonaire, on pratiquera l'ouverture de la veine, ou bien on appliquera des révulsifs sur le thorax : sinapismes, ventouses sèches ou scarifiées. Contre la paralysie du cœur, il est nécessaire d'administrer les excitants énergiques, comme les injections sous-cutanées de caféine et d'éther camphré, la flagellation de la face, la respiration artificielle, l'air frais et renouvelé, les ventouses scarifiées sur la région précordiale. On se montrera très réservé, chez ces malades, sur l'emploi de l'ergot de seigle ou de l'ergotine parce qu'ils provoquent facilement un collapsus redoutable ; leur indication doit être limitée aux cas strictement nécessaires où se manifeste une hémorragie grave.

Lorsque la femme meurt subitement sans être accouchée et que l'enfant est viable, on doit pratiquer l'opération césarienne ou l'accouchement forcé; sur 15 femmes qui succombèrent de cette façon, 7 fois on put extraire l'enfant par la césarienne, et 3 fois on obtint un enfant vivant.

Pendant les suites de couches, on reviendra au traitement ordinaire des cardiopathies; la digitale, la caféine, les diurétiques, le lait, le repos prolongé contribueront à rétablir un équilibre qui pourrait être compromis d'une façon irrémédiable par une grossesse ultérieure.

ARTICLE II. — VARICES

ALBERTS, Zur Casuistik der Behandlung von Varicen Schwangerer mit subcutanen Ergotin-Injektionen, Inaug. Dissert., Iéna, 1875. — ATKINSON, Varix of labium ; Rupture during labour (Brit. med. Journ., 1886, t. II, p. 413). — BAILLÉ, Varices des membres inférieurs chez la femme enceinte, th., Bordeaux, 1886. — R. BARNES, Remarks on some physiologico-pathological phenomena of the circulation in pregnant women (Brit. medic. Journ., 1865, t. II, p. 603). — BATUAUD, Varices de la vulve pendant la grossesse (Pratique méd., 29 avril 1890). — BLOT, Des tumeurs sanguines de la vulve et du vagin pendant la grossesse et l'accouchement, Paris, 1853, p. 25. — BRIQUET, Mémoire sur la phlébectasie, etc. (Archiv. gén. de méd., 1825, t. VII, p. 200). — BUDIN, Des Varices chez la femme enceinte, thèse d'agrég., Paris, 1880. — CAZIN, Des Varices pendant la grossesse et l'accouchement. Mémoire pour le prix Capuron, Paris, 1879, et Archiv. de tocol., 1879-80. — DURET, Recherches sur la pathogénie des hémorroïdes (Arch. de méd., 1879, t. II, p. 641, et 1880, p. 60). — ERICHSEN, Ligature of varicose veins in a pregnant woman (The Lancet, 1857, vol. II, p. 169). — FATIN, Considération sur le traitement des varices, th., Paris, 1880. — B. C. HIRST, Variköse Venen im breiten Mutterband (Centralbl. f. Gynæk., 1891, p. 246). — HOLDEN, Immense vulval and vaginal varix (New-York med. Record., 1868). — LEGRY, Hémorragie considérable par rupture traumatique des organes génitaux (Progrès méd., 22 octobre 1887). — LEONARDI, Pathogénie nerveuse des varices chez les femmes enceintes, th., Paris, 1888. — LESGUILLONS, Des Varices qui se développent sous l'influence de la grossesse, th., Paris, 1869. — MAC CLINTOCK, Diseases of women, 1863, p. 272. — MOUGEOT, Contribution à l'étude des ruptures variqueuses vulvaires pendant la grossesse, th., Paris, 1883. — MOUSSAUD, thèse, Paris, 1890. — NAHMMACHER, Tödtliche Blutung bei einer Hochschwangeren aus einem Varix der Vulva (Berlin. klin. Wochensch., 1890, n° 42). — QUEIREL, Des Varices pendant la grossesse et l'accouchement (Ann. de Gyn., t. XV, 1881, p. 275). — RICHARD, Étude sur la phlébectasie superficielle chez la femme enceinte, th., Paris, 1876. — RIVET, Que deviennent les varices chez les femmes enceintes lorsque le fœtus succombe? (Arch. de tocol., 1883, p. 742). — RUGE, Wirkung des Ergotins auf die Varicen Schwangerer, Berlin, 1873. — SEUVRE, Bull. de la Soc. anat., 4 avril 1873. — SIMPSON, The diseases of women, 1872, p. 139. — TARNIER in CAZEAUX, 1870, 8e édition, p. 482, art. Varices, Hémorroïdes. — VERNEUIL, Note sur les varices profondes de la jambe envisagées surtout au point de vue clinique (Gaz. hebd., 1861, p. 428). — WINCKEL, Berichte und Studien, Leipzig, 1872-1880, Bd. II, p. 234. — P. YOUNG, Fatal case of accidental hemorrhage (Edinb. med. Journ. 1865, vol. XI, p. 381).

La dilatation variqueuse des veines de certaines régions est un phénomène fréquemment observé chez la femme enceinte, aussi les travaux qui s'y rapportent sont déjà nombreux ; nous citerons les recherches de Lesguillons, de Richard, la monographie importante de Cazin et la thèse d'agrégation de Budin qui donne un résumé complet et judicieux de la question. A l'étranger, cette complication de la grossesse a donné lieu aux travaux d'Alberts, de Mac Clintock, de Barnes, de Simpson, de Winkel, pour ne citer que les plus importants. La symptomatologie de cette lésion, la marche, les complications possibles sont bien connues aujourd'hui, de même que le traitement ; la pathogénie seule présente encore une certaine obscurité.

Les varices qui se développent au cours de la gestation siègent de préférence sur certaines régions qui sont : les *membres inférieurs*, les *organes génitaux internes* et *externes*, l'*anus* et le *rectum ;* nous étudierons successivement ces diverses localisations.

1. *Varices des membres inférieurs.*

Le développement des varices sur les membres inférieurs est la forme la plus fréquente et aussi la plus importante à connaître. Les veines dilatées siègent :

a) Soit dans le plan superficiel,
b) Soit dans le plan profond.

a) *Varices superficielles.* — L'aspect du membre atteint est des plus variables, tantôt il n'existe que de simples varices capillaires qui se dessinent sous forme de marbrure, de taches bleues et dont la ressemblance avec les ecchymoses est très grande. D'autres fois et c'est le cas le plus ordinaire, il s'agit de gros cordons mollasses, bleuâtres, qui forment un relief très apparent. Lorsque les varices sont anciennes, les tissus voisins sont épaissis, comme infiltrés ; enfin il peut exister des dépôts de pigment le long des veines variqueuses qui forment des lignes brunes plus ou moins foncées.

Siège. — Le siège le plus habituel de ces dilatations est sur le trajet de la saphène interne et de la saphène externe, au niveau de la partie antéro-interne du tiers inférieur de la jambe ou au niveau du mollet. On les rencontre encore à la face interne du genou, dans la région de la patte d'oie, ou plus haut vers la racine de la cuisse, c'est-à-dire dans la région correspondante à l'embouchure des grosses veines superficielles, au moment où elles plongent dans les veines profondes. Je n'en ai jamais vu, pour ma part, s'étendre dans la partie supérieure de l'abdomen, vers le nombril ou sur les seins, comme l'a indiqué Queirel. La face interne du pied est aussi un siège de prédilection et parfois la confluence et la superficialité des cordons dilatés y sont telles qu'on croirait à l'existence d'un vaste nævus de toute la région malléolaire. Les deux membres sont fréquemment atteints quoique d'une façon inégale, et quand un seul est frappé c'est plus souvent le membre gauche.

Symptômes et marche. — Le mode d'apparition et de développement est des plus variables, les varices apparaissent rarement pendant la première grossesse, ce n'est qu'à la troisième ou la quatrième qu'elles se développent, ordinairement après le troisième mois, le plus souvent à partir du troisième ou du sixième. Chez certaines femmes, leur apparition est hâtive et se manifeste dès le premier mois; pour celles-là, c'est le premier indice de la fécondation. Quelquefois il arrive que des varices qui s'étaient montrées dans une première grossesse disparaissent pour ne plus revenir, mais le fait est très rare, et l'on observe ordinairement l'inverse; en général, elles disparaissent après la délivrance. Elles ne semblent guère se modifier pendant la parturition ; « cependant, affirme Cazin, on les voit quelquefois se gonfler, devenir turgescentes pendant l'effort qui accompagne les douleurs expultrices sans qu'il en résulte d'accidents. »

Les troubles fonctionnels sont variables selon le degré de la phlébectasie : au premier degré, c'est une simple gêne, de la tension, des fourmillements vers les extrémités inférieures qui augmentent par la marche, la station debout et qui disparaissent par la position horizontale. Les douleurs sont plus accusées si la dilatation coïncide avec l'épaississement des parois, et parfois elles sont intenses au point que tout travail devient impossible, les femmes restent confinées au repos, même en l'absence de thrombose et de phlébite; d'une façon générale, les gros paquets variqueux sont bien moins tolérés pendant la gestation qu'en dehors de cet état.

La délivrance amène habituellement la disparition de tous ces symptômes; cette disparition est le plus souvent rapide, au point que, dès la fin de la première semaine des couches, on est étonné de voir disparus les gros troncs veineux qui se dessinaient si fortement sous la peau. Chez quelques femmes, d'après Budin, la diminution apparaîtrait déjà, deux à trois semaines, quelquefois six semaines, avant la parturition, bien que le fœtus soit vivant et continue à se développer. J'avoue n'avoir jamais rien vu de pareil.

La mort prématurée de l'enfant semble avoir une action incontestable. Nous verrons plus loin que Mac Clintock a signalé la disparition des varices des organes génitaux chez les femmes enceintes, lorsque le fœtus vient à succomber. Les rapports directs qui existent entre la circulation des organes génitaux et celle de l'appareil utérin permettent de comprendre la disparition des varices des grandes lèvres.

La même particularité peut se présenter pour les varices des membres inférieurs, ainsi qu'il résulte de deux observations rapportées par G. Rivet. L'affaissement des veines qui jusque-là avaient été tendues, douloureuses, formant des cordons saillants très développés, la disparition de l'œdème, de la tension douloureuse des jambes, coïncidèrent nettement avec la cessation des mouvements de l'enfant.

b) *Varices profondes.* — Cette forme de phlébectasie ne se manifeste guère que par des troubles fonctionnels et par des symptômes moins faciles à constater que lorsque la lésion siège dans le plan superficiel; elle est connue surtout depuis les travaux de Verneuil. D'après lui, les sujets atteints de varices profondes ressentent plus vite la fatigue, le membre affecté semble extrêmement lourd. A ce sentiment de pesanteur se joint de l'engourdissement analogue à des crampes, à des picotements. « Le caractère de ces douleurs est important à préciser ; elles ne sont point lancinantes, rapides et subites comme dans les névralgies, ni brûlantes et pulsatives comme dans le phlegmon ou la phlébite, elles sont tensives, continues, gravatives, et font naître cette angoisse particulière qui accompagne la distension forcée des canaux muqueux ou la plénitude du système vasculaire. »

Le siège de la douleur est à la partie postérieure de la jambe au niveau du mollet ou un peu plus bas, elle est profonde et mal circonscrite. Les sensations douloureuses disparaissent la nuit, dans la position horizontale, elles reviennent par le fait de la station debout prolongée et sont surtout marquées, le soir, après une journée de fatigue. Quand on examine les malades, on trouve de l'empâtement profond avec ou sans œdème superficiel dans la région du mollet ou le tissu inférieur de la jambe. La pression exercée à ce niveau est indolente ou peu douloureuse.

Verneuil pense que ces phénomènes de tension douloureuse sont dus à la pression exercée sur les troncs nerveux par les veines dilatées, il a pu constater le fait dans le cours de ses dissections, tandis que Quenu attribue à la sclérose qui envahit les nerfs eux-mêmes les troubles de la sensibilité.

On observe encore sur les membres atteints de varices profondes, des taches brunes, pigmentaires, des éruptions diverses d'ecthyma, de prurigo, de petits furoncles ; il existe de l'augmentation de la sécrétion sudoripare, enfin la température locale est plus élevée.

L'existence des varices profondes peut être isolée et indépendante de la dilatation des veines superficielles, mais le fait est exceptionnel chez les femmes enceintes. En général, les varicosités sont très apparentes, très superficielles et expliquent par elles-mêmes les symptômes parfois très douloureux qui les accompagnent.

Fréquence. — Il est assez difficile de déterminer la fréquence exacte des varices, ainsi Lesguillons a trouvé qu'un vingtième des femmes en étaient atteintes; Cazin accepte cette proportion, par contre Budin et Winckel les ont rencontrées chez un tiers des gestantes. Cette différence tient sans doute à ce que ces derniers observateurs ont tenu compte de toutes les dilatations, quel qu'en soit le volume, et, si la proportion qu'ils indiquent est un peu exagérée, elle nous semble se rapprocher beaucoup plus de la réalité que les chiffres donnés par Lesguillons et Cazin. L'affection atteint les pluripares avec une fréquence plus grande que ne l'a indiqué Budin; pour celui-ci, le nombre des multipares atteintes de varices serait double de celui des primipares qui en sont affectées. D'après ce que j'ai pu observer, le nombre relatif des pluripares serait bien plus grand et dépasserait de quatre à cinq fois celui des femmes enceintes pour la première fois. Peut-être le fait tient-il à ce que j'observe dans une maternité réservée exclusivement aux femmes mariées et que, chez celles-ci, le nombre des multipares est quatre fois plus élevé.

Causes. — Il est difficile de ne pas accepter la division classique en :

a) Causes prédisposantes;
b) Causes occasionnelles.

a) Les causes prédisposantes sont celles qui président aux dilatations veineuses observées en dehors de la puerpéralité.

L'action de la *pesanteur* joue un rôle incontestable et l'on ne peut que s'étonner de la voir méconnue et contestée par Briquet. Les professions qui obligent les femmes à travailler debout ont une influence manifeste, et, parmi les professions incriminées, je trouve dans mes observations, les guimpières, les repasseuses, les cuisinières, les coiffeuses, les ouvrières en soie, tisseuses en façonné et les blanchisseuses. Du reste, la présence à peu près exclusive des varices au niveau des membres inférieurs indique de toute évidence qu'il faut compter avec l'obstacle que la pesanteur fait éprouver au cours du sang veineux qui revient au cœur droit par la veine-cave inférieure.

La *constitution* des malades influe sur le degré de fréquence de cette infirmité. Les travaux de Bouchard ont montré la relation qui existe entre les hémorroïdes et l'obésité, la lithiase biliaire, la goutte, la gravelle; cet auteur considère toutes ces maladies comme reliées par une disposition causale commune et dérivant d'un même état diathésique. Quoique la relation soit moins évidente pour les varices

des membres inférieurs que pour celles du rectum et de l'anus, il est
incontestable qu'on rencontre fréquemment, en même temps que les
premières, un état général particulier que l'on décrit sous le nom
d'arthritisme. Presque toutes les femmes atteintes de varices des
jambes sont sujettes au rhumatisme, à la migraine, aux coliques
hépatiques, plusieurs ont de l'eczéma et présentent, en même temps
que les dilatations veineuses, une éruption prurigineuse tenace qui ne
disparaît qu'au moment de la délivrance. Cette affection est héréditaire et se présente parfois chez plusieurs femmes de la même famille.

b) La seule cause occasionnelle, c'est l'existence de la *grossesse*
et son action semble tellement évidente qu'il est à peine besoin de la
discuter. Mais si l'existence de cette cause est incontestable, sa
pathogénie présente quelque obscurité. Il est impossible d'invoquer
la compression des veines du bassin par l'utérus gravide, comme
beaucoup d'auteurs l'ont admis depuis Mauriceau ; le développement
des dilatations veineuses dès le premier mois, leur disparition par
la mort de l'enfant à une époque déjà avancée de la gestation,
montrent l'indépendance qui existe entre ces deux phénomènes.

Richard croit qu'il faut invoquer les modifications de pression
que subit, dès le début, l'organe gestateur, et qui portent alors sur la
circulation. D'après lui, l'augmentation de pression intra-veineuse
est très hâtive, elle résulte de l'amplitude plus grande que prennent
les artères et veines utérines, les capillaires disparaissent en quelque
sorte, aussi le sang circule avec plus de rapidité, il afflue en plus
grande abondance dans les plexus veineux péri-utérins qui augmentent de volume. Cette augmentation de tension sanguine retentit
sur les vaisseaux veineux avoisinants, comme la veine hypogastrique,
la veine iliaque primitive et la veine-cave inférieure, c'est-à-dire
sur tous les gros vaisseaux qui servent de débouché aux veines du
système utérin. Le sang des vaisseaux veineux situés au-dessous de
la veine-cave inférieure, trouvant devant lui une tension supérieure
à la sienne, ralentira son mouvement ; de là, stase dans la veine
hypogastrique, la fémorale, la poplitée, la tibiale postérieure, les
saphènes et leurs affluents et, par suite, formation de varices.

Mais on peut objecter, avec Budin, que ces troubles mécaniques
n'expliquent guère la formation des varices dès les premiers mois
de la grossesse ; nous avons observé des femmes qui voyaient
leurs varicosités augmenter de volume par l'arrivée des règles, aussi
croyons-nous qu'il faut faire intervenir un élément physiologique.
Ce qui le prouve, ce sont les faits de disparition des varices des
organes génitaux ou des membres inférieurs après la mort intra-
utérine de l'enfant ; ces faits semblent être un argument en faveur
de la théorie que nous soutenons et qui fait jouer, dans la pathogénie
de la lésion, un rôle non moins important à l'élément physiologique

qu'à l'élément mécanique. La mort de l'enfant ne modifie la masse de l'œuf ni au point de vue du volume, ni au point de vue du poids et cependant on constate un affaissement des tumeurs, une diminution dans la tension des membres inférieurs, les phénomènes inflammatoires si fréquents s'atténuent et disparaissent. Lorsqu'une femme est prédisposée aux varices par sa profession ou sa constitution, il se passe, du côté des membres inférieurs, les mêmes phénomènes fluxionnaires qu'on observe dans le corps thyroïde déjà hypertrophié ou dans les tumeurs érectiles. Sous l'influence de la grossesse, ces tissus présentent une augmentation de volume, une vascularisation plus grande, ils participent aux modifications de la circulation générale qui résultent de la vitalité spéciale de l'utérus et de la pléthore vraie qui accompagne ordinairement la gestation. Les varices participent à un phénomène de même ordre et, pour elles, la grossesse est une condition passagère qui les met en évidence.

ANATOMIE PATHOLOGIQUE. — Quelles que soient leurs causes, les varices présentent des degrés divers dans l'altération de la paroi veineuse. Ces degrés sont au nombre de trois :

1° *Dilatation simple.* — Les parois ont conservé leur structure normale et restent contractiles ; le calibre seul est plus large qu'à l'ordinaire. Lorsque la cause cesse son action, le vaisseau reprend son volume antérieur, c'est ce qui arrive assez fréquemment pendant la grossesse où l'on est étonné de voir disparaître de gros paquets variqueux pendant les quelques jours qui suivent la parturition.

2° *Dilatation uniforme avec épaississement des parois.* — En raison de cet épaississement, le vaisseau s'allonge, s'infléchit et se replie sur lui-même ; il se forme ces pelotons veineux si apparents à la face interne du genou, au niveau de la patte d'oie ou dans la région postérieure et externe de la jambe. A ce degré, la veine s'artérialise, elle reste béante lorsqu'on en pratique la section. La membrane moyenne seule est hyperplasiée dans ses éléments musculaires et conjonctifs, et les *vasa-vasorum* pénètrent jusque dans la partie interne de la couche moyenne (Cornil). Cette forme de dilatation variqueuse est celle qui se rencontre le plus habituellement.

3° *Dilatation inégale avec épaississement et amincissement de la paroi.* — La veine présente des dilatations ampullaires ou fusiformes qui ressemblent à des anévrismes veineux. La tunique moyenne est amincie en certains points, hypertrophiée dans d'autres, d'où l'inégal volume du vaisseau. Les valvules sont allongées, renversées et souvent réduites à une petite bride transversale. Cette forme s'observe surtout sur les branches de la saphène interne.

A côté de ces lésions bien accentuées et qui portent sur les vaisseaux de calibre, on peut signaler les dilatations variqueuses des très petites veinules que l'on désigne sous le nom de *varices capil-laires*. Celles-ci sont parfois très persistantes et restent, dans l'inter-valle des grossesses, les seuls vestiges de dilatations plus considé-dérables. Ces lésions capillaires se présentent sous forme d'un fin lacis très superficiel qui siège de préférence en certains points, comme la face dorsale du pied ou le voisinage des malléoles, la face interne et antérieure de la cuisse ; elles forment des marbrures, des taches bleues que nous avons signalées précédemment.

PRONOSTIC. — Par elles-mêmes, les varices des membres inférieurs ne sont souvent qu'une infirmité bénigne et passagère qui disparaît avec la cause qui l'a produite; mais à la longue, à mesure que les grossesses se succèdent, à l'état varicoïde, à la dilatation simple suc-cèdent les altérations qui caractérisent le deuxième et le troisième degré et les varices deviennent une infirmité définitive. Il faut remar-quer aussi que, pendant la grossesse, certaines femmes éprouvent une tension tellement douloureuse dans les membres inférieurs, que la station debout devient impossible et qu'elles doivent momentané-ment abandonner l'exercice de leur profession. Celles-là, doivent garder le repos absolu, même en l'absence de complications inflam-matoires.

Mais ce qui aggrave le pronostic, ce sont les complications parfois redoutables qui surviennent au cours de la grossesse ou pendant l'accouchement. De ce nombre sont : l'*œdème*, les *ulcérations*, les *éruptions cutanées*, les *hémorragies* et la *phlébite*.

L'*œdème* est beaucoup plus rare qu'on ne le supposerait, Lesguil-lons ne l'a signalé qu'une fois sur 47 cas de varices gravidiques. C'est un symptôme passager qui disparaît par le repos horizontal.

L'*ulcère variqueux* est tout aussi rare, sans doute parce que c'est une complication tardive des varicosités siégeant sur les membres inférieurs et l'on doit se rappeler que celles-ci disparaissent générale-ment après la parturition.

Les *éruptions cutanées* sont généralement prurigineuses et s'ac-compagnent d'une vive démangeaison ; elles consistent en eczéma, en prurigo, en furoncles qui résistent à tous les traitements tant que dure la gestation, mais qui disparaissent très vite quand elle se termine.

Les tumeurs variqueuses peuvent être le siège de *thrombose* et d'*inflammation pariétale*. La coagulation du sang dans le vaisseau dilaté est facile à percevoir, elle donne au doigt la sensation d'un cordon dur, noueux et irrégulièrement arrondi.

La *phlébite* est moins fréquemment observée, elle survient à la suite de marche forcée, de contusions, de chutes, parfois sans cause appréciable ; l'application de topiques irritants sur un ulcère peut aussi la provoquer. Elle se manifeste par ses symptômes généraux et locaux qu'on lui connaît : c'est-à-dire par des malaises, des frissons, de l'élévation de la température; localement les cordons variqueux, sont devenus tendus, rougeâtres, les tissus environnants sont œdématiés; la patiente ressent une douleur lancinante au niveau du point malade, et cette douleur est exagérée par la pression du doigt.

La terminaison peut se faire par résolution ou par phlébite adhésive sans suppuration. Cette dernière forme pourrait même, d'après la remarque de Blot, déterminer la cure radicale de varices volumineuses. Cet auteur a donné, à l'appui, deux observations très probantes où la guérison fut obtenue au septième mois, à la suite de phénomènes inflammatoires au niveau de gros paquets variqueux. Queirel a signalé également la guérison de varices survenues au sixième et au septième mois chez deux femmes enceintes, à la suite de phlébite adhésive ; chez toutes deux le calibre des veines enflammées avait complètement disparu un mois avant l'accouchement. Il est à peine besoin de faire remarquer que les faits de ce genre sont exceptionnels.

Quand la phlébite est suppurative, il s'agit ordinairement de périphlébite localisée, le pus ne pénètre guère dans la lumière de la veine. Budin fait remarquer qu'on ne connaît pas de fait d'infection purulente consécutive à la phlébite des femmes grosses. Un danger plus certain est la possibilité d'embolies pulmonaires avec toutes leurs conséquences. Seuvre a donné une observation relative à une femme enceinte pour la quatrième fois qui présentait aux jambes des varices énormes et qui, dans le courant du deuxième mois, fut atteinte de phlébite fémorale ; elle fut prise brusquement d'angoisse, d'étouffement et succomba en quelques minutes. A l'autopsie, on trouva, dans l'infundibulum du ventricule droit, des caillots fibrineux qui obstruaient l'orifice de l'artère pulmonaire. C'est un cas analogue à ceux qu'a publiés Chabenat et qui se rapportent aux embolies qui se détachent des veines enflammées.

La *rupture* est un accident plus redoutable encore que la phlébite ; les varices peuvent se rompre sans inflammation préalable, c'est même ce qui arrive ordinairement. Sous l'influence de lésions pariétales, la tunique s'amincit au point qu'un simple effort, le grattage ou bien un coup, une contusion, déterminent la rupture du vaisseau. Parfois les femmes n'ont pas conscience du travail insensible d'ulcération et c'est par la sensation d'un liquide chaud qui s'écoule, qu'elles sont averties de l'accident. En général, l'hémorragie est très abondante, bien que l'ouverture soit généralement minime, le liquide sort en bavant ou forme un jet comme celui que produit l'ouverture de la veine dans la saignée. Les multipares sont plus sujettes à cet accident, sans doute parce que les varices sont plus fréquentes chez elles et qu'elles augmentent à chaque nouvelle gestation.

L'hémorragie est très abondante, elle détermine la syncope et parfois la mort ; en outre, son influence sur le produit de la conception est désastreuse, souvent le fœtus succombe et l'on voit l'accouchement prématuré se produire. Le lieu d'élection de la solution de continuité est la région qui avoisine la malléole interne. Chez une malade qui succomba, Polaillon trouva à ce niveau une petite plaie circulaire qui avait produit l'hémorragie.

Nous ne parlerons pas des accidents que détermine la rupture des varices profondes, par cette raison que les symptômes qu'on en a donnés ressortent trop du domaine de l'hypothèse et que leur existence n'a pas été confirmée par des autopsies.

TRAITEMENT. — Le traitement peut être palliatif ou curatif ; le premier seul doit être employé, puisque les varices disparaissent généralement après la délivrance.

Il faudra éviter les fatigues, la marche, la danse, les exercices fatigants et surtout la station verticale prolongée ; les femmes devront renoncer à l'usage des jarretières.

S'il existe de l'œdème, de la tension douloureuse, elles cesseront momentanément l'exercice de leur profession ; le membre sera placé dans la situation horizontale et soumis à une compression légère.

La compression est, avec le repos horizontal, le moyen palliatif par excellence. On lui a reproché, il est vrai, la possibilité de quelques méfaits ; Chaussier, Dubois, prétendaient qu'elle pouvait déterminer l'avortement ; Depaul, des hémorragies utérines et pulmonaires ; mais ces accidents sont tellement exceptionnels qu'il n'y a pas à s'y arrêter, on pourra tout au plus recommander de pratiquer une compression modérée.

La conduite à tenir est la suivante : si la douleur est minime, la position horizontale du membre suffira le plus souvent ; mais s'il y a de la tension, des fourmillements avec impotence plus ou moins grande des membres atteints, il faudra recourir aux moyens usuels de compression.

Le bandage roulé ordinaire est défectueux parce que la bande se desserre au moindre mouvement ; il n'est guère utile que pendant la nuit et lorsque les malades gardent le repos à la chambre.

Le bas lacé est plus usité, surtout le bas en peau de chèvre qui est lacé sur le côté ou sur la partie antérieure. Quand on voudra l'appliquer, il faudra interposer du coton entre la jambe et l'appareil afin de combler les vides, et pour éviter une compression inégale qui produirait de l'œdème.

Les bas élastiques, moitié chanvre et moitié fil de caoutchouc sont moins pratiques parce qu'ils sont très compressifs et souvent difficilement supportés. Comme le recommande Verneuil, ils doivent être faits sur mesure et séparés de la peau par un bas ordinaire d'un tissu doux et fin.

La compression doit porter sur tous les points qui sont le siège de varicosités même sur la cuisse jusqu'au pli inguinal. L'appareil compressif doit être enlevé tous les soirs pour éviter l'irritation de la peau que détermine le bas élastique ; il peut être remplacé, pendant la nuit, par une bande de toile roulée.

Quelques chirurgiens allemands, comme Ruge, Martin, etc., n'ont pas craint de proposer et de pratiquer la cure radicale des varices pendant la grossesse même : ils se servaient d'injections d'ergotine faites dans le tissu cellulaire voisin des phlébectasies ; Alberts, qui a consacré à l'étude de ce procédé sa dissertation inaugurale, croit que, dans quelques cas extrêmes, il peut rendre des services. Nous n'oserions conseiller d'imiter une pareille pratique pour la raison bien des fois rappelée que les tumeurs variqueuses s'atténuent toujours et disparaissent souvent après la libération de l'utérus ; il faut songer encore que les injections d'ergotine sont douloureuses, qu'elles produisent des phénomènes de tension qui se prolongent souvent pendant plusieurs heures, elles provoquent en outre des réactions locales intenses surtout dans des tissus à vitalité amoindrie et elles laissent après elles des abcès, ou tout au moins des indurations dont la résolution est extrêmement lente.

En résumé, nous engageons les praticiens à se borner au traitement palliatif.

Le traitement des complications variera avec leur nature.

Contre l'œdème, le repos avec position élevée du pied, la cessation de la marche et de toute occupation fatigante suffisent souvent à le faire disparaître, au besoin la compression y pourvoira.

Le traitement de la phlébite doit être exclusivement local : repos absolu, larges cataplasmes qui apaisent la douleur, diminuent la tension et favorisent la résolution du travail inflammatoire qui se produit à la périphérie. Il est préférable de renoncer aux embrocations et aux frictions diverses ; on se bornera tout au plus, quand la période aiguë sera passée, à envelopper le membre d'une couche épaisse d'ouate et de faire, par-dessus, une compression modérée. On ne permettra la marche que lorsque toute crainte d'embolie sera définitivement écartée, c'est-à-dire, trente jours au moins après le début des accidents et la formation du caillot.

Les ruptures des varices exigent également le repos horizontal auquel on adjoindra la compression. On la pratiquera avec un bandage roulé qui permet à la fois de la graduer jusqu'au point nécessaire et de l'appliquer exactement au niveau de la solution de continuité. La compression suffit le plus souvent, surtout si l'on a soin de placer le bandage par-dessus des couches de lint ou d'agaric superposées. Il n'y a pas à compter sur la compression faite au-dessous du point malade, son efficacité est souvent nulle en raison des anastomoses nombreuses qui existent entre les veines superficielles et profondes. Il faut s'abstenir absolument d'hémostatiques énergiques, comme le perchlorure de fer; leur action est trop violente et l'irritation locale qu'ils déterminent peut être l'origine de nouvelles complications.

Il est rare qu'une pression régulière ne suffise pas pour arrêter l'hémorragie et écarter les accidents d'anémie aiguë; cependant, Cazin affirme qu'il a dû recourir, chez une de ses malades, à un procédé qui avait été indiqué par Erichsen. « Ce n'est certes pas l'habitude, dit Erichsen, comme le savent tous les accoucheurs, de pratiquer une opération, même la plus légère, sur une femme enceinte ; mais dans le cas qui nous occupe elle était réellement nécessaire. » La malade, en effet, qui était entrée à l'hôpital d'University College, grosse de quelques mois, présentait des varices sur la jambe droite et une grosse veine variqueuse qui saignait presque continuellement, ce qui était pour la malade une source réelle de graves dangers. Arrêter l'écoulement fut l'affaire d'un moment et M. Erichsen opéra suivant sa manière habituelle ; il fit passer une épingle sous la veine et plaçant sur elle un morceau de sonde en gomme élastique il fit la ligature. Ce procédé a été complètement efficace et il n'en est résulté pour la malade aucun inconvénient.

2. *Varices des organes génitaux.*

On peut diviser ces phlébectasies, selon la région où elles siègent, en :

a) Varices de la vulve et du vagin ;
b) Varices du col de l'utérus ;
c) Varices des ligaments larges ;
d) Varices des ligaments ronds.

a) Les dilatations variqueuses qui se développent sur les *organes génitaux externes* sont de toutes les plus fréquentes et les plus importantes à connaître ; mieux encore que les varices des membres inférieurs elles sont en connexion intime avec les modifications qui se passent du côté de l'utérus quand il est fécondé. On connaît la teinte violacée qui apparaît, dès le début de la grossesse, du côté des petites lèvres et du vagin, cette teinte est presque caractéristique et possède, à ce titre, une valeur diagnostique qu'on ne doit pas oublier. Entre la teinte violacée qui traduit la congestion du réseau capillaire et les larges dilatations variqueuses, il y a des transitions insensibles.

Budin croit qu'on les observe le plus souvent entre la grande et la petite lèvre ; pour ma part, il m'a semblé que leur localisation la plus fréquente est la face externe de la grande lèvre d'où elles gagnent la face interne des cuisses et vont s'aboucher aux tumeurs variqueuses de cette région. Elles sont souvent unilatérales, mais elles peuvent s'étendre sur les deux lèvres à la fois. Elles coïncident souvent avec les varices des membres inférieurs, mais ce n'est pas constant ; et, comme fréquence, elles s'observent en moyenne dans le cinquième des cas.

Chez une malade de Budin, on voyait une varice qui, passant entre la grande et la petite lèvre du côté gauche, descendait jusqu'au niveau de la fosse naviculaire, cheminait sous la peau et se continuait sur le périnée.

Ces varices ont l'aspect que nous avons décrit déjà quand il s'est agi des membres inférieurs : ce sont des cordons qui font saillie à la surface cutanée de la grande lèvre, forment comme des tire-bouchons, s'agglomèrent parfois sous forme de paquets mollasses. Du côté des muqueuses vulvaires et vaginales, leur aspect est plus sombre, la teinte est violacée, et, quand elles sont abondantes, elles vont jusqu'à former des nodosités, des bourrelets qui deviennent très apparents quand on écarte les lèvres. R. Barnes en a rapporté un exemple remarquable : une femme arrivée au septième mois de sa grossesse sentit quelque chose qui pendait entre les jambes, c'étaient des varices du vagin qui avaient l'aspect de petits kystes saillants. L'accouchement se fit à terme et normalement, puis les varices disparurent.

Les symptômes subjectifs consistent en démangeaison, en prurit, ou mieux encore en une sensation de pesanteur, de gêne, d'agacement, analogue à celle que produit la chute de la paroi antérieure du vagin. Ces symptômes sont surtout accentués à la fin de la journée, quand la femme a marché ou bien a gardé longtemps la station debout.

Il est à remarquer, comme nous l'avons signalé déjà, que les varices des organes génitaux s'affaissent et diminuent notablement quand l'enfant succombe, Mac Clintock a signalé cette coïncidence qui s'explique par la communauté vasculaire qui existe entre la circulation de l'utérus et celle des organes génitaux externes. Cette modification dans l'état des varices ne peut s'expliquer par une diminution de la pesanteur au niveau du petit bassin, puisque l'œuf conserve le volume et le poids qu'il avait antérieurement.

La seule complication sérieuse que détermine la présence de varices génitales, c'est leur rupture possible. L'hémorragie qui en résulte survient à la fin de la grossesse et éveille l'idée d'un placenta prævia. Il est certain que cette dernière condition est la cause la plus fréquente des hémorragies qui apparaissent à cette période de la gestation, mais elle n'en est pas la seule, il faut y joindre les pertes sanguines qui reconnaissent leur source dans une rupture des varices des organes génitaux externes.

Les accidents de cette sorte présentent une gravité plus grande qu'on ne le supposerait tout d'abord, puisque, dans les 13 cas rapportés par Legry, 9 fois la terminaison a été fatale, c'est une proportion de 70 pour 100. Les causes de cette gravité ne tiennent pas seulement au siège de l'hémorragie, elles résultent surtout de l'erreur commise trop souvent qui consiste à ignorer la nature véritable de l'hémorragie et à croire à l'existence d'une insertion vicieuse. Dans ces conditions, les femmes meurent, faute d'un traitement approprié, et, quand elles résistent, la terminaison favorable provient seulement de l'arrêt spontané de la perte sanguine.

Il est bon de rappeler que le début de l'hémorragie peut être spontané ou causé par un traumatisme insignifiant comme les grattages répétés, le coït, un coup sur la région génitale externe, une chute sur le siège, le fait de s'asseoir sur un corps anguleux. L'abondance du sang est parfois très grande, les symptômes deviennent vite menaçants et même les malades succombent avant l'arrivée du médecin. Dans l'observation rapportée par Tarnier, la perte s'était produite à la suite d'une chute sur une chaise dont le rebord avait porté sur la vulve. On crut à une insertion vicieuse du placenta, on fit le tamponnement et l'hémorragie s'arrêta. Quelques heures plus tard, la malade eut envie d'uriner ; on enleva une partie du tampon et on pratiqua la cathétérisme, une nouvelle hémorragie survint et quelques instants après la femme succombait. « A l'autopsie, on trouva pour toute lésion une plaie contuse d'un centimètre de longueur qui était située sur la face externe de la petite lèvre du côté gauche. Une injection d'eau fut alors poussée dans la veine iliaque primitive. On put s'assurer que le liquide sortait avec abondance et rapidité par la petite plaie dont il vient d'être parlé. »

Pendant l'accouchement, la rupture des varices peut aussi se produire soit pendant la descente de la tête lorsqu'elle distend fortement la partie inférieure du vagin, soit au moment de son dégagement; dans ce cas, l'hémorragie se déclare de suite après l'accouchement et Budin se demande s'il ne serait pas rationnel de conclure de l'apparition d'une large tache de sang s'étendant sur les épaules et le tronc de l'enfant, à la rupture d'un vaisseau occupant les parois du vagin.

D'autres fois, la solution de continuité se produit sans que la muqueuse soit déchirée, le sang inonde le tissu conjonctif et il se développe une tumeur sanguine plus ou moins volumineuse que l'on désigne sous le nom de thrombus.

Traitement. — Les varices des organes génitaux externes sont le plus souvent sans gravité et ne nécessitent aucun traitement. Dans le cas seulement où elles seraient volumineuses, il faudrait prendre quelques précautions pour en prévenir la rupture : garder le repos dans la situation horizontale, éviter tout effort (fatigues, cris), pratiquer une compression légère au moyen d'un bandage en T, calmer les démangeaisons vulvaires, administrer l'*Hamamelis* ou l'*Hydrastis canadensis.*

Si l'hémorragie se produit, le traitement est des plus simples à condition que le diagnostic soit établi, aussi faudra-t-il tout d'abord procéder à un examen minutieux des organes génitaux externes. Du reste l'apparition brusque d'une hémorragie abondante permet presque d'écarter l'existence du placenta prævia; dans ce dernier cas la perte est plutôt persistante, traînante, et revient après des intervalles plus ou moins éloignés. Dès qu'on aura reconnu le vaisseau qui est le siège de l'hémorragie, il suffira de la compression digitale pour arrêter brusquement l'écoulement, puis de l'application d'une pince à forcipressure, d'une serre-fine ou seulement d'un tampon pour maintenir l'arrêt de l'écoulement. Il va de soi que, si la femme est dans un état d'anémie grave et que les symptômes généraux soient menaçants, il faudra parer aux accidents de syncope par les moyens usuels : injections sous-cutanées d'éther, position horizontale, flagellation, etc.

Pendant l'accouchement, pour éviter la rupture, on devra vider la vessie et le rectum, empêcher la sortie trop rapide de la tête et soutenir les varices du doigt jusqu'à ce que la tête ait formé tampon ; au besoin, on appliquera le forceps. Si la rupture se produit malgré ces précautions, il est indiqué de terminer au plus vite et même de faire l'hémostase avant de pratiquer la ligature du cordon.

Après l'accouchement, le traitement est celui que nous avons indiqué au cours de la grossesse : compression digitale, puis tamponnement ou application de pinces à forcipressure ou de serres-fines.

b) c) d) Les varices du *col de l'utérus*, de même que celles des *ligaments larges* ou des *ligaments ronds* qui nous restent à examiner ne sont souvent que des curiosités anatomiques. Cependant Barton Cook Hirst a signalé la possibilité d'accidents graves à la suite de rupture de paquets variqueux, siégeant au niveau du ligament large ; il a même observé une hémorragie mortelle, dix-huit jours après un accouchement qui avait nécessité la craniotomie. D'après lui, cette localisation des varices serait plus fréquente qu'on ne l'admet ordinairement.

Celles du col méritent cependant d'être signalées, parce que leur rupture au moment du travail peut donner lieu à une hémorragie qu'il est facile de confondre avec celle que produit l'insertion vicieuse du placenta ou la déchirure du col. Le toucher et, au besoin, l'examen direct au speculum, permettront de rectifier le diagnostic.

3. *Varices de l'anus et du rectum.*

La fréquence des hémorroïdes internes ou externes a été diversement interprétée. Budin n'a constaté que 18 fois leur présence sur 3oo femmes enceintes, et presque toujours elles sont apparues à la suite de la constipation, tandis que, pour Cazin et pour Laroyenne, elles seraient plus fréquentes. Cazin explique cette discordance par les conditions différentes de milieu où se trouvaient les malades observées : « La clientèle habituelle des maternités, remarque-t-il, se compose d'ouvrières, de ménagères, de cuisinières, de blanchisseuses, de marchandes des quatre saisons prédisposées par leur profession aux varices des saphènes, tandis que, chez les femmes de la bourgeoisie, des classes élevées, ce sont les hémorroïdes qui prédominent. Cette variété de varices, comme Brodie en avait déjà fait la remarque, est plus commune chez les riches, et cela tient sans doute au défaut d'exercice, à la trop grande succulence de la chère et à la constipation ».

En réalité, la cause *prédisposante* des hémorroïdes est un trouble par ralentissement de la nutrition qu'a si magistralement exposé Bouchard. Elles résultent de cette disposition pathologique qui se traduit par des manifestations variées comme la lithiase biliaire, les migraines, l'obésité, la gravelle, la congestion du foie, etc. ; tandis que la cause *occasionnelle* est la constipation habituelle des gestantes, le séjour de la tête dans le petit bassin, les modifications vasculaires du rectum qui coïncident avec l'activité circulatoire de l'utérus. Ces dernières conditions existent chez toutes les femmes enceintes, et, si elles ne produisent pas plus fréquemment la formation de tumeurs hémorroïdales, c'est que ces mêmes femmes sont loin d'avoir, dans leurs dispositions individuelles ou dans celles de leurs ascendants, les troubles pathologiques que nous avons énumérés. L'explication que donne Cazin est très rationnelle et nous l'acceptons absolument.

Les hémorroïdes sont *internes* ou *externes*. Elles se révèlent par des sensations de démangeaison, de chaleur et de prurit à l'anus, les selles sont difficiles, douloureuses ; de temps à autre surviennent des fluxions, sorte de crises hémorroïdaires, qui produisent une exagération de tous les symptômes locaux, et s'accompagnent de malaises généraux, de nausées, avec lombago, dysurie, épreintes, ténesme et élévation de la température. Quelques vaisseaux se rom-

pent et il se produit un écoulement de sang plus ou moins abondant.

Le travail de l'accouchement, à lui seul, peut produire la fluxion
hémorroïdaire et déterminer la procidence de tumeurs internes
jusque-là cachées dans l'intérieur du rectum. Il arrive que des femmes
ne se plaignent de cette lésion que lorsque le travail est terminé,
les paquets variqueux étant restés silencieux pendant tout le cours
de la grossesse. J'ai constaté plusieurs fois l'irréductibilité de ces
bourrelets qui forment des masses irrégulières, rouges, tuméfiées et
étranglées par la contracture du sphincter. Ces accidents ne sont pas
durables et, au bout de quelques jours, on peut constater la réinté-
gration de ces bourrelets qui ne laissent après eux qu'un peu de
rectite catarrhale.

TRAITEMENT. — L'indication primordiale est d'éviter la constipation si fréquente à cette période qu'on peut la considérer comme un
symptôme ordinaire de la gestation.

La constipation sera combattue tout d'abord par le régime, par
l'emploi de viandes blanches, de légumes frais, de compotes de
fruits, de beurre, de lait, de raisins, on évitera de manger trop abondamment, le soir surtout ; les aliments défendus sont les légumes
farineux, le gibier, les conserves, le fromage avancé. L'exercice en
plein air est très salutaire.

S'il est nécessaire, on administrera des lavements émollients ou
mieux des lavements d'eau froide, additionnée de 12 à 15 grammes
d'acide borique. On utilisera dans le même but, et en ingestion par
la bouche, les sels de soude, le carbonate de magnésie (deux à trois
cuillerées à café tous les trois jours) ou encore le podophyllin,
le *Cascara sagrada*, l'huile de ricin, à la faible dose d'une à
deux cuillérées à café, le matin à jeun, de quart d'heure en quart
d'heure.

On a conseillé l'usage interne de l'*Hamamelis virginica*, parce que
ce médicament aurait une action décongestionnante et sédative et
agirait sur le système vaso-moteur. Je n'ose en conseiller l'usage
chez les femmes grosses, en raison des troubles circulatoires et même
de la syncope qu'il détermine parfois.

Lorsque les hémorroïdes sont procidentes, on combat les phénomènes inflammatoires par des lotions pratiquées quatre à cinq fois
par jour avec une éponge trempée dans de l'eau à 48-50 degrés
centigrades, puis on sèche avec un linge sans frotter. On peut remplacer l'eau simple par une solution de sulfate de zinc à 5 pour 1000
lorsqu'il y a du suintement. Chez quelques malades le froid agit
plus efficacement que le chaud ; on l'utilise sous forme de compresses ou de vessie de glace, la malade étant placée dans le décubitus latéral.

C'est à juste raison qu'on rejette l'application locale des sang-sues, en raison des dangers d'infection qui peuvent compliquer leur emploi.

On cherchera également à faire rentrer les hémorroïdes procidentes par un taxis modéré. Ozenne recommande la méthode suivante : la malade étant couchée sur le côté, le siège élevé à l'aide de coussins, on introduit la pulpe de l'index de la main gauche dans l'anus et, de la main droite, on refoule lentement la masse herniée vers le rectum, dans lequel l'index gauche sert de guide pour les manœuvres de réduction. Il faut éviter le taxis forcé, et les incisions qui peuvent être aussi des sources d'infection chez les accouchées.

On peut également, comme Onanoff l'a conseillé, obtenir la réduction par un badigeonnage journalier de la tumeur avec un pinceau imbibé de teinture d'iode ou par une application d'ouate imbibée de glycérine iodée.

S'il survient des hémorragies, on emploiera les lavements froids d'eau boriquée additionnée de deux cuillers à bouche d'eau de Pagliari par litre. On usera du froid au moyen de lavements à basse température ou de morceaux de glace qu'on introduit dans le rectum enveloppés de baudruche. Si ces moyens sont insuffisants, on peut pratiquer le tamponnement rectal avec la gaze iodoformée, c'est un excellent moyen hémostatique.

Lorsqu'il se produit de l'étranglement et que la réduction devient impossible, il faut alors se méfier du froid qui amène facilement la gangrène, il est préférable de recourir aux lotions chaudes indiquées précédemment.

Brindley (de Londres) affirme que tous les symptômes morbides cèdent complètement à des applications de calomel sur les parties malades. Ozenne recommande les pulvérisations phéniquées chaudes, la bouilloire tenue rapprochée à 25 ou 30 centimètres des tumeurs.

Comme moyens locaux, on peut employer la pommade suivante :

Vaseline	20 grammes
Chlorhydr. de cocaïne.	0,15 centigrammes
Tanin	1 gramme
Extrait de ratanhia.	0,50 centigrammes
Extrait de belladone	0,10 —
Cire *q. s.* pour consistance assez solide.	

Ou encore :

Cold cream	15 grammes
Tanin.	2 —
Extrait thébaïque	0,25 centigrammes

On applique dans l'anus, deux à trois fois par jour, gros comme une noisette.

Les suppositoires avec 2 à 3 centigrammes d'iodoforme diminuent notablement l'hyperesthésie cutanée. Si le résultat n'est pas obtenu, on emploie une formule un peu plus compliquée :

Beurre de cacao.	20 grammes
Chrysarobine	0,60 centigrammes
Iodoforme	0,30 —
Extrait de belladone	0,10 —

Pour dix suppositoires.

On doit se borner pendant la grossesse et pendant les suites de couches, à ces moyens faciles et s'abstenir de toute intervention un peu importante comme la dilatation forcée, la cautérisation, la ligature. On remettra ces opérations, ainsi que l'extirpation, à une période ultérieure, lorsque la période puerpérale sera terminée. Pour des raisons énumérées ailleurs et faciles à comprendre, il faut être ménager de toute aggression pratiquée dans le voisinage de la sphère génitale chez la femme enceinte.

Au moment de l'accouchement, on veillera particulièrement à la protection du périnée, la présence d'hémorroïdes pouvant en diminuer la résistance et en faciliter la déchirure.

CHAPITRE VI

MALADIES DE L'APPAREIL URINAIRE

Les rapports de contiguïté entre les organes urinaires et les organes génitaux expliquent la gravité et la fréquence des troubles qui peuvent atteindre l'appareil urinaire au cours de la grossesse. Nous passerons successivement en revue les maladies de la vessie : incontinence, rétention et inflammation, puis les maladies des reins : pyélite, coliques néphrétiques et albuminurie. Nous réservons l'étude de l'éclampsie pour un chapitre spécial en raison de son importance.

ARTICLE PREMIER. — MALADIES DE LA VESSIE

AUDRY (Ch.), De la pathogénie de quelques cystites (Lyon méd., 15 mai 1892). — AUVARD, Contribution à l'étude de la vessie pendant la puerpéralité (Travaux d'obstétr., t. I, p. 469, Paris, 1889). — BLANC (Em.), Cystite gravidique aiguë (Nouv. Arch. d'obstétr., 1887, p. 183). — BOISSARD, Etude sur les troubles de la miction se rattachant aux divers états physiologiques et pathologiques de l'utérus, Paris, 1884. — BOUCHACOURT, art. Couches du Dictionnaire encyclopédique. — BROUSSIN, Note sur la rétention d'urine au début de la grossesse (Archiv. de méd., 1881, t. II, p. 287). — BUMM, Zur Aetiologie der puerperalen Cystitis (Archiv f. Gynæk., 1886, Bd. XXVIII, p. 459). — CHENET, De l'involution utérine, thèse, Paris, 1877. — CROOM, A study of the Bladder during Parturition, Edinburg, 1884. — DUBUC, Cystite survenue au septième mois de la grossesse (Un. méd., 1886, n° 113). — G. DE MUSSY, Fissure du col de la vessie (Gaz des hôp., 8 septembre 1868, p. 417). — GUYON, Leçons sur les affections chirurgicales de la vessie et de la prostate, p. 771, Paris, 1888. — HACHE, Etude clinique sur les cystites, p. 69, thèse, Paris, 1883. — HERVIEUX, Traité clinique des maladies puerpérales, p. 626, Paris, 1870). — MARGARET A. CLEAVES, Medic. Record., New-York, 1891, n° 11. — MONOD, Etude clinique de la cystite chez la femme considérée spécialement dans ses rapports avec la grossesse et l'accouchement (Ann. de gynécol., mars, avril, mai 1880). — MONS, De la cystite dans la grossesse et l'accouchement, thèse, Paris, 1877. — OLSHAUSEN, Ueber Erkrankungen der Harnorgane im Wochenbett und Schwangerschaft (Beiträge zur Geburtsk., Bd. II, 1873, p. 71). — PADZINSKY, Rétention d'urine pendant la grossesse, l'accouchement et les suites de couches, thèse, Strasbourg, 1869. — PLAYFAIR, On irritable Bladder in the latter months of Pregnancy (London obstetr. Transaction, 1872, vol. XIII, p. 42). — REBLAUB, Etiologie et Pathogénie des cystites non tuberculeuses de la femme thèse, Paris, 1892. — SPIEGELBERG, Ueber die Fissur des Blasenhals, etc. (Berlin. klin. Wochensch., 1875, p. 192). — TERRILLON, Cystite survenue au début de la grossesse (Bull. de la Soc. de Chir., 1880, p. 184). — VIGOUROUX, Rôle de la vessie pendant l'accouchement et la délivrance, thèse, Paris, 1890.

Nous avons signalé déjà dans le chapitre premier les rapports de continuité intime qui existent entre la face antérieure de la matrice et le réservoir urinaire, et l'influence que peut avoir la réplétion de l'un de ces deux organes sur la direction et le fonctionnement de l'autre. Nous avons rappelé les changements de forme que fait subir l'utérus à la vessie pendant les derniers mois de la gestation, nous savons aussi que la congestion de l'organe gravide se transmet à la vessie, dès le début de la fécondation, en raison des connexions vasculaires qui relient ces deux réservoirs.

Les artères utérines et les artères vésicales proviennent d'un tronc commun, des hypogastriques; en outre, les artères utérines fournissent directement à la vessie des rameaux nombreux qui se dirigent sur sa face postérieure, se résolvent en un réseau qui occupe la surface de la muquense et qui est surtout abondant au niveau du col. Comme les artères utérines subissent, pendant la grossesse, une augmentation qui atteint 6 à 8 fois leur calibre normal, il est permis de concevoir, selon la remarque d'Eugène Monod, que les rameaux se rendant à la vessie participeront à cette augmentation de volume.

D'un autre côté, Gillette a montré, dans ses recherches sur les veines de la vessie et sur les plexus veineux intra-pelviens, que les veines vésicales présentent aussi des communications multiples avec les veines utérines. C'est au niveau de l'adhérence des deux organes, vers la partie postérieure de la vessie, que les vaisseaux se confondent avec ceux du col de l'utérus pour se jeter ensuite dans le plexus utéro-ovarien.

Ces rapports vasculaires si nombreux et si importants expliquent les modifications qui surviennent déjà dans certaines conditions physiologiques. Au moment de l'époque menstruelle, quelques femmes sont prises souvent d'envies fréquentes d'uriner, parfois de douleurs légères en urinant; inversement, les cystites sont aggravées souvent par l'arrivée des règles, et cette aggravation se traduit par une augmentation du nombre des mictions et de la douleur, ainsi que l'ont observé Guyon, West et Bernardet.

C'est pendant la grossesse surtout que l'on voit se manifester cette influence de l'utérus sur la vessie; c'est à ce moment que les artères et les veines de l'utérus subissent un développement énorme; il y a une congestion active de tous les vaisseaux de voisinage qui se traduit par la teinte ardoisée des muqueuses vaginales et vulvaires, par l'apparition et le développement de varices au niveau des grandes lèvres et des membres inférieurs, le pouls vaginal d'Osiander devient perceptible au doigt.

Ces modifications si importantes apparaissent peu après l'imprégnation et suffisent à expliquer la fréquence des troubles urinaires au début de la grossesse. Les chiffres suivants, qu'Eugène Monod a recueillis ou fait recueillir dans les différents services d'accouchements des hôpitaux de Paris, établissent nettement cette fréquence.

Sur 124 femmes primipares ou multipares, il a trouvé que :

61 n'avaient ressenti aucun trouble urinaire à aucune période de leur grossesse ;

63 avaient présenté des symptômes urinaires.

Ce dernier chiffre se répartissait de la façon suivante :

37 femmes avaient éprouvé simplement des envies fréquentes d'uriner dans les deux ou trois premiers mois, plus rarement dans les quatre derniers mois;

26 avaient accusé des symptômes vésicaux pendant les premières semaines qui avaient suivi la conception ;

11 fois le symptôme fréquence existait seul; 15 fois, à la fréquence

s'ajoutait de la douleur, des urines troubles et quelquefois même des hématuries.

Parmi ces 26 cas de troubles urinaires liés au début de la grossesse, 16 se rapportaient à des primipares et 10 à des multipares.

Il résulte de cette statistique, si l'on tient compte seulement des accidents signalés au début de la gestation, que les symptômes vésicaux ont été observés dans le quart des cas. Ces chiffres sont très significatifs et cependant, en présence des modifications anatomiques et physiologiques dont s'accompagne le gravidisme dans tous les organes pelviens, on ne peut s'empêcher de remarquer, avec Guyon, que, si quelque chose doit nous surprendre, c'est que les symptômes urinaires ne soient pas la règle très générale chez toutes les femmes enceintes.

Les troubles de la miction observés, au cours de la puerpéralité sont tantôt fonctionnels comme l'*incontinence* ou la *rétention* d'urine, tantôt ils dépendent d'une lésion véritable de la vessie, d'une *cystite*. Nous les étudierons successivement dans les deux périodes de la puerpéralité, pendant la GROSSESSE et pendant les SUITES DE COUCHES.

I. *TROUBLES URINAIRES DE LA GROSSESSE*

§ 1. **Incontinence**.

L'incontinence est rarement complète au cours de la grossesse, ce qu'on observe le plus ordinairement c'est la dysurie, l'ardeur dans la miction et les besoins fréquents d'uriner qui surviennent soit au début, soit à la fin de la gestation.

Au début, on peut rapporter ces divers troubles à la congestion de la vessie qui accompagne et suit les modifications vasculaires qui se sont établies du côté de l'utérus fécondé. Ce dernier organe subit également un changement dans sa direction, « son grand axe se redresse pendant que l'ensemble de l'organe s'abaisse légèrement et se trouve plus directement en contact avec le réservoir urinaire » (Monod). La vessie devient plus irritable au contact de l'utérus gravide, son expansion antéro-postérieure ne peut se faire, parce qu'elle est pressée entre la symphyse en avant et l'utérus agrandi en arrière, sa dilatation ne se fait que dans le sens transversal, aussi la présence de l'urine dans le réservoir provoque-t-elle des besoins fréquents et immédiats.

Il est à peine besoin de faire remarquer que cette dysurie n'est pas la cystite, elle n'en a ni les caractères, ni la gravité ; elle paraît plus fréquente chez les femmes qui deviennent enceintes pour la première fois. C'est un symptôme variable qui s'exagère par la marche et même la station assise et qui disparaît généralement vers le quatrième mois.

On ne doit pas confondre avec l'incontinence l'émission incessante de l'urine qui accompagne la rétention ; la miction se fait par regorgement : c'est le trop plein de la vessie qui vient baigner continuellement les parties génitales externes, la face interne des cuisses, et provoque ces excoriations si tenaces qui ne disparaissent qu'avec la cause qui les a provoquées.

Pendant les derniers mois, l'incontinence vraie est un peu plus fréquente. Elle est due aux modifications que doit subir la vessie pour s'adapter aux parties fœtales en présentation. Auvard, qui a bien étudié l'influence qu'exerce l'augmentation du volume de l'œuf sur le réservoir urinaire, admet que la vessie peut prendre trois formes différentes. Quand elle est peu distendue et qu'elle se vide fréquemment, elle peut se développer normalement dans le bassin ; mais, s'il y a accumulation abondante d'urine, elle doit subir des changements variés de forme : tantôt elle enveloppe la partie antérolatérale de l'utérus à la façon d'un croissant, tantôt elle prend la forme d'un sablier, dont une poche siège dans le bassin tandis que l'autre constitue un diverticulum au-dessus du pubis, la partie rétrécie se trouve entre l'utérus d'une part et le pubis de l'autre. Tandis que dans une troisième modification, qui est certainement la plus fréquente, le réservoir est situé tout entier au-dessus du pubis, la sonde n'y accède qu'après avoir suivi un long trajet derrière le pubis, c'est la vessie en cornue.

Dans les deux premières formes, il est facile de comprendre que lorsque le diaphragme s'abaisse brusquement, comme, par exemple, à l'occasion des quintes de toux, du rire et des efforts en général, la pression se transmettra directement sur la vessie par le globe utérin et chassera l'urine qui s'échappe involontairement. Playfair attribue l'irritabilité de la vessie, si fréquente pendant les derniers mois, à la position vicieuse du fœtus qui prendrait une attitude oblique dans l'utérus ; il prétend que ces phénomènes peuvent disparaître en rectifiant la position par des manœuvres externes, et en maintenant longitudinalement l'axe du fœtus à l'aide de bandages appropriés.

Avec la troisième forme, la vessie en cornue, il faut invoquer un autre mécanisme qui a été signalé par Spiegelberg, la matrice en s'élevant dans la cavité abdominale entraîne avec elle le bas fond de la vessie, le col de l'organe est tiraillé et cesse de fermer le réservoir.

Quoi qu'il en soit, l'incontinence n'est jamais complète et c'est à l'occasion des efforts, des quintes de toux, que l'urine est projetée au dehors, c'est une cause de démangeaison et d'excoriation pour la vulve et la face interne des cuisses.

TRAITEMENT. — La dysurie et les troubles urinaires du début de la grossesse doivent être combattus par le repos ; on conseillera à la malade de garder le décubitus dorsal pendant la plus grande partie de la journée ; on surveillera avec soin les fonctions du tube digestif et on combattra la constipation qui accompagne ordinairement les symptômes vésicaux. Les boissons gazeuses, comme l'eau de Seltz, ou quelques eaux minérales comme l'eau d'Evian, d'Alet, atténuent les douleurs que provoque la miction ; il en est de même des tisanes diurétiques.

Vers la fin de la gestation, les troubles urinaires sont surtout d'origine mécanique. On s'efforcera de maintenir le globe utérin par un bandage approprié afin de soulager la vessie en diminuant la compression qu'elle doit subir. On pourra aussi placer au-devant de la vulve cet appareil spécial que les femmes portent au moment de la menstruation et qui produira sur le canal de l'uretère une légère compression. Il faut se garder, à cette période, de l'emploi des diurétiques, comme des asperges, du persil, du thé fort, du café, des eaux minérales alcalines. On réduira au minimum la quantité de boisson ingérée. On recommandera à la malade d'uriner avant qu'elle ne sorte.

Enfin, si les troubles persistent, malgré le repos, le régime et les laxatifs, on devra recourir aux bains de siège ou mieux aux grands bains, quelle que soit l'époque de la grossesse ; on usera des balsamiques : santal, tolu, térébenthine, et des sédatifs généraux : extrait thébaïque, belladone, etc.

§ 2. Rétention.

La rétention d'urine survient ordinairement du troisième au quatrième mois et sa cause la plus habituelle est la rétroversion de l'utérus gravide ; elle peut aussi apparaître à une époque plus avancée et compliquer d'une façon notable le travail de l'accouchement.

Nous avons expliqué déjà (voy. p. 109) les conditions qui déterminent en arrière la bascule du corps utérin et nous avons indiqué que les accidents se présentent sous des formes cliniques distinctes. Tantôt ils sont brusques, rapides et apparaissent à la suite d'un effort, de fatigues prolongées ; tantôt la rétention se fait lentement, progressivement, comme chez les individus atteints d'hypertrophie prostatique.

Il est exceptionnel que la rétention se produise au début de la grossesse, mais ce phénomène est moins rare pendant les derniers mois. Au début, c'est parfois un symptôme de la « vessie irritable », et la contraction du col est d'origine réflexe, elle n'est jamais durable.

Pendant les deux derniers mois, c'est un accident dû à la compression du canal de l'urètre par les parties fœtales qui se présentent et s'engagent dans l'excavation. Il peut arriver aussi que le canal subisse un changement dans sa direction, qu'il se coude fortement et forme un obstacle plus ou moins complet à l'émission des urines. Cette dislocation du canal peut survenir par le fait d'une cystocèle avec prolapsus de la paroi antérieure du vagin, elle peut être déterminée aussi par une disposition que signale Olshausen : le segment inférieur de l'utérus, en s'abaissant, entraîne la vessie, au moment où la tête s'engage dans la filière pelvienne ; la partie qui forme le méat, étant solidement fixée, ne peut subir le même mouvement d'abaissement, le canal se coude sur un point de son parcours et détermine la rétention.

Quoi qu'il en soit, l'affection une fois constituée suit la marche des rétentions d'urine de causes quelconques. Lorsqu'elle est complète, la malade est obligée aux plus grands efforts pour rendre quelques gouttes de liquide ; quand elle est incomplète, les besoins sont incessants, et, dans les deux cas, les douleurs dans le bas-ventre, dans la région rénale avec irradiation dans les cuisses sont vives, l'hypogastre se tuméfie, et, pour peu que les troubles persistent, il y a bientôt des accidents de cystite véritable.

Les malades peuvent uriner par regorgement et font penser à une incontinence plutôt qu'à une rétention ; ils présentent de la soif, de la constipation, de la fièvre et parfois de l'anasarque. Lorsque la rétention existe au moment du travail, la vessie distendue forme une tumeur distincte au-dessus du pubis, cette tumeur est molle, fluctuante, sa pression augmente les besoins d'uriner, elle est séparée de la masse utérine par un sillon transversal ou oblique et sa consistance ne présente pas les variations que subit le globe utérin qui se durcit par intervalles sous l'influence des douleurs.

Les accidents de dysurie peuvent présenter une marche aiguë, s'accompagner de fièvre, d'agitation, d'inquiétude, d'anxiété ; mais ils peuvent aussi s'établir d'une façon lente et progressive et c'est alors que le réservoir urinaire finit par acquérir un volume énorme qui gêne le travail et dont l'existence se produit parfois à l'insu des malades.

Après l'accouchement et avant la délivrance, la vessie distendue peut être une cause d'accidents graves parce qu'elle empêche les contractions utérines régulières, destinées à décoller le placenta et qu'elle provoque ainsi des hémorragies.

Le diagnostic est presque toujours facile, à condition de songer à la possibilité de la lésion. La main placée sur l'hypogastre perçoit une tumeur rénitente, arrondie, dont la pression est douloureuse, et, quand on pratique le cathétérisme, on retire parfois des quantités invraisemblables d'urine.; Broussin en trouva une fois jusqu'à 7 litres.

Lorsque la vessie est refoulée dans le bassin et qu'il existe une cystocèle vaginale, on sent par le toucher, directement derrière la symphyse, une masse lisse, molle, fluctuante dans l'intervalle des douleurs, mais qui se tend légèrement au moment de la contraction utérine. Une cause d'erreur peut provenir du déplacement latéral que subit le réservoir urinaire dans l'intérieur du bassin; la présence d'une tumeur fluctuante sur l'un des côtés peut exposer à des fautes de diagnostic.

Christian, cité par Cazeaux, lui assigne les caractères suivants : on reconnaît le déplacement de la vessie à une plénitude particulière sur un des côtés du bassin, remarquable surtout pendant les contractions utérines qui donnent à la tumeur de la tension et une élasticité évidente. La base de cette tumeur est un peu diffuse, elle s'étend sur les côtés du bassin jusqu'au sacrum. Son volume varie en raison de la quantité de liquide accumulé dans l'intérieur, on l'a vu égaler le tiers du diamètre transverse du bassin. Après le cathétérisme cette tumeur s'affaisse et disparaît complètement.

Lorsque la vessie se trouve au contraire dans la cavité abdominale et que la tête est engagée il n'est pas toujours facile d'introduire la sonde ; le canal, comprimé entre la partie fœtale et la symphyse, ne permet pas le passage de l'instrument. Il faudra songer aussi à la possibilité d'une vessie en sablier avec deux poches distinctes, l'une située dans le bassin, l'autre placée au-dessus du pubis et séparées l'une de l'autre par un rétrécissement formé par l'utérus et la face postérieure de la symphyse, de sorte que l'évacuation de l'une de ces poches peut être indépendante et se produire pendant que persiste la rétention de l'autre. Tous les accoucheurs ont observé ces particularités lorsqu'ils pratiquent le cathétérisme avant une intervention, au moment de l'accouchement.

Quoi qu'il en soit, on ne doit jamais omettre l'examen de la vessie lorsqu'on est appelé auprès d'une parturiente. « Les renseignements fournis par la femme, dit Padzinski, sont souvent trompeurs : tourmentée par les douleurs de la parturition, préoccupée de l'issue de cet acte important, son attention est tout entière fixée sur ce point; tous les autres phénomènes la laissent indifférente ».

Cet examen est tout aussi nécessaire lorsqu'on constate, après l'accouchement, que le fond de l'utérus reste élevé. En général, les limites supérieures de l'organe sont situées au-dessous de l'ombilic, puisque l'organe mesure environ 14 centimètres au-dessus du pubis, mais il arrive parfois que le fond atteint la ligne ombilicale et même

la dépasse ; la matrice semble distendue et cette distension peut
faire craindre l'existence d'une hémorragie interne. Le palper explorateur permet d'établir la nature de cette anomalie : on reconnaît l'u-
térus contracté à sa forme arrondie, à sa consistance spéciale, puis
au-dessus du pubis, un peu à gauche, on trouve une tumeur molle,
fluctuante, rénitente qui est la vessie. Mme Lachapelle raconte
qu'elle dissipa « à l'instant et avec la sonde » l'inquiétude que
causait à ses élèves la hauteur considérable conservée par l'utérus à
la suite d'un accouchement.

TRAITEMENT. — Le cathétérisme est en effet le seul moyen de faire
disparaître la rétention et les accidents qui l'accompagnent. Son
exécution n'est pas toujours facile lorsque l'urètre est fortement
comprimé. On prendra tout d'abord les précautions antiseptiques
les plus minutieuses et on désinfectera soigneusement l'instrument
ainsi que la région vestibulaire.

Le procédé le plus simple pour désinfecter la sonde consiste à la
placer pendant dix minutes dans une solution de sublimé à ı pour ı000
lorsqu'elle est en gomme élastique ou en caoutchouc et dans une
solution phéniquée à 5o pour ı000 lorsqu'elle est en métal; au bout
de ce temps on trempe l'instrument dans de l'eau bouillie pendant
deux à trois minutes, puis on l'essuie avec du coton hydrophile et
on l'enduit avec de la vaseline boriquée avant de l'introduire dans
le canal. On se gardera bien de le faire lorsque la sonde vient seulement d'être retirée de la solution de sublimé ou d'acide phénique, il
en résulterait une irritation du canal et du col de la vessie, caractérisée par des épreintes, des besoins fréquents et une desquamation
superficielle de la muqueuse. Ces symptômes disparaissent en général au bout de vingt-quatre heures, mais ils sont fort désagréables et
doivent être évités.

Le choix de l'instrument n'est pas indifférent ; les sondes en verre,
en métal ou en caoutchouc sont souvent insuffisantes, la sonde de
Nélaton est trop souple, les autres sont trop rigides. Il est nécessaire d'employer un instrument suffisamment long et modérément
résistant ; la sonde en gomme élastique, à extrémité conique, est la
meilleure de toutes; son introduction sera toujours pratiquée avec
douceur.

La femme doit être placée dans la position obstétricale qui est
incontestablement la plus commode, mais si l'on éprouve des difficultés trop grandes, il faudra, suivant le conseil de Scanzoni et de
Nœgelé, lui faire prendre la position génu-pectorale qui triomphe
des obstacles jusque-là insurmontables.

§ 3. Cystite.

On a parlé beaucoup de la rareté de la cystite chez les femmes et on l'a rapportée à la fréquence moindre de la blennorragie chez elles, à l'absence des causes de rétention comme les rétrécissements du canal et l'hypertrophie de la prostate. Mais, comme le fait remarquer Guyon, si la femme a le précieux avantage de n'avoir point de prostate et d'être par conséquent à l'abri de tous les troubles urinaires dont cette glande est la cause dans le sexe masculin, si elle échappe également aux rétrécissements de l'urètre et à leur conséquence, elle possède, en revanche, un utérus dont les nombreuses variations physiologiques ou pathologiques retentissent de la façon la plus manifeste sur les fonctions vésicales.

La cystite de la grossesse ne paraît pas très rare ; elle a été étudiée par Terrillon, Guyon et ses élèves, Monod, Boissard, Hache, Dubuc, Emile Blanc, etc.

Etiologie et pathogénie. — La pathogénie de la cystite gravidique ne présente rien de spécial, en ce sens que les causes qui déterminent l'inflammation de la muqueuse vésicale se retrouvent en dehors de cette condition spéciale.

Ces causes sont de deux sortes : les unes prédisposantes, les autres déterminantes.

Les causes prédisposantes sont :

a) L'*état congestif* que l'utérus gravide entretient du côté de la vessie ; nous avons signalé précédemment les rapports vasculaires si nombreux et si importants entre ces deux organes et nous savons que ces rapports se traduisent par des envies d'uriner plus fréquentes au début de la fécondation, par des sensations de pesanteur du côté du bas-ventre ;

b) La *rétention* qui se manifeste vers le troisième ou quatrième mois et qui résulte, dans la grande majorité des cas, de l'utérus rétroversé.

La cause déterminante est l'*infection microbienne*. Les agents microbiens sont de plusieurs espèces et Reblaub a pu en compter jusqu'à six espèces différentes dans seize cystites qu'il avait étudiées au point de vue parasitaire.

L'agent le plus habituel de l'infection urinaire est le colibacille, qui n'est autre que la bactérie de Clado ou le *bacterium pyogenes* d'Albarran et Hallé dont on ne saurait le distinguer. Les autres espèces sont : le *staphylococcus pyogenes aureus*, l'*uro-bacillus liquefaciens* de Krogius, le *bacillus griseus* de Weichselbaum, le *micrococcus albicans* simple et le *diplococcus subflavus*. Tous ces

microorganismes jouissent de la faculté de produire du pus et de
décomposer l'urée.

Il faut remarquer que ces agents infectieux ne peuvent déterminer par eux-mêmes la cystite, et c'est le mérite de l'Ecole de
de Necker d'avoir démontré que la réunion des causes prédisposantes et des causes déterminantes était nécessaire pour sa production. Sans doute, toute inflammation vraie de la vessie est de nature
infectieuse, mais le microbe à lui seul ne peut suffire pour la
réaliser, il ne détermine la suppuration que sur un organe en état
de souffrance et sur une muqueuse modifiée et altérée par le traumatisme, par la congestion ou la rétention.

Nous savons que ces deux dernières conditions se rencontrent au
cours de la grossesse, elles placent ainsi la vessie en état d'imminence
morbide et facilitent l'action des germes qui pénètrent ordinairement par la voie urétrale au moyen des instruments ou d'une façon
spontanée.

La cystite gravidique se produit en effet de deux façons, par le
cathétérisme que nécessite la rétention, et cette opération avec un
instrument souvent difficile à stériliser augmente beaucoup les
chances d'infection. Cette cystite peut aussi être spontanée, c'est
alors une des formes de la cystite vaginale ou génitale de Guyon,
elle est déterminée par l'invasion des microbes si nombreux qui
habitent le vestibule où viennent s'accumuler toutes les sécrétions
de l'appareil génital ; la brièveté du conduit urétral favorise d'une
façon particulière leur ascension spontanée dans la vessie.

Il est vrai que les parasites ordinaires du vagin, du vestibule et de
l'urètre, sont en état de virulence atténuée ; mais cet état presque
indifférent peut se transformer sous l'influence d'un traumatisme
quelconque, coït, cathétérisme, etc., ou d'une modification générale
de l'organisme, et alors les hôtes habituels et inoffensifs du tube
digestif et des autres cavités naturelles revêtent des caractères nouveaux qui en font des agents pathogènes ; ces transformations sont
certaines pour l'agent ordinaire des cystites, pour le colibacille.

En réalité les chances d'infection spontanée ne sont pas très fréquentes chez la femme enceinte et l'on ne doit pas s'étonner de la
rareté de la cystite génitale ; on ne trouve pas, chez elle, un nombre
considérable de ces microorganismes dont la présence est indispensable à la production de la cystite. Cette dernière apparaît surtout
à la suite des cathétérismes que nécessite la rétention pendant la
grossesse.

On peut remarquer que nous n'avons pas cité le gonocoque
comme un des microbes pathogènes pour l'inflammation de la
vessie, malgré le voisinage immédiat de l'urètre et de la vulve; à
vrai dire, les cystites consécutives à une urétrite sont très rares chez

les sujets féminins, et, lorsqu'une cystite survient au cours de la blennorragie, elle est la conséquence, d'après Reblaub, d'une infection secondaire par l'un des microbes qui habitent normalement le vagin ou l'urètre.

Symptômes. — On retrouve ici les symptômes ordinaires de l'inflammation de la vessie et plus particulièrement de son col. Les malades sont tourmentées par des besoins fréquents d'uriner, s'accompagnant d'une sensation de chaleur et de brûlure au moment de la miction à laquelle s'ajoute, vers la fin, une douleur plus aiguë qui siège au niveau du col. Ces besoins sont plus ou moins pressants et d'une fréquence variable ; parfois ils existent sous forme d'accès, en ce sens que, pendant une heure ou deux, les envies de miction se répètent, toutes les cinq ou dix minutes, d'autres fois la fonction est mieux réglée et le besoin ne se manifeste que toutes les heures ; mais comme il persiste, le jour et la nuit, la nuit surtout, on comprend à quelles souffrances sont exposées les malades. Il est rare qu'il y ait, en dehors des cas d'enclavement, de la rétention véritable, même dans les cystites du col ; le passage de la sonde n'est douloureux qu'au moment où l'instrument franchit cet orifice et le cathétérisme laisse toujours après lui une sensation des plus pénibles.

Les urines sont troubles au moment de l'émission qui parfois s'accompagne, vers la fin, de l'expulsion d'un petit caillot de sang ; d'autres fois, il y a de véritables hématuries ; elles sont souvent acides et rougissent faiblement le papier de tournesol, surtout s'il y a de la fièvre ; elles sont au contraire alcalines dans le cas de fermentation ammoniacale et laissent une odeur forte et caractéristique. Ces urines, abandonnées au repos dans un vase, donnent lieu à un précipité blanchâtre qui, examiné au microscope, se montre composé d'innombrables globules de pus ; enfin comme dans toute urine purulente, on y trouve un léger précipité d'albumine lorsqu'on traite le liquide par la chaleur ou l'acide nitrique. Cette suppuration de la muqueuse semble aujourd'hui indispensable pour qu'on puisse établir l'existence d'une cystite, *il n'y a pas de cystite sans pus*, dit Guyon, et l'on ne saisit pas la signification exacte des cystites catarrhales ; à plus forte raison doit-on rejeter du cadre de cette maladie les faits de « vessie irritable » si fréquents chez les femmes enceintes.

A l'examen local, on constate que le méat urinaire est rouge et que l'hypogastre est douloureux à la pression, même la palpation profonde, à son niveau, détermine des douleurs qui s'irradient vers le périnée, l'aine et la région anale ; la voiture et la marche les augmentent.

La cystite du début de la grossesse est habituellement légère, elle est même assez bien tolérée ; malgré les souffrances qu'elle détermine, elle n'abrège en rien la marche et la durée de la grossesse ; d'autres fois le facies est grippé, amaigri, il exprime la souffrance, les mouvements sont pénibles et les malades marchent le corps ployé en avant. Lorsque la cystite est consécutive à une rétention produite par l'enclavement de l'utérus rétroversé, il peut survenir les symptômes les plus alarmants et les complications les plus graves ; la cystite retentit sur l'utérus et l'on peut lui attribuer l'avortement qui coïncide quelquefois avec elle.

Les symptômes d'ordinaire s'amendent à la suite de la délivrance, mais il arrive parfois qu'ils persistent et qu'on se trouve en face de cystite rebelle à tous les moyens médicaux.

Terrillon a observé des récidives dans des grossesses successives ; j'ai signalé pareille chose pour les pyélites.

Traitement. — Les malades éviteront les refroidissements, la fatigue et les excès de toutes sortes ; il est préférable qu'elles gardent, pendant la plus grande partie de la journée, le repos horizontal, et, pendant l'hiver, elles devront rester au lit. On combattra la constipation pour les raisons que nous avons énumérées déjà à propos de l'incontinence.

On écartera, dans le régime, le vin, la bière, le café noir, le thé fort qu'on remplacera par du thé léger ou du lait coupé avec de l'eau d'Evian, d'Alet ou de Vals ; il faut interdire les mets épicés, la charcuterie, les asperges, les tomates, l'oseille, les coquillages ; en général la nourriture sera peu abondante et composée de légumes verts très cuits, de purées de légumes, de féculents, de potages légers. Il est utile de boire beaucoup afin d'augmenter la quantité des urines, de les diluer et de les rendre moins irritantes ; « leur grande abondance, fait remarquer Guyon, n'augmentera guère la fréquence des mictions et les rendra beaucoup moins pénibles. Il se passe, pour la vessie, quelque chose d'analogue à ce qui a lieu pour l'estomac dans les cas de vomissements. Les efforts sont d'autant moins douloureux qu'ils se font moins à sec. » On a le choix parmi les nombreuses tisanes diurétiques de chiendent, d'uva ursi, de queues de cerises, de guimauve, de graines de lin, de barbe de maïs. On leur adjoindra des perles de térébenthine ou des capsules de santal ou encore le salol, à la dose de 2 grammes par jour.

Les cataplasmes de farine de lin sur le bas-ventre ou sur le périnée, les bains de siège ou mieux les grands bains prolongés, les suppositoires d'opium et de belladone, les décoctions émollientes en lavement additionnées de XVIII à XX gouttes de laudanum seront utiles pour calmer le ténesme et diminuer la fréquence des besoins. Si les phénomènes douloureux sont trop intenses, ce qui est rare, on devra recourir aux injections sous-cutanées de morphine dont l'effet est presque immédiat.

Lorsque la thérapeutique médicale échoue, il faut en arriver à pratiquer, une ou deux fois par jour, des lavages de la vessie avec la solution boriquée à 4o pour 1ooo, ou la solution de sel marin à 6 ou 8 pour 1ooo, d'acide salicylique à 1 pour 1ooo, de thymol à 5 pour 1ooo. Le permanganate de potasse à 1 pour 1ooo est bien supérieur aux solutions précédentes, son emploi est souvent suivi d'une amélioration immédiate. Mais quel que soit le mélange qu'on adopte, les liquides doivent être administrés tièdes et sous une pression modérée, ils seront interrompus dès qu'il se développe de la douleur.

Comme dernière ressource, il reste les instillations de nitrate d'argent qu'on emploie de la façon suivante : on vide tout d'abord la vessie, puis on injecte dans sa cavité XX ou XXX gouttes d'une solution avec :

    Eau distillée . . . . 1oo grammes
    Nitrate d'argent   2   —

C'est la solution à 1/5o que recommande Guyon. On fait une injection quotidienne et, selon la réaction, on peut augmenter le titre de la solution ou la quantité du liquide instillé. Dans les cas chroniques ou subaigus, Laroyenne a employé jusqu'à 8o grammes de la solution à 1/5o ; il va sans dire qu'avec de pareilles doses on ne doit répéter l'injection qu'après trois ou quatre jours d'intervalle. L'appareil de Guyon est très pratique pour doser exactement la quantité nécessaire.

Chaque injection est ordinairement suivie, pendant une heure ou deux, de douleurs vésicales extrêmement vives, surtout quand on arrive au mode d'emploi conseillé par Laroyenne, et la première miction amène l'expulsion de nombreux débris membraneux ; aussi est-il nécessaire de faire précéder cette opération d'une injection hypodermique de morphine. Ce moyen est préférable à l'instillation de quelques gouttes de cocaïne dans le voisinage du col en raison de la toxicité si variable de cette substance.

Ce procédé a rendu de grands services à Guyon qui l'a préconisé, à Emile Blanc, à Dubuc. Dans l'observation rapportée par ce dernier, la cystite avait persisté malgré la délivrance, elle était devenue intolérable par les souffrances continuelles qu'endurait la patiente ; la guérison survint au bout d'un mois environ par la continuation des instillations de nitrate d'argent.

II. *TROUBLES URINAIRES DES SUITES DE COUCHES*

Le travail de l'accouchement a pour effet constant de comprimer plus ou moins fortement le réservoir urinaire. Les rapports si intimes qui existent entre l'utérus et la vessie expliquent les traumatismes fréquents que subit ce dernier organe au cours de la parturition. Halliday Croom, qui a tenté d'apprécier la compression que subit la vessie à ce moment, a constaté que, pendant la période d'expulsion, cette compression s'élevait à 3,2 livres par pouce carré (livre = 453 grammes ; pouces = o^m,o25) ; pendant la période de dilatation, elle ne serait que d'une livre. Il est facile de comprendre que la pression sera plus grande encore dans les opérations obstétricales, lorsqu'on est obligé de brusquer la terminaison de l'accouchement.

A l'état normal, avec un travail régulier, la compression se produit par les seuls changements de forme de l'utérus au moment de la contraction, les diamètres transverse et longitudinal diminuent, l'antéro-postérieur augmente, et la poussée se fait surtout en avant et en arrière, sur le rectum et la vessie. Mais, selon la remarque d'Auvard, la compression subie par la vessie variera suivant la position qu'elle occupe ; avec une vessie en croissant, elle sera faible, tandis qu'avec une vessie en forme de sablier ou de cornue, la résistance offerte par le pubis et la paroi abdominale étant énergique, la pression deviendra de suite relativement considérable. Il faut remarquer que la capacité vésicale diminue graduellement à mesure que l'utérus se développe. « La vessie urinaire, dit Smellie, chez la femme grosse, près du terme, est souvent tellement pressée par l'utérus, qu'elle ne pourra contenir qu'une très petite quantité d'urine. »

Les troubles de la miction qui résultent de ces traumatismes et qui apparaissent pendant les suites de couches sont de même nature que les accidents qui surviennent pendant la grossesse ; ce sont l'*incontinence*, la *rétention* et la *cystite*.

§ 1. Incontinence.

L'impossibilité, pour la vessie, de conserver son contenu est rarement absolue ; la plupart du temps, il ne s'agit que d'une incontinence relative ; et le sphincter vésical n'est que légèrement parésié. A l'état normal, la tonicité de ce muscle est suffisante pour s'opposer à la miction ; mais, dès qu'il survient un effort d'expiration un peu brusque, que la malade veut rire, éternuer, tousser, sa tonicité est en défaut, et il laisse échapper quelques gouttes d'urine.

Ce trouble d'incontinence s'observe surtout chez les femmes qui ont eu beaucoup d'enfants, chez celles qui ont dû subir des opérations obstétricales et qui présentent un rétrécissement du bassin. Les efforts d'expulsion longtemps prolongés, la persistance de la lèvre antérieure du col pendant le travail déterminent un abaissement en masse de la paroi antérieure du vagin qui persiste parfois après l'accouchement et peut devenir l'origine d'une cystocèle.

Ce trouble est ordinairement passager et n'exige guère de thérapeutique active. On se bornera aux soins de propreté que nécessite la sortie incessante de l'urine : il sera même utile de vider la vessie avec la sonde afin d'éviter cet inconvénient et afin de diminuer la tendance à la cystocèle en soulageant la paroi antérieure du vagin. Le repos horizontal pendant plusieurs semaines, les injections astringentes et l'emploi d'un pessaire pendant les premiers temps des relevailles suffisent le plus souvent à débarrasser les femmes d'une gêne incessante et fort désagréable.

§ 2. **Rétention.**

La rétention passagère de l'urine, l'ischurie et la dysurie constituent un accident fréquent chez les primipares, chez celles plus particulièrement qui ont dû subir une intervention ; elle peut apparaître aussi à la suite d'un accouchement trop rapide.

Les causes qui déterminent cette impossibilité d'uriner sont de plusieurs sortes : la principale est certainement le manque d'habitude et la difficulté qu'éprouvent beaucoup de femmes pour uriner dans le décubitus horizontal ; il faut tenir compte également de la diminution brusque de pression dans l'abdomen qui résulte de l'évacuation de l'utérus. Les muscles de la paroi abdominale, distendus et tiraillés par l'augmentation graduelle du globe utérin ont perdu une partie de leur tonicité, et, comme leur action est importante, plus importante que celle du muscle intrinsèque de la vessie dans l'acte qui produit la miction, il résulte une ischurie qui peut aller jusqu'à l'impotence absolue et à la rétention complète.

Enfin on peut invoquer les déchirures plus ou moins étendues au niveau des petites lèvres, du vestibule et de l'orifice externe du canal, les contusions de l'urètre et le gonflement qui en résulte. Je cite encore une lésion spéciale qui a occupé un certain nombre de médecins, c'est la fissure du col vésical. G. de Mussy l'avait signalée chez une jeune femme, accouchée depuis quelque temps, qui présentait une interruption brusque du jet d'urine en même temps qu'elle éprouvait une sensation de resserrement, un spasme subit du col de la vessie. Spiegelberg, Simon ont rencontré des cas semblables caractérisés par des douleurs de la miction et du ténesme vésical ; l'introduction de la sonde provoquait de la douleur. La dilatation du canal permit à ces observateurs de voir, puis de cautériser de petites ulcérations situées dans le canal au voisinage du col. Emmet a pu également constater la présence de ces fissures.

En somme, les conditions qui amènent la rétention chez les accouchées sont de plusieurs sortes.

L'accumulation de l'urine dans son réservoir est parfois poussée très loin, d'autant mieux que, à la suite de l'accouchement, il se produit une diurèse qui se prolonge pendant trois à quatre jours. La rétention peut durer longtemps. Joulin l'a observée pendant les onze jours qui suivirent un avortement au quatrième mois, bien que l'expulsion du fœtus et de ses annexes ait été très rapide. Bouchacourt a communiqué à Padzinski l'histoire d'une malade qui, à la suite d'une application de forceps, conserva pendant un mois une rétention d'urine qui, en faisant croire à une métro-péritonite, avait été complètement méconnue.

Il faudra donc surveiller avec soin l'excrétion urinaire chez les nouvelles accouchées, il sera surtout nécessaire de ne jamais s'en rapporter aux personnes de l'entourage. « La malade, dit Bouchacourt, doit être interrogée et répondre elle-même ; de plus, on recherchera, en palpant avec soin la région hypogastrique, s'il existe à gauche et au-devant de l'utérus, le plus ordinairement refoulé à droite et en haut, une tumeur molle, fluctuante, plus ou moins sphérique, s'élevant dans quelques cas très haut, dépassant l'ombilic, refoulant parfois l'utérus dont elle peut masquer entièrement la saillie, si elle est très volumineuse et si la rétention a été complète, ce qui arrive assez souvent sans que l'accouchée en ait le moins du monde conscience. »

TRAITEMENT. — Peut-être la prophylaxie de la rétention consisterait-elle à exercer les jeunes femmes, avant leur accouchement, à pratiquer la miction dans la position horizontale, comme certains gynécologues le conseillent avant les opérations de laparotomie ; je dois avouer que j'ai vu bien peu de jeunes femmes assez dociles pour se livrer à cette espèce d'exercice préparatoire.

Des moyens nombreux ont été indiqués pour combattre l'ischurie si fréquente après la parturition et il est rare que les garde-malades n'aient pas des recettes soi-disant infaillibles, comme les fumigations provenant d'une décoction de plantes émollientes contenue dans un bassin qu'on passe sous le siège des accouchées, les cataplasmes sur le bas-ventre, les onctions avec de l'huile de camomille, le maintien sur la région d'une vessie pleine d'infusion aromatique. Ces moyens réussissent quelquefois.

Le procédé le plus simple est de pratiquer le cathétérisme, dès que la femme est restée douze à quinze heures sans uriner, c'est généralement facile. Quand on prend les précautions antiseptiques nécessaires, qu'on agit avec douceur, c'est une opération insignifiante. On ne doit jamais sonder les malades sous leurs couvertures dans le but de ménager leur pudeur ; il est préférable d'agir à ciel ouvert, c'est du reste le seul moyen qui permette de désinfecter la région qui avoisine le méat urinaire.

§ 3. Cystite.

La cystite qui survient après l'accouchement ou après l'avortement est intéressante à étudier au point de vue de son mécanisme et de sa gravité, c'est la cystite puerpérale de Reblaub, la cystite post-partum de Boissard. Les travaux récents sur les bactéries qui produisent l'infection vésicale, les recherches expérimentales sur les conditions qui favorisent cette dernière ont permis d'en reconnaître exactement la nature et les causes.

ETIOLOGIE ET PATHOGÉNIE. — Nous retrouvons ici les mêmes conditions multiples que nous avons signalées à propos de la grossesse.

La cystite puerpérale est commandée par deux ordres de causes : celles qui sont *adjuvantes* et celles qui sont *déterminantes*.

Les premières sont de plusieurs sortes ; il faut invoquer tout d'abord les traumatismes inévitables que subit la vessie dans tout accouchement difficile. L'application des instruments, l'introduction de la main et du bras, les compressions de l'organe par la tête et par les parties fœtales qui traversent la filière pelvienne sont des conditions fréquentes et qui expliquent les lésions diverses et parfois très graves que subissent les parois vésicales.

Une autre cause adjuvante est la rétention si habituelle à la suite des interventions obstétricales ; enfin nous voyons intervenir un agent qui joue un grand rôle dans les cystites du début de la grossesse, je veux parler de la congestion. Nous savons que l'augmentation de vascularité inséparable de toute fécondation se transmet aisément de l'utérus à la vessie, grâce à la communauté vasculaire qui réunit les deux organes ; cette congestion persiste pendant la grossesse et se prolonge bien après la délivrance. Il semblerait qu'il dût se produire à ce moment-là, par le fait de la déplétion utérine, un retour de la vascularisation de la vessie à l'état normal. Les recherches de Chenet ont montré que, pendant l'involution utérine, il se produit une nouvelle poussée congestive vers les mêmes organes, cette congestion est surtout marquée chez les multipares dont l'utérus est resté gros, en état de subinvolution.

Toutes ces causes peuvent exister isolément, mais le plus souvent elles sont réunies et le traumatisme du col s'ajoute à la congestion pour déterminer une rétention plus ou moins complète. Aussi comprend-on la facile production des cystites pendant le post partum, lorsque les microbes pénètrent sur un terrain ainsi prédisposé.

La véritable cause déterminante c'est l'invasion de la vessie par l'un des microbes qui provoquent l'infection urinaire.

Les voies de pénétration sont au nombre de trois, d'après Reblaub qui a bien étudié la pathogénie de ces accidents. Les germes peuvent envahir la vessie par effraction de la paroi, qui se rompt sous l'influence d'un abcès de voisinage.

En second lieu, la cystite peut être le résultat de l'infectiou puerpérale, mais elle est exceptionnelle, et l'agent n'est pas le streptocoque, mais le staphylocoque doré; elle survient comme la conséquence d'une infection secondaire.

En réalité, c'est le canal de l'urètre qui est la voie d'invasion la plus fréquente pour les microorganismes qui vont produire la cystite chez les accouchées. Il y a longtemps déjà qu'on avait attiré l'attention sur la possibilité, pour les lochies, de pénétrer dans le canal par l'orifice externe toujours béant et de déterminer l'infection vésicale. Les recherches de Bumm lui ont montré que, dans les urines de huit femmes atteintes de cystite puerpérale, se trouvait un diplocoque très analogue au gonocoque, mais qui est, en réalité, le *staphylococcus pyogenes albus*. Du reste, nous savons que les lochies sont un terrain favorable à la multiplication et peut-être à l'augmentation de la virulence, pour les parasites ordinaires du vagin; et, d'après Winter, les divers staphylocoques et surtout l'albus prédominent dans les sécrétions vaginales. Mais ce n'est pas l'agent exclusif et Reblaub a pu reconnaître l'existence du *bacterium pyogenes*.

Les lochies peuvent être transportées dans la vessie par le cathétérisme, surtout lorsqu'on oublie de prendre des précautions antiseptiques préalables et qu'on sonde les malades sous les couvertures. Mais ce mécanisme n'est pas le seul, puisqu'il existe des cystites chez des malades qui n'ont jamais été sondées; il faut croire à l'ascension spontanée des germes qui est presque fatale dans les cas où survient de l'incontinence.

Symptomes. — Les symptômes ne présentent rien de particulier, ce sont les mêmes que nous avons décrits à propos de la cystite gravidique : envies fréquentes d'uriner, dysurie, douleur à la fin de la miction et urines purulentes.

L'état général est peu atteint et les phénomènes fébriles manquent le plus souvent.

Le début des accidents survient habituellement pendant la seconde moitié de la première semaine ou bien au courant de la deuxième. La marche est rapide et la terminaison se fait habituellement par la guérison; même dans les cas où les phénomènes inflammatoires sont amenés par la rupture d'un abcès du voisinage, la guérison survient assez vite et sans complication.

La seule éventualité à redouter, c'est la possibilité d'une marche ascendante de la maladie, c'est-à-dire la propagation à l'uretère et au bassinet de l'infection vésicale. Cette complication assez rare a été signalée par Rayer qui a montré la gravité des pyélo-néphrites qui succèdent aux cystites puerpérales.

Traitement. — La prophylaxie est la même que pendant la grossesse, avec cette différence que la désinfection du vestibule et de la vulve doit être pratiquée avec un soin extrême avant qu'on introduise la sonde. Les germes qui baignent l'entrée du vagin sont à la fois plus nombreux et plus nocifs, pendant le post partum qu'avant la délivrance; la virulence des lochies est bien connue, elle existe quelquefois chez les femmes qui ont des suites de couches physiologiques.

Le traitement des symptômes est le même que dans la cystite de la grossesse.

ARTICLE II. — MALADIE DES REINS

§ 1. Pyélite puerpérale.

Chamberlain, The relation of the urinary organs to puerperal diseases (Americ. Journ. of Obstetr., 1877, p. 177). — Hallé, Uretérites et Pyélites, thèse, Paris, 1887. — Kruse, Ueber Pyelonephritis in der Schwangerschaft, Inaug. Dissert., Würzburg, 1889. — Ledentu, Affections chirurgicales des reins et de l'uretère, Paris, 1889. — Rayer, Traité des maladies des reins, t. III, p. 195, Paris, 1841. — Reblaub, Pyélonéphrites des femmes enceintes (Congrès de chirurgie, Paris, 1892). — A. Robin, Leçons de clinique médicale, p. 347, Paris, 1887. — Rosenstein, Traité des maladies des reins, p. 426, trad. franç., Paris, 1874. — Ultzmann, La pyurie et son traitement, trad. franç. (Progrès méd., 1884, p. 39). — Vinay, Pyélite de la grossesse (Bull. méd., 1893, p. 529).

L'inflammation de l'uretère et du bassinet a peu attiré l'attention des médecins et des accoucheurs qui se sont occupés des maladies puerpérales, soit qu'il s'agisse d'une affection assez rarement observée, soit plutôt que les symptômes et les signes qui en dépendent aient été méconnus et rapportés à la cystite.

On observe cependant des rapports de continuité immédiate entre la vessie et l'appareil supérieur de transport de l'urine, et ces rapports pour être différents n'en existent pas moins entre l'uretère et l'utérus. Dans son trajet abdominal et pelvien, ce conduit se trouve en contact avec le paquet des vaisseaux ovariens qui suivent la même direction obliquement descendante. C'est surtout dans sa portion pelvienne que l'uretère affecte des connexions multiples, vers la base des ligaments larges, avec les vaisseaux utérins, l'utérus et les culs-de-sac vaginaux et la paroi vaginale supérieure. Hallé, qui a étudié avec soin l'anatomie topographique de cette région, montre que, dans la dernière partie de son trajet, l'uretère est entouré d'une enveloppe cellulaire commune avec les vaisseaux veineux et lymphatiques afférents de l'utérus. On comprend que les agents septiques inoculés dans l'utérus et suivant la voie de ces derniers vaisseaux arrivent à atteindre ce conduit vecteur de l'urine et à troubler son fonctionnement, puisque la trame cellulo-vasculaire qui est le siège des phlegmons péri-utérins l'enveloppe de toutes parts.

Etiologie et pathogénie. — La pathogénie des pyélites puerpérales a la plus grande ressemblance avec celle des cystites de même nature; dans les deux cas, les causes prédisposantes et les causes déterminantes sont identiques.

Les causes prédisposantes sont : l'état congestif, le traumatisme et la rétention ; la cause déterminante est l'infection microbienne.

L'état congestif s'observe pendant tout le cours de la puerpéralité en raison des conditions de vascularité que nous venons de signaler, elle est commune au gravidisme et au puerpérium. La rétention est surtout fréquente pendant la grossesse, tandis que les contusions de l'uretère sont les conséquences exclusives des opérations et du traumatisme qui accompagnent parfois l'accouchement, de sorte qu'au point de vue des causes prédisposantes, il y a une certaine différence entre la pyélite qui précède la parturition et celle qui la suit.

Pendant la grossesse, nous voyons intervenir la rétention et la stase urinaire que détermine la compression de l'uretère droit par le globe utérin. Cette compression a été signalée, en 1870, par Halbertsma qui la considérait comme une condition favorable à l'apparition des accès d'éclampsie. Mais, bien avant lui, Cruveilhier avait attiré l'attention sur ce fait que l'agrandissement du segment inférieur de la matrice produit une compression de l'uretère, il l'avait même constaté directement sur le cadavre de femmes enceintes mortes avant d'accoucher. Löhlein a vu chez neuf femmes ayant succombé à l'éclampsie, la dilatation de l'uretère localisée dans le segment situé au-dessus du détroit supérieur ; la lésion peut être bilatérale, mais elle est toujours prédominante à droite, et, quand elle est unilatérale, c'est de ce côté qu'elle existe.

La raison anatomique de cette particularité est sans doute l'inclinaison habituelle de la matrice à droite et, comme l'artère iliaque fait une saillie plus marquée de ce côté, il arrive que l'uretère est facilement comprimé entre le vaisseau et la partie fœtale qui s'engage. Nous verrons que les pyélites qui surviennent pendant la gestation n'existent guère que du côté droit.

La pression exercée sur les uretères par l'utérus gravide et la

stase urinaire qui en résulte surviennent inévitablement lorsque la
grossesse se combine, par hasard, avec un rein en fer à cheval, car
dans ce cas ces conduits passent au-devant du rein unique. Koster,
cité par Rosenstein, a publié un cas intéressant qui rentre dans cette
catégorie.

Les traumatismes obstétricaux peuvent atteindre les uretères, de
même qu'ils peuvent léser la vessie et favoriser l'action des germes.
Rayer l'avait nettement indiqué : « Après les accouchements laborieux, dit-il, les bassinets peuvent s'enflammer par suite de lésions
ou d'inflammation de la vessie, d'inflammation de l'utérus ou du
tissu cellulaire extra-péritonéal. » Chamberlain qui a bien étudié
les pyélites d'origine génitale croit que, au moment de l'accouchement,
il peut se produire une obstruction des uretères, au niveau de leur
orifice vésical, par le boursouflement des tuniques musculaire et
muqueuse de la vessie enflammée, ou par la compression exercée
sur le trajet de ces conduits soit par une cellulite, soit par une lymphangite diffuse. Après l'accouchement, les uretères peuvent
s'enflammer et s'obstruer consécutivement à une péritonite ou une
lymphangite de voisinage.

Mais toutes ces causes ne font que préparer le terrain à l'agent
infectieux, elles sont incapables par elles-mêmes de déterminer une
inflammation véritable, car on doit légitimement appliquer à la
pyélite le précepte que Guyon a donné pour la cystite : *il n'y a pas
de pyélite sans pus.*

Le microbe peut arriver au bassinet par plusieurs voies : par la
voie *rénale* dans certaines maladies générales, par la voie *vésicale*,
comme on l'observe pendant les suites de couches, lorsque la pyélite
succède à la cystite ; la marche de l'infection est alors ascendante.
Pendant la grossesse, l'infection semblerait se faire surtout par la
voie *sanguine*, les intéressantes recherches de Reblaub l'ont très
nettement démontré.

On est beaucoup moins renseigné sur les espèces de microorganismes qui déterminent la suppuration du bassinet ; c'est également
à Reblaub que nous devons les quelques notions que nous possédons
actuellement. Dans les cinq cas de pyélite qu'il a étudiés au point
de vue bactériologique, cet observateur a constamment rencontré le
colibacille. Cet hôte habituel de l'intestin n'est point pathogène
dans les circonstances ordinaires, il peut revêtir des propriétés
virulentes sous l'influence de causes encore mal définies, mais parmi
lesquelles on peut compter le refroidissement, la fatigue, le surmenage, les erreurs d'alimentation ; nous avons signalé déjà cette
transformation pour le même microbe à propos de l'étiologie des
cystites. Reblaub a pu constater que, chez une de ses malades,
l'affection pyélitique avait commencé par des troubles intestinaux

aigus; j'ai moi-même signalé dans une de mes observations que la fatigue jointe au refroidissement jouait un rôle pathogénique incontestable.

Si le colibacille devenu virulent se fixe sur la muqueuse du bassinet, c'est que le terrain est devenu favorable à son action infectieuse. Le Dentu fait remarquer que certaines pyélites suppurent parce que la présence préalable d'un ou plusieurs calculs, restés latents pendant de nombreuses années, constituent, pour ainsi dire, une provocation à la suppuration. La compression de l'uretère par l'utérus gravide avec la rétention qui en résulte, les traumatismes locaux qui accompagnent l'accouchement, la présence de foyers infectieux dans le voisinage de ces conduits peuvent être considérés comme des facteurs de même nature.

Symptomes. — L'apparition des symptômes ne se produit pas toujours d'une façon identique, la différence tient apparemment au mode particulier d'après lequel se produit l'affection.

Les symptômes peuvent débuter brusquement et devenir rapidement graves ; la malade est prise de frissons, de céphalalgie, de rachialgie avec nausées et vomissements ; la température s'élève, la soif devient vive, on constate en somme les manifestations symptomatiques qui caractérisent le début des maladies infectieuses. Les troubles de l'urine sont très vite apparents ; la quantité émise en vingt-quatre heures diminue, le liquide conserve la réaction acide, mais devient trouble, purulent, albumineux, et la quantité d'albumine est toujours plus considérable que ne l'indique la proportion de pus qui s'y trouve. « Ceci s'explique, dit Ultzmann, quand on considère que la pyélite, grâce à l'altération simultanée des papilles du rein, représente toujours une affection de ce viscère. Si l'urine dans la cystite contient du pus, dans la pyélite elle renferme en outre de l'albumine et la quantité de cette albumine dépasse celle du dépôt purulent ». Au microscope, on constate la présence d'innombrables cellules de pus, quelques cylindres granuleux et parfois les cellules de revêtement qui tapissent le bassinet et les calices ; ce sont de petites cellules rondes, polygonales, munies d'un prolongement, elles sont agglomérées et imbriquées, mais, d'après Rosenstein, elles manqueraient souvent.

La participation du rein à l'inflammation du bassinet et des calices explique les signes locaux que l'on perçoit dans cette forme aiguë de la pyélite. Il y a toujours une douleur spontanée qui part de la région rénale, s'irradie le long de l'uretère, s'étend jusqu'à la vessie, à l'aine et même descend le long du membre inférieur. Cette douleur est aiguë, pongitive et empêche absolument le décubitus latéral de ce côté ; même le décubitus dorsal est difficilement supporté.

La douleur provoquée est plus intense encore lorsqu'on la détermine par la pression du flanc au-dessous de l'hypocondre, elle ne peut être supportée sans arracher des cris aux patientes. On perçoit quelquefois une augmentation de volume du rein.

Cette forme aiguë s'observe plutôt pendant la grossesse; je l'ai vue aggraver rapidement l'état d'une jeune femme arrivée au neuvième mois et provoquer l'accouchement prématuré.

Une autre forme moins accentuée est constituée par la pyélite ascendante, l'inflammation de l'uretère et du bassinet est consécutive à une lésion ayant son siège dans le petit bassin. La marche est plus lente, l'affection s'établit progressivement; les signes locaux sont d'abord peu accentués et les troubles restent latents pendant un temps assez long. Puis, sous l'influence de grossesses successives, il survient des poussées inflammatoires qui, peu à peu, déterminent l'existence d'une pyélite chronique.

Les symptômes, sans avoir l'acuité qu'on observe dans la forme aiguë, sont cependant assez accentués au moment des poussées congestives; on remarque des frissons, de la fièvre, une douleur spontanée de la région rénale que la pression exagère, enfin l'urine est purulente et assez abondante. Sa réaction est rarement acide en raison de la provenance de la pyélite ; Ultzmann a fait remarquer que l'urine est acide quand la pyélite est primitive, neutre ou alcaline si elle est d'origine vésicale ascendante.

Cette forme subaiguë, à poussées successives, se distingue de la pyélite de la grossesse par son origine et sa marche ; elle est causée par les traumatismes obstétricaux; les lésions inflammatoires de la vessie et de l'utérus, les phlegmons du ligament large et les foyers de pelvi-péritonite. Enfin elle peut aboutir à la période dite chirurgicale et donner lieu à la tumeur pyonéphrotique avec pyurie intermittente.

La pyélite de la grossesse siège presque toujours du côté droit, en raison de la compression fréquente de l'uretère de ce côté. Prochaska, qui a fait une étude particulière de ce conduit chez la femme, a remarqué que la légère déviation à droite que prend ordinairement la matrice rend ses rapports avec l'uretère plus intimes de ce côté.

Il existe cependant des pyélites puerpérales du côté gauche, mais elles sont extrêmement rares et toujours elles sont d'origine vésicale; l'infection qui se propage par la voie ascendante peut atteindre indifféremment un des deux uretères.

La marche de la pyélite est variable, parfois l'affection est simple et se guérit par le repos, d'autres fois l'accouchement prématuré vient mettre un terme aux symptômes ressentis ; enfin la durée est plus longue, l'affection plus tenace lorsqu'il s'agit des formes ascendantes qui succèdent aux lésions inflammatoires du petit bassin. Sous l'influence de poussées successives, il peut résulter une pyonéphrose qui nécessite une intervention à une époque plus ou moins éloignée.

DIAGNOSTIC. — Le diagnostic est, je crois, facile, à condition de songer à la possibilité de la pyélonéphrite. La plupart du temps les symptômes manifestés par les malades sont rapportés à l'inflammation de la vessie et cependant, des trois signes qui caractérisent la cystite : fréquence des mictions, douleur de l'organe et purulence de l'urine, le dernier seul se retrouve dans la pyélite, et encore avec des caractères particuliers. La capacité vésicale est considérable, les mictions sont fréquentes et s'accompagnent rarement de dysurie, la vessie n'est douloureuse ni à la pression ni au contact, enfin les douleurs présentent un siège spécial, elles sont unilatérales avec irradiation dans l'aine correspondante. Mais ce qui caractérise surtout l'inflammation du bassinet, c'est la douleur que provoque la pression au niveau de la région latérale de l'abdomen, c'est la tuméfaction qui se produit dans le flanc droit et qui fait corps avec la veine.

Pendant la grossesse, il est vrai, il sera difficile de percevoir cette tuméfaction qui du reste peut manquer dans la pyélite aiguë; mais la localisation des douleurs dans le côté, la pyurie, l'albuminurie abondante et l'absence de symptômes fonctionnels du côté de la vessie suffiront le plus souvent pour établir le siège de la maladie.

On écartera l'idée d'une périnéphrite parce que, dans cette maladie, la tuméfaction existe exclusivement dans la région lombaire où la percussion et la pression provoquent des sensations douloureuses; il faut rappeler, par contre, que la tumeur pyonéphrotique, quand elle ne se complique pas de périnéphrite, est une tumeur abdominale qui fait peu de saillie en arrière, c'est dans le flanc et par la palpation bi-manuelle qu'il faut la chercher. On remarquera encore qu'il n'y a pas, dans la périnéphrite, d'albuminurie d'emblée et que l'urine n'est jamais primitivement purulente.

PRONOSTIC. — Le pronostic dépend entièrement de la nature de la cause. La pyélite de la grossesse, qui est commandée surtout par la distension de l'uretère, guérit en général assez facilement, malgré l'intensité des symptômes qui parfois l'accompagnent; elle peut être une cause d'interruption de la grossesse comme je l'ai constaté à deux reprises différentes, mais les accidents cèdent et s'atténuent assez vite après la délivrance.

La forme ascendante est un peu plus sévère, elle comporte un pronostic moins bénin, parce qu'elle peut être l'origine d'une pyonéphrose, en raison des poussées successives qui accompagnent les grossesses.

TRAITEMENT. — Dans les formes bénignes, le repos, les grands bains, le régime et l'hygiène suffisent le plus souvent pour amener la sédation, sinon la disparition des symptômes. On y adjoindra des boissons émollientes en assez grande quantité, et l'usage du lait sous forme de régime mixte à la dose de 1 litre 1/2 à 2 litres par jour.

Si la maladie est plus tenace, il faudra recourir à la révulsion, au moyen de sangsues, de ventouses sèches ou scarifiées, de pointes de feu. Les frictions cutanées avec la brosse ou avec un mélange excitant rendent les plus grands services.

L'emploi de balsamiques est utile surtout à une période un peu avancée et dans les formes subaiguës, à poussées successives. A. Robin conseille particulièrement, parmi les balsamiques, ceux qui augmentent dans l'urine la proportion d'acide hippurique, et il indique comme tel l'*acide benzoïque* qu'on administre sous forme de limonade, à la dose de 2 grammes, ou sous forme pilulaire (0,50 à 0,75 centigrammes, mêlés à la thériaque) et de préférence avant les repas. Le benzoate de soude est mieux toléré, on le donne à la dose de 1 à 3 grammes par jour. Les balsamiques de même ordre sont : la térébenthine, le copahu, le tolu, l'eucalyptus, etc. ; on y adjoindra les infusions de bourgeons de sapin, de buchu, de matico, l'eau de goudron, les capsules de santal.

L'emploi des eaux minérales est souvent d'une grande ressource dans les formes tenaces qui présentent des récidives sous l'influence d'un simple refroidissement ou de la moindre fatigue. Les eaux sulfureuses dégénérées, comme celles de La Preste, de Saint-Sauveur, d'Olette, doivent être placées au premier rang parce qu'elles réduisent la sécrétion purulente (A. Robin), les eaux alcalines faibles ont des avantages non moins grands et les eaux de Pougues, d'Evian, d'Alet, de Vittel, ne sont pas moins appréciées.

Enfin, lorsque la pyélite arrive à la période chirurgicale, l'affection devient justiciable de l'intervention opératoire.

Le traitement doit être poursuivi, les précautions d'hygiène et de régime doivent persister tant qu'il existe une goutte de pus dans les urines ; les rechutes sont fréquentes sous l'influence d'un refroidissement, d'un écart de régime.

§ 2. Coliques néphrétiques.

BOUCHARD, Maladies par ralentissement de la nutrition, p. 258, Paris, 1882. — HUCHARD, Coliques hépatiques et coliques néphrétiques de la grossesse et de l'accouchement (Union médic., 1882, avril, p. 616). — ROSENSTEIN, Traité des maladies des reins, p. 562, trad. franç., Paris, 1874. — TARNIER et BUDIN, Pathologie de la grossesse, p. 156, Paris, 1886.

Les coliques dépendant de la gravelle des reins, qui surviennent pendant la grossesse, sont incomparablement moins fréquentes que celles qui résultent des calculs biliaires. Il y a deux raisons à cela.

La première est que la gravelle urinaire est rare chez les femmes. « Pour une femme atteinte de lithiase urinaire, fait remarquer Bouchard, on compte cinq hommes affectés de gravelle. » Cette proportion résulte en effet des chiffres importants de Durand-Fardel qui a trouvé, sur 326 graveleux, 63 femmes seulement. On voit que la proportion est exactement l'inverse de celle qui est signalée pour les calculs biliaires. Civiale a fait remarquer qu'on ne saurait expliquer cette immunité chez la femme par la disposition des organes urinaires, car si la brièveté du canal et l'absence de prostate peuvent la mettre à l'abri de la formation des calculs vésicaux, elles ne sauraient la garantir contre la gravelle.

La seconde raison qui fait que les coliques néphrétiques sont assez rarement observées pendant la grossesse, c'est que la formation des calculs n'est plus ici, comme pour les productions analogues du foie, sous la dépendance de la fonction génitale ; on observe des concrétions cristallines dans les reins des nouveau-nés, la lithiase rénale est fréquente dans le cours de la première année de la vie et, après l'enfance, c'est entre 50 et 60 ans et dans la vieillesse que la gravelle se rencontre le plus fréquemment.

Ses causes ordinaires sont : l'hérédité, le genre de vie, les professions sédentaires, la nourriture fortement azotée et trop abondante, les vices généraux, l'abus des alcooliques et peut-être certaines conditions endémiques. Nous ne voyons rien, parmi ces différents facteurs, qui soit spécial à la gravidité. Quelques observateurs ont cependant signalé des accidents de lithiase au cours de la gestation, mais les exemples qu'ils en donnent ne sont pas assez nombreux pour qu'on puisse admettre, avec Budin et Tarnier, que la première apparition et la reproduction des coliques néphrétiques paraissent favorisées par la grossesse et l'état puerpéral ; il ne semble pas qu'il y ait un rapport de cause à effet, il s'agit tout au plus d'une simple coïncidence.

Comme cette coïncidence existe quelquefois et qu'elle a pu donner lieu à des difficultés dans le diagnostic, nous rappelons sommairement les caractères principaux de la colique néphrétique.

Dans les faits observés par Tarnier et Budin, la colique s'est ordinairement montrée, tantôt pendant les premiers mois de la grossesse, tantôt pendant les suites de couches ; très rarement ils l'ont vue éclater dans la deuxième moitié de la gestation. Huchard a cependant cité un cas survenu au huitième mois. Elle se manifeste par une douleur vive, continue, pongitive, avec des exacerbations et sous forme d'accès. Cette douleur a son point de départ dans la région rénale et se prolonge le long de l'uretère jusqu'à la vessie, elle peut s'irradier dans la région iliaque et la région inguinale ; la malade est sollicitée par des envies d'uriner, mais l'urine n'est émise que goutte à goutte au milieu de douleurs brûlantes ; il y a quelquefois de la fièvre avec des frissons, le pouls est petit, fréquent, il survient des nausées qui aboutissent à des vomissements de matières alimentaires ou muqueuses.

Cet ensemble symptomatique peut donner le change pendant la grossesse et surtout pendant les suites de couches. Dans le premier cas, il est facile de croire à un début prématuré du travail ou à une fausse-couche. Le siège postérieur et unilatéral de la douleur, les irradiations vers le pli inguinal, l'exaspération que détermine la pression de la région rénale permettent de reconnaître la nature des accidents et de les rapporter à la migration d'un calcul. Du reste, dans les cas de ce genre, on n'observe aucune modification du côté du globe utérin ; il n'y a pas de durcissement, au moment de l'accès, le col ne présente pas de changement dans sa longueur et l'état de ses orifices, comme il arrive pendant le travail. La douleur de la colique néphrétique est plus vive, plus intense et plus prolongée, elle ne présente plus ces intermittences complètes et régulières qui caractérisent les douleurs de l'accouchement au début de la parturition.

Après l'accouchement, l'erreur est plus facilement commise, le médecin se trouve en face d'une accouchée qui a été prise brusquement de douleurs abdominales continues, avec vomissements, frissons, fièvre, et il peut supposer que ces symptômes marquent les débuts d'une péritonite. On remarquera cependant que, dans cette dernière maladie, le frisson est plus intense, la fièvre plus élevée, le pouls plus mauvais ; l'état général présente toujours une atteinte profonde, enfin l'existence du ballonnement et de la douleur généralisée à tout le ventre permettra de faire la distinction avec la douleur unilatérale et la fièvre atténuée qui accompagnent la colique néphrétique.

Le pronostic est généralement bénin dans les accidents de migration des calculs ; on a cependant signalé, dans les accès intenses, la possibilité de l'avortement. Rosenstein a rappelé un cas bien curieux, dans lequel un gros calcul vésical avait fait croire à un rétrécissement du bassin, si bien que la sage-femme cherchait à faire accepter par la parturiente l'opération césarienne quand l'expulsion spontanée du calcul fit disparaître le rétrécissement anormal.

TRAITEMENT. — Le traitement de l'accès est celui que nous avons indiqué pour la colique hépatique. On emploiera tout d'abord les injections hypodermiques de morphine avec adjonction d'atropine pour éviter les vomissements ; chez les femmes qui ne peuvent tolérer la morphine, on usera de lavements de chloral ; un bain tiède prolongé pendant une heure contribuera également à amener la disparition des phénomènes douloureux.

ARTICLE III. — ALBUMINURIE

BARKER, Remarks of the albuminuria of Pregnancy (N.-Y. med. Record., 1888, p. 155). — BARTELS, Mal. des reins, trad. franç., 2ᵉ édit., Paris, 1884. — BLOT, De l'albuminurie des femmes enceintes, thèse, Paris, 1849. — BOUCHARD, Rech. de l'albuminurie dans les urines (Soc. de biol., 1880). — DU MÊME, Conditions pathogéniques des albuminuries qui ne sont pas d'origine rénale (Bull. médic., 1892, p. 1219). — BUCQUOY, Albuminurie puerpérale. Urémie (France méd., 1875, nᵒˢ 89 et 90). — CAGNY, Hémorragie placentaire de l'albuminurie, thèse, Paris, 1891. — CAHEN, De la néphrite albumineuse chez la femme enceinte, thèse, Paris, 1846. — CASSIN, Recherches sur l'albuminurie de la grossesse, etc., thèse, Paris, 1881. — CHANTREUIL, Leçons faites à l'hôpital des Cliniques, Paris, 1881. — CHARLES, De l'albuminurie dans la grossesse, etc., 1877. — CHARPENTIER et BUTTE, Urémie expérimentale (Congrès de Washington, 1887). — CHOPART, Contribution à l'étude de la néphrite gravidique, thèse, Paris, 1889. — COHN, Ueber das Absterben des Fötus bei Nephritis der Mutter (Zeitsch. f. Geb. und Gynæk., 1887, Bd. XIV). — DICKINSON, Lectures on the pathology and relations of Albuminuria (Brit. med. Journ, 1876, t. I, p 467 et suivantes). — DOLÉRIS et PONEY, Albuminurie des femmes grosses (Arch. de tocol., 1883, p. 562 et 1885, p. 739). — DUMAS (de Montpellier), De l'albuminurie chez la femme enceinte, thèse d'agrégation, Paris, 1880. — FEHLING, Weitere Beiträge zur klinischen Bedeutung der Nephritis in der Schwangerschaft (Arch. f. Gynæk., 1891, Bd. XXXIX, p. 468). — FISCHER, Klinische Beiträge zur Diagnose der Schwangerschaftniere (Prag. med. Wochensch., 1892, p. 175). — FLAISCHLEN, Ueber Schwangerschafts- und Geburtsniere (Zeitsch. f. Geb. und Gynæk., 1882, Bd. VIII, p. 354). — GALABIN, On the Albuminuria of Pregnancy, etc. (Brit. med. Journ., 1880, vol. II, p. 697). — GRIFFITH, Note on the renal affection of Pregnancy and Parturition (Saint-Bartholom. Hosp. Rep., 1890, vol. XXVI, p. 115). — DU MÊME, Ptomaïnes extraites des urines dans la fièvre puerpérale (Acad. des Sciences, 31 octobre 1892). — GUBLER, Dict. encycl. des Sc. méd., art. Albuminurie. — HERGOTT, De l'albuminurie gravidique (Rev. méd. de l'Est, 1888, p. 65). — HERMAN, Case of Bright disease during Pregnancy (London obstetr. Trans., 1888, vol. XXX, p. 478). — HOFMEIER, Die Bedeutung der Nephritis in der Schwangerschaft (Zeitschr. f. Geb. und Gynæk., 1878, Bd. III, p. 259). — HYPOLITTE, De l'éclampsie puerpérale étudiée spécialement au point de vue de la pathogénie, etc., thèse, Nancy, 1879. — IMBERT-GOURBEYRE, De l'albuminurie puerpérale et de ses rapports avec l'éclampsie (Mém. de l'Acad. de méd., t. XX, 1856). — JONES, Albuminuric retinitis of pregnancy (Brit med. Journ., 1883, p. 712). — KALTENBACH, Ueber Albuminurie, etc., in der Fortpflangzungsperiode (Archiv f. Gynæk., 1872, Bd. III, p. 1). — LANTOS, Beiträge zur Lehre von der Eclampsie und Albumin. (Archiv f. Gynæk., 1888, Bd. XXXI, p. 364). — LÉPINE, Annotations au Traité de BARTELS, voy. Bartels. — LEUDET, De la néphrite albumineuse consécutive à l'albuminurie des femmes en couches (Gaz. hebdom., 1853-53, p. 456). — LEYDEN, Ueber den Morbus Brightii bei Schwangeren and Gebärenden (Zeitsch. f. klin. Med., Bd. II, p. 133, et Charité-Ann., 1889, Bd. XIV, p. 129). — LITZMANN, Zur Lehre von der Urämie der Schwangeren, etc. (Monatsch. f. Geb., 1858, Bd. XI, p 414). — MARTIN, De l'albuminurie dans la grossesse (London med. Record, 15 février 1877, et Revue des sciences méd., 15 juillet 1877, p. 166). — MAYOR, Lésions des reins chez les femmes en couches, thèse, Paris, 1880. — MIJNLIEFF, Traitement de l'albuminurie et de la néphrite gravidique. Mémoire lu au troisième Congrès des naturalistes et médecins hollandais, Utrecht, 1891, et Volkmann's Sammlung, Neue Folge, n° 56. — MÖRICKE, Beitrag zur Nierenerkrankung der Schwangeren (Zeitsch. f. Geb. u. Gynæk., 1880, Bd. V, p. 1). — PETER, Leçons sur l'éclampsie puerpérale (Archiv. de tocol., 1875, et Leçons de clinique médic., Paris, 1879, t. II, p. 590). — PETIT, Recherches sur l'albuminurie des femmes enceintes, thèse, Paris, 1876. — POOLEY, The induction of premature labour in Amaurosis and Amblyopia, in connection with the Albuminuria of Pregnancy (The med. Record., 1888, p. 93). — RICHARDSON, Néphrite parenchymateuse pendant la grossesse (Gaz. hebd., 1880, p. 110). — ROSENSTEIN, Traité des mal. des reins, trad. franç., Paris, 1874, p. 81. — ROUHAUT, Des lésions du placenta dans l'albuminurie, thèse, Paris, 1887. — ROUSSEAU-DUMARCET, Du décollement prématuré du placenta normalement inséré, thèse, Paris, 1892. — RÜNEBERG, Ueber die pathogenetischen Bedigungen der Albuminurie (Deutsch. Archiv f. klin. Med., 1879, Bd. XXIII, p. 41). — SCHAUTA, Ueber innere Blutung bei Nephritis gravidarum (Intern. klin. Rundschau, n° 27, 1892). — SENATOR, Traité de l'albuminurie, édition française, Paris, 1891, p. 205. — SEMMOLA, Sur la maladie de Bright (Revue mens., 1886, p. 239). — SIREDEY, Les maladies puerpérales, Paris, 1884, p. 373. — TARNIER et BUDIN, Traité d'accouchements, 1886, t. II, p. 124. — VINAY, Du rein gravidique à répétition (Archiv. de tocol., 1893). — WIEDOW, Ueber den Zusammenhang zwischen Albuminurie und Placentaerkrankung (Zeitsch. f. Geb. u. Gynæk., 1888, Bd. XIV, p. 387).

L'albuminurie de la grossesse est ce trouble de la sécrétion rénale caractérisé par la présence de l'albumine dans les urines, c'est une albuminurie vraie qui doit être distinguée des fausses albuminuries résultant de la contamination de l'urine sécrétée normalement par des liquides albumineux, dans son passage à travers les voies d'excrétion, l'uretère, la vessie ou l'urètre, la glande rénale étant intacte. Nous avons étudié déjà les conditions diverses qui favorisent cette contamination dans la pyélite, la cystite, les suppurations du bassin, il nous semble inutile d'y revenir.

L'albuminurie vraie qui apparaît au cours de la gestation est une maladie digne d'un examen approfondi, parce que, en raison de sa fréquence et de sa gravité, en raison de son influence pathogénique ou prédisposante sur l'éclampsie, les paralysies, les troubles vasculaires, l'avortement ou l'accouchement prématuré et les complications septicémiques, elle domine la pathologie de la grossesse tout entière.

HISTORIQUE. — Son existence avait naturellement échappé aux anciens médecins qui, avant la découverte de Cotugno, ignoraient la présence possible de l'albumine dans les urines et qui, avant celle de R. Bright, méconnaissaient les relations qui existent entre cette maladie et l'anasarque. La constatation faite, en 1818, par Blackhall, de l'urine coagulable dans la grossesse qui coexistait avec l'œdème, était restée un fait isolé.

C'est Rayer qui eut le mérite de fixer l'attention des médecins sur cette relation importante, et, si Blackhall et aussi Martin Solon avaient signalé avant lui la présence de l'albumine dans l'urine des femmes enceintes ou accouchées, le fait avait été considéré comme accidentel et sa valeur restait méconnue, tandis que Rayer montra le premier les rapports de dépendance qui unissent l'albuminurie au gravidisme, il signala sa fréquence relative et son influence sur la santé de la mère et le développement régulier du fœtus. Le chapitre qu'il consacre à la néphrite albumineuse chez les femmes grosses dans son *Traité des Maladies des Reins*, a été, on peut le dire, le point de départ des travaux nombreux et importants qui ont tenté d'éclairer cette question encore si obscure. « Il reste beaucoup de recherches à faire, disait Rayer, sur cette coïncidence ou cette complication. Tout ce que je puis dire ici, c'est que la néphrite albumineuse qui se déclare dans les derniers mois de la grossesse est beaucoup moins grave que celle qui a précédé la conception, qui persiste pendant la grossesse ou qui se déclare dans les premiers mois de la gestation. »

Rayer admettait une véritable lésion des reins, une néphrite albumineuse et les autopsies pratiquées peu après par Becquerel, Simpson, Cahen, semblaient lui donner raison, d'autant mieux que vers la même époque (1843), Lever signala la fréquence de l'éclampsie chez les gestantes atteintes d'albuminurie et décrivit séparément la forme qui dépendait de la grossesse et celle qui résultait du travail.

La thèse de Blot (1849) marque une réaction contre ces idées; pour Blot, toutes les albuminuriques ne sont pas éclamptiques, et l'albuminurie gravidique doit être distinguée de la néphrite albumineuse, parce qu'elle existe sans lésions matérielles et guérit rapidement. Elliotson avait également signalé des faits d'albuminurie avec hydropisie développés pendant la gestation et disparaissant sans retour après l'accouchement. Une pareille terminaison se distinguait nettement de la marche habituelle des accidents dans la néphrite et il semblait impossible de croire à l'existence constante d'une maladie de Bright; il fallut chercher autre chose.

C'est autour de ce problème pathogénique que se sont concentrés la plupart des travaux parus jusqu'à ce jour. On a invoqué successivement, pour expliquer la filtration de l'albumine, la compression des veines émulgentes ou celle des uretères par l'utérus gravide, l'excès de pression intra-abdominale, l'anémie du rein par compression de ses artères ou par le spasme de ses vaisseaux, les modifications que subit le sang sous l'influence de la gestation, son appauvrissement ou bien l'hyperalbuminose, l'insuffisance de la dépuration urinaire, enfin plus récemment on a signalé l'intervention possible d'agents infectieux. Cependant l'opinion qui admet non seulement un trouble dans le fonctionnement du rein, mais encore une altération de son parenchyme, a toujours conservé un certain nombre de partisans : ainsi Imbert-Gourbeyre, Lorain, Frerichs, Bartels, etc., admettent un mal de Bright puerpéral, tandis que Leyden a décrit une lésion spéciale, mais distincte de la néphrite, c'est l'infiltration graisseuse de l'épithélium sécréteur. La question reste ouverte, car s'il existe des cas où l'on rencontre le rein gravidique de Leyden, s'il en est d'autres, quoique plus rares, où l'on trouve les lésions de la néphrite aiguë, il en reste un certain nombre où l'investigation la plus minutieuse ne donne aucun résultat.

VARIÉTÉS. — L'albuminurie qui existe chez les femmes en état de puerpéralité peut apparaître à différentes périodes, pendant la GROSSESSE, pendant le TRAVAIL et pendant les SUITES DE COUCHES. Nous étudierons successivement ces différentes variétés, afin de ne pas scinder inutilement l'histoire d'une maladie si importante et si caractéristique.

§ 1. De l'albuminurie pendant la grossesse.

Chez les femmes enceintes qui présentent ce trouble de la sécrétion urinaire, on peut reconnaître deux origines distinctes. Parfois l'albuminurie est ancienne et antérieure à la fécondation ; elle continue à évoluer pendant la grossesse en s'aggravant le plus ordinairement. Cette forme est spéciale aux femmes atteintes de néphrite chronique, elle a une origine particulière et doit être décrite dans un paragraphe spécial.

D'autres fois, l'albuminurie apparaît seulement au cours de la gestation et sous son influence directe, elle s'aggrave à mesure qu'on approche du terme et ses progrès marchent parallèlement avec ceux de la grossesse, puis elle disparaît rapidement après la délivrance ; elle seule mérite le nom d'*albuminurie gravidique* ; aussi, en raison de son importance, commencerons-nous par l'étudier tout d'abord.

A. *Albuminurie gravidique primitive.*

FRÉQUENCE. — Les recherches de Roberts sur la fréquence de la maladie de Bright dans les deux sexes ont montré que, d'une façon générale, elle était plus fréquente chez l'homme ; sur 6220 personnes ayant succombé à cette affection en Angleterre, de 1857 à 1861, il y avait 3699 hommes et 2531 femmes, soit une proportion de 60 femmes pour 100 hommes. Mais si l'on ne considère que la période de la vie où la grossesse peut exercer son influence, celle qui va de vingt à quarante-cinq ans, nous trouvons que la proportion des femmes augmente, elle s'élève à 80 pour 100, soit un cinquième en plus. La conclusion qu'il semble naturel de tirer de ces chiffres, c'est que la grossesse doit être incriminée.

Il faudrait savoir, remarque Cassin, si, dans cette même période, la néphrite primitive n'est pas fréquente, d'autant mieux que Bamberger affirme que, chez la femme, elle l'est autant que chez l'homme. Mais ce qu'on peut reprocher de plus sérieux à cette statistique ou plutôt aux conclusions qu'on en a voulu tirer, c'est qu'elle rapporte à la grossesse seule la fréquence plus grande de l'albuminurie, tandis qu'il existe, précisément à cet âge moyen de la vie, des complications pathologiques, capables de faire naître la néphrite : je veux parler des complications septicémiques de l'accouchement si fréquentes autrefois, et qui ont certainement dû être une cause de ces maladies de Bright que signale la statistique de Roberts.

Un procédé plus exact consiste à comprendre invariablement toutes les femmes qui se présentent dans une maternité, à les examiner au point de vue de la présence ou de l'absence de l'albumine dans les urines et à indiquer la proportion pour cent.

Voici quelques chiffres :

AUTEURS	FEMMES ENCEINTES	ALBUMI-NURIQUES	PROPORTION SUR 100	1 ALBUMI-NURIQUE SUR
Litzmann. . .	79	16	20,25	5
Mayer. . . .	106	5	4,71	21
Lever. . . .	43	0	0	0
Petit	22	3	13,63	7
Hypolitte. . .	73	10	13,69	7
Galabin . . .	43	1	2,32	43
Cassin . . .	124	8	6,45	15
Lehfeld . . . (Gusserow).	1250	33	2,64	38
Lehfeld . . . (Schröder).	100	17	17,00	6

Je n'ai pas cité la statistique de Blot qui a constaté la présence de l'albuminurie 41 fois sur 205 femmes parvenues au neuvième mois, parce que ses observations ont porté à la fois sur des femmes déjà en travail et sur celles qui ne présentaient aucun début de l'accouchement.

On remarquera les résultats si différents qui varient de 2 à 20 pour 100, soit un chiffre décuple, ou, si l'on aime mieux, quelques accoucheurs ont trouvé 1 albuminurique sur 5 ou 6, d'autres 1 albuminurique sur 38 ou 43. Le reproche commun que l'on peut faire à toutes ces statistiques, c'est qu'elles ne contiennent pas des faits suffisamment nombreux.

Il faut toujours songer à la série, surtout en obstétrique, et les chiffres que l'on apporte ne sont vraiment démonstratifs qu'à la condition d'être considérables. Les résultats de Lehfeld le démontrent surabondamment puisqu'il n'a trouvé qu'une proportion de 2,34 pour 100 à la clinique de Gusserow, tandis que le chiffre s'élève à 17 pour 100 à la clinique de Schröder. Si nous additionnons toutes ces unités, nous arrivons à une proportion de 1 cas d'albuminurie sur 17 femmes enceintes, ce qui fait de 5 à 6 pour 100 ; c'est le chiffre que nous adopterons parce qu'il semble se rapprocher le plus de la réalité.

Nous devons faire remarquer que cette proportion s'applique aux gestantes prises en bloc, et, si l'on entre dans les détails, on constate vite que certaines conditions, comme l'âge ou la primiparité, ont une influence prédominante dans la production du symptôme. L'influence de l'âge est indiquée dans la statistique suivante de Petit qui comprend, il est vrai, avec les femmes arrivées au neuvième mois, celles qui étaient déjà en travail par avortement ou accouchement prématuré.

Sur 113 femmes, 27 étaient albuminuriques.

19 âgées de	15 à 20 ans dont	6	albuminuriques, soit	1 sur 3,46		
46 —	21 à 26 —	11	—	—	1 — 4,18	
28 —	26 à 30 —	6	—	—	1 — 4,66	
13 —	31 à 35 —	1	—	—	}	
6 —	36 à 37 —	3	—	—	} 1 — 5	
1 —	42 —	0	—	—	}	

Si l'âge peu avancé est si prépondérant, c'est qu'il est habituellement celui des femmes qui accouchent pour la première fois, car il semble que les primipares âgées présentent une tendance aussi grande pour l'albuminurie que celles qui sont jeunes.

Blot, qui comprenait dans sa statistique l'albuminurie de la grossesse et celle du travail, l'a constatée 30 fois sur 99 primipares, et 11 fois seulement sur 106 multipares, ce qui est une proportion de 1 sur 3,3 dans le premier cas et de 1 sur 9,6 dans le second. Les chiffres de Petit n'établissent pas une aussi grande différence, cet observateur a trouvé 13 albuminuriques sur 52 primipares et 13 également sur 60 multipares ; il est certain que l'état de pluriparité ne met pas à l'abri de l'albuminurie. Herman en a observé 1 cas à la dixième grossesse, Loviot à la douzième, Vinay à la douzième et à la quatorzième.

ÉTIOLOGIE ET PATHOGÉNIE. — On peut ramener les causes de l'albuminurie à l'un des quatre facteurs suivants :

a) Conditions chimiques du sang ;
b) Modifications de la pression vasculaire ;
c) Altération des éléments histologiques du rein ;
d) Infection microbienne.

a) *Conditions chimiques du sang*. — La masse du sang augmente chez la femme enceinte, tout le monde est d'accord là-dessus ; par contre, l'opinion ancienne de Becquerel et Rodier, d'Andral et Gavarret, sur les modifications qu'éprouve la constitution chimique du sang a été contestée et combattue par des travaux récents. Pour ces auteurs, les globules rouges diminuent, les globules blancs augmentent. L'albumine subit aussi des modifications dans sa constitution chimique, elle descend du chiffre normal 70,5 à 66, tandis que la fibrine monte de 3 pour 1000 à 4,8 pour 1000.

Les recherches de Spiegelberg et Gschleiden sur l'augmentation de la quantité du sang chez les femelles pleines, la numération des globules rouges par Ingerslev, Reinl, R. Schröder, les analyses spectrales de l'hémoglobine par Fehling ont montré que, loin d'être un phénomène constant, l'appauvrissement du sang, chez la majorité des femmes grosses, était l'exception ; ces observateurs ont vu que le nombre et la richesse globulaire augmentaient avec la quantité du liquide en circulation, de sorte que, si le nombre des globules sanguins contenus dans une quantité de sang est en rapport avec l'hydrémie, cette dernière n'existe pas. On ne peut donc trouver dans l'hydrémie et dans la diminution des albuminoïdes du sang la cause qui détermine l'albuminurie des femmes enceintes.

Pour Gubler, au contraire, il existe une superalbuminose dans la grossesse, parce que la mère doit fournir au fœtus les matériaux de sa nutrition sous une forme soluble et diffusible ; il faut donc une production excessive des albuminoïdes, eu égard aux besoins des deux organismes. Mais tantôt c'est la mère qui en fabrique trop, tantôt c'est le fœtus qui ne consomme pas assez et même ce dernier en rend une partie à la mère, de sorte qu'il résulte un excès de l'albumine du sang relativement aux globules et relativement aux dépenses de l'économie en matières protéiques.

Le reproche capital qu'on peut adresser à la théorie de Gubler, c'est qu'elle ne repose sur aucune recherche précise, aucun examen, aucune analyse ; c'est une simple vue de l'esprit créée pour les besoins d'une cause hypothétique. Si elle était vraie, on ne comprendrait pas pourquoi l'albuminurie est aussi rare pendant la grossesse et pourquoi elle disparaît si rapidement après la délivrance.

En résumé, la dyscrasie sanguine, si tant est qu'elle existe dans la grossesse, ne peut déterminer directement l'albuminurie, et la diffusibilité anormale des matières albuminoïdes, invoquée par

Semmola comme le facteur étiologique de la maladie de Bright, n'est rien moins que prouvée. L'hydrémie existe vraisemblablement chez certaines femmes ; elle peut, chez celles-là, expliquer la présence de l'œdème, mais non l'existence d'une altération glomérulaire ou épithéliale du rein. La numération des globules, pratiquée par Ingerslev chez quatre gestantes atteintes de néphrite gravidique, n'a rien offert d'anormal.

b) *Modification de la pression vasculaire.* — Nous abordons ici un terrain plus solide.

Les urines de l'albuminurie gravidique présentent parfois les caractères de coloration, de rareté que l'on observe lorsqu'il se produit une stase veineuse dans les reins. Mais on ne peut l'expliquer par la compression des veines émulgentes par l'utérus gravide ; la situation de ces vaisseaux dans la concavité dorso-lombaire, la protection que leur donnent le mésentère et les anses intestinales, empêchent toute compression directe. Du reste, si cette dernière existait, elle devrait agir surtout du côté gauche, puisque la veine de ce côté est obligée de passer au-devant de la colonne vertébrale et au-devant de l'aorte ; or, rien n'indique une lésion de ce genre.

La stase veineuse dans les reins ne peut exister que dans certaines conditions particulières, chez les obèses, par exemple, le refoulement du diaphragme restreignant la cavité thoracique et entravant la circulation pulmonaire (Senator) ; elle peut expliquer aussi l'albuminurie qui survient chez les femmes atteintes de lésions valvulaires du cœur, de dyspnée intense, etc. ; enfin, rien ne s'oppose à ce qu'il ne survienne du côté des vaisseaux veineux du rein et chez les malades prédisposées, une congestion active, analogue à celle qui se produit dans les varices des membres inférieurs et de la vulve sous l'influence de la gestation. Il y a des rapports de contiguïté entre la circulation du rein et celle de l'utérus, tout autant qu'entre ce dernier organe et le système veineux des membres inférieurs. C'est, du reste, une loi générale que toutes les productions vasculaires s'exagèrent pendant la grossesse, quel qu'en soit le siège. Mais il est nécessaire que certaines modifications préalables existent déjà du côté des veines émulgentes, sinon on comprendrait difficilement pourquoi l'albuminurie est à la fois si rare et si tardive.

L'excès de pression qui se développe dans l'intérieur de la cavité abdominale pendant les derniers mois, pression que les recherches de Polaillon ont évaluée à celle d'une colonne d'un centimètre de mercure, joue un rôle important dans la pathogénie de l'albuminurie gravidique. Mais il est bien entendu que cette pression s'étend à toute la cavité abdominale, et qu'elle ne s'exerce pas seulement sur les vaisseaux veineux, mais encore sur les vaisseaux artériels et sur les uretères. Les reins des albuminuriques qui succombent pendant la grossesse ou l'accouchement, sont loin d'être toujours congestionnés, ils sont plutôt anémiés et en état de surcharge graisseuse. La pression intra-abdominale détermine vraisemblablement une ischémie du rein qui, à elle seule, est une cause d'albuminurie ; elle gêne, en outre, l'écoulement uretéral, ces conditions viennent s'ajouter à celles qui résultent des difficultés à l'afflux du sang artériel vers le rein et au retour du sang veineux.

La compression de l'uretère agit d'une façon manifeste dans la production de l'albuminurie, elle peut résulter de l'excès de tension générale qui existe pour l'abdomen entier, elle est aussi provoquée par les parties fœtales en présentation qui compriment ce conduit au niveau du détroit supérieur. Les expériences de Guyon et Albarran ont montré que la ligature aseptique de l'uretère provoquait, du côté du rein correspondant, des lésions fort analogues à celles qui caractérisent le rein gravidique de Leyden.

L'influence de cette pression est démontrée par la fréquence plus grande de l'albuminurie chez les primipares, dont la paroi abdominale possède une tonicité et une résistance qui s'atténuent avec le nombre des accouchements ; la même fréquence s'observe chez les femmes présentant des grossesses gémellaires, de l'hydramnios ou des tumeurs abdominales conjointement avec un utérus fécondé. D'après Litzmann, l'albuminurie serait la règle dans la grossesse gémellaire, et Schauta, sur 337 cas de cette maladie, compte 27 grossesses doubles. Cette pression exagérée, qui agit à la fois sur la circulation sanguine et sur l'excrétion de l'urine, joue surtout un rôle prédisposant lorsque l'albuminurie est intense, qu'elle s'accompagne d'œdème, d'anasarque et des symptômes ordinaires de la maladie de Bright ; il est évident que, dans les cas de ce genre, il s'y ajoute une lésion rénale véritable ; mais lorsque l'albuminurie est légère, comme il arrive souvent, pendant les deux ou trois dernières semaines, son action directe, et peut-être exclusive, n'est pas contestable.

c) *Altération des éléments histologiques du rein.* — La grossesse détermine par elle-même la stéatose des épithéliums du rein, de même qu'elle modifie dans le même sens la cellule hépatique : « Dans ces deux organes, dit Virchow, on observe la même infiltration parenchymateuse due à l'adjonction d'une masse nucléaire trouble et comme albumineuse dans l'intérieur des cellules glandulaires, ce qui fait que l'organe devient plus gros, augmente de consistance et paraît lâche après qu'on a enlevé la capsule ». La stéatose du foie a été également indiquée par Tarnier et par de Sinéty ; celle du rein par Bartels, Dickinson et Leyden. Dans ses autopsies de femmes mortes en couches, Mayor a constamment trouvé, dans le rein, des lésions se rapprochant de celles que Cornil a décrites dans la néphrite parenchymateuse *a frigore ;* ces altérations existent quelquefois, mais, dans les cas de Mayor, elles sembleraient plutôt la conséquence de la septicémie puerpérale à laquelle la plupart de ses malades avaient succombé.

Cette stéatose du rein est bien réellement la conséquence de la grossesse, c'est un phénomène dystrophique qui est le résultat direct de l'imprégnation, elle augmente à mesure qu'on se rapproche de l'accouchement pour disparaître après la délivrance ; sans doute, cette infiltration graisseuse est incapable par elle-même de produire l'albuminurie, de même que la stéatose des cellules hépatiques ne peut provoquer ni la glycosurie, ni l'ictère de la grossesse, mais elle place le rein en imminence albuminurique, et le rend plus vulnérable vis-à-vis des causes qui troublent la sécrétion urinaire. On en peut dire autant de la pression abdominale. Ces deux conditions existent incontestablement chez toutes les femmes enceintes, chez les primipares surtout, et cependant le nombre d'entre elles qui présentent de l'albuminurie est relativement restreint.

Il est incontestable qu'on doit faire intervenir parfois les causes ordinaires de la néphrite. Un certain nombre de ces femmes ont présenté, à une époque plus ou moins éloignée, des maladies infectieuses qui ont modifié le rein et préparé le terrain aux causes directement pathogènes. D'autre part, j'ai pu constater que l'influence d'une angine, que l'action d'un refroidissement pouvaient être retrouvées comme causes déterminantes de certaines albuminuries de la grossesse.

Nous abordons ici un terrain un peu différent, car les altérations que déterminent ces conditions nouvelles ne sont plus celles du rein gravidique, mais bien celles de la néphrite véritable; il y aurait donc une distinction à établir au point de vue des lésions que subissent les éléments histologiques du rein, on pourrait les distinguer en infiltration graisseuse simple et en néphrite épithéliale; la première pouvant atteindre indistinctement toutes les femmes en état de grossesse, la seconde ne survenant guère que chez celles dont les reins présentent une prédisposition. Le foyer est préparé, dit Playfair, il faut une étincelle pour l'allumer. L'influence de la grossesse n'en est pas moins certaine, parce que, sans elle, toutes les prédispositions seraient restées latentes, c'est elle qui modifie et infiltre de graisse l'épithélium des tubes contournés et des branches montantes de Henle dont les fonctions sécrétoires sont si importantes, c'est elle surtout qui trouble le fonctionnement de l'épithélium et favorise la rétention des produits excrémentitiels par la pression qu'elle augmente dans l'abdomen et par l'obstacle qu'elle apporte à l'écoulement de l'uretère, à l'apport du sang artériel et à la sortie du sang veineux.

d) *Infection microbienne.* — On n'a que très peu de renseignements sur l'action que peuvent avoir les agents infectieux sur la production de l'albuminurie gravidique. Doléris est le premier qui ait donné, en 1883, quelques résultats positifs ; il a trouvé dans les urines de gestantes atteintes d'albuminurie intense un microorganisme qui, dans sa forme la plus parfaite, est constitué par de très longues chaînes nodulaires, composées de très courts segments bacillaires, entrecoupées parfois de grains ou de série de grains très réfringents. Dans certaines conditions, il apparaît complètement moniliforme, ou bien les articles de la chaînette sont étranglés dans leur milieu. A un moindre développement, il affecte des formes intermédiaires.

En inoculant à des lapins les cultures de ce microbe dans la veine jugulaire, Doléris a pu les rendre albuminuriques, mais seulement pendant les vingt-quatre premières heures qui suivaient l'injection. Les effets s'atténuent lorsqu'on inocule les animaux en série.

Les symptômes observés sont : la parésie des membres, l'hypothermie au bout d'un temps variable et des convulsions avec un ralentissement extrême de la respiration. Le refroidissement est allé jusqu'à 3o degrés centigrades. A l'autopsie, les reins étaient congestionnés et nulle part on n'a trouvé trace de suppuration, ni aucune lésion organique appréciable.

Ces recherches intéressantes ont été reprises par Delore, E. Blanc, Favre, Combemale, etc. ; mais elles ont été faites surtout dans le but d'éclairer la pathogénie de l'éclampsie, nous y reviendrons à ce propos. Nous nous bornerons à deux remarques, c'est tout d'abord que les microorganismes trouvés dans l'urine des femmes enceintes peuvent provenir d'une tout autre voie que la voie rénale, l'origine génitale de certaines cystites le prouve surabondamment ; s'ils provenaient réellement de cet organe, il faudrait, en raison de la loi de Wyssokowitch, que le rein lui-même fût envahi par les parasites. Sans doute, il existe des néphrites microbiennes, et on a rencontré, au niveau des glomérules du rein, les agents pathogènes du charbon, de la suppuration, de la fièvre typhoïde, de l'érysipèle, etc. ; mais toutes les recherches qu'on a pu faire au niveau du rein gravidique, qu'il y ait eu ou non éclampsie, sont restées négatives. En second lieu, nous ferons remarquer que, chez les animaux inoculés avec les cultures de Doléris, on n'a reproduit aucun des symptômes qui accompagnent l'albuminurie des femmes enceintes pas plus qu'on a provoqué les lésions du parenchyme rénal que nous allons décrire. Le problème est loin d'être résolu.

ANATOMIE PATHOLOGIQUE. — Les lésions du rein que l'on trouve dans l'albuminurie des femmes enceintes sont loin de se ressembler. Dans les cas bénins où le symptôme se manifeste pendant les dernières semaines et qui se traduisent par une urine rare, concentrée, dense, avec tendance à la précipitation des urates, il ne peut s'agir que de lésions passagères et superficielles, liées à des troubles vasculaires; la disparition rapide de l'albuminurie, le retour au fonctionnement normal qui suit l'accouchement permettent de le supposer, car ces cas bénins guérissent tous plus ou moins vite et ne donnent jamais lieu à des examens histologiques.

Il en est autrement de cette albuminurie abondante, massive, qui s'accompagne d'œdème des membres inférieurs, parfois d'anasarque, qui trouble le travail et provoque l'explosion d'accidents urémiques. Ici la lésion est plus accentuée, le symptôme plus persistant, et c'est chez ces malades que l'on a pu décrire les altérations qui caractérisent le rein gravidique et même la néphrite véritable.

Dans un certain nombre de cas, l'autopsie montre que le rein, loin d'être congestionné, est au contraire anémié, la pâleur de l'organe est surtout accentuée dans la substance corticale dont la teinte blanc jaunâtre tranche avec la coloration foncée des pyramides. La capsule s'enlève facilement. Au microscope, on constate une stéatose graisseuse de l'épithélium des tubes contournés et de l'épithélium des capsules du glomérule. L'étendue et l'intensité de cette surcharge graisseuse sont très variables. Lorsqu'on veut constater cette lésion, il faut avoir soin de pratiquer des coupes fraîches et de les traiter par l'acide osmique, tandis que, si l'on plonge les lambeaux d'organe dans l'alcool, il arrive au bout d'un certain temps que le rein perd cette surcharge graisseuse et qu'il offre au microscope l'aspect de l'organe normal.

Ce qui caractérise particulièrement le rein gravidique, c'est la pâleur de son aspect, c'est la coloration jaunâtre de la substance corticale, et l'on comprend que des troubles vasculaires aient pu provoquer des désordres fonctionnels par anémie, par irrigation insuffisante, sans laisser de traces appréciables à nos moyens actuels d'examen. Dans la plupart des cas, il n'y a aucun vestige de travail inflammatoire, le tissu conjonctif et les vaisseaux ne présentent pas de prolifération, le revêtement endothélial qui tapisse la face interne de la capsule de Bowmann est partout continu, les bouquets glomérulaires sont nets et même l'épithélium des tubes contournés ne présente ni desquamation ni prolifération. Il ne reste que la stéatose de ces divers éléments et encore s'agit-il d'une modification passagère qui disparaît très vite après l'accouchement, ainsi dans un cas où la femme succomba dix-huit jours après la délivrance, Leyden ne trouva que de l'anémie du rein, l'infiltration graisseuse avait disparu ; Leyden pensa que l'espace de temps écoulé depuis l'accouchement était suffisant pour la résorption de la graisse. Mais ces lésions, toutes superficielles et passagères qu'elles soient, suffisent parfois pour troubler gravement la dépuration urinaire, provoquer l'œdème et l'anasarque, et même pour amener la mort par éclampsie.

La forme que nous venons de décrire est celle qui correspond à l'albuminurie ordinaire de la grossesse, celle qui disparaît très vite après l'accouchement, on n'en peut guère constater les lésions que dans les cas de mort accidentelle pendant la grossesse ou pendant le travail.

Mais elle n'est pas la seule, et il arrive que les lésions constatées correspondent à celles de la néphrite épithéliale aiguë. Je ne les ai rencontrées, il est vrai, que dans l'albuminurie qui s'accompagnait d'éclampsie, mais dans les cas de ce genre, l'apparition des accidents convulsifs ne constitue pas une maladie particulière, elle n'est en réalité que l'indice du trouble profond de la fonction urinaire. Les modifications qu'on observe au microscope indiquent une altération variable des éléments épithéliaux. Ceux-ci sont atteints des lésions de la tuméfaction trouble, avec gonflement et fusion des corps cellulaires ; la lumière de certains tubes est élargie par la multiplication des éléments épithéliaux, elle contient quelques boules claires, parfois des fragments du protoplasma des cellules. Les noyaux peuvent persister dans leur intégralité, mais, lorsque la néphrite est bien nette, ils prolifèrent.

La dégénérescence granulo-graisseuse peut s'étendre aux cellules épithéliales qui tapissent les branches ascendantes de Henle. Le tissu conjonctif paraît épaissi, mais cet épaississement ne résulte pas d'une prolifération cellulaire, il est dû à une sorte d'œdème qui a envahi le tissu unissant.

Ces lésions sont le plus souvent réparables, bien qu'elles soient graves en raison de leur généralisation aux deux reins ; en tout cas, elles sont plus tenaces que la simple infiltration graisseuse et peuvent aboutir à une néphrite persistante.

En résumé, lorsque l'albuminurie survient au cours de la grossesse, il existe à peu près constamment du côté des reins des altérations du parenchyme, de l'épithélium notamment, et ces modifications de la cellule sécrétante sont la condition prochaine qui permet la filtration de l'albumine. La lésion est parfois superficielle et ne consiste qu'en une infiltration graisseuse des éléments anatomiques avec anémie de l'organe, elle ne doit pas être assimilée à la néphrite, et se rapproche plutôt des dégénérescences; elle peut même échapper à l'examen si l'on n'a pas soin de pratiquer un examen hâtif après avoir fixé les éléments avec l'acide osmique ; il est même des cas où tous les tissus du rein paraissent normaux. Il m'est arrivé, comme à d'autres, de chercher vainement des altérations quelconques sur des organes enlevés peu d'heures après la mort survenue à la suite de l'éclampsie ou d'une hémorragie cérébrale.

D'autres fois, et ces cas sont plus rares, on rencontre une véritable néphrite épithéliale, de sorte qu'il existe chez la femme enceinte albuminurique deux lésions distinctes : l'une qu'on pourrait désigner sous le nom de *rein gravidique*, et l'autre sous le nom de *néphrite gravidique ;* la première superficielle, passagère, la seconde plus profonde, plus tenace, et pouvant aboutir, pendant les suites de couches, à une néphrite chronique persistante ; mais l'une et l'autre paraissent sous la dépendance immédiate de la grossesse.

Nous ignorons encore les rapports qui peuvent relier entre elles ces deux altérations, elles sont certainement distinctes puisque l'une est dégénérative, l'autre inflammatoire, mais peut-être le rein gravidique est-il un état anatomique qui prédispose à la néphrite. Quoi qu'il en soit, les lésions qui atteignent le rein pendant la gestation sont en général superficielles ; elles agissent en raison de leur diffusion à tout l'organe plutôt que par leur intensité et leur profondeur ; elles paraissent réparables le plus souvent, à condition que les malades ne succombent pas à l'assaut passager de l'urémie.

SYMPTOMES. — FORMES CLINIQUES. — Dans une première catégorie de faits, on ne constate aucun trouble local, aucun symptôme général qui trahisse la présence de l'albumine dans les urines, son existence veut être cherchée pour qu'elle soit reconnue. Les cas de ce genre sont certainement nombreux et, malgré la latence de tous les symptômes, ils ne sont pas moins redoutables parce que l'albuminurie peut brusquement présenter une allure aiguë, les lésions rénales viennent à se généraliser, surtout au moment du travail, et l'on voit apparaître l'éclampsie chez des femmes dont la grossesse n'avait été troublée par aucun symptôme spécial.

Une seconde forme se rapproche beaucoup de l'albuminurie vulgaire, de celle qui est symptomatique d'une néphrite ; les accidents sont brusques ou au contraire ne surviennent que graduellement. Dans ce dernier cas, le premier symptôme qui met en éveil est l'œdème des membres inférieurs, il débute ordinairement autour des malléoles, s'étend progressivement jusqu'à la racine des membres et même envahit le tronc et les membres supérieurs. La face est toujours œdématiée de bonne heure.

La marche et la localisation de ces suffusions séreuses sont souvent caractéristiques et permettent de les distinguer d'avec l'œdème mécanique si fréquent pendant les dernières semaines de la gestation. Cet œdème mécanique, qui existe, on le sait, indépendamment de toute modification des urines, est dû à la présence de varices du côté des membres inférieurs, ou bien résulte d'un état hydrémique du sang ; dans ces deux cas, la station debout, la marche, la fatigue déterminent une stase dans les parties déclives avec infiltration sous-cutanée. Cet œdème apparaît en général vers le milieu du jour, il augmente dans la soirée pour disparaître le matin, après le repos de la nuit. Il est surtout marqué pendant les quinze derniers jours, alors que la pression de la tête fœtale sur la circonférence du bassin gêne la circulation en retour des membres inférieurs ; il coïncide avec la difficulté de la marche, les tiraillements dans les flancs, la sensation de pesanteur dans le bassin, la compression de la vessie et du rectum (Dumas).

Les hydropisies diverses qui accompagnent l'albuminurie se présentent différemment. Elles débutent il est vrai autour des malléoles et c'est toujours au niveau des membres inférieurs qu'elles sont le plus accentuées, mais il est rare qu'elles s'y localisent, et très fréquemment la face est envahie de bonne heure, l'œdème des paupières et du tissu sous-conjonctival est très caractéristique, certaines femmes ont l'œil de Bright. Les membres supérieurs et surtout les mains participent à cette hydropisie, de même que le tégument du tronc et les cavités séreuses.

L'œdème albuminurique a pour caractère d'être plus hâtif que l'œdème mécanique, d'apparaître dès le septième ou le huitième mois, d'exister le matin et de présenter des variations dans son siège ; on le voit parfois s'amender sans cause appréciable pour réapparaître de la même façon ; mais il s'en faut que ces particularités soient constantes, et, dans certains cas, il ne peut être distingué de l'œdème mécanique ; comme lui, il est localisé dans les parties déclives, il est tardif et s'accentue à la fin de la journée. L'examen des urines permet seul d'en apprécier la cause et la nature.

En même temps que l'œdème, la femme présente une teinte mate des téguments d'un aspect un peu terreux ; il survient des troubles digestifs caractérisés par de l'anorexie, des nausées, quelquefois des vomissements ; la soif est ordinairement vive, il y a de la constipation. Du côté de l'appareil respiratoire, la dyspnée constante constitue un des symptômes les plus difficilement supportés, parce qu'elle empêche la marche, les efforts, et trouble le sommeil ; cette dyspnée s'accompagne d'une toux quinteuse, incessante ; elle se présente souvent sous forme d'accès à caractère nocturne ; elle est ordinairement sans expectoration, mais, dans les cas d'œdème pulmonaire, les crachats deviennent sanglants.

Il y a fréquemment des palpitations en rapport avec la dyspnée et avec la légère hypertrophie du cœur qui est constante chez les femmes atteintes d'albuminurie. A plusieurs reprises, j'ai constaté l'existence du bruit de galop, mais il s'agissait le plus souvent de néphrites anciennes, indépendantes de la grossesse présente. Le pouls est dur, tendu, il présente, au sphygmomanomètre de

Potain, une augmentation de tension qui s'élève jusqu'à 18 à 20 centimètres.

Plus rarement on constate ces hémorragies qui accompagnent la maladie de Bright comme les épistaxis, les hématémèses, les hémoptysies, les hémorragies cérébrales ou arachnoïdiennes. Les hémorragies cérébrales ne sont point très rares, elles coïncident le plus souvent, il est vrai, avec l'éclampsie, mais elles peuvent en être indépendantes; elles ne surviennent qu'au moment du travail ou dans la journée qui suit la délivrance, elles déterminent un coma qu'on rapporte à l'urémie, d'autant mieux que l'hémiplégie manque généralement quand l'inondation ventriculaire est abondante.

L'albuminurie détermine aussi une lésion spéciale du foie que Blot, dans sa thèse, avait signalée comme des hémorragies multiples disposées en foyers punctiformes. J'ai observé un cas de ce genre où, comme dans l'observation de Blot, il y avait eu albuminurie abondante sans accès convulsifs. Ces foyers hémorragiques ne sont donc nullement caractéristiques de l'éclampsie, comme on l'a prétendu.

Les troubles les plus importants se passent du côté du système nerveux. Les symptômes sont quelquefois superficiels et consistent en douleurs fugaces au niveau des espaces intercostaux, à la base de la poitrine, de l'épigastre et de la région des reins. Les malades ont de l'insomnie, elles présentent de l'irritabilité du caractère, de l'agitation; la céphalalgie est assez fréquente, mais c'est ordinairement un symptôme passager qui revêt une valeur de pronostic considérable quand il devient persistant et accentué.

Il survient aussi des paralysies au cours de l'albuminurie; la plupart du temps il s'agit de troubles moteurs ou sensitifs qui reconnaissent pour origine une lésion en foyer de l'encéphale. L'albuminurie peut produire une modification de la paroi des vaisseaux encéphaliques qui favorise les ruptures et amène les hémorragies, elle détermine aussi une intoxication urémique des centres ou des œdèmes locaux dont le résultat est une hémiplégie plus ou moins durable.

Les modifications qui surviennent du côté de la sécrétion urinaire doivent attirer particulièrement l'attention. Parfois l'urine est rare, concentrée, plus dense qu'à l'état normal, elle présente une tendance à la précipitation des urates. La quantité d'albumine qu'elle contient est des plus variables, depuis des traces impondérables jusqu'à 15 à 20 grammes dans les vingt-quatre heures. Sa réaction est acide, l'urée s'y trouve en proportion variable, souvent normale, ainsi que les chlorures et l'acide phosphorique. Le dépôt examiné au microscope est en rapport avec l'étendue des lésions rénales; il arrive souvent qu'on ne trouve pas trace d'éléments figurés, d'autres fois il existe des cylindres hyalins, très rarement des cylindres épithéliaux, des globules blancs à provenance des voies urinaires, et même des globules rouges. Leyden a attiré l'attention sur ce fait, que l'on rencontre parfois, dans le sédiment, de petites granulations de graisse, c'est-à-dire des éléments dont la présence indiquerait une altération déjà avancée du rein; mais le fait est loin d'être constant.

Cette différence dans le précipité urinaire montre dans les cas très accentués que l'on a affaire à une néphrite véritable; la présence de globules rouges, l'abondance des cylindres épithéliaux et granuleux sont toujours l'indice d'une desquamation épithéliale qui ne va guère sans une néphrite concomitante. Mais il ne faut pas oublier qu'en l'absence de cette lésion, avec le rein gravidique simple, on peut trouver dans le dépôt que laissent les urines, quelques globules rouges et des cylindres granuleux; c'est plutôt l'abondance de ces éléments qui semble avoir une valeur diagnostique.

Les hémorragies utérines comptent parmi celles qui sont les plus fréquentes. Déjà Rayer, Blot, Cahen avaient signalé l'albuminurie comme prédisposant aux hémorragies puerpérales non moins qu'aux hémorragies du cerveau, du foie, des reins et des poumons. Une étude attentive du placenta montra qu'elles pouvaient se produire à son intérieur, pendant la grossesse, et y déterminer la formation de foyers. C'est Chantreuil qui signala le premier, en 1879, l'existence de ces foyers placentaires chez les femmes albuminuriques et leur influence sur la marche de la grossesse et la santé du fœtus; puis Fehling décrivit les infarctus blancs analogues à ceux qui se rencontrent chez les femmes syphilitiques.

On a donc attribué à l'albuminurie de la grossesse la production de deux altérations particulières du placenta : les *foyers hémorragiques* et les *infarctus blancs,* et l'on a voulu rapporter à ces lésions la fréquence si grande de l'accouchement prématuré.

Les foyers hémorragiques, bien étudiés dans la thèse de Rouhaut, siègent dans l'épaisseur des cotylédons; il sont en nombre variable de 1 à 10 ou 15 (en moyenne 4 à 5), et leur étendue dépasse rarement 4 à 5 centimètres; ils ont une consistance de gelée de groseille et offrent une coloration noirâtre quand ils sont récents.

On a décrit leur modification par décoloration progressive, de telle sorte qu'ils se transforment à la longue en bloc fibrineux et vont former les noyaux blancs d'infarctus. Cette transformation est possible, Rohr et Rossier ont trouvé, au niveau de ces dépôts blanchâtres, des altérations des vaisseaux maternels, caractérisées par une endartérite oblitérante qui donne lieu, dans quelques cas, à des thrombus, et, consécutivement, à des foyers hémorragiques autour des vaisseaux lésés. Pour Steffeck, au contraire, la lésion essentielle consiste dans un trouble de nutrition de la caduque, et, pour

Wiedow, il existe une altération spéciale des villosités, leur épithélium subit la transformation connue sous le nom de nécrose de coagulation, qui atteint aussi bien les éléments du placenta fœtal que ceux du placenta maternel.

Quoi qu'il en soit, les foyers blancs se présentent sous l'aspect de masses blanchâtres, à relief marqué, siégeant de préférence sur les bords de l'organe et faisant corps avec les villosités ; ils sont peu nombreux et n'offrent qu'un obstacle insignifiant aux échanges sanguins dont le placenta est le siège. On les rencontre dans des conditions variables, dans l'endométrite, la syphilis. Il est possible, ainsi que les recherches de Fehling le démontrent, que leur présence soit plus fréquente dans les cas d'albuminurie ; cet auteur a trouvé, en effet, que les infarctus se trouvent 1,7 fois sur 100 chez les femmes indemnes d'albuminurie, tandis que, chez celles qui en sont atteintes, on en rencontre 6,7 fois sur 100, c'est dire que leur fréquence est trois fois plus grande dans le dernier cas. Mais leur influence sur le développement insuffisant de l'enfant et sur sa mort prématurée est des plus incertaines. Fehling donne les chiffres suivants : sur 27 cas avec infarctus, 11 fois l'enfant naquit à terme, 13 fois sa naissance fut prématurée, et 3 fois il y eut avortement ; mais, comme dans tous ces cas il y avait albuminurie simple ou néphrite chronique, c'est-à-dire dépuration urinaire défectueuse, il semble plus rationnel de rapporter les troubles qui atteignent le fœtus à son intoxication par le sang maternel lui-même adultéré.

Les foyers hémorragiques n'ont quelque influence, au point de vue de la marche de la grossesse et de la santé de l'enfant, qu'à la condition d'être nombreux et développés. Chantreuil l'indiquait de cette façon : « L'influence de l'albuminurie sur la marche de la grossesse et le développement de l'enfant a été très discutée ; Rayer et Cahen l'affirment, Blot la nie. Je crois avoir trouvé dans l'apoplexie placentaire la cause de cette divergence. Par elle-même l'albuminurie n'a aucune influence directe, mais l'apoplexie placentaire qui résulte quelquefois de l'albuminurie a une influence directe. » Il est certain que, envisagée de cette façon, l'influence des foyers apoplectiques du placenta est exagérée. Ainsi Rouhaut a constaté que, sur 41 cas d'albuminurie sans lésions placentaires, l'accouchement prématuré a été noté 17 fois ; l'influence de l'albumine est peut-être nulle en tant qu'albumine ; mais, comme sa présence et son abondance sont toujours proportionnelles à l'étendue ou à la profondeur de la lésion rénale, il est facile de comprendre que, plus elle sera intense, plus la dépuration de l'organisme maternel souffrira, et cette souffrance, cette intoxication de la mère se transmettra au fœtus qui en subira les conséquences. Du reste, le retentissement de la maladie de la mère sur la santé de l'enfant est surtout marqué dans les néphrites chroniques, dans les cas où le rein était déjà lésé avant la grossesse ; cette forme, beaucoup plus grave que le rein gravidique, a une influence des plus néfastes sur les destinées de la grossesse qu'elle interrompt le plus souvent ; cette éventualité se produit très bien en l'absence de toute altération visible du placenta, tous les accoucheurs ont pu s'en convaincre ; aussi n'accorderons-nous aux foyers hémorragiques intra-placentaires qu'une importance relative.

Une conséquence des plus graves de l'albuminurie est le décollement prématuré du placenta normalement inséré. Cet accident qui a été étudié par Winter, Schauta, Graefe, Rousseau-Dumarcet, etc., est une complication qui met souvent en danger la vie de la mère et de l'enfant. Il se caractérise chez la femme par un sentiment de défaillance, avec plénitude et tiraillements dans le bas-ventre. La plupart du temps il s'écoule par le vagin du sang liquide, mais pas de sang en caillot. On a confondu longtemps ce décollement avec l'insertion vicieuse, bien que l'exploration digitale permette d'écarter cette dernière complication. Le pronostic est très sérieux, puisque la statistique de Goodel donne, sur 107 enfants, 101 morts, et, sur 106 femmes, 54.

La pathogénie de ces diverses lésions est la même que celle des hémorragies viscérales que l'on rencontre au cours de l'albuminurie, leur condition prochaine doit être rapportée à l'altération des parois vasculaires qui commande les épistaxis, les hématémèses, les hémoptysies, les apoplexies cérébrales si fréquentes au cours des néphrites aiguës ou chroniques.

Les troubles visuels sont assez souvent observés, ils peuvent tenir à une lésion de la rétine, la *rétinite albuminurique*, mais ils peuvent exister indépendamment de toute lésion apparente du fond de l'œil et dépendre seulement de l'intoxication des centres nerveux, c'est *l'amaurose urémique*.

Dans le premier cas, l'ophtalmoscope permet de reconnaître des exsudations et des hémorragies rétiniennes qui ne diffèrent pas beaucoup de celles qui accompagnent la maladie de Bright ordinaire. Ce sont des taches blanches, disséminées en éclaboussures ou allongées en forme d'éventail dans la région de la macula (Galezowski). Ces taches sont dues à une dégénérescence des éléments de la rétine et ne se résolvent que très lentement, trois ou quatre mois après l'accouchement. Les foyers hémorragiques sont rares, mais se produisent quelquefois dans le segment postérieur du globe, tantôt dans la macula, tantôt au pourtour de la papille.

Les symptômes qui accompagnent cette rétinite se caractérisent par leur développement graduel, la diminution de la vue allant jusqu'à l'amblyopie ; il est rare que la cécité soit aussi complète que dans l'amaurose urémique; en tout cas, elle n'est jamais soudaine et ne se produit que progressivement; on peut affirmer qu'elle est exceptionnelle dans l'albuminurie gravidique simple qui est une maladie ordinairement passagère.

Les troubles visuels de nature urémique présentent des variations assez grandes dans leur intensité et dans leur forme, ils sont constitués par de la diplopie, de l'hémiopie, de l'héméralopie, mais plus souvent encore par l'amblyopie et l'amaurose complète. Ils surviennent avant ou après l'accouchement, précédant soüvent les convulsions éclamptiques, mais les suivant quelquefois. Le caractère de ces différents troubles est la mobilité, la soudaineté d'apparition, la disparition rapide. La cécité est le plus souvent complète, elle atteint les deux yeux avec une rapidité extrême, de telle sorte que certaines femmes ont cru que leur chambre était brusquement plongée dans l'obscurité. Sa durée ne s'étend parfois qu'à une ou deux heures, mais elle peut persister pendant plusieurs jours. En l'absence d'accidents convulsifs, l'intelligence reste ordinairement intacte. Nous étudierons plus loin ces différentes formes d'amblyopie dans le chapitre consacré aux PARALYSIES PUERPÉRALES. Nous y discuterons également les troubles de la sensibilité et du mouvement qui sont sous la dépendance directe de l'albuminurie gravidique.

La complication la plus redoutable et la plus fréquente est l'éclampsie puerpérale, nous en ajournons l'étude à un chapitre spécial en raison des développements qu'elle comporte.

MARCHE. — TERMINAISON. — L'époque de la grossesse où se manifeste l'albuminurie est ordinairement tardive et c'est surtout pendant les deux ou trois derniers mois qu'elle est la plus fréquente; à partir du septième ou huitième mois pour les primipares, du neuvième pour les multipares (Dumas). Le début peut être plus hâtif, surtout chez les primipares, Ollivier l'a vue apparaître à trois mois, Cazeaux à quatre mois, Cahen, Petit à cinq mois, mais on peut affirmer qu'elle ne survient jamais avant le troisième mois, c'est dire que toute albuminurie plus précoce doit être rapportée à toute autre cause qu'au gravidisme.

Les débuts sont le plus souvent insidieux, sans fièvre, sans symptômes locaux, sans modifications de la santé générale, l'œdème s'établit au niveau des malléoles et parfois y reste cantonné jusqu'à la fin de la gestation, mais à ce moment il est rare qu'il ne s'étende pas à tout le membre inférieur.

D'autres fois, l'affection prend une allure aiguë et, peu de temps après un refroidissement, l'œdème envahit rapidement la face, les membres et souvent le tronc, il survient des vomissements, de la céphalée, une dyspnée parfois intense et d'emblée les accidents revêtent une gravité inaccoutumée. Entre la forme la plus atténuée et celle qui se traduit par des symptômes convulsifs et le coma, la gradation est insensible, on peut observer dans l'albuminurie gravidique les manifestations variées de l'urémie, qu'il y ait ou non des accès éclamptiques.

Mais quels que soient le début et la marche de la maladie, il est rare que le traitement n'ait pas une influence des plus favorables, il peut écarter les symptômes menaçants qui font craindre l'explosion d'accidents redoutables, il augmente l'émission quotidienne des urines et diminue leur teneur en albumine.

En l'absence de traitement et des soins spéciaux, il est de règle que l'albumine augmente d'intensité jusqu'à la fin de la grossesse, qu'elle présente son maximum au moment du travail pour décroître rapidement pendant les premiers jours des couches et disparaître à une époque variable. Quand l'albuminurie a été légère, qu'elle ait été accompagnée ou non de convulsions, elle cesse habituellement au bout de huit à dix jours; quand elle disparaît plus tôt, après une durée de quelques heures ou d'un jour ou deux, on peut la considérer comme une conséquence du travail et non point comme une albuminurie gravidique.

Lorsqu'elle a été abondante, sa persistance est prolongée, et l'urine ne reprend sa composition normale qu'après un temps quelquefois très long, il est rare que ce soit avant quatre ou cinq semaines. Tarnier l'a vue durer quinze mois, Leudet seize mois, Galabin a même observé une malade chez laquelle l'albuminurie a persisté pendant deux ans, puis a disparu sans laisser de traces, les accouchements subséquents ont été normaux. Mais quand la maladie est tenace à ce point-là, sa terminaison n'est pas toujours aussi favorable, et il arrive, comme dans les faits d'Imbert-Gourbeyre, de Chopart, de Litzmann, de Hofmeier, de Möricke, etc., qu'elle devient permanente et peut être l'origine d'une néphrite définitive. Les faits de ce genre sont certainement rares, car l'albuminurie gravidique, neuf fois sur dix, guérit rapidement et l'on peut se demander lorsqu'elle devient chronique et, incurable, si le rein était vraiment sain au début de la grossesse, s'il n'avait pas éprouvé une atteinte plus ou moins sérieuse par le fait d'une scarlatine, d'une fièvre typhoïde, d'une angine, etc. Il existe un certain nombre de néphrites latentes que la grossesse contribue à mettre en évidence, mais comme leur existence ne se manifeste qu'à ce moment-là, on peut croire qu'il s'agit d'une albuminurie gravidique et d'un trouble passager de la sécrétion urinaire ; aussi dans les cas de persistance de l'albuminurie, faut-il s'enquérir avec soin des antécédents des malades.

L'époque d'apparition du symptôme n'a pas grande influence sur sa durée; par contre, son intensité, les manifestations graves qui ont pu l'accompagner sont des facteurs importants qui permettent de soupçonner que sa persistance sera longue, parce qu'elles sont proportionnelles à l'étendue et à la profondeur des lésions du rein.

L'albuminurie disparaît quelquefois avant l'accouchement ; mais, en dehors des cas où le fœtus succombe, il s'agit alors d'une maladie accidentelle, peu marquée et indépendante de la grossesse. Le plus souvent le trouble urinaire se prolonge pendant les suites de couches et diminue graduellement jusqu'à complète disparition. Il arrive aussi que la guérison se fait d'une façon intermittente, les urines deviennent normales à certains jours, et même à certaines heures de la journée, le matin surtout, lorsque les repas n'ont pas encore versé dans la circulation les albuminoïdes des aliments. Il suffit alors d'une fatigue musculaire, d'un écart de régime, d'un simple refroidissement, d'une fièvre éphémère pour voir réapparaître l'albumine plus abondante et plus tenace.

J'ai signalé la disparition de l'albuminurie succédant à la mort du fœtus dans le sein maternel. Hypolitte a cité le cas d'une femme atteinte de rétrécissement mitral, qui avait eu plusieurs avortements et qui, dans une dernière grossesse, présentait de l'anasarque et de l'albuminurie. Il arriva que celle-ci disparut dès que les mouvements de l'enfant cessèrent de se faire sentir. Dumas cite un fait analogue que lui avait rapporté Depaul et qui était relatif à une dame ayant présenté, dans ses trois grossesses, de l'œdème et de l'albuminurie dès le sixième mois ; peu de temps après l'apparition de ces symptômes, l'enfant mourait et sa mort était suivie de leur cessation complète. L'expulsion du fœtus ne s'est faite chaque fois que beaucoup plus tard.

Cette modification dans la marche du symptôme, toute exceptionnelle qu'elle soit, est intéressante au point de vue pathogénique : elle indique que l'augmentation de la tension abdominale ne peut, à elle seule, expliquer les symptômes morbides, car, après la mort du fœtus, la pression qui résulte de la présence de l'œuf est la même qu'avant cette éventualité ; mais il y a en moins la circulation fœtale et le retentissement qu'elle peut avoir sur les vaisseaux avoisinants. Nous avons signalé, ailleurs, une diminution marquée dans la turgescence des varices génitales et même des varices du membre inférieur, lorsque le fœtus succombe avant sa naissance. Nous savons également que l'excès de tension abdominale qui résulte de la présence d'une tumeur volumineuse, kyste ou fibrome, ne détermine pas l'albuminurie ; il est évident que l'état de gravidisme possède une action spéciale sur la circulation rénale, action que fait disparaître la mort de l'enfant.

Lorsque les femmes présentent au moment de leur accouchement une anasarque abondante et généralisée, l'accouchement détermine en général une disparition assez rapide de l'infiltration qui coïncide avec des mictions abondantes. Une de mes malades qui, l'avant-veille de sa délivrance, n'urinait que 960 centimètres cubes en vingt-quatre heures, présenta dès le lendemain de sa couche une diurèse qui s'éleva, le premier jour à 5 litres, le deuxième jour à 6 litres 1/2, le troisième jour à 7 litres, le quatrième à 7 litres, le cinquième à 6 litres et le huitième à 3 litres ; de sorte que l'émission dépassa 30 litres pendant les cinq premiers jours du puerpérium.

Ce phénomène de décharge urinaire est constant toutes les fois qu'il s'est manifesté de l'hydropisie au cours de la grossesse, il montre nettement que les troubles urinaires et l'œdème qui en résulte sont sous la dépendance directe de la gestation, la libération de l'utérus les améliore immédiatement.

J'ai remarqué aussi, chez deux malades, que la mort de l'enfant avant sa naissance détermina une diurèse assez marquée, qui dépassa 2 litres dans les vingt-quatre heures. On sait que l'albumine peut disparaître sous l'influence de la même cause et l'on a vu les crises éclamptiques s'amender ou même cesser totalement.

Une forme particulière d'albuminurie qui démontre bien l'influence directe de la grossesse sur la production des troubles de la sécrétion urinaire, est celle que l'on peut désigner sous le nom d'*albuminurie récidivante*, de *rein gravidique à répétition*.

Chez la plupart des femmes enceintes qui ont présenté de l'albuminurie au cours d'une gestation, la lésion est passagère, c'est un accident isolé de leur vie génitale qui ne se reproduit plus dans les grossesses ultérieures ; on peut même dire que la guérison est la règle toutes les fois que la lésion rénale est récente, qu'elle est restée superficielle. Même dans les cas où l'albuminurie se prolonge pendant six mois, un an, après la parturition, il est assez fréquent que la guérison finisse par arriver. Il n'en est pas toujours ainsi et la maladie peut être récidivante à chaque nouvelle gestation, tandis que, dans leur intervalle, la santé reste excellente, la sécrétion urinaire normale. C'est une forme intermédiaire entre la guérison définitive et le passage à l'état chronique qui est parfois l'aboutissant de l'albuminurie gravidique ; elle a été signalée par Dickinson, Bartels, Cohn, Flaischlen, Fehling ; j'en ai pu moi-même observer plusieurs exemples. En général, la première atteinte a été sérieuse, profonde ; l'albumine était abondante, et sa présence coïncidait avec de l'œdème généralisé, de la céphalalgie, des nausées, des vomissements, de l'oppression. La disparition s'est faite lentement, elle ne s'est produite souvent que douze mois et plus, après l'accouchement, et à chaque imprégnation nouvelle, vers le sixième ou le septième mois, on la voyait réapparaître pour disparaître avec la même lenteur.

Cette forme est grave, ce n'est pas impunément pour sa texture que le rein est exposé à ces attaques périodiques, aussi arrive-t-il à la longue que la néphrite s'affirme d'une façon définitive. Chez une de mes malades qui présenta successivement de l'albumine à chacune de ses sept grossesses, régulièrement interrompues par un avortement ou un accouchement prématuré, il se développa une néphrite interstitielle qui s'accompagna de l'hypertrophie du ventricule gauche, avec bruit de galop et détermina des accidents urémiques, avec apoplexie terminale.

B. *Albuminurie antérieure à la fécondation.*

L'observation quotidienne nous montre qu'une femme atteinte d'une maladie de Bright peut concevoir et supporter la gravidité pendant un temps plus ou moins long.

L'influence que manifeste la grossesse sur une néphrite antérieure variera nécessairement avec la forme et l'ancienneté de cette dernière, avec les désordres que celle-ci a pu déjà provoquer et avec les complications qui en sont inséparables, du côté du cœur plus particulièrement.

Le gros rein blanc avec l'œdème généralisé, l'hydropisie des séreuses et la congestion pulmonaire qui l'accompagnent, se complique bien rarement de grossesse, parce qu'un grand nombre d'obstacles s'opposent à la fécondation dans cette période avancée; mais au début, lorsque la lésion se manifeste à peine par quelques symptômes fugaces et que la maladie originelle qui a produit l'albuminurie, comme la scarlatine ou la fièvre typhoïde, n'est pas trop éloignée, la grossesse est possible et de fait s'observe quelquefois. Nous avons signalé déjà l'influence prédisposante de ces maladies infectieuses sur la production de l'albuminurie gravidique vraie, par la façon dont elles rendent le rein plus accessible aux troubles circulatoires de la grossesse, nous avons vu que cette influence peut s'exercer en dehors de tout symptôme apparent, lorsque le fonctionnement du rein paraît normal à nos moyens d'investigation.

Mais il arrive aussi que ces mêmes maladies déterminent une lésion durable du parenchyme rénal, une véritable maladie de Bright, dont la marche peut être accélérée par une grossesse intercurrente; et lorsqu'une femme brightique devient enceinte, c'est toujours une condition défavorable non seulement pour la lésion rénale, mais aussi pour la grossesse qui est souvent compliquée d'accidents graves et qui est fréquemment interrompue.

L'influence nuisible de la gravidité s'observe également sur la néphrite parenchymateuse et sur la néphrite interstitielle. Cette dernière forme, il est vrai, se présente exceptionnellement, à l'âge où les femmes viennent à concevoir, j'en ai cependant observé 3 exemples sur plus de 4.000 femmes en couches. Chez une d'entre elles, la grossesse évolua normalement et détermina, tout au plus, de l'œdème des membres inférieurs; une autre fut atteinte d'éclampsie et guérit; la troisième, par contre, vit son état jusque-là satisfaisant s'aggraver, elle présenta des troubles graves de la circulation, de l'anasarque, de la congestion pulmonaire, de la tachycardie et succomba trois mois environ après sa délivrance, aux troubles croissants de l'asystolie.

La néphrite interstitielle, on le sait, peut rester latente pendant longtemps et, au début, son existence veut être cherchée. Lorsqu'elle se complique d'une grossesse intercurrente, les accidents qui apparaîtront varieront nécessairement avec le degré d'altération du parenchyme rénal et avec les troubles plus ou moins marqués de la dépuration urinaire. Chez deux de mes trois accouchées, dont la maladie semblait légère, il existait de la polyurie, une albuminurie légère, de l'hypertension artérielle et un bruit de galop; et, dans la suite, il se développa de l'œdème marqué des membres inférieurs, de la dyspnée au moment du travail, et, chez l'une d'elles, des accès d'éclampsie.

Lorsque la lésion est plus avancée, que l'insuffisance de la dépuration urinaire se manifeste par la céphalalgie, des vomissements, lorsque le cœur est dilaté et hypertrophié, la grossesse est régulièrement la cause d'accidents très graves qui mettent en danger la vie des patientes, ainsi que je le constatais chez la troisième de mes malades.

Quelle que soit la forme anatomique de la lésion rénale, qu'il s'agisse d'une néphrite parenchymateuse ou d'une néphrite interstitielle, les derniers mois de la grossesse constituent toujours une période des plus critiques.

La gestation est, pour les albuminuriques, une circonstance aggravante, qui augmente les lésions rénales et provoque l'explosion des accidents qui résultent de l'insuffisance de la dépuration urinaire.

L'éclampsie n'est pas très rare, quoi qu'on en ait dit, je l'ai observée à différentes reprises ; l'œdème est toujours très marqué ; le taux quotidien des urines s'abaisse; enfin, lorsque le cœur est altéré, le travail de l'accouchement peut être l'origine de phénomènes de dyspnée et de tachycardie qui traduisent la dégénérescence du myocarde. Chez les femmes atteintes d'hypertrophie du cœur consécutive à la néphrite interstitielle, les complications qui apparaissent pendant la grossesse et le travail sont identiques à celles que nous avons signalées chez les femmes atteintes de cardiopathies d'origine valvulaire non compensées ; les troubles hydrauliques sont constants et l'insuffisance du myocarde expose aux mêmes accidents de surmenage cardiaque, de congestion pulmonaire et de collapsus, au moment du travail ; dans les deux cas, l'accouchement se fait prématurément.

Il est exceptionnel, en effet, que la grossesse arrive à terme lorsque la néphrite est ancienne et qu'elle a produit des troubles circulatoires accentués ; les enfants succombent pendant la vie intra-utérine, beaucoup plus fréquemment que dans l'albuminurie gravidique simple, et, quand ils naissent à terme, ils sont faibles, malingres, et leur poids est inférieur à la normale.

Diagnostic. — Lorsque l'albuminurie s'accompagne de symptômes apparents comme l'œdème généralisé, la céphalée, la dyspnée, le diagnostic se fait aisément, et il suffit de songer à la possibilité de la maladie pour la reconnaître par un examen rapide.

Mais nous savons que souvent elle se présente sous une forme latente, se manifestant tout au plus par un peu d'œdème des membres inférieurs, par quelques troubles digestifs. Cette forme atténuée n'est pas moins redoutable que la précédente parce qu'elle peut prendre brusquement, sous l'influence d'une cause incidente, comme le refroidissement, la fatigue ou le travail de l'accouchement, une marche aiguë ; les lésions parfois superficielles et locales du rein peuvent se généraliser à l'organe entier et les symptômes d'intoxication urémique apparaître avec une gravidité irrémédiable, aussi est-il nécessaire d'examiner les urines de toutes les femmes enceintes, des primipares surtout. Cet examen doit être répété, tous les huit jours au moins, chez ces dernières, pendant les trois derniers mois.

Lorqu'une femme grosse présente de l'œdème des membres inférieurs, il est nécessaire de procéder à un examen minutieux de son état, l'existence d'un pareil symptôme doit toujours mettre en éveil l'attention du médecin.

L'œdème péri-malléolaire peut tenir à trois conditions différentes, il résulte quelquefois de varices superficielles ou profondes ; il est alors douloureux, s'accompagne de fourmillements dans la plante des pieds et des orteils, de tension dans la partie inférieure de la jambe et de crampes dans le mollet, il est souvent hâtif et apparaît dès les premiers mois ; sa localisation est généralement plus marquée d'un côté.

L'œdème hydrémique est plus tardif, il se caractérise surtout par son indolence, et sa rapide disparition, dès que la malade quitte la position verticale, il s'accentue en général à mesure qu'on approche du terme.

L'œdème qui résulte de l'albuminurie ne survient également qu'à une période avancée de la grossesse, il est souvent d'une grande indolence et peut disparaître par le repos horizontal, mais il a des caractères de mobilité qui le différencient de l'œdème hydrémique : il s'étend à la face, aux membres supérieurs, enfin lui seul s'accompagne de modifications du côté des urines.

Nous avons indiqué déjà les changements que subit la sécrétion urinaire. Parfois cette dernière prend les caractères de l'urine de stase, analogues à ceux qui accompagnent les troubles hydrauliques de l'asystolie ; le liquide émis dans les vingt-quatre heures est inférieur à la normale, sa coloration est foncée, sa réaction très acide, il donne lieu à des précipitations composées d'acide urique et d'urates, de cylindres, de globules blancs et rouges.

D'autres fois la sécrétion est un peu plus abondante qu'à l'état normal, c'est la règle dans ces néphrites anciennes qui existent antérieurement à la grossesse; j'ai constaté dans les cas de ce genre 1900, 2200, 2700 centimètres cubes, comme émission journalière. Cette urine est pâle, trouble, d'une odeur fade « qui rappelle désagréablement celle du bouillon de bœuf ». Sa densité est inférieure à la normale.

La quantité d'albumine qui s'y trouve est très variable, parfois elle s'élève à peine à 1 gramme pour les vingt-quatre heures, d'autres fois elle monte à 20 grammes (Vinay), 23 grammes (Schmidt) et même 35 grammes (Gorup-Bezanez et Rosenstein) ; il est impossible d'établir une échelle de gravité selon l'abondance variable de l'albumine, mais en général plus la quantité est grande, plus le cas parait sérieux. Les éléments constituants de l'urine, l'urée, les chlorures, l'acide phosphorique présentent des variations très grandes, leur quantité semble dépendre surtout de l'alimentation.

La recherche de l'albumine est généralement facile, elle doit être familière à tous les médecins. Lorsqu'il s'agit d'établir seulement son existence, on utilise soit la chaleur, soit l'acide nitrique, il est préférable d'employer successivement ces deux moyens, parce que la chaleur peut donner un précipité de phosphates, quand ces derniers sont abondants, et l'acide azotique, un précipité d'urates quand l'acide urique se trouve augmenté, ce qui est presque la règle dans la grossesse. L'urine retirée par la sonde ou émise directement est souvent trouble, elle contient des flocons de mucus à provenance génitale, aussi pour éviter les erreurs que donne la mucine, est-il préférable d'additionner tout d'abord le liquide de quelques gouttes d'acide acétique, puis de le filtrer soigneusement ; le filtre retient à la fois les éléments épithéliaux, le mucus coagulé, il rend l'urine limpide et permet d'en faire plus facilement l'analyse. On peut alors traiter l'urine par la chaleur, on est certain que les phosphates même en excès ne viendront pas troubler la réaction. Une petite manœuvre qui permet l'analyse rapide consiste à remplir une éprouvette aux trois quarts de sa hauteur et de n'en chauffer que les couches supérieures, l'apparition d'un trouble plus ou moins opaque qui tranche avec la coloration normale et limpide des couches inférieures indique nettement la présence de l'albumine.

Les urines qui contiennent des urates en grande quantité peuvent aussi se troubler par l'adjonction d'acide nitrique, c'est même la cause d'erreur la plus fréquente. Il suffit, pour l'éviter, de verser lentement l'acide nitrique le long des parois du verre que remplit l'urine préalablement filtrée, on voit alors l'acide clair, transparent, se collecter dans le fond du verre, et, au-dessus, il se forme une couche brune constituée par les pigments urinaires, c'est au niveau de cette zone immédiatement adjacente à l'acide que se produit l'opacité qui résulte de la présence de l'albumine. Le précipité forme une couche à délimitation supérieure et inférieure très nette, quand on a soin de verser l'acide avec une grande lenteur, ou encore quand on ne verse l'urine, au moyen d'un pipette, qu'après avoir rempli le fond du vase avec de l'acide. Le précipité uratique se forme plus haut, bien au-dessus de la couche d'acide, sa face inférieure est horizontale, mais sa face supérieure forme des inégalités, des vagues, des fumées qui s'élèvent dans les parties supérieures du liquide ; ce précipité a pour caractère de se dissoudre par la chaleur ou par un excès d'acide.

Signalons enfin la présence possible de la peptone et de la propeptone dans les urines, sous l'influence de conditions particulières. La peptone s'y rencontrerait, d'après Köttnitz, comme conséquence de la mort et de la macération du fœtus ; c'est une substance albuminoïde qui ne jouit pas de la propriété de se coaguler par la chaleur et qui obéit à certaines réactions spéciales. Son étude n'est qu'ébauchée au point de vue de la pathologie de la grossesse et nous nous bornons à la signaler.

La propeptone paraît se rencontrer un peu plus fréquemment, parce qu'elle peut remplacer, sous l'influence du régime lacté, l'albumine massive de la grossesse. Cette substance ne se coagule pas par la chaleur, mais par l'acide nitrique, elle donne un précipité abondant qu'un excès de réactif redissout ; une solution saturée de sel marin produit un dépôt floconneux que l'addition d'acide acétique augmente encore ; elle est précipitée également par les réactifs de Tanret et d'Esbach.

Quand on veut obtenir la quantité exacte d'albumine, il est nécessaire de récolter d'abord l'urine de vingt-quatre heures, afin d'établir un chiffre qui en représente la quantité exacte et pour éviter ensuite les erreurs qui résultent de la variation diurne et nocturne dans la composition de la sécrétion urinaire. La méthode par les pesées est la seule qui donne des résultats sérieux et acceptables, elle consiste dans les manipulations suivantes : on acidifie tout d'abord l'urine à examiner, puis on la filtre, on en retire ensuite un échantillon de 25 à 100 centimètres cubes environ. On coagule l'albumine au moyen de la chaleur, puis on jette le liquide sur un filtre dont le poids a été établi d'une façon très précise. On sèche ensuite ce filtre à la température de l'étuve, à 100 degrés, et on pèse de nouveau, la différence entre les deux pesées indique le poids de l'albumine contenue dans l'échantillon analysé.

Le tube d'Esbach donne des résultats beaucoup moins précis, il peut servir à la rigueur pour étudier la variation quotidienne de l'albumine, mais à condition que cette dernière ne se trouve qu'en petite quantité. Dès que son poids dépasse 3 grammes par litre, il est nécessaire de diluer le liquide de moitié ou des trois quarts.

La recherche de l'urée, des chlorures, de l'acide phosphorique ne présente aucune condition particulière et nous renvoyons aux traités spéciaux pour les détails.

Lorsqu'on a constaté la présence de l'albumine dans les urines, il s'agit d'en établir la valeur séméiologique. Provient-elle d'une suppuration des voies urinaires, vessie, uretère ou bassinet ? dépend-elle d'une lésion rénale? cette lésion est-elle avancée? n'existe-t-elle que depuis le début de la grossesse ou bien lui était-elle antérieure?

Une réponse ferme à toutes ces questions n'est pas toujours facile, et bien souvent ce n'est qu'après une analyse minutieuse de tous les symptômes, après avoir étudié avec soin les antécédents des malades que l'on pourra espérer une solution précise.

Il est permis de considérer l'albuminurie comme la conséquence d'une cystite ou d'une pyélite lorsque le microscope fait reconnaître la présence de globules de pus dans le dépôt que laissent les urines par le repos, et qu'il existe des symptômes douloureux qui sont spéciaux à ces différentes inflammations. L'albumine de cette sorte n'est jamais abondante, sauf dans le cas où une pyélite se complique d'une néphrite. Nous avons étudié précédemment cette coïncidence et nous avons vu que, lorsque le rein participe à la maladie du bassinet, ce qui n'est pas très rare, la quantité d'albumine est toujours plus considérable que ne l'indique la proportion de pus qui s'y trouve. Le dépôt urinaire contient aussi des cellules de revêtement du bassinet et des cylindres granuleux et épithéliaux.

Peut-on établir l'existence d'une lésion rénale? Nous avons vu précédemment que l'albuminurie de la grossesse reconnaît, dans sa pathogénie, des conditions multiples. Dans quelques cas, il existe une néphrite aiguë véritable que l'on reconnaît à ses symptômes ordinaires : douleurs rénales, diminution de la sécrétion urinaire, albuminurie massive, cylindres granuleux et épithéliaux abondants, globules blancs et globules rouges. Il s'en faut que tous ces signes se retrouvent constamment; l'albuminurie est parfois minime, elle ne s'accompagne d'aucun symptôme appréciable et peut disparaître, même pendant la grossesse, sous l'influence du repos et du traitement. Peut-être ne s'agit-il alors que de simples troubles de stase urinaire et de stase sanguine.

Enfin, dans une troisième catégorie, nous avons ces albuminuries abondantes qui présentent des symptômes assez analogues à ceux qui accompagnent la néphrite, qui peuvent se compliquer d'accidents urémiques, d'éclampsie en particulier, et qui cependant ne déterminent du côté des reins que des lésions superficielles non inflammatoires. Sans doute, on peut invoquer, dans les faits de ce genre, l'infiltration graisseuse des épithéliums, car le microscope montre un état qui se rapproche beaucoup des lésions que détermine l'intoxication par le phosphore. Cette intoxication, dans ses formes peu accentuées, ne provoque du côté des reins, en dehors de la dégénérescence graisseuse des éléments histologiques, aucune lésion palpable et notamment aucun phénomène phlegmasique visible (Senator); cette dégénérescence détermine toujours de l'albuminurie. C'est le vrai rein gravidique de Leyden, qui se reconnaît à l'albuminurie de moyenne intensité, à sa marche progressive; l'albumine, d'abord peu abondante, augmente vers la fin de la grossesse, arrive à son maximum au moment du travail et disparaît ensuite rapidement, une fois que l'accouchement est terminé. L'urine est tantôt normale, tantôt foncée et d'une couleur qui rappelle celle du sang, elle ne contient quelquefois aucun sédiment, mais parfois elle laisse déposer quelques rares cylindres avec des globules rouges et blancs. La disparition rapide des symptômes permet de supposer que les lésions rénales ne sont que superficielles et cependant elles déterminent chez certains sujets des accidents mortels d'éclampsie.

Une question tout aussi importante à résoudre consiste à déterminer si l'albuminurie qu'on observe est récente ou bien s'il existait antérieurement à la grossesse, une néphrite ancienne qui s'est aggravée sous l'influence de la gestation.

On ne doit admettre une néphrite de cette sorte que lorsqu'on a de bonnes raisons pour cela : il y a eu, peu avant la grossesse, une maladie infectieuse, et on a observé à la suite soit directement de l'albumine dans les urines, soit des symptômes indirects qui trahissent la lésion rénale. La plupart de ces malades sont des multipares qui ont eu déjà des œdèmes, de l'essoufflement, et qui présentent des signes d'hypertrophie cardiaque ; la présence d'un bruit de galop permet toujours de considérer l'albuminurie comme une lésion ancienne et préexistant à la grossesse. L'urine, qui est albumineuse déjà pendant les premiers mois, n'est jamais le résultat du rein gravidique. Enfin, l'accouchement ne détermine qu'une sédation transitoire, les symptômes d'anasarque, les congestions pulmonaires, les troubles circulatoires ne sont amendés que passagèrement, ils réapparaissent bientôt et déterminent la mort dans un délai plus ou moins rapproché.

Cassin avait pensé qu'on pourrait reconnaître l'existence ou l'absence de lésion rénale à la façon dont se coagulait l'albumine, la rétractilité du coagulum indiquant toujours la participation du rein à la scène pathologique. Ce signe n'a malheureusement qu'une importance insignifiante, on peut trouver la rétractilité dans des albuminuries passagères, chez la femme enceinte notamment, de même qu'elle peut manquer avec des lésions anciennes et graves du rein; enfin les recherches de Lépine, de Rodet, ont montré qu'il était possible de rendre, à volonté, une albumine rétractile en ajoutant du sel à l'urine.

PRONOSTIC. — L'albuminurie gravidique est toujours un symptôme sérieux qui modifie le pronostic de la grossesse. Dans beaucoup de cas, c'est un accident qui passe inaperçu, parce qu'il ne donne lieu à aucune manifestation apparente, mais quel que soit le peu d'intensité du symptôme, il peut devenir l'origine de complications qui entraînent la mort de la mère, bien souvent il gêne l'accroissement du fœtus et détermine également sa mort ou tout au moins son expulsion prématurée. L'albuminurie gravidique est donc grave pour la mère et pour l'enfant.

A. *Mère.* — Les conséquences varient nécessairement avec la forme clinique de l'albuminurie, peu graves quand le symptôme est atténué, elles deviennent sévères dans les formes à anasarque et à complications viscérales. Le pronostic revêt une gravité spéciale chez les femmes atteintes depuis longtemps de maladie de Bright. Chez celles qui ont des lésions valvulaires ou des déformations du squelette, qui présentent des rétrécissements du bassin, de l'hydramnios, dans les grossesses gémellaires, il semble que les lésions rénales sont non seulement plus fréquentes, mais plus profondes et plus graves, et même, dans les formes qui paraissent bénignes, le pronostic doit être réservé, parce que les troubles du fonctionnement rénal peuvent s'aggraver subitement au moment du travail et provoquer des symptômes d'urémie suivis ou non d'éclampsie.

La mortalité de la mère est assez grande; sur 137 cas d'albuminurie rapportés par Hofmeier, l'éclampsie s'est montrée 104 fois, et la proportion des cas de mort s'est élevée à 39,4 pour 100. Rosenstein donne une proportion analogue, soit 32,9 pour 100; enfin, pour Devilliers l'albuminurie serait mortelle, au total : 11 fois sur 20. Ces chiffres sont certainement exagérés, et la mortalité des femmes enceintes atteintes d'albuminurie est loin d'être aussi grande.

Ce qui est bien démontré, par exemple, c'est l'influence de la

maladie sur l'interruption de la grossesse ; Rayer l'avait déjà
signalée, puis Cahen, Hubert, Braun, Hofmeier, etc.; sur 46 cas
de néphrite observés par ce dernier, il y eut 15 accouchements à
terme, 31 accouchements avant terme, parmi lesquels 17 avortements. L'existence d'une maladie de Bright ancienne semble favoriser d'une façon spéciale l'accouchement prématuré, qui surviendrait alors 80 fois sur 100 d'après Braun. Mais que l'albuminurie
soit ancienne ou récente, le travail est toujours avancé quand elle a
donné lieu à des symptômes d'anasarque et à des complications viscérales.

Au point de vue du pronostic de l'albuminurie dans la grossesse,
on pourrait établir une échelle de gravité croissante, au bas de
laquelle se trouverait le rein gravidique des primipares, c'est-à-dire
cette forme dans laquelle la première atteinte de l'organe, sain jusque-là, coïncide avec les derniers mois de la gestation, même la
présence d'accidents urémiques ne modifie pas sensiblement le
pronostic. En réalité, les lésions qui caractérisent le rein gravidique sont superficielles et réparables, elles ne demandent qu'à
guérir, à condition toutefois qu'il ne survienne pas de complications
mortelles comme l'hémorragie cérébrale ou l'éclampsie ; lorsque les
femmes ont échappé à l'assaut passager de l'urémie, la guérison de
la maladie rénale ne tarde guère, elle est la règle dans l'immense
majorité des cas. Le passage à l'état chronique est exceptionnel, il
ne survient même qu'à la condition de prédispositions spéciales, chez
les femmes, par exemple, qui ont eu, antérieurement à leur grossesse,
des néphrites aiguës infectieuses, chez celles dont le rein avait déjà
subi quelque atteinte plus ou moins bien réparée.

A un degré plus élevé, nous trouvons le rein gravidique à répétition, celui qui se caractérise par le retour de l'albuminurie à l'occasion de chaque gestation nouvelle, tandis que dans leur intervalle la
sécrétion urinaire est normale et la santé excellente. Cette récur-
rence est un symptôme qui doit inspirer quelque réserve pour l'avenir,
parce que, à la longue, les modifications répétées subies par le rein
aboutissent à une lésion irrémédiable, néphrite parenchymateuse ou
rein contracté.

Enfin la condition la plus défavorable est constituée par l'existence d'une néphrite ancienne qui, restée jusque-là plus ou moins
latente, subit sous l'influence de la grossesse une nouvelle acuité.
Cette forme, qui paraît rare, est peut-être plus fréquente qu'on ne le
suppose, parce qu'un certain nombre de néphrites ne manifestent
souvent leur existence qu'à l'occasion d'une circonstance fortuite
comme la gestation. C'est dans les cas de ce genre qu'on observe
l'albuminurie précoce, l'interruption de la grossesse, la mort prématurée de l'enfant, les accidents d'urémie, l'hémorragie cérébrale,

et, lorsque la malade échappe aux accidents du travail, la persistance de la lésion rénale et son incurabilité.

B. *Fœtus*. — L'enfant succombe assez souvent avant la naissance ou bien il naît faible et incomplètement développé. Nous avons vu que la plupart des observateurs, Blot, Rayer, Hubert, Schröder, Fehling, Braun, Tarnier, signalent la fréquence de l'avortement et de l'accouchement prématuré. Nous avons rappelé la statistique de Hofmeier, qui sur 45 cas de néphrite a noté 15 fois seulement la terminaison à terme et 31 accouchements ou avortements.

Le même auteur donne les chiffres suivants :

Sur 33 cas de néphrite simple :

$$
\begin{array}{lr}
\text{Enfants morts} & 20 \\
\text{—\quad vivants.} & 13 \\
\end{array}
$$

Sur 104 cas de néphrite avec éclampsie :

$$
\begin{array}{lr}
\text{Enfants morts} & 62 \\
\text{—\quad vivants.} & 46 \\
\end{array}
$$

Au total, sur 137 cas :

$$
\begin{array}{lr}
\text{Enfants morts} & 82 \\
\text{—\quad vivants.} & 59 \\
\end{array}
$$

La statistique de Cohn, qui ne porte que sur 15 cas, montre la gravité particulière pour l'enfant lorsqu'il existe une néphrite chez la mère. Sur 15 enfants, 2 naquirent vivants, 2 n'étaient pas viables, 8 étaient macérés, 2 morts récemment, et 1 hydropique.

Les causes qui déterminent la mort du fœtus sont les hémorragies placentaires, le décollement prématuré du placenta et surtout l'intoxication maternelle qui se transmet à l'enfant. Le poison urémique, quelle qu'en soit la nature, n'éprouve aucune difficulté pour filtrer à travers le placenta ; dissous dans le liquide sanguin, il ne peut subir, au niveau des villosités, les difficultés de passage qui sont la règle pour les éléments figurés, les microbes, ou les particules minérales. On observe en effet que la mort de l'enfant a d'autant plus de chances de se produire que les phénomènes d'intoxication sont plus prononcés chez la mère ; elle est plus fréquente lorsque les femmes sont atteintes depuis longtemps de néphrite chronique et que la dépuration urinaire est plus imparfaite, lorsque l'albuminurie est abondante et a provoqué des symptômes menaçants. Nous croyons donc que l'intoxication urémique du fœtus est la cause habituelle de sa mort, et nous pensons que cette influence est plus importante que les hémorragies du placenta et les infarctus blancs dont le rôle est bien hypothétique.

On a remarqué également que les enfants de femmes ayant présenté de l'albuminurie naissent peu développés, quand ils sont viables.

Sur 13 accouchements à terme, Depaul a noté les poids suivants :

De 4000 à 4500 grammes dans 2 cas
De 3000 à 3500 — 4 —
De 2500 à 3000 — 5 —
De 2000 à 2500 — 2 —

Sur un total de 56 cas qui comprend tous les faits réunis, Petit constate que 39 enfants, soit les deux tiers, naissent avec un développement au-dessus de la moyenne, tandis que 17, soit 1/3, naissent au-dessous.

Mais cette influence n'est que temporaire, l'albuminurie maternelle ne peut se transmettre au fœtus, du reste l'urine de ce dernier est toujours albumineuse; lorsque l'enfant, né avant terme ou à terme, est confié à une nourrice saine, il échappe ordinairement aux dangers qui menacent sa mère et peut se développer normalement.

TRAITEMENT. — *Prophylaxie.* — Nos moyens sont restreints pour empêcher le développement de l'albuminurie pendant la grossesse; sa pathogénie, tout obscure et incertaine qu'elle soit encore, nous montre que le trouble de la sécrétion est commandé par des changements moléculaires du tissu rénal et par des modifications de la pression abdominale qui sont le résultat direct de la gestation ; nous n'avons prise sur ces conditions qu'en les supprimant, c'est-à-dire en empêchant la grossesse.

Comme le rein gravidique peut apparaître aussi comme conséquence du refroidissement ou de maladies infectieuses contractées depuis la fécondation, l'indication est d'éviter toutes les causes qui peuvent agir défavorablement sur le rein. Ces recommandations sont particulièrement nécessaires chez les jeunes femmes qui ont eu autrefois, à une époque souvent éloignée, des angines, des scarlatines, des pneumonies ayant provoqué de la néphrite infectieuse, parce que, chez elles, le rein est plus accessible aux causes pathogènes. On prendra un soin particulier de la peau, on favorisera son fonctionnement régulier, au moyen de bains, de frictions, de vêtements de laine. Pendant l'hiver, lorsque la saison est rigoureuse, il est préférable de ne prendre les bains qu'à domicile et dans le cas où les conditions économiques du ménage ne le permettent pas, je crois utile de les supprimer et de les remplacer par des frictions.

Lorsqu'il existe une néphrite chronique, toute grossesse doit être interdite, quels que soient les symptômes et les complications qui puissent être manifestés. Les jeunes filles atteintes de cette affection ne doivent pas se marier, et cette interdiction me paraît beaucoup plus urgente que lorsqu'elles présentent des affections valvulaires du cœur compensées ; nous avons insisté suffisamment sur l'aggravation constante des néphrites par le fait de l'imprégnation pour nous dispenser d'y revenir encore.

Traitement médical. — Le traitement médical de l'albuminurie gravidique se confond avec celui de la néphrite aiguë ; les moyens qui ont été conseillés sont nombreux, nous ne retiendrons que les émissions sanguines, les révulsifs, les purgatifs et les diurétiques.

La saignée n'a conservé aujourd'hui que de rares partisans ; Peter et Charpentier la considèrent utile dans certains cas, et le premier admet même que la fréquence plus grande des complications et de l'éclampsie, depuis une trentaine d'années, tient à ce que l'on a perdu l'habitude de saigner les femmes enceintes. L'ouverture de la veine ne peut être cependant conseillée comme traitement habituel ; si elle a pour avantage d'abaisser la pression artérielle qui tend toujours à s'élever dans les cas de ce genre et de débarrasser le sang des matériaux qui s'y accumlent sous l'influence de la dépuration amoindrie, elle ne peut agir efficacement sur la lésion rénale quelle qu'en soit la nature, qu'il s'agisse d'une néphrite véritable ou une simple stéatose du rein ; dans ce dernier cas notamment nous savons que l'organe est pâle, anémié, de sorte que la perte de sang qui résulte de la saignée ne peut qu'aggraver la lésion. On aurait cependant tort, à notre avis, d'abandonner cette opération, comme on le fait d'habitude ; il ne faut pas la prodiguer, mais la réserver pour des complications spéciales, comme la congestion pulmonaire ou l'urémie menaçante, la saignée a sauvé la vie à des éclamptiques, ce serait de l'ingratitude de le méconnaître.

Les émissions sanguines locales ont les mêmes inconvénients sans en avoir les avantages ; on doit les rejeter de même que les révulsifs cutanés, vésicatoires, sinapismes, teinture d'iode. Il faut être ménager d'irritants locaux chez les femmes enceintes, et toutes les substances qui irritent trop fortement la peau présentent des dangers ; c'est le cas plus particulièrement pour les vésicatoires, en raison de la cantharide qui, on le sait, s'élimine par le rein en provoquant une congestion de l'organe. La teinture d'iode ne vaut pas mieux, puisque son élimination détermine souvent les mêmes symptômes de congestion rénale.

On a pensé remplacer la saignée par les purgatifs qui diminuent la masse du sang en respectant les globules. Sans doute le premier effet des évacuations intestinales est de soustraire au sang une quantité d'eau assez abondante, mais cette déshydratation du milieu intérieur et des tisssus n'est pas sans inconvénient, si elle diminue les œdèmes et les épanchements dans les séreuses, il n'est pas démontré qu'elle agisse avec la même énergie sur les matières extractives et les poisons accumulés dans le sang. Il est vrai que la diarrhée enlève une partie de ces poisons, mais elle a une action débilitante et dans presque tous les cas où l'on administre un purgatif un peu énergique, il arrive, comme l'a indiqué Tarnier, que la quantité d'albumine contenue dans l'urine augmente momentanément. On doit se borner à lutter contre la constipation qui présente des inconvénients graves chez les albuminuriques, parce qu'elle augmente la quantité des produits toxiques qui résultent de la putréfaction intestinale et que le tube digestif livre au courant circulatoire ; les laxatifs doivent suffire.

Les diurétiques ont une action plus efficace, et, parmi eux, il faut citer le lait qui jouit dans l'albuminurie d'une action presque spécifique. Son avantage est d'être à la fois un diurétique et un aliment, il intretient les fonctions de nutrition et peut-être modifie-t-il les albuminoïdes du sang. La diète lactée a été introduite dans la thérapeutique des hydropisies par Horstius, Hillen, Chrestien (de Montpellier), Artigues, et vulgarisée, en France, par les leçons de Jaccoud. Elle consiste à ne donner que du lait, et doit être employée d'une façon exclusive chaque fois que l'albuminurie est abondante et l'urémie menaçante. Pour rendre cette médication plus tolérable, Tarnier conseille d'y arriver graduellement dans les cas ordinaires ; voici comment il la formule :

1er jour	1 litre de lait	2 portions d'aliments
2e —	2 litres de lait	1 portion d'aliments
3e —	3 —	— 1/2 — —
4e —	4 —	— 0 — —

Il est préférable d'user du lait cru, mais certaines personnes ne le digèrent que lorsqu'il est cuit et, pendant l'été, au moment des fortes chaleurs, il est à craindre que l'innombrable quantité de microbes qui s'y développent ne produisent des troubles intestinaux, l'ébullition seule en met à l'abri ; on pourrait également recourir à la pastorisation, c'est-à-dire à l'échauffement à 70 degrés pendant trois quarts d'heure, afin d'éviter de donner au liquide ce goût de cuit si désagréable à certains palais.

On augmente l'appétence pour le lait en l'aromatisant avec quelques gouttes de kirsch, de cognac, de rhum, d'anisette, ou d'eau de laurier-cerise (5 à 10 grammes par jour). On le rendra plus digestif et plus diurétique en l'additionnant d'eau de Vichy,

Hauterive ou Saint-Yorre, d'eau de Vals. L'adjonction de ces eaux minérales un peu fortes est un adjuvant des plus utiles dans le traitement de l'albuminurie.

Chez quelques personnes délicates, il est nécessaire de faire gargariser la bouche avec une de ces eaux alcalines, chaque fois qu'elles viennent d'avaler un bol de lait ; on évite ainsi le dépôt de ces petites parcelles de caséine et de graisse qui se fixent sur la langue ou dans les interstices des dents et qui fermentent rapidement dans ce milieu chaud et humide.

Le lait sera pris *ad libitum* ou mieux d'une façon réglée et fractionnée, par tasse toutes les deux heures, dans le but de surcharger moins l'estomac et de faciliter la digestion.

La diète lactée a fait ses preuves dans le traitement curatif de l'albuminurie, c'est un des moyens les plus précieux que nous ayons pour les raisons que j'ai énumérées plus haut et peut-être, comme l'a indiqué Bouchard, parce que le lait est un aliment insuffisant. « Il diminue la surcharge d'un organisme où l'émonction se fait mal, et les malades bénéficient de la moindre introduction des liquides et de la moindre introduction des solides, surtout des aliments azotés. » Aussi, comprend-on facilement son importance dans le traitement de l'albuminurie gravidique qu'il supprime quelquefois et qu'il améliore toujours, c'est également le moyen prophylactique le plus efficace que nous possédions contre les accidents urémiques, contre l'éclampsie en particulier. Tarnier affirme n'avoir pas encore vu de femme enceinte soumise au régime lacté *depuis une semaine* devenir éclamptique.

Il peut être continué pendant plusieurs mois sans inconvénient pour la mère et pour l'enfant.

Si l'albumine est abondante et qu'il y ait à craindre des accidents urémiques, on pourra lui adjoindre l'usage quotidien du chloral, à la dose de 4 à 5 grammes par vingt-quatre heures. J'ai employé pendant un mois entier ce médicament, conjointement avec le lait, chez une jeune primipare qui présentait une anasarque généralisée, de la bronchite avec congestion pulmonaire, des troubles digestifs avec céphalalgie ; elle absorba ainsi, pendant son neuvième mois, *120 grammes de chloral*, l'accouchement se fit à terme, sans éclampsie, d'un enfant bien portant. L'emploi du chloral est plus urgent encore quand on se rapproche de l'accouchement, mais il s'agit déjà du traitement de l'éclampsie sur lequel nous reviendrons plus loin.

L'alimentation exclusive et prolongée par le lait est sans aucun doute la meilleure, mais elle est rarement praticable et d'ordinaire les malades sont prises d'un dégoût insurmontable au bout d'un temps plus ou moins long. Il arrive aussi que la quantité d'albumine est minime et que les troubles urinaires ne sont pas assez marqués pour astreindre les patientes à un régime qui est, en somme, très difficile à suivre dans toute sa rigueur.

Dans les cas de ce genre, on remplacera le lait par l'usage d'eaux alcalines : Vals, Evian, Alet, etc. ; ou de quelque tisane diurétique comme les queues de cerise, la barbe de maïs, le chiendent, l'uva ursi, etc. On entretiendra soigneusement la liberté du ventre au moyen de laxatifs ou d'eaux purgatives dont on prendra un verre le matin à jeun ; les fonctions de la peau doivent être surveillées avec soin, en hiver surtout. Lorsque la saison est rigoureuse, les malades doivent être confinées à la chambre et passer au lit la plus grande partie de la journée.

Comme les ptomaïnes toxiques qui proviennent de l'alimentation sont surtout fournies par les poissons, les mollusques, les crustacés, les viandes avancées, on défendra les viandes en général et plus particulièrement le gibier, les conserves, les salaisons, le poisson, les mollusques, les coquillages, les fromages avancés. L'alcool sous forme de liqueur ou de vin vieux doit être proscrit en raison de l'action irritante qu'il exerce sur le rein. Les vins blancs de Graves ou de Sauterne sont les meilleurs.

On insistera sur le régime végétarien, sur le laitage, les œufs, les légumes verts très cuits, les féculents, le fromage frais, les fruits, les compotes. Pour remédier au danger des viandes, si riches en matières extractives et en potasse, on peut utiliser les viandes gélatineuses ou les viandes très cuites. On peut permettre la tête de veau, les pieds de porc, le poulet bouilli, le veau, l'agneau, etc. ; mais on interdira le bouillon.

S'il y a des symptômes d'urémie à signification pronostique redoutable, comme la céphalalgie, les vertiges, les vomissements, la dyspnée, si la proportion d'urée diminue et que la quantité des urines s'abaisse à un taux inquiétant, le régime lacté exclusif s'impose.

Après l'accouchement, la disparition rapide des troubles urinaires est la règle, mais, comme dans toutes les règles, on rencontre des exceptions. Nous savons que la persistance de l'albuminurie peut se prolonger pendant cinq à six mois et même davantage, qu'elle aboutit parfois à un état permanent, irrémédiable, aussi tant que l'urine n'a pas repris sa constitution normale, la diète lactée reste le traitement de choix, on pourra lui adjoindre, comme précédemment, les eaux minérales alcalines et aussi l'emploi des ferrugineux. J'ai obtenu les meilleurs résultats de l'usage des dragées ferrugineuses de Blaud ou du protoxalate de fer continué aussi longtemps que persiste l'albuminurie.

On ne se départira de l'usage du lait et du régime indiqué qu'après guérison entière et persistante. Il sera nécessaire de faire des examens multiples de l'urine, et de les pratiquer tantôt le matin à jeun, tantôt le soir, quand l'émonction se modifie sous l'influence de l'exercice musculaire et de l'alimentation ; il arrive souvent, dans le décours de la maladie, que l'urine ne devient albumineuse qu'à de certaines heures de la journée, le soir plus particulièrement. Cette condition indique que la guérison n'est pas entière, elle nécessite la persistance du traitement.

Provocation de l'accouchement. — Une question importante à résoudre est celle de l'interruption artificielle de la grossesse, elle a été soulevée par Tarnier à propos de l'albuminurie gravidique et résolue d'une façon assez différente. Il semble qu'à l'étranger cette opération se pratique plus facilement que chez nous. Pour quelques médecins, l'indication existerait dès que l'albumine est constatée, en raison de l'inutilité du traitement médical (Möricke) ; pour d'autres, l'apparition de certains accidents du côté du système nerveux ou des organes de la vision (Barker, Pooley), ou du côté de la sécrétion urinaire (Richardson), justifie l'intervention ; il en est qui ne reculent pas devant l'avortement provoqué, comme Schröder ; d'autres, comme Hofmeier, pensent préférable d'attendre le moment où l'enfant sera viable ; enfin il en est qui attendent les manifestations de l'éclampsie (Löhlein, Macnamara, Martin). Tarnier croit qu'on est autorisé à interrompre le cours de la grossesse *dans quelques cas*, lorsque la situation des femmes albuminuriques est tellement grave qu'on ne peut pas attendre les résultats toujours un peu lents du régime lacté. Charpentier se place parmi les abstentionnistes, il rejette absolument la provocation de l'avortement et n'admet celle de l'accouchement prématuré que dans des conditions absolument exceptionnelles. En somme, pour ces deux accoucheurs français, l'intervention n'est légitime que dans des cas particuliers.

Il est certain que la présence d'une albuminurie qui reste compatible avec un état général satisfaisant n'exige aucune intervention ; même celle qui s'accompagne d'anasarque, de dyspnée moyenne, de diminution de la quantité journalière des urines, doit être soumise tout d'abord à la diète lactée. Les résultats obtenus par ce moyen sont tellement favorables dans la plupart des cas, qu'il y aurait imprudence à n'en pas faire bénéficier les malades tout d'abord.

La crainte d'accidents urémiques plus ou moins prochains ne justifie pas davantage l'intervention, parce que la meilleure façon de les provoquer consiste à irriter le col par les moyens qui amènent d'ordinaire l'accouchement.

L'opération doit être réservée exclusivement à des indications spéciales, lorsque l'albuminurie est hâtive, qu'elle devient rapidement intense, qu'elle résiste à la diète lactée et aux agents thérapeutiques ordinaires, et surtout lorsqu'elle s'accompagne de congestion pulmonaire avec épanchements des séreuses et œdème généralisé. Les accidents de cette sorte sont, j'en conviens, très rarement observés dans l'albuminurie gravidique vraie, ils n'apparaissent guère que chez les femmes atteintes, déjà avant la grossesse, de maladie de Bright, c'est chez elles surtout qu'on observe l'insuffisance du traitement lacté pour amender les symptômes d'hydropisie. Mais il faut savoir que les accidents sont parfois hâtifs, qu'ils apparaissent avant l'époque de viabilité de l'enfant, aussi nous comprenons mal la distinction de Charpentier qui rejette l'avortement pour n'accepter que l'accouchement prématuré. L'interruption artificielle de la grossesse est légitime, quelle qu'en soit l'époque, dès que la vie des gestantes est en danger d'autant mieux que toute prolongation de leur état est aussi nuisible à l'enfant qu'à la mère. On veillera seulement à ne pas laisser échapper le moment favorable et à ne pas intervenir trop tardivement.

Nous avons indiqué déjà la nécessité de continuer la médication lactée pendant les suites de couches, tant que la composition des urines n'est pas revenue à la normale.

On pourra cependant, l'accouchement terminé, mitiger cette médication par l'adjonction de quelques aliments comme les œufs, les légumes verts très cuits, les féculents, les viandes gélatineuses, etc. ; d'autant mieux que l'intolérance pour l'alimentation exclusive par le lait arrive beaucoup plus vite que pendant la grossesse.

Les femmes albuminuriques peuvent-elles nourrir ? Si l'albuminurie a été légère ou même si, étant abondante (10 à 12 grammes d'albumine sèche en vingt-quatre heures), elle est d'origine récente et qu'elle n'ait déterminé aucun symptôme alarmant, je ne vois pas de difficulté à permettre l'allaitement, certaines de ces femmes sont souvent d'excellentes nourrices. Les inconvénients pour l'enfant sont nuls et la guérison de la maladie maternelle arrive dans les délais voulus. Par contre, si l'on soupçonne une lésion ancienne ou profonde du rein, qu'il y ait eu de l'anasarque généralisée avec suffusions dans les séreuses, dyspnée, congestion pulmonaire, troubles cardiaques et, à plus forte raison, attaques convulsives, il est nécessaire d'interdire à la mère une fonction qui ne peut lui être que préjudiciable ainsi qu'à l'enfant.

§ 2. — Albuminurie du travail.

On doit comprendre sous ce nom l'albuminurie constatée pendant le travail proprement dit et aussi l'albuminurie qui existe pendant les deux ou trois jours qui précèdent la parturition, c'est-à-dire pendant cette période connue sous le nom de travail secret, travail insensible, parfois long et toujours net chez les primipares.

Fréquence. — La fréquence du trouble urinaire est ici beaucoup plus grande que pendant la grossesse, elle s'étend au tiers, peut-être à la moitié des parturientes. l'albuminurie a été rencontrée par :

Petit	1 fois sur	4,8	ou 20,83	pour 100
Hypolitte. . .	1 —	4,23	ou 23,64	—
Cassin. . . .	1 —	4,13	ou 24,21	—
Negri	1 —	3,33	ou 30,00	—
Ingerslev. . .	1 —	3,00	ou 33,33	—

Les chiffres de Mörike, de Litzmann et de Lantos sont plus élevés encore; ils atteignent pour le premier 37 pour 100 ; pour le second 40,7 pour 100, et même la statistique de Lantos indique une proportion de près de 60 pour 100, plus de la moitié. Cette statistique de Lantos a porté cependant sur un nombre considérable de malades, puisqu'il recherchera la présence de l'albumine chez 600 femmes et la constata 356 fois ; l'urine était retirée par le cathétérisme aussitôt après l'accouchement.

La proportion est donc notablement plus élevée que pour l'albuminurie de la grossesse qui ne survient que 6 fois sur 100 et qui n'atteint que 1 femme sur 17 ou 18, tandis que l'albuminurie de travail se présente 35 à 40 fois sur 100 et atteint plus du tiers des parturientes.

Causes. — Parmi les causes prédisposantes, il faut placer avant tout la primiparité ; cette influence du premier travail a été reconnue par tous les auteurs. Blot, Frerichs l'ont signalée ; Cazin, qui a fait une étude spéciale de l'albuminurie du travail, a trouvé sur 447 observations :

    167 primipares dont 67 albuminuriques, soit 34 pour 100
    250 multipares   —   42   —   —   16   —

La décroissance se fait des primipares aux secondipares et se continue peut-être aux autres degrés de la multiparité, ainsi qu'il résulte des chiffres de Cassin.

    167 primipares dont 67 albuminuriques = 34 pour 100
    143 secondipares — 25   —   = 18   —
     66 ternipares   — 9   —   = 14   —

Mais au-dessus, il y a des écarts considérables qui tiennent évidemment à ce que les chiffres rapportés ne sont pas assez considérables.

L'âge n'a d'influence réelle qu'en raison du nombre des accouchements, et nous avons vu précédemment que, si l'albuminurie était plus fréquente chez les femmes jeunes, le fait tenait au plus grand nombre de primipares qu'on observe chez elles, la primiparité à un âge avancé est une cause certaine d'albuminurie. Il semble même, d'après les chiffres de Cassin, que la maternité trop hâtive ou trop retardée est plus exposée à l'albuminurie du travail que celle qui a lieu dans la période où l'organisme est dans son complet développement.

Il divise ses 197 primipares en 4 séries ;

$$9 \text{ ayant moins de 18 ans, 5 albuminuriques} \quad \ldots \quad \frac{1}{1,8}$$

$$142 \text{ de 18 à 24 ans, 43 albuminuriques} \quad \ldots \quad \frac{1}{3,3}$$

$$37 \text{ de 24 à 30 ans, 15} \quad — \quad \ldots \quad \frac{1}{2,4}$$

$$7 \text{ ayant plus de 30 ans, 4 albuminuriques} \quad \ldots \quad \frac{1}{1,6}$$

On voit ainsi que les femmes très jeunes et celles qui sont relativement âgées présentent une vulnérabilité plus grande vis-à-vis des causes albuminogènes.

La durée du travail paraît avoir une influence assez marquée ; Cassin donne les résultats suivants :

		DURÉE MOYENNE DU TRAVAIL
31 primipares albuminuriques offrant une	O. I. G. A.	17 h. 1/2
Chez les non — —	—	12 heures
18 primipares — —	O. I. D. P.	17 heures
Chez les non — —	—	16 à 17 —
31 multipares — —	O. I. G. A.	9 h. 1/2
Chez les non — —	—	7 heures
12 multipares — —	O. I. D. P.	18 h. 1/2
Chez les non — —	—	9 heures

On peut s'étonner, avec Charpentier, que la durée du travail en O. I. D. P. soit plus grande chez les multipares que chez les primipares, il n'en reste pas moins démontré que la prolongation du travail est une condition qui favorise la production de l'albuminurie ; le fait est surtout apparent chez les multipares qui accouchent spontanément, et il se montre avec une évidence plus marquée encore dans les cas de dystocie ; Cassin donne :

Sur 338 femmes non album. = 12 cas de dystocie, soit 5,50 p. 100
Sur 109 — albumin. = 18 — — — 16,50 p. 100

autrement dit, si la lenteur et les difficultés du travail ne déterminent pas toujours l'albuminurie, elles y prédisposent d'une façon singulière.

Les conditions qui favorisent ce trouble des urines pendant l'accouchement sont de même nature que celles qui ont été indiquées pour la grossesse, elles sont seulement exagérées, décuplées par les efforts de la parturition. Les modifications vasculaires qui se produisent dans l'utérus sous l'influence de la douleur retentissent sur la circulation rénale; l'utérus s'anémie à ce moment, le sang artériel n'y pénètre que difficilement et, d'autre part, le sang veineux est chassé violemment des parois de l'organe; il est naturel de supposer qu'une partie du sang utérin refluerait du côté des reins si ces derniers n'étaient eux-mêmes soumis à la pression exagérée qui s'étend à tous les viscères contenus dans l'abdomen et qui résulte de la contraction des muscles de la paroi antérieure coïncidant avec celle du diaphragme. D'un autre côté, l'utérus se durcit et se relève au moment de la contraction, son diamètre antéro-postérieur augmente et sa masse vient comprimer l'uretère droit et gêner l'écoulement de l'urine. Il faut y joindre encore la fatigue physique et la dépense musculaire inséparables de toute parturition, et, par-dessus tout, le spasme réflexe des vaso-moteurs du rein qui provient de l'excitation à laquelle sont soumis les nerfs placés dans les parois de la matrice.

Il arrive encore que l'urine, normale pendant le travail, ne présente des traces d'albumine qu'à la suite de l'accouchement. Petit a signalé le premier cette particularité et il a vu qu'il y avait plus de cas d'albuminurie à l'examen de la première urine après l'accouchement qu'à l'analyse de l'urine recueillie pendant le travail. Cassin a observé également, dans trois cas, que l'urine était devenue albumineuse une heure après l'accouchement, alors qu'elle avait été normale pendant le travail. Cette condition explique la proportion élevée des chiffres de Lantos que nous avons indiquée plus haut.

La condition pathogénique de ce phénomène est un peu différente de celle que nous avons invoquée pour l'albuminurie du travail, nous ne pouvons plus invoquer l'anémie artérielle qui résulte de l'excès de la tension abdominale et du spasme des vaisseaux du rein; il faut, au contraire, expliquer l'albuminurie par la congestion rénale intense qui est la conséquence de la déplétion utérine. Le vide produit dans l'abdomen ne peut être compensé par le retrait des muscles de la paroi tiraillés pendant la grossesse, surmenés pendant le travail; l'afflux sanguin se produit par une sorte de *vis a fronte*, par une aspiration assez analogue à celle qui survient lorsqu'on a ponctionné une vessie distendue ou une cavité abdominale remplie par un liquide ascitique.

Marche. — L'albuminurie du travail, qui est un phénomène fugace et passager, ne se manifeste par aucune sorte de symptômes, et ne ralentit pas la durée du travail, elle en est au contraire la conséquence ; elle ne provoque jamais ces hémorragies que nous avons signalées au moment de la délivrance et qui sont le résultat du rein gravidique et surtout de la néphrite.

Néanmoins, les troubles circulatoires du rein qui accompagnent la parturition sont parfois redoutables parce qu'ils ajoutent leur influence à celle qui résulte de la grossesse, c'est la goutte d'eau qui fait déborder le vase ; en modifiant brusquement le fonctionnement d'un organe déjà lésé dans sa structure, ils favorisent l'éclosion des accidents convulsifs. Peut-être faut-il attribuer à la congestion rénale qui suit immédiatement la délivrance, l'apparition de l'éclampsie qui ne survient que pendant le post partum ; nous avons vu que certaines femmes ne présentaient de l'albuminurie qu'après la délivrance.

§.3. **Albuminurie des suites de couches**.

L'albuminurie qui existe pendant les suites de couches peut tenir à des conditions différentes. Parfois elle est la continuation de celle qu'avait provoquée la grossesse ou le travail et, dans ce cas, la maladie est rarement persistante, surtout pour l'albuminurie du travail qui disparaît très vite après la parturition, au bout d'un jour ou deux. Celle de la grossesse est plus tenace bien qu'elle s'atténue assez vite après la libération de l'utérus. Nous avons insisté déjà suffisamment sur ces deux formes pour nous dispenser d'y revenir.

Il peut arriver aussi que l'albuminurie survienne chez une accouchée qui en avait été exempte jusque-là et qu'elle constitue une maladie spéciale, peu connue encore, et qui n'a été étudiée que dans ses rapports avec l'infection puerpérale. C'est à ce titre que l'ont signalée Hervieux, Siredey et Albert Mayor. Siredey, notamment, n'hésite pas à considérer les néphrites puerpérales comme une complication constante de la phlébite ou de la lymphangite utérine.

Quelques faits de Bucquoy, de Charpentier, et un cas qui m'est personnel, sembleraient démontrer que l'albuminurie qui apparaît chez une accouchée jusque-là indemne peut être indépendante de la septicémie puerpérale.

Nous aurons donc à distinguer deux formes d'albuminurie, l'une qui est une manifestation de la septicémie puerpérale, l'autre qui semble idiopathique et dont l'étiologie reste à déterminer.

A. *Albuminurie et néphrite de la septicémie puerpérale.*

Etiologie. — Lorsqu'il survient des complications septiques chez une femme récemment accouchée, on observe fréquemment de l'albumine dans les urines et la marche de cette albuminurie est analogue à celle des lésions pelviennes, augmentant et diminuant avec elles.

L'apparition du trouble urinaire est parfois contemporaine des accidents septiques, mais le plus ordinairement elle apparaît deux ou trois jours après l'éclosion des phénomènes généraux.

La condition prochaine de la présence de l'albumine dans les urines est ici mieux connue que celle du même phénomène pendant la grossesse. Les lésions rénales sont plus nettes et plus accentuées ; pendant la période qui suit l'accouchement la femme ne se trouve pas dans des conditions spéciales comme elle l'était pendant la grossesse, son état est analogue à celui d'une blessée, et l'infection qui peut l'atteindre ne se distingue pas essentiellement de celle qui vient compliquer les traumatismes.

Il n'est plus possible d'invoquer, comme cause de l'albuminurie, les modifications de la pression abdominale, les troubles vasculaires qui en résultent et les obstacles à l'excrétion de l'urine ; le symptôme est toujours lié à une lésion rénale, bien que cette lésion soit très variable. Tantôt c'est une simple souffrance de l'épithélium sécréteur, tantôt il y a néphrite parenchymateuse véritable, d'autres fois il existe des abcès métastatiques et la néphrite est suppurée.

Dans les débuts, la filtration de l'albumine peut résulter des modifications vasculaires qui accompagnent la fièvre et que provoque l'infection du côté de la circulation des différents organes, du rein principalement. A une période plus avancée, lorsque l'infection est à la période d'état, les lésions du parenchyme sont plus manifestes, elles sont dues vraisemblablement au passage, à travers le rein, soit des agents pathogènes, soit du poison qu'ils sécrètent et l'on se trouve en présence d'une néphrite infectieuse ou d'une néphrite toxique. On sait que les travaux de Bouchard ont contribué à éclairer cette question si longtemps incertaine des altérations rénales qui surviennent au cours des maladies infectieuses. D'après cet observateur, il arrive que, dans ces dernières, les urines contiennent les agents spéciaux à ces maladies et les altérations cellulaires du rein résultent du passage des microbes qui s'éliminent par cette voie.

Cette interprétation qui est vraie pour la grande majorité des maladies à microbes, pour celles notamment dont les organismes pathogènes circulent dans le sang, est particulièrement exacte pour la néphrite de la fièvre puerpérale, car le germe spécifique, qui n'est autre que le streptocoque de l'érysipèle, a été retrouvé dans les urines par Cornil.

En même temps que le streptocoque, on peut incriminer les toxines qu'il sécrète et qui trouvent une voie d'élimination dans l'émonctoire rénal ; les recherches de Bourget ont montré que, dans la fièvre puerpérale, l'urine contenait des bases très toxiques et que les différents organes d'une malade ayant succombé à cette infection contenaient des principes fort semblables à ces bases. Griffiths a même pu extraire de l'urine une ptomaïne qui se présente sous forme de substance blanche, cristalline, à réaction alcaline et dont la formule est : $C^{22}H^{19}AzO^2$. Cette ptomaïne est très toxique ; administrée à un chien elle produit la mort en douze heures. Cette substance est spéciale à la fièvre puerpérale.

Ces toxines agissent à la façon des poisons minéraux ; en filtrant à travers l'épithélium sécréteur du rein, elles le modifient, l'enflamment et sont ainsi les facteurs les plus ordinaires des néphrites toxiques qui accompagnent les maladies infectieuses. Au moyen de la pyocyanine, Charrin a pu déterminer expérimentalement sur des lapins les lésions ordinaires de la néphrite des fièvres : troubles de l'épithélium sécréteur, sclérose tardive et même dégénérescence amyloïde.

Une question soulevée par Siredey est relative à l'existence possible de manifestations rénales de l'infection puerpérale, en l'absence de tout accident utérin ou péri-utérin. Hervieux semble croire à la possibilité d'un empoisonnement puerpéral se manifestant exclusivement par la présence de l'albuminurie et, dans une étude récente, Labadie-Lagrave et Gouget croient qu'actuellement, avec l'atténuation de la septicémie puerpérale qui résulte des pratiques de l'antisepsie, la physionomie et les symptômes de cette maladie se sont transformés ; ainsi on observe des formes larvées remarquables par l'absence de tout phénomène local, si bien que l'infection peut se traduire seulement par des symptômes généraux peu graves avec albuminurie transitoire. S'il est incontestable que les pratiques actuelles aient rendu moins fréquentes les complications septiques, il est douteux qu'elles en aient modifié la physionomie et les allures, et, aujourd'hui comme autrefois, l'infection a toujours sa porte d'entrée au niveau des voies génitales, et, sauf dans quelques cas suraigus, on trouve constamment au début une lésion locale, le plus souvent une endométrite qui est la condition nécessaire de complications plus graves et plus profondes.

Aussi, nous rattachons-nous, pour notre part, à l'opinion de Siredey qui pense que la néphrite comme tous les autres accidents de la puerpéralité, a son point de départ au niveau de la surface interne de l'utérus. L'existence d'une lésion rénale n'est guère compatible avec une infection atténuée ; elle est au contraire la conséquence des infections graves avec localisations plus ou moins étendues, et, comme dans toutes les pyrexies, la quantité d'albumine éliminée est presque toujours proportionnelle à la gravité de la maladie; ici comme ailleurs le rein est vraiment le réactif des maladies infectieuses.

Dans la forme que nous venons de décrire, la néphrite est toujours descendante, les microbes ou les toxines arrivent au rein par la voie sanguine. Dans la forme suppurée qui nous reste à étudier, on peut observer une double voie d'infection, celle qui suit le courant sanguin et celle qui remonte au rein par les voies d'excrétion de l'urine.

Dans le premier cas, la néphrite suppurée constitue une simple localisation rénale de la pyohémie des accouchées ; il y a des abcès métastatiques du rein comme il y a des abcès métastatiques du poumon ou du foie, et l'infection de l'organe se produit au moyen d'embolies septiques. Dans le second cas, la lésion est ascendante, et c'est à la suite d'une lésion de la vessie et de l'uretère que le parenchyme rénal est envahi ; en général, il faut incriminer le cathétérisme comme cause déterminante et les lésions traumatiques de la vessie ou de l'uretère comme cause prédisposante. Dans cette seconde forme, les lésions ne sont autres que celles du *rein chirurgical.*

Ces sources différentes expliquent les formes distinctes d'altération que l'on observe à l'autopsie.

ANATOMIE PATHOLOGIQUE. — En effet, les lésions rénales de femmes ayant succombé à l'infection puerpérale sont de deux sortes : l'une est la *néphrite suppurée,* et l'autre la *néphrite puerpérale commune.*

Dans la *néphrite suppurée,* l'organe est à peine augmenté de volume; à la coupe on constate, disséminés dans le parenchyme, de nombreux abcès dont le volume varie depuis la grosseur d'un grain de millet jusqu'à celle d'un pois et au delà. Ces abcès sont d'origine métastatique, et l'on trouve, à leur niveau, des vaisseaux canaliculaires intertubulaires et des anses glomérulaires remplies de microcoques; ces embolies septiques empêchent la circulation sanguine dans un territoire vasculaire plus ou moins considérable, et, consécutivement, les tissus périphériques, tissu conjonctif et tubuli, ont été infiltrés de cellules migratrices ou se sont modifiés (Cornil et Brault). Lorsqu'ils sont d'origine pyohémique, ces abcès du rein coïncident généralement avec des lésions de même nature dans d'autres viscères, ils constituent une des localisations de l'infection générale du sang; mais ils peuvent aussi exister à l'état isolé lorsque la suppuration est d'origine ascendante et qu'elle provient de lésions vésicales ou urétérines.

La *néphrite puerpérale commune* est la plus fréquente et la plus importante à connaître; par sa nature, sa pathogénie et ses lésions, elle ne se distingue en rien des néphrites infectieuses. Le rein est le plus souvent augmenté de volume, surtout si la maladie s'est prolongée longtemps, la capsule se détache facilement et, au-dessous, on trouve une surface lisse, congestionnée. A la coupe, on constate un mélange d'anémie et de congestion caractérisé par des marbrures jaunâtres, irrégulières, qui tranchent vivement sur le fond rouge de l'organe : ce sont les zones d'anémie inflammatoire (Mayor). A une période avancée, l'organe présente l'aspect du gros rein blanc.

Au microscope, il y a dans un premier stade une congestion intense qui se manifeste par la dilatation des capillaires qui ont doublé ou triplé de volume, puis les cellules des tubes contournés subissent une transformation particulière : elles présentent de la tuméfaction, surtout dans la partie qui se trouve entre le noyau et la surface libre. Cette partie devient claire et se colore mal par les différents réactifs ; il se forme à l'intérieur de petites gouttelettes qui se réunissent les unes avec les autres pour former des boules qui bientôt font éclater la mince couche de protoplasma qui les sépare de la cavité du tube où elles tombent « à la façon d'un exsudat qui se séparerait de la cellule », et vont former les cylindres colloïdes. C'est Cornil qui a étudié particulièrement la formation de ces boules protéiques et a insisté sur leur participation dans la constitution des cylindres. Les noyaux de l'épithélium ainsi modifiés sont parfois volumineux, mais ne présentent pas de multiplication.

Le résultat de cette altération des cellules sécrétantes est une diminution de leur calibre, leur hauteur est amoindrie et se réduit presque à l'épaisseur du noyau ; elles semblent abrasées en quelque sorte par la perte du protoplasma qui a servi à constituer l'exsudat ; mais, en même temps, le tube contourné est augmenté de volume par le fait de l'accumulation des boules protéiques et par l'oblitération des canaux excréteurs situés au-dessous.

Le revêtement épithélial des branches ascendantes et descendantes de l'anse de Henle présente une lésion de même ordre ; les cellules subissent aussi la dégénérescence granulo-graisseuse, et le calibre de ces canaux excréteurs est rempli par l'exsudat des tubes sus-jacents.

Les cellules qui revêtent la capsule de Bowmann sont très peu altérées, au moins dans les débuts ; à peine sont-elles un peu gonflées. Les espaces interstitiels ne sont pas modifiés, et Mayor a observé dans quelques cas un peu d'épaississement des travées conjonctives, sans qu'il y eût la moindre prolifération cellulaire.

Ces différentes altérations que Mayor a décrites avec soin sont les lésions habituelles que l'on rencontre sur le rein, à l'autopsie des malades qui ont succombé à la fièvre puerpérale.

Symptomes. — Les manifestations qui correspondent aux lésions que nous venons de décrire sont peu accentuées et ne paraissent nullement en rapport avec la désorganisation parfois profonde des cellules sécrétantes. Nous savons que, dans les cas analogues, c'est-à-dire dans les néphrites infectieuses, l'intensité de l'albuminurie est en général proportionnelle à la sévérité de l'infection, or il arrive, la plupart du temps, que la lésion rénale passe inaperçue : dans les cas légers parce qu'elle est peu accentuée et, dans les cas graves, parce qu'elle est primée par les symptômes de l'affection primitive. Dans l'infection puerpérale notamment, il semble plus rationnel de rapporter à l'état de l'utérus et de ses annexes les frissons, les douleurs lombaires, la dyspnée, les vomissements, les troubles digestifs et la fièvre qui sont les manifestations ordinaires de la néphrite aiguë.

En réalité, les symptômes habituels de la maladie de Bright font défaut, même dans les cas où l'autopsie montre une lésion rénale des plus nettes. On peut tout au plus rapporter à cette dernière l'état typhoïde plus marqué, la sécheresse de la langue, de la gorge, et la diarrhée. Il est certain que, dans les pyrexies, l'existence d'une albuminurie abondante semble augmenter l'adynamie, exagérer la céphalalgie et surtout favoriser la sécheresse des premières voies ; mais toutes ces manifestations peuvent résulter de la maladie elle-même et la néphrite n'agit que comme condition adjuvante.

Le seul symptôme qui ait une importance réelle, c'est la présence de l'albumine dans les urines. La marche de ce symptôme est ordinairement graduelle et ascendante : si l'on a soin de pratiquer des examens fréquents, on constate que le trouble urinaire, d'abord léger, augmente peu à peu et devient parfois considérable, ce qui est rare cependant. Mayor qui a bien étudié ces variations fait remarquer que la petite quantité d'albumine trouvée au début peut être un indice qui permet de distinguer l'albuminurie puerpérale de l'albuminurie de la maladie de Bright.

En effet, le moment d'apparition de ce symptôme a une importance très grande au point de vue de sa nature ; lorsqu'il est hâtif et la leucomurie abondante, on peut admettre l'existence d'une lésion rénale ancienne, antérieure à l'accouchement et parfois à la grossesse, tandis que les accidents infectieux ne s'accompagnent d'albuminurie qu'au bout de plusieurs jours, le trouble urinaire est peu marqué et sa marche est presque toujours en rapport avec celle de la maladie puerpérale qui le provoque, augmentant ou diminuant avec l'aggravation ou la rétrocession du processus infectieux. Il ne faudrait pas croire cependant que cette similitude soit absolue, au moins dans l'évolution ultérieure des accidents ; lorsque les reins ont subi une atteinte profonde du fait de l'infection, il est arrivé souvent que la réparation est plus lente à leur niveau que du côté des organes génitaux. Les phénomènes abdominaux, dit

Siredey, peuvent rétrocéder, présenter une amélioration considérable, sans que l'altération rénale suive parfaitement la même voie. Mayor a même signalé des lésions graves du rein chez des femmes qui avaient succombé à une époque éloignée de l'accouchement.

En général, la néphrite se termine par la guérison et l'albumine disparaît peu à peu de l'urine en même temps que s'amendent les lésions locales et que cessent les phénomènes fébriles. Sous l'influence de nouvelles poussées on peut voir l'albuminurie en diminution reprendre son intensité première pour s'atténuer et disparaître avec la cessation des accidents infectieux.

Il est possible que la néphrite ait une influence sur la production de l'*éclampsie tardive*, de celle qui survient à une époque éloignée de la délivrance, vers le quatorzième ou dix-huitième jour du puerpérium. Siredey a donné un exemple manifeste de ce genre chez une femme dont l'accouchement s'était passé sans aucun incident et qui n'avait présenté aucun phénomène nerveux dans les deux semaines qui suivirent. Mais, dès le troisième jour des couches, il s'était manifesté des symptômes infectieux qui allèrent en s'aggravant. Le douzième jour, on constata la présence de l'albumine qu'on n'avait pas jusqu'alors rencontrée dans l'urine et le quatorzième jour apparaissaient des attaques franches d'éclampsie.

Il semble bien, dans ce cas, que les accidents septicémiques aient déterminé la production de la néphrite tardive et que cette dernière à son tour ait provoqué la complication insolite d'éclampsie.

Nous ne savons encore si la néphrite puerpérale peut passer à l'état chronique, le fait est douteux lorsque le rein était sain antérieurement à l'infection ; mais, lorsque l'organe a déjà été modifié par la grossesse ou des attaques fluxionnaires au cours des fièvres éruptives, l'épreuve nouvelle à laquelle le soumet la septicémie puerpérale peut déterminer des altérations irrémédiables et provoquer l'apparition des phénomènes ordinaires de la maladie de Bright.

Il ne faut pas oublier aussi que, si l'infection puerpérale a une action des plus évidentes sur la production de l'albuminurie, cette dernière à son tour peut favoriser l'éclosion des accidents puerpéraux. Déjà Paul Dubois admettait l'influence de l'albuminurie sur le développement des maladies puerpérales, et tous les accoucheurs ont remarqué que les albuminuriques et surtout les éclamptiques présentent une prédisposition bien marquée pour les accidents infectieux.

B. *Albuminurie et néphrite indépendantes de la septicémie puerpérale.*

A côté de l'albuminurie qui résulte de la néphrite de la fièvre puerpérale, il est une autre forme encore peu connue qui semble indépendante de la gestation et de l'accouchement et indépendante de l'infection puerpérale. Bucquoy en a cité un exemple très net. Il est relatif à une femme accouchée depuis peu qui n'avait présenté aucune trace d'albuminurie avant et après sa parturition et qui fut prise des symptômes ordinaires de la maladie de Bright : pâleur de la face, bouffissure, affaiblissement, troubles de la vue, puis diarrhée, amblyopie, dyspnée. Dans une autre observation de Charpentier, il s'agissait également d'un cas de néphrite survenue à la fin de la puerpéralité chez une malade ayant présenté déjà vingt-cinq frissons avant l'apparition de l'albumine dans les urines, les frissons étaient accompagnés d'un état général grave avec variation énorme de la température (de 41°,4 à 35°,6), ils se renouvelèrent en tout au nombre de trente-deux pendant le cours de la maladie et furent compliqués d'accidents urémiques graves.

J'ai observé un cas analogue chez une femme de trente-deux ans qui vint accoucher, pour la cinquième fois, à la Maternité de l'Hôtel-Dieu de Lyon. La grossesse et l'accouchement furent normaux, les suites de couches ne présentèrent rien de particulier, la température prise matin et soir ne dépassa jamais 38 degrés centigrades. Les urines n'étaient pas albumineuses. Cette femme quitta la Maternité le treizième jour de ses couches, et le soir même elle fut prise de frissons qui se succédèrent les jours suivants, si bien qu'elle dut rentrer à l'hôpital Saint-Pothin, le vingt-quatrième jour ; elle présentait une céphalalgie intense, des vomissements bilieux et des frissons répétés, il n'y eut d'œdème à aucun moment. Puis survinrent des douleurs lombaires, une dyspnée intermittente, les urines qui diminuèrent de quantité contenaient beaucoup d'albumine ; la fièvre fut peu élevée, elle exista néanmoins et oscillait entre 38 et 39 degrés. Il y eut des troubles de la vue sans convulsions, et la malade succomba dans le coma urémique, le vingt-neuvième jour après son accouchement.

L'autopsie permit de constater deux gros reins bigarrés, présentant les lésions de la néphrite épithéliale, le foie était celui des maladies infectieuses et pesait 2 kilogrammes ; mais l'utérus était en involution régulière, il n'y avait pas de pus dans les sinus, pas d'inflammation des ganglions utérins, ni des ligaments larges. Le cœur, un peu dilaté, avait son endocarde normal.

Ces trois observations ont la plus grande analogie, elles se rapportent évidemment à une néphrite indépendante de la grossesse et de l'accouchement, en raison de l'époque tardive de l'apparition de l'albumine dans les urines ; il est impossible également d'en faire une manifestation insolite de la septicémie puerpérale dont la néphrite n'aurait été que la terminaison. La malade que j'ai observée pendant treize jours ne présenta aucun symptôme morbide, aucune élévation de la température, et l'autopsie pratiquée avec soin permît de constater l'absence absolue de toute complication utérine ou péri-utérine. Du reste, les symptômes de la néphrite et surtout les manifestations de l'intoxication urémique ont évolué chez toutes ces malades avec une netteté que l'on ne rencontre jamais dans les néphrites de la septicémie puerpérale, il faut donc admettre que, si la puerpéralité a joué un rôle, ce rôle, comme le remarque Charpentier, n'a été qu'accessoire, peut-être en modifiant le terrain, en le préparant à l'action d'une cause inconnue, d'un refroidissement ou de ces influences multiples qui provoquent l'apparition des néphrites aiguës.

Il existe donc, pendant les suites de couches, des néphrites spéciales qui se distinguent des néphrites de la septicémie puerpérale par leur origine, leurs symptômes et leur gravité ; mieux que ces dernières, elles se manifestent par les symptômes de la maladie de Bright et provoquent les accidents urémiques. On a signalé des cas d'éclampsie tardive. Ramsbotham l'a observée, le dix-huitième jour des couches ; Bailly, le vingt-neuvième ; Simpson, le trente-huitième, et Rousseau, le soixantième : à ce moment, l'involution utérine est terminée, et l'état puerpéral ne peut avoir qu'une influence bien atténuée sur l'apparition des accidents convulsifs. Peut-être s'agit-t-il de faits analogues à ceux que nous avons rapportés au début de ce chapitre. Il est certain que quelques-uns d'entre eux peuvent être considérés comme une conséquence de la néphrite puerpérale, de celle qui accompagne les accidents infectieux, mais tous ne sont pas justiciables d'une pareille pathogénie, ceux particulièrement qui sont tardifs et qui apparaissent indépendamment de toute lésion utérine ou d'altérations des annexes.

TRAITEMENT. — L'albuminurie tardive qui résulte de la néphrite puerpérale ne donne guère lieu qu'à des indications négatives. Comme son apparition et sa marche sont commandées par la nature et la gravité des accidents infectieux et qu'elle ne constitue en réalité qu'une affection secondaire, c'est surtout du côté des lésions utérines que devra porter l'effort thérapeutique ; la complication rénale guérira d'autant mieux que les localisations infectieuses dans le petit bassin seront combattues plus efficacemment. Par elle-même la néphrite puerpérale contre-indique l'usage des vésicatoires qui par la cantharide agissent défavorablement sur les organes vésicaux et urinaires et aggravent les lésions rénales ; cette néphrite doit mettre en garde contre l'usage de certains antiseptiques, comme l'acide phénique et le sublimé, qui s'éliminent par le rein et provoquent facilement la destruction de l'épithélium déjà modifié par l'inflammation. On doit écarter absolument ces substances dans l'emploi des lavages intra-utérins, dès que les urines contiennent des traces d'albumine; on les remplacera par la permanganate, l'acide borique ou les solutions naphtolées.

Lorsque l'albuminurie dépend d'une lésion indépendante du puerpérisme infectieux, le traitement n'est autre que celui de la néphrite aiguë ordinaire. L'apparition des symptômes de la maladie de Bright, et surtout les menaces de complications urémiques comme la céphalalgie, les vomissements, la dyspnée, etc.; nécessitent une intervention active. On placera des ventouses scarifiées sur la région rénale, on usera des purgatifs salins; la diète lactée aussi absolue que possible et l'usage de chloral en cas d'imminence éclamptique contribueront à écarter des accidents qui, pour survenir à une époque relativement éloignée de la grossesse et de la gestation, n'en sont pas moins redoutables.

CHAPITRE VII

ÉCLAMPSIE PUERPÉRALE

Auvard, Traitement de l'éclampsie puerpérale, Paris, 1889. — Azaïs, Contribution à l'étude de l'éclampsie puerpérale, thèse, Lyon, 1892. — Bar, Tracés pour servir à l'histoire de l'Éclampsie (Ann. de gyn., 1880, p. 115). — Du même, Sur la genèse de l'éclampsie puerpérale (Soc. de méd. pratique, 28 mars 1889). — Berns, Jets over Eklampsie, S'-Gravenhage, 1872. — E. Blanc, Action pathogène d'un microbe trouvé dans les urines d'éclamptiques (Arch. de tocol., 1889, Bd. XVI, p. 182). — Bouchard (Ch.), Leçons sur les auto-intoxications dans les maladies, Paris, 1887, p. 108. — Bouffe de Saint-Blaise, Les lésions anatomiques que l'on trouve dans l'éclampsie puerpérale, thèse, Paris, 1891. — Bourneville, Étude clinique et thermométrique sur les maladies du système nerveux, 2ᵉ fasc., Paris, 1873. — Braxton-Hicks, On the behaviour of the Uterus, etc. (London obst. Transact., 1883, vol., XXV, p. 118). — Breus, Zur Therapie der puerperalen Eclampsie (Archiv f. Gynæk., 1892, Bd. XIX, p. 219). — Brummerstädt, Bericht aus der Rostocker Central-hebammenlehranstalt., Rostock, 1866, p. 83. — Budin, Eclampsie au septième mois de la grossesse chez une multipare (Progrès méd., 1886, p. 755). — Caix, Eclampsie puerpérale précoce, thèse, Paris, 1883. — Chambige, Etude sur la mort subite dans l'urémie, thèse, Paris, 1879. — Chambrelent, Toxicité du sérum des éclamptiques (Soc. de Biologie, 27 février 1892). — Charpentier, De l'influence des divers traitements sur les accès éclamptiques, thèse d'agrég., Paris, 1872. — Combemale et Bué, Pathogénie de l'éclampsie (Cong. des Soc. savantes, Paris, 1892). — Czempin, Discussion sur le traitement de l'éclampsie puerpérale, Soc. gynéc. de Berlin (Centralbl. f. Gyn., 1892, p. 129).— Dederichs, Zur Behandlung der Eklampsia puerper., Inaug. Dissert., Bonn., 1886. —

DELORE, Nature microbienne de l'éclampsie puerpérale (Lyon méd., 1884, 12 octobre, p.186).— DIEUDÉ, Contribution à l'étude clinique de la température dans l'éclampsie puerpérale, thèse, Paris, 1875. —DOLÉRIS, Albuminurie gravidique et éclampsie (Soc. biol., 18 juillet 1875). — DÜRHSSEN, Ueber die Behandlung der Eklampsie (Archiv f. Gynæk., 1892, Bd. XLII, p. 513). — EBERHART, Discussion sur le traitement de l'éclampsie, Soc. gyn. allemande (Centralbl. f. Gynæk., 1891, p. 525). — ESPAGNE, Pathogénie de l'éclampsie, thèse, Montpellier, 1883. — FAVRE, Vorläufige Mittheilung über eine bakteriologish-experimentelle Untersuchung zur Frage der Puerperaleklampsie (Virchow's Archiv. Bd. 124, p. 177). — FEHLING, Zur Eklampsiefrage (Centralbl. f. Gynæk., 1892, p. 998). — FEUSTELL, Beiträge zur Pathologie und Therapie der puerp. Eklampsie, Inaug. Dissert., Berlin, 1888. — FLAISCHLEN, Ueber Schwangerschafts- und Geburtsniere (Zeitsch. f. Geburtsk., 1882, Bd. VIII, p. 354). — FRITZ, Quelques considérations sur la pathogénie de l'éclampsie, etc., thèse, Strasbourg, 1876. — FROGER, Du traitement de l'éclampsie puerpérale par l'hydrate de chloral, thèse, Paris, 1879. — GALABIN, Nature et traitement de l'éclampsie des femmes en couches (Assoc. med. Brit., session de 1891, et Brit. med. Journ., 26 septembre 1891). — GERDES, Zur Aetiologie der Puerperaleklampsie (Centralbl. f. Gynæk., 1892, p. 379). — GOLDBERG, Beitrag zur Eklampsie auf Grund von 81 Fällen (Archiv f. Gynæk., 1891, Bd. XLI, p. 295, et Bd. XLII, p. 87). — HÆGLER, Zur Frage « Eklampsiebacillus » Gerdes (Centralbl. f. Gynæk , 1892, p. 996). — HALBERTSMA, Die Aetiologie der Eklampsie (Centralbl. f. med. Wissensch., 1871, n° 27, et Volkmann's Sammlung, n° 212, 1882). — DU MÊME, Centralbl. f. Gynæk., 1890, p. 84 (supplément). — HAMILTON, Pilocarpin in puerperal Convulsions (Brit. med. Journ., 1881, p. 511).— HAULTAIN, On the Treatement of Eclampsia during Pregnancy (Edinb. med. Journ., 1891, août). — HERMAN, Five more cases of puerperal eclampsia (Brit. med. Journ., 11 juillet 1891, p. 72). — HYPOLITTE, loc. cit. — JEWETT, The treatment of puerperal eclampsia (Americ. Journ. of Obst., 1887, Bd. XX, p. 1065). — JÜRGENS, Discussion sur l'éclampsie (Soc. médic. de Berlin, et Berlin. klin. Wochensch., 1886, p. 519). — INGERSLEV, Beitrag zur Albuminurie während der Schwangerschaft, der Geburt und der Eklampsie (Zeitsch. f. Geb., 1881, Bd. VI, p. 171). — KUNDRAT, Eclampsie des primipares (Soc. imperio-royale de Vienne, 5 février 1892). — LANTOS, loc. cit. — DE LAURADOUR, Contrib. à l'étude des mal. du foie dans l'éclampsie, thèse, Paris, 1890. — LEBLOND, Note sur cinq cas d'éclampsie (Nouv. Archiv. d'Obstétr., 1890, p. 519). — LÖHLEIN, Bemerkungen zur Eklampsiefrage (Zeitsch. f. Geb., 1879, Bd. IV, p. 88). — DU MÊME, Gynäkologische Tagesfragen, Wiesbaden, 1891. — V. MIECZKOWSKI, 50 Fälle von Eklampsie. Inaug. Dissert., Berlin, 1869. — MÜLLER (P.), Discussion sur le traitement de l'éclampsie (Soc. gyn. allemande et Centralbl. f. Gynæk., 1891, p. 525). — OATMAN, Treatment of puerperal Eclampsia (Amer. Journ. of Obst., 1887, vol. XX, p. 1086). — OLSHAUSEN, Ueber 200 Fälle von Eklampsie (Soc. médic. de Berlin, 16 décembre 1891, avec discussion, et Deutsch. med. Wochensch., 1891, p. 1431). — PAJOT, Discussion sur le traitement de l'éclampsie (Soc. obstétric. et gyn. de Paris, avril 1886). — PAUPERTOW, Eclampsie à Moscou, quatrième Congrès des médecins russes à Moscou, janvier 1891. — PERRON, Cas d'éclampsie très grave traité et guéri par les injections d'éther (Lyon médic , 15 mars 1891). — PETER, Leçons sur l'éclampsie puerpérale (Arch. de tocol., 1875, p. 95). — PILLIET, Lésions hépatiques de l'éclampsie puerpérale (Nouv. arch. d'Obstétr., 25 novembre 1888, et 25 juillet 1889). — PORTER, On external diaphoretics, etc. (Americ. Journ. of med. Sc., 1873, juillet). — PROS, Eclampsie à huit mois de grossesse (Archiv. de tocol., 1878, p. 719). — PRUTZ, Ueber das anatomische Verhalten der Nieren bei der puerperalen Eklampsie (Zeitsch. f. Geb. u. Gynæk., 1892, Bd. XXIII,

p. 1). — Puech, Le foie des éclamptiques (Archiv. de tocol., 1892, p. 909). — Pusch, Zur Lehre von der Puerperaleclampsie, Inaug. Dissert., Berlin, 1880. — Schauta, Beitr. zur Lehre von der Eklampsie (Arch. f. Gynæk., 1881, Bd. XVIII, p. 263). — Spiegelberg, Ein Beitrag zur Lehre von der Eklampsie (Archiv f. Gynæk., 1870, Bd. I, p. 383). — Stumpf, Beiträge zur Symptomatologie und Behandlung der puerperalen Eklampsie (Münch. med. Wochensch., 1887, p. 671 et 693). — Testut, De l'emploi de l'hydrate de chloral dans le traitement de l'éclampsie puerpérale (Mém. couronné par l'Acad. de Méd, 1877). — Touchard, Amnésie post-éclamptique (Soc. obst. de Paris, 7 décembre 1892). — Triaire, Cas graves d'éclampsie suivis de guérison, etc. (Gaz. hôp., 1880, p. 883, etc). — Vaccino (de Rodosta), Convulsions puerpér. sans albuminurie (Week. med. Rev., 1885, vol. XII, n° 17). — Vanverts, Eclampsie puerp. non accompagnée d'albuminurie, etc. (Bull. méd. du Nord, 1873, n°s 11 et 12). — Veit, Ueber die Behandlung der puerperalen Eklampsie (Volkmann's Sammlung, n° 304). — Virchow, Ueber Fettembolie und Eclampsie (Berlin. klin. Wochensch., 1886, p. 489). — Wheeler, Entbindung mit Eclampsie (Centralbl. f. Gynæk., Bd. II, p. 539). — Wieger, Recherches critiques sur l'éclampsie urémique, thèse, Strasbourg, 1854, — Wildolz, Beiträge zur Eclampsia puerperalis, Inaug. Dissert., Zurich, 1890. — Voir également les articles Eclampsie de Bailly in Dictionn. de Chirurgie et de Médecine pratiques, de Delore in Dictionn. encyclop. des Sciences médic. ; les chapitres de Charpentier, de Winckel, Müller, etc., dans les Traités d'accouchements.

Le mot *éclampsie* vient de ἔκλαμψις qui lui-même est dérivé de ἐκλάμπειν, briller, luire, éclater, et signifie un éclat de lumière, la lueur des éclairs ; d'après Désormeaux, il était employé par Hippocrate et les médecins anciens pour exprimer l'exaltation des propriétés vitales, la scintillation du feu de la vie qui accompagne la puberté ; puis on l'employa pour désigner l'épilepsie, celle surtout qui se guérit vers l'adolescence, puis par analogie on s'en servit pour les convulsions épileptiformes des enfants et celles qui atteignent les femmes en travail.

Il est synonyme de convulsions puerpérales, d'épilepsie rénale, de convulsions urémiques, de dystocie épileptique, de dystocie convulsive. On désigne ainsi les convulsions qui se manifestent sous forme d'accès plus ou moins rapprochés, à différentes périodes de la puerpéralité, mais plus particulièrement pendant le travail de l'accouchement, et qui s'accompagnent de perte de la connaissance et de la sensibilité. L'expression d'éclampsie s'emploie également pour les accès convulsifs qui surviennent en dehors de l'état puerpéral, chez les individus des deux sexes atteints de néphrites et de troubles dans le fonctionnement des organes dépurateurs.

Historique. — La fréquence et la gravité de ces convulsions sont telles, qu'elles ont attiré de bonne heure l'attention des médecins ; les anciens auteurs comme Hippocrate, Galien, Willis, Hoffmann, etc., se sont occupés de l'éclampsie sans cependant y attacher une bien grande importance ; même à l'époque de Mauriceau, on la confondait avec les spasmes de l'hystérie et les convulsions de l'épilepsie.

Sauvages le premier l'étudie avec soin, il la sépare définitivement des accidents de même ordre, mais d'origine différente, et la décrit sous le nom d'*eclampsia parturientium*.

Pendant longtemps, on ignora la nature de cette sorte d'accidents et aujourd'hui encore nos connaissances présentent quelques lacunes. Les médecins du siècle dernier croyaient à une influence de la matrice sur le cerveau favorisée par l'anémie de la grossesse ; ils admettaient une affection *sine materia*.

Il faut arriver aux travaux de Rayer sur l'albuminurie des femmes grosses et plus particulièrement à l'importante découverte de Lever (1842) qui, le premier, montra les rapports qui existent entre l'éclampsie et l'albuminurie, pour avoir des données un peu exactes sur la nature et la pathogénie de ces convulsions. La participation que prend le foie dans la production de ces dernières a été démontrée par les travaux de Jürgens, de G. Braun, de Pilliet, etc. ; c'est une notion très récente qui a permis d'élargir le cadre un peu étroit de l'anatomie pathologique de la maladie.

Les recherches faites de tous les côtés pour établir l'origine microbienne des maladies aiguës n'ont pas manqué de se produire pour l'éclampsie et l'on peut signaler les tentatives d'E. Blanc, de Favre, de Gerdes, pour démontrer sa nature infectieuse.

Fréquence. — Les statistiques qui ont été publiées dans les différents pays sont déjà nombreuses et se rapportent à un chiffre important. On verra, par les détails que nous donnerons, qu'elles sont notablement divergentes les unes des autres. Celles qui proviennent exclusivement des hôpitaux ne donnent pas la proportion exacte des faits d'éclampsie, elles sont trop chargées parce qu'elles comprennent un certain nombre de malades de la clientèle civile qui ne vont à l'hôpital qu'en raison de la gravité de leur état et qui, sans cela, auraient accouché à domicile.

Wieger, le premier, a donné une statistique étendue qui a été utilisée par les auteurs qui se sont occupés de cette importante question, elle comprend plus de 700 cas d'éclampsie survenant dans plus de 250.000 accouchements. Nous la reproduisons en y ajoutant de nombreux chiffres relatifs à des faits publiés plus récemment et en la divisant par nationalité :

Allemagne.

Sur 135.332 accouchements . . . . 558 cas

Meissner. . .	4 cas sur	1.000		Holh . . .	3 cas sur	1.380
Meyer . . .	5 —	2.800		Hecker . .	2 —	931
Arneth . . .	13 —	6.527		Goldberg . .	81 —	10.718
Chiari, Späth, etc.	44 —	24.132		Winckel . .	23 —	6.323
Haussmann . .	4 —	15.000		Lantos. . .	53 —	14.815
Siebold . . .	1 —	1378		Löhlein . .	325 —	52.328

Angleterre.

Sur 69.044 accouchements. . . . . 161 cas

Cuzak . . .	6 cas sur	398	M' Clintock .	13 cas sur	6.634
Hart . . .	6 —	400	Lever . . .	14 —	7.404
Merrimann. .	53 —	12.947	Clarke. . .	19 —	10.387
Mawsell . .	4 —	848	Collins . .	30 —	16.414
Churchill . .	2 —	600	Granville . .	1 —	640
Bealty . . .	1 —	399	Blaud . . .	2 —	1.897
Ashwell . .	3 —	1.266	Gaistkeill. .	1 —	4.000
Mantell . .	6 —	2.510			

Belgique.

Freeys, sur 1750 accouchements . . . . . . 13 cas

France.

Sur 131.262 accouchements . . . . . . 457 cas

Wieger . .	1 cas sur	519	Cazeaux . .	3 cas sur	2.000
Andrieux . .	150 —	10.000	Lachapelle .	61 —	37.895
Velpeau . .	16 —	2.500	Boivin. . .	19 —	20.357
Dujardin . .	7 —	1.000	Dubois . .	10 —	12.500
Pacoud . .	47 —	11.208	Depaul . .	133 —	30.283
Champion .	10 —	3.000			

Russie.

Pauperlow, sur 46.539 accouchements . . . 288 cas

Suède.

Retzius, sur 502 accouchements . . . . . . 3 cas

Suisse.

Hoffmann, sur 6139 accouchements. . . . . 11 cas

Ce qui fait au total :

Allemagne.	558 cas sur	135.332 accouchements	
Angleterre.	161 —	69.044	—
Belgique	13 —	1.750	—
France	457 —	131.262	—
Russie	288 —	46.539	—
Suède	3 —	502	—
Suisse	11 —	6.139	—
	1.491 cas sur	390.568 accouchements	

Soit 1 cas d'éclampsie sur 261 accouchements ou bien 38 cas pour 10.000 accouchements, en chiffres ronds; c'est, je crois, la

moyenne exacte, c'est-à-dire qu'il survient 1 cas d'éclampsie sur
250 à 260 accouchements.

Peut-être les accès convulsifs augmentent-ils actuellement de fréquence, puisqu'en se basant sur les chiffres de Depaul qui représentent tous les cas observés à l'Hôpital des Cliniques de 1834 à 1871
et en les divisant par décades, Peter arrive aux résultats suivants :

De 1834 à 1843 . . . 17 cas | De 1853 à 1863 . . . 35 cas
De 1844 à 1853 . . . 27 — | De 1863 à 1871 . . . 54 —

Peter considère cette augmentation croissante comme le résultat
des pratiques actuelles et de l'abandon des émissions sanguines,
les femmes enceintes ayant perdu l'habitude de se faire saigner.
Je crois plutôt qu'il faut rapporter cette progression à la fréquence
plus grande de l'albuminurie ; le nombre des lésions rénales augmente
singulièrement aussi bien chez les hommes que chez les femmes, et
les rapports entre l'albuminurie et l'éclampsie sont trop intimes
pour que l'augmentation de la première n'influe pas directement sur
la production de la seconde.

La fréquence relative de l'éclampsie présente aussi un certain
intérêt. A quel moment les accès surviennent-ils de préférence,
pendant la grossesse, pendant le travail ou pendant les suites de
couches ? — L'influence prédominante de l'accouchement est bien
connue, surtout si l'on comprend, dans cette période, les deux ou trois
jours qui précèdent le travail proprement dit et qui constituent ce
qu'on appelle la période latente. Quant à l'influence variable que
peuvent avoir la grossesse ou le post partum, je la crois identique
dans les deux cas; Pajot indique ce rapport de la façon suivante
qui est, sans doute, schématique :

Pendant le travail . . . . 100 cas
Avant   —   . . . . . . 60 —
Après   —   . . . . . . 40 —

Les statistiques anciennes donnent les proportions :

	ÉCLAMPSIE DE LA GROSSESSE	ÉCLAMPSIE DU TRAVAIL	ÉCLAMPSIE DES COUCHES	TOTAL
Jacquemier . .	53	59	25	197
Jaccoud . . .	18	20	9	47
Braün . . .	12	21	11	44
Wieger . . .	109	235	111	455
Scanzoni . . .	2	23	3	28
	194	358	219	771
Proportion p. 100.	25,10 o/o	46,43 o/o	28,40 o/o	

La statistique suivante que j'emprunte au travail de Goldberg et qui est relative à des travaux plus récents, arrive à des résultats presque semblables :

		ÉCLAMPSIE DE LA GROSSESSE	ÉCLAMPSIE DU TRAVAIL	ÉCLAMPSIE DES COUCHES
Schauta . . .	3o9 cas	13,56 o/o	59,87 o/o	26,54 o/o
Schröder. . .	316 —	19,62 —	60,13 —	20,25 —
Leopold . . .	77 —	25,97 —	57,14 —	16,88 —
Lantos . . .	53 —	9,44 —	73,58 —	16,98 —
Kopetsch . .	4o —	10,00 —	67,50 —	22,5o —
Löhlein . . .	325 —	31,69 —	44,92 —	23,39 —
TOTAL . . .	1120 cas	21,07 o/o	56,34 o/o	22,59 o/o

ÉPOQUE D'APPARITION. — Nous venons de faire remarquer qu'il n'est pas toujours facile d'indiquer le moment précis de la période puerpérale où apparaissent les convulsions, attendu que ces dernières peuvent, à elles seules, provoquer la contraction du muscle utérin.

Dans la grande majorité des cas, c'est du septième au neuvième mois que l'éclampsie se manifeste. On a signalé cependant un début plus hâtif. Les chiffres ci-dessous que donne de Soyre indiquent les variations que l'on peut observer :

Sur 133 cas, de Soyre a vu :

Femmes éclamptiques primipares avant terme :

à 5 mois	2
à 5 — 1/2	1
à 6 —	6
à 6 — 1/2	2
à 7 —	6
à 7 — 1/2	3
à 8 —	19
à 8 — 1/2	20
à 8 — 3/4	1

(accolade) 60

Femmes éclamptiques primipares à terme. . . . 43

Femmes éclamptiques multipares avant terme :

à 6 mois	1
à 6 — 1/2	1
à 7 —	5
à 7 — 1/2	3
à 8 —	6
à 8 — 1/2	4

(accolade) 20

Femmes éclamptiques multipares à terme. . . . 10

133

Comme limites plus inférieures encore, on peut rappeler les faits où l'éclampsie apparaît avant le sixième mois :

Prestat	2ᵉ semaine	1 cas
Danyau	} 6ᵉ semaine	2 —
Bach		
Morel d'Argentan	4ᵉ mois	1 —
Carville		
Charpentier		
Cahen	} 5 à 6 mois	
Blot		
Caix		

Après l'accouchement, les accès ne sont le plus ordinairement que la continuation de ceux qui avaient apparu au cours du travail. Cependant on signale des faits où l'éclampsie est apparue d'emblée après la délivrance.

La statistique de Wieger qui porte sur 44 cas indique :

Au bout de 4 heures	8 fois
— 12 —	2 —
— 24 —	1 —
— 48 —	3
— 4 jours	2 —
— 10 —	1 —

Enfin, il y a d'autres observations où l'apparition a été plus tardive encore :

D'après Ramsbotham	le 7ᵉ jour
— Cazeaux	8ᵉ —
— —	9ᵉ —
— Ducheck	10ᵉ —
— Cazeaux	12ᵉ —
— Delore	14ᵉ —
— Charpentier	17ᵉ —
— Ramsbotham	18ᵉ —
— Bailly	29ᵉ —
— Simpson	58ᵉ —

Il est à présumer que la plupart des faits qui se rapportent à cette dernière statistique, de même que ceux qui sont relatifs aux accès survenus pendant les premiers mois de la grossesse, ne doivent pas être considérés comme des cas d'éclampsie puerpérale. Ainsi que nous l'avons indiqué déjà, toute albuminurie qui apparaît pendant les trois premiers mois de la grossesse n'est pas une albuminurie gravidique, de sorte que, si elle existe et qu'elle provoque l'apparition de convulsions, il s'agit d'une maladie vulgaire des reins, antérieure à la gestation. Il en est de même pour ces cas tardifs qui n'apparaissent que longtemps après l'involution de l'utérus; en règle générale, les accès qui apparaissent après la deuxième semaine des couches doivent être considérés comme le résultat d'une maladie chronique des reins, du rein contracté plus particulièrement, et non point comme la manifestation de l'éclampsie puerpérale.

SYMPTOMES. — *Prodromes.* — On peut considérer, comme un fait à peu près constant, l'existence de phénomènes prémonitoires qui indiquent que les convulsions sont proches.

On a signalé quelques symptômes éloignés comme l'*agitation*, les *vertiges*, l'*insomnie* ou bien l'*apathie*, l'*hébétude*, la *lenteur* dans les réponses et l'*indifférence* pour l'entourage. Mais le symptôme le plus constant, celui qui semble avoir la valeur prémonitoire la plus grande c'est la *céphalalgie*. Elle consiste en une douleur gravative qui se localise le plus souvent sur le front, parfois sur un des côtés de la tête et très rarement vers l'occiput; elle peut être intermittente et apparaître déjà plusieurs jours avant l'explosion convulsive. C'est incontestablement le symptôme qui doit le mieux donner l'éveil, surtout quand les sensations douloureuses sont continues avec recrudescence et qu'elles s'accompagnent de *douleurs épigastriques* et de *vomissements*. La céphalalgie s'accompagne d'*éblouissements*, de *tintements d'oreilles*, de *fourmillements* et d'*engourdissement des membres*, lorsque la crise est sur le point d'éclater.

Les *troubles de la vue* sont plus rares et consistent en amblyopie, diplopie et surtout en cécité brusque et absolue. Ce dernier symptôme existe malgré l'intégrité de la rétine et la transparence des milieux de l'œil, c'est la manifestation de l'intoxication, par le poison éclamptique, des centres corticaux qui président à la vision. L'amaurose peut s'accompagner ou non de persistance des mouvements pupillaires. Elle précède parfois de peu l'apparition des crises convulsives, mais il arrive aussi qu'elle n'en est que la conséquence.

Delore attache une certaine importance au *lombago* prodromique qui existe souvent avec une intensité assez grande, mais qui n'est pas un symptôme constant. C'est sans doute, comme l'indique cet auteur, la conséquence des altérations qui se produisent dans le rein et qui accompagnent ou plutôt qui commandent l'éclampsie elle-même.

La *dyspnée* est beaucoup plus rare, elle peut exister à l'état isolé comme le seul symptôme de l'intoxication urémique; mais ordinairement elle précède ou suit les accès convulsifs. Tantôt il s'agit d'une simple accélération de la respiration qui est pénible, anxieuse; d'autres fois, elle se manifeste sous forme d'accès et peut simuler l'asthme, ou bien le rythme se modifie et prend le type de Cheyne-Stokes ; cette dernière forme comporte toujours avec elle un fâcheux pronostic. On ne confondra pas cette dyspnée qui survient sans lésion pulmonaire avec celle qui se produit, pendant le coma, dans les formes graves et qui résulte d'un œdème du poumon.

Les prodromes ne seraient pas constants pour quelques auteurs, et, d'après Wieger, ils se manifesteraient dans l'éclampsie de la façon suivante :

Avant le travail . . . . 40 fois sur 100
Pendant le travail 30   —
Pendant les couches. 20   —

Cette proportion me paraît trop faible et la fréquence des prodromes est en réalité notablement plus grande. Il est vrai que parfois ils ne précèdent que de très peu l'explosion des accidents convulsifs ; il arrive encore que certaines malades n'y attachent pas une importance très grande et n'en font nulle mention à l'entourage, sans doute en raison de leur peu d'intensité ; mais chez toutes celles qui guérissent et qui peuvent se rappeler quel était leur état pendant les quelques heures qui ont précédé l'accès, il est exceptionnel qu'on ne trouve pas signalée une céphalalgie plus ou moins vive.

On doit noter que, chez quelques femmes, la maladie s'arrête aux phénomènes prémonitoires, l'intoxication se traduit par les seuls prodromes en l'absence de toute convulsion ; le fait s'observe comme la conséquence du peu d'intensité de la toxémie, ou encore comme le résultat d'un traitement préventif appliqué dès le premier indice d'une éclampsie prochaine.

Accès d'éclampsie. — On décrit ordinairement trois périodes :

1° Période de début et des convulsions toniques ;
2° Période des convulsions cloniques ;
3° Période du coma.

1° *Période de début et des convulsions toniques.* — Il arrive chez quelques malades que les mouvements convulsifs et la perte de connaissance qui les accompagne sont précédés d'un *aura*. Une malade d'Olshausen prononçait le nom de son mari, puis brusquement entrait en convulsions ; une autre avait la sensation d'une chute ; d'autres fois c'est un frémissement qui part des extrémités digitales et se dirige vers la racine des membres, ou bien ce sont des mouvements désordonnés d'une extrémité. Certaines femmes relèvent les bras au-dessus de la face comme si elles avaient à craindre un ennemi imaginaire. Dans un fait de Charpentier, chaque accès était immédiatement précédé d'une véritable période de terreur pendant laquelle la femme se redressait brusquement sur son lit, jetant autour d'elle des regards affolés et poussant le cri : « Grâce, par pitié ! » Quelques malades ont la perception de la crise prochaine et peuvent dire : « Voilà, voilà. » Il est bon d'ajouter que l'aura est loin d'être un phénomène constant.

Dès le début de l'accès, la patiente devient brusquement immobile, sa face pâlit, le regard devient fixe, les pupilles se dilatent, puis il se produit un frémissement des paupières et des ailes du nez et bientôt les muscles de la face sont secoués par des mouvements convulsifs qui provoquent une déformation des traits et produisent d'horribles grimacements ; les globes oculaires roulent vers le haut et se cachent derrière la paupière supérieure.

Les spasmes qui débutent toujours par la face passent rapidement au cou, au tronc et aux membres. La tête, attirée par le sterno-mastoïdien, s'incline sur l'épaule droite et, par un mouvement de torsion, la face se tourne du côté gauche. Les muscles de la partie postérieure du tronc, fortement contracturés, déterminent une incurvation du rachis.

Les membres, d'abord secoués par un tremblement spasmodique, se mettent dans l'extension et subissent un mouvement de pronation qui ramène en arrière leur face antérieure, le pouce est incurvé dans la paume de la main et recouvert par les autres doigts fortement fléchis.

Les muscles qui servent à la respiration, le diaphragme surtout, se prennent à leur tour, les mouvements respiratoires deviennent pénibles, saccadés, puis s'arrêtent complètement, le thorax et l'abdomen sont immobilisés. La lividité primitive de la face fait place à une teinte vultueuse, rouge sombre et même noire, le cou se tuméfie, les jugulaires se gonflent et les carotides battent avec force. A ce moment, la langue est projetée entre les arcades dentaires qui, s'abaissant brusquement, déterminent une blessure de l'organe, le sang qui en provient teinte la salive écumeuse qui coule des lèvres tuméfiées et noirâtres. Les muscles du larynx et de la gorge se contractent également et l'absence de tout mouvement respiratoire donne au spectateur la sensation d'une asphyxie prochaine et rapide.

Cette période n'est jamais de longue durée, car l'arrêt de la respiration ne pourrait se prolonger longtemps sans péril pour la vie du sujet ; il est probable que, lorsque la mort survient au milieu des convulsions, elle est provoquée par cette interruption des mouvements respiratoires.

2° *Période des convulsions cloniques.* — Cette période est marquée par une détention générale et progressive de tous les muscles contracturés, mais cette détente s'accompagne bientôt de secousses et de spasmes. La tête et le tronc sont agités de mouvements rapides, les membres supérieurs légèrement fléchis sont ramenés en arrière comme si la malade voulait effacer ses épaules. L'agitation est le le plus souvent modérée, mais il arrive aussi qu'elle peut devenir extrême, certaines malades font de violents efforts, se débattent, gesticulent et risquent de tomber de leur lit ; cette période exige une surveillance particulière.

Du côté de la face, les globes oculaires roulent dans l'orbite, les muscles des paupières se contractent et se resserrent alternativement, le spasme des mâchoires détermine des lésions souvent profondes de la langue. La respiration, d'abord suspendue, devient sifflante, inégale et irrégulière, chaque secousse des membres s'accompagne d'une expiration forte et suspirieuse, et c'est à ce moment qu'a lieu l'expulsion, par la bouche, d'une écume sanguinolente. Le caractère sifflant de la respiration est dû, comme l'indique Tyler Smith, à la contracture des muscles du larynx et à l'étroitesse de la glotte qui en résulte.

Les secousses deviennent de moins en moins grandes, et, vers la fin de cette période, on voit trois ou quatre convulsions bien nettes et bien séparées annoncer la fin de ce qu'on appelle l'accès éclamptique (Delore). Pendant les convulsions cloniques, il survient assez fréquemment une émission involontaire des matières fécales, probablement sous l'influence des contractions du diaphragme et des muscles de la paroi abdominale. L'émission d'urine est plus rare, en raison de la petite quantité de liquide qui se trouve dans le réservoir urinaire.

Cette période est également courte, car les mouvements convulsifs ne durent guère que pendant une minute à une minute et demie. Dans ses recherches sur le tracé que donnent les secousses du biceps, Bar a vu que l'accès était terminé au bout de 77 secondes et qu'il présentait trois périodes : il y a d'abord un stade de début, d'une durée de 7 secondes, qui est caractérisé par une série d'oscillations, puis vient la période tonique qui atteint le maximum en 8 secondes et cesse au bout de 11, enfin l'accès se termine par les convulsions cloniques qui durent 45 secondes. Tarnier a cependant signalé une observation dans laquelle il a vu, montre en main, les convulsions cloniques se prolonger pendant 20 minutes. Peut-être s'agissait-il, comme l'a indiqué Bailly, d'accès subintrants séparés par de légers intervalles de repos. En tout cas, cette période ne présente jamais la gravité de la précédente, les malades sont plus agitées, mais elles respirent déjà, quoique d'une façon irrégulière, et l'observateur n'a plus à craindre une asphyxie prochaine comme dans la période des convulsions toniques.

3º *Période de coma*. — C'est l'épilogue des contractures et des convulsions qui ont précédé ; le coma s'annonce par une dernière inspiration plus énergique que les précédentes, suivie d'une expiration prolongée ; la détente des muscles est progressive et peu à peu leur résolution est complète. La respiration devient régulière et profonde, la peau se couvre de sueur, les yeux se ferment, le trismus cesse, les narines se dilatent, la face reste animée, mais elle a perdu son aspect livide, les lèvres se colorent de nouveau, la malade tombe dans un état de somnolence et d'apaisement qui tranche nettement avec l'agitation et les spasmes qui viennent de se produire. L'insensibilité reste complète et la perte de connaissance absolue.

Au bout d'un temps variable, la malade fait quelques mouvements spontanés, elle se retourne dans son lit et regarde vaguement autour d'elle, à la façon des individus qui sortent du sommeil chloroformique, puis elle retombe dans son assoupissement. Quelques-unes sont prises d'agitation à ce moment, elles font des tentatives pour s'asseoir sur leur lit, pour se lever, elles se débattent, luttent avec l'entourage, et obligent à des moyens de contention. Peu à peu la situation s'améliore, l'intelligence renaît, la sensibilité se rétablit ; mais l'obtusion de la conscience se prolonge pendant longtemps encore ainsi que la perte de la mémoire. Toutes les malades qui sont assez heureuses pour échapper à l'assaut de l'urémie sont unanimes dans leurs réponses dès qu'elles se réveillent, elles ont perdu tout souvenir de ce qui s'est passé, elles s'étonnent d'être délivrées et n'ont aucune conscience de l'état grave qu'elles viennent de subir.

Marche des accidents. — L'attaque d'éclampsie comprend presque toujours un certain nombre d'accès qui varient entre eux par leur intensité, leur nombre et par l'intervalle qui les sépare.

L'intensité des crises convulsives est variable, elle augmente d'habitude à mesure que la maladie se prolonge, le premier accès est généralement moins grave que les suivants. C'est le coma qui présente les variations les plus grandes, parfois il ne dure que quelques minutes et l'intelligence revient assez vite, d'autres fois il est continu dans l'intervalle des crises, et la sensibilité ni la conscience ne reparaissent, de sorte que la patiente passe d'un accès à l'autre sans reprendre connaissance.

Par contre, il arrive que les accès sont très superficiels et avortés en quelque sorte, ils consistent en quelques soubresauts des membres rapidement dissipés ; c'est ce qu'on observe quand le traitement commence à produire son effet et que la maladie cède à l'influence du chloral ou de la morphine.

Le nombre des accès est des plus variables, il peut aller d'un à cent et au delà. Certaines femmes n'en présentent qu'un seul, puis reprennent connaissance et guérissent ; d'autres fois, à la suite d'une crise unique, la perte de l'intelligence reste complète, le coma persiste jusqu'à la mort. Ce dernier cas est plus rare que le précédent, je l'ai observé chez une femme qui fut prise d'hémorragie cérébrale, de sorte que la terminaison fatale dut être attribuée plutôt à la complication qu'à l'éclampsie elle-même.

En général, plus les accès sont nombreux, plus l'affection est grave ; on a cependant signalé la guérison après vingt-six accès consécutifs ; la gravité ne résulte pas seulement de leur nombre, mais aussi de la rapidité avec laquelle ils se multiplient et du coma plus ou moins profond qui leur succède.

L'intervalle qui les sépare est aussi des plus variables ; quelquefois les crises se succèdent avec régularité ; de cinq en cinq, de dix en dix minutes, de demi-heure en demi-heure, d'heure en heure ; mais souvent elles se produisent de la façon la plus irrégulière ; d'abord très rapprochées, elles s'espacent ensuite graduellement, ou inversement, rares et éloignées d'abord pour devenir de plus en plus fréquentes. Parfois les accès surviennent avec une telle violence qu'ils semblent se succéder sans la période de coma intermédiaire, c'est la forme subintrante qui présente une gravité particulière.

La durée de l'attaque d'éclampsie est elle-même des plus variables ; parfois, et dans les cas d'accès unique, tout se termine heureusement dans l'espace de huit à dix minutes ; d'autres fois la durée peut se prolonger jusqu'à deux jours, mais elle dépasse rarement cette période. Il existe des formes malignes, foudroyantes où, comme je l'ai observé, la mort survient dans l'espace de deux heures depuis le premier accès ; ou bien encore on observe une sédation de tous les symptômes pendant douze, dix-huit, vingt-quatre et même quarante-huit heures, puis on voit réapparaître les accès convulsifs. Cette dernière forme est à craindre chez les femmes qui présentent des lésions anciennes du rein que la grossesse et le travail ont brusquement aggravées ; mais on peut dire, d'une façon générale, que, lorsque les crises ont disparu pendant vingt-quatre heures, elles récidivent rarement.

Mort de l'enfant. — Quelques auteurs ont signalé l'amélioration de la mère à la suite de la mort de l'enfant, et ce fait a donné lieu à la supposition que ces accès pouvaient être provoquées par la résorption, chez la mère, des produits d'assimilation et de désassimilation du fœtus vivant. Cette théorie n'est pas soutenable, attendu qu'on ne voit parfois apparaître les accès que plusieurs semaines après la mort du fœtus ; du reste comment pourrait-on expliquer l'éclampsie qui ne survient qu'après la délivrance ?

Influence de l'accouchement. — On peut admettre comme un fait certain que l'évacuation de l'utérus améliore la marche de la maladie ; cette amélioration n'est évidemment pas constante parce que le résultat obtenu par la terminaisen du travail dépend surtout de l'état où se trouvait la malade au moment de cette évacuation. Lorsque cette dernière est tardive et que l'état de la patiente s'est aggravé notablement, l'accouchement ne peut guère avoir d'influence favorable, l'intoxication des parturientes est trop profonde pour qu'un changement dans l'état de l'utérus et dans la pression abdominale puisse la modifier.

Une statistique ancienne de Wieger démontre déjà cette influence favorable de l'accouchement. Sur 111 cas, la parturition eut pour conséquence : d'arrêter les accès, 39 fois ; de les rendre moins violents, 35 fois ; de les modifier ou de les aggraver, 37 fois ; des 39 malades de la première catégorie, 2 succombèrent ; des 35 malades de la deuxième, il y en eut 3 ; enfin des 37 malades de la troisième, il y en eut 17 qui moururent ; de sorte que, sur les 111 cas d'éclampsie, l'accouchement eut pour résultat d'enrayer ou d'amoindrir les accès convulsifs 69 fois, c'est-à-dire dans les deux tiers des cas.

D'autres statistiques arrivent à des résultats analogues, Leopold a vu la libération de l'utérus faire cesser ou modifier favorablement l'éclampsie 43 fois sur 66, soit 65 pour 100 ; C. Braun 69,6 pour 100 ; Löhlein 80 pour 100 et Olshausen dans la grande majorité des cas, soit 85 pour 100.

A côté de ces faits favorables, on peut rappeler les résultats sinon contradictoires, du moins plus pessimistes de Schauta, de Brummerstädt et d'Auvard :

	CAS	CESSATION OU AMÉLIORATION DES ACCÈS		
Schauta	185	62 fois	= 33 pour 100	
Brummerstädt . .	62	18 —	= 29	—
Depaul	113	57 —	= 51	—
Auvard	179	91 —	= 51	—

Si l'on écarte les chiffres de Depaul et d'Auvard qui sont plutôt favorables, puisqu'ils indiquent une amélioration dans un peu plus de la moitié des faits, il reste les statistiques de Schauta et de Brummerstädt dont les proportions sont défavorables ; il faut remarquer cependant, à propos de ces chiffres, qu'un certain nombre de ces observations sont déjà anciennes et se rapportent à une époque antérieure à la découverte des anesthésiques (les chiffres de Schauta remontent à l'année 1834). Chez beaucoup de ces malades, l'accouchement n'a pu être spontané, il a fallu intervenir et l'on sait que toute intervention, chez les éclamptiques, lorsqu'elle est pratiquée en dehors de l'anesthésie complète et profonde, a pour résultat d'exagérer l'excitabilité réflexe et d'augmenter le nombre des accès.

Pendant la grossesse. — Les accès surviennent surtout au cours des trois derniers mois, mais nous avons indiqué quelques exceptions à cette règle. Lorsque la gestation est avancée, la conséquence

fréquente de leur apparition est le début des douleurs ; mais cette
éventualité peut très bien ne pas se produire, et dans les formes
bénignes, il arrive que la grossesse continue son cours pendant une
période variable et que l'enfant naît vivant ; l'éclampsie détermine
un accouchement avant terme dans le tiers environ des cas.

Lever a vu l'accouchement.	. .	6 semaines après l'attaque
Simon	— . . .	7 —	—
Vinay	— . . .	3 et 6 —	—
Lachapelle	— . . .	2 et 15 jours	—
Delore	— . . .	15 jours	—
Devilliers	— . . .	4 —	—
Blot	— . . .	4 —	—

Pendant l'accouchement. — Il existe un rapport à peu près constant
entre les contractions utérines et l'explosion des attaques ; il est de
règle que les convulsions apparaissent au moment des douleurs,
surtout pendant la période de dilatation, parfois pendant un examen
à la suite de l'exploration du col ou encore quand l'orifice cervical
est franchi par la tête fœtale. Assez souvent la rupture de la poche
des eaux a fait cesser les attaques, mais il ne s'agit que d'une sédation passagère. Enfin, nous avons indiqué déjà l'influence heureuse
qui résulte habituellement de l'évacuation de l'utérus.

Après l'accouchement. — Nous avons indiqué, dans les statistiques qui sont reproduites au début de ce chapitre, que la fréquence
de l'éclampsie pendant le post partum pouvait varier de 22 à
28 pour 100. Il est entendu que l'on fait rentrer dans ces chiffres
tous les cas qui ont trait aux accès survenus après l'accouchement,
qu'ils aient débuté ou non pendant le travail. Il est certain que, si
l'on se borne aux accès survenus pour la première fois après la libération de l'utérus, la proportion est moindre, elle ne dépasse pas
10 pour 100 de tous les faits réunis.

Le plus souvent les convulsions apparaissent pendant les quelques
heures qui suivent la parturition ; neuf fois sur dix c'est pendant les
douze premières heures, et, après une durée de quatre à cinq jours,
il est exceptionnel qu'on puisse craindre leur apparition.

Ces accès ne se distinguent en rien de ceux qui surviennent au
cours du travail, sauf que les prodromes sont moins fréquents et moins
accentués ; ils éclatent ordinairement à la suite d'une tranchée
utérine ou bien après le sommeil qui suit la délivrance. Les
symptômes présentent une certaine atténuation, la période convulsive
est plus courte et le coma moins profond, moins prolongé. Les
accès sont en nombre variable, mais ils sont espacés et cèdent plus
facilement à l'influence du traitement. La guérison est parfois
définitive dès le deuxième jour des couches.

Il est à remarquer que souvent il n'existait pas d'albumine dans les urines avant l'apparition des crises, mais en règle générale elle apparaît à la suite. J'ai eu l'occasion d'observer à deux reprises, la réalité de cette remarque qui est vraie pour l'éclampsie en général, mais plus spécialement pour celle du post partum.

Ajoutons encore qu'en raison de ses causes, en raison du peu d'accentuation des symptômes, l'éclampsie des suites de couches comporte un pronostic bénin. Nous reviendrons plus loin sur cette particularité quand nous comparerons entre elles les trois variétés de la maladie.

Pouls et température. — Le pouls devient petit, tendu, accéléré au moment de l'accès pour revenir plein et fort pendant la période de coma. Il reste souvent régulier, mais d'autres fois il devient inégal, irrégulier, très accéléré, les pulsations s'élèvent à 100, 120, quelquefois 140 et 160. — L'état du pouls est un élément de pronostic important; plus il est accéléré et irrégulier, plus la situation s'aggrave, surtout quand ces modifications coïncident avec une élévation de la température, les caractères du pouls traduisent l'affaiblissement et l'épuisement du cœur.

Les modifications que subit la chaleur centrale au cours de l'accès d'éclampsie ont été étudiées tout d'abord à l'ancienne Faculté de Strasbourg par un éléve de Hirtz, le Dr Kien ; elles ont donné lieu à des travaux importants de la part de Winckel, de Quincke et de Bourneville. Ce dernier observateur a cherché à montrer les différences qui existent entre l'urémie et l'éclampsie, et il est arrivé, en se basant sur 13 observations personnelles et 4 de Budin, aux conclusions suivantes :

« 1° Dans l'état de mal éclamptique, la température s'élève depuis le début des attaques jusqu'à la fin.

« 2° Dans les intervalles des accès, la température se maintient à un chiffre élevé et au moment des convulsions on enregistre une légère ascension de la colonne mercurielle.

« 3° Si le mal éclamptique doit se terminer par la mort, la température continue d'augmenter et parvient à un chiffre très élevé. Si, au contraire, les accès disparaissent et si le coma diminue ou cesse d'une façon définitive, la température s'abaisse progressivement et revient au chiffre normal.

« 4° Dans l'urémie, la température baisse progressivement et tombe quelquefois au-dessous de 30 degrés centigrades. Au début, on note un *abaissement* de température dans l'*urémie* et une *élévation* dans l'*éclampsie puerpérale*.

« Dans le cours de l'urémie, la température baisse progressivement, tandis que, dans le cours du mal éclamptique, elle s'élève de plus en plus, à partir de l'éclosion des accès et cela avec une très grande rapidité. Ces différences s'accentuent aux approches et au moment de la mort. Dans l'urémie, la température descend très bas, bien au-dessous du chiffre normal (28°,1). Dans l'éclampsie puerpérale, elle arrive, au contraire, à un chiffre très élevé (43 degrés). »

Ces conclusions de Bourneville sont beaucoup trop absolues et la distinction si nette qu'il a voulu établir entre l'éclampsie et l'urémie ne tient pas devant l'observation des faits.

S'il est vrai que dans beaucoup de cas d'éclampsie la température s'élève et augmente avec le nombre des accès, si l'hyperpyrexie est un symptôme de fâcheux augure, il est non moins certain que cette affection est loin de s'accompagner constamment de fièvre et, comme d'autres, j'ai observé des malades qui succombaient avec une température inférieure à 38 degrés centigrades. Il existe parfois de l'hypothermie et, pour ma part, j'ai pu constater une température rectale de 36°,7 dans un cas mortel, en l'absence de toute hémorragie, et un chiffre de 36°,5 chez une malade qui venait d'avoir sept accès consécutifs et qui guérit. Rivière a indiqué des chiffres plus inférieurs encore, il a vu la température rester à 34°,2 pendant les deux premiers jours, pour atteindre 36°,8 le troisième jour, le maximum étant 37 degrés le soir du sixième jour. Leblond a observé cinq cas consécutifs, dont un mortel, et dans lesquels la température ne s'éleva jamais à 38 degrés.

D'autre part, les recherches déjà nombreuses de Bouchard, de Dumont, de Moussous, de Damaschino, de Bouveret, de Richardière, etc., ont établi que, si l'urémie des néphrites s'accompagne souvent d'un abaissement de la température centrale, cette règle clinique comporte de nombreuses exceptions. Chez les enfants atteints d'éclampsie scarlatineuse, la fièvre est un phénomène fréquent, et, même dans les formes chroniques des néphrites, il se produit parfois des symptômes fébriles et hyperpyrétiques. On a vu la température s'élever à 39°,5, 40 degrés, et même 41 et 43 degrés (Bouveret), en dehors de toute complication viscérale.

Ce phénomène, comme l'a indiqué le professeur Bouchard, est la résultante de l'intoxication urémique, il ne se distingue pas essentiellement des autres accidents de même provenance. Si, dans la majorité des cas de ce genre, il existe un ralentissement de calorification, il peut arriver aussi que cette hypothermie fasse défaut et qu'elle soit remplacée par le phénomène inverse, par un excès de température. La cause de cette discordance doit être cherchée dans la nature et la composition des urines qui contiennent des poisons de plusieurs sortes, les uns pyrétogènes, les autres hypothermisants, et, selon que les uns ou les autres prédominent, on observe une élévation ou un abaissement de la température. Pendant la grossesse et le travail, l'urémie ne se traduit presque jamais par des phénomènes dyspnéiques isolés et jamais par le coma seul, mais bien par des accès convulsifs précédant ce dernier. Cette particularité tient sans aucun doute à la nature variable des poisons qui provoquent, chez ces femmes, les symptômes d'intoxication, la grande majorité d'entre eux étant à la fois convulsivants et thermogènes. Rivière fait remarquer que cette différence résulte très certainement de l'intervention du foie dans cette intoxication, le foie produisant plus spécialement des poisons convulsivants.

Urines. — La quantité quotidienne des urines est toujours diminuée chez les éclamptiques, elle s'abaisse à 5 et 600 grammes, il peut même exister de l'anurie complète.

Leur coloration est très variable et dépend des lésions plus ou moins profondes du rein. Quelquefois le liquide a l'aspect normal, d'autres fois il est foncé en couleur et prend une teinte légèrement hémorragique, et même ictérique. Dans le dépôt examiné au microscope, on ne trouve souvent que quelques éléments épithéliaux sans importance, mais dans certains cas, on constate la présence de cylindres hyalins, granuleux et épithéliaux, des cellules épithéliales graisseuses et des globules rouges.

Les modifications chimiques sont aussi très importantes, mais il reste beaucoup à faire de ce côté, au point de vue de la teneur de l'urine, en ses éléments normaux et anormaux. La plupart du temps sinon toujours, les analyses portent sur les urines recueillies au moment de l'accès ou peu après ; en général, il est difficile de récolter en totalité l'urine des vingt-quatre heures. Ce qui serait autrement intéressant, ce serait de faire des recherches pendant la période préparatoire des accès convulsifs ; mais la possibilité d'une pareille recherche n'existe presque jamais, à l'hôpital surtout où les malades sont amenées au moment des crises.

Braun admet que l'urée et l'acide urique sont en proportion moindre, tandis que l'uroxanthine serait en quantité croissante. Quinquaud par contre a trouvé une proportion d'urée qui s'élevait à 32 et même à 40 grammes pour 1000. Les recherches que j'ai faites à ce sujet sont relatives seulement à l'urine des vingt-quatre heures qui ont suivi les accès ; elles ne peuvent être d'aucune utilité puisqu'à ce moment il existe constamment de la polyurie.

Albumine. — La fréquence de l'albuminurie est un fait qui a été constamment vérifié depuis la découverte de Lever. Les chiffres suivants qui sont relatifs à des faits récemment observés le démontrent bien :

	ÉCLAMPTIQUES	ALBUMINURIQUES	
Paupertow	288	80	pour 100
Tenzler et Wyder . . .	22	82	—
Schauta	125	85,6	—

	ÉCLAMPTIQUES	ALBUMINURIQUES
Goldberg	76	90,79 pour 100
Lantos	23	91,3 —
Ingerslev	77	92,21 —
Löhlein	106	96,22 —
Feustell	80	98,75 —
Olshausen	168	99,40 —

Ajoutons que Devilliers, Peter, Cazeaux, Blot, Frerichs, Litzmann ont constamment trouvé les urines albumineuses chez ces malades.

On remarquera cependant qu'un assez grand nombre de femmes grosses albuminuriques échappent aux convulsions.

Blot	sur	41 femmes albuminuriques		7	cas d'éclampsie
Devilliers . . .	—	20 —	—	11	—
Mayer	—	36 —	—	7	—
Litzmann . . .	—	13 —	—	5	—
Braun.	—	35 —	—	6	—
Imbert-Gourbeyre.	—	159 —	—	94	—

Ces chiffres indiquent que la proportion des éclamptiques s'élève à 42 pour 100; cette moyenne est beaucoup trop forte. Hubert (de Louvain), qui n'a trouvé que 36 fois l'éclampsie sur 135 femmes anémiques, soit 26 pour 100, me paraît se rapprocher beaucoup plus de la vérité.

D'un autre côté, il existe un certain nombre de cas où l'albuminurie a fait défaut, le fait semble plus fréquent pour l'éclampsie qui ne survient qu'après l'accouchement. Voici les chiffres au nombre de 141 que j'emprunte à Charpentier :

Imbert Gourbeyre . .	5	Mascarel	1
Brummerstädt. . . .	29	Krassing	1
Hicks	2	Mohr.	1
Van Meersch	2	Seydel	1
Staude	8	Serré.	1
Fabre	2	Wernich	2
Spiegelberg.	2	Winckel.	1
Morlet	1	Breslau	1
Trélat	1	Depaul	20
Piédagnel	1	Davis et Hartmann . .	2
Guéniot.	2	Osborn	1
Paul.	1	Martin et Simpson . .	1
Cliniques	4	Riedel	1
Leuret	1	Mieczkowski	6

Dohrn	1	Bossi.	1
Kehrer	1	Mauer	1
Sinclair et Johnston . .	8	Hugenberger	12
Meisinger	1	Putégnat	1
Tarnier	1	Thomas.	2
Trousseau	1	Lever	1
Maternité	2	Elliot	2
P. Dubois	2	Galabin	1
Lhuillier	1		

Il est permis de faire quelques réserves sur plusieurs des chiffres qui viennent d'être indiqués, ceux de Brummerstädt et de Depaul entre autres ne devraient être acceptés que sous bénéfice d'inventaire.

Quoi qu'il en soit, l'absence d'albumine ne saurait être niée chez quelques malades, mais ce sont des exceptions tellement rares, qu'elles ne sauraient infirmer la loi de coïncidence entre les troubles de la fonction rénale et l'apparition des convulsions. Nous reviendrons plus loin sur ce point intéressant, à propos de la pathogénie.

La quantité d'albumine est très variable ; dans les échantillons d'urine que j'ai récoltés au moment des accès, elle peut s'élever jusqu'à 18 et 20 grammes d'albumine sèche pour les vingt-quatre heures, l'acide nitrique détermine d'habitude la formation d'un précipité rétractile, cailleboté, analogue à celui que donnerait un liquide d'ascite ou de pleurésie.

L'albumine décroît très vite à mesure qu'augmente l'excrétion urinaire ; elle persiste avec ses caractères massifs durant deux à trois jours, souvent moins, puis elle diminue et disparaît au bout de dix à quinze jours en moyenne ; mais parfois aussi c'est un phénomène tenace et persistant. Chez une de ses malades, Galabin l'a vue durer deux ans, puis disparaître sans laisser de traces. Elle peut aussi être le point de départ d'une lésion chronique du rein : ainsi dans la statistique de Löhlein, qui porte sur 325 cas d'éclampsie, il y eut 11 cas de néphrite chronique bien prononcée et 11 autres cas où l'albuminurie a persisté.

Lorsque les fonctions du foie sont troublées et que cet organe joue un rôle dans la provocation des accidents, on peut constater la présence de la bile dans les urines, parfois même de la leucine et de la tyrosine.

Œdème. — L'infiltration du tissu cellulaire sous-cutané est un symptôme fréquent qui doit être attribué exclusivement à l'albuminurie concomitante. Il débute le plus souvent par les membres inférieurs et devient apparent vers la fin de la journée ; son apparition est très variable, parfois on l'observe trois mois avant les convulsions, le plus souvent un mois : enfin il arrive qu'il ne les précède que de quelques jours. Au moment des accès, il est généralement peu accentué et apparaît surtout autour des malléoles et au niveau de la face antérieure de la jambe. Dans quelques cas, il est généralisé et s'étend à toute la surface cutanée. Le gonflement œdémateux des paupières est souvent aussi une manifestation hâtive qui doit mettre en éveil.

L'œdème est un symptôme des plus fréquents, mais qui veut être souvent recherché avec soin, son absence n'est guère signalée que dans l'éclampsie cholémique. Ajoutons qu'il n'existe aucun rapport entre l'étendue ou l'intensité de l'infiltration et la gravité de la forme clinique ; souvent des femmes très œdématiées accouchent sans accidents, tandis qu'avec une infiltration légère on peut voir apparaître des formes mortelles.

TERMINAISON. — *Guérison.* — Dans la majorité des cas, la guérison est la terminaison de l'intoxication urémique chez les accouchées, et cette éventualité favorable résulte soit de la forme bénigne de l'affection, soit aussi du traitement adopté.

Lorsque la guérison doit survenir, on constate que les accès sont moins intenses, moins prolongés ; l'intervalle qui les sépare devient de plus en plus grand, le coma est moins profond, la respiration plus superficielle, enfin l'intelligence et le sentiment ne tardent pas à réapparaître. Les modifications qui surviennent du côté des urines sont plus tardives, ce n'est qu'au bout de plusieurs heures que la diurèse devient abondante et qu'au bout d'un jour ou deux que la teneur albumineuse décroît d'une façon appréciable. La disparition complète de l'albuminurie est souvent lente ; si parfois le lendemain ou le surlendemain des accès toute trace a disparu, il arrive aussi que sa persistance peut se prolonger pendant des semaines et des mois.

La guérison n'est pas toujours complète, même en l'absence de toute albuminurie ; certaines femmes ont été frappées si profondément par l'empoisonnement urémique, que pendant longtemps elles conservent des troubles mentaux de plusieurs sortes. Les plus fréquents sont ceux qui se rapportent aux fonctions de la mémoire. Parfois il n'y a qu'une lacune isolée dans le souvenir, quelques femmes ont perdu la mémoire des chiffres, restent incapables de l'opération arithmétique la plus élémentaire, ignorent le numéro de leur maison, le nom de leur rue, de leurs fournisseurs, ne peuvent renseigner sur leur appartement, le nombre de pièces qui le composent, l'étage auquel il se trouve, ou bien elles ont une aphasie limitée à certains mots ; la notion du temps, de l'époque, de la saison, fait également défaut.

D'autres fois, la lacune est beaucoup plus étendue, elle embrasse une période considérable de la vie antérieure. Une malade de

Bidon avait oublié tout ce qui s'était passé depuis son mariage, elle déclarait n'être pas mariée et affirmait que son mari n'était que son fiancé. Chez d'autres, il n'y a également qu'une notion très vague sur le mariage et la grossesse. Par contre, ces malades se souviennent fort bien de leur enfance, de la façon dont elles ont été élevées; de même, la perte de la mémoire ne s'étend pas aux faits survenus depuis la reprise de connaisance; elles se rappellent les visites des médecins, des parents, et les soins qui leur sont donnés. L'amnésie semble localisée à la période qui a précédé l'attaque d'éclampsie.

On peut observer aussi des vésanies véritables qui se manifestent sous forme de délire mélancolique ou de folie hallucinatoire. Nous reviendrons plus longuement sur ce sujet, à propos de la folie puerpérale.

D'après une statistique recueillie par Olshausen, il y aurait eu 31 cas de psychose sur 526 femmes éclamptiques, soit 6 pour 100. Il est à remarquer que ce genre de vésanies peut survenir chez les femmes albuminuriques en dehors de tout accès convulsif; le poison urémique manifeste son action sur les centres psychiques sans produire de convulsions, ni de coma. Parfois les troubles mentaux sont accentués au point que les patientes doivent être transportées dans un asile; mais, en général, ce sont des cas peu graves au point de vue de l'avenir intellectuel et la plupart de ces malades guérissent assez vite.

Mort. — La terminaison fatale est à craindre lorsque les accès se succèdent rapidement, que la perte de connaissance est absolue, le coma profond, la respiration stertoreuse, surtout si ces symptômes coïncident avec de la dyspnée persistante, de la cyanose, un mauvais état du pouls et l'élévation de la température; certains phénomènes qui indiquent une altération profonde du sang comme l'ictère accentué, les taches pétéchiales de la peau, les foyers d'infiltration hémorragique du tissu cellulaire sous-cutané, sont toujours d'un fâcheux augure. La quantité plus ou moins grande d'albumine n'a qu'une importance secondaire.

Le mécanisme de la mort n'est point univoque, parce que la terminaison est tantôt le résultat de l'intoxication urémique, tantôt la conséquence d'une complication.

Dans le premier cas, le mécanisme est celui des empoisonnements aigus, c'est l'action du milieu intérieur intoxiqué sur certains éléments anatomiques, sur le système nerveux plus particulièrement, qui en supprime le fonctionnement.

La condition prochaine de la mort peut être l'asphyxie lorsque les malades succombent pendant les convulsions; le fait est certainement rare, mais il a été observé par Baudelocque, Kiwisch,

Depaul, etc. ; le plus souvent la mort survient au milieu du coma, avec des phénomènes de congestion et d'œdème pulmonaires, ou bien d'œdème de l'écorce. D'autres fois on ne trouve aucune de ces lésions et la mort arrive seulement par la suppression des fonctions cérébrales.

Mais la mort peut être aussi causée par une complication plus ou moins éloignée, c'est ainsi qu'on l'a vue survenir le trentième et même le quarante-cinquième jour après la cessation des crises. Parmi les complications qui accompagnent l'accès, on ne peut guère citer que l'*hémorragie cérébrale* et l'*hémorragie méningée*. Les pertes sanguines qui se produisent ailleurs ne sont jamais assez abondantes pour modifier la marche de la maladie; quant aux hémorragies du foie, elles ont surtout une importance anatomique sur laquelle nous reviendrons.

L'*hémorragie cérébrale* a été signalée par de nombreux observateurs par Menière, Dugès, Bailly, Charpentier, Molas, Immelmann, Vinay, etc. Elle peut survenir après un seul accès, ainsi que Pfannenstiel et Vinay en ont donné des exemples, mais le plus souvent l'épanchement sanguin est la conséquence d'accès nombreux et répétés. Les altérations vasculaires assez fréquentes chez les albuminuriques, jointes à l'hypertension artérielle qui accompagne le travail de l'accouchement et qui s'élève encore par le fait des convulsions, expliquent facilement la production des épanchements cérébraux.

Comme complications éloignées, on doit signaler la *septicémie purpérale* et le *mal de Bright chronique*.

La fréquence des accidents septicémiques, péritonite, métro-péritonite, phlébite, lymphangite, érysipèle, chez les femmes qui avaient présenté des convulsions, au moment de leur accouchement, est un phénomène qui a frappé tous les observateurs. Il semble que les conditions de réceptivité pour les germes infectieux soient devenues plus faciles par l'existence même des accès convulsifs. On peut assimiler cette particularité à la fréquence et à la gravité des érysipèles chez les brightiques avancés. Nous ignorons encore la cause réelle de cette condition.

La persistance de l'albuminurie peut être aussi une conséquence d'une première atteinte de l'éclampsie. C'est une complication qui est rarement observée et nous savons combien sont exceptionnelles les récidives de cette maladie. D'après ce que j'ai pu voir personnellement, les femmes qui conservaient de l'albumine très longtemps après les accès convulsifs étaient presque toutes des brightiques au moment de l'accouchement. La règle est que l'albuminurie vraie de la grossesse disparaisse très vite après l'accouchement, quelles qu'aient été les conséquences de son apparition au moment du travail.

ANATOMIE PATHOLOGIQUE. — Les anciens auteurs ne croyaient pas que l'éclampsie pût laisser de traces sur le cadavre et ils insistaient sur l'absence de rapport d'intensité entre les lésions rencontrées à l'autopsie et les symptômes constatés pendant la vie ; leurs recherches étaient surtout dirigées du côté des centres nerveux.

La découverte de l'albuminurie par Lever amena l'attention sur le rein, et, depuis cette époque, de très nombreux travaux se sont efforcés d'établir la nature des lésions rénales qui accompagnent les convulsions, c'était même pour quelques-uns, comme Bailly, le seul organe qui présentât des modifications caractéristiques : « les seules lésions organiques constantes chez les femmes éclamptiques, dit-il, sont celles dont le rein est le siège. »

Mais les lésions du rein ne sont pas isolées et le foie est souvent le siège d'altérations spéciales qui permettent de lui attribuer un rôle important dans la production des accès. Ces modifications seraient même, d'après quelques auteurs, plus fréquentes que celles du rein et présenteraient un aspect typique que nous allons décrire.

Ajoutons encore que la mort peut survenir accidentellement. Aussi les lésions que l'on trouve à l'autopsie sont variables, selon que les malades ont succombé sous l'influence de l'urémie ou par le fait de complications plus ou moins étrangères. La première catégorie permet seule d'apprécier l'importance des altérations rénales dans la pathogénie de l'éclampsie.

Reins. — Si l'on ne tient compte que des faits assez nombreux où la mort est survenue à la suite de l'intoxication progressive du sang, il faut reconnaître que les résultats trouvés à l'autopsie sont fort variables. A l'œil nu, on peut reconnaître déjà des lésions différentes, tantôt l'organe est augmenté de volume, très vascularisé et offrant à la coupe l'aspect du gros rein bigarré des néphrites aiguës ; d'autres fois, il est diminué de volume, la capsule est adhérente, la surface parsemée de kystes, et à la coupe on trouve une diminution manifeste de la substance corticale. Il est à présumer que, dans ces deux conditions, il s'agit de lésions anciennes, peut-être antérieures à la grossesse, mais rendues évidentes par son apparition.

Dans une troisième catégorie de faits qui, à mon avis, sont les plus nombreux, le rein a conservé ses dimensions ordinaires, mais sa surface est pâle, comme exsangue, la capsule se détache avec facilité ; à la coupe, la teinte un peu foncée des pyramides tranche nettement avec la pâleur de la substance corticale ; il semble qu'en dehors de cette anémie de l'organe il n'existe rien qui soit très éloigné de l'état normal.

Au microscope, on trouve des variétés analogues dans les altérations des différents tissus de l'organe.

Parfois il existe des lésions inflammatoires·très nettes; elles portent surtout sur l'épithélium des tubes contournés qui ont subi la dégénérescence trouble avec gonflement et.fusion des corps cellulaires; la lumière des tubuli est augmentée de volume, et l'on trouve au centre des boules claires ou des fragments de protoplasma des cellules. Dans d'autres cas, il existe un véritable épaississement de la capsule de Bowmann et une infiltration du bouquet glomérulaire par des éléments jeunes.

Chez d'autres malades, les lésions sont très effacées; les épithéliums des tubes contournés sont un peu diminués de hauteur, elles semblent comme abrasées; leur protoplasma est légèrement trouble et la ligne de séparation des cellules est moins distincte qu'à l'état normal; mais les noyaux persistent dans leur intégralité, ils se colorent fortement par les réactifs, et le tissu conjonctif, la capsule de Bowmann, les cellules qui la tapissent ainsi que le bouquet glomérulaire ne présentent aucun changement.

Enfin il est des cas indéniables où le rein reste absolument sain, il n'existe même pas l'infiltration graisseuse des éléments anatomiques qu'a décrite Leyden.

Il est assez difficile d'établir par des chiffres la fréquence plus ou moins grande de la néphrite, parce que la plupart du temps les observateurs se sont bornés à un examen fait à l'œil nu. Parmi les auteurs qui se sont livrés à des recherches histologiques, nous pouvons citer :

Schauta : sur 28 cas, 9 fois anémie des reins, 16 fois lésions du mal de Bright, et 3 fois intégrité de l'organe ;

Goldberg : sur 17 cas, 16 fois des altérations aiguës ou chroniques du rein.

Prutz : sur 22 cas, avec examen histologique : 3 fois il y eut des complications étrangères à l'éclampsie; 8 fois lésions inflammatoires des reins très nettes qui, survenues chez d'autres malades en dehors de la grossesse, auraient certainement donné lieu à l'urémie; 10 fois les modifications étaient si minimes qu'on pouvait à peine considérer le rein comme atteint; 1 fois plus spécialement le rein était absolument normal.

Le rein a été également reconnu sain : 1 fois par Bartels, Leyden, Schulz, et 2 fois par Simon Thomas.

En somme, le résultat microscopique indique qu'un assez grand nombre de faits d'éclampsie ne peuvent qu'avec peine être attribués à une lésion rénale.

Est-ce à dire que dans ces derniers cas la fonction urinaire se soit produite normalement? Il serait peu rationnel de l'admettre, puisque chez la plupart des malades qui n'offraient du côté des reins que des lésions minimes et même nulles, il existait de l'albumiuurie, c'est-à-dire un symptôme qui indique toujours un trouble plus ou moins profond dans le fonctionnement de l'organe.

Il est en effet de règle à peu près constante que, chez les femmes éclamptiques, il survienne des modifications importantes du côté de la sécrétion de l'urine comme du côté de son excrétion au niveau des uretères.

Foie. — A côté des lésions du rein, celles du foie ont une importance tout aussi grande, en raison des fonctions de ce dernier organe, qui ont en partie pour but de détruire les poisons qui le traversent, et aussi de contribuer aux phénomènes de désassimilation. Ces lésions sont plus fréquentes et plus caractéristiques que celles du rein.

Parfois, l'organe est complètement désorganisé, et présente les lésions de l'atrophie jaune aiguë. Dans d'autres cas, il est augmenté de volume, pèse de 1800 à 2000 grammes, sa surface est pâle avec des marbrures sous la capsule de Glisson. La coupe offre une teinte jaune-chamois sur laquelle se détachent de fines arborisations, de couleur carminée, réunies sous forme d'îlots ayant la grandeur d'une pièce de cinquante centimes à un franc. Cette lésion hémorragique du foie a été étudiée par Blot, Molas, Goodfellow, etc., à l'œil nu, et par Jürgens, G. Braun, Pillet, etc., au microscope. Elle correspond à des ectasies capillaires et à de petits foyers hémorragiques composés presque en entier de globules rouges; les globules blancs y sont très rares.

Ces dilatations vasculaires sont situées exclusivement à la périphérie des lobules, au voisinage des ramifications de la veine-porte et les foyers ainsi formés présentent des degrés, selon les modifications que subissent les cellules hépatiques qui se trouvent dans le voisinage. Au contact des capillaires dilatés, ces cellules présentent, d'après la description très exacte de Pilliet, deux séries d'altérations : les unes sont simplement refoulées et s'appliquent en croissant à la périphérie des ampoules, rappelant ainsi la disposition connue des croissants de Gianuzzi; d'autres s'atrophient ou subissent une altération toute particulière de leur protoplasma qui, de granuleux, devient absolument clair. L'élément se ratatine après cette sorte de vacuolisation, et le noyau s'atrophie.

A un premier degré, il y a une simple ectasie des capillaires qui forme des dilatations dans le voisinage des espaces portes et qui refoule les cellules hépatiques de voisinage.

A un second degré, ces foyers s'agrandissent, la périphérie est toujours formée par des dilatations vasculaires, mais le centre se remplit d'éléments différents : cellules hépatiques aplaties et atrophiées, globules blancs et globules rouges en partie détruits, le tout englobé dans un réseau de fibrine.

Enfin, exceptionnellement, on peut avoir des foyers étendus de nécrose ; la lésion rappelle beaucoup le processus des infarctus.

Dans la partie du foie qui n'est pas le siège de ces ectasies capillaires, la coloration jaune d'or de l'organe est due à l'infiltration de cellules hépatiques, par des grains jaunes, abondants, disposés comme l'est habituellement le pigment biliaire (Pilliet). Mais le noyau peut se colorer avec les réactifs et la disposition des cellules n'est pas modifiée, les colonnettes de Remak sont nettes et bien ordonnées.

Parfois les hémorragies sous-capsulaires donnent à l'organe un aspect tigré et, quand elles sont abondantes, elles peuvent décoller la capsule sur un espace plus ou moins grand et même la déchirer ; il se produit alors un épanchement péritonéal considérable.

Ces différentes lésions du foie qui indiquent la part importante que prend ce viscère dans la production de l'éclampsie sont analogues à celles que Virchow a décrites dans les cas d'intoxication par moules vénéneuses ; elles rappellent aussi les hémorragies qui surviennent dans le charbon interne. Elles sont fréquentes, mais elles ne sont pas constantes, comme l'affirment Pilliet, Stumpf, Paltauf, Bouffe, etc. Dans un cas personnel où l'autopsie fut pratiquée rapidement après la mort, je n'ai pu trouver ni à l'œil nu, ni au microscope, le pointillé hémorragique ; la mort avait cependant été rapide, elle était survenue deux heures après le début des convulsions et il n'existait aucune complication accidentelle.

D'autre part, ces hémorragies du foie peuvent exister en dehors des convulsions ; j'en ai vu un exemple très net chez une femme présentant une grossesse gémellaire, avec albuminurie, qui tomba dans le coma au cours du travail et succomba à une hémorragie cérébrale peu après l'accouchement, sans avoir jamais eu de convulsions. Bouffe a constaté également la présence des mêmes hémorragies capillaires chez une jeune fille albuminurique qui fut atteinte d'une péritonite mortelle pendant les suites de couches et qui ne présenta jamais d'accès convulsifs. On peut supposer que, selon que les lésions prédominent dans le foie ou dans les reins, l'éclampsie se traduit par des symptômes cholémiques ou urémiques.

Cerveau. — Il arrive souvent qu'à l'autopsie on ne trouve aucun désordre matériel de l'encéphale.

Les lésions les plus ordinaires sont l'*œdème* et l'*anémie* du cerveau qui, d'après Traube, joueraient un rôle prépondérant dans la production des accès. Le gonflement œdémateux siège au niveau des circonvolutions qui sont tassées et infiltre les méninges. Il existait 8 fois sur les 8 cas de Lantos, 25 fois sur les 28 de Schauta, et 13 fois sur les 17 de Goldberg.

L'*hyperémie* est moins fréquente, mais elle a été signalée un certain nombre de fois, et, dans ses formes extrêmes, elle va jusqu'à la rupture des vaisseaux, à l'*hémorragie cérébrale*.

Les foyers d'hémorragie ont été étudiés par Ménière, Velpeau, Dugès, Bailly, Charpentier, Molas, Vinay, etc., en France, et par v. Miczkowski, Löhlein, Pfannenstiel, Immelmann, etc., en Allemagne.

Les foyers sont très variables, comme dimension ; parfois minimes, ils sont le plus souvent d'une abondance extrême, ils déterminent l'inondation ventriculaire, la destruction d'une partie plus ou moins grande des ganglions de la base et de la substance médullaire ; dans quelques cas, comme je l'ai observé, l'extravasat rupture l'écorce et vient se répandre sous les méninges.

Cœur. — Nous avons rejeté au chapitre premier, à propos de la physiologie de la grossesse, l'hypertrophie du cœur comme une conséquence de l'état de gestation et nous avons fait remarquer que, si l'augmentation de volume du cœur se rencontre quelquefois, elle doit être considérée comme un phénomène pathologique. Chez les femmes enceintes albuminuriques et plus spécialement chez les éclamptiques, le cœur est quelque peu hypertrophié. L'augmentation se traduit par une élévation du poids qui, au lieu de 200 à 240 grammes, s'élève à 300 et même les dépasse. Löhlein a indiqué les moyennes suivantes, selon qu'il s'agissait de femmes ayant succombé ou non, à l'éclampsie.

    Chez 9 femmes mortes non éclamptiques, cœur = 245 grammes
      — 6   —   éclamptiques,   — = 300   —

La moyenne que j'ai trouvée, dans des conditions identiques, montre un écart plus grand encore :

    Chez 9 femmes non éclamptiques, cœur = 225 grammes
      — 5   —   éclamptiques,   — = 327   —

Je dois faire remarquer que, parmi les neuf femmes non éclamptiques, la moitié avait succombé à la tuberculose, ce qui explique la faible moyenne.

En même temps que l'augmentation de la masse, il existe une dilatation du ventricule gauche, si bien que, par son aspect, l'organe offre comme une ébauche du cœur de Traube. Cette hypertrophie qui est peu marquée et qui ne se traduit pendant la vie par aucun phénomène particulier, sauf par un peu d'éclat du claquement diastolique de l'aorte, est de même origine que l'hypertrophie qui accompagne la néphrite interstitielle; elle résulte de l'excès de tension artérielle facilement appréciable au sphygmomanomètre, et cette tension élevée est elle-même la conséquence de l'adultération du sang que provoque la dépuration urinaire incomplète.

Poumons. — L'œdème des poumons est très fréquent, c'est souvent la cause prochaine de la mort ; cette lésion semble être une conséquence directe de l'urémie. Dans d'autres cas, les poumons sont *congestionnés* et présentent des noyaux d'*apoplexie*. — La *pneumonie* est plus rare et n'apparaît guère qu'après la cessation des accès, elle a déterminé la mort chez quelques malades.

Plusieurs auteurs allemands, et Virchow en particulier, ont observé dans le poumon des éclamptiques des foyers d'embolies graisseuses, analogues à ceux qui résultent, dans les fractures graves, de la dilacération de la moelle. L'origine de ces embolies, d'après Virchow, devrait être rapportée aux contusions graves que subit le tissu adipeux qui entoure l'utérus et les organes pelviens pendant les accès convulsifs. Jürgens les considère comme la conséquence des modifications que subit le foie, comme l'hémorragie et la dégénérescence de la cellule hépatique. Mais quelle que soit l'origine de ces lésions, il est bien certain que ce ne sont pas les embolies pulmonaires qui produisent l'éclampsie, mais que ce sont les contusions du tissu adipeux du petit bassin, inhérentes aux convulsions, qui donnent lieu aux embolies.

ETIOLOGIE. — Les causes sont de plusieurs sortes, les unes prédisposantes, les autres déterminantes.

I. CAUSES PRÉDISPOSANTES. — *Age.* — L'éclampsie peut survenir aux limites extrêmes de la vie génitale, on l'a observée à quinze ans et à quarante-six ans, mais sa plus grande fréquence est de vingt à trente comme l'indiquent les chiffres suivants :

	WIEGER	LANTOS	GOLDBERG
De 15 à 20 ans.	37	22	17
De 20 à 25 —	63	19	}51
De 25 à 30 —	26	8	
De 30 à 40 —	20	3	12
De 40 à 45 —	2	1	1

Primiparité. — Son influence est des plus manifestes, aussi n'at-elle été contestée par personne. Il suffit de jeter un coup d'œil sur la statistique ci-dessous relative à plusieurs milliers de cas, pour comprendre l'importance d'une première gestation :

	PRIMIPARES	MULTIPARES	
Ramsbotham (F. et J.). .	73,41	26,59	pour 100
Kopetsch	75,0	25,0	—
Paupertow	75,4	24,6	—
Wieger.	76,18	23,82	—
Winckel	76,79	23,21	—
Depaul	77,44	22,56	—

Lantos	78,57	21,43 pour 100
Scanzoni	79,4	20,6 —
Schauta	82,6	17,4 —
Feustell	83,75	16,25 —
Gettshaut	85,1	14,9 —
Löhlein	85,4	14,6 —
C. Braun	86,3	13,7 —
Goldberg	86,42	13,58 —

En d'autres termes, pour une multipare atteinte d'éclampsie, on compte de trois à six primipares, selon les chiffres extrêmes que nous venons d'énoncer ; et même Mme Lachapelle croyait qu'il y avait sept primipares pour une multipare.

Cette influence de la primiparité tient sans aucun doute à la lenteur du travail, à l'exagération de la pression intra-abdominale par suite de l'inextensibilité des parois, à l'engagement précoce de la tête qui comprime les uretères, à la fréquence plus grande de l'albuminurie, enfin à l'excitabilité réflexe incomparablement plus grande chez celles qui débutent.

L'importance de la primiparité a plus de valeur que celle de l'âge, comme facteur étiologique, attendu que les convulsions apparaissent de préférence chez les primipares âgées.

Les *multipares* présentent donc une certaine immunité et, quand elles sont frappées, il s'agit surtout de secondipares ; sur un total de 41 cas d'éclampsie chez des multipares, Delore indique :

22	éclampsies au	2ᵉ	accouchement
6	—	3ᵉ	—
5	—	4ᵉ	—
2	—	6ᵉ	—
1	—	7ᵉ	—
2	—	9ᵉ	—
1	—	11ᵉ	—
1	—	12ᵉ	—

Les *récidives* sont assez rares et généralement lorsqu'une femme, primipare ou non, échappe à une première attaque, il est exceptionnel qu'elle subisse des accidents de même ordre, à l'occasion d'une grossesse ultérieure. Cependant Dewers a vu l'éclampsie éclater au premier, troisième et cinquième accouchement, Litzmann pendant neuf, et Ramsbotham pendant quatorze accouchements successifs. Une malade de Lumpe fut atteinte à ses deux premiers accouchements, elle resta indemne, lors des troisième et quatrième couches, mais à la cinquième elle présenta une récidive à laquelle elle succomba. Goldberg a observé également deux cas de récidives ; une de ces femmes succomba à la deuxième attaque, tandis que l'autre guérit ; la première fut atteinte pendant son sixième et son septième accouchement, la seconde au cours du troisième et du quatrième, c'est-à-dire que, chez l'une et chez l'autre, l'éclampsie se manifesta à l'occasion de deux grossesses successives. Il en fut ainsi chez une malade de Feustell qui eut, dans la *même année*, des accès convulsifs pour un premier et un deuxième enfant.

En somme, les récidives sont exceptionnelles, et ce qui le démontre bien, c'est la fréquence plus grande de l'éclampsie chez les primipares.

Gémellité. — L'influence de la gémellité est non moins certaine ; elle résulte des deux statistiques suivantes :

La première est relative à la proportion des grossesses gémellaires qui existaient dans un nombre donné d'éclampsies :

	ÉCLAMPSIE	GROSSESSE GÉMELLAIRE	PROPORTION o/o
Goldberg	81 cas	4	4,95
Olshausen. . . .	200 —	16	8,0
Paupertow . . .	288 —	24	8,0
TOTAL . . .	569 cas	44	7,71

Par conséquent, sur 569 femmes éclamptiques, il y en avait 44, soit 7,71 pour 100 qui présentaient des grossesses gémellaires ; c'est une proportion qui dépasse de beaucoup la moyenne des grossesses de cette sorte qui, on le sait, n'existent guère que 1,05 ou 1,15 pour 100 des accouchements en général.

D'un autre côté, les chiffres de Wieger montrent que, sur 379 grossesses gémellaires, il y en a eu 29 où s'est présentée l'éclampsie, autrement dit il y a eu parmi elles 1 femme sur 13 atteinte de convulsions. Il nous suffira de rappeler que la moyenne des cas d'éclampsie est de 1 sur 260 accouchements. L'influence de la gémellité est d'autant plus grande que les femmes sont plus âgées.

Longueur du travail. — On peut faire rentrer dans cette catégorie toutes les causes qui retardent la délivrance : l'hydramnios, les dystocies par rétrécissement du bassin, la rigidité du col, la résistance de la vulve et du périnée, etc.

Présentation du sommet. — C'est un fait bien démontré que l'existence de cette présentation dans la grande majorité des cas. La statistique de Späth est relative à 311 cas.

Présentations du sommet.	304 fois
— de la face	4 —
— du siège.	1 —
— des pieds	1 —
— du tronc.	1 —

Goldberg a constaté également que cette présentation existait 79 fois sur 81 cas d'éclampsie. Ramsbootham, Lee et d'autres ont trouvé des proportions analogues.

Rétrécissement du bassin. — Les rétrécissements sont aussi une cause adjuvante et semblent favoriser l'apparition des accidents; sur 32 cas où la mensuration du bassin a pu être pratiquée, Löhlein a trouvé que 10 fois le diamètre conjugué vrai était inférieur à 10,5 centimètres et 5 fois inférieur à 9 centimètres. Chez 40 éclamptiques dont le bassin fut mesuré, Staude a vu que plus de la moitié avait un conjugué externe au-dessous de 19,5 centimètres.

Névroses. — *Hérédité.* — On a signalé l'apparition de crises éclamptiques chez des femmes ayant présenté auparavant des atteintes de mal comitial, ainsi que chez des hystériques ; E Jones cite un cas dans lequel la cause des accès semble avoir été la honte de mettre au monde des jumeaux *(sic)*. On sait encore que les filles-mères semblent prédisposées à la maladie, sans doute en raison de leur jeune âge et de la primiparité.

L'influence de l'épilepsie est des plus douteuses : chez toutes les femmes atteintes de mal comitial que j'ai eu l'occasion d'observer, je n'ai pas constaté l'existence de la moindre tendance aux convulsions. Il n'en est plus de même de l'hystérie qui me semble, au contraire, un agent fréquent de prédisposition. Il arrive souvent qu'on rencontre dans les antécédents des éclamptiques la boule pharyngée, les spasmes, les troubles de la sensibilité, l'état mental qui caractérisent la névrose. C'est sans doute pour cette raison que certains auteurs, comme Valenta, Elliot, ont admis une prédisposition héréditaire. Elliot notamment cite l'exemple suivant : une femme mourut d'éclampsie après avoir eu quatre filles ; trois de ces filles succombèrent à la même affection que leur mère ; la quatrième fut également éclamptique, mais guérit. Löhlein signale, parmi les cas qu'il a observés à la Clinique de Schröder, le fait d'une femme qui succomba à l'éclampsie et dont les deux sœurs avaient présenté des convulsions lors de leur premier accouchement.

Saisons. — *Epidémicité.* — *Contagion.* — Il est certain que les cas d'éclampsie surviennent de préférence à de certains moments de l'année ; c'est le plus ordinairement pendant la saison froide, de septembre à février, sans qu'on puisse en donner une raison plausible. Quelques auteurs ont parlé d'épidémicité, de contagion, par cette raison que, dans les Maternités des grandes villes, les faits se succèdent avec une fréquence relative. Ce sont là de simples coïncidences sans qu'il soit possible de relier ces cas entre eux par un lien étiologique quelconque.

II. CAUSES DÉTERMINANTES. — Les différentes conditions que nous venons d'énumérer ne font, à vrai dire, que préparer le terrain; la cause prochaine des accidents éclamptiques, c'est le fonctionnement défectueux des émonctoires, du rein et du foie plus particulièrement.

1° *Lésions du rein.* — Nous avons décrit déjà, dans l'étude consacrée à l'albuminurie, les lésions qui caractérisent le rein gravidique, nous savons aussi que, chez certaines femmes, il existe de véritables néphrites, soit récentes, soit anciennes et antérieures à la grossesse.

Les modifications du parenchyme rénal ont une importance étiologique de premier ordre, parce qu'on les retrouve plus ou moins marquées à l'autopsie des femmes qui succombent et parce que, déjà pendant la vie, on a pu constater que les urines étaient modifiées en qualité et en quantité et qu'elles étaient albumineuses. La présence de l'albumine est, en effet, un symptôme d'une extrême importance parce qu'elle est l'indice le plus fidèle qui permette de reconnaître l'état de souffrance de l'organe dépurateur.

2° *Compression de l'uretère.* — A côté des altérations du rein et des troubles de sécrétion qui en résultent, il faut placer les obstacles au libre écoulement de l'urine que provoque la compression de l'uretère.

Cette lésion a été signalée, en 1870, par Halbertsma, comme une condition favorable à l'apparition des accès. Mais déjà, avant lui, Cruveilhier avait attiré l'attention sur le fait que la dilatation du segment inférieur de la matrice doit produire une compression de l'uretère; il avait même constaté directement cette compression sur les cadavres de femmes mortes enceintes. Halberstma, de son côté, avait fait des expériences sur des uretères de chiens et avait vu qu'une compression même passagère de ce conduit suffit pour déterminer une rétention complète de l'urine; aussi a-t-il fait jouer un rôle capital à cette forme de rétention dans l'étiologie de l'éclampsie puerpérale. Pour lui, à la compression de l'uretère |se joint, comme circonstance adjuvante, l'hyperémie du rein et la néphrite diffuse.

Löhlein donne neuf observations où l'on voit très nettement, chez des femmes ayant succombé à l'éclampsie puerpérale, la dilatation de l'uretère localisée à la portion située au-dessus du détroit supérieur; la dilatation est fusiforme, elle mesure de 1,5 à 3 centimètres de diamètre, le plus ordinairement son calibre est celui du petit doigt et toujours il est indiqué que la lésion était prédominante à droite; on voit également que la dilatation, quand elle est unilatérale, existe toujours de ce côté.

La raison anatomique de cette particularité consiste vraisemblablement dans l'inclinaison habituelle de la matrice à droite, et, comme l'artère iliaque fait une saillie plus marquée de ce côté, il arrive que l'uretère est comprimé entre ce vaisseau et les parties fœtales qui s'engagent. Stadfeldt a constaté 9 fois, sur 16 autopsies, une pareille particularité anatomique. Löhlein, par contre, sur 123 femmes ayant succombé à des lésions différentes de celles de l'éclampsie, ne l'a rencontré que 4 fois, soit 3,2 pour 100, tandis que sur 32 cadavres de femmes éclamptiques, la dilatation de l'uretère existait 8 fois, soit 25 pour 100.

Si l'on tient compte du grand nombre des présentations du sommet, si l'on remarque que les primipares sont plus fréquemment atteintes que les multipares et que chez elles l'engagement de la tête se produit vers la fin de la grossesse, avant le début du travail, si l'on considère encore la fréquence insolite des grossesses gémellaires, on comprendra jusqu'à un certain point la justesse de cette théorie qui rapporte l'apparition des accidents convulsifs à des phénomènes mécaniques qui se produiraient au niveau du détroit supérieur, et plus spécialement à la compression de l'uretère par les parties fœtales.

Sans doute, cette compression ne peut se produire chez toutes les malades, et Halbertsma a eu le tort de vouloir la considérer comme la règle. Comment en effet expliquer les accès qui n'apparaissent qu'après l'accouchement? Elle est certaine cependant et peut être démontrée même quand les parturientes ne succombent pas. Il arrive assez souvent que, pendant l'engagement de la tête, la vessie est complètement vide, les tentatives de cathétérisme restent inefficaces bien qu'on ait la certitude d'avoir pénétré dans le réservoir urinaire, puis, l'accouchement terminé, la sécrétion reparaît et l'évacuation peut en être facile et abondante.

Si la compression de l'uretère n'a pas la signification étiologique générale que lui attribue Halbertsma, puisqu'on ne l'observe guère que dans la moitié des cas, elle contribue cependant à favoriser les accès lorsque le rein est déjà modifié par le fait de la gestation, et l'on comprend que l'obstacle apporté à l'écoulement urinaire ne puisse qu'augmenter encore l'insuffisance de la dépuration et favoriser l'apparition des accidents convulsifs.

3° *Lésions du foie.* — Le rôle du foie comme agent provocateur de l'éclampsie est moins facilement accepté que celui du rein, sans doute parce que la physiologie de cet important viscère n'est pas complètement connue et parce que les troubles de son fonctionnement qui surviennent au cours de la grossesse ne peuvent être facilement appréciés. On ne saurait cependant contester l'importance de ces troubles dans la production des accès convulsifs ; nous savons que certaines femmes présentent de l'ictère, que d'autres ont de la leucine et de la tyrosine dans le sang et les urines, enfin nous avons signalé l'extrême fréquence des altérations du parenchyme hépatique chez les femmes grosses atteintes de convulsions (voir p. 449).

4° *Agents microbiens.* — Les lésions du foie et des reins, de même que l'intoxication du sang qui existent constamment chez les éclamptiques ont paru à quelques observateurs commandées par un agent infectieux venu du dehors.

Les premières recherches faites dans ce sens sont dues à Doléris et Pouey qui trouvèrent des microcoques dans le sang et les urines. Delore qui a fait quelques cultures avec le sang d'une malade n'a constaté que la présence d'un mycélium mal caractérisé et des granulations animées d'un vif mouvement brownien

Les travaux d'E. Blanc eurent une importance plus grande et attirèrent l'attention sur cet intéressant problème d'étiologie. E. Blanc retira des urines un microbe de 2 μ de longueur et d'une largeur moitié moindre, doué de mouvements rapides ; quelques-uns sont accouplés deux à deux à la façon des diplocoques ; ils ont une extrémité arrondie avec un nodule plus vivement coloré à la partie moyenne. Cet organisme ne liquéfie pas la gélatine et peut être maintenu, dans les cultures, à 60 degrés centigrades, pendant une demi-heure, sans atteinte à sa vitalité.

Les cultures injectées à des lapins déterminent des convulsions suivies de mort à bref délai ; elles produisent des lésions variées : sphacèle au niveau du point inoculé, phlébites, abcès miliaires du foie, reins congestionnés, albuminurie, etc.

Le microbe trouvé par Gerdes est plus long et plus grêle, c'est un court bacille, de 1 à 3 μ de longueur sur 0,5 μ de largeur qui liquéfie la gélatine et ressemble assez au bacille du choléra des poules, du rouget du porc et de la septicémie de la souris. On trouve cet organisme sur les coupes faites aux dépens du foie, du poumon, du rein, etc.

Favre a retiré des infarctus blancs du placenta des microcoques qui n'ont que de 0,7 à 0,8 μ de diamètre ; injectés dans le torrent circulatoire du lapin à qui on a enlevé un rein, ils produisent des convulsions cloniques, puis tétaniques, et les animaux succombent après deux ou trois accès.

Pour Combemale et Bué, l'agent de l'éclampsie n'est autre que celui de la suppuration, le staphylocoque blanc ou jaune.

Il faut convenir que les différents résultats que nous venons d'énumérer ne concordent guère entre eux. Les tentatives expérimentales faites dans le but de reproduire la maladie chez les animaux ont bien démontré que certaines cultures étaient convulsivantes, mais les sujets ainsi infectés n'ont pas présenté les lésions anatomiques du foie, des reins, signalées chez les malades ; jamais la marche des accidents n'a présenté la moindre analogie avec les symptômes si caractéristiques de l'éclampsie. Ajoutons encore qu'un certain nombre d'expérimentateurs, comme Leblond, Löhlein, Chambrelent, Hägler, Courmont, etc., n'ont obtenu dans leurs tentatives de cultures avec le sang des éclamptiques que des résultats négatifs ; Hägler notamment a constamment trouvé le sang dépourvu de germes ; seule, l'urine fut quelquefois féconde : elle contenait une fois le *micrococcus ureæ*, une autre fois le *staphylococcus pyogenes albus*, une troisième fois le diplocoque de la pneumonie. Mais il faut rappeler que, en raison de la brièveté du canal de l'urètre chez la femme, la vessie est facilement infectée.

Lorsqu'on fait des recherches sur les organes (foie ou rein), il est nécessaire de pratiquer l'autopsie peu après la mort ; aussi peut-on reprocher à Gerdes d'avoir trop attendu ; son bacille de l'éclampsie ne parait pas se distinguer du *proteus vulgaris* qui envahit les tissus après la mort. Pour ma part, j'ai vainement cherché des traces de bactéries sur des coupes de foie et de rein, dans un cas d'éclampsie rapidement mortelle ; il est vrai que ces organes avaient été enlevés peu de temps après la mort.

Ce n'est pas à dire que certaines formes d'éclampsie ne puissent être déterminées par des agents microbiens, mais on nous concèdera que la démonstration reste à faire, et, même serait-elle faite, il paraîtra imprudent de généraliser et de croire que tous les cas à symptomatologie analogue soient justiciables d'une même étiologie.

Pathogénie. — Comment les différentes causes précitées agissent-elles pour provoquer l'explosion des accidents? Quelle est la nature intime de la maladie, quel en est l'agent initiateur? On ne peut répondre d'une façon satisfaisante à toutes les questions, et, aujourd'hui encore, il règne quelque obscurité sur la source originelle des accidents convulsifs.

Avant la découverte de Lever, les médecins invoquaient une névrose par irritation réflexe du système cérébro-spinal, quelque chose comme une apoplexie hystérique ; après cette découverte, le champ des hypothèses sembla déblayé, on constatait un trouble dans le fonctionnement du rein se manifestant par l'albuminurie, et comme il existe d'autres maladies, à même détermination rénale, qui provoquent des accidents analogues, il fut facile de conclure à une intoxication par les produits de désassimilation qui devaient être éliminés ; on assimila les convulsions qui surviennent chez les parturientes à celles qui compliquent la maladie de Bright et la néphrite des scarlatineux.

Cette assimilation semble exacte et je la crois adoptée par la plupart des observateurs ; l'éclampsie puerpérale est une maladie d'origine urémique qui résulte d'une intoxication provoquée elle-même par l'insuffisance de la dépuration urinaire. Les convulsions coïncident toujours avec une diminution des matériaux solides contenus dans les urines des vingt-quatre heures, diminution prouvée par l'examen volumétrique de la totalité des urines des vingt-quatre heures et la recherche de leur densité (Bouchard).

Si l'idée d'une intoxication par les produits excrémentitiels de l'urine rallia la majorité des suffrages, les divergences commencèrent quand on voulut établir la nature de la substance nocive, on s'efforça de rechercher, parmi les produits éliminés, celui qui semblait pathogène.

On a incriminé successivement l'urée (Wilson), la transformation de l'urée en carbonate d'ammoniaque (Frerichs et Treitz), les matières extractives (Schottin), la matière colorante (Thudicum), les sels potassiques (Feltz et Ritter), enfin l'eau qui transsude à travers les vaisseaux cérébraux et vient déterminer l'œdème et l'anémie de l'écorce (Traube et Rosenstein). Ces différents auteurs font intervenir, comme on le voit, l'un des éléments normaux de l'urine, Stumpf seul a signalé une matière étrangère, l'acétone, et il croit que c'est la présence de cette substance dans le sang qui détermine les convulsions et le coma ; pour lui, l'état des éclamptiques est analogue à celui des diabétiques en état comateux, car les urines de ces malades contiennent toujours du sucre.

Ces différentes théories, qu'il serait trop long d'étudier en détail, ne sont pas soutenables et l'expérience a démontré que ni l'urée, ni la matière colorante, ni les sels de potasse ne peuvent revendiquer une action pathogénique exclusive. Non seulement on n'a pu démontrer leur présence en excès dans le sang et le tissu des urémiques, mais l'étude analytique de leur toxicité a montré que les uns et les autres étaient incapables de produire isolément les phénomènes observés.

Quand à l'assimilation des éclamptiques et des diabétiques qu'a voulu faire Stumpf, elle ne paraît pas plus solide ; la glycosurie est loin d'être un phénomène constant chez les premières et, même le serait-elle, qu'il est excessif de considérer comme diabétiques de simples glycosuries passagères ; on remarquera encore que, dans l'éclampsie, la température monte d'habitude avec les convulsions et le coma, elle s'abaisse au contraire dans le coma diabétique et descend parfois à 3o degrés centigrades.

Les travaux de Ch. Bouchard ont introduit une notion nouvelle et féconde dans la pathogénie de ces accidents ; pour ce savant maître, l'urémie est une intoxication par *tous* les poisons qui, introduits ou formés dans l'organisme, auraient dû s'éliminer par la voie rénale et en sont empêchés par l'imperméabilité du rein. Non seulement il faut incriminer les matières ayant pour origine la désassimilation, mais encore les poisons fournis par un certain nombre de sécrétions, par l'alimentation et les putréfactions intestinales.

Aux théories simplistes des auteurs précédents a fait place une conception plus large et plus compréhensive, celle de l'auto-intoxication.

Les matières toxiques contenues dans les urines sont de plusieurs sortes, les unes sont hypothermisantes, d'autres convulsivantes, d'autres sialogènes, il en est qui font contracter la pupille ou bien produisent une élévation de la température. C'est donc un empoisonnement mixte « non pas par l'urine, mais par ce qui devait venir de l'urine ». Tant que la fonction urinaire se produit normalement, l'organisme est à l'abri de ces divers poisons ; mais, que le rein se ferme ou qu'il devienne seulement insuffisant, l'intoxication commence et l'on voit éclater des accidents dont la manifestation variera selon la nature du poison qui prédominera dans le sang.

Les recherches de Chambrelent ont confirmé cette théorie qui tient compte non seulement des substances minérales, mais encore des produits organiques de désassimilation. On savait déjà, par les expériences de Bouchard, de Dieulafoy, que l'urine des urémiques a perdu une partie de sa toxicité. Chambrelent a montré que, pour les éclamptiques, cette diminution du coefficient uro-toxique coïncidait avec une augmentation notable de la toxicité du sérum.

On sait, d'après les recherches de Rummo, qu'il faut 10 centimètres cubes de sérum sanguin d'un sujet normal et bien portant pour tuer un kilogramme de lapin ; or, chez deux femmes éclamptiques, Chambrelent a trouvé que la dose de sérum nécessaire pour amener la mort des lapins était comprise, dans le premier cas, entre 4,3 centimètres cubes par kilogramme d'animal, et que, dans le second, où l'éclampsie était plus grave, elle était inférieure à 3,4 centimètres cubes.

Les expériences pratiquées parallèlement sur le coefficient uro-toxique ont montré qu'il était abaissé ; au lieu de 45 centimètres cubes qui est le chiffre normal, ce coefficient était abaissé à 18 et même à 11 chez la seconde malade. Il y a donc un rapport inverse entre la toxicité urinaire et la toxicité du sérum chez ces malades.

C'est du reste un fait général que, pendant la grossesse, il y a accumulation des matières usées dans l'organisme, et diminution du coefficient uro-toxique ; cette accumulation ne peut dépasser certaines limites sans déterminer des phénomènes d'empoisonnement qui, chez l'organisme impressionnable de la femme enceinte, se traduisen par des convulsions.

On ne saurait disconvenir qu'il existe un certain nombre de faits où les urines sont indemnes d'albumine ; mais cette absence d'albuminurie n'est nullement une preuve que l'éclampsie ne soit pas d'origine urémique.

Je ferai remarquer tout d'abord que, parmi les faits signalés dans la stastistique rapportée page 442, il en est quelques-uns qui paraissent plus que douteux. Les chiffres de 29 donnés par Brummerstädt, ceux de 20 par Depaul doivent être suspects parce qu'ils ne correspondent pas à ce qu'on voit habituellement. Sans doute il n'est pas d'accoucheur qui n'ait une ou deux exceptions à signaler et, pour ma part, je n'ai vu qu'un seul fait avec absence d'albuminurie, mais il ne s'agit jamais que de cas tellement exceptionnels qu'il est presque permis de n'en pas tenir compte ; sur 100 éclamptiques, on peut dire que l'albuminurie fait défaut une fois seulement.

En second lieu, il arrive encore que l'albumine manque au moment de l'accès, mais apparaît dans la suite, peu après la cessation des crises ; cette albuminurie ne doit pas être rapportée aux troubles circulatoires qui accompagnent les convulsions ou assimilée à celle que présentent parfois les épileptiques ; elle est trop abondante et trop durable pour qu'on ne puisse pas la rapporter à un trouble profond dans le fonctionnement du rein ; les convulsions sont alors le symptôme d'une période préalbuminurique de la lésion rénale.

Mais il ne faut pas attribuer à ce symptôme une signification trop absolue et croire qu'en son absence la dépuration urinaire se fait toujours normalement. Potain dit à propos de l'albuminurie dans la scarlatine qu' « à côté de grosses lésions rénales, il pouvait exister bien des cas dans lesquels le rein aurait perdu une partie de ses aptitudes fonctionnelles, sans pour cela traduire son altération par des symptômes facilement perceptibles et surtout par l'albuminurie ». Chez les femmes enceintes, il faut compter avec la cessation brusque de l'excrétion urinaire par la compression des uretères.

On s'est évertué à chercher dans les urines l'agent initial de l'éclampsie ; mais comme la fonction du rein est surtout d'éliminer, de débarrasser l'organisme des matières usées et devenues toxiques, il semble plus rationnel de chercher dans les urines de ces malades non point les poisons qui s'y trouvent, mais ceux qui manquent et auraient dû s'y trouver. La toxicité du milieu intérieur varie singulièrement selon que certains organes, comme le foie ou l'intestin, possèdent leur aptitude physiologique. Si le foie, comme le remarque Bouchard, ne peut qu'incomplètement détruire les poisons qui le traversent, ceux-ci, passant dans l'intestin, sont repris par le sang et, versés dans le système rénal où ils viennent s'ajouter aux poisons que le rein doit éliminer normalement. « Quand il est sain, le rein est évidemment capable d'éliminer infiniment plus de substances toxiques qu'il ne le fait habituellement ; il y a cependant des limites, et, si la quantité de poison est telle que, malgré son intégrité anatomique, il ne puisse suffire à sa tâche, l'accumulation se produit, l'intoxication se constitue. »

Dans le seul cas que j'ai observé où l'éclampsie ne coïncidait pas avec de l'albuminurie, le foie présentait les lésions de l'atrophie jaune aiguë, à l'œil nu et au microscope.

En somme, le problème étiologique de l'éclampsie n'est pas dans la composition plus ou moins normale des urines, dans la présence ou l'absence de l'albuminurie, ni même dans l'intégrité ou l'altération du rein, il est dans l'intoxication du milieu intérieur et dans la suffisance ou la non-suffisance des émonctoires. Les recherches de Chambrelent et de Tarnier que nous avons rappelées précédemment contribuent à le démontrer.

La théorie *microbienne* pourrait être considérée à la rigueur comme une variante de celle qu'a émise le professeur Bouchard : elle se borne à remplacer l'auto-infection par l'hétéro-infection et suppose que l'augmentation de la toxicité du sang, au lieu d'être provoquée par le fonctionnement normal de l'organisme et par l'échange de la matière, résulte de l'introduction, dans le milieu intérieur, d'un agent microbien, capable de l'infecter et de sécréter des toxines convulsivantes. Elle tient compte de l'insuffisance plus ou moins grande du rein, mais elle pourrait à la rigueur s'en passer.

Nous avons exprimé déjà les réserves qu'inspirent les résultats qui ont été publiés par les partisans de cette théorie, nous avons signalé la discordance dans les espèces microbiennes obtenues et l'insuffisance de la sanction expérimentale. Nous ferons de plus remarquer qu'avec une pareille pathogénie on ne comprendrait pas pourquoi l'éclampsie survient de préférence chez les primipares dont le nombre est incomparablement moindre que celui des multipares, pourquoi elle n'apparaît guère que dans les présentations du sommet, dans les grossesses gémellaires ; il serait impossible d'expliquer l'influence si favorable de l'accouchement sur l'arrêt des convulsions et sur la diminution rapide de l'albuminurie.

Quelle serait la voie d'entrée de l'agent infectieux ? Gerdes et Favre sont obligés de supposer qu'il doit exister une endométrite de la grossesse dont la conséquence est l'infection de la caduque et des infarctus blancs ; malheureusement pour cette théorie, cette supposition est peu vraisemblable, attendu que l'endométrite de la grossesse est extrêmement rare chez les primipares, tandis qu'elle est relativement fréquente chez les multipares ; or, on connaît chez ces dernières la rareté de l'éclampsie.

Sans doute, certaines néphrites sont infectieuses et, dans la scarlatine notamment, la lésion rénale qui est bien d'origine microbienne détermine des accidents convulsifs en tout semblables à ceux de l'éclampsie puerpérale. Mais ce n'est qu'une simple analogie, et il reste toujours à démontrer qu'il y a ressemblance entre ces deux maladies. Il est possible que l'éclampsie soit infectieuse dans certains cas graves, il est douteux qu'elle le soit dans tous, il est douteux surtout que l'agent soit d'une seule espèce et qu'il existe réellement un bacille de l'éclampsie.

Diagnostic. — On peut dire que, d'une façon générale, l'éclampsie est une maladie facile à reconnaître : l'état de grossesse avancée, l'œdème des membres inférieurs, la présence de l'albumine dans les urines, la forme des convulsions, leur marche et leur répétition sont des symptômes qui ne laissent guère de doute sur leur nature. Il est possible cependant que des erreurs puissent être commises, aussi est-il nécessaire d'étudier avec soin la maladie à ses différentes périodes afin de la reconnaître facilement et de la distinguer des accidents de même ordre, mais de nature différente, qui pourraient être confondus avec elle. ·

1° *Période prodromique.* — Les phénomènes avant-coureurs des convulsions éclamptiques sont : la céphalalgie, l'épigastralgie, les vomissements, les troubles de la vue; les deux premiers symptômes ont une valeur diagnostique de premier ordre, lorsqu'ils apparaissent chez une primipare arrivée à la fin de la grossesse qui présente de l'œdème des membres inférieurs et de l'albuminurie. La diminution de la sécrétion urinaire doit toujours mettre en éveil, parce qu'elle est la condition prochaine des convulsions plus encore que la présence de l'albumine.

Le diagnostic des phénomènes est de la plus haute importance, car il permet souvent d'intervenir et d'atténuer les accès convulsifs lorsqu'il est impossible de les prévenir.

2° *Période convulsive.* — L'accès éclamptique présente la plus grande ressemblance avec les convulsions de l'épilepsie et celles de l'hystéro-épilepsie *(hysteria major)*. Dans ces trois maladies, la perte de connaissance est absolue, les contorsions de la face, les spasmes des membres, les morsures de la langue, l'écume de la bouche se produisent de la même façon ; dans toutes, les périodes toniques et cloniques sont suivies d'un stade de coma plus ou moins prolongé ; il existe cependant des caractères différentiels.

L'*épilepsie* est une maladie chronique, dont les accès se succèdent à des intervalles relativement éloignés. Il est rare qu'il en survienne plusieurs dans la même journée. Les femmes qui en sont atteintes ne présentent qu'une albuminurie insignifiante et passagère ; la température centrale ne monte jamais aux degrés élevés qu'on observe dans l'éclampsie, elle monte tout au plus de 0°,2 à 1 degré pour redescendre à la normale après la terminaison de l'accès; enfin le retour de l'intelligence est plus rapide, plus prompt, les malades passent brusquement de l'anéantissement intellectuel à la raison et au sentiment. ·

Les convulsions de la *grande hystérie* sont certainement d'une distinction plus difficile à établir, d'autant mieux que les hystériques sont prédisposées à l'éclampsie et que la grossesse est souvent un agent provocateur de la névrose. Dans l'hystérie convulsive les accès peuvent être répétés et subintrants, la température centrale s'élève souvent au-dessus de la normale.

Disons cependant que l'apparition de crises hystériques est une véritable exception au cours du travail de l'accouchement; par contre, elles sont assez fréquentes pendant la grossesse et ce n'est guère que pendant cette période qu'il pourra exister quelque confusion. Ce qui permet d'établir la nature hystérique des convulsions, c'est l'absence d'albumine dans les urines, l'absence des prodromes ordinaires de l'éclampsie (céphalalgie, douleur à l'épigastre, troubles de la vue, etc.), l'existence au contraire des conditions qui favorisent l'explosion des paroxysmes, comme les peines morales ou physiques, les contrariétés, les intoxications, etc.; c'est par-dessus tout la constatation des zones spasmogènes dont l'excitation remue l'être hystérique de fond en comble et provoque l'apparition des phénomènes convulsifs.

Dans la *méningite aiguë*, les convulsions sont moins généralisées, elles surviennent avec une régularité moindre et se caractérisent par des secousses localisées sur certains groupes musculaires. Il y a bien, dans les prodromes, une céphalalgie vive, des vomissements, des troubles de la vue qui pourraient donner le change, mais il y a toujours à ce moment de la fièvre, de la somnolence, de la photophobie, etc.

3° *Période de coma.* — Lorsque le médecin assiste à la période de coma seulement, il lui est assez difficile d'en reconnaître la nature urémique, si la connaissance des antécédents lui fait défaut.

Le coma de l'*ivresse* se reconnaît à l'absence de convulsions antérieures, à l'odeur d'aldéhyde que dégagent les malades, à la nature des vomissements, à l'absence d'albumine.

Chez les *épileptiques*, nous savons que la période comateuse a une durée plus courte, que la transition entre la perte de connaissance et le retour du sentiment est plus rapide, que l'albuminurie fait défaut, enfin que l'obnubilation de l'intelligence est moins prononcée.

Chez les *hystériques* également, l'intelligence et la mémoire restent moins profondément touchées à la suite des grandes convulsions; on n'observe pas, chez elles, ces troubles de la vue et de l'ouïe, cet état d'obtusion, cette absence de tout souvenir qui caractérise l'état mental des hystériques. Enfin, l'état des urines et l'existence des zones spasmogènes viendront lever tous les doutes.

Le coma de l'*hémorragie cérébrale* est beaucoup plus difficile à distinguer, surtout parce que les accès éclamptiques prédisposent singulièrement aux accidents de cette sorte. C'est une erreur de croire qu'il existe constamment de l'hémiplégie ; je l'ai vue, pour ma part, manquer chez deux malades qui ont succombé l'une et l'autre à la suite d'une inondation ventriculaire intense. La plupart du temps, l'hémorragie cérébrale est la conséquence de crises répétées ; cependant Pfannenstiel et Vinay l'ont observée à la suite d'un accès unique. Ce qui permet de soupçonner l'existence d'un épanchement sanguin, c'est la dépression brusque, le coma profond, l'insensibilité de la conjonctive et des muqueuses, les troubles respiratoires, la faiblesse et l'irrégularité du pouls, l'abaissement de la température, enfin la mort rapide.

Lorsque l'hémorragie est moins intense, les phénomènes sont mieux localisés et l'hémiplégie qui apparaît permet d'établir le diagnostic.

Éclampsie cholémique. — Si la distinction de l'éclampsie avec les maladies similaires ne présente guère de difficultés, il semble moins facile de séparer les unes des autres, dans le groupe d'accidents convulsifs que l'on englobe sous ce terme générique, les variétés qui peuvent exister et qui résultent d'une différence dans l'origine et les lésions, ou d'une modalité distincte dans l'expression clinique.

La forme urémique est la plus fréquente, et l'origine rénale des convulsions a semblé prédominante et même exclusive ; elle seule a attiré l'attention, en raison de la grande ressemblance que présentent les accès avec les phénomènes analogues qui compliquent les néphrites aiguës ou chroniques.

Les lésions du foie, leur importance dans la production du syndrome ont été méconnues ou mises au second plan, et ce n'est guère que dans ces dernières années que l'attention a été attirée sur les hémorragies parenchymateuses de cet organe, sur la désintégration et la destruction plus ou moins étendue des cellules hépatiques qui s'observent parfois à l'autopsie des accouchées ayant succombé à la suite de convulsions et de coma.

Les modifications que présente le foie des éclamptiques sont très variables ; parfois elles sont nulles, et l'organe paraît sain à l'œil nu et au microscope ; ou bien il est le siège d'hémorragies capillaires ; d'autres fois la cellule hépatique est désintégrée, détruite sur un territoire plus ou moins étendu. Enfin on peut observer jusqu'aux lésions de l'atrophie jaune aiguë.

A côté de ces lésions hépatiques, il peut arriver que le rein soit à peine lésé et que l'albumine manque ou soit tardive, de sorte que l'altération rénale peut être considérée comme une quantité négative. Ce sont les faits de ce genre que l'on a décrits sous le nom d'*éclampsie cholémique*, et c'est ainsi que les ont étudiés Braun, Frerichs, Decaudin, Bar, Stumpf, Pilliet, etc.

L'éclampsie cholémique présente quelques particularités dans sa marche et ses symptômes. Souvent il n'y a pas d'œdème ou bien l'œdème est peu prononcé, l'urine peut être privée d'albumine jusqu'au moment des accès. Les symptômes prémonitoires sont : une céphalalgie intense, de la sensibilité à l'épigastre, des vomissements et une douleur parfois vive au niveau du foie. Il y a de l'agitation, même de l'excitation maniaque, puis brusquement, à la suite de convulsions, les malades tombent dans le coma.

Dans les cas graves, il y a toujours de l'ictère qui généralement est peu marqué, c'est l'ictère safrané ; il y a également des pétéchies de la peau. La température est ordinairement élevée ; une fois cependant je l'ai trouvée abaissée à 36,7 ; le pouls est accéléré à 100, 120 et au delà.

Les urines ne contiennent pas toujours les matières colorantes de la bile, elles sont parfois limpides, modérément foncées en couleur et très acides. Stumpf a pu y déceler, ainsi que dans le sang, la présence de la méthémoglobine ; il a trouvé également dans le foie de grandes quantités de leucine et de tyrosine. Lorsqu'il survient une hémorragie cérébrale au cours des convulsions, il est de règle que le foie présente des lésions plus ou moins marquées.

L'ensemble symptomatique que nous venons de rappeler ne se distingue pas essentiellement de l'éclampsie urémique ordinaire, ce n'est guère que dans les cas présentant une haute gravité que l'apparition hâtive de l'ictère, l'élévation rapide de la température, la douleur hépatique, les taches de purpura permettent d'établir l'existence d'une lésion hépatique grave. Mais pour les formes bénignes, si nous connaissons assez bien les modifications qui surviennent du côté du parenchyme du foie, nous manquons d'un moyen simple et pratique qui permette de les reconnaître pendant la vie. L'ictère est un phénomène inconstant et souvent tardif ; la diminution de l'urée et de l'acide urique peut être rapportée à un trouble dans les fonctions rénales, à une insuffisance de la dépuration urinaire ; la glycosurie serait un phénomène fréquent d'après Stumpf, mais elle existe parfois, chez les puerpérales, en dehors de toute lésion du foie. On a bien tenté d'attribuer à l'augmentation de l'urobiline, dans l'insuffisance hépatique, la même signification qu'à l'albumine dans les lésions rénales, mais il ne semble pas qu'une assertion aussi audacieuse ait été justifiée par les faits. L'excès d'urobiline est bien certain dans ces cirrhoses avancées où la destruction des cellules hépatiques est développée, mais dans les formes guérissables de certaines lésions du foie contemporaines de la grossesse, le fait aurait besoin d'être vérifié.

PRONOSTIC. — Le pronostic doit être étudié au double point de vue de la mère et de l'enfant.

1° *Mère*. — Les statistiques anciennes sont très sombres, et quelques auteurs français comme Mme Lachapelle, Devilliers, Pajot donnent une mortalité de 50 pour 100 ; Bailly arrive à 42 pour 100.

Les chiffres plus récents semblent indiquer que le traitement adopté a abaissé le chiffre moyen de la mortalité qui, pour quelques auteurs, reste cependant élevé :

	CAS D'ÉCLAMPSIE	MORTALITÉ POUR 100
Löhlein.	325	19,38
Kopetsch	40	20 »
Paupertow.	288	20,80
Feustell	80	21,25
Goldberg	81	24,70
Olshausen	200	25 »
Lantos	53	28,30
Schauta.	309	36,50

Dans l'importante statistique de Löhlein on voit que le chiffre le plus bas de la mortalité, 11,6 pour 100, a été rencontré chez les primipares où l'éclampsie a débuté après l'accouchement, le plus haut, 29,4 pour 100, chez les multipares atteintes avant l'accouchement.

Les symptômes qui indiquent une aggravation de l'état des malades sont : la fréquence des accès (au-dessus de 15 à 18), la persistance du coma dans leur intervalle, l'anurie ou l'albuminurie abondante, la dyspnée avec respiration stertoreuse, la cyanose, l'ictère, le purpura, l'élévation de la température, enfin l'état du pouls. Le pouls, a une importance pronostique de premier ordre ; dans les cas défavorables, il s'accélère, devient inégal et irrégulier. Cet état du pouls, qui est l'indice de l'affaiblissement du cœur, doit être considéré comme une indication pour terminer promptement l'accouchement ; il en est de même de la cyanose persistante et de la dyspnée. L'ictère est un phénomène des plus fâcheux dans l'éclampsie, il indique des lésions profondes du foie et son apparition est le plus souvent suivie de mort ; Leblond et Olshausen ont cependant publié l'un et l'autre des faits qui semblent indiquer que l'ictère éclamptique peut se terminer par la guérison.

Pendant la grossesse, la situation devient singulièrement menaçante lorsqu'il ne se produit aucun commencement de travail malgré des crises répétées.

Par contre, les accès espacés, le rétablissement relatif de l'intelligence dans leur intervalle, le pouls régulier et modérément accéléré, l'absence de fièvre sont des symptômes de favorable augure. Dans les formes légères, les convulsions cèdent rapidement et disparaissent sous l'influence du traitement narcotique, la respiration est superficielle, tranquille, les malades prennent le décubitus latéral.

La terminaison fatale survient très rarement pendant l'accès même, elle est plutôt la conséquence d'un coma prolongé ; la respiration se ralentit, le pouls disparaît, il survient du râle trachéal et la mort survient progressivement sans secousse et sans lutte.

La mort n'est pas toujours provoquée par l'intoxication urémique, elle peut être la conséquence de complications immédiates ou éloignées. Parmi les premières, il faut citer l'hémorragie cérébrale qui, en raison des conditions où elle se produit, est ordinairement d'une abondance extrême. On peut citer encore les morsures de la langue, les hémorragies utérines, les ruptures de l'utérus, etc.

. Comme conséquences éloignées, il y a la pneumonie, la congestion pulmonaire, les accidents puerpéraux qui résultent de la septicémie : péritonite, phlébite, salpingite, etc. Nous avons insisté déjà sur la fréquence des complications septiques chez les femmes atteintes d'éclampsie. Nous signalerons aussi les vésanies diverses, comme la manie, la mélancolie, les troubles de la mémoire si fréquents chez les malades de cette sorte. Ajoutons enfin qu'une maladie de Bright chronique peut être la conséquence d'une albuminurie ayant provoqué des convulsions ; ce fait est cependant exceptionnel.

2° *Enfant*. — Le sort des enfants est plus précaire encore. Lorsque les accès surviennent avant terme, ils ont pour conséquence ordinaire de provoquer le travail et de déterminer la naissance d'un enfant chétif, malingre, qui succombe vite par faiblesse congénitale ; avant le septième mois, la mort de l'enfant est certaine.

Si l'apparition des accès est plus tardive et ne se manifeste que peu de jours avant le terme normal, les chances de survie seront plus considérables. Même dans ces conditions relativement favorables, l'enfant succombe soit pendant le travail, soit peu après la naissance ; tout dépend du degré d'intoxication du sang maternel. Pour peu que les accès soient rapprochés, il est rare que le fœtus puisse résister ; d'une façon générale on peut dire qu'il n'y a guère d'enfants qui survivent au douzième accès ; mais il en est d'autres qui succombent après un nombre moindre ; dans les grossesses gémellaires, il suffit parfois d'un accès unique pour tuer un des deux enfants. Nous savons du reste que l'albuminurie est déjà, à elle seule, une source de dangers pour le produit de la conception.

Les causes de cette mort sont de plusieurs sortes :

1° Il faut tenir compte des *altérations du placenta*, des *hémorragies*, plus particulièrement fréquentes chez les femmes albuminuriques ;

2° On peut invoquer l'*asphyxie* qui résulte des troubles de l'hématose que provoquent les convulsions ; aussi comprend-on que le danger que court l'enfant augmente avec leur répétition.

3° Mais la cause la plus fréquente est l'*intoxication* du sang maternel qui se transmet à l'enfant. Le poison urémique est très vrai-semblablement dissous dans le sang et la dialyse à travers le pla-centa se fait sans difficulté. La réalité de l'intoxication urémique du fœtus a été démontrée par des faits de plusieurs ordres : Cazeaux et Prestat ont vu des enfants contracturés, Steinbrenner en a observé qui étaient hémiplégiques. — Braun a constaté de l'albumine dans les urines au moment de la naissance ; enfin il en est qui naissent dans des conditions satisfaisantes et qui bientôt sont pris de convul-sions analogues à celles de la mère, puis succombent rapidement.

Les lésions observées chez les sujets de cette sorte sont souvent celles des femmes éclamptiques ; on trouve chez eux des épanche-ments sanguins apoplectiformes du cerveau et du mésocéphale, des ecchymoses du péricarde, de la plèvre et des méninges, des foyers apoplectiques dans les poumons.

Les chiffres de mortalité donnés par les auteurs sont très variables ; en voici quelques-uns :

	CAS D'ÉCLAMPSIE	MORTALITÉ DES ENFANTS
Olshausen	200	28 pour 100
Paupertow	288	26 —
Feustell	80	36 —
Lantos	42	40 —
Löhlein	325	44 —
Depaul	132	48 —
Wieger	368	48 —
Blot	58	67 —
Winckel.	—	77 —

Si l'on tient compte du moment où l'enfant a succombé, on trouve les résultats suivants :

Avant le travail, mortalité de	60 pour 100
Pendant — —	53 —
Après — —	15 —

TRAITEMENT. — Les moyens qui ont été conseillés contre l'éclampsie sont très nombreux, et, s'il ne fallait tenir compte que de l'opinion de ceux qui les ont préconisés et aussi des statistiques données à l'appui, on pourrait s'étonner qu'il succombe encore des femmes à cette redoutable complication de la puerpéralité. Les méthodes de traitement les plus diverses, comme la saignée, les bains chauds, le chloral, le chloroforme, le bromure de potassium, le nitrite d'amyle, la pilocarpine, la morphine, l'accouchement forcé et même l'opération césarienne comptent toutes de brillants succès ; du reste quand on veut prouver la supériorité d'une méthode sur une autre, on trouve toujours des chiffres favorables et des statistiques complaisantes.

En réalité, il n'existe ni traitement ni médicament spécifiques de l'éclampsie, et, lorsqu'on veut apprécier la valeur d'une méthode thérapeutique pour une maladie aussi variable dans sa gravité, il est nécessaire de faire un triage parmi les différents cas qui s'offrent à l'observation.

Il est des formes malignes, suraiguës, absolument mortelles et contre lesquelles échouent tous nos moyens d'action ; il en est d'autres au contraire bénignes, subaiguës qui peuvent servir au triomphe de n'importe quelle thérapeutique ; enfin, il existe des cas de gravité moyenne, dont la marche et la terminaison sont influencées par le traitement. Ces derniers seuls sont réellement probants et montrent les progrès réalisés dans le traitement d'une maladie dont la mortalité ancienne de 50 pour 100 s'est abaissée peu à peu à 25 et même à 20 pour 100.

Nous étudierons successivement : le traitement prophylactique, le traitement médical, le traitement obstétrical.

I. Prophylaxie. — Pendant la grossesse, il faut veiller au fonctionnement normal du rein, de l'intestin et de la peau. Dès l'apparition de l'albuminurie, on utilisera le seul moyen vraiment héroïque qui est la diète lactée ; on lui adjoindra l'usage d'eaux alcalines faibles, d'Evian, de Pougues ou même d'eaux plus fortement minéralisées comme celles de Vichy ou de Vals.

La surveillance des fonctions digestives et intestinales n'exige pas moins l'attention du médecin ; l'absence d'aliments azotés, les laxatifs légers sont nécessaires, l'usage des eaux minérales précitées est d'une utilité incontestable, leur action n'est pas seulement diurétique, leur efficacité résulte également de l'action favorable qu'elles exercent sur le foie dont la participation aux accès convulsifs a été signalée à différentes reprises.

Pour diminuer l'excitabilité réflexe toujours exagérée chez ces malades, on usera de grands bains tièdes et prolongés, en ayant soin d'éviter les refroidissements au sortir de l'eau. Quelques médecins donnent du bromure de potassium, je préfère de beaucoup le chloral à la dose de 3 grammes par jour. A une primipare qui présentait 22 grammes d'albumine sèche, en vingt-quatre heures, à la fin du huitième mois, je fis prendre, pendant la durée du neuvième, *120 grammes de chloral*, soit 4 grammes par jour ; cette jeune femme accoucha à terme d'un enfant vivant sans crises d'aucune sorte.

Pendant le travail, Blot a conseillé l'emploi des bains, du chloroforme, et la terminaison de l'accouchement ; j'accepte la brusquerie du travail, mais, comme Charpentier, je préfère le chloral au chloroforme, s'il n'y a pas d'accès convulsifs. Lorsque l'albumine est abondante, qu'il y a de la céphalalgie, avec irritabilité, inquiétude, vertiges, troubles de la vue, etc., la chloralisation des parturientes rend les plus grands services. Dès le début des douleurs, on administre 4 à 6 grammes du médicament par la bouche, et bientôt la malade est prise d'un sommeil invincible qui ne s'interrompt qu'au moment des douleurs. Si l'on est obligé d'intervenir pour activer le travail, l'anesthésie est singulièrement facilitée par cette chloralisation préalable.

L'action du chloral se prolonge encore pendant le post partum, c'est-à-dire pendant cette période de cinq à huit heures où parfois l'on observe des crises convulsives. Ce moyen est préférable à la saignée et aux bains chauds avec enveloppement que préconisent les accoucheurs allemands.

II. TRAITEMENT MÉDICAL. — Lorsque les différents moyens de prophylaxie sont restés sans résultats ou que le médecin n'est appelé qu'après l'explosion des accidents, il devra s'adresser tout d'abord aux différents agents de la thérapeutique médicale que nous allons étudier. Il lui faudra également prendre certaines précautions pour mettre la patiente à l'abri des accidents qui résultent de l'accès lui-même ; on les désigne habituellement sous le nom de *petits soins*.

Petits soins. — Dès qu'une malade est prise de convulsions, elle doit être soumise à une surveillance incessante et ne jamais être laissée seule. Pendant l'accès, on la placera dans la position horizontale, couchée sur le dos, on veillera au relâchement des vêtements et à la régularité de la respiration. Pour éviter les morsures de la langue si fréquentes pendant la période clonique, on refoulera doucement l'organe dans l'intérieur de la bouche et on le maintiendra au moyen d'un linge placé horizontalement d'une commissure labiale à l'autre, rabattu sous le maxillaire inférieur, et maintenu par les deux mains d'un aide.

Dans les Maternités de Lyon, nous nous servons de préférence d'une *cuiller de bois* qui permet d'écarter les arcades dentaires et de les maintenir béantes en même temps qu'elle déprime la langue. Ce moyen m'a paru, comme à Delore, supérieur au précédent, parce qu'il est d'un maniement plus facile et qu'il favorise mieux que le linge la pénétration de l'air dans le pharynx.

On videra la vessie, de préférence avec une sonde souple en gomme élastique et à extrémité conique ; l'aplatissement du canal, qui est comprimé entre la face postérieure du pubis et la tête engagée, ne permet pas toujours l'introduction d'une sonde rigide en métal ou en verre.

Les souillures par les matières fécales et l'urine expulsées involontairement devront être promptement nettoyées, on se souviendra que les éclamptiques présentent une prédisposition spéciale aux accidents septiques.

Si l'œdème des grandes lèvres est très développé, il sera nécessaire de pratiquer des mouchetures avec une lancette après désinfection de la région et stérilisation de l'instrument. Le gonflement vulvaire oppose souvent une résistance marquée à l'expulsion de la tête et il favorise les déchirures ainsi que les ulcérations et la gangrène qui en sont la conséquence.

Enfin, on limitera au strict nécessaire les explorations, par le palper, le toucher et l'auscultation. Ces différents attouchements ont souvent pour résultat d'augmenter l'excitation des malades et de favoriser le retour des convulsions; il sera utile de ne les pratiquer qu'après anesthésie par le chloroforme.

Ajoutons que les malades doivent être isolées, loin du bruit, dans une chambre sombre et tranquille. Le repos est surtout nécessaire après l'accouchement, tant qu'on pourra craindre le retour des accidents.

Lorsque la délivrance est terminée, on se bornera à une nourriture liquide d'une facile digestion, dont le lait formera la base, on surveillera les fonctions de l'intestin et de la peau, on pourra exciter la diaphorèse et éventuellement utiliser les bains chauds, à moins que l'albumine diminue.

Anesthésiques. — Les médicaments de cette catégorie qui ont été utilisés dans le traitement de l'éclampsie sont l'éther, le chloroforme et le chloral.

L'*éther* a été peu employé en inhalations. Charpentier a pu réunir 15 cas où il a été administré de cette façon. Son action est lente, il détermine au début des phénomènes d'excitation, aussi lui a-t-on préféré le chloroforme dont l'action est plus rapide et plus certaine.

L'éther en injection hypodermique a été employé par Perron avec succès; le seul reproche qu'on puisse faire à une médication de ce genre, c'est qu'elle est relative à un fait unique.

Le *chloroforme* est bien supérieur à l'éther, aussi dès qu'on connut son influence anesthésique on pensa l'utiliser pour l'obstétrique. Le premier travail d'ensemble sur l'emploi du chloroforme dans le traitement de l'éclampsie est dû à Bouchacourt (1855); depuis cette époque, son usage s'est généralisé et il est peu d'accoucheurs qui n'y aient eu plus ou moins recours.

Le chloroforme n'est guère administré qu'en inhalations. Ce mode d'emploi est des plus simples et la facilité de l'administration du médicament jointe à son action rapide expliquent la faveur dont il continue à jouir auprès des médecins. On peut l'employer indistinctement pendant les convulsions ou dans leur intervalle. La quantité du chloroforme inhalé n'est généralement pas indiquée dans les observations; il est cependant des malades qui ont été maintenues sous son influence pendant six, dix, et même vingt-quatre heures. D'une façon générale, les gestantes et les parturientes supportent très bien ce médicament et le seul cas de mort qui ait été publié par Spiegelberg manque de détails circonstanciés.

Il est rare que le chloroforme soit employé seul à l'exclusion d'autres médicaments; le plus souvent on lui adjoint le chloral ou la morphine.

Son utilité incontestable est d'atténuer la fréquence et l'intensité des crises, d'éviter les phénomènes d'asphyxie et surtout de diminuer la pression artérielle. Il écarte le danger immédiat qui résulte, pour la mère et l'enfant, des convulsions rapprochées et intenses, mais il ne peut être considéré comme un spécifique.

Les résultats fournis par cet agent anesthésique sont variables : ainsi les **63** cas réunis par Charpentier ont présenté la mortalité suivante :

Ville	11 pour 100
Maternité	33 —
Clinique.	5o —

L'emploi du chloroforme doit toujours être réservé au médecin.

Le *chloral* semble posséder actuellement la vogue dont le chloroforme a joui autrefois. Découvert par Liebig et employé comme hypnotisant par Liebreich, en 1869, il a été conseillé par Bouchut dans le traitement de l'éclampsie, et le premier succès a été rapporté par Serré et Bapaume. Il a donné lieu à des mémoires nombreux et importants.

Son action est très analogue à celle du chloroforme, d'autant mieux que, d'après Liebreich et Richardson, le chloral se dédouble en chloroforme et en formiate de soude. Mais sa supériorité, c'est d'avoir une action qui se prolonge, c'est aussi de déterminer beaucoup plus sûrement que le chloroforme un abaissement de la pression artérielle.

Son influence sur le fœtus est à peine appréciable. On sait que, sur des femelles pleines tuées par le chloral, on a trouvé des fœtus qui ont pu être ramenés à la vie. Chez trois malades que j'ai tenues chloralisées pendant vingt-quatre et trente-six heures, les enfants sont nés vivants; l'une d'elles avait même absorbé 120 grammes de chloral pendant le neuvième mois de sa grossesse.

On n'administre le chloral que par la bouche ou par le rectum; les voies hypodermiques et veineuses ont été abandonnées à cause des dangers qui en sont inséparables. La voie buccale est la plus fidèle, mais n'est pas toujours la plus commode en raison du coma où sont plongées les malades et aussi de la résistance qu'elles opposent souvent à toute tentative de déglutition.

On doit se servir d'une solution à 1 sur 40 et commencer par administrer 4 grammes, puis on continue par dose de 1 gramme toutes les demi-heures jusqu'à sédation. On peut aller à des doses très élevées. J'ai donné 14 grammes en douze heures; d'autres sont allés jusqu'à 18, 20 grammes quotidiennement.

Par le rectum, on peut faire abstraction de la résistance des malades, mais souvent, au moment des crises, le lavement est rejeté. Un moyen qui facilite la tolérance est d'administrer le chloral avec du lait et un jaune d'œuf; le premier lavement sera ainsi composé :

Lait tiède . . . .   100 grammes
Hydrate de chloral   4   —
Jaune d'œuf   1   —

Si le lavement est rendu, on doit le faire suivre d'un second ou d'un troisième, jusqu'à tolérance complète.

On doit cesser la médication chloralique quand les crises ont cessé, mais on doit toujours se tenir prêt à en reprendre l'administration dès qu'il y aura de l'agitation, des cris, c'est-à-dire, les symptômes avant-coureurs des convulsions.

On reconnaît que l'action du chloral s'est fait sentir lorsque les malades dorment tranquilles et reposées, la respiration n'est pas accélérée, elle est superficielle, le visage est paisible et la détente complète. Au moment où se produit la douleur utérine, la malade se réveille à peine, elle pousse quelques cris inarticulés, puis rentre bientôt dans son assoupissement.

Les résultats sont excellents, et dans la statistique de Testut on voit que la mortalité ne s'est élevée qu'à 7,4 pour 100 :

Femmes traitées   55
Guérisons   50
Morts   4
Sort inconnu   1

Il ne faudrait cependant pas prendre ces chiffres à la lettre, parce qu'il en est du chloral comme du bromure de potassium, de la pilocarpine, de la morphine, des bains chauds, etc.; on publie surtout les cas heureux et l'on arrive à des chiffres de mortalité trop bas pour qu'ils puissent être considérés comme sérieusement démonstratifs.

Calmants. — Nous étudierons sous ce titre la morphine et le bromure de potassium.

Morphine. — C'est la médication en honneur actuellement dans les Maternités allemandes et américaines. Déjà quelques anciens auteurs comme Braun, Kiwisch, Scanzoni, Wieger, Crédé, conseillaient l'emploi de l'opium ; mais la facilité que donnent les injections hypodermiques a fait préférer la morphine dont l'usage s'est généralisé. Clark, aux États-Unis, et Veit, en Allemagne, considèrent cette médication comme un progrès marqué sur les précédentes ; mais en réalité la morphine n'est pas plus un spécifique que les autres calmants ou anesthésiques.

On procède de la façon suivante : on commence par une dose de 3 centigrammes, suivie bientôt d'une autre de 2 centigrammes ; on n'obtient de résultat que par 6 ou 8 centigrammes au moins. Fréquemment il faut dépasser ces doses et arriver à 12, 15 et 20 ; Olshausen n'a pas craint d'aller jusqu'à 27 centigrammes de morphine en quatre jours.

De pareilles quantités ne sont pas sans inconvénients ; on voit parfois survenir des phénomènes alarmants comme le râle trachéal, le ralentissement de la respiration et la dépression avec l'irrégularité du pouls ; ces accidents ont été signalés dans les cas, par exemple, où l'on administre 12 centigrammes et plus dans l'espace de sept à neuf heures. Il faut alors pratiquer la respiration artificielle, éliminer les mucosités qui s'accumulent dans l'arrière-gorge et faire des injections sous-cutanées d'éther.

L'influence de la morphine sur l'enfant a été contestée par Dederich qui, dans 8 cas, vit 7 fois les enfants naître vivants. Veit avance même que l'intoxication de la mère par la morphine est mieux toléré de la part du fœtus que l'intoxication par le chloroforme. Cette assertion est plus que contestable, car on sait que les nouveau-nés présentent une susceptibilité particulière vis-à-vis des opiacés en général et de la morphine en particulier. Schröder a vu des enfants qui naissent totalement endormis, et chez lesquels toutes les tentatives pour rappeler la vie restent impuissantes. Eberhardt a signalé le cas particulier d'un enfant dont la mère avait absorbé de grandes doses de morphine pour des accès éclamptiques et qui présenta, au moment de sa naissance, de la contracture des pupilles, de l'assoupissement et succomba au bout de deux jours. On ne saurait contester que de pareils inconvénients soient beaucoup moins fréquents avec la médication chloralique.

Le traitement de l'éclampsie par la morphine présente cependant de grands avantages et quelles que soient les idées théoriques qu'on puisse avoir de son influence sur l'encéphale, il est certain que son emploi est facile, son action rapide et bienfaisante. Pour éviter les phénomènes de collapsus qui accompagnent les hautes doses, il est préférable de lui adjoindre le chloral et d'adopter un traitement mixte, dont nous parlerons plus loin, à propos des indications. Il faut bien se rappeler que les femmes ne réagissent pas toutes de la même façon sous l'influence des doses élevées de ce médicament ; il existe pour lui, comme pour les autres, des prédispositions particulières qui font que, chez certains sujets, les phénomènes de dépression arrivent très vite. Aussi est-il prudent de ne jamais s'élever bien haut et d'adjoindre le chloral lorsque l'action de la morphine est insuffisante pour faire cesser les convulsions.

Les résultats obtenus par la morphine ne concordent guère : Clartz a guéri toutes ses éclamptiques, Veit n'a eu que 2 morts sur 60 ; dans la statistique de Löhlein, la mortalité s'élève déjà à 13 pour 100 ; elle est de 25 pour 100 dans celle d'Olshausen ; enfin, Tittel affirme avoir perdu par cette méthode 57 pour 100 de ses malades.

Bromure de potassium. — S'il fallait en croire les observations qui indiquent les résultats obtenus avec le bromure de potassium, on pourrait croire que ce médicament ne compte que des succès et cependant on ne saurait disconvenir qu'il est à peu près abandonné par les accoucheurs qui lui préfèrent à juste raison, le chloral et la morphine. Il est probable que les cas heureux ont seuls paru dignes de la publication ; Auvard, en effet, donne 3 cas inédits de la statistique de la Maternité qui, tous, se sont terminés par la mort de la mère.

Si le bromure de potassium est un sédatif du système nerveux, son action est toujours lente ; et lorsqu'on veut obtenir un résultat rapide, il doit être donné à des doses qui, par elles-mêmes, peuvent être toxiques, en raison de la potasse qu'il contient.

Emissions sanguines. — Elles sont de deux sortes : *locales* sous forme d'applications de ventouses, de sangsues, ou bien *générales*, par l'ouverture de la veine.

Les *ventouses* et les *sangsues* ne peuvent être que d'une médiocre utilité dans une circonstance où il faut agir rapidement ; et lorsqu'on veut obtenir une déplétion sanguine abondante mieux vaut recourir d'emblée à l'ouverture de la veine. Lorsqu'on utilise les sangsues, il est préférable de les appliquer, selon le précepte du professeur J. Renaut, au niveau du triangle de J.-L. Petit. Les nombreuses anastomoses qui existent entre les veines de la capsule du rein et les veines sous-cutanées expliquent que toute émission sanguine pratiquée à ce niveau décongestionnera le rein et diminuera d'autant l'œdème de cet organe, cause fréquente des accidents.

La *saignée* est un moyen qui semble plutôt délaissé actuellement ; elle a cependant toujours compté des partisans décidés depuis Hippocrate jusqu'aux médecins contemporains ; il semble même qu'elle reprenne une certaine faveur auprès de quelques accoucheurs comme Tarnier, Charpentier, etc.

On la pratique habituellement sur les veines du pli du coude et on émet 4 ou 5oo et même 1ooo et 12oo grammes de sang. L'ouverture de la jugulaire doit être réservée à des cas spéciaux.

Les avantages de la saignée consistent dans l'abaissement de la pression veineuse et même de la pression artérielle ; on combat ainsi l'anémie qui résulte de la compression du cerveau par l'œdème de l'écorce et des méninges et on prévient l'asphyxie qui est causée par l'œdème pulmonaire dans le coma prolongé ; le pouls se modifie et devient plus ample et moins précipité.

Mais son principal avantage est de débarrasser le sang d'une partie du poison qui l'intoxique. Bouchard fait remarquer qu'en enlevant 32 grammes de sang à un urémique on lui enlève 5o centigrammes de matières extractives, autant que *280 grammes de liquide diarrhéique et 100 litres de sueur*. Cette quantité est le seizième de la matière extractive que l'urine aurait dû emporter, puisque l'élimination quotidienne des extractifs par le rein ne s'élève qu'à 8 grammes. On voit le résultat qu'on peut obtenir avec une émission non pas de 32 grammes, la quantité que soutirent les sangsues, mais bien de 4 à 5oo grammes ainsi qu'on le pratique habituellement. Il est incontestable que la saignée est capable de ralentir et d'amender les phénomènes convulsifs, elle produit en effet assez souvent un certain éloignement des accès et diminue la profondeur du coma.

Ses inconvénients, lorsqu'elle est abondante, résultent de l'anémie qu'elle provoque : elle peut augmenter l'affaiblissement du cœur ; enfin elle favoriserait, d'après quelques auteurs, les thromboses et la pyohémie ; il faut reconnaître encore que son action est passagère et qu'elle ne peut être répétée impunément.

Les statistiques qu'on a publiées à son propos ne sont pas plus démonstratives que les autres, parce qu'on ne lui réserve guère que les cas les plus graves ; ainsi sur 19 cas où Lee a employé les grandes saignées, il a eu 19 morts, par contre 35 succès sur 35 cas lorsqu'il s'était borné à faire des saignées modérées. Il est évident qu'une pareille discordance dans les résultats pour une même médication ne peut tenir qu'à la sélection qu'on a faite parmi les malades.

Ce serait de l'ingratitude que de considérer la saignée comme inutile quand elle n'est pas néfaste ; on lui a dû de véritables résurrections ; il est cependant impossible d'en faire une méthode générale de traitement et on doit la réserver pour les femmes robustes et pléthoriques, lorsque le coma se prolonge d'une façon inquiétante, que le stertor est profond ; elle peut alors agir efficacement contre l'œdème qui se produit du côté du cerveau et du poumon et qui menace directement la vie ; mais on doit toujours se borner à des saignées modérées et ne pas dépasser 4 à 5oo grammes.

Méthode diaphorétique. — On a pensé que la *pilocarpine*, par son action sur les glandes salivaires et sudorales, pourrait agir efficacement contre les œdèmes si menaçants qui accompagnent l'éclampsie, et naturellement on a publié des succès obtenus par des doses variant de 1 à 4 ou 5 centigrammes de chlorhydrate de pilocarpine en vingt-quatre heures.

Ce médicament a été vite délaissé, en raison du danger que fait courir à des malades dans le coma la sécrétion abondante de salive, en raison surtout de son action dépressive sur le cœur et le poumon.

L'*enveloppement humide* avec maillot a été conseillé par Porter et par Jacquet ; mais le *bain chaud* est encore le meilleur moyen pour obtenir la diaphorèse.

C'est l'Ecole de Vienne qui a tenté d'appliquer aux éclamptiques la méthode balnéaire que Liebermeister avait conseillée chez les brightiques chroniques, et Breus a publié deux mémoires où il a fait connaître les résultats obtenus par le bain chaud, sur 17 cas il n'a eu que 2 morts.

Voici la façon d'opérer :

On commence par des inhalations de chloroforme ou par l'administration du chloral à l'intérieur et quand la malade est dans une narcose profonde, on la porte dans un bain à 38 degrés centigrades dont la température est élevée peu à peu jusqu'à 42-45 degrés ; la température de la salle est de 20 degrés. La durée du bain est d'une demi-heure et on répète le bain deux ou trois fois par jour, selon les besoins. Si la face se congestionne, on fait quelques lotions d'eau froide sur le front et les tempes. Au sortir de la baignoire, on enveloppe la patiente dans des draps chauffés et dans des couvertures de laine, parfois on enveloppe le tronc, depuis le cou jusqu'aux genoux, de compresses imbibées d'eau chaude à 44, 45 degrés, et, par-dessus, on place un tissu imperméable, afin de continuer l'action diaphorétique du bain ; cet enveloppement dure de deux à trois heures.

Si la malade se réveille lorsqu'elle est dans l'eau, il faut l'endormir de nouveau et les bains doivent être continués même après l'accouchement, on a soin seulement de pratiquer des massages de l'utérus afin d'éviter les hémorragies.

Ces bains ne provoquent pas de douleurs, ils n'ont aucune action nuisible sur l'enfant, ils amènent l'émission d'une urine claire, abondante, ainsi que des sueurs profuses, l'œdème disparaît et l'albumine diminue notablement. Leur efficacité est surtout manifeste sur l'œdème cérébral et l'œdème pulmonaire qu'ils font disparaître. Mais on conviendra que leur emploi nécessite une surveillance de tous les instants, aussi est-il douteux que cette méthode puisse se généraliser.

On remarquera qu'il est assez difficile de savoir ce qui revient à la balnéation dans les succès obtenus, en raison de la narcose à laquelle on soumet également les malades ; on sait très bien que le chloral et le chloroforme suffisent pour guérir l'éclampsie sans l'adjonction des bains chauds.

Les *diurétiques* ont été naturellement administrés sous le prétexte que l'éclampsie résultait d'une insuffisance de la dépuration urinaire. Les divers agents qui ont été employés dans ce but sont la digitale, l'ergot de seigle, le nitrate de potasse, le calomel, les eaux minérales d'Evian, de Contrexeville, de Vals, etc. ; enfin le lait.

Le lait seul mérite d'être cité en raison de son efficacité bien connue. Toutefois il n'a guère de vertu curative lorsque l'éclampsie est déclarée, son action est surtout prophylactique. Il est utile cependant lorsque les attaques ont disparu, il prévient les récidives.

On peut ajouter à la liste des diurétiques, les *injections d'eau salée* pratiquées dans les veines ou dans le tissu cellulaire sous-cutané, leur action se fait sentir sur la diurèse qui augmente notablement. Porak et Bernheim ont obtenu un certain nombre de succès en injectant, à différentes reprises, 200 grammes d'eau salée dans le tissu cellulaire.

III. Traitement obstétrical. — On entend sous ce nom les différentes méthodes qui ont pour but d'évacuer la matrice pour sauver à la fois la vie de la mère et de l'enfant. Ce traitement est basé sur l'amélioration que détermine l'accouchement dans l'état des éclamptiques.

Lorsque le col est dilaté ou dilatable, on devra toujours activer l'accouchement par une application de forceps qui est l'opération de choix, tous les accoucheurs sont unanimes à cet égard ; la version donne de moins bons résultats, en raison de l'excitation de la matrice qui l'accompagne, en raison surtout des dangers qu'elle fait courir au fœtus. Enfin comme il arrive souvent, et heureusement pour la mère, que les enfants succombent assez vite, on pourra recourir à la perforation avant que la dilatation du col ne soit achevée, ce qui simplifie singulièrement les choses ; le basiotribe de Tarnier rend les plus grands services ; avec ce dernier instrument, il suffit souvent de n'introduire que le perforateur et la branche gauche, c'est-à-dire de ne pratiquer que le petit broiement pour obtenir le dégagement de la tête avec des tractions modérées et soutenues. On arrive au même résultat avec le cranioclaste.

Mais lorsque l'application du forceps n'est pas possible, soit par dilatation insuffisante, soit par absence de travail, la conduite à tenir a donné lieu à des opinions divergentes. Dubois, Pajot, Depaul, Blot, Guéniot, Charpentier conseillent l'abstention, tandis que d'autres accoucheurs comme Stoltz, Tarnier, Bailly, Braun, Haultain, Halbertsma, Dührssen, etc., sont d'avis d'intervenir, quelques-uns avec prudence, d'autres par les moyens les plus extrêmes.

La provocation du travail est souvent lente et l'introduction de la sonde qui est certainement le procédé le plus simple et le plus inoffensif exige souvent plusieurs jours pour amener un résultat.

Il y a d'autres moyens plus expéditifs, comme l'ampoule de Tarnier, les sacs de Barnes et surtout le ballon de Champetier qui provoque rapidement le travail.

Il arrive aussi que, en raison de la gravité des accès, une intervention immédiate est nécessaire, on recourt alors à l'accouchement forcé.

L'*accouchement forcé*, qui avait autrefois une si mauvaise réputation, est devenu une opération mieux acceptée depuis les pratiques de l'antisepsie ; la dilatation graduelle de la cavité cervicale au moyen des doigts et de la main, de même que les incisions libératrices de la portion vaginale du col sont devenues moins néfastes, aussi les accoucheurs contemporains y recourent volontiers.

Lorsqu'on veut apprécier les avantages et les inconvénients de cette opération, il faut nécessairement faire une distinction entre les résultats anciens, tels qu'on les obtenait avant la découverte de l'anesthésie et de l'antisepsie, et les résultats que nous avons actuellement. La suppression de la douleur et de l'infection a été un double progrès, parce qu'on a pu écarter les deux dangers principaux, l'exagération de l'excitabilité réflexe et la septicémie, qui venaient compliquer une intervention de cette sorte.

L'accouchement forcé proprement dit qui consiste dans la dilatation brusquée d'un col incomplètement ouvert, au moyen de la main ou d'un instrument, a été longtemps considéré comme une opération détestable, et c'était à juste raison, parce qu'il produisait des délabrements et des déchirures et qu'il facilitait l'apparition d'accidents septicémiques. Actuellement, cette dilatation se fait avec moins de brutalité et moins de périls ; au lieu d'agir rapidement, au lieu de pénétrer avec effraction dans la cavité utérine, comme on le faisait avant la découverte de l'anesthésie, on cherche à dilater lentement l'orifice cervical. Les instruments dilatateurs, et le ballon de Champetier de Ribes plus particulièrement, permettent cette ouverture dans des conditions qui se rapprochent de l'accouchement normal.

Même la simple dilatation manuelle, pratiquée avec lenteur et prudence, donne de bons résultats ; il en fut ainsi dans 3 cas d'éclampsie grave rapportés par Haultain, qui réussit à sauver les 3 mères et 2 des 3 enfants. Cet accoucheur intervint de cette façon, pendant la grossesse, et mit d'une heure à une heure et demie pour dilater le col, au moyen de la main; puis, quand l'élargissement de l'orifice fut suffisant, il appliqua le forceps et put extraire l'enfant. Cette méthode convient surtout aux multipares qui sont prises d'éclampsie.

On peut rapprocher de la dilatation artificielle les incisions plus ou moins profondes de la portion vaginale du col, parce qu'elles constituent à vrai dire une variété de l'accouchement forcé, elles permettent de pénétrer dans l'utérus et d'extraire l'enfant par le forceps ou la version avant la dilatation complète de l'orifice utérin. Cette méthode est ancienne et Baudelocque déjà préconisait une série d'incisions pratiquées à l'aide du bistouri boutonné pour faciliter l'ouverture du col ; Depaul en usait peut-être trop volontiers, au dire d'Auvard ; plus récemment Dührssen s'en est montré partisan convaincu. On peut agir de deux façons : on pratique de petites encoches que l'on multiplie autour du col, ou bien on fait trois ou quatre incisions profondes allant jusqu'aux insertions vaginales. Ce sont ces dernières que préconise Dührssen qui leur adjoint quelquefois des débridements pratiqués sur le vagin et sur la vulve. Ces grandes incisions sont préférables à l'opération césarienne, parce qu'elles sont inoffensives, soit immédiatement, soit dans la suite, et qu'elles peuvent être pratiquées dans la plus grande partie des cas d'éclampsie.

La statistique de Dührssen est en effet des plus encourageantes ; sur les trente fois qu'il a pratiqué des incisions plus ou moins profondes du col, il n'a pas perdu une seule mère et, en dehors de 4 enfants qu'on avait perforés, il n'en est mort que 2 d'asphyxie ; il n'y a jamais eu d'hémorragie importante au niveau de la section, et jamais l'incision du col n'a été l'amorce d'une déchirure profonde de l'utérus, comme on aurait pu le craindre.

Pendant la grossesse, la dilatation manuelle ou instrumentale convient surtout chez les multipares parce que, chez elles, le col est perméable au doigt et que la portion sus-vaginale n'est pas dilatée ; pour cette dernière raison, cette méthode doit être appliquée également chez les primipares qui ne sont qu'au septième ou au huitième mois ; tandis que chez les primipares à terme qui forment, comme on le sait, le gros contingent des éclamptiques, cette portion supravaginale est généralement dilatée, aussi peut-on recourir avec chances de succès aux incisions du col.

Il me semble plus facile de pratiquer ces débridements avec des ciseaux courbes qu'avec le bistouri boutonné, il est préférable de les diriger latéralement plutôt qu'en avant ou en arrière en raison de la proximité du péritoine et de la présence d'organes importants. Il va sans dire que l'accouchement forcé doit être pratiqué sous l'anesthésie la plus complète et avec les précautions antiseptiques les plus minutieuses.

Opération césarienne. — On n'a pas reculé devant des interventions plus graves que les incisions du col, et Halbertsma a proposé l'opération césarienne.

Pendant longtemps on n'a pratiqué cette opération que sur des femmes qui venaient de succomber, dans le but le plus souvent illusoire de sauver l'enfant. Beckmann est un des rares accoucheurs qui aient réussi à obtenir un enfant vivant par ce moyen. Mais, actuellement, depuis les progrès accomplis dans le manuel opératoire de la section césarienne, depuis surtout que l'antisepsie a permis de pratiquer une intervention de cette sorte avec beaucoup de chances de succès, l'objectif est de sauver à la fois la vie de la mère et de l'enfant. Dans une communication au *Congrès international de Berlin*, Halbertsma a rappelé qu'on avait pratiqué six fois la césarienne dans l'éclampsie. Dans un seul cas, où l'opération fut faite *in extremis* et où on n'appliqua pas de suture, la femme succomba à une péritonite. Sur six enfants, un seul est mort peu après sa naissance, il était au début du huitième mois lunaire.

Chez toutes ces malades, on voit nettement l'influence favorable de l'évacuation de l'utérus sur la marche des accès. Dans 5 cas où les convulsions restèrent très violentes jusqu'à l'accouchement, une seule fois il se manifesta, à la suite, trois attaques faibles.

On peut joindre à ces faits d'Halbertsma ceux de Kaltenbach, de Müller, de Reijenga, de Poll, de Staude, de Chroback, de Czempin. Si l'on écarte les deux derniers qui étaient relatifs à des femmes déjà mourantes, on en compte 11 avec 4 morts; l'un, d'Halbertsma, datait d'une époque où l'on ne pratiquait pas l'antisepsie ; un autre, de P. Müller, où l'on trouva une hémorragie cérébrale ; un troisième de Staude, où la malade succomba à la septicémie ; enfin, un quatrième, de Poll, où la mort fut déterminée par l'œdème du poumon.

Il faut convenir que la statistique appliquée à une pareille intervention, en matière d'éclampsie, ne signifie pas grand'chose, attendu que l'opération césarienne n'a guère été appliquée que dans des cas où la vie paraissait en danger et lorsque la méthode médicamenteuse était restée sans effets. Les résultats indiqués par les chiffres que nous avons donnés semblent plutôt favorables, il est douteux cependant que l'opération césarienne devienne jamais une méthode de choix pour le traitement des convulsions ; malgré les progrès réalisés dans la technique opératoire, elle expose encore à des dangers trop certains, comme l'hémorragie ou la septicémie. L'hémorragie est particulièrement à craindre lorsqu'on intervient pendant la grossesse, avant tout commencement de travail, et le massage, les injections sous-cutanées d'ergotine et même le tamponnement de la cavité utérine avec la gaze iodoformée ne mettent pas toujours à l'abri de l'atonie du muscle utérin. Il faut se rappeler que la section césarienne, même pratiquée par des mains expérimentées, donne encore aujourd'hui une mortalité de 6 pour 100 ; et on ne doit pas oublier aussi que, serait-elle réduite à zéro, il faudrait compter avec les conséquences de l'opération : cicatrices douloureuses, adhérences péritonéales. Enfin, la vie de l'enfant est trop aléatoire, précisément dans les cas qui semblent justifier une pareille intervention, puisqu'il est convenu qu'on la pratiquera seulement lorsque la méthode médicamenteuse est restée sans effet et que les accès n'ont pu déterminer le travail ; en pareille circonstance, la mort de l'enfant est presque certaine.

Il est assez difficile de donner les indications d'une opération aussi grave, car on sait que dans certains cas, en apparence désespérés, les malades sont revenues à la vie avec les médications les plus variées et que l'évacuation de l'utérus n'enraye pas toujours la persistance des accès. On doit réserver l'opération césarienne pour des faits exceptionnels, comme ceux qui surviennent vers la fin de la grossesse, lorsque ni l'effacement, ni la dilatation du col ne se produisent, malgré des accès répétés, ou pendant le travail, lorsque la pénétration dans l'utérus n'est praticable qu'aux dépens de grands délabrements. Il faut que l'enfant soit sûrement vivant et que les narcotiques soient restés sans résultats. Lorsque les accès continuent, que la dyspnée augmente, que les troubles circulatoires s'accentuent, qu'il y a de l'ictère, une intervention aussi grave paraît justifiée. Mais, ici encore, il ne faut pas trop attendre et, pour réussir, l'opération doit être hâtive et ne pas se produire sur une femme moribonde. Quoi qu'il en soit, l'opération césarienne ne sera jamais qu'une méthode de nécessité chez les éclamptiques.

Résumé des indications. — a) *Pendant la grossesse.* — En premier lieu, faire respirer du chloroforme, injecter sous la peau 3 centigrammes de morphine, puis, si les accès continuent, administrer 3 à 4 grammes de chloral par la bouche ou le rectum et attendre. Si la forme est légère ou même moyenne, les accès céderont; mais, s'ils persistent, on devra revenir au chloral et ne pas craindre de recourir à des doses élevées, 10, 12, 14 grammes en douze heures. La situation peut rester menaçante, malgré cette médication énergique ; on devra alors pratiquer une saignée de 4 à 500 grammes et se résoudre en dernier lieu à provoquer l'accouchement après anesthésie complète par le chloroforme, on pratiquera la dilatation du col au moyen de la main, des sacs de Barnes ou du ballon de Champetier et même, si l'on a la certitude formelle que l'enfant est vivant, on pourra aller jusqu'à l'opération césarienne.

b) *Pendant le travail.* — La conduite à tenir est la même avec cette différence que l'intervention, lorsqu'elle doit se produire, est singulièrement facilitée par l'état plus ou moins avancé du travail. On doit toujours commencer par le traitement médical et tenter d'enrayer les convulsions avec le chloroforme, la morphine et le chloral; si l'on obtient une sédation par ces moyens, il est inutile de brusquer l'accouchement; il faut temporiser, laisser marcher le travail et attendre que la dilatation du col soit suffisante pour appliquer le forceps. Lorsque l'enfant a succombé, on pratique la perforation et on extrait avec le cranioclaste.

Si le traitement médical ne donne aucun résultat, il faudra recourir à l'accouchement forcé, soit en dilatant le col avec la main, soit en faisant des incisions plus ou moins profondes, à condition que la portion sus-vaginale du col ne soit déjà effacée. Ici l'opération césarienne doit être la méthode d'exception, et, tant que l'accouchement par les voies maternelles est possible, c'est toujours de ce côté qu'il faut intervenir, sinon on choisira la voie abdominale.

c) *Après la délivrance*. — La forme des convulsions est moins grave et souvent le traitement médical suffit pour les enrayer; les inhalations de chloroforme longtemps prolongées sont d'un grand secours. Si le coma se prolonge, que la dyspnée se manifeste et lorsque la malade est jeune, vigoureuse et pléthorique, on pourra pratiquer une saignée de 3 à 400 grammes.

CHAPITRE VIII

MALADIES DE LA PEAU

Besnier et Doyon, Notes et Additions à la traduction de Kaposi, Paris, 1891. — Brocq, Traitement des mal. de la peau, Paris, 1890. — Bulkley (Duncan), On Herpes gestationis (Americ. Journ. of Obstetr., 1874, vol. VI, p. 580). — Cazeaux et Tarnier, Traité des Accouchements, 8e édition, p. 510, Paris, 1870.— Clarke, An unusual case of Pemphigus (The Lancet, t. I, 1890, p. 18). — Croft, A case of pemphigus recurring after four consecutive labours (The Lancet, t. II, p. 838). — Dohrn, Pemphiguserkrankungen in der Praxis einer Hebamme (Archiv f. Gynæk., 1876, Bd. X, p. 587). — Du même, Weiteres über Pemphiguserkrankungen (Archiv f. Gynæk., 1877, Bd. XI, p. 567). — Duhring, Dermatitis herpetiformis (Americ. Journ. of medic. Sciences, 1884, vol. LXXXVIII, p. 391). — Fournier (Alfr.), De l'herpes gestationis (Bull. méd., 1892, p. 1179). — Hardy (A.), Traité des mal. de la peau, Paris, 1886. — Hebra, Traité des mal. de la peau, trad. Doyon, Paris, 172. — Jeannin, Observations

pour servir à l'histoire du masque des femmes enceintes (Gaz. hebdomad.,
1868, p 738). — KAPOSI, Mal. de la peau, Paris, 1891. — KLEIN, Hochgradiger
aus drei Monate dauernder Pemphigus bei einer Schwangeren (Monatssch.
f. Geb., 1868, Bd. XXXII, p. 395). — MAC LANE, Extraordinary pigmentation of
the skin in pregnancy (Americ. Journ. of Obst., 1878, vol. XI, p. 792). —
LIVEING, Clinical remarks on a case of Herpes gestationis (The Lancet, 1878,
vol. I, p. 783). — MARET, Ueber die Impetigo herpet. Hebra's, Inaug. Dissert.,
Strasbourg, 1887. — OSWALD, A peculiar skin Eruption during pregnancy
(The Lancet, 1882, vol. XXX, p. 951). — PARROT, Note sur la nature de certains cas de masque, etc. (Gaz. hebd., 1869, p. 116). — RADCLIFF, Urticaria as a
cause of miscarriage (Medical News, 30 avril 1884). — J. RENAUT, art. Dermatoses, du Dictionn. encycl. — VRAIN, La Menstruation et la Grossesse dans
leurs rapports avec quelques manifestations cutanées diathésiques, thèse,
Paris, 1878. — WOOD, A case of post partum Pemphigus (The Lancet, 1888,
t. I, p. 468).

La peau subit des altérations spéciales sous l'influence de la grossesse, elle présente un certain degré de turgescence qui se traduit
souvent par une modification des traits du visage dont les lignes
sont plus arrondies ; les extrémités s'œdématient facilement, non
seulement les pieds et les jambes, mais encore les mains et les
doigts, les doigts surtout qui sont gonflés et se trouvent comprimés
par les bagues et les anneaux. Des dépôts pigmentaires apparaissent
sur la ligne blanche de l'abdomen, autour de l'ombilic, sur l'aréole
du mamelon et sur le visage.

Il se produit un éréthisme nerveux qui dilate les vaisseaux
cutanés et fait paraître plus manifestes les nævus et les tumeurs érectiles, qui surexcite les fonctions glandulaires et favorise de cette
façon les éruptions cutanées. Le pannicule graisseux augmente dans
la région du bassin, au niveau des fesses et des cuisses surtout ;
par contre le visage s'amaigrit, surtout à l'approche de la délivrance.

Plusieurs de ces modifications, comme les troubles vasculaires,
nerveux et glandulaires, apparaissent parfois à l'occasion de la
menstruation, mais ils restent atténués et passagers, tandis que
pendant la grossesse, leur durée plus longue permet de réaliser des
lésions inflammatoires plus tenaces et plus manifestes.

Les rapport que peuvent avoir entre elles la menstruation, la
grossesse et les éruptions cutanées, ont été signalés depuis longtemps par les médecins ; Hébra est un de ceux qui les ont le mieux
étudiées. « Il y a différents processus physiologiques, dit-il, comme
la menstruation, la grossesse, qui se traduisent sur la peau par
différents symptômes : malheureusement nous avons très rarement
l'occasion de constater la liaison réelle qui existe entre les maladies internes et les lésions cutanées ; nous voyons seulement
qu'elles surviennent en même temps, qu'elles sont intimement liées

entre elles, et enfin qu'elles réagissent mutuellement les unes sur les autres. »

Les diverses parties constituantes de l'ectoderme peuvent être atteintes pendant la grossesse et l'on peut observer alors la plupart des maladies de la peau. Dans l'étude présente nous nous bornerons à celles qui, par leur fréquence ou leur physionomie, semblent commandées plus nettement par l'état de gestation, et, sans nous faire illusion sur ce qu'une pareille classification peut avoir d'artificiel, nous décrirons successivement :

Parmi les dystrophies, le *chloasma ;*

Parmi les névroses, le *prurit ;*

Parmi les troubles vasculaires, l'*œdème ;*

Parmi les inflammations, l'*herpes gestationis*, l'*impétigo herpétiforme*, l'*eczéma*, l'*acné*, le *psoriasis*, l'*urticaire*, le *pemphigus ;*

Parmi les parasites, le *pityriasis versicolor.*

Nous avons étudié également le *purpura* dans un paragraphe spécial, et, si nous l'avons joint aux différentes maladies de la peau, c'est que, dans les traités classiques, il est classé et décrit parmi les dermatoses. Nous tenons cependant à déclarer que le purpura doit être considéré, la plupart du temps, comme une maladie infectieuse, au même titre que l'érysipèle et les fièvres éruptives.

§ 1. Éphélides ou Chloasma.

Le terme d'*éphélide* signifie tache produite par le soleil ; c'est un terme générique pour désigner le *lentigo* ou taches de rousseur, dans la production desquelles le soleil n'a aucune part, le *hâle* ou coloration brune des parties découvertes, et aussi le *chloasma* ou masque utérin, masque des femmes enceintes, ou encore taches hépatiques, en raison de leur analogie de couleur avec celle du foie.

Le chloasma n'est même point spécial à la grossesse, il peut se développer chez les femmes vierges ou stériles ; il accompagne souvent les troubles de la menstruation, l'aménorrhée, la dysménorrhée, les tumeurs ovariques, les néoplasmes de l'utérus ; mais c'est surtout pendant la gestation qu'on a l'occasion de le rencontrer, et, dans les pages qui vont suivre, nous n'avons à nous occuper que de cette dernière forme de mélanodermie.

Le chloasma est constitué par des taches à contours irréguliers, à bords assez nets, qui siègent de préférence au visage, sur le front, les tempes, les parties externes des joues ; elles s'étendent parfois sur le nez, le menton, mais ne dépassent jamais la racine des cheveux. Ces macules existent aussi, chez les femmes grosses, sur l'aréole du mamelon et la ligne blanche de l'abdomen. Dans quelques cas très rares, la diffusion est plus générale : ainsi, dans celui qu'a rapporté Mac Lane, la pigmentation s'étendait à toute la surface du corps, si bien que la malade qui en était porteur n'osait sortir de chez elle de peur de se faire remarquer.

La teinte des taches cutanées est variable, elle va du jaune clair au brun foncé. La mélanodermie ne provoque ni prurit, ni rougeur, ni desquamation et ne produit aucune saillie de la peau qui partout conserve son état lisse habituel. Elle n'apparaît guère que vers le quatrième ou le cinquième mois et disparaît en général après l'accouchement ; les taches commencent à s'effacer avec le retour des couches, c'est-à-dire vers la cinquième ou la sixième semaine du post partum et leur disparition est complète en quinze à vingt jours.

Chez les femmes qui nourrissent, le masque persiste beaucoup plus longtemps, pendant douze à quinze mois, à condition que le retour des règles ne se produise pas ; il disparaît plus rapidement lorsque la menstruation revient pendant la lactation (Jeannin).

L'origine de cette pigmentation de la face est encore obscure ; on a invoqué l'action des rayons solaires, parce que le rebord des macules s'arrête juste à la racine des cheveux ; cette explication est douteuse pour l'aréole et la ligne blanche abdominale. On ne peut douter que la pigmentation ne soit sous la dépendance du système nerveux ; Parrot a fait remarquer que le masque s'observait, en dehors de la grossesse, chez les femmes névropathes et hystériques, il a rappelé que certaines colorations spéciales de la peau, comme la négritie accidentelle, sont infiniment moins rares chez la femme que chez l'homme, sans doute en raison de la fréquence plus grande des troubles du système nerveux chez la première.

Quoi qu'il en soit, cette affection est le résultat des troubles survenus dans la répartition du pigment normal qui s'accumule, au niveau des plaques, dans les cellules profondes du corps muqueux de Malpighi et disparaît dans les parties avoisinantes. « Dans certaines macules dyschroniques, telles que les masques de la grossesse, fait remarquer J. Renaut, cette juxtaposition de taches fauves de pigmentation et des aires décolorées s'observe à peu près régulièrement. »

Traitement. — Cette localisation du pigment explique quelle doit être l'indication thérapeutique. L'indication essentielle, dit Kaposi, est de détruire les couches profondes du réseau muqueux où se trouve déposé le pigment. Il conseille dans ce but l'acide chlorhydrique ou acétique, le borax, la potasse, la soude (savon), la teinture d'iode, les pâtes sulfureuses et surtout le sublimé.

Si l'on veut agir rapidement, on recouvre la face de petits morceaux de toile, et, pendant que la malade est couchée horizontalement, on humecte les linges avec la solution suivante :

Sublimé . . . . 5o centigrammes
Eau distillée ou alcool . . . . . 5o grammes

On maintient les compresses mouillées pendant quatre heures. Cette solution concentrée est fort irritante ; aussi se produit-il, à la suite, de la cuisson, de la rougeur, puis de la vésication ; l'épiderme se soulève en une phlyctène que l'on perce à l'un de ses bords et qui s'affaisse immédiatement. On panse la surface vésiquée avec une poudre inerte, et, au bout de huit jours, la croûte épidermique tombe et laisse à nu une peau nouvelle, blanche et sans pigmentation.

Ce procédé de Kaposi est un peu douloureux, et dans l'application sur le visage, sur le front plus particulièrement, de compresses imbibées d'une solution aussi concentrée de sublimé, on risque d'atteindre les yeux.

Un moyen plus anodin a été conseillé par Brocq ; il consiste dans des frictions avec une solution de sublimé au cinq centièmes et même au trois centièmes, puis dans l'application, pendant la nuit, de l'emplâtre de Vigo. On enlève cet emplâtre le lendemain, et, pour en faire disparaître les derniers vestiges, il suffit de frotter avec du cold-cream, du cérat ou du beurre frais. Si la rougeur des téguments est trop forte, on applique pendant le jour un peu de pommade à l'oxyde de zinc et au sous-nitrate de bismuth, ou bien un fard à base de kaolin :

Kaolin . . . . 4 grammes
Vaseline. . . . . 1o —
Glycérine . . . . 4 —
Carbonate de magnésie . . . . ⎫
Oxyde de zinc . . . . ⎭ aa 2 grammes

J'ai employé, pour ma part, ce moyen à différentes reprises et j'ai toujours réussi à faire disparaître le masque de la grossesse assez rapidement.

Comme variantes, on peut employer une des formules suivantes dont la partie active est toujours constituée par le sublimé.

Voici le mélange conseillé par Hardy :

Eau distillée . . . . 25o grammes
Sublimé . . . . 1 gramme
Sulfate de zinc. . . . . ⎫
Acétate de plomb. . . . . . . ⎭ aa 2 grammes
Alcool . . . . q. s.

M. s. a.

Agiter avant de s'en servir.

Bulkley fait trois fois par jour une lotion avec :

Sublimé corrosif	3o centigrammes
Acide acétique dilué	7 grammes
Borax	2 —
Eau de roses	120 —

M. s. a.

On peut citer encore d'autres formules :

Emulsion d'amandes	100 grammes
Teinture de benjoin	5 —
Sublimé	5 centigrammes

Ou bien :

Bichlorure de mercure	} aa 15 à 3o centigrammes
Chlorhydrate d'ammoniaque	}
Emulsion d'amandes	120 à 13o grammes

Ou encore :

Précipité blanc	} aa 2 à 5 grammes
Sous-nitrate de bismuth	}
Axonge	3o grammes
Lanoline	20 —

L'eau cosmétique orientale est composée de :

Eau distillée	6 litres
Sublimé	35 grammes
Blanc d'œuf	n° 24
Suc de citron	n° 8
Sucre blanc	3oo grammes

La formule allemande d'Unna est la suivante : Placer pendant la nuit l'emplâtre de Vigo ; le lendemain frictionner avec l'eau de Cologne pour enlever les parties grasses et étaler ensuite avec un pinceau sur les parties malades, le mélange suivant :

Oxyde de bismuth	2 grammes
Amidon	2 —
Craie	4 —
Onguent de glycérine	10 —
Eau de roses	90 —

M. s. a.

Contre l'irritation trop vive des téguments par la solution mercurielle, on peut employer la poudre cosmétique suivante :

> Sous-carbonate de bismuth. . . . 10 grammes
> . Talc de Venise pulvérisé 20   —
> Sulfate de baryte précipité . . . 3o   —
> Huile de roses . . . . II gouttes
> (Kaposi).

Ou la pommade cosmétique :

> Chlorure de bismuth précipité. . . 5 grammes
> Sulfate de baryte précipité 10   —
> Cire blanche 3   —
> Huile d'amandes 7   —
> (Kaposi).

On a conseillé encore les lotions avec de l'eau oxygénée ou le lait
virginal, les applications de fard à bases d'essences d'amandes
amères et d'acide salicylique :

> Huile de ricin . . . . 3o grammes
> Cire blanche . . . . ⎫
> Paraffine . . . . ⎬ aa 5 grammes
> Spermaceti . . . . ⎭
> Acide salicylique 2   —
> Essence d'amandes amères . . . , V gouttes
> Appliquer chaque soir.

Neumann et Braun ont employé dans le même but l'acide chryso-
phanique :

> Acide chrysophanique . . . . . . 1 gramme
> Axonge . . . . 4o grammes

On savonne les taches et on fait une onction légère, tous les deux
jours, pendant dix jours.

Cette pommade est très irritante et parfois assez douloureuse ; elle
a l'inconvénient de modifier la teinte des téguments, aussi lui préfé-
rons-nous les solutions de sublimé.

Le traitement des taches pigmentaires ne doit jamais être entrepris pendant la grossesse; en dehors de la douleur et du gonflement
qui en résultent, les récidives seraient à peu près certaines ; en
outre, on peut toujours en espérer la disparition à la suite de l'accouchement. On ne cherchera à les supprimer que trois semaines à un
mois après la délivrance, parce qu'il est à craindre, à ce moment, que
la guérison spontanée ne soit problématique.

§ 2. **Prurit généralisé**

Le prurit est cette névrose du tégument caractérisée par des démangeaisons survenant spontanément, sans éruption cutanée, sans cause extérieure.

C'est une affection particulièrement pénible qui se localise assez souvent au niveau de la vulve, peut atteindre une étendue plus ou moins grande de la peau et parfois se généralise à la surface cutanée tout entière. Les démangeaisons surviennent sous forme d'accès, se répétant plusieurs fois, le jour et la nuit; elles sont provoquées par la chaleur du lit, les mouvements violents, les émotions morales ou inversement par un repos forcé. Chez les six malades que j'ai vues atteintes de cette névrose au courant de la grossesse, il m'a semblé que le retour des accès était surtout fréquent à la période qui correspondait à l'époque menstruelle.

Le prurit atteint indifféremment les primipares et les multipares, et, parmi ces dernières, il en est qui étaient restées indemnes pendant une première gestation, tandis que, chez d'autres, le retour de la fécondation amène invariablement l'apparition des accès prurigineux. Plusieurs d'entre elles ont un tempérament nerveux, quelques-unes mêmes sont nettement hystériques, ou bien elles ont présenté, dans leurs antécédents, de la migraine, du rhumatisme. La peau fonctionne en général assez facilement et chez plusieurs d'entre elles les sueurs étaient abondantes. La période de l'acmé et les saisons ne m'ont pas semblé avoir la moindre influence.

La sensation douloureuse débute souvent en un point variable, ce n'est tout d'abord qu'un chatouillement qui augmente rapidement d'intensité et devient bientôt une souffrance intolérable. Le besoin de se gratter est impérieux, souvent les ongles ne suffisent pas et les malades se servent d'un linge ou d'une brosse. Au début, le grattage augmente les démangeaisons et fait pousser de l'urticaire, puis quand la peau est excoriée, déchirée, il survient une sensation de soulagement physique et moral.

Chez toutes les femmes enceintes atteintes de cette névrose, il est de règle que le séjour au lit provoque le retour des démangeaisons; aussi les nuits sont-elles particulièrement pénibles, le sommeil est irrégulier, incomplet.

La peau est saine cependant, les seules lésions observées sont celles qui résultent du grattage et qui apparaissent sous forme de rayures, d'érosions disposées irrégulièrement. On a signalé chez quelques femmes un état rugueux de la peau, de la sécheresse des téguments; c'est l'inverse que j'ai observé chez la plupart de mes malades.

L'apparition du prurit est quelqufois hâtive et survient dès les premiers mois de la gestation, puis le symptôme augmente à mesure qu'on approche de la délivrance ; d'autres fois c'est une manifestation des derniers mois seulement. Je n'ai jamais observé qu'il pût avoir le moindre retentissement sur la marche et la durée de la grossesse. Cazeaux cite cependant le fait suivant : « Maslieurat-Lagemart a publié l'observation fort curieuse d'une dame qui, dans huit grossesses successives, éprouva des démangeaisons assez fortes pour déterminer des accouchements prématurés. Ces démangeaisons, qui quatre fois ont débuté au sixième mois, deux fois à huit mois et demi, deux fois dans le septième, se manifestaient presque instantanément sur toute l'étendue de la peau ; les jambes, les cuisses, les parties génitales, tout le tronc, le cou, la face, le cuir chevelu, rien n'y fut soustrait, si ce n'est la paume des mains qu'elles envahirent plus tard. Elles avaient une intensité telle, que la pauvre malade exerçait des frottements assez forts pour déchirer la peau. A peine accouchée, elle n'en ressentit plus la moindre atteinte. Pendant toute leur durée, la peau conserva sa transparence, sa couleur et sa blancheur naturelles. »

Il est de règle, en effet, que l'accouchement mette un terme rapide aux accès de démangeaison, c'est ce que j'ai observé chez mes six malades ; mais il est rare, fort heureusement, que le prurit atteigne une intensité aussi forte et amène l'interruption de la grossesse ; il se traduit le plus souvent comme un simple malaise qui en raison de sa persistance, de l'insomnie qui en résulte, exige un traitement.

TRAITEMENT. — Chez les femmes enceintes, la cause du prurit est uniquement l'état de grossesse, aussi est-il impossible de s'attaquer à la cause même, la médication ne peut être que symptomatique.

On surveillera le régime, et on défendra les mets épicés et excitants, le café, le thé, les liqueurs, la charcuterie, le poisson, les crustacés, les conserves, le gibier, les tomates, l'oseille, les asperges, les choux, les choux-fleurs, le fromage fermenté, les fraises, etc. L'alimentation doit consister seulement en œufs, laitage, potages maigres, viandes blanches, légumes verts cuits, compotes de fruits, fromages frais, et, comme boisson, on se bornera à du vin rouge coupé d'eau de Vals ou de Pougues. On évitera la constipation avec soin.

Comme traitement interne, on ne peut guère recommander que l'administration de la valériane à la dose de 1 à 2 grammes par jour, sous forme de bols pris au moment des repas. S'il y a de l'intolérance de l'estomac, on fera pénétrer ce médicament en lavements ou en suppositoires.

L'acide phénique à l'intérieur est recommandé par Besnier et Doyon sous forme de pilules de 3 à 10 centigrammes avec magnésie décarbonatée ou extrait de valériane, en quantité suffisante. Ces pilules sont prises, une ou deux, *à la fin* des repas ou après avoir ingéré du lait ou un liquide. On ne doit pas oublier que l'acide phénique a une action néfaste sur le rein, aussi sera-t-il nécessaire, chez les femmes enceintes, de surveiller avec soin l'état des urines et de supprimer le médicament dès l'apparition de l'albumine.

On doit être sobre de médicaments dits analgésiques, comme l'opium, le chloral, le bromure de potassium parce qu'à eux seuls ils peuvent provoquer le prurit chez les individus prédisposés.

Le traitement externe est le plus important, il consistera en bains, en lotions, en applications topiques.

En premier lieu, on peut citer les grands bains tièdes qui, pour être efficaces, doivent être prolongés pendant plusieurs heures. Les meilleurs sont les bains d'amidon ou de tilleul, ceux qui sont additionnés de sublimé ou de vinaigre. Les bains alcalins ou sulfureux, si banalement conseillés, sont à rejeter en raison de leur action irritante sur la peau.

L'hydrothérapie hypothermale est d'une efficacité douteuse ; il est préférable de s'adresser aux douches en pluie tempérées, à l'enveloppement généralisé avec des infusions ou décoctions émollientes ; Besnier et Doyon se servent habituellement d'eau bouillie additionnée de 5 pour 100 de glycérine. Les enveloppements se font avec des solutions tièdes.

Les lotions seront plutôt chaudes ; on utilisera, sous cette forme, des médicaments variés. Par litre d'eau, on met : bromure de potassium, 10 à 50 grammes ; chloral, 5 à 25 grammes ; bichlorure de mercure, 1 gramme ; sulfate de cuivre, 1 à 5 grammes; cyanure de potassium au cinq centième ; on peut employer aussi les décoctions de feuille de coca, de belladone, de jusquiame, d'aconit, de tabac (1 à 5 grammes par litre) :

Feuilles de belladone.	} aa 7 grammes
Jusquiame	
Aconit	1gr,80
Acide acétique.	30 grammes
Eau	350 —

On peut essayer aussi des lotions phéniquées au deux centième ou au centième ; on mettra dans un verre d'une décoction émolliente de pavot, guimauve ou camomille, de deux à quatre cuillers à soupe de la solution suivante :

Acide phénique	25 grammes
Glycérine neutre pure	100 —
Eau distillée	400 —
Essence de thym	*q. s.* pour aromatiser

L'action du menthol a été utilisée dans le même but, sous forme
de pommade :

<pre>
Oxyde de zinc . . . . |
Poudre d'amidon . . . . | aa 25 grammes
Menthol . . . .   0,50 à 3 grammes
Vaseline . . . .   50 grammes
                    M. s. a.
</pre>

ou sous forme de mélange pulvérulent :

<pre>
Oxyde de zinc . . . . |
Sous-nitrate de bismuth. . . . . | aa 10 grammes
Menthol . . . .   1 à 3 grammes
Poudre d'amidon . . . .   30 grammes
</pre>

Lorsqu'on pratique des lotions, on saupoudre, à la suite, les parties avec les poudres inertes que nous venons d'indiquer. Besnier
recommande dans ce but, le mélange suivant :

<pre>
Salicylate de bismuth . . . . .   10 grammes
Poudre d'amidon   90   —
</pre>

Ces poudres sont appliquées avec une petite houppe ou avec la
face palmaire des deux mains, il est recommandé d'en garnir les
surfaces malades en frictionnant doucement.

Parmi les pommades, la préparation de beaucoup la meilleure,
d'après Brocq, paraît être l'acide phénique combiné ou non avec
l'acide cyanhydrique ; on l'incorpore à la vaseline ou l'axonge fraîche à la dose de 1 pour 60, 50, 40 et même 30 d'excipient, on par-
fume avec un peu d'essence de thym ou de menthe. On fait deux
onctions, matin et soir, sur les parties malades avec cette pommade
dont on enlève l'excès avec un linge fin et on saupoudre avec de
l'amidon pulvérisé.

§ 3. Œdème.

L'infiltration du tissu cellulaire sous-cutané et de la peau s'observe parfois pendant la grossesse en dehors de toute albuminurie, en l'absence de toute maladie du cœur ; cet œdème siège
à peu près exclusivement sur les membres inférieurs, mais il peut
s'étendre à la paroi abdominale, aux membres supérieurs, à la face,
et exceptionnellement aux cavités séreuses.

Les causes de cette infiltration sont de deux sortes : les unes générales, les autres locales. Les causes générales sont les modifications que subit le sang, chez certaines femmes, sous l'influence de la gestation. L'appauvrissement par diminution des globules rouges et des matériaux solides est loin d'être la règle, comme on l'a cru pendant longtemps. Nous savons au contraire que, dans la majorité des cas, il existe une pléthore vraie avec augmentation du nombre des globules rouges et de leur valeur colorante. Chez d'autres femmes, au contraire, il se produit une anémie véritable, une sorte de ralentissement dans le processus de sanguinification, c'est la chlorose gravidique, qui détermine une infiltration du tégument, comme la chlorose véritable. Les faits de cette sorte constituent la minorité, aussi, ne s'étonnera-t-on pas que l'œdème simple et les suffusions séreuses soient un accident relativement rare de la grossesse. C'est surtout chez les primipares très jeunes ou bien âgées, chez les femmes qui supportent des fatigues et des privations qu'on les observe de préférence.

Les causes locales ont une influence non moins grande. L'obstacle qu'oppose l'utérus gravide à la circulation en retour explique la prédominance de l'œdème du côté des membres inférieurs, son apparition dans les parties les plus déclives, sa diminution par le repos horizontal et sa disparition rapide après l'accouchement. L'action de l'utérus gravide est rendue manifeste par la fréquence plus grande du symptôme, chez les femmes atteintes de tumeurs pelviennes, d'hydramnios, et surtout chez celles qui présentent des grossesses multiples.

L'œdème simple n'apparaît guère qu'à partir du septième mois; lorsqu'il est précoce et qu'il survient pendant la première moitié de la grossesse, il doit donner l'éveil et faire songer à une lésion des reins ou du cœur, des reins surtout. Le début est insensible, il se produit une légère infiltration au pourtour des chevilles, qui gêne quelque peu la marche et disparaît par le repos de la nuit; puis l'œdème augmente, il s'étend à la jambe, à la cuisse, aux parties génitales qui se tuméfient, enfin à la paroi abdominale ; sa propagation aux membres supérieurs, à la face, aux cavités séreuses est réellement exceptionnelle, je ne l'ai jamais observée pour ma part. L'anasarque véritable est assurément beaucoup plus rare que ne l'ont admis Devillers et Regnauld. Lorsque l'œdème se généralise à ce point, il existe sûrement une maladie des reins, parfois latente, en ce sens que l'albuminurie peut manquer, au moins transitoirement, la néphrite chronique ne se traduisant pas toujours par la présence de l'albuminurie dans les urines.

L'aspect des membres inférieurs atteints d'œdème n'est pas toujours le même, la sérosité peut n'occuper que le tissu cellulaire sous-cutané et la peau conserve son aspect habituel; d'autres fois le derme est envahi, la surface cutanée devient lisse, tendue, elle présente une pâleur spéciale.

Les symptômes ressentis par les malades varient en général avec l'étendue plus ou moins grande de l'infiltration. Dans les cas légers les sensations sont nulles, les femmes éprouvent tout au plus un peu de gêne, il leur semble que leurs bottines sont trop étroites.

Dans les formes plus accentuées, il survient des douleurs véritables sous forme de tension, de brûlures, d'élancement; à la compression des veines, s'ajoute celle des nerfs du bassin. Le gonflement des cuisses et des lèvres joint à la pesanteur des membres inférieurs gêne considérablement la marche et la station debout ; quelques femmes doivent passer étendues la dernière période de leur grossesse.

En raison de la vitalité amoindrie de la peau, il se développe facilement de l'érythème, de l'eczéma ; la furonculose est également fréquente au niveau des parties infiltrées.

Tous ces symptômes disparaissent rapidement après l'accouchement, et, dès les premiers jours des couches, la peau reprend sa souplesse et son aspect normal, les éruptions cutanées, les furoncles cèdent en même temps. Lorsque l'œdème a eu quelque importance. il se produit une polyurie assez nette au moment de sa disparition.

Le diagnostic est généralement facile, l'absence de lésions cardiaques, l'intégrité des urines permettent de rapporter l'œdème à sa véritable cause, l'hydrémie qui trouble certaines grossesses. Mais, pour pouvoir écarter toute lésion des reins, on ne devra pas se contenter d'une seule analyse, il faudra examiner les urines de la soirée plutôt que celles du matin, comme on le fait d'ordinaire ; lorsque l'albuminurie est peu marquée, elle n'apparaît généralement qu'après les repas. Il faudra aussi répéter les examens, car il est des femmes qui ne présentent tout d'abord que de l'œdème simple, les urines semblent normales, mais bientôt deviennent albumineuses. La transformation d'un œdème simple en un œdème brightique s'explique facilement, si l'on songe que la même cause qui détermine le premier, c'est-à-dire la compression des veines par l'utérus gravide, peut provoquer aussi le second en gênant l'écoulement de l'urine par l'uretère.

Le pronostic ne présente aucune gravité tant que l'œdème reste simple et qu'il se localise au niveau des membres inférieurs ; c'est une cause de gêne plutôt que de souffrance, sauf dans les cas où la peau est facilement distendue, qu'elle devient le siège d'érythème et de furoncles. Lorsque l'infiltration atteint les organes génitaux et le périnée, on peut craindre des déchirures au moment de l'accouchement; la turgescence des tissus empêche la dilatation nécessaire au passage des parties fœtales, leur texture est modifiée, leur souplesse amoindrie.

TRAITEMENT. — Il n'y a guère à compter sur la médication tonique et sur les ferrugineux pour modifier l'état du sang ; je crois, avec Tarnier, qu'il est préférable de recourir aux diurétiques, à l'emploi du lait plus particulièrement.

On conseillera le repos horizontal qui est utile surtout dans les débuts ; lorsque l'œdème persiste et s'accroît, on se bornera à comprimer avec une bande roulée les parties infiltrées, de la pointe des pieds à la région de la cuisse. Les scarifications et les mouchetures doivent être rejetées, ce sont des voies ouvertes à l'érysipèle et à la lymphangite ; dans les cas extrêmes, on pourra tout au plus employer les tubes de Southey, parce que leur application est à la fois plus efficace et mieux compatible avec la pratique de l'antisepsie.

Du côté de la vulve et du périnée, on observera les soins ordinaires de propreté et on se gardera de toute aggression tant que durera la grossesse ; les mouchetures et les scarifications y sont particulièrement dangereuses, l'urine qui s'écoule dans le voisinage immédiat, de même que les nombreux saprophytes du vagin sont des causes incessantes de contamination pour les entailles de la peau, si petites soient-elles ; on a observé l'érysipèle, la gangrène, à la suite de ces mouchetures, et même l'avortement comme conséquence éloignée.

Pendant le travail seulement, il est permis de chercher à diminuer l'œdème et la turgescence des grandes lèvres par des scarifications, afin d'éviter une déchirure au moment du passage de l'enfant, mais en se conformant aux pratiques de l'asepsie : on lavera la surface cutanée avec de l'alcool ou de l'éther, puis avec une solution de sublimé, la lancette sera lavée à l'alcool, et flambée ; les mouchetures ne seront ni trop étendues, ni trop rapprochées et, après l'accouchement, toutes les solutions de continuité doivent être lavées de nouveau avec la solution antiseptique, puis saupoudrées d'iodoforme et recouvertes de coton hydrophile.

§ 4. Herpes gestationis.

Le nom d'*herpes gestationis* a été donné, en 1872, par Milton, à une affection rare de la peau qui survient pendant la grossesse, plus rarement après l'accouchement ; cette dermatose a été appelée par d'autres auteurs *hydroa gestationis, erythema gestationis*, et Brocq a proposé de la qualifier du nom de « dermatite polymorphe prurigineuse récidivante de la grossesse ». Cette dénomination trop longue, trop chargée d'adjectifs, a cependant l'avantage de spécifier le mal par son caractère constitutif.

C'est en effet une dermatite essentiellement polymorphe ; elle est constituée par des plaques érythémateuses, isolées ou en nappes, petites ou larges, sur lesquelles apparaissent des papules, des vésicules isolées ou agminées, des bulles, des pustules, des croûtes ; « polymorphe au suprême degré, fait remarquer Fournier, cette éruption semble un musée où se trouvent réunies toutes les espèces dermatologiques. » Mais son caractère prédominant est d'être vésico-bulleux, aussi comprend-on qu'elle ait été séparée du groupe confus des éruptions pemphigoïdes. Les bulles, qui ne manquent jamais, ont toutes les formes et toutes les dimensions, elles varient de la grosseur d'un pois à celle d'un grain de cassis, d'une olive, d'une cerise.

Cette éruption est aussi prurigineuse, elle détermine des sensations de démangeaison, de picotement, de cuisson assez supportables, mais qui s'exaspèrent sous forme d'accès intermittents. Enfin, chez certaines femmes, elle récidive après chaque fécondation avec une ténacité toute particulière.

L'*herpes gestationis* survient à une période variable de la grossesse, quelquefois hâtivement, de la troisième à la quatrième semaine, ou bien à une époque avancée, au septième ou au huitième mois ; le plus ordinairement, le début se produit au troisième ou au quatrième mois (Fournier). Il s'annonce par des sensations pénibles de prurit, de cuisson dans les points qui vont être envahis ; il y a un peu de réaction générale, des frissons, de la fièvre, des sueurs, puis bientôt apparaît l'éruption. Celle-ci se localise tout d'abord vers les membres supérieurs, l'avant-bras ou la main, plus rarement le membre inférieur, et exceptionnellement le tronc ; elle se caractérise par des placards érythémateux à contours irréguliers, disséminés, séparés par des intervalles de peau saine et qui finissent par se rejoindre. Sur le fond rouge, on voit pointer des vésicules irrégulières, des bulles phlycténoïdes d'aspect et de dimension variables ; puis, au bout d'un certain temps, il se produit des croûtes, des squames épidermiques, en même temps qu'il survient dans le voisinage des poussées nouvelles, de sorte qu'à un moment donné il existe des variétés dermatologiques à différents degrés d'évolution. C'est un des caractères de l'*herpes gestationis* de procéder par à-coups, par bonds successifs, mais rarement il se généralise à toute la surface du corps, il revient de préférence dans les points qui ont été primitivement atteints, c'est-à-dire vers les membres supérieurs, sur toute leur étendue, les membres inférieurs au niveau du pied et de la jambe, il ne couvre que rarement la tête et très exceptionnellement les muqueuses (bouche, vagin).

Lorsque les croûtes tombent, la peau sous-jacente présente pendant quelque temps une teinte bleu foncé.

Chaque poussée ne dure en moyenne que quinze à vingt jours, et cependant la maladie persiste avec une ténacité désespérante et résiste à toutes les méthodes de traitement ; elle s'entretient jusqu'à la fin de la grossesse par des poussées successives.

Si l'*herpes gestationis* revêt habituellement le type mixte, c'est-à-dire l'association en proportion variable d'éléments dermatologiques divers, il présente aussi des variétés dans lesquelles un seul de ces éléments semble prédominant. Le professeur Fournier mentionne quatre variétés distinctes : le type *érythémateux*, le type *vésiculeux*, le type *bulleux* et le type *syphiloïde*, selon que les placards érythémateux, les poussées vésiculeuses ou les bulles constituent la forme prépondérante ou exclusive de l'éruption.

Lorsqu'elle est constituée, l'éruption réagit à peine sur l'état général, l'appétit est conservé, la nutrition reste bonne, les symptômes prurigineux seuls produisent de l'agacement, de l'insomnie, un certain degré d'amaigrissement et de faiblesse.

La durée de la maladie est essentiellement liée à la durée de la gestation ; quand approche la délivrance, il semble y avoir une sorte d'accalmie dans les efflorescences cutanées ; mais, dès que la libération de l'utérus s'est produite, il y a une réviviscence, une poussée dernière qui dure, comme les précédentes, pendant quinze à vingt jours, mais qui ne se continue plus par l'adjonction de manifestations analogues, la maladie est terminée.

Les récidives sont fréquentes, mais elles ne se produisent qu'à l'occasion de conditions analogues, c'est-à-dire avec le retour d'une nouvelle grossesse. Milton a vu l'*herpes gestationis* se reproduire trois fois, au cours de la première, de la cinquième et de la huitième grossesse, Hardy a signalé le cas d'une femme qui fut enceinte sept fois et présenta l'éruption pendant les six premières grossesses. Wyndham, Cottle, Erasmus Wilson, Fournier ont observé également des récidives.

L'étiologie de cette maladie est absolument inconnue aujourd'hui, nous savons que la gravidité a une influence manifeste, on peut dire exclusive, sur le retour des poussées éruptives, mais nous ignorons le lien qui les réunit l'une à l'autre. Les femmes atteintes sont généralement bien portantes, sans tare d'aucune sorte et leur constitution ne paraît modifiée par aucune diathèse.

Quant à la nature même de l'affection, il est facile de voir que cette dermatose a la plus grande analogie avec la dermatite herpétiforme. C'est le mérite de Duhring d'avoir séparé cette dernière du groupe confus des éruptions bulleuses à forme chronique, de l'ancien groupe du pemphigus chronique, et d'avoir montré que ses

principaux caractères sont : une éruption essentiellement polymorphe constituée par des placards érythémateux, des poussées
vésiculeuses et surtout par des bulles de dimensions variables, des
sensations prurigineuses assez vives, l'intégrité à peu près absolue
de l'état général, des poussées successives et une durée fort longue
qui peut aller à vingt ans et au delà.

Nous retrouvons tous ces caractères dans l'*herpes gestationis*, à
l'exception de la durée qui est strictement limitée au cours d'une
grossesse, mais ce qui le différencie plus spécialement, c'est que la
dermatite herpétiforme semble disparaître lorsque la malade qui en
est atteinte devient grosse (Brocq) ; ce fait permet de placer à part
la dermatite herpétique de la grossesse et de la considérer comme
une affection spéciale en raison des liens qui la relient à la fécondation.

Le pronostic est relativement bénin, en ce sens que l'affection ne
met jamais en danger la vie des patientes, mais elle est une cause
d'agacements incessants, de douleurs périodiques qui gênent le
sommeil, troublent la nutrition et finissent par retentir sur le système nerveux ; la possibilité des récidives est aussi une condition
défavorable.

TRAITEMENT. — Le traitement n'a pas donné des résultats bien
satisfaisants ; on a tout essayé contre cette dermatose, les bains,
les laxatifs, le régime lacté, la quinine, l'arsenic, la belladone, le
chloral, etc. ; le sulfate de quinine et l'arséniate de soude, d'après
Fournier, ont paru seuls exercer quelque influence pour abréger la
durée morbide et encore les résultats obtenus sont-ils insuffisants et
passagers.

Le traitement local a donné lieu également à des tentatives
nombreuses et diverses ; il résulte de l'expérience qu'il est nécessaire
de varier les topiques d'après les étapes de l'affection. Au début,
dans la période aiguë et congestive, Fournier recommande l'emploi
de topiques gras : axonge fraîche, vaseline simple ou boriquée,
glycérolé d'amidon, liniment oléo-calcaire. On place par-dessus une
couche d'ouate que l'on fait tenir avec un bandage approprié.

Plus tard, quand les bulles crèvent, que les vésicules se dessèchent,
il est préférable d'user de pansement sec avec une poudre inerte :
amidon, bismuth, talc. On peut recourir aussi aux lotions qui calment
le prurit : acide phénique, sublimé, chloral, etc.

Enfin, de grands bains émollients (amidon, son, gélatine) com-
plètent l'ensemble de la médication.

§ 5. **Impétigo herpétiforme.**

Cette dermatose n'avait été observée primitivement que chez des femmes enceintes, elle avait apparu pendant les derniers mois de la grossesse et s'était généralement terminée par la mort ; mais les observations ultérieures de Kaposi, Schwartz, Heitzmann, du Mesnil, etc., ont montré que la coïncidence de l'impétigo herpétiforme avec la grossesse n'était pas absolue. C'est à l'Ecole de Vienne, Hebra-Kaposi, que nous devons la description de cette affection rare de la peau.

Ce qui caractérise essentiellement l'impétigo herpétiforme, c'est, d'après la description de Kaposi, l'apparition, dès le début, de petites pustules de la grosseur d'une tête d'épingle, remplies d'un contenu opaque, devenant plus tard jaune-verdâtre ; ces pustules ont de la tendance à se disposer par groupes ayant la dimension d'une pièce de cinquante centimes ; elles sont entourées d'une aréole rouge et reposent sur une base enflammée.

Les premières pustules se dessèchent, se recouvrent d'une croûte d'un brun sale et tout autour il se produit une nouvelle poussée de vésicules qui passent par les mêmes phases de suppuration et de croûte, si bien que peu à peu le noyau central s'élargit.

Cette marche progressive de la lésion finit par envahir de grandes surfaces de la peau, les foyers voisins en se réunissant forment de grands placards ayant tous la même constitution et la même origine.

Le début se produit de préférence vers le pli de l'aine, le nombril, les seins, le creux de l'aisselle ; au bout de trois ou quatre mois, la surface presque entière de la peau est envahie, le tégument est recouvert en totalité de croûtes ou dépouillé de son épiderme. A la chute des croûtes, le derme sous-jacent est rouge, sa surface est suintante comme dans l'eczéma, les papilles sont dénudées, mais il n'y a jamais d'ulcération.

Les muqueuses sont prises également, la surface de la langue, du palais, du voile du palais, la partie postérieure du pharynx présentent également des plaques circonscrites grises.

Les symptômes généraux sont constants dans cette dermatose, il y a une fièvre continue, avec exacerbation, au moment de chaque poussée nouvelle. La langue devient sèche, l'anorexie est absolue ; il survient des vomissements et du délire pendant la période terminale. La mort est la terminaison ordinaire de cette singulière affection, dix fois sur douze malades (Kaposi), soit qu'elle survienne dès la première attaque, ou à la suite d'une récidive, lors d'une grossesse ultérieure.

L'origine de cette dermatose n'est pas encore expliquée. Les uns pensent qu'on peut l'assimiler au pemphigus hystérique, au *pemphigus gestationis* et la considérer comme une dermatose d'origine réflexe ; pour d'autres, il s'agirait d'une maladie infectieuse, en raison de sa marche progressive, de la fièvre, de l'adynamie et de la terminaison fatale.

Cette affection est assez nette dans sa marche et ses allures ; elle se caractérise surtout par l'éruption de petites pustules sur une base enflammée avec tendance à la marche périphérique, à l'envahissement d'une grande étendue de la peau, par la réunion des foyers primitifs et isolés ; elle se distingue aussi par la fièvre, l'état général grave et la mort. A ce point de vue, elle est entièrement distincte de l'*herpes gestationis* de Duhring.

TRAITEMENT. — Localement on fera des applications émollientes, on usera des bains continus d'eau alcaline ou d'eau simple ; les meilleures pommades sont les pommades anodines ou phéniquées. A l'intérieur, on instituera un traitement tonique. Brocq est d'avis qu'il faut avant tout suivre un traitement énergique dans lequel la quinine doit jouer le principal rôle.

§ 6. Eczéma, Acné, Psoriasis, Urticaire, Pemphigus.

A côté des maladies cutanées que nous venons d'énumérer et qui sont spéciales à la grossesse, nous signalerons en quelques mots certaines dermatoses banales comme l'eczéma, l'acné, le psoriasis, l'urticaire, le pemphigus qui peuvent apparaître chez les femmes enceintes à titre de complications accidentelles.

Eczéma. — Le développement de l'eczéma peut se produire sous l'influence de la grossesse, il est certaines femmes qui sont averties de leur fécondation par le retour de cet exanthème. Les parties les plus fréquemment atteintes sont la région avoisinant les organes génitaux, les seins, les mains et les pieds. Chez une malade de Charpentier, primipare, l'eczéma se manifesta avec une intensité extrême. Il débuta par les oreilles et ne tarda pas à envahir la face qui, dès le deuxième mois de la grossesse, était entièrement prise ; du troisième au cinquième mois, l'éruption envahit successivement la poitrine, le ventre et, au sixième mois, les membres inférieurs ; à partir de ce moment la position de la malade fut particulièrement pénible, elle ne pouvait se tenir ni debout, ni assise, ni même couchée, ses souffrances étaient intolérables. Privée de sommeil, épuisée par la fièvre, elle ne tarda pas à faire une fausse couche et l'enfant, né vivant à sept mois, succomba au bout de quelques heures. Tout traitement avait échoué tant que dura la grossesse, mais l'eczéma disparut six semaines après l'accouchement. Dans une seconde grossesse, il n'y eut heureusement pas de récidive, et cette femme accoucha à terme d'un enfant vivant.

Il est à remarquer en effet que l'eczéma gravidique est particulièrement rebelle, la délivrance seule le fait disparaître, et, dans des cas aussi intenses que celui de Charpentier, il est permis de se demander si l'interruption de la grossesse n'est pas légitimée par l'intensité des douleurs et la gravité de l'éruption.

Acné rosacée. — J'ai observé un cas de cette dermatose qui revint régulièrement pendant trois grossesses consécutives chez une jeune femme albuminurique. Bulkley, Budin ont observé des faits analogues. L'éruption se produit autour de la bouche et sur le menton. Chez une femme observée par Barthélemy, le nez fut déformé par l'acné rosacée six fois sur sept grossesses.

La maladie présente, comme l'eczéma, une grande résistance au traitement tant que dure la gestation, puis elle disparaît assez vite après l'accouchement.

Psoriasis. — Quelques médecins américains, Bulkley, Henry ont vu des éruptions de psoriasis survenir régulièrement à chaque grossesse, chez plusieurs malades. Les taches caractéristiques ne se distinguaient en rien de ce qu'on observe habituellement, leur retour à chaque gestation leur donnait seul une physionomie particulière.

Urticaire. — Nous serons bref sur cette dermatose qui n'apparaît guère qu'à titre de récidive, chez les femmes grosses ou chez les accouchées. L'éruption est fugace, apparaît le soir, après le repas ; chez une malade de Radcliff elle provoqua l'avortement.

J'en ai observé un cas chez une primipare, atteinte d'anémie et d'hystérie convulsive qui était sujette à l'urticaire au printemps et en automne. La grossesse se passa sans éruption, mais, dès le troisième jour des couches, il se produisit une poussée abondante qui se généralisa et persista pendant sept à huit jours ; il n'y eut aucune élévation de température et les suites de couches furent normales.

Pemphigus. — Les formes ordinaires du pemphigus bulleux peuvent survenir également, au même titre que les éruptions précédentes ; mais, depuis qu'on a décrit à part l'*herpes gestationis* comme une dermatose spéciale, le groupe du pemphigus de la grossesse n'existe plus comme forme distincte.

Klein a observé une forme tenace du pemphigus revenant pendant deux grossesses successives ; Hebra a vu le même fait pendant trois grossesses : dans la première, l'éruption apparut au cinquième mois et disparut après l'accouchement ; dans la seconde, apparition au troisième mois et disparition un mois après les couches; enfin, dans la troisième, l'éruption se transforma en pemphigus chronique.

Chez d'autres femmes, l'efflorescence cutanée n'apparaît qu'après l'accouchement. Dans un cas de Croft, l'éruption survint régulièrement le quatrième jour des couches et à la suite de quatre accouchements consécutifs. Les bulles apparaissaient à un bras, puis s'étendaient bientôt à toute la surface du corps ; il n'y avait ni septicémie, ni élévation de température. La durée était de plusieurs semaines et jamais les muqueuses ne furent envahies. Cette femme se portait habituellement bien et n'avait jamais eu la syphilis. Wood a observé un cas analogue survenu le troisième jour du puerpérium ; les bulles s'étendirent sur les bras, les jambes, la poitrine, le dos, le visage et persistèrent pendant trois semaines.

Dans l'observation de Clarke, l'apparition du pemphigus survint également le quatrième jour des couches, sur les deux avant-bras; les bulles, d'abord minimes, s'agrandirent bientôt au point de prendre le volume d'une petite orange, elles s'étendirent au bras et sur les parties latérales du tronc. Pendant deux semaines, on vit, chaque jour, six à huit nouvelles bulles, tandis que les anciennes se desséchaient. L'état général resta bon, sauf un peu de malaise au début. L'enfant resta indemne de toute éruption de cette sorte.

A côté du pemphigus ordinaire, on peut voir apparaître, pendant la grossesse, le pemphigus hystérique, qui est caractérisé par des plaques rouges, arrondies ou ovalaires sur lesquelles se forment des vésicules de volume inégal, fugaces et ne laissant pas de cicatrices.

Quelle qu'en soit l'origine, le pemphigus puerpéral ne réclame guère que des soins de propreté, l'application de poudres inertes, de liniment oléo-calcaire ou de vaseline boriquée.

§ 7. **Pityriasis versicolor.**

De tous les parasites épidermicoles, le plus fréquemment observé chez les femmes grosses est assurément le champignon qui produit le *pityriasis versicolor*, le *microsporon furfur* découvert par Eichstedtd, en 1846. Ce champignon ne siège que dans les parties recouvertes par les vêtements; ses lieux d'élection sont la face antérieure du thorax, les épaules, le dos, les aisselles, très rarement la face ; jamais il n'atteint les pieds, ni les mains.

Au point de vue morphologique, le microsporon est formé de spores et de tubes. Les spores sont des éléments ronds, quelquefois discoïdes, ils comprennent un noyau réfringent, un protoplasma et une membrane enveloppante à double contour qui résiste aux réactifs colorants. Les tubes sont courts, plus ou moins ramifiés, avec une membrane enveloppante ; le cylindre intérieur qui a l'aspect granuleux est constitué, comme les spores, il se fragmente lui-même en sporules arrondies.

Ce parasite siège dans les couches cornées de la peau qu'il ne dépasse jamais, il forme des taches, des gouttelettes, des disques, des placards irréguliers, déchiquetés ; leur coloration est variable, comme le nom l'indique, c'est une teinte qui va du jaune-clair à la couleur foncée du pain d'épice. Ces taches forment des lamelles qui font une légère saillie au-dessus de la peau restée saine et qui tombent sous le coup d'ongle, par le grattage ou le frottement.

Les plaques du pityriasis ne donnent lieu qu'à une réaction légère, à une simple sensation de prurit ou de cuisson et même, chez les individus qui s'observent mal, elles passent généralement inaperçues. Leur saillie à la surface de la peau, la desquamation et le prurit dont elles sont le siège, les distinguent facilement des éphélides et du chloasma où la surface de la peau reste lisse, ne desquame pas et ne présente jamais de démangaisons.

Cette maladie est spéciale à l'âge moyen de la vie, elle atteint de préférence les arthritiques, les tuberculeux, en raison des sueurs profuses qu'ils présentent ; c'est pour une raison analogue qu'on le retrouve chez les femmes enceintes, comme la conséquence de la sécrétion exagérée des glandes sudoripares. Cette influence de la grossesse sur la végétation du microsporon est rendue manifeste par la rapide disparition du parasite après l'accouchement ou tout au moins par la facilité plus grande à guérir le pityriasis, sauf dans quelques cas où les récidives se produisent avec une ténacité particulière.

TRAITEMENT. — La guérison est généralement facile, non pas que les agents anti-parasitaires aient une action bien efficace sur la vitalité du champignon, mais parce qu'ils agissent sur les couches les plus superficielles de l'épiderme en les desquamant et les éliminant ; et comme la couche cornée sert de base d'implantation au parasite, il arrive qu'en les faisant disparaître on supprime en même temps ce dernier. Les moyens usuels sont les solutions de sublimé, le soufre, la potasse, la teinture d'iode ou simplement des agents physiques, comme le savon noir et la pierre ponce, en un mot, tous les corps capables d'exfolier l'épiderme.

§ 8. **Purpura.**

DOHRN, Ein Fall von Morbus maculosus Werlhofi übertragen von der Mutter auf die Frucht (Archiv f. Gynæk., 1874, Bd. VI, p. 486). — GRAZZINI, Porpora emorragica in donna gestante, etc. (Annali di Obstetr., 1886, p. 485) —

Hanot et Luzet, Note sur le purpura à streptocoque. Transmission de la mère à l'enfant (Arch. de méd. expér., 1890, p. 772). — Kezmarszki, Klinische Mittheilungen aus, etc., p. 178, Stuttgart, 1884. — Koplik, Discussion à l'American Pediatric Society (Bull. méd. 1890, p. 654). — Martin de Guimard, Du purpura hémorrag. primitif. Du purpura infectieux, thèse, Paris, 1888. — Mathieu, art. Purpura du Dictionn. encyclop. — J. Phillips, Pregnancy complicated by Purpura hæmorrhagica (Brit. med. Journ., 1886, vol. II, p. 920). — Puech, Du Purpura hemorrhagica étudié au point de vue de ses rapports avec la menstruation et la grossesse (Ann. de gynéc., 1881, t. II, p. 265).

On peut considérer le purpura comme la manifestation d'une maladie infectieuse, sauf dans les cas où l'exanthème est d'origine externe ou médicamenteuse. Depuis les formes les plus atténuées de la maladie de Werlohf, où l'atteinte de l'état général est nulle, où tout le syndrome morbide est localisé dans les macules de la peau, jusqu'aux formes extrêmes dans lesquelles la fièvre élevée, les troubles du système nerveux, l'adynamie indiquent nettement l'existence d'une infection généralisée grave, on trouve des cas intermédiaires qui montrent, par une gradation insensible, que tous reconnaissent une étiologie univoque, l'invasion du milieu intérieur par des agents virulents.

Si le purpura est toujours d'origine infectieuse, il faut admettre que la virulence des bactéries qui le provoquent présente des degrés très variables ; aussi, lorsque cet exanthème survient pendant la grossesse, les conséquences qui en résultent pour la mère et pour l'enfant sont très différentes les unes des autres.

L'étude du purpura pendant la gestation présente un double intérêt : il y a d'abord celui qui s'attache à toute maladie infectieuse survenant à cette période, en raison de la transmission possible à l'enfant de l'affection maternelle ; en second lieu, comme il a été démontré que, dans certains cas, l'agent du purpura pouvait être le streptocoque, il en résulte que, bien avant l'accouchement et en dehors de toute plaie utérine, il peut se développer une septicémie analogue à celle qui vient compliquer les suites de couches.

Les exemples de purpura survenu chez des femmes enceintes ont été publiés par Dohrn, Puech, Kezmarszki, Philipps, Grazzini, Hanot et Luzet ; ils se rapportent à des faits très variables comme allure clinique, et, si les uns ont été bénins, les autres ont présenté une gravité redoutable et leur terminaison a été fatale.

A la façon des autres maladies infectieuses, le purpura a une action marquée sur l'utérus, que l'organe soit à l'état de vacuité ou de gravidité.

A l'état de vacuité, le purpura peut, d'après Puech, supprimer l'écoulement menstruel et y suppléer par le retour périodique de ses manifestations ; il exagère dans d'autres cas l'écoulement menstruel

et provoque une ménorragie; enfin, il peut parfois créer de toutes
pièces une hémorragie utérine.

Pendant la grossesse, nous retrouvons les éventualités signalées
à propos de la pneumonie, de la variole, de l'influenza, etc. Si,
dans les formes bénignes, la grossesse continue et arrive à terme, on
observe, dans le purpura typhoïde, l'avortement ou l'accouchement
prématuré.

Comme forme bénigne, on peut citer la malade dont l'histoire a
été rapportée par Dohrn. Il s'agissait d'une femme de quarante et un
ans, enceinte pour la onzième fois, qui avait souffert de privations.
Son état général resta excellent, malgré une éruption de taches
pourprées, celles-ci disparurent même au bout de deux mois pendant
lesquels cette femme fut soumise à une alimentation réparatrice.

Par contre, on a cité des exemples où la terminaison a été fatale ;
il en fut ainsi pour les deux malades de Puech. D'emblée on voit
apparaître des phénomènes généraux graves qui sont l'indice de
l'atteinte profonde de l'organisme. Les femmes se sentent brisées,
courbaturées, bientôt elles ne peuvent quitter le lit, l'appétit disparaît, la fièvre s'allume, les taches de purpura se généralisent. Il se
produit des hématuries, des hématémèses, des épistaxis, de la diarrhée avec malaise. L'adynamie se prononce de plus en plus, et c'est
au milieu de ces symptômes graves que se produit l'avortement.

La délivrance n'améliore pas toujours l'état général, la prostration
persiste, la fièvre ne cède pas, les hémorragies continuent, il peut se
produire des pertes utérines assez abondantes, la langue se sèche,
les lèvres deviennent fuligineuses et les malades succombent.

Dans quelques cas, comme dans celui de Grazzini, l'accouchement prématuré détermine une sédation des symptômes et la malade
se rétablit, mais dans ceux de Puech, de Kezmarszki, de Philipps,
de Hanot et Luzet, la terminaison fut fatale.

La transmission au fœtus a été observée dans le fait de Dohrn,
bien que la forme fût bénigne. L'enfant, qui était une fille pesant
2370 grammes, présenta les mêmes pétéchies que sa mère, mais
cette lésion cutanée fut sans influence sur sa santé, elle disparut du
reste huit jours après la naissance.

Dans l'observation rapportée par Hanot, la transmission a été
signalée également, mais le fait était beaucoup plus grave. Il s'agissait d'une femme qui, pendant sa grossesse et pour une cause
inconnue, fut atteinte de méningite purulente à streptocoques, elle
devint septicémique et infecta le fœtus à travers le placenta. L'enfant
mourut avec des foyers purpuriques dans les séreuses et le thymus,
et fut expulsé avant terme. Simultanément la mère faisait elle-même
des taches de purpura dans sa peau et finit par succomber à l'infection. On trouva le streptocoque dans l'exsudat méningitique, la

rate, le foie et l'utérus chez la mère, et dans le cœur et le foie chez l'enfant. Ce dernier n'avait pas de lésions hémorragiques de la peau.

On peut rapprocher de ce fait les deux cas mortels de purpura observés par Koplik chez des nouveau-nés dont les mères étaient atteintes de fièvre puerpérale. De pareils exemples sont intéressants, puisque l'opinion régnante sur la nature de la fièvre puerpérale est de la considérer comme une maladie causée par le streptocoque. On retrouverait donc ce dernier à l'origine de certains purpuras infectieux.

TRAITEMENT. — Dans la maladie de Werlhof simple, toute médication active est inutile, on se bornera aux soins d'hygiène vulgaire et à une alimentation réparatrice.

Dans les formes sévères, le médecin est souvent désarmé, on ne peut songer à l'ergot qu'après l'accouchement, on s'adressera surtout aux préparations ferrugineuses. Grazzini affirme avoir guéri sa malade par des injections sous-cutanées de citrate de fer (10 centigrammes). Lorsque la forme est très grave, ces injections ne sont pas sans inconvénient; chez une malade de Puech deux piqûres, s'étant rouvertes, avaient donné lieu à une hémorragie inquiétante, on dut recourir à l'emploi du thermocautère.

Il va sans dire qu'on usera de la médication appropriée aux fièvres adynamiques, bains tièdes ou bains froids, préparations de quinquina, champagne, grogs, lait, bouillon.

Contre les épistaxis, les hématuries, etc., on emploiera les hémostatiques habituels.

Après l'accouchement on veillera avec soin aux hémorragies utérines, ici l'ergot de seigle est doublement indiqué ; souvent il faudra en venir au tamponnement de la matrice.

Nous ne pensons pas qu'on soit autorisé à provoquer l'accouchement ; si le cas est bénin, la grossesse continuera et si la forme est grave, l'interruption de la gestation se fera d'elle-même sans que la patiente en éprouve un bénéfice bien appréciable. Dans le purpura infectieux de la grossesse, la conduite à tenir est la même que dans la variole, la scarlatine, l'influenza, etc.

CHAPITRE IX

MALADIES DES MAMELLES

§ 1. Mammite gravidique. Abcès du sein.

Cohnstein, Ueber chirurgische Oper., etc. (Volkmann's Sammlung, 1873, n° 59, p. 471). — Desprès, Leçons de Clinique chirurgicale, Paris, 1877. — Franquet, De l'influence de la grossesse sur le développement et l'évolution des abcès du sein, thèse, Paris, 1880. — Gillette, Abcès mammaires (Ann. de gynéc., 1876, t. V, p. 59). — Ricard, Etude sur certains abcès du sein pendant la grossesse, thèse, Paris, 1880. — Velpeau, Clinique chirurgicale, t. II, p. 152.

La plupart des auteurs font à peine mention des inflammations gravidiques de la mamelle. Velpeau cependant, dans un passage de sa *Clinique chirurgicale*, signale quelques observations d'abcès multiples du sein droit pendant la grossesse chez une primipare, et, dans le résumé des 292 observations qu'il rapporte, il n'y en a que 15 qui aient trait à des femmes enceintes. Dans une publication analogue, Desprès fait remarquer que c'est surtout pendant les derniers mois de la gestation que ces abcès se développent ; « ils présentent, dit-il, ce caractère particulier que la marche de l'inflammation y est relativement très lente, le mal semble y être chronique d'emblée. Il y a toutefois des exceptions pour les cas où l'abcès du sein est consécutif à une contusion ; dans ces conditions, l'abcès marche plus vite.» Nous trouvons aussi quelques mentions dans les thèses de Laborie (1855), de Bories (1858), et plus récemment dans celles de Franquet (1880) et de Ricard (1880), où les abcès des seins ont été étudiés spécialement au point de vue de la gravidité.

La cause prédisposante est la turgescence de la mamelle qui suit la fécondation ; non seulement le sein augmente de volume, il est le siège de picotements et de démangeaisons, mais il présente, avec une vascularisation plus abondante, des bosselures, des nodosités, les grains de la glande deviennent plus apparents, plus perceptibles, la sécrétion lactée s'établit.

Les causes occasionnelles sont les contusions, les écorchures, les excoriations, quelquefois des crevasses véritables ou encore l'eczéma du mamelon et de l'aréole, en un mot toutes les solutions de continuité qui permettent la pénétration des agents de la suppuration. La pathogénie est la même que pour les mammites consécutives à l'accouchement avec cette seule différence que les lésions du mamelon et de l'aréole sont incomparablement moins fréquentes ; la glande fonctionne à peine et d'une façon silencieuse, elle est seulement le siège de démangeaisons qui portent les malades à se gratter : ce qui détermine parfois de petites lésions de l'épiderme. Lefebvre a vu un abcès déterminé par l'écorchure d'un simple bouton, Lebat par des crevasses du sein chez une femme scrofuleuse, et Ricard a publié une observation d'abcès du sein consécutif à des érosions du mamelon provoquées par la gale ; dans tous ces cas, la solution de continuité a permis aux agents ordinaires de la suppuration, staphylocoques et streptocoques, d'envahir les voies lymphatiques et d'y déterminer soit une mammite simple terminée par résolution, soit un abcès véritable.

Les notions que nous possédons actuellement sur l'origine de la suppuration permettent d'écarter définitivement l'engorgement laiteux, les dépôts de lait ; les seuls agents qui puissent provoquer l'inflammation de la glande mammaire sont les germes infectieux, la voie qu'ils suivent peut être celle des vaisseaux lymphatiques qui est de beaucoup la plus fréquente ; ils peuvent encore envahir la glande par les canaux galactophores et déterminer la suppuration des acini.

La mammite, suppurée ou non, survient à toutes les époques de la grossesse, Velpeau a vu un abcès se développer déjà à la sixième semaine ; pour d'autres auteurs, la fréquence est surtout grande au troisième mois, lorsque le sein commence à se développer ; mais d'une façon générale, c'est plutôt vers la fin de la grossesse, comme le pensent Gillette et Desprès.

La symptomatologie est la même que pour la mammite du puerpérium ; au début, on observe des phénomènes généraux caractérisés par des frissons, de la courbature, l'élévation de la température qui monte à 40 degrés centigrades. Localement, il y a de la tension et une augmentation de volume du sein, les réseaux lymphatiques se dessinent à la surface de la peau, il se produit de l'œdème. Quelquefois, la lésion se résout, mais il arrive aussi qu'elle passe à la suppuration, les douleurs locales augmentent, la fluctuation devient perceptible, et bientôt il sort du pus crémeux, bien lié, assez abondant.

Le siège de ces abcès est tantôt sous-cutané, tantôt glandulaire ; plus rarement il est sous-mammaire, Velpeau n'en rapporte qu'un seul exemple ; Tarnier en a observé un autre chez une primipare, remarquable par sa haute taille, son énorme corpulence et son lymphatisme. Dans ce fait, l'abcès contenait plus d'un litre de pus qui fut évacué par un coup de bistouri ; la guérison fut rapide et terminée avant l'accouchement.

La mammite peut guérir sans suppurer, comme on l'observe assez souvent après l'accouchement ; dans ce cas la température s'abaisse rapidement et descend à la normale ; la persistance de la fièvre est un indice de suppuration. Si l'abcès est sous-cutané, sans clapier anfractueux, la guérison est assez rapide ; mais, lorsqu'il est situé dans l'intérieur de la glande, les foyers peuvent se multiplier comme il arrive si souvent chez les nourrices, les petites fistules restent intarissables jusqu'à l'époque de l'accouchement, il semble que la gestation entretienne les foyers suppurants.

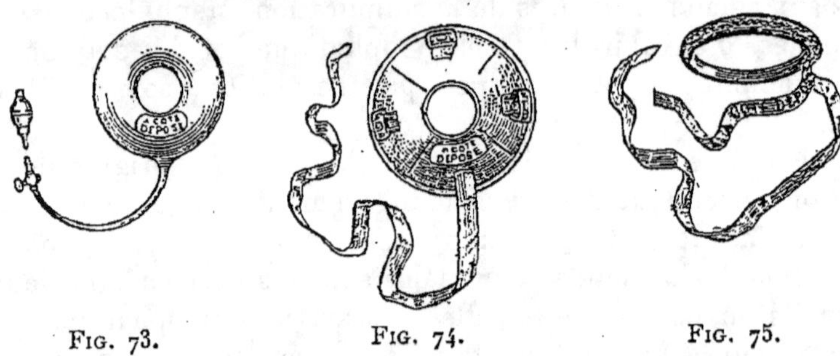

Fig. 73.   Fig. 74.   Fig. 75.

Appareil compresseur du sein. — Fig. 73, poche ronde en caoutchouc que l'on applique directement sur la glande et qui se gonfle par insufflation. — Fig. 74, poche de coutil se plaçant par dessus, avec bride contournant la taille. — Fig. 75, brassard pour l'épaule avec brides se bouclant sur la poche de coutil, en passant de chaque côté du cou.

L'accouchement met ordinairement un terme à cette affection ; il y a détente de l'inflammation et la cicatrisation se fait très vite, à condition toutefois que les malades ne nourrissent pas ; dans ce dernier cas, on a vu se produire de nouveaux abcès sous l'influence de la lactation.

Les complications qui étaient assez redoutables dans la période préantiseptique, puisqu'elles ont amené quelquefois la terminaison fatale, sont très rares aujourd'hui, les méthodes actuelles de traitement permettent de les écarter d'une façon presque certaine.

TRAITEMENT. — Dans la mammite simple, on usera de pommades résolutives à l'iodure de potassium ou au mercure, on leur adjoindra la compression au moyen d'un appareil qui a été construit, sur mes indications, par M. Côte, fabricant d'appareils orthopédiques, à Lyon (fig. 73, 74, 75).

S'il survient un abcès, le seul traitement rationnel est l'ouverture du foyer au bistouri, après anesthésie de la malade. Comme il est impossible de savoir si les foyers sont multiples, s'ils sont plus ou moins profonds, il est préférable de fendre la glande sur toute sa hauteur, afin de réunir les foyers par une incision unique, puis on panse à plat avec de la gaze iodoformée; l'évacuation du pus est complète et la cicatrisation se fait avec une rapidité étonnante. Ce procédé opératoire me paraît préférable aux incisions successives ; car, dans ce dernier cas, le drainage est toujours imparfait.

• Cette intervention ne présente pas plus de gravité chez les femmes enceintes que chez les autres, aucun fait n'indique qu'elle ait provoqué l'interruption de la grossesse; on peut donc recourir sans crainte à ce procédé radical.

Il ne faudrait pas oublier non plus le traitement préventif, car l'inflammation de la mamelle avant l'accouchement est une mauvaise condition pour une femme qui se destine à nourrir. On surveillera avec soin les excoriations et les gerçures qui peuvent survenir du côté du mamelon; les soins de propreté ordinaires avec de l'eau tiède savonneuse, les applications de glycérine sont d'utiles moyens préventifs. Lorsqu'il s'est produit de petites éraillures, je conseille la préparation suivante :

> Vaseline liquide . . . . 10 grammes
> Aristol . . . . 2 —

Contre l'eczéma chronique, la pommade au gallanol a une efficacité véritable :

> Vaseline. . . . . 20 grammes
> Gallanol . . . . 2 —

Le gallanol, qui s'obtient par ébullition de tanin ou acide gallotannique avec l'aniline (Cazeneuve), est un agent réducteur de la peau dont il ne détermine ni la rougeur, ni l'inflammation, ni la pigmentation.

§ 2. Hypertrophie des mamelles.

BENOIT et MONTEILS, Hypertrophie extraordinaire des mamelles chez une fille âgée de 16 ans (Montpellier méd., 1877, juin, p. 481). — ESTERLE, Hypertrophie extraordinaire des mamelles (Gaz. méd. de Paris, 1858, p. 678). — FINGERHUTH, Mémoire sur l'hypertrophie de la glande mammaire (Archiv. de méd., t XIV, 1837, p. 446). — LABARRAQUE, Etude sur l'hypertrophie générale de la glande mammaire, thèse, Paris, 1875. — LANNELONGUE, art. Mamelles (Dict. de Méd. et de Chir. pratique, t. XXI). — MONOD, Gonflement énorme du sein chez une femme enceinte (Bull. Soc. Chir., 1881, p. 738 et 74:). — ROMEC, De l'hypertrophie générale de la glande mammaire pendant la grossesse, thèse, Paris, 1883 (Bibliographie). — SACAZA, Des tumeurs du sein au point de vue du diagnostic différentiel et du traitement, thèse, Paris, 1867. — SCHUESSLER,

De l'hypertrophie du sein (Soc. imp.-roy. des méd. de Vienne, séance du 16 mai 1891). — VELPEAU, Traité des maladies du sein et de la région mammaire, Paris, 1857.

L'augmentation du volume des seins, qui est une conséquence habituelle de la grossesse, peut, chez certaines femmes, dépasser les limites ordinaires et prendre des proportions telles qu'il en résulte une maladie véritable, une hypertrophie avec des conséquences parfois graves.

Cette maladie, qui a été surtout décrite dans son expression générale, est plutôt rare chez les femmes enceintes; elle a été cependant étudiée, à ce point de vue spécial, dans la thèse du Dr Romec.

ETIOLOGIE. — On retrouve ordinairement à l'origine de cette singulière affection des troubles dans les fonctions utérines; à l'état de vacuité de la matrice, l'hypertrophie survient à l'occasion de la puberté, de la ménopause, de la suppression brusque des règles; quant à son développement au cours de la grossesse, c'est l'exagération d'un processus physiologique, mais avec une exagération telle, qu'on doit admettre une prédisposition spéciale, et, parmi les gestantes qui en sont atteintes, il en était qui avaient déjà présenté, antérieurement à la fécondation, un volume anormal de la glande.

Van Swieten a cité l'observation d'une jeune femme chez laquelle il vit le sein augmenter de volume dans deux grossesses successives, l'hypertrophie se produisait sans douleurs et la glande reprenait ses dimensions initiales après l'accouchement; d'autres auteurs comme Iverg, Jordens, etc., ont signalé des faits analogues. Dans le cas de van Swieten, un seul côté était pris, mais c'est l'exception, l'augmentation de volume porte ordinairement sur les deux à la fois; quand un seul est atteint, dit Nélaton, c'est très fréquemment le sein gauche.

ANATOMIE PATHOLOGIQUE. — La lésion consiste dans une hypertrophie de tous les éléments de la glande, c'est une hypertrophie vraie, il y a à la fois multiplication des acini et hyperplasie du tissu conjonctif interglandulaire; dans quelques cas, comme dans celui de Schuessler, cette dernière lésion est prédominante.

Ces modifications sont passagères et leur caractère essentiel est d'être transitoire puisque, l'accouchement terminé, il se produit une involution dans la masse et la glande reprend ses proportions normales.

SYMPTOMES. — Le début de l'affection diffère quelque peu de celui qui caractérise l'hypertrophie générale des mamelles en dehors de la grossesse. Ici, l'augmentation de volume, au lieu d'être insidieuse, de marcher lentement, survient assez vite après la suppression des règles, dès le premier mois de la gestation. La femme voit ses seins augmenter de volume et peut croire qu'il s'agit d'une modification physiologique ; mais, au bout d'un mois ou deux, elle commence à comprendre qu'il se produit quelque chose d'anormal, car l'augmentation prend vite des proportions inconnues.

Au début, les seins sont saillants et d'une grande fermeté. « On croirait, dit Velpeau, avoir sous les yeux un de ces magnifiques hémisphères, si souvent rêvés, si souvent figurés par les artistes et les poètes de l'antiquité. » A la palpation, on a la sensation d'une masse ferme et compacte, d'une dureté plus grande qu'à l'état normal ; la glande n'est ni molle, ni facile à déplacer, elle fait éprouver la sensation d'une masse élastique. « La peau garnie d'une épaisse couche sous-cutanée peut être un obstacle pour reconnaître que les lobules glandulaires ont augmenté de volume et sont plus espacés qu'à l'état normal ; néanmoins, une exploration attentive permettra de trouver çà et là des nodosités inégales, toutes de la même consistance et qui ne sont autres que des masses glandulaires hypertrophiées, séparées les unes des autres par des tractus fibro-celluleux ayant eux-mêmes augmenté en quantité. » A la surface de la peau, on voit se dessiner un réseau veineux dont la richesse indique le surcroît d'activité survenu du côté de l'organe.

Les phénomènes subjectifs sont à peu près nuls tout d'abord, la région reste indolente, et, quand le sein est soutenu par un corset solide, l'augmentation passe inaperçue.

La sécrétion lactée est plus abondante et le lait qui provient de la mamelle hypertrophiée a la constitution suivante que nous empruntons au travail de Romec :

Eau.	87,40
Beurre.	3,38
Sucre de lait et sels solubles.	4,98
Caséine, albumine et sels solubles.	3,80
	99,56

Cette analyse a été faite au huitième mois de la grossesse. Dans cette observation, on remarquait que, depuis le quatrième mois, chacun des seins laissait écouler, toutes les vingt-quatre heures, environ 200 grammes de lait.

Mais au bout d'un certain temps, sous l'influence de la prolifération glandulaire, les mamelles perdent de leur consistance, elles s'inclinent, deviennent pendantes et finissent par se pédiculiser. Le mamelon est effacé, l'aréole élargie ; la glande tombe en quelque sorte dans le fond du sac que lui forme la peau et la partie supérieure de la tumeur devient ridée et flétrie.

C'est alors qu'on trouve des mamelles avec des dimensions étonnantes, il est des malades dont les seins avaient le tiers du poids de leur corps entier ; chez quelques-unes, l'extrémité du mamelon descend jusqu'à l'aine et même atteint le genou. Un sein amputé par Lihotzky, chez une femme âgée de seize ans, pesait 4900 grammes, la tumeur s'étendait jusqu'à l'épine iliaque supérieure ; dans le cas rapporté par Rousseau, chaque mamelle mesurait 70 centimètres de longueur et 90 centimètres de circonférence.

A la fin, il y a des douleurs fréquentes qui augmentent d'intensité et deviennent intolérables. La peau tiraillée se couvre de vergetures, se modifie, devient le siège d'érythème. La voix s'altère, prend une raucité spéciale (Romec), la femme ne peut ni marcher, ni rester couchée sur le dos ou sur le côté, elle présente de l'oppression ; puis apparaissent des phénomènes d'hecticité : amaigrissement, sueurs, perte des forces et de l'appétit, fièvre, soif vive, et la mort peut être la terminaison.

Il faut convenir toutefois que cette forme sévère est rare chez les femmes grosses, parce que, chez elles, la cause qui détermine la maladie n'est jamais durable ; l'hypertrophie n'est pas indéfiniment progressive, elle cède, s'amende et parfois disparaît après la délivrance.

Une malade de Lannelongue devint diabétique, celle de Romec présentait beaucoup de sucre dans les urines, ce qui s'explique par l'inutilisation du lait sécrété par la glande : cette femme, qui perdait chaque jour 200 grammes de lait, se trouvait dans la même situation qu'une nourrice venant de sevrer son enfant ou qu'une accouchée ne nourrissant pas.

On a signalé, comme complications possibles, les kystes laiteux, l'engorgement du sein, les abcès, et, une fois, le sphacèle de la glande à la suite d'une contusion. On peut y ajouter l'érythème déjà signalé, les ulcérations cutanées, les poussées érysipélateuses.

La grossesse n'est généralement pas influencée par l'hypertrophie mammaire, elle continue son cours à moins de complications graves comme celles que nous venons d'énumérer, ce qui, en somme, est assez rare ; par contre, les enfants naissent faibles, souffreteux, chétifs, plusieurs succombent peu après leur naissance.

Après l'accouchement, la sécrétion du lait s'établit comme chez les autres femmes et quelques-unes d'entre elles, comme la malade de Monod, ont pu allaiter leur enfant. Mais il est exceptionnel que ces malades soient de bonnes nourrices, non pas tant pour la qualité du lait que pour les déformations du sein et l'effacement du mamelon qui constituent de véritables obstacles à l'allaitement. Le lait coule pendant quelque temps, puis l'involution de la glande se produit peu à peu par défaut de fonctionnement.

Pronostic. — Le pronostic est généralement grave dans l'hypertrophie double qui survient en dehors de la grossesse ; il est beaucoup moins sévère dans l'hypertrophie gravidique, il est mitigé par cette considération que le volume du sein diminue après l'accouchement, surtout lorsque les règles réapparaissent. Mais la glande ne revient presque jamais à son volume primitif, et, quoique ses dimensions se maintiennent dans des proportions modérées, il reste un certain degré d'hyperplasie, un état d'imminence morbide qui provoquerait une récidive en cas de nouvelle grossesse. C'est une condition dont il faut tenir compte dans les conseils que l'accoucheur est appelé à donner aux femmes atteintes une première fois d'hypertrophie mammaire ; il y a intérêt pour elles à ce que les grossesses deviennent rares et surtout à ce qu'elles soient espacées par de longs intervalles.

Dans un cas cependant, celui que rapportent Benoît et Monteils, la grossesse eut une influence favorable ; il s'agissait d'une hypertrophie, survenue à l'âge de seize ans, qui avait atteint d'énormes proportions. On proposa l'ablation de la tumeur, mais la malade s'y opposa absolument, « elle voulut le mariage, et, chose plus extraordinaire, elle trouva un mari ». Or, il arriva que le résultat définitif justifia sa conduite, une grossesse survint qui améliora l'état général et détermina une prompte disparition de la tumeur.

Pour l'enfant, le pronostic est plus grave, il naît faible et chétif quand il ne succombe pas avant sa naissance.

TRAITEMENT. — Au début de l'affection, le seul traitement rationnel consiste à soutenir la glande au moyen d'un corset de grossesse ou d'un bandage spécial, on pourra de cette façon produire une légère compression si l'on a soin d'interposer entre le sein et l'appareil un gros manchon d'ouate.

Le traitement local est illusoire quand il se borne aux pommades fondantes ; il devient dangereux quand il consiste en sangsues, saignées locales, scarifications. On pourrait tout au plus tenter l'application d'une vessie de glace, c'est un moyen qui a la plus grande efficacité, après l'accouchement, lorsque l'engorgement des seins persiste malgré l'absence d'allaitement.

Les préparations iodées, administrées à l'intérieur, ne donnent aucun résultat, ni à faibles doses (60 centigrammes d'iodure de potassium par jour) comme le conseille Guéniot, ni à doses élevées (2 à 3 grammes par jour) selon la pratique d'Olivier.

L'intervention chirurgicale doit être réservée pour les cas, fort rares du reste, où les douleurs sont intolérables et où la vie des malades court un véritable péril ; aussi croyons-nous cette opération formellement contre-indiquée chez les femmes enceintes ; il vaudrait mieux, dans ces formes sévères, recourir à l'accouchement prématuré et imiter la conduite de Chiara qui provoqua l'avortement chez une femme enceinte de cinq mois et demi, avec plein succès du reste, car cette malade guérit rapidement après l'évacuation de l'utérus.

On a proposé d'appliquer à ces malades le traitement de l'obésité ou du diabète, sous le prétexte que quelques-unes présentaient de la glycosurie. Il est probable que le sucre qui se trouve dans les urines est sous forme de lactose plutôt que sous forme de glycose, comme chez les nourrices ; on est cependant autorisé à user de cette méthode empirique, attendu que toutes les autres médications sont sans action appréciable sur la marche de l'hypertrophie.

CHAPITRE X

MALADIES DES ARTICULATIONS ET DES OS

Les parties constituantes du squelette peuvent être le siège de lésions variables chez les femmes enceintes et parmi ces lésions nous ne retiendrons que celles qui ont des rapports immédiats avec l'état de grossesse ou qui, par leur siège, influent sur sa terminaison.

Nous décrirons, à ce titre, le rhumatisme articulaire, le relâchement des symphyses et leur inflammation, les tumeurs du bassin et l'ostéo-malacie.

ARTICLE PREMIER. — RHUMATISME ARTICULAIRE

Alexandre, Contribution à l'étude du rhumatisme pendant la grossesse, thèse, Paris, 1883-84. — Balette, De l'action du salicylate de soude sur l'utérus, thèse, Paris, 1883. — Baral, Contribution à l'étude du rhumatisme puerpéral, thèse, Paris, 1885. — Bouchard (Ch.), Maladies par ralentissement de la nutrition, Paris, 1882, p. 354. — Bourcy, Des déterminations articulaires des maladies infectieuses, thèse, Paris, 1883. — Boyce, Rheumatic Fever complicating Puerperium (Brit. med. Journ., 1884, vol. II, p. 1238). — Brieger, Ueber die Complication einiger acuten Krankheiten mit Schwangerschaft (Charité-Annalen, 1886, Bd. XI, p. 143). — Fonsart, Inflammation des gaines tendineuses chez les nouvelles accouchées, thèse, Strasbourg, 1869. — Fournier (G.), Du rhumatisme articulaire pendant la grossesse, thèse, Paris, 1884-85. — Georgiadès, De l'arthrite génitale survenue pendant la grossesse et le cours de la lactation, thèse, Paris, 1883. — Hanot, Rhumatisme puerpéral dans les premiers mois de la grossesse. Avortement (France médic., 1881,

t; I, p. 706). — Hervieux, Traité clinique des maladies puerpérales, Paris,
1870, p. 1056. — Iresco, De l'influence de la grossesse et de l'accouchement
sur les ostéo-arthrites, thèse, Paris, 1883. — Lorain, Le Rhumatisme génital
(Gaz. Hôp., 1875, p. 705). — Mercier, Etude sur l'arthrite survenue pendant le
cours de la grossesse, thèse, Paris, 1883. — V. Noorden, Ueber den Verlauf
des acuten Gelenkrheumatismus in Schwangerschaft und Wochenbett (Charité-Annalen, 1892, Bd. XVII, p. 185). — Patenostre, De l'identité de l'arthrite
puerpérale et d'une certaine forme d'arthrite blennorragique, thèse, Paris, 1884.
— Peter, Discussion à la Soc. médic. des Hôpitaux, 1867. — Quinquaud, Note
sur les manifestations rhumatoïdes de l'état puerpéral, etc. (Gaz. médic.,
de Paris, 1872, nos 41, 45, 47). — Tison, Du rhumatisme pendant la grossesse,
thèse, Paris, 1876. — Tracou et Bué, De l'accouchement prématuré dans les
arthrites de la grossesse (Archiv. de tocol., 1892, p. 6). — Vachée, Du rhumatisme uro-génital, thèse, Paris, 1868.

Les manifestations articulaires de la puerpéralité surviennent
pendant la grossesse ou pendant les suites de couches et l'allaitement. Nous les étudierons au cours de ces deux périodes.

§ 1. Rhumatisme de la grossesse.

Le rhumatisme de la grossesse se présente sous deux formes
distinctes : tantôt il s'agit du rhumatisme aigu ordinaire avec ses
symptômes caractéristiques de fièvre, de sueurs, de fluxion simultanée de plusieurs jointures ; tantôt c'est un rhumatisme particulier,
dit rhumatisme puerpéral, dont le début peut être aigu, mais qui
prend bientôt des allures subaiguës ou chroniques, qui siège de
préférence sur le genou et se termine par des raideurs articulaires
ou même par ankylose.

1° Le *rhumatisme articulaire aigu* franc peut être réveillé par
l'existence de la grossesse, à un moment quelconque de sa durée.
La plupart du temps, il s'agit de rhumatisantes qui, déjà antérieurement, ont présenté des atteintes de la maladie ; il est, en effet, très
rare que le rhumatisme vrai apparaisse pour la première fois au cours
de la grossesse.

On admet généralement que le rhumatisme suit sa marche ordinaire, avec ou sans complications, sans rien présenter de spécial ;
c'est l'avis de Quinquaud, de Tarnier, de Charpentier, etc. V. Noorden
est le seul qui soit d'un avis opposé. D'après lui, le rhumatisme
articulaire aigu se distingue nettement, chez la femme enceinte, de
ce qu'il est habituellement, au point de vue de sa marche et des
modifications qu'il subit sous l'influence du traitement. Les fluxions
articulaires sont tenaces, elles obligent à recourir à l'ancienne thérapeutique qui est celle de l'immobilisation ; alors seulement on
obtient une sédation des douleurs et une diminution du gonflement

articulaire ou péri-articulaire, mais des semaines et des mois
s'écoulent avant que ce résultat soit obtenu. Après la disparition des
manifestations aiguës, V. Noorden a constaté, dans presque tous les
cas, une ankylose de la jointure affectée en premier lieu. Il faut
convenir que cette description se rapporte au rhumatisme puerpéral
proprement dit, plutôt qu'au rhumatisme articulaire aigu ordinaire.
J'ai observé plusieurs malades atteintes de cette dernière forme, la
marche, il est vrai, a été plus traînante, le traitement semblait
avoir une efficacité moindre, mais, chez toutes, la résolution a été la
terminaison habituelle.

Le rhumatisme articulaire aigu peut-il interrompre la grossesse?
Brieger a observé un cas de ce genre ainsi que Hanot; mais dans
l'un et dans l'autre, l'avortement semble avoir été provoqué par la
médication salicylée plutôt que par la maladie.

2° Le *rhumatisme puerpéral* a une physionomie particulière, sa
fréquence est relative et son importance assez grande pour qu'on
l'étudie avec quelques détails. Il a été signalé par Lorain, dans une
Communication à la *Société médicale des Hôpitaux*, qui donna lieu,
en 1866, à une discussion restée célèbre.

RHUMATISME PUERPÉRAL

HISTORIQUE. — Lorain admettait l'existence d'un rhumatisme
génital, il croyait qu' « il existe chez la femme enceinte un état
morbide des voies génito-urinaires qui, plus ou moins marqué,
peut les prédisposer à des arthrites analogues aux arthrites blennorragiques. Le col utérin, le vagin, ne sont pas seuls en cause; chez
la plupart, il est facile de constater aussi un certain degré d'urétrite.
Le *pus* urétral, de même que le *pus* qui s'écoule en quantité quelquefois considérable du col utérin, et qui baigne le vagin, serait le
résultat normal de la grossesse. La femme enceinte est toujours une
femme malade, en ce qui concerne les organes génito-urinaires. Le
rhumatisme *génital* est donc aussi peu surprenant chez elle que
chez l'homme qui vient d'être sondé. »

Les élèves de Lorain s'efforcèrent de confirmer l'opinion du
maître. Vachée décrivit le rhumatisme des femmes grosses sous le
nom de rhumatisme *uro-génital*, Vaille le rattacha à celui qui survient pendant la menstruation et la lactation; même opinion pour
Ragot et Brauenberger, tous reconnaissent qu'il s'agit d'une maladie
articulaire à physionomie spéciale dont la marche et la terminaison
la rapprochent beaucoup du rhumatisme blennorragique.

Lancereaux désigne ces arthrites sous le nom de *génitales*, il croit
à une prédisposition spéciale créée par la grossesse et ayant son

origine dans les modifications du système nerveux. Pour Hervieux, ces localisations articulaires sont la manifestation de l'empoisonnement puerpéral, elles doivent être rattachées à la diathèse purulente. Peter croit au contraire à la mise en action de la diathèse rhumatismale héréditaire ou acquise par les conditions spéciales où se trouvent les femmes grosses, les accouchées et les nourrices ; tout est occasion de rhumatisme, « aussi bien le froid qui est un traumatisme général que la contusion qui est un traumatisme local ; aussi bien la maladie blennorragique de l'urètre que la maladie leucorrhéique de l'utérus ; aussi bien enfin l'état de gestation que l'état de parturition ».

Cette discussion de 1866 resta célèbre comme joute oratoire, elle donna lieu aux opinions les plus divergentes, mais n'aboutit guère, comme on sait, et Peter a pu dire, en résumant les débats, qu'il n'y avait eu « d'unanimité que dans le désaccord ».

En deux points cependant, il semble que la majorité des membres de la *Société médicale des hôpitaux* ait concordé : c'est, d'une part, sur la distinction profonde qui existe entre le rhumatisme puerpéral et le rhumatisme articulaire aigu ordinaire ; c'est, d'autre part, sur sa grande ressemblance, par les symptômes, la marche et la terminaison, avec le rhumatisme blennorragique. Ces notions cliniques restèrent acquises, elles ont été confirmées par la suite. Si la discussion relative à la pathogénie n'aboutit pas, c'est qu'elle était prématurée, les connaissances étaient encore incertaines quant à l'origine et à la nature des maladies infectieuses, et personne n'aurait songé à placer la blennorragie dans le cadre de ces dernières ; on ignorait l'existence des pseudo-rhumatismes infectieux que Bouchard a introduits dans la nosologie et qui expliquent d'une façon si satisfaisante les manifestations articulaires du rhumatisme puerpéral ; ici encore, la clinique a précédé la bactériologie et la démonstration expérimentale.

PATHOGÉNIE. — Nous pouvons aujourd'hui considérer l'arthrogravidisme comme un pseudo-rhumatisme infectieux, il en possède tous les caractères et n'a de commun avec le vrai rhumatisme que les apparences grossières, celles que donnent la fluxion articulaire. On ne trouve qu'exceptionnellement, chez ces malades, des antécédents avérés de rhumatisme ; la grossesse ne joue dans sa production qu'un rôle accessoire. Je le considère, pour ma part, comme une manifestation spéciale de la blennorragie, et, s'il semble se manifester avec une plus grande fréquence chez la femme enceinte, c'est que la fécondation et la blennorragie résultent d'un mécanisme identique, c'est que l'état de gravidité ainsi que le travail de l'accouchement sont des conditions qui favorisent la multiplication des gonocoques et rendent plus marquées les manifestations qu'ils provoquent, l'un, par la congestion qu'il détermine au niveau des organes génitaux externes, l'autre, par le traumatisme inséparable de la parturition.

La nature blennorragique du rhumatisme est démontrée surtout par les accidents qui surviennent chez l'enfant après sa naissance. Chez 5 femmes qui avaient présenté les symptômes de l'arthrite de la grossesse, j'ai vu 4 fois l'ophtalmie purulente se développer chez les enfants, et, chez une malade de la Maternité, j'ai pu trouver des gonocoques dans les sécrétions du col utérin qui est le lieu ordinaire de leur cantonnement. La complication oculaire de l'enfant rend manifeste l'existence de la blennorragie chez la mère.

Cette pathogénie est indiquée sommairement par Bouchard : « On a décrit, dit-il, sous le nom de rhumatisme de la grossesse, une inflammation le plus souvent mono-articulaire, tenace, avec tendance à l'ankylose, qui ressemble singulièrement au rhumatisme blennorragique, qui n'est certainement pas le rhumatisme vrai et que j'ai bien de la peine à considérer comme gravidique. Je me fonde sur l'extrême rareté de ce rhumatisme comparé à l'extrême fréquence de la grossesse. »

Symptomes. — La forme la plus ordinaire de l'arthro-gravidisme consiste dans une fluxion localisée à une seule jointure, le genou plus ordinairement. Le début est insidieux, il y a des douleurs sourdes, peu intenses; l'articulation se tuméfie sans rougeur, ni chaleur à la peau, il existe une hydarthrose parfois considérable. Les gaines tendineuses du voisinage subissent des lésions analogues. Les os sont eux-mêmes atteints et bientôt toute la région prend un aspect particulier. L'épanchement finit par se résorber, mais la résolution se fait avec une extrême lenteur, il y a une tendance désespérante à la chronicité et trop souvent la terminaison se fait par ankylose ou par une raideur qui limite les mouvements de flexion de la jambe sur la cuisse.

Une autre forme est plus aiguë, plus généralisée dans ses localisations. Il y a tout d'abord des frissons qui se répètent à plusieurs reprises, puis la douleur leur succède ; elle est parfois intense et le moindre mouvement fait pousser des cris aux patientes, elle peut être le symptôme dominant et persister pendant plusieurs semaines enlevant tout sommeil et tout repos, c'est la forme douloureuse de Fournier et Vachée.

La fluxion et la tuméfaction qui sont considérables n'atteignent pas un grand nombre d'articulations, la généralisation n'est jamais complète comme dans le véritable rhumatisme et surtout on n'observe jamais ces déplacements de la fluxion qui va d'une jointure à l'autre, et occupe le même article à différentes reprises. Le rhumatisme envahit trois à quatre articulations, puis il se fixe sur l'une d'elles, la plus volumineuse ordinairement, celle qui ouvre et qui ferme la scène. A ce moment, les symptômes généraux s'amendent, la fièvre disparaît, les douleurs sont moins vives et l'arthrite mono-articulaire suit la marche que nous avons décrite précédemment à propos de la première variété, c'est une hydarthrose avec soulèvement de la rotule, effacement des culs-de sacs et fluctuation véritable.

La réaction générale ne s'élève jamais au degré qu'on observe dans le rhumatisme franc, j'ai vu cependant la température s'approcher de 4o degrés centigrades, les sueurs sont plus abondantes, il y a de l'accablement, les malades pâlissent, toutefois la la grossesse suit son cours régulier.

L'influence de l'accouchement sur l'évolution de l'arthrite n'est pas toujours la même; dans quelques cas, cette influence est des plus favorables. « Après la délivrance, dit Mercier, tout change. La douleur spontanée disparaît comme par enchantement, la tuméfaction diminue progressivement et les mouvements reparaissent peu à peu. Deux ou trois semaines ont suffi souvent à l'articulation malade depuis des mois pour reprendre ses fonctions. En un mot, l'arthrite guérit presque toujours d'elle-même, sous la seule influence de la parturition. » Dans d'autres cas, cette influence est nulle et même il arrive que l'arthrite se développe avec ses caractères ordinaires après l'accouchement, pendant les premiers jours du puerpérium. J'ai observé une femme qui fut prise, le lendemain de son accouchement, de douleurs avec gonflement dans le poignet droit et les articulations des doigts, les souffrances étaient assez vives et durent être calmées par l'immobilisation. Son enfant présenta, quatre jours après sa naissance, une ophtalmie purulente de l'œil gauche. Cette femme accouchait pour la troisième fois, elle était âgée de trente et un ans et n'avait subi d'atteintes rhumatismales d'aucune sorte.

Les deux formes que nous venons de décrire sont en tous points analogues à celles que présente le rhumatisme blennorragique. Il est impossible de croire que ce dernier se localise toujours à une seule jointure, que c'est un processus essentiellement chronique, qu'il ne se complique jamais de suppuration, ni de complications viscérales. Le cadre des manifestations symptomatiques de l'arthrite vénérienne s'est singulièrement élargi, et, comme le dit Jullien, il n'est pas une forme d'arthropathie qui ne soit reproduite dans ce pseudo-rhumatisme.

Les localisations, la marche lente, la résolution tardive, la raideur et l'ankylose sont identiques dans le rhumatisme puerpéral et le rhumatisme blennorragique, c'est le genou qui est surtout atteint, puis le poignet, les autres articulations ne viennent qu'après. Après la fluxion de la polyarthrite, c'est l'hydarthrose qu'il faut redouter ; après l'hydarthrose, c'est l'arthrite chronique ; après l'arthrite chronique, l'ankylose (Jullien). Enfin la présence d'une ophtalmie purulente chez l'enfant, que j'ai rencontrée quatre fois sur cinq, me semble caractériser l'arthropathie de la grossesse et lui donner sa signification véritable : c'est un pseudo-rhumatisme infectieux, causé le plus souvent par le microbe de Neisser.

Il y aurait imprudence évidente à affirmer qu'il en est toujours ainsi, puisque, même pour l'arthro-blennorragisme, la pathogénie n'est peut-être pas univoque. Si, dans quelques rares cas, on trouve des diplocoques au milieu du liquide articulaire, il ne manque pas de faits négatifs où ni les examens directs, ni les ensemencements multipliés sur divers milieux n'ont permis de constater des bactéries d'aucune espèce. Certaines recherches ont même abouti à démontrer la présence de microbes pyogènes. Il est fort possible que certaines arthrites de la grossesse relèvent aussi de la pyohémie atténuée, de quelque ferment d'origine inconnue. Il est même probable que ces diverses formes peuvent se combiner entre elles, et donner lieu à des variétés dans les symptômes et la terminaison.

La durée est toujours longue : Tison, qui a pu réunir dans sa thèse inaugurale 23 cas d'arthrite gravidique, est arrivé aux conclusions suivantes :

5 ont duré	1 mois et demi
4 — . . . . :	2 à 3 mois
4 —	4 à 5 —
4 —	5 à 6 —

Pour 6 autres, la durée n'est pas exactement indiquée.

La terminaison peut se faire par guérison, 5 fois sur 23, d'après le même auteur ; le plus ordinairement, elle aboutit à une ankylose plus ou moins complète : ankylose absolue, 11 fois sur 23 ; ankylose incomplète, 4 fois sur 23.

Nous sommes loin de la terminaison habituelle du rhumatisme simple qui aboutit à la résolution malgré l'intensité des localisations articulaires initiales, c'est la marche de l'arthrite chronique avec ankylose terminale.

§ 2. Rhumatisme des suites de couches et de l'allaitement.

Nous retrouvons ici la même distinction que pour les arthrites de la grossesse.

1° Les unes sont une manifestation du *rhumatisme articulaire aigu* ordinaire qui s'est produite sous l'influence du traumatisme de l'accouchement (fig. 76). Il s'agit le plus souvent, sinon toujours, d'anciennes rhumatisantes qui ont eu des attaques antérieures.

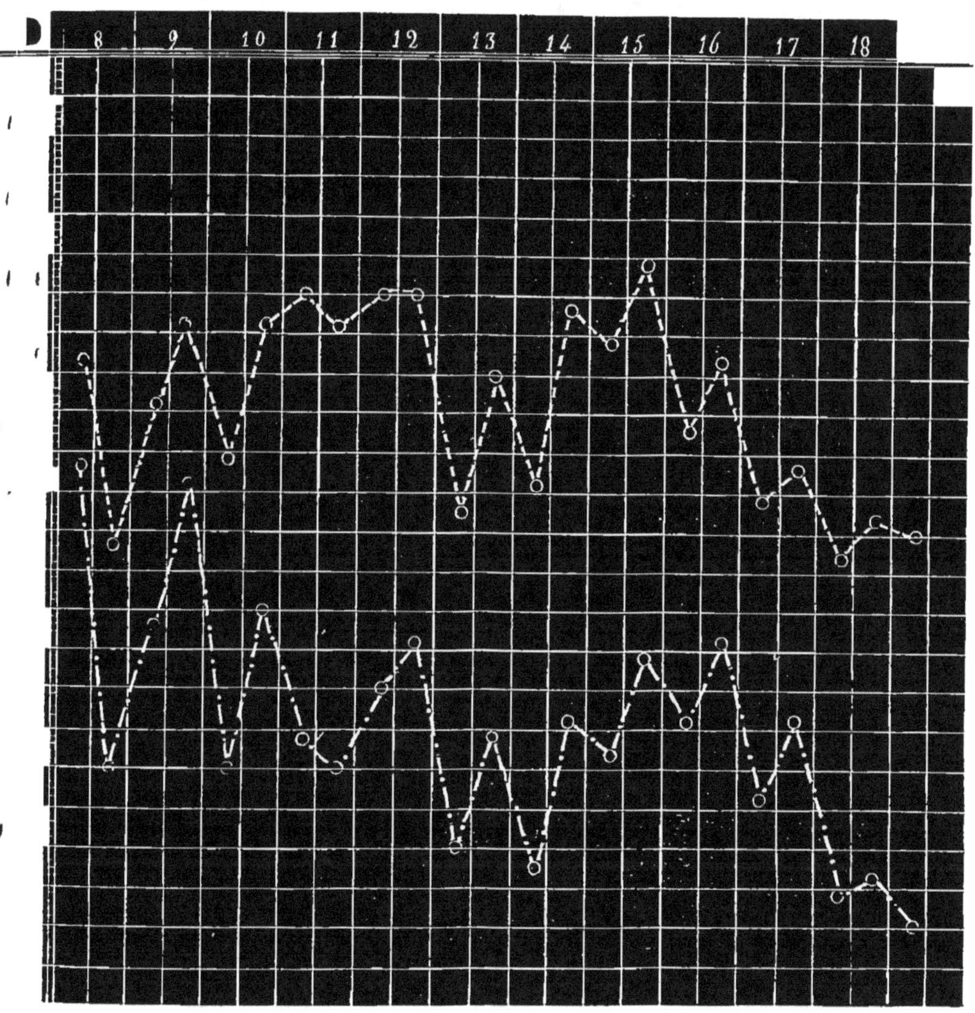

Fig. 76. — Tétanie des suites de couches. — Douleurs articulaires rhumatoïdes. — Pouls et température. (Paul Lorain, *Température dans les maladies.*)

Chez les nourrices, l'apparition de la maladie s'explique par les conditions spéciales où se trouvent les femmes qui allaitent ; chez elles, la composition chimique des humeurs les rapproche des diabétiques et des malades à dyscrasie acide chez lesquels les attaques rhumatismales sont loin d'être exceptionnelles (Bouchard).

Dans ces deux conditions, les symptômes ne présentent rien de spécial ; la marche seule est prolongée et les malades sont longtemps avant de reprendre la libre disposition de leurs jointures. Les

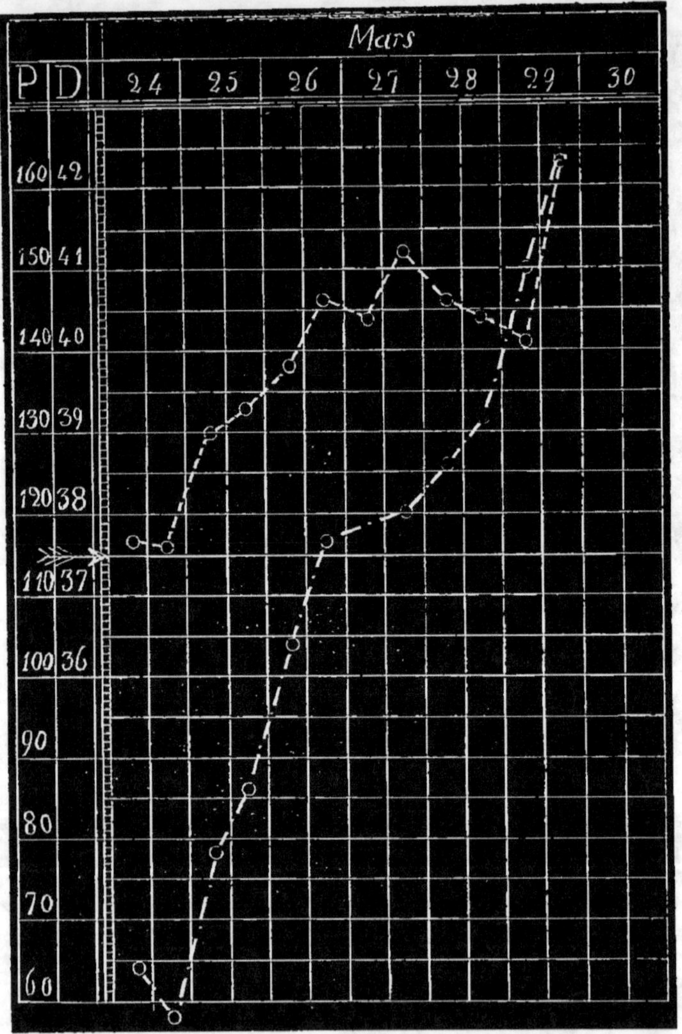

Fig. 77. — Arthrites. Pneumonie. — Mort 6 jours après l'accouchement.
Température vaginale et pouls. (Lorain.)

rechutes sont fréquentes, tant que dure la lactation, on a même signalé une tendance à l'ankylose.

2° A côté de cette forme bénigne, nous en trouvons une autre plus redoutable, c'est l'arthrite purulente qui survient au cours de la septicémie puerpérale. La gravité de la cause, la marche rapide des symptômes, la terminaison souvent fatale rapprochent cette lésion des arthrites de la morve, de la pyohémie, de la scarlatine, de l'érysipèle surtout, etc.

Le début s'annonce par des frissons répétés, le pouls s'élève à 120, 140 ; et la température prise au moment des frissons peut aller à 41 degrés centigrades (fig. 77 et 78). La peau est sèche, brûlante ou couverte de sueurs profuses.

Localement, on observe sur une ou plusieurs articulations, très souvent il s'agit du genou, une rougeur variable ; parfois à peine marquée au niveau des jointures à enveloppes épaisses, elle devient bleuâtre, violette sur les autres articulations. Le gonflement n'est pas toujours très apparent, il y a seulement une tuméfaction empâtée, analogue à celle de l'œdème.

Cette manifestation de l'infection puerpérale est quelquefois localisée à une seule jointure, elle s'accompagne de symptômes d'adynamie et sa gravité est d'autant plus grande qu'elle coïncide avec des lésions de l'utérus ou des annexes. D'autres fois, le rhumatisme des suites de couches n'aboutit pas toujours à la suppuration malgré sa nature infectieuse, et bien qu'il s'annonce par de

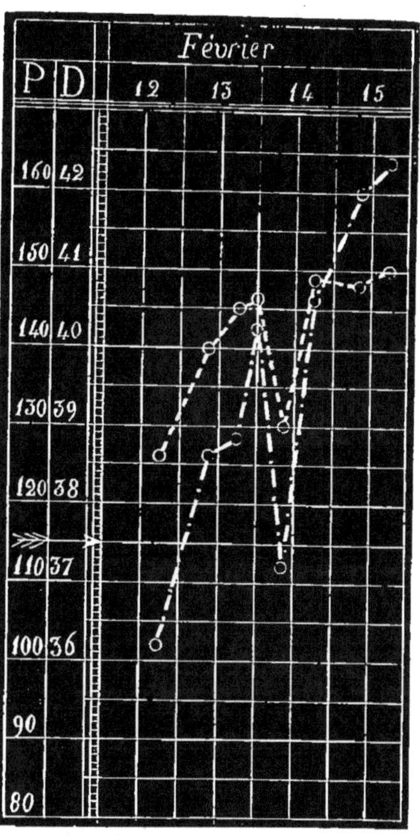

Fig. 78. — Arthrites; métro-péritonite. — Mort le 5e jour. Température vaginale et pouls. (Lorain.)

violents frissons. Les tracés des figures 79 et 80 sont relatifs à une malades, observée par Lorain, qui, à la suite d'hémorragies abondantes, fut atteinte de septicémie avec arthrites multiples, frissons et fièvre élevée; cette femme finit néanmoins par guérir.

Comme forme atténuée, on peut avoir l'arthrite qui prend des allures subaiguës et qui se termine presque constamment par la guérison. Sa ressemblance avec l'arthrite blennorragique est très grande, car sa durée est longue, elle ne met pas la vie en danger et elle se termine par l'ankylose.

Traitement. — I. *Rhumatisme articulaire aigu simple.* — L'existence de la grossesse est une contre-indication à l'emploi du salicylate de soude à hautes doses, c'est-à-dire à doses efficaces. Son action irritante sur le rein le contre-indique dans un état où les troubles de la sécrétion rénale sont presque la règle. En outre, il n'est pas sans avoir quelque influence sur la contractilité utérine ; Hanot et Brieger ont signalé des cas d'interruption de la grossesse au cours de rhumatisme aigu ; comme leurs malades avaient été traitées par le salicylate de soude en proportions assez fortes (celles de Brieger en avaient absorbé 8 grammes), c'est au médicament plutôt qu'à l'excès de température et à l'infection qu'il faut attribuer les accidents de cette sorte.

Il faut donc recourir à d'autres substances, comme l'antipyrine, l'exalgine, la phénacétine, ou bien le sulfate de quinine, qui agissent sur la fièvre rhumatismale et les localisations articulaires ; l'antipyrine est incontestablement le meilleur. On peut l'administrer seule ou conjointement avec la quinine et le bicarbonate de soude d'après la formule suivante :

Antipyrine . . . . . 70 centigr.
Sulfate de quinine. 20   —
Bicarb. de soude. 10   —

Pour un cachet, 3 ou 4 dans les vingt-quatre heures.

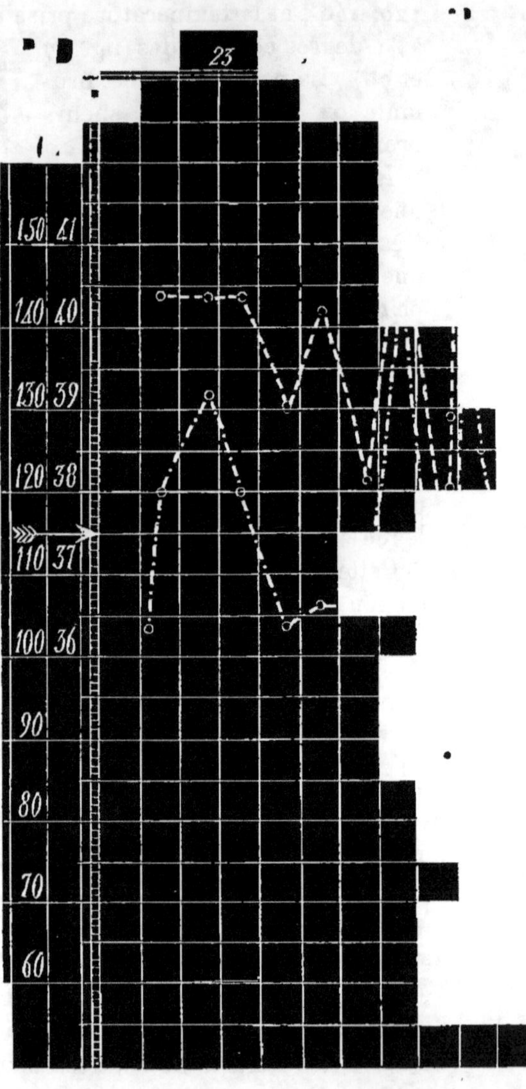

Fig. 79. — Insertion du placenta sur le col. Température rectale et pouls. (Lo

Si la fièvre est élevée et que les fluxions articulaires soient intenses, il est préférable d'administrer l'antipyrine isolément à la dose quotidienne de 4 à 5 grammes.

Il sera utile d'agir localement sur les jointures tuméfiées, il vaut mieux se montrer sobre de vésicants, surtout lorsque la grossesse est avancée, et se borner à des onctions avec un liniment calmant (huile de morphine ou de jusquiame chloroformée); on place par-dessus un manchon épais d'ouate et on recouvre le tout avec un tissu imperméable (papier à la gutta, ou taffetas gommé).

Comme régime, lait, potages légers, eaux alcalines faibles, laxatifs, repos absolu.

Pendant les suites de couches, il est moins dangereux de recourir à l'emploi du salicylate de soude ; j'administre ce dernier médicament aux nourrices, sans crainte pour la santé de l'enfant, bien qu'il passe dans le lait et qu'on l'ait retrouvé dans les urines du nourrisson. L'antipyrine par contre est à éviter en raison de son action antigalactogogue.

II. *Rhumatisme puerpéral.* — On n'a guère à compter ici sur l'action des médicaments qui sont efficaces contre le rhumatisme ordinaire ; cette insuffisance des agents spécifiques est du reste une pierre de touche qui permet d'apprécier la nature et l'origine des arthrites.

Néanmoins lorsque la fièvre est élevée, que les douleurs sont très vives, l'antipyrine à doses suffisantes (4 à 5 grammes) aura quelque avantage. Le chloral, le datura, les opiacés et plus particulièrement la morphine en injections sous-cutanées contribuent à diminuer la douleur et à procurer le sommeil si nécessaire pendant la grossesse.

gies. Arthrites multiples. — Guérison. — Température
mpérature dans les maladies.)

C'est plus particulièrement le traitement local qui doit attirer
l'attention du chirurgien. Les jointures malades doivent être immo-

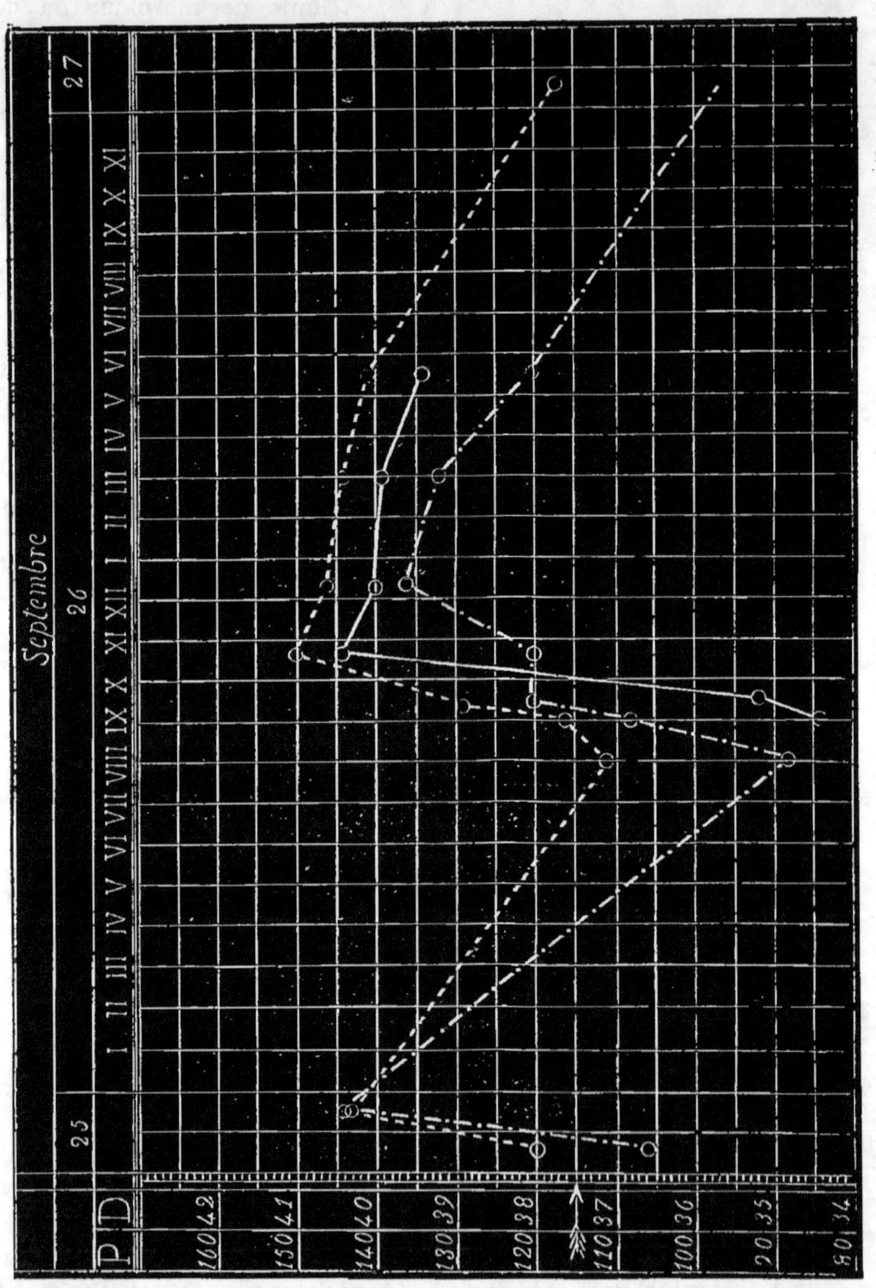

Fig. 80. — Accès de fièvre survenu dans le cours du rhumatisme puerpéral. Température et pouls (Lorain.)

bilisées sans crainte de l'ankylose; on les place dans une gouttière
entourée de coton et on fait par-dessus une légère compression au
moyen d'une bande. Quand la fluxion rétrocède, on recourt à l'em-

ploi des révulsifs : bandelettes vésicantes, pointes de feu, badigeonnages à la teinture d'iode.

Après la disparition des phénomènes inflammatoires, on devra user de frictions, de massage de l'articulation et des masses musculaires avoisinantes, on utilisera l'action décongestive des douches d'eau chaude.

La provocation de l'accouchement ne semble pas indiquée. Lorain y a eu cependant recours dans un cas et Gaulard dans deux autres ; il ne semble pas que l'interruption de la grossesse ait eu une influence salutaire chez l'une de ces trois malades. Celle de Lorain a guéri, il est vrai, mais au prix d'une ankylose ; quant aux malades de Gaulard, la première n'avait qu'un rhumatisme du poignet qui persista pendant plus d'un mois encore après la délivrance ; la seconde, qui présentait une arthrite du genou, n'était pas encore guérie au bout de deux mois, et son enfant succomba à l'athrepsie. De pareils résultats légitiment l'abstention.

III. *Arthrite purulente.* — Lorsque l'arthrite est suppurée, il ne faut pas hésiter à ouvrir l'articulation, évacuer le pus, laver et désinfecter les surfaces malades, puis drainer avec soin et placer pardessus un pansement antiseptique. C'est la seule méthode qui donne quelques résultats, tous les autres traitements sont illusoires.

Une simple observation avant de terminer. Comme le genou est fréquemment atteint dans les différentes variétés d'arthrites que nous venons d'examiner, la flexion du membre inférieur est devenue impossible, et, si l'on tente quelque opération pendant le travail, il est difficile de faire prendre à la patiente la position obstétricale ; même l'accouchement simple est difficile dans le décubitus dorsal. Les parturientes devront alors se placer sur le côté malade et accoucher à la façon des femmes anglaises.

ARTICLE II. — RELACHEMENT ET INFLAMMATION DES ARTICULATIONS DU BASSIN

AHLFELD, Ueber Zerreissung der Schamfuge während der Geburt, Inaug. Dissert., Leipzig, 1868. — BUDIN, Note sur un nouveau moyen qui permet de constater l'existence des mouvements au niveau de la symphyse pubienne pendant la grossesse (Progrès méd., 1875, p. 716). — DUBOIS, Quelques considérations sur la marche des affections articulaires pendant la grossesse, thèse, Paris, 1879. — FEUILLET, Des arthrites du bassin qui surviennent pendant la grossesse et après l'accouchement, thèse, Paris, 1865. — FRAISSE, Etude sur la disjonction de la symphyse pubienne dans l'accouchement, thèse, Paris, 1882. — KORSCH, Ueber die Beweblickeit der Gelenkverbindungen des Beckens (Zeitsch. f. Geb. und Gynæk., 1881, Bd. VI, p. 10). — MARTIN, Soc. de Chir., 1850. Rapport de Danyau. — PANAS, Ceinture pelvienne à pelotes pour les cas de relâchement des symphyses (Bull. de la Soc. de Chir., 1877,

p. 116). — Tarnier et Budin, Pathologie de la grossesse, Paris, 1886, p. 259.
— Trousseau, Du relâchemement des symphyses du bassin. Clinique médicale
de l'Hôtel-Dieu, 8e édition, 1894, t. III, p. 810.

On a décrit sous le nom de relâchement des articulations du bassin
un état quelque peu complexe qui se caractérise par une difficulté
extrême dans la marche, par des douleurs siégeant au niveau du
pubis, du sacrum et de toute la région iliaque, et par des craquements
dans les articulations du bassin, lors des mouvements volontaires.

On rapporte habituellement ces différents troubles à l'exagération
du relâchement des symphyses qui, on le sait, se produit chez toutes les femmes grosses à mesure qu'elles approchent du terme. Ce ne
serait pas autre chose que le mode pathologique d'une modification
articulaire qui, par elle-même, ne présente rien d'anormal et qui, se
manifestant dans des proportions modérées, reste un phénomène
physiologique.

Nous pensons que le relâchement simple des articulations n'est
pas seul en jeu et qu'il est incapable souvent d'expliquer les troubles
observés ; pour déterminer les accidents spéciaux que nous allons
décrire, il doit s'y ajouter des phénomènes inflammatoires articulaires
ou péri-articulaires, de sorte que le relâchement des symphyses se
complique presque toujours d'arthrites du bassin, qu'il survienne
pendant la grossesse ou après l'accouchement.

Symptomes. — Le début des symptômes se produit en général vers
le huitième ou le neuvième mois de la grossesse, rarement plus tôt.
Les femmes éprouvent tout d'abord de la faiblesse, de la lassitude,
des tiraillements lombaires ; les mouvements amènent vite la fatigue,
ils déterminent dans la région sacrée des douleurs qui s'irradient vers
les fesses, les aînes, le bas-ventre et le haut des cuisses. La marche
devient bientôt difficile, en raison des troubles fonctionnels et des
symptômes douloureux qui l'accompagnent, elle prend un caractère
particulier ; les malades sont obligées de s'appuyer successivement
sur l'une et sur l'autre jambe en se dandinant comme des palmipè-
des, la pointe du pied tournée en dedans. Elles croient nécessaire de
se soutenir les reins avec leurs mains et, même de cette façon, elles
progressent péniblement en se penchant tantôt en avant, tantôt en
arrière ; il leur semble que les os du bassin vont s'écarter, se disjoindre,
que le tronc va manquer brusquement de base de sustentation.

Au début, la marche seule réveille les symptômes douloureux ; le
repos, et surtout le repos horizontal, les fait disparaître rapidement,
bientôt la station debout puis la station assise deviennent difficiles,
et, même lorsque la malade est couchée, le moindre mouvement la
fait souffrir. Souvent il se produit, en même temps, de l'engourdissement, des fourmillements du côté des membres inférieurs.

On réveille les douleurs en appuyant le doigt sur l'interligne articulaire, en avant du bassin, vers la symphyse, et en arrière, à gauche et à droite du sacrum, au niveau des articulations sacro-iliaques ; le phénomène est surtout marqué lorsqu'on saisit les crêtes iliaques avec les deux mains et qu'on cherche à les écarter et à les rejeter en arrière.

Par ces différentes manœuvres, on perçoit une mobilité anormale dans les différentes articulations ; quelquefois même on a pu constater, en avant surtout où la situation superficielle de la symphyse la rend facilement accessible, un écartement des deux branches qui, chez une malade de Trousseau, permettait l'introduction du doigt. En arrière, il est beaucoup plus difficile de constater une mobilité quelconque des articulations sacro-iliaques et les tentatives faites pour la produire ne donnent le plus souvent aucun résultat appréciable.

Il n'en est plus de même en avant et l'on perçoit facilement le chevauchement des deux branches du pubis, si l'on a soin de pratiquer le moyen d'exploration qui a été indiqué par Budin. Voici en quoi il consiste. « La malade étant debout, le médecin, après s'être accroupi devant elle ou avoir mis un genou à terre, introduit l'index dans le vagin et en applique la face palmaire sous la symphyse pubienne, de telle sorte que celle-ci soit contournée et pour ainsi dire embrassée bien exactement par le doigt ; on engage alors la femme à piétiner *lentement* sur place, en levant alternativement l'une et l'autre jambe. Après quelques tâtonnements infructueux, la malade exécute bientôt d'une façon satisfaisante les mouvements en question ; et pendant qu'elle piétine ainsi, le doigt sent très distinctement les mouvements qui se passent dans l'articulation : chaque fois, en effet, que l'une des jambes quitte le sol, le pubis correspondant remonte avec elle pendant que l'autre pubis reste immobile, de telle sorte que ces os chevauchent alternativement l'un sur l'autre. Le chevauchement le plus léger est ainsi facile à reconnaître, mais il est parfois considérable et semble atteindre plus d'un centimètre. On peut donc se rendre facilement compte du degré plus ou moins prononcé de la disjonction symphysaire. »

Ce mode d'exploration qui est fort ingénieux permet d'établir à coup sûr le diagnostic de relâchement de la symphyse pubienne, mais il montre en même temps que ce relâchement peut exister, même assez étendu, sans provoquer le moindre symptôme morbide.

Un signe plus rare, mais qui semble donner au relâchement de la symphyse sa signification exacte, est une sensation de craquement que perçoivent les malades lorsqu'elles font un mouvement un peu étendu ou qu'elles se tournent dans leur lit ; dans quelques cas même, le médecin peut la percevoir en prenant à pleines mains les parties latérales du bassin. Ce phénomène ne se produit que si les surfaces articulaires ont été dépolies et modifiées par l'inflammation.

Nous croyons cette inflammation constante, et, chez certaines malades, elle est caractérisée au point qu'on a décrit, comme une maladie spéciale, la symphysite pubienne ou sacro-iliaque. Dans les cas de ce genre, les douleurs sont aiguës, elles s'exaspèrent au moindre mouvement, s'étendent aux lombes, à la fesse, et s'irradient dans les membres inférieurs ; dans quelques cas elles peuvent prendre les caractères de la névralgie sciatique, surtout lorsque la lésion est localisée à un seul côté. Par le toucher vaginal, il est facile de constater le gonflement douloureux de la symphyse, et, en arrière, la pression au niveau de l'interligne qui réunit le sacrum à l'os iliaque provoque une douleur vive, lancinante.

En somme, nous ne trouvons dans l'arthrite du bassin que les symptômes caractéristiques du relâchement de la symphyse, leur nature, leur siège sont les mêmes ; ils sont seulement plus accentués, plus douloureux, ils se compliquent parfois de fièvre et même de suppuration articulaire. Cette acuité plus grande résulte de la période à laquelle ils se produisent, c'est après l'accouchement, pendant les huit ou dix premiers jours des couches, qu'on observe la véritable inflammation des articulations du bassin qui est la conséquence du traumatisme qui accompagne le travail : distension des symphyses par les parties fœtales, traumatisme opératoire (version et forceps) ; enfin, quand il y a suppuration articulaire, les symptômes sont la manifestation de la septicémie puerpérale.

Mais la symphysite pubienne ou sacro-iliaque n'est pas spéciale aux suites de couches, elle a été signalée pendant la grossesse par Hiller, Monod, Feuillet, Dubois, et sa symptomatologie se confond avec celle du relâchement des articulations.

Marche et durée. — Le développement de cet état se fait lentement, les douleurs et les difficultés dans la marche sont progressives et durent jusqu'à la terminaison de la grossesse. L'état s'aggrave si la lésion est méconnue et que la malade persiste à se lever et à marcher, tandis qu'avec le repos et surtout le repos horizontal, les symptômes s'amendent assez vite. La délivrance seule peut y mettre un terme, lorsque les accouchées ont soin de garder le lit pendant vingt jours au moins.

Il arrive encore que l'affection reste ignorée pendant la grossesse en raison du peu d'accentuation des symptômes et ce n'est qu'après l'accouchement qu'elle se manifeste, lorsque la malade sort de son lit et essaie de marcher.

La guérison peut être rapide, je l'ai vue survenir en quelques jours à la suite de la simple application d'un bandage de corps; d'autres fois, la durée est longue et se prolonge pendant plusieurs semaines et plusieurs mois; Tarnier l'a vue persister pendant plusieurs années.

Enfin, la récidive est possible à l'occasion d'accouchements ultérieurs; j'avoue n'en avoir jamais observé pour ma part.

Dans les formes aiguës qui surviennent après l'accouchement, la marche est plus rapide, et si, dans quelques cas, la résolution se fait assez vite, dans d'autres, il peut survenir de la suppuration articulaire avec ses conséquences graves; parfois la guérison est obtenue après évacuation des foyers, mais on a signalé aussi des terminaisons mortelles. Le passage à l'état chronique est redoutable parce qu'il est l'indice habituel de l'incurabilité de la lésion, et alors tous les traitements possibles, le repos, la révulsion, les massages, les douches, les ceintures de toutes sortes échouent habituellement.

Etiologie. — Les causes qu'on a invoquées sont nombreuses : le rachitisme, la syphilis, les cachexies diverses, la scrofule, l'extrême jeunesse et l'âge avancé des gestantes, la primiparité et la multiparité, l'excès de volume du fœtus, l'hydramnios, la gémellité, etc. En réalité, nous ne trouvons que des causes banales et souvent contradictoires; quant à l'action de surmenage, de l'excès de fatigue, des exercices immodérés, elle n'est pas démontrée davantage.

Il n'est pas étonnant que nous ignorions les conditions qui favorisent la production de ce trouble articulaire, puisque nous sommes encore dans l'incertitude relativement à la nature de la lésion elle-même. Il est assez difficile d'indiquer la condition prochaine qui provoque les douleurs et l'impotence motrice; le relâchement simple des articulations du bassin qu'on admet généralement, ne semble nullement prouvé, puisque ce relâchement est la règle durant les derniers mois de la grossesse; la méthode de Budin permet de reconnaître, chez *toutes* les femmes enceintes, une mobilité anormale au niveau de l'articulation du pubis, et cependant celles qui souffrent réellement ne sont qu'une minorité infime.

Nous savons aussi, depuis la résurrection de la symphyséotomie, qu'il suffit d'un temps relativement court pour que les femmes ainsi opérées puissent se lever et marcher. On a cependant incisé et fendu sur toute sa hauteur le cartilage diarthrodial, les ligaments sacro-iliaques ont été tiraillés et distendus, les surfaces articulaires soumises à un diastasis énorme, il semble bien difficile que ces différentes jointures aient pu retrouver, dans l'espace de quinze à vingt jours, leur solidité habituelle.

C'est dire que le relâchement simple est insuffisant pour expliquer les douleurs et les troubles fonctionnels, d'autant mieux que les symptômes subjectifs ne sont pas toujours en rapport avec l'écartement plus ou moins grand des surfaces articulaires : « Telle femme, fait remarquer Tarnier, dont les symhyses sont très mobiles, n'éprouve qu'un peu de lassitude et n'éprouve aucune douleur ; telle autre, se plaint vivement, alors que la mobilité anormale des articulations est légère. » Il semble donc que, en dehors de l'écartement simple, on doive invoquer un état inflammatoire manifeste, en raison des douleurs si vives que provoque la pression sur l'interligne articulaire et qu'on expliquerait difficilement par le relâchement seul, en raison surtout des craquements si fréquemment observés à l'occasion des mouvements et qui indiquent une modification des surfaces articulaires ; comme nous l'avons signalé déjà, le relâchement de la symphyse n'est autre qu'une arthrite plus ou moins aiguë des articulations du bassin.

Après l'accouchement, il est plus facile d'expliquer les douleurs qui siègent à leur niveau ; le traumatisme du travail, surtout quand il est compliqué d'une intervention, version ou forceps, provoque le tiraillement des ligaments symphysaires et parfois en détermine la rupture.

Diagnostic. — L'origine des douleurs qui résultent du relâchement et de l'inflammation des symphyses peut être facilement méconnu si l'on n'a soin de pratiquer une exploration minutieuse des diverses articulations du bassin.

Pendant la grossesse, on met les troubles ressentis par les malades sur le compte des modifications que la gravidité imprime à l'utérus et à ses annexes, ou sur la possibilité d'un avortement ; après l'accouchement, il est facile de confondre la pesanteur lombaire, les sensations douloureuses dans le bas-ventre et les cuisses, les troubles de la miction avec les symptômes qui résultent de l'endométrite, de la déviation ou de l'abaissement de l'utérus ; aussi est-il nécessaire de s'assurer par la pression et le toucher vaginal de l'état exact des symphyses, de leur mobilité plus ou moins grande, du gonflement inflammatoire qui s'y ajoute ; l'examen direct permettra également de constater si la matrice est douloureuse, tuméfiée, si les annexes sont sains, s'il y a une déviation ou un abaissement de l'organe.

Pronostic. — Il est peu sévère, en général, et, si l'affection ne rétrocède pas pendant la grossesse, elle disparaît assez vite après la délivrance, en même temps que se produisent les phénomènes d'involution.

Quelques auteurs ont pensé que le relâchement de la symphyse pouvait être un obstacle à la conduite régulière du travail, au moment des douleurs de l'accouchement, surtout pendant la seconde période, à l'occasion des efforts d'expulsion. Les uns, comme Baudelocque, croyaient que les muscles abdominaux ne trouvaient plus, pendant la contraction, un appui suffisant sur la branche horizontale du pubis devenue mobile ; les autres, avec Cazeaux, pensaient que les femmes suspendaient leurs efforts dans la crainte d'aggraver les douleurs provoquées par l'engagement de la tête. Les résultats obtenus par la symphyséotomie montrent que tout écartement du pubis a pour résultat d'augmenter les différents diamètres du bassin, si bien que l'expulsion de la tête en est singulièrement facilitée. Le relâchement de la symphyse est une condition si favorable qu'on a cherché à la provoquer artificiellement dans les bassins rétrécis.

TRAITEMENT. — Pendant la grossesse, les femmes devront garder un repos relatif; le mouvement et l'exercice seront forcément limités par les douleurs et les fatigues qui sont la conséquence de l'affection. Le repos absolu ne sera exigible que si les souffrances sont trop accentuées, on y joindra l'application d'un bandage de corps placé circulairement autour du bassin.

Pendant le travail, l'intervention n'est réellement nécessaire que si les douleurs sont trop vives, ce qui n'existe guère qu'en cas d'inflammation des jointures. Les inhalations de chloroforme suffisent le plus souvent pour régulariser le travail; au besoin on ferait une application de forceps, en cas de ralentissement de l'accouchement.

C'est après la délivrance surtout que le traitement par le repos et les moyens contentifs donnent des résultats appréciables. Le repos seul n'est jamais suffisant, il faut toujours y joindre l'application d'un bandage compressif destiné à immobiliser et à rapprocher les os du bassin; on se servira d'un bandage en toile, en coutil, en flanelle; le plus simple est le drap alèze qui s'applique sur les trochanters et permet d'immobiliser non seulement les articulations intrinsèques du bassin, mais encore l'articulation coxo-fémorale.

Si ces divers moyens n'ont amené aucun résultat, il sera nécessaire de recourir à des méthodes plus énergiques. Boyer a conseillé une ceinture de cuir matelassée à l'intérieur; Martin a imaginé un appareil qui présente une supériorité incontestable sur tous les autres. La ceinture Martin est composée d'un cercle métallique, en fer ou en acier, haut de 4 centimètres, garni et matelassé comme le ressort des bandages herniaires. Ce cercle est interrompu à sa partie antérieure où l'une des extrémités porte une courroie et l'autre une boucle à l'aide desquelles les deux extrémités sont rapprochées et solidement maintenues. Cette ceinture s'applique sur les parties latérales du bassin, dans l'espace compris entre le trochanter et la crête iliaque, elle doit être faite sur mesure, afin de s'adapter exactement à la région qu'elle doit maintenir. Ce moyen est le meilleur assurément pour immobiliser les os du bassin, à tel point qu'il dispense de garder le repos, les malades soulagées immédiatement peuvent se lever et marcher sans crainte de douleur et sans que la guérison soit entravée. Cette ceinture doit être portée assez longtemps pour permettre la consolidation durable et définitive des parties disjointes.

ARTICLE III. — TUMEURS DU BASSIN

Behm, Ein Fall von Beckenexostose (Monatssch. f. Geburtsk., 1854, Bd. IV, p. 12). — Berry, Two cases of obstructed Labour (London obstetr. Transact., 1866, vol. VII, p. 261). — Birnbaum, Becken mit multiplen Exostosen (Monatssch. f. Geburtsk., 1864, Bd. XXIV, p. 449). — Bodin, Tumeurs fibreuses péri-pelviennes chez la femme, thèse, Paris, 1861. — Chapmann, Tumeurs stéatomateuses faisant obstacle à l'accouchement (Archiv. de tocol., 1881, p. 493). — Depaul, art. Bassin du Dict. encycl. — Edmunds, Report on a second case of cæsarean section, etc. (The Lancet, 1876, vol. II, p. 818). — Fairbank, A case of fracture of the pelvis, etc. (London obstetr. Transact., 1867, vol. IX, p. 1). — Fochier, Dystocie consécutive à l'obstruction du bassin par des tumeurs kystiques (Lyon méd., 4 juillet 1886). — Freund, Ueber Echinococcus im weiblichen Becken (Archiv f. Gynæk., 1880, Bd. XV, p. 354). — Guéniot, Des grossesses compliquées (Bull. de thérap., t. LXXI, 1866, p. 253). — Harris, The operation of Gastro-Hysterotomy, etc. (Americ. Journ. of the medic. Sciences, 1878, p. 313). — Haussmann, Ueber Echinococcus des Beckens (Archiv f. Gynæk., Bd. XII, p. 163). — Havage, Etude clinique sur les tumeurs des os du bassin, thèse, Paris, 1882. — Huguier, Fibrome du bassin (Bull. de la Soc. de Chir., 1860, p. 445). — Lenoir, Atlas complémentaire de tous les traités d'accouchement, p. 69, 1865, Paris. — Leopold, Ueber ein rachitisches Becken, etc. (Archiv f. Gynæk., 1872, Bd. IV, p. 336). — Makejew, Becken einer Multipara mit einer Neubilbung auf dessen Vorderwand (Archiv f. Gynæk., 1881, Bd. XVIII, p. 175). — Porak, Des Kystes du petit bassin au point de vue de la dystocie (Gaz. hebd., 1884, p. 137 et suivantes). — Salesses, Étude sur les tumeurs péripelviennes, thèse, Paris, 1876. — Toponski, Beitrag zur Casuistik der Beckengeschwülste in geburtshülflicher Beziehung, Inaug. Dissert., Breslau, 1884. — Vaille, Contribution à l'étude du bassin vicié par obstruction, thèse, Paris, 1891 (Bibliographie). — Wiener, Ueber Echinococcus Geschwülste des Beckens als Geburtshinderniss (Archiv f. Gynæk., 1877, Bd. II, p. 572).

A côté des tumeurs qui siègent sur les organes contenus dans le bassin, il en est d'autres qui se développent sur le bassin lui-même aux dépens de ses parties osseuses ou fibreuses et qui, par leurs rapports avec l'organe gestateur, exercent une influence sur la marche de la grossesse et modifient les conditions ordinaires du travail de l'accouchement.

Anatomie pathologique. — Si l'on se place au point de vue histologique pur, on doit décrire les différentes sortes de néoplasmes qui peuvent exister au niveau des os iliaques et des ligaments ou trousseaux fibreux qui en recouvrent les articulations. Nous aurions ainsi : les *kystes*, les *sarcomes*, les *carcinomes*, les *exostoses*, les *enchondromes*, les *fibromes*. Une pareille division n'aurait qu'une utilité médiocre, au point de vue obstétrical, car l'accoucheur s'inquiète assez peu de la nature intime de la masse qui vient troubler la grossesse et mettre obstacle au travail; ce qui lui importe avant tout, c'est le siège de la tumeur, c'est sa consistance, ce sont les modifications que lui imprime la grossesse. Il n'y a plus à compter ici sur la mobilité de l'obstacle, sur la possibilité de son ascension dans la cavité abdominale ou de sa descente vers les parties génitales externes, la tumeur présente un siège fixe, sa base d'implantation est large et les difficultés résultent, avant tout, de son siège et de son volume. Les fibromes seuls font exception, ils sont plus ou moins pédiculés, plus ou moins mobiles, aussi méritent-ils d'être décrits spécialement.

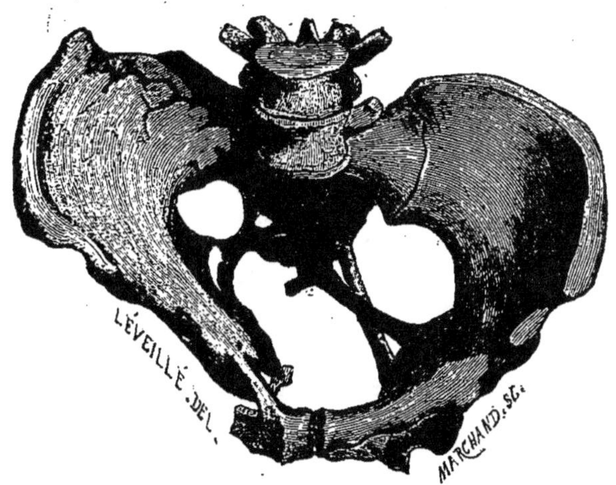

FIG. 81. — Bassin vicié par un cal difforme.

Si nous prenons pour point de départ ces différentes conditions cliniques, nous pouvons, avec Vaille, étudier successivement :

1° Les tumeurs osseuses, exostoses, cals difformes, qui sont de petites dimensions, dont la marche est lente et dont le volume, toujours restreint, est par contre irréductible ;

2° Les tumeurs à volume considérable, ostéosarcomes, carcinomes enchondromes, kystes, qui sont susceptibles d'un certain assouplissement, mais dont quelques-unes présentent un caractère malin des plus évidents. Nous y joignons les kystes hydatiques.

3° Dans une troisième catégorie, nous plaçons les fibromes qui peuvent, il est vrai, acquérir un volume relatif, mais qui sont plus ou moins mobiles, grâce à leur base pédiculée.

1° Les *exostoses* siègent de préférence en arrière au niveau des articulations sacro-iliaques et en avant derrière la symphyse du pubis ; elles occupent ainsi l'aire du détroit supérieur et rétrécissent la longueur du conjugué interne. Leur volume est celui d'une noix ou d'un œuf, leur base d'implantation est large et leur consistance d'une dureté de marbre. Ces tumeurs sont parfois multiples.

Les *cals difformes* résultent d'un déplacement consécutif à une fracture du bassin qui n'a pas été réduite et qui a déterminé une déformation plus ou moins marquée de cette ceinture osseuse (fig. 81).

2° Les tumeurs à dimensions volumineuses sont les *ostéosarcomes* et les *enchondromes*. Le *carcinome* est très rare, par contre les *kystes hydatiques* ont été observés un certain nombre de fois.

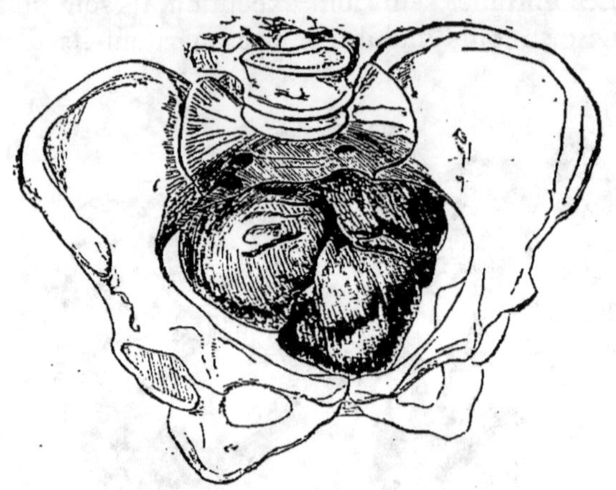

FIG. 82. — Ostéosarcome du bassin. (D'après Lenoir.)

Le sarcome, comme l'enchondrome, peut siéger aux extrémités de tous les diamètres du bassin. Le sacrum est atteint dans plus de la moitié des cas (voy. fig. 82) souvent la tumeur part de l'articulation sacro-iliaque et atteint à la fois les deux os qui s'y réunissent (Vaille).

Ces deux espèces de tumeurs ont toujours un volume considérable, et remplissent toute l'excavation, ne laissant qu'un étroit passage entre la tumeur et les parois du bassin, comme on peut le voir sur la figure 83 qui indique à tort une exostose, d'après Leydig ; il s'agit en effet d'un chondrome ou d'un sarcome, en raison de ses dimensions et des cavités dont la tumeur est creusée.

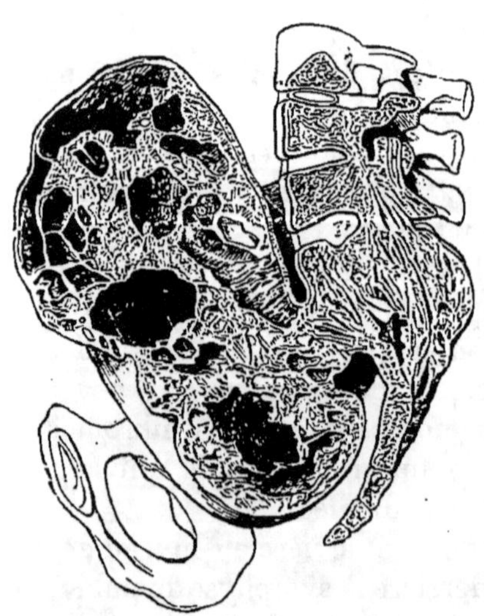

FIG. 83. — Exostose du bassin
(D'après Leydig.)

Ces néoplasmes débordent parfois le bassin, envahissent la cavité abdominale ou font saillie vers le périnée et vers l'échancrure sciatique (fig. 84).

Les sarcomes et les enchondromes n'ont pas une consistance uniformément dure, ils sont remplis parfois de petits kystes qui permettent à la surface de se laisser déprimer sous le doigt. Ces tumeurs sont irréductibles et la ponction n'en fait pas diminuer le volume.

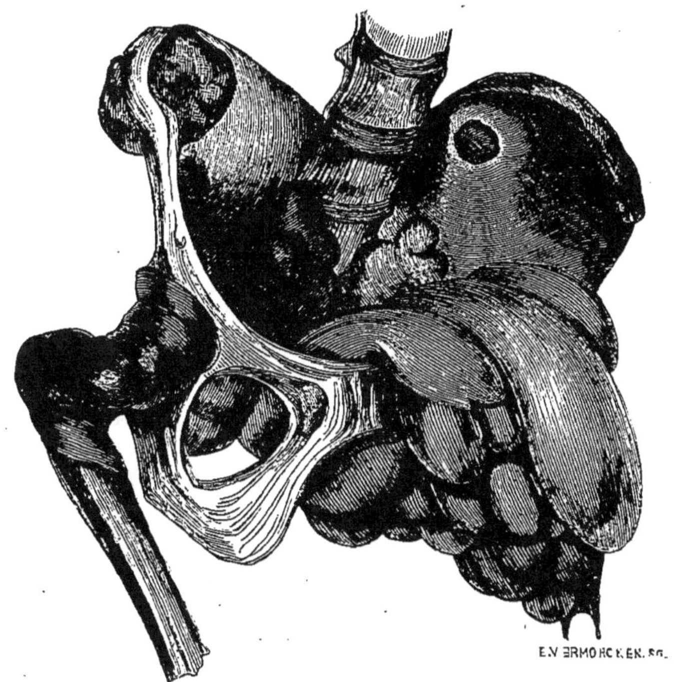

FIG. 84. — Rétrécissement du bassin produit par un cancer des os (ostéosarcome), ayant permis l'accouchement spontané à 7 mois d'un enfant mort, chez une femme accouchant pour la quatrième fois.

Les kystes hydatiques occupent presque toujours, d'après Freund, le tissu cellulaire du petit bassin, à droite ou à gauche du rectum, moins souvent les os, pubis ou sacrum. Dans les 20 observations réunies par Porak, nous trouvons que :

10 fois le kyste siégeait en arrière (4 fois dans la cloison rectovaginale, 2 fois dans le cul-de-sac de Douglas, 1 fois en arrière du rectum);

3 fois directement en avant;

3 fois en avant et sur les côtés;

4 fois les tumeurs étaient multiples et siégeaient en différents points.

Leur volume est susceptible de toutes les dimensions; parfois les kystes ont la grosseur d'une noix, d'une mandarine; mais, dans d'autres cas, ils occupent une grande partie de l'excavation pelvienne, au point de faire quelquefois saillie dans le grand bassin. Dans tous les cas rapportés par Porak, la masse était suffisante pour mettre un obstacle sérieux à l'accouchement. Ces tumeurs sont lisses, arrondies, quand elles sont solitaires; mais quand elles sont multiples, elles peuvent constituer une tumeur irrégulière et mamelonnée.

3° Les *fibromes* siègent plus rarement dans l'excavation que les tumeurs précédentes, leur point d'attache est surtout la crête iliaque ainsi que les fosses iliaques. C'est par exception qu'on les rencontre au niveau de l'excavation, implantés sur la symphyse sacro-iliaque; ils peuvent devenir alors une cause de dystocie. « Les tumeurs fibreuses du bassin, dit Nicaise, prennent toujours naissance dans les tissus fibreux ou aponévrotiques, rarement sur le périoste seul; il semble que, dans la majorité des cas, le point de départ se trouve au niveau même de l'union des aponévroses avec le périoste. »

Leur volume varie des proportions d'une mandarine à celles d'une tête de fœtus; elles remplissent parfois une partie de l'excavation. Leur forme est ovoïde, arrondie, leur surface lisse, leur consistance dure. Elles subissent parfois, comme les fibromes utérins, des modifications de consistance sous l'influence de la grossesse, aussi peuvent-elles être ramollies au moment du travail. Ces tumeurs sont mobiles, grâce à la présence d'un pédicule.

Symptomes et diagnostic. — Les antécédents sont souvent nuls et les malades arrivent à la fin de leur grossesse sans se douter de la gravité de leur état. L'erreur est d'autant plus facile que la plupart d'entre elles sont des multipares qui n'ont rien présenté de particulier dans les accouchements antérieurs.

Au point de vue de la marche de l'affection, il est nécessaire de faire une distinction selon que les tumeurs sont bénignes ou malignes.

Les premières se reconnaissent à leur marche lente, au peu de retentissement qu'elles exercent sur la santé générale, à l'absence fréquente des phénomènes de compression et à leur indolence ordinaire, elles déterminent tout au plus, comme le remarque Vaille, une sensation de gêne, de pesanteur dans le bassin, mais jamais de véritables douleurs.

Les exostoses sont de petites dimensions, elles siègent à l'une des extrémités du diamètre promonto-pubien, leur dureté est très marquée; il en est de même des cals vicieux.

Les fibromes sont à surface lisse et arrondie, ils peuvent se ramollir sous l'influence de la gestation et ce qui les distingue des autres tumeurs qui siègent dans le bassin, c'est leur mobilité, leur facilité de déplacement.

Les chondromes sont de dimension plus volumineuse, leur consistance est dure et élastique, quelquefois inégale, lorsqu'ils contiennent des kystes; dans ce cas, ils présentent la crépitation parcheminée.

Les kystes hydatiques peuvent également acquérir un volume important sans toutefois provoquer des phénomènes réactionnels bien appréciables; ils deviennent parfois du fait de leur dimension un obstacle grave à la terminaison de l'accouchement. Ils se présentent sous forme de masse lisse et arrondie lorsque la tumeur est unique, ou bien mamelonnée et irrégulière lorsqu'elle est multiple. Leur mobilité est très limitée, la fluctuation est souvent obscure ou nulle, et sous l'influence du travail le kyste acquiert, comme certains kystes dermoïdes de l'ovaire, une consistance qui donne le change et fait croire à la présence d'une tumeur solide. Le frémissement hydatique est très rare, mais à la ponction on obtient, lorsque l'hydatide est vivante, un liquide limpide, dépourvu d'albumine et de mucine.

Les tumeurs malignes se distinguent par leur marche rapide, par la douleur et les symptômes de compression qui les accompagnent, enfin, par la cachexie qu'elles déterminent. La douleur prend souvent l'aspect d'une névralgie sciatique.

Les ostéo-sarcomes et certains chondromes ont parfois des dimensions qui empêchent tout engagement des parties fœtales, ils remplissent l'excavation, sont adhérents à l'os et envoient des prolongements dans le voisinage. Ce sont eux surtout qui donnent au doigt la crépitation parcheminée.

On doit explorer le bassin avec soin, afin de reconnaître les dimensions de la tumeur, sa consistance, sa forme, sa mobilité, son point d'implantation; on doit user de toutes les ressources que donne le diagnostic; le palper bimanuel et le toucher rectal sont absolument nécessaires, c'est par eux seuls qu'on obtient les renseignements nécessaires et qu'on peut juger du mode d'intervention que nécessite le néoplasme. On aura recours, au besoin, à l'anesthésie afin d'éviter de trop grandes douleurs aux patientes.

TRAITEMENT. — Il est très difficile de donner des indications précises, car celles-ci varient avec chaque cas particulier. La conduite à tenir dépend en effet du siège de la tumeur, de ses dimensions, de sa mobilité, de sa réductibilité, de sa nature, de l'époque à laquelle la malade se présente à l'observation.

Pendant la grossesse, on peut légitimement recourir à l'avortement ou à l'accouchement provoqué, lorsque le volume de la masse est tel que tout accouchement à terme est impossible par les voies naturelles. Même s'il s'agit d'un ostéo-sarcome, on ne doit pas craindre de sacrifier l'enfant, puisque la grossesse a toujours pour conséquence d'activer le développement du néoplasme.

S'il existe un kyste hydatique, nous pensons avec Porak qu'il ne faut pas conseiller l'expectation. Comme on se trouve en face d'une masse liquide, on doit chercher par la ponction ou par l'incision à la faire disparaître, déjà pendant la grossesse. A plus forte raison lorsque l'accouchement est commencé et que le volume est assez grand pour mettre un obstacle absolu à l'accouchement. Il en est de même des fibromes dont on tentera l'ablation chaque fois que l'opération sera possible.

Mais il arrive souvent que l'obstacle n'est reconnu qu'au moment du travail. C'est une condition fâcheuse, parce que nos moyens d'action sont limités et que les circonstances exigent une décision rapide.

Si le rétrécissement est modéré, on agira comme s'il s'agissait d'un rétrécissement ordinaire, par le forceps ou la version. Si l'obstacle est plus important, il faudra recourir aux moyens extrêmes : embryotomie ou perforation, lorsque l'enfant est mort ; opération césarienne, lorsqu'il est vivant et que l'état de la mère n'est pas trop atteint.

ARTICLE IV. — OSTÉOMALACIE

Auvard, Note sur un cas de bassin ostéomalacique (Ann. de gynéc., 1883, t. XX, p. 451, et 1884, t. XXI, p. 57). — Barnes, Abstract of a memoir on Osteomalacia (London obst. Transact., 1872, vol., XIII, p. 244). — Baumann, Ueber den Einfluss der Porro-Operation und Castration auf das Wesen der Osteomalacie, Inaug. Dissert., Bâle, 1889. — Bouchard (Ch.), Maladies par ralentissement de la nutrition, Paris, 1882, p. 51. — Depaul, art. Bassin in Dict. encycl. — Desiderius von Velits, Ueber die Heilung der Osteomalacie (Zeitsch. f. Geb. u. Gyn., 1892, Bd. XXIII, p. 321). — Eisenhart, Beiträge zur Aetiologie der puerperalen Osteomalacie (Deutsch. Archiv f. klin. Medic., 1892, Bd. 49, p. 156). — Everke, Ein Fall von Porro-Oper. wegen, etc. (Deutsch. med. Wochensch., 1892, n° 4). — Fehling, Ueber Wesen und Behandlung der puerperalen Osteomalacie (Centralbl. f. Gynæk., 1890, Bd. XIV, p. 8) (Supplément). — Eisenhart, Beiträge zur Aetiologie der puerperalen Osteomalacie (Deutsch. Archiv f. klin. Med., Bd. XLIX, p. 156). — Guéniot, Guérison de l'ostéomalacie à la suite d'une opération césarienne (Acad. de Méd., 9 février 1892). — Hofmeier, Zur Frage der Behandlung der Osteomalacie durch Kastration (Centralbl. f. Gynæk., 1891, p. 225). — Litzmann, Die Geburt bei engem Becken, Leipzig, 1884. — Löhlein, Die Geburtshilfliche Therapie bei osteomalac. Beckenenge (Gynäkol. Tagesfragen., 1891, n° 2). — Poncet, De l'ostéomalacie in Traité de Chirurg., t. III, p. 782, Paris, 1891. — Rasch, Ein Fall von schwerer Osteomalacie bei einer Schwangeren (Zeitsch. f. Geb. u. Gyn., 1893, Bd. XXV, p. 271). — Sternberg, Geheilte puerperale Osteomalacie (Soc. imp.-roy. de méd. de Vienne, 1891, avril, et 1892, mai).

Ant. Poncet définit ainsi l'ostéomalacie : « Une affection générale du tissu osseux se traduisant par un ramollissement plus ou moins

complet des différentes pièces du squelette et pouvant dès lors s'accompagner de déformations bizarres. » Ce qui caractérise essentiellement cette dystrophie, c'est sa généralisation à tout le tissu osseux.

Au point de vue étiologique, on peut dire que l'ostéomalacie est
une maladie de l'âge adulte, survenant de préférence de vingt-cinq à
quarante ans ; c'est également une maladie du sexe féminin. En
réunissant les statistiques de Marjolin : 20 femmes, 14 hommes ; de
Gaspari : 13 et 3 ; de Stanski : 23 et 8 ; de Beylard : 37 et 11 ; de
Callineau : 43 et 6, Poncet obtient un total de 135 cas observés
chez la femme et de 29 observés chez l'homme, soit une moyenne de
5 femmes contre 1 homme. La proportion indiquée par Bouchard est
plus élevée encore, puisque, sur 360 observations empruntées à
divers auteurs, les huit neuvièmes concernent les femmes.

Mais c'est plus particulièrement la gravidité qui paraît être, dans
le sexe féminin, une condition favorable au développement de ce
curieux trouble de la nutrition, l'ostéomalacie augmente de fréquence et de gravité avec le nombre des gestations. On retrouve si
souvent la puerpéralité dans les antécédents de ces malades qu'elle
a permis d'établir une division au point étiologique et de décrire une
variété particulière, l'*ostéomalacie puerpérale*, celle que nous étudions ici.

SYMPTOMES. — Si l'ostéomalacie qui se développe en dehors de la
grossesse débute presque toujours par la colonne vertébrale et le
thorax, celle qui survient chez la femme enceinte ou l'accouchée
commence au niveau du bassin pour se généraliser ensuite.

Les premiers symptômes sont le plus souvent insidieux, il y a un
peu d'endolorissement au niveau de l'une des tubérosités ischiatiques
ou des deux à la fois; puis les douleurs s'étendent à la symphyse, à
l'épine sciatique et finissent par envahir le bassin entier, le sacrum et
les dernières vertèbres lombaires. L'affection se généralise ensuite à
toute la charpente osseuse, les articulations des hanches, de l'épaule
se prennent successivement. Ces douleurs s'irradient le long des os
et prennent le caractère des douleurs ostéocopes de la syphilis ;
comme elles s'exagèrent surtout par les mouvements, les malades
se confinent dans une immobilité aussi complète que possible.
L'affection procède sous forme d'accès, de crises douloureuses qui
coïncident, en dehors de la grossesse, avec l'apparition des règles, il
semble réellement que la fonction menstruelle commande l'éclosion
de ces symptômes. L'endolorissement des ischions empêche la
station assise, et la douleur du sacrum et des vertèbres lombaires
trouble le décubitus dorsal, aussi les malades prennent-elles habituellement le décubitus latéral, en alternant d'un trochanter sur
l'autre.

Il y a souvent de l'hyperesthésie cutanée et une exagération des

réflexes, les masses musculaires qui s'insèrent au bassin sont tendues
et très sensibles à la pression, celle-ci détermine des contractions
brusques, énergiques ; puis les os eux-mêmes deviennent sensibles
au contact en même temps qu'ils perdent de leur solidité et le bassin
dont les lésions nous intéressent plus particulièrement présente des

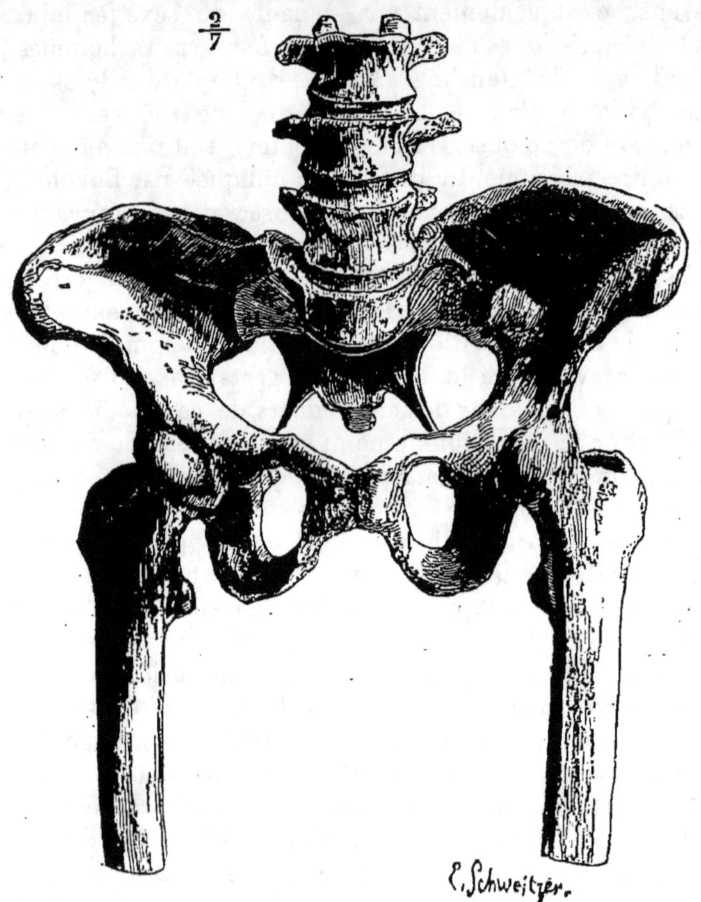

FIG. 85. — Bassin ostéomalacique ayant nécessité l'opération césarienne. (Stoltz.)

difformités que nous rappellerons un peu plus loin ; les déformations
que subit le squelette sont des plus variées ; il se produit des fractures au niveau des régions juxta-épiphysaires les plus ramollies. Peu
à peu, la taille diminue, les jambes fléchissent, le bassin se modifie,
la colonne s'incurve dans le sens antéro-postérieur ou dans le sens
latéral, le sternum fait saillie ou s'excave.

L'état général s'altère à mesure que se succèdent les poussées
de la maladie et que s'aggravent les déformations ; il n'y a cependant
pas de fièvre, l'élévation de la température ne survient qu'à l'occasion

de complications accidentelles ; les femmes atteintes d'ostéomalacie présenteraient, d'après Gusserow, une physionomie maussade et chagrine ; elles sont sujettes à des congestions pulmonaires, à des troubles circulatoires ; chez quelques-unes, comme dans le cas célèbre de la femme Supiot, rapporté par Morand, il se développe des

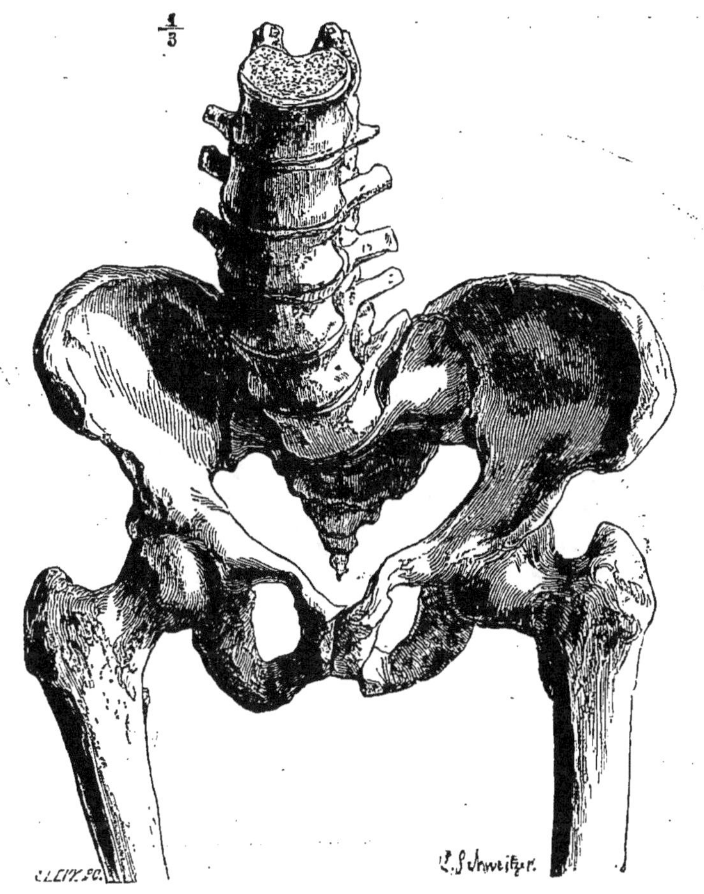

FIG. 86. — Bassin ostéomalacique ayant nécessité l'opération césarienne. (Stoltz.)

dépôts calcaires sur la muqueuse de l'estomac. Enfin la cachexie et le marasme augmentent graduellement et amènent la terminaison fatale.

Il est rare cependant que la maladie arrive à ce degré extrême ; les formes les plus fréquentes sont les formes ébauchées dans lesquelles les déformations osseuses ne sont jamais accentuées et qui peuvent subir, sous l'influence du traitement ou d'une amélioration de l'hygiène, un arrêt parfois définitif.

Déformations du bassin. — Sous l'influence de la décalcification qui caractérise essentiellement l'ostéomalacie, les os se ramollissent et par la diminution de résistance qui en résulte, ils subissent l'action de toutes les pressions extérieures. Le bassin qui supporte à la fois la pression du corps et la contre-pression du fémur offre des incurvations particulières et présente un aspect spécial, celui du bassin ostéomalacique (voy. fig. 85, 86).

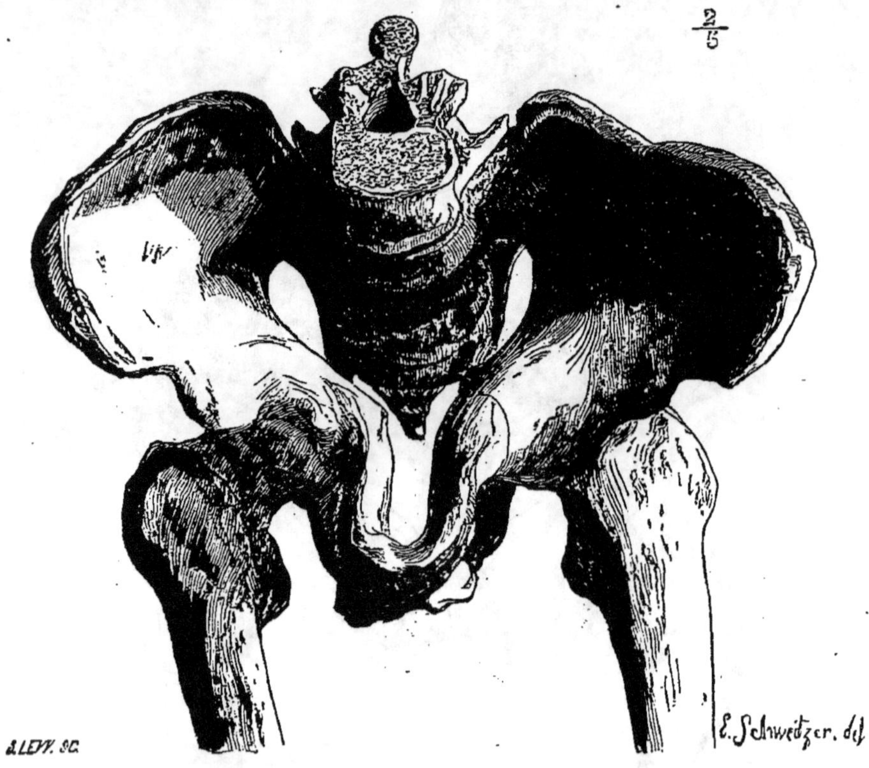

Fig. 87. — Bassin ostéomalacique au plus haut degré. La femme a succombé aux progrès de la maladie. (Collection de Stoltz.)

Sa forme habituelle est celle d'un tricorne ou d'un cœur de carte à jouer. Les ailes iliaques amincies et transparentes se replient sur elles-mêmes à la façon d'un cornet d'oublie ; les cavités cotyloïdes pressées en haut et en dedans par la poussée des fémurs se rapprochent l'une de l'autre ainsi que de l'angle sacro-vertébral. Le pubis change de direction, ses branches horizontales deviennent presque parallèles et antéro-postérieures; l'arcade pelvienne a presque disparu, elle est remplacée par un canal rétréci où le doigt a de la peine à pénétrer (fig. 87).

Les tubérosités des ischions sont rejetées en dedans et contribuent à diminuer l'aire du détroit inférieur. Le sacrum a perdu sa concavité régulière, il offre un sillon anguleux de flexion et sa base déprimée augmente le saillant du promontoire. Cette dépression du promontoire entraîne l'abaissement de la colonne lombaire qui vient faire saillie au-dessus du détroit supérieur qu'elle contribue à rétrécir. Par suite de la déformation et du plissement qu'il subit, le bassin est altéré dans toutes ses parties.

Depaul résume ainsi les principaux traits du bassin ostéomalacique :

1° Tous les diamètres du détroit supérieur sont considérablement raccourcis.

2° Il en est de même de ceux de l'excavation, à l'exception peut-être du diamètre antéro-postérieur qui rigoureusement peut avoir conservé sa longueur, mais dans un espace si étroit qu'en réalité il n'indique pas que cette partie du bassin offre une ouverture libre, susceptible d'être mise à profit pour l'accouchement.

3° Tous les diamètres du détroit périnéal sont également diminués, mais le coccy-pubien à un moindre degré que les autres.

4° L'espace qui sépare l'une de l'autre les deux épines iliaques antéro-supérieures est moindre qu'à l'état normal et inférieur aussi à celui qui sépare le milieu des crêtes iliaques.

5° La hauteur de la symphyse est augmentée et la concavité du sacrum est remplacée par une gouttière transversale profonde, résultant de la flexion de cet os à angle aigu.

6° Les branches de l'arcade pubienne sont rapprochées parfois jusqu'au contact et transforment ainsi cette arcade en une scissure profonde.

7° Le bassin, dans son ensemble, est très anguleux, irrégulier, comme chiffonné.

ANATOMIE ET PHYSIOLOGIE PATHOLOGIQUE. — PATHOGÉNIE. — Ce qui caractérise essentiellement la lésion, c'est la décalcification du tissu osseux normal et sa destruction consécutive, tandis que le rachitisme est causé par l'absence de calcification des éléments d'ossification. Dans les deux maladies, il y a une altération de la moelle, de l'ostéo-myélite rouge au début, de l'ostéo-myélite jaune à une période plus avancée.

L'analyse chimique des os ramollis par l'ostéomalacie a montré, en effet, une diminution des sels calcaires, phosphate et carbonate de chaux. Les recherches de Berzélius, d'Otto Weber, indiquent pour le premier une diminution qui peut descendre à 20 et même 2 pour 100, tandis qu'à l'état normal il se trouve dans la proportion de 51 à 83 pour 100. D'après Mörs et Muck la chaux diminuerait plus que l'acide phosphorique. Le carbonate de chaux, au lieu de 11 pour 100 qui est sa proportion normale, s'abaisse à 1, 2, 3, 4 et 5 pour 100.

En résumé, il résulte de ces analyses que les sels calcaires existent en quantité quatre à cinq fois moindre que dans l'os normal.

La décalcification des lamelles osseuses entraîne secondairement des altérations physiques et chimiques de l'osséine, d'après Bouchard. La substance fondamentale des lamelles osseuses claire et hyaline par le fait de la décalcification prend bientôt l'aspect fibrillaire et n'est plus transformable en gélatine.

On a cherché à expliquer la décalcification du tissu osseux par la présence d'un acide qui dissoudrait et éliminerait le phosphate de chaux d'ossification; en réalité, la réaction chimique des os est modifiée, elle est neutre et même acide et l'acide lactique a été trouvé dans les os ostéomalaciques par Schmidt, O. Weber, Drivon, etc.

Mais sous quelle influence se produit l'acide lactique du tissu osseux? C'est ici le problème important de la pathogénie et les difficultés commencent. Pour Bouchard, l'organisme vivant fabrique incessamment des acides, mais il les détruit de même dans les conditions physiologiques. Sous l'influence de certaines conditions morbides, l'oxydation des acides organiques se ralentit ou du moins ces acides s'accumulent et la grossesse paraît être une de ces conditions.

A côté de cette théorie humorale, on peut placer la théorie nerveuse qui reçoit un singulier appui des résultats que donne la castration. Pour Fehling, il y aurait dans l'ostéomalacie féminine une excitation des nerfs vaso-dilatateurs des os provenant de l'ovaire et il se produirait sous cette influence une hyperémie et une résorption du tissu osseux. L'ostéomalacie serait ainsi une trophonévrose.

Cette théorie est basée sur les faits suivants :

1° L'augmentation notable de la maladie coïncidant avec chaque menstruation ;

2° La diminution extrêmement rapide, après l'ablation des ovaires, des douleurs dans les parties atteintes; celle des côtes et du sternum se produisant en général trois jours avant celle du bassin ;

3° L'énorme richesse en vaisseaux artériels et veineux des annexes extirpés, avec dilatation de ces vaisseaux, comme dans la grossesse : ce qui montre que c'est là une cause essentielle de la maladie ;

4° La fécondité des femmes ostéomalaciques qui est très remarquable, elle est en moyenne :

D'après Fehling, de	5,4
— Eisenhart, de	6,4
— Baumann, de	6,8
— Rosenträger, de	8,2

La moyenne en Allemagne est de 3,9.

Cette haute fécondité indique nettement la suractivité de la fonction ovarienne ; du reste même après la maladie déclarée, la fréquence des conceptions est encore très remarquable. Il est donc permis de conclure que la nature du processus morbide consiste dans une suractivité morbide de la fonction ovarienne.

Enfin, je cite pour mémoire la théorie de Kehrer qui rapporte la maladie à un agent infectieux, à un microbe ostéolytique, parce que la maladie, comme la lèpre, comme le béri-béri, semble endémique et spéciale à certaines régions : la Forêt-Noire, les bords du Rhin, les Flandres, la campagne de Milan.

L'analyse des urines a été répétée bien des fois, mais il paraît douteux qu'elle soit capable de fournir la solution du problème étiologique. Les urines sont assez abondantes, elles sont troubles, blanchâtres et laissent déposer un sédiment. Lehmann, Mörs, Langendorf, Mommsen y ont reconnu l'existence de l'acide lactique. Quant aux phosphates, les uns les ont trouvés en quantité normale ou même abaissée ; pour d'autres, au contraire, la proportion serait de trois à quatre fois plus grande qu'à l'état normal.

Il est vraisemblable que le rein n'est pas la seule voie d'élimination des sels de chaux qui abandonnent les os ; dans quelques cas, cette voie d'élimination est certaine puisqu'on a trouvé dans la vessie des calculs formés de carbonate et de phosphate de chaux ; mais, chez d'autres malades, l'élimination peut se faire par le lait (Pagenstecher), par la muqueuse stomacale, et, chez la femme enceinte, le produit de la conception assimilerait aux dépens de la mère les phosphates et carbonates éliminés.

La même variabilité existe pour la diminution de l'alcalinité du sang, signalée par Jaksch, on la constate dans certains cas, elle manque dans beaucoup d'autres. Elle existe surtout dans les formes cachectiques, comme du reste dans le décours de beaucoup de maladies aiguës. Les recherches de Fehling lui ont montré qu'une même malade ne présentait aucune différence appréciable de cette alcalinité, soit pendant la maladie confirmée, soit après la guérison.

DIAGNOSTIC. — Lorsque la maladie est avancée, le diagnostic est relativement facile à établir ; mais au début, alors que l'affection ne se révèle que par des douleurs, il est souvent difficile de les rapporter à leur véritable cause, d'autant mieux que beaucoup de ces femmes sont des multipares ayant eu déjà des accouchements à marche régulière. La persistance et le siège des phénomènes douloureux, les modifications que leur font éprouver certaines positions et, par dessus tout, les déformations du bassin mettront sur la voie du diagnostic.

PRONOSTIC. — Si l'on tient compte de la marche progressive de l'affection, des modifications profondes et de l'atteinte qu'elle apporte à l'état général, on peut considérer l'ostéomalacie comme une maladie sévère. Les observations où il y a eu arrêt et rétrocession des symptômes sont assez rares; la plupart du temps, l'amélioration n'est que passagère, les lésions progressent, la cachexie s'accentue, les déformations du thorax gênent la respiration et troublent l'hématose, et les malades meurent d'asphyxie progressive ou sont emportées par une maladie intercurrente. D'après Litzmann, la durée moyenne est de deux ans, mais il est des cas où la mort ne survient qu'après six, huit et dix ans.

TRAITEMENT. — La conduite à tenir pendant la grossesse dépend surtout de la marche plus ou moins rapide de l'affection, de l'intensité variable des symptômes et aussi des déformations qu'a subies le bassin. La statistique de Litzmann, qui a trait à 58 cas, montre les difficultés qui attendent l'accoucheur lorsqu'il temporise et attend la fin de la grossesse :

Sur 58 cas :

Perforation. . . . . 15 fois
Opération césarienne. . . . . 40 —
Accouchement prématuré et symphyséotomie. . 2 —

Sept fois il y eut une rupture utérine et 4 femmes moururent sans être accouchées.

Il existe cependant des faits qui montrent que l'accouchement a pu se faire par les seuls efforts de la nature. Quelques bassins ostéomalaciques conservent un certain degré d'extensibilité et les Allemands, qui les comparent à du caoutchouc, les désignent sous le nom de *Gummi-Becken*. Les os sont ramollis au point de céder sous la pression fœtale et de permettre un accouchement par les voies naturelles lorsque les mensurations du bassin semblaient indiquer la nécessité d'une perforation ou d'une opération césarienne. Il en fut ainsi dans les observations déjà nombreuses de Kilian, Olshausen, Kezmarsky, Hugenberger, Breslau, Schieck, Lazzati, Litzmann; Löhlein a pu, après chloroformisation, extraire un enfant vivant à l'aide d'une simple version.

Si le rétrécissement est trop considérable et si la dilatabilité de la filière pelvienne semble devoir être insuffisante, on a deux alternatives :

Lorsque le terme est éloigné, on provoque l'avortement, puis on pratique la castration.

Lorsque le terme est proche, on peut hésiter entre l'accouchement prématuré et l'opération de Porro. On se décidera pour l'une ou l'autre de ces deux opérations, selon les indications particulières à chaque cas.

Après l'accouchement et comme traitement curatif, l'ablation des ovaires est devenue l'opération de choix ; ce sont les travaux et l'enseignement de Fehling qui ont contribué à généraliser cette pratique parmi les accoucheurs allemands.

Déjà Fochier, Lévy, Kleinwächter, avaient affirmé la supériorité de l'opération de Porro sur la césarienne parce qu'elle met les femmes à l'abri d'une nouvelle fécondation. C'est en voyant l'ostéomalacie guérir après cette opération radicale qui comporte l'ablation de l'utérus et des annexes, que Fehling en arriva à regarder la stérilité comme le facteur curatif. Un de ses élèves, J. Baumann (1889) avait montré que les conséquences pour l'évolution ultérieure de la maladie étaient bien différentes, selon qu'on avait pratiqué, chez les ostéomalaciques, l'une ou l'autre de ces deux opérations, celle de Porro ayant déterminé presque toujours une amélioration et souvent la guérison. Au Congrès de Berlin, en 1890, Fehling, après avoir rappelé combien était mauvais jusqu'à présent le pronostic des cas graves d'ostéomalacie, montra les résultats inespérés que donnait l'opération de Porro. La guérison rapide de la forme sévère de l'ostéomalacie, après l'ablation de l'utérus et des annexes, éveilla chez lui l'idée de tenter la guérison en supprimant le processus de reproduction par l'ablation des ovaires. A ce moment, Fehling avait opéré 9 femmes par la castration ; toutes ces femmes avaient de vingt-huit à cinquante et un ans ; elles étaient multipares et leur affection, déjà ancienne, remontait, chez l'une, à treize ans environ. Une seule était morte d'un étranglement de l'intestin, les huit autres guérirent rapidement et restèrent guéries.

La pratique de Fehling a été suivie par de nombreux accoucheurs, par Truzzi, Menzinger, Thorn, Hofmeier, Eisenhart, Löhlein, Everke, Borsony, Rasch, Desiderius von Velits. Ce dernier a pu rassembler 25 cas dans lesquels la castration a amené la guérison de l'ostéomalacie et, à cette liste, il en a ajouté 2 personnels. Il préfère, lorsqu'il s'agit de femmes enceintes, l'opération césarienne suivie de l'ablation des deux ovaires plutôt que l'opération de Porro qui est plus dangereuse et fait subir à la femme de plus grandes mutilations.

Zweifel avait proposé, théoriquement il est vrai, la stérilisation simple de la femme par la ligature des trompes. Il pensait qu'on évitait, de cette façon, de priver la femme de son sexe, il suffisait de la rendre inapte à concevoir, car les grossesses amènent constamment une aggravation dans la marche de la maladie.

Fehling a répondu que, chez ses malades, la maladie allait s'aggravant en dehors de toute grossesse ; du reste, l'ostéomalacie a été signalée chez des femmes vierges. Il n'est donc pas possible d'admettre qu'elles ont guéri parce qu'on a supprimé chez elles l'aptitude de concevoir, c'est l'ablation des ovaires qui a déterminé l'arrêt du processus morbide. Il semble donc bien démontré que la guérison est due non à la stérilisation, comme le suppose Zweifel, mais bien à la suppression des ovaires, de leur activité, de leur influence sur l'organisme féminin et de l'excitation réflexe qui en part pour aller agir sur les nerfs vaso-dilatateurs des os.

Du reste, quelle que soit la théorie, les succès déjà nombreux méritent considération, il semble bien qu'après la suppression de l'activité ovulaire la nutrition des os se rétablit régulière et normale et que les malades guérissent. Certains faits sont particulièrement démonstratifs, ainsi la malade de Hofmeier était devenue incapable de s'adonner à un travail quelconque. Le mal durait depuis trois ans, et, trois semaines après l'opération, le rétablissement était complet. La sédation des douleurs suit de près l'intervention, elle débute du côté du sternum et des côtes, puis s'étend au bassin.

Lorsque la forme de la maladie est modérée, on peut tout d'abord essayer l'emploi des moyens palliatifs ; on surveille l'hygiène avec un soin spécial et on s'efforce d'enrayer la maladie, grâce aux agents médicaux qui semblent avoir donné quelques résultats dans le traitement de l'ostéomalacie, comme le phospore et ses composés. Lépine conseille le phosphure de zinc à la dose de 1 à 3 milligrammes par jour.

Sternberg affirme avoir guéri trois femmes, qui étaient atteintes d'ostéomalacie grave, au moyen du phosphore. Cet auteur emploie le mélange suivant :

> Huile de foie de morue . . . . 50 grammes
> Phosphore. . . . . 5 centigrammes
> Une cuiller à café par jour.

Une malade guérit au bout de neuf mois, une seconde après trois mois de traitement ; la troisième finit aussi par guérir malgré une rechute. Cette méthode a donné également des résultats satisfaisants dans un cas d'ostéomalacie sénile fort grave.

Ce traitement pourra être suivi chez les femmes dont les déformations du bassin sont assez peu marquées pour que l'accouchement soit possible sans avoir recours à l'opération césarienne.

CHAPITRE XI

MALADIES DU SYSTÈME NERVEUX

Les maladies du système nerveux qui peuvent atteindre les femmes enceintes sont nombreuses et variées ; toutes cependant ne méritent pas de rentrer dans le cadre de notre travail ; celles-là seules seront retenues et étudiées qui sont intimement liées à la gestation par leur origine et leur nature.

Nous les divisons en deux groupes : l'un relatif aux névroses, c'est-à-dire aux troubles du système nerveux central ou périphérique sans lésions appréciables, au moins par nos moyens actuels d'investigation, comme la folie puerpérale, l'hystérie, l'épilepsie, la chorée, la tétanie, les névralgies et les crampes ; l'autre est constituée par des maladies mieux caractérisées au point de vue anatomique, ce sont les différentes formes de paralysies, l'hémiplégie, l'aphasie, la paraplégie, les paralysies des organes des sens et les névrites périphériques.

ARTICLE PREMIER. — NÉVROSES

§ 1. Folie puerpérale. — Psychoses puerpérales.

B. BALL, Leçons sur les maladies mentales, p. 581, Paris, 1882. — G. BALLET, Les psychoses puerpérales (Méd. mod., 1892, p. 661). — BARTENS, Ueber den Einfluss der Schwangerschaft auf die Verlauf der Geistesstörung (Allg. Zeitsch. f. Psych., 1884, Bd. XL, p. 573). — BROUARDEL, Etat mental de la femme sous l'influence des fonctions génitales et surtout de la grossesse (Gaz. hôp., 1888, p. 345) — CAMPBELL CLARK, Etiology, Pathology and Treatment of puerperal Insanity (The Journ. of mental Science, 1887-88, p. 169). — ESQUIROL, Des maladies mentales, t. I, p. 230, Paris, 1838). — FAURE, Contribution à l'étude de la folie chez les nouvelles accouchées, thèse, Lyon, 1890. — FERNALD, Puerperal Insanity (Americ. Journ. of Obstetr., 1887, vol. XX, p. 714). — FRASER, A case of puerperal mania with remarks (The Glascow med. Journ., 1885, novembre). — FÜRSTNER, Ueber Schwangerschafts- und Puerperalpsychosen (Archiv f. Psych. 1875-76, Bd. V). — GARCIA-RIJO, Contribution à l'étude de la folie puerpérale, thèse, Paris, 1879. — DE GORSKI (Mme), Considérations sur la folie puerpérale et sur sa nature, thèse, Paris, 1888. — HANSEN, Ueber das Verhältniss zwischen der puerperalen Geisteskrankheiten und der puerperalen Infektion (Zeitsch. f. Geb., 1888, Bd. XV, p, 60). — HOCHE,

Ueber puerperale Psychosen (Archiv f. Psych., 1892, Bd. XXIV, p. 612). — LALLIER, De la folie puerpérale dans les rapports avec l'éclampsie et les accidents infectieux des suites de couches, thèse, Paris, 1892. — MACLEOD, Puerperal Insanity (Brit. med. Journ., 1886, p. 239). — MARCÉ, Traité de la folie des femmes enceintes, des nouvelles accouchées et des nourrices, Paris, 1858. — MARTIN, Folie puerpérale, thèse, Lille, 1888. — OLSHAUSEN, Beitrag zu den puerperalen Psychosen, speziell den nach Eklampsie auftretenden (Zeitsch. f. Geb., 1891, Bd. XXI, p. 371). — PARANT, La folie puerpérale, sa nature et ses origines d'après de récents travaux (Ann. médico-psychol., 1888, p. 62). — PERETTI, Ueber die Beeinflussung der Geistesstörung durch Schwangerschaft (Archiv f. Psychiatrie, 1885, Bd. XVI, p. 444). — REID, On the causes, symptomes of puerperal Insanity (Ann. medico-psych., 1850, p. 310). — RIPPING, Die Geistesstörungen der Schwangeren, Wöchnerinnem und Säugenden, Stuttgart, 1877. — SAVAGE, Puerperal Insanity of septic origin (The Lancet, 1888, vol. II, p. 1129). — SCHMIDT, Beiträge zur Kenntniss der Puerperalpsychosen (Archiv f. Psychatrie, 1888, Bd. XI). — SHDANOW, Etiologie des Psychoses puerperales (Soc. des aliénistes de Moscou, 17 janvier 1892). — WEILL, Considérations générales sur la folie puerpérale, thèse, Strasbourg, 1851. — WIGLESWORTH, Puerperal Insanity, etc. (Liverpool med.-chir. Journ., 1886, juillet, p. 349). — WRIGHT, Insanity during pregnancy (Cincinnati Lancet, 1889, n° 12).

On désigne sous le nom de folie puerpérale, la folie qui survient pendant la *grossesse*, l'*accouchement*, les *suites de couches* et la *lactation*.

HISTORIQUE. — Les rapports qui existent entre les psychoses et l'état puerpéral ont été signalés dès l'origine de la médecine. Hippocrate dit : « Lorsque les lochies se portent vers la tête, il peut survenir de l'excitation, du délire et des transports maniaques. » Galien croit à l'influence de l'altération du lait : « Le sang plus brûlant s'accumule dans les mamelles et ne peut se convertir en lait; en raison des connexions qui existent entre les mamelles et le cerveau, les vapeurs brûlantes montent vers ce dernier et la manie peut survenir. » Cette influence des métastases laiteuses ou lochiales a été admise sans conteste jusqu'à une époque récente.

Avec Esquirol, nous trouvons des causes moins hypothétiques et les théories vont faire place à l'observation exacte. Pour cet illustre aliéniste, la cause prédisposante essentielle de la folie puerpérale, c'est l'hérédité; quant aux causes occasionnelles, ce sont toutes celles, physiques ou morales, qui modifient la sécrétion des lochies. Esquirol est le premier qui donne une description précise de la maladie.

Marcé, en 1858, dans son *Traité de la folie des femmes enceintes, des nouvelles accouchées et des nourrices*, élargit le cadre des psychoses puerpérales; jusqu'alors on ne s'était préoccupé que des accidents consécutifs à l'accouchement, Marcé engloba dans une même étude toutes les vésanies qui peuvent survenir depuis la fécondation jusqu'au retour des règles. C'est depuis lui qu'on a réuni les divers troubles mentaux sous le nom de *folie puerpérale*. Pour Marcé, les causes qui produisent cette vésanie sont de deux sortes : les unes sont prédisposantes, les autres déterminantes. Parmi les premières, il faut placer l'hérédité, les grossesses répétées, l'âge avancé des malades, l'épuisement et la situation morale de l'accouchée et peut-être le sexe de l'enfant, les garçons paraissent exercer une influence plus grande que les filles. Les causes déterminantes sont les couches difficiles, les hémorragies, l'éclampsie, les souffrances qui résultent des inflammations de la glande mammaire.

En Allemagne, les travaux d'Arndt, de Fürstner méritent d'être cités. La monographie de Ripping, parue en 1877, eut un grand retentissement; cet auteur fait jouer un rôle prépondérant à l'hérédité, à la première grossesse, et surtout aux modifications de l'organisme qui résultent de la gravidité et de l'accouchement; il signale également les conditions pathologiques qui épuisent les malades prédisposées et qui sont des causes déterminantes comme les pertes sanguines, le travail prolongé, les inflammations de l'utérus, des annexes, et les mastites.

Avec Campbell Clark (juillet 1887), nous voyons intervenir un nouveau facteur, c'est l'infection qui peut se produire pendant la grossesse sous forme d'éclampsie, et pendant le puerpérium sous forme d'accidents septicémiques variés. L'infection n'est pas une cause simplement prédisposante, c'est un agent qui détermine d'emblée les différentes formes de vésanies puerpérales. La cause prédisposante véritable est cette irritabilité du système nerveux central qui se manifeste de différentes façons chez la femme en état de puerpéralité; chez elle en effet les impressions sensorielles et morales sont plus vives, les sentiments naturels sont modifiés, exagérés ou affaiblis, quelquefois pervertis.

La théorie infectieuse de la folie puerpérale eut un succès rapide, elle fut adoptée par Hansen et Cramer en Allemagne, par Korsakow et Shdanow en Russie, par Lallier, Faure, etc., en France; nous discuterons longuement cette intéressante question à propos de l'*Etiologie*.

Quoi qu'il en soit des différentes causes qui peuvent la provoquer, la folie puerpérale est un terme générique qui comprend des formes très diverses de vésanies ; les délires qui apparaissent au cours de la grossesse et du puerpérium sont des plus variables dans leurs manifestations, de même qu'ils dépendent de causes différentes et ce serait une erreur de croire que, par le fait de la puerpéralité, on rencontre une sorte d'entité morbide offrant une grande unité dans son expression symptomatique. L'analyse clinique montre qu'il existe plusieurs formes de folie puerpérale, aussi semble-t-il plus rationnel de les rassembler sous le terme générique de *psychoses puerpérales*.

FRÉQUENCE. — Si l'on fait abstraction des troubles intellectuels peu marqués et passagers qui accompagnent la grossesse, et qu'on ne tienne compte que des cas de folie véritable, on peut dire que les différentes formes de psychoses puerpérales sont relativement rares, c'est ce qui résulte en effet des statistiques des accoucheurs : 9 cas sur 3500 accouchements d'après Reid, 4 sur 2000 d'après Gramm, 5 sur 4000 environ d'après Vinay.

Par contre, les aliénistes constatent une fréquence relative, en ce sens que, pour la plupart d'entre eux, la puerpéralité constitue un facteur important dans la production des psychoses. Pour Savage, la folie puerpérale formerait le 8 ou 10 pour 100 des cas aigus qui entrent dans les asiles. Dans l'établissement de Friedrichsberg, à Hambourg, on reçut en 10 ans 2454 malades du sexe féminin et parmi elles, 211, c'est-à-dire 8,6 pour 100 étaient atteintes de folie puerpérale (Hoche). A Rainhill, la proportion s'élèverait à 12,6 pour 100, d'après les chiffres de Wiglesworth ; et, sur plus de 5000 cas d'aliénation, Ripping a trouvé une moyenne de 13,8 pour 100 pour les cas d'origine puerpérale. C'est presque la proportion indiquée par Esquirol qui affirmait qu'un douzième des femmes entrées à la Salpêtrière appartenait à cette catégorie : « Il est des années, ajoute-t-il, où cette proportion est d'un dixième. » Il semble donc que, depuis cinquante ou soixante ans, la moyenne n'a guère varié.

Quant à la fréquence relative, il est certain que c'est principalement au cours du puerpérium que l'on voit se développer les troubles vésaniques, et le fait résulte des chiffres suivants :

AUTEURS	GROSSESSE	SUITES DE COUCHES	ALLAITEMENT	TOTAL
Macdonald . .	4	44	18	66
Hanwell . . .	4	26	13	43
Marcé	18	41	20	79
Kraft-Ebing . .	5	9	1	15
Wiglesworth . .	13	»	»	77
Hoche	24	98	89	211

Les primipares et les multipares sont également prédisposées. Dans les 211 cas rapportés par Hoche, on trouve :

Primipares :

Pendant la grossesse . . . . 5 soit 10,64 pour 100
— le puerpérium . . . 29 — 61,70 —
— la lactation . . . . 13 — 27,66 —

Multipares :

Pendant la grossesse . . . . 19 soit 11,59 pour 100
— le puerpérium . . . 69 — 42,07 —
— la lactation . . . . 76 — 46,34 —

Comme le nombre des multipares est beaucoup plus grand que celui des primipares, on ne s'étonnera pas que les premières comprennent les trois quarts des cas, et les secondes le quart seulement.

A l'inspection du tableau ci-dessus, on voit que, pour les primipares, l'époque dangereuse se trouve pendant les suites de couches, en raison de la longueur du travail et de la fréquence plus grande des accidents septicémiques, tandis que, pour les multipares, le puerpérium et la lactation offrent un danger à peu près égal.

SYMPTOMES. — On ne saurait contester, chez la femme, l'influence des organes de la génération sur les fonctions intellectuelles. Au moment de la puberté, on voit apparaître un changement dans les penchants et les goûts de la jeune fille ; de même que sa physionomie se modifie, parfois la première menstruation ne se passe pas sans orage, il y a des crises de tristesse, de mélancolie, même une impulsion au suicide, et, d'après Morel, la pyromanie apparaît souvent à cette époque.

On connaît également les faits d'aliénation mentale déterminés par la suppression des règles et leur disparition par le retour du sang menstruel. On sait également qu'il est bien peu de femmes qui ne présentent quelque changement dans le caractère ou l'intelligence au moment de l'époque.

Ces différentes conditions expliquent l'influence que peuvent avoir sur les facultés intellectuelles les modifications somatiques qui constituent l'état puerpéral.

Grossesse. — Pendant la gestation, on voit apparaître des envies et des goûts bizarres, il y a souvent au début des exigences inaccoutumées et une augmentation des désirs vénériens ; quelques femmes mangent du plâtre, de la terre, d'autres boivent leur urine ; enfin on peut voir survenir les impulsions et les obsessions de même que les phénomènes délirants qui constituent l'aliénation véritable.

Le début se produit à des époques variables ; d'après la statistique de Hoche, on l'a vu survenir :

De 1 à 3 mois	7 fois, soit 29,18 pour 100	
De 4 à 7 —	10 — — 41,66	—
De 8 à 10 —	5 — — 20,83	—
Sans indications	2 — — 8,33	—

Tantôt la maladie éclate brusquement, ce qui est rare, tantôt les troubles se développent progressivement et bientôt on voit apparaître les troubles caractéristiques des vésanies. Les formes les plus variables ont été observées, la manie, la mélancolie, la paranoia, les obsessions, les impulsions, la démence paralytique, etc.

La forme la plus fréquente est certainement la mélancolie qui apparaît dans plus de la moitié des cas ; elle survient sous forme d'accès pendant les trois derniers mois. Quelques femmes sont convaincues de mourir prochainement, elles voient approcher avec effroi l'époque de leur délivrance. Plus rarement il existe de véritables accès maniaques. Dans les deux formes, mélancolie et manie, les symptômes ne se distinguent en rien de ceux qu'on observe en dehors de la puerpéralité ; il est donc inutile de les décrire.

D'autres fois, il y a perte absolue des sentiments affectifs, ou bien les femmes présentent des impulsions homicides ou incendiaires, ou bien encore il se manifeste de la kleptomanie, ordinairement sous forme de vol à l'étalage.

Brouardel a cité l'exemple d'une femme de magistrat, dans une position aisée, qui avait volé une oie rôtie à l'étalage d'un fruitier. D'après cet auteur, les femmes grosses se trouvent, comme les morphinomanes et les hystériques, dans la catégorie de celles qui volent à l'étalage. Il est vrai que tout est disposé pour tenter les appétits féminins ; d'autre part, il y a chez elles une atténuation de la résistance à l'envie, la suggestion se produit avec une grande facilité. Legrand du Saulle en cite une qui avait volé trois cents cravates d'homme.

Pour apprécier exactement la culpabilité de l'acte, il sera nécessaire de remonter dans les antécédents de la coupable, afin de savoir s'il y a quelque tare héréditaire ou personnelle. Il est bien rare que de pareils actes délictueux puissent se produire sans que leurs auteurs présentent quelques stigmates de dégénérescence ou d'hystérie qui atténuent leur responsabilité.

Le pronostic de la folie gravidique est le plus souvent bénin ; sur 24 cas, Hoche a observé :

Guérison :	9 cas, soit 37,5	pour 100
Amélioration.	10 — — 41,67	—
Sans résultats	5 — — 28,33	—

La guérison peut survenir avant l'accouchement ; ce résultat a été signalé cinq fois dans la statistique précédente.

Marcé a cité le cas d'une jeune femme qui présentait une folie passagère au commencement de chacune de ses grossesses. D'autres fois, c'est la délivrance qui amène la cessation du délire. Cette dernière terminaison est la règle dans les formes atténuées ; mais, dès que les troubles intellectuels sont prononcés, ils persistent après l'accouchement pendant un temps parfois long.

La durée moyenne de la folie gravidique serait de cinq mois d'après Hoche, elle serait de neuf mois d'après Ripping ; les formes mélancoliques cèderaient un peu plus vite que les formes maniaques.

Dans l'appréciation du pronostic, il faut tenir compte des folies à rechutes, ainsi Montgomery a observé une femme qui devint aliénée pendant trois grossesses successives; une autre présenta des accès maniaques pendant les huit grossesses qu'elle eut à supporter.

Mais la folie peut survivre indéfiniment à la gestation; Marcé rappelle le cas de Jeanne la Folle qui, devenue mélancolique à la mort de son mari, au début d'une grossesse, accoucha heureusement d'une fille et resta incurable.

Si l'état de gestation est par lui-même une condition qui favorise l'apparition des vésanies, il est facile de comprendre que la grossesse qui survient chez une femme déjà aliénée ne peut qu'aggraver son état mental. « La grossesse, l'accouchement, l'allaitement, dit Esquirol, sont des moyens dont la nature s'est servie quelquefois pour terminer la folie, je crois ces terminaisons rares. » Il est exceptionnel, en effet, de voir la gravidité produire un changement salutaire dans l'état de ces malades; l'influence ordinaire est le plus souvent défavorable. Sur douze aliénées qui devinrent grosses, Bartens n'en a vu qu'une seule qui ait guéri de par sa grossesse, c'était une érotique très excitée.

On ne peut cependant considérer la satisfaction sexuelle comme une cause de guérison ; dans les cas exceptionnels où la fécondation a produit une amélioration de l'état mental, il est plus rationnel d'invoquer les conditions sociales de bien-être et de tranquillité ainsi que la régularisation d'une position qui résulte du mariage.

Le travail de l'accouchement chez ces aliénées se fait généralement remarquer par le peu d'intensité des douleurs, parfois même les différentes périodes du travail se produisent sans que la femme en ait conscience; Marcé en a cité plusieurs exemples.

En somme, la grossesse noircit le pronostic d'une maladie mentale qui lui est antérieure, et, si l'incurabilité n'est pas fatale, la guérison devient plus problématique, d'autant mieux que la fécondation est survenue plus longtemps après le début de la vésanie; même chez les démentes, Peretti a vu survenir une grande surexcitation après l'accouchement.

Travail. — Parfois la folie éclate au moment de l'accouchement, surtout pendant la dernière période du travail, quand apparaissent les douleurs conquassantes. C'est un accident passager, transitoire qui n'a pas de suites, malgré sa gravité apparente; il s'accompagne parfois d'hallucinations terrifiantes et se caractérise surtout par des tendances à l'infanticide.

Quelques auteurs ont signalé des cas spéciaux et en somme assez rares où chaque contraction de l'utérus était accompagnée d'une crise subite d'excitation qui remplaçait la douleur et qui cessait avec la contraction.

Certains actes criminels commis à ce moment soulèvent un important problème de médecine légale. Existe-t-il une folie momentanée? L'absurdité de l'action prouve-t-elle l'aliénation de son auteur ?

L'expert devra toujours s'enquérir de l'état mental de la malade, de ses antécédents, de son hérédité et des conditions au milieu desquelles le crime a été commis. Il n'existe guère en médecine, fait remarquer Brouardel, de folie ne durant qu'une demi-heure. Tardieu ne pense pas que le travail puisse à lui seul provoquer un délire passager; il s'agit ordinairement d'un crime véritable pratiqué avec conscience ou bien on se trouve en face d'hystériques ou de mélancoliques avec hallucinations.

Je n'ai vu, pour ma part, ce délire du travail apparaître qu'une seule fois, et c'était chez une primipare nettement hystérique. On peut invoquer comme une cause de prédisposition le travail prolongé, l'accouchement clandestin et les angoisses qui l'accompagnent, l'isolement, la misère ; mais, par-dessus tout, il existe un état névropathique ancien qu'exalte l'épreuve passagère de la parturition. Il sera donc nécessaire de procéder à une enquête sur les antécédents. Tardieu rapporte l'histoire d'une femme chez laquelle on avait trouvé un enfant massacré dans un vase de nuit. Or, cette femme était à la fois une archiduchesse allemande et une hystérique qui menait incognito, à Paris, la vie la plus dévergondée.

Quand le délire éclate pendant le travail, les malades doivent être soumises à une surveillance de tous les instants ; c'est également une indication pour hâter la terminaison de l'accouchement.

Suites de couches. — Comme nous l'avons indiqué précédemment, le délire du puerpérium est surtout fréquent chez les primipares, en raison de la longueur habituelle du travail, en raison surtout des complications infectieuses qui accompagnent assez souvent une première parturition.

Le début des accidents peut apparaître à des époques variables ; Hoche, qui a fait entrer dans la folie du puerpérium tous les cas qui surviennent jusqu'à la sixième semaine des couches, a trouvé :

Pendant les 3 premiers jours. .	12 cas, soit	12,25 pour 100	
— la 1re semaine . . .	38 —	— 38,78	—
— les 2e et 3e semaines .	26 —	— 26,53	—
— les 4e, 5e et 6e semaines.	30 —	— 30,61	—
Indéterminé.	4 —		

Nous croyons que les accidents vésaniques qui apparaissent à partir de la troisième semaine doivent être plutôt rapportés à la lactation ; aussi pensons-nous que, dans la grande majorité des cas, la folie du puerpérium éclate du cinquième au dixième jour après l'accouchement.

Le début, qui est parfois subit, se produit de deux façons différentes ; tantôt il y a eu des phénomènes infectieux antérieurs, et l'explosion du délire est ordinairement précédée d'insomnie, de malaise général, de fièvre, de perte d'appétit avec soif et sécheresse de la langue ; d'autres fois les accidents se produisent en l'absence de toute élévation de température et, fréquemment dans ces cas, ils ont été précédés par des accès convulsifs d'éclampsie.

La forme maniaque est la plus fréquente, elle se traduit par un bavardage incessant, incohérent, par des accusations imméritées et absurdes contre l'entourage ; les accouchées profèrent souvent des injures violentes et présentent une perturbation de leurs sentiments affectifs. On a dit que la folie puerpérale était surtout érotique et qu'on trouvait alors des obscénités dans la bouche des femmes les plus chastes. Il ne paraît pas que cette assertion soit exacte et la manie de cette sorte n'est pas plus érotique que celle qui survient dans d'autres conditions.

Les malades maigrissent rapidement et constamment il y a une anorexie très grande, un dégoût absolu pour les aliments. Les urines sont rares et albumineuses ; la sécrétion lactée diminue très vite et les lochies se suppriment. Garcia Rijo a signalé de l'inégalité pupillaire.

Dans quelques cas heureusement assez rares et dont j'ai cependant vu un exemple, on voit survenir la forme extrême de la manie, le délire aigu, avec son cortège habituel de symptômes : agitation incessante, cris désordonnés, expuition de crachats blancs, phénomènes fébriles adynamiques, etc. Cette forme est d'une gravité redoutable, elle se termine habituellement par la mort, avec des températures de 41 à 42 degrés, au bout de vingt-quatre ou de quarante-huit heures. Une malade de Fochier, qui mourut dans ces conditions, avait eu, dès le début des accidents, une hémiplégie complète, et, à l'autopsie, on ne trouva ni thrombose ni embolie ; l'infection avait été tellement rapide qu'elle n'avait pu donner lieu à aucune altération macroscopique.

Lorsque les troubles intellectuels ont été précédés d'accidents infectieux, on voit parfois un certain parallélisme entre l'agitation et la courbe thermique ; E. Faure a vérifié cette particularité dans plusieurs de ses observations ; avec l'élévation de la température, il constatait une augmentation des symptômes délirants, et, lorsque la température s'abaissait, ce délire était aussitôt remplacé par un autre moins bruyant et qui pouvait présenter des caractères entièrement différents.

Dans les cas où le délire est provoqué par l'éclampsie, il peut survenir immédiatement après le coma qui suit les convulsions ; d'autres fois son apparition est plus tardive et il n'éclate que trente-six à quarante-huit heures après l'accès, au milieu d'un calme relatif ; une de mes malades fut prise d'excitation maniaque sept jours après sa dernière crise d'éclampsie, alors que l'albumine avait déjà disparu.

Les troubles mentaux affectent plus rarement la forme mélancolique ; quand elle existe, le délire présente deux caractères importants : les hallucinations de la vue et de l'ouïe, et la tendance au suicide. La mélancolie se manifeste avec ses formes ordinaires, elle peut être subaiguë ou revêtir sa modalité la plus accentuée qui est la stupeur.

D'autres fois il survient cette espèce particulière de vésanie que Georget appelait stupidité et que les aliénistes nomment aujourd'hui confusion mentale hallucinatoire. Cette forme est plus rare encore que la mélancolie.

Enfin on peut observer, comme pendant la grossesse, les tendances impulsives à l'homicide. On doit citer dans cet ordre d'idées le cas célèbre de Marguerite Molliens, rapporté par Esquirol. « Cette femme, sujette à divers accidents nerveux, fut prise, cinq jours après son accouchement, d'une impulsion irrésistible qui la portait à tuer son enfant. Un jour elle sent son bras se porter involontairement vers un couteau et se met à crier au secours ; on accourt, elle se calme et avoue l'impulsion qui la domine. »

La durée du délire, dans les suites de couches, est très variable ; parfois sa disparition est rapide : je l'ai vu céder en dix jours chez une accouchée, Guislain et Brierre de Boismont ont signalé des terminaisons analogues. D'autres fois il se prolonge pendant six à huit mois, mais au delà la folie devient définitive ; Esquirol ne signale que deux cas de guérison après deux ans de maladie.

La terminaison favorable survient en moyenne chez les trois quarts des malades, bien que la proportion des guérisons paraisse moindre dans les chiffres que donnent les aliénistes. Il faut remarquer que ces derniers ne peuvent faire entrer en ligne de compte les formes bénignes qui n'exigent que rarement l'admission des malades dans les asiles.

Le pronostic est peut-être plus favorable dans les cas de mélancolie et d'impulsion ou d'obsession que dans les formes maniaques ; celles-ci ont une plus grande tendance à l'incurabilité.

Lactation. — La folie des nourrices est un phénomène tardif. Chez 89 malades de cette sorte, Hoche a observé le début :

De la 7ᵉ à la 10ᵉ semaine. . .	17 fois, soit 19,11 pour 100
De la 10ᵉ à la 26ᵉ semaine . .	49 — — 55,06 —
De 6 mois à 1 an	16 — — 17,98 —
Depuis 1 an	1 — — 1,12 —

Le délire est donc tardif, il n'apparaît parfois qu'au moment du sevrage.

Il se manifeste sous des formes diverses ; la plus fréquente est la mélancolie qui survient au moins 60 fois sur 100 ; la manie est beaucoup plus rare ; on observe encore la paranoia, la folie paralytique, les impulsions irrésistibles, les obsessions, la confusion mentale avec hallucinations.

Les accidents débutent de deux façons : soit brusquement, à la suite d'une émotion vive, d'un refroidissement, d'une perte sanguine, etc. ; soit graduellement, d'une manière insensible. On trouve souvent à l'origine une maladie infectieuse et l'on a signalé, à ce titre, la mastite, la fièvre puerpérale, la pneumonie, la dysenterie, la fièvre typhoïde, l'érysipèle de la face, etc.

Le pronostic est bénin, plus bénin même que celui des autres formes du délire puerpéral ; les guérisons sont considérables, bien qu'on signale un certain nombre de cas d'incurabilité, surtout chez les femmes entachées d'hérédité vésanique. Là durée moyenne est de trois mois ; l'amélioration est toujours lente surtout chez celles qui, n'étant que peu atteintes, persistent à nourrir ; plusieurs mois et parfois plusieurs années sont nécessaires pour arriver à la guérison.

ETIOLOGIE ET PATHOGÉNIE. — Les causes principales des différentes formes de vésanies qui se produisent au cours de la puerpéralité sont : l'*hérédité* et la *prédisposition personnelle*.

Tantôt les filles d'aliénées ou de névropathes deviennent elles-mêmes aliénées à l'occasion de la grossesse et de l'accouchement ; tantôt la maladie éclate chez des femmes qui avaient été atteintes d'aliénation avant leur mariage, à l'époque de la puberté (B. Ball). La prédisposition héréditaire ou acquise nous paraît être le facteur indispensable, car on ne comprendrait guère qu'un événement physiologique et fréquent comme la grossesse et l'accouchement pût provoquer des troubles dans les facultés de l'esprit.

L'influence de l'hérédité, signalée déjà par Esquirol, est admise aujourd'hui par tous les aliénistes ; sa plus ou moins grande fréquence a seule donné lieu à des opinions divergentes. Pour Esquirol, Weill, Marcé, Hoche, elle existerait 1 fois sur 3 ; pour Ripping, 42 fois sur 100 et même, pour Burrows, on l'observerait dans les six septièmes des cas. Cette divergence entre les statistiques résulte sans aucun doute de la façon dont on prend les renseignements et aussi de la signification que l'on accorde à l'hérédité. Il est certain que les données que l'on possède dans la clientèle civile sur les antécédents des malades sont autrement précises que les renseignements souvent incomplets que l'on reçoit à l'hôpital.

Quant à la signification de l'hérédité, on est assez d'accord aujour-

d'hui pour appliquer ce terme non seulement aux maladies similaires,
c'est-à-dire à l'aliénation mentale, mais encore à la plupart des maladies du système nerveux; l'hérédité nerveuse remplace l'hérédité
vésanique. Cette façon plus large d'interpréter certains troubles
pathologiques qui ont sévi chez les ascendants semble plus conforme
à la réalité.

Les causes adjuvantes sont les souffrances et les maladies qui
accompagnent parfois la puerpéralité : la primiparité, les grossesses
répétées, l'âge avancé des malades, les angoisses que provoque une
faute, les difficultés et la longueur du travail, enfin l'affaiblissement
qui résulte des hémorragies et de l'allaitement prolongé. Parmi
ces différents facteurs, la primiparité semble jouer un rôle prépondérant; son action résulte manifestement de la statistique
suivante :

AUTEURS	NOMBRE DE PSYCHOSES	PRIMIPARES
Marcé.	57	14
Lübben	181	60
Fürstner	34	18
Holm	53	14
Ripping	82	24
Garcia Rijo	43	14
Shdanow	53	24
	503	168

Ces chiffres, qui sont relatifs surtout à la folie des suites de couches, montrent que l'influence de la primiparité se révèle 33 fois
sur 100.

Les différentes conditions que nous venons d'énumérer n'ont par
elle-mêmes rien de spécial, attendu que les peines morales et physiques, l'affaiblissement qui résulte des hémorragies et d'une sécrétion trop longtemps prolongée, peuvent se produire en dehors de
l'état puerpéral; aussi la plupart des aliénistes ne considèrent pas
la folie puerpérale comme une forme distincte qui pourrait être
assimilée à la folie alcoolique ou saturnine, ce n'est une entité morbide ni par sa forme, ni par ses causes, ce n'est pas une espèce
pathologique, mais seulement un aspect délirant de la dégénérescence mentale et de l'hérédité.

Mais une opinion récente a tenté de donner une sorte d'unité aux
différentes formes de vésanies qui compliquent l'état puerpéral en les
considérant comme des accidents dont la production résulte directement de la grossesse et de l'accouchement. On a vu que beaucoup
de ces troubles mentaux étaient consécutifs, pendant la grossesse,
à l'éclampsie, et pendant les suites de couches, aux accidents de

l'infection puerpérale, de sorte que ces psychoses, par leur origine infectieuse ou toxique, présenteraient un caractère spécial et une pathogénie identique.

Cette interprétation a été admise : en Russie, par Shdanow et Korssakow ; en Angleterre, par Savage, Campbell Clark, Fraser ; en Allemagne, par Hansen et Olshausen, et, chez nous, par Lallier, Faure, etc. Elle semble un retour aux vieilles théories d'Hippocrate et de Galien sur la métastase des lochies et sur les dépôts de lait dans le cerveau ; elle contient incontestablement une part de la vérité, mais elle ne peut s'appliquer à la totalité des faits, et, en pareille matière, il semble plus rationnel de s'en tenir, comme l'indique Ballet, à un sage éclectisme.

Pendant la grossesse, il est certain que quelques troubles psychiques peuvent être mis sur le compte de l'éclampsie ou de l'urémie non convulsive. Sur 525 cas d'éclampsie, Olshausen a rencontré 31 psychoses de forme variable, soit 6 pour 100. Exceptionnellement on rencontre, pendant la même période, des accidents de même nature, c'est-à-dire des psychoses qui dépendent d'une auto-intoxication, sans qu'il y ait eu des phénomènes convulsifs, tels sont les quelques cas rapportés par Olshausen, par Fraser, par Bar, par Léonard, etc. On doit donc admettre, avec Ballet, qu'il existe, pendant la grossesse, des auto-intoxications à manifestation à la fois convulsive et délirante et des auto-intoxications à manifestation exclusivement délirante ; c'est du reste ce qu'on observe dans l'urémie qui survient en dehors de l'état puerpéral.

Pendant les suites de couches on peut voir également qu'un certain nombre d'accès maniaques résultent de l'infection puerpérale ou de l'éclampsie du post partum. Shdanow a rencontré la septicémie, dans 53 cas, soit 70 fois sur 100.

Sur les 89 psychoses qu'il a observées au cours du puerpérium, Hoche a trouvé comme maladies antérieures :

Mastite . . . .   8 fois
Septicémie puerpérale . . . .   16 —
Pneumonie, dysenterie, etc. . . . .   5 —

Soit 29 cas de maladies infectieuses (29,58 pour 100). L'éclampsie n'est signalée que 2 fois.

La statistique suivante de Hansen est encore plus démonstrative à cet égard :

Dans 49 cas de vésanies survenues pendant les premières semaines des couches, il y avait :

Infection puerpérale . . . . 42 fois
Éclampsie. . . . . 4 —
Phtisie aiguë . . . . 1 —
Ni éclampsie, ni septicémie . . . . 2 —

Ces chiffres montrent nettement que, si les femmes en couches sont plus sujettes à la folie que les femmes du même âge, c'est surtout en raison des accidents infectieux et éclamptiques auxquels elles sont exposées.

Chez les nourrices, l'influence de l'infection se traduit par l'inflammation de la glande mammaire que l'on peut trouver à l'origine de certaines psychoses, et aussi par d'autres maladies à microbes comme l'érysipèle de la face, la pneumonie, la dysenterie, etc.

Mais si les différents faits que nous venons d'énumérer sont bien démontrés, il est impossible de vouloir généraliser et de considérer toutes les vésanies de la puerpéralité comme le résultat de l'auto-intoxication ou de l'infection. Bon nombre d'accès mélancoliques chez les gestantes, certaines formes d'obsession, de manie ou de mélancolie chez les accouchées et les nourrices ne peuvent être rapportés à des causes de cet ordre. Le seul facteur qu'on puisse invoquer sérieusement, c'est l'hérédité et la prédisposition. La grossesse est intervenue par les modifications qu'elle imprime à l'organisme, le travail par les douleurs et les hémorragies qui en sont inséparables, et l'allaitement par la débilitation et les fatigues qui l'accompagnent; ces différents états n'ont fait que solliciter un système nerveux déjà défaillant. « Ce qui indique, fait remarquer Ballet, que les faits de cet ordre ne se rattachent que secondairement à la grossesse, c'est que souvent les crises observées sont la reproduction pure et simple de crises délirantes qui se sont manifestées chez les malades antérieurement à la gestation et qui parfois réapparaissent après, sous l'influence de causes banales. »

Même dans les cas très nets où la septicémie et l'éclampsie commandent l'éclosion des troubles de l'esprit, il est impossible de faire abstraction de la prédispositon. Comme Clarke l'a indiqué, deux conditions sont nécessaires pour la production du délire chez les accouchées : il faut d'une part une condition centrale qui est la prédisposition nerveuse et, d'autre part, un trouble accidentel qui réagisse sur le système nerveux, comme les toxines qui résultent de l'infection, comme un accouchement laborieux ou les abcès de la mamelle, etc.

Cette théorie, qui tient compte à la fois de la prédisposition, comme condition essentielle, et des causes multiples qui peuvent au cours de la période puerpérale atteindre un système nerveux déjà malade, me paraît la plus rationnelle. Elle nous montre que, si la folie puerpérale est diverse dans ses allures et dans son époque d'apparition, elle n'en conserve pas moins une certaine unité et mérite d'être décrite à part, en raison de son étiologie et des conditions spéciales au milieu desquelles elle se développe.

PRONOSTIC. — Nous avons signalé déjà la gravité variable des troubles mentaux de la puerpéralité. D'une façon générale, on peut dire que cette vésanie est relativement curable, surtout lorsqu'elle survient au cours de la grossesse ou de la lactation. Même la folie des suites de couches qui paraît plus sévère que les autres, du fait des phénomènes infectieux qui souvent la précèdent et l'accompagnent, n'a qu'une gravité relative. D'après les chiffres de Wright, la guérison survient 76 fois sur 100, la mort 18 pour 100 et l'état chronique 6 pour 100 seulement. Les accidents maniaques offrent également plus de chances de guérison que les autres. Enfin, lorsqu'il survient cette forme extrême de la manie, le délire aigu, la mort en est la terminaison habituelle.

La folie puerpérale se caractérise surtout par la fréquence des récidives et cette condition a malheureusement la plus grande influence sur l'avenir mental de ces malades. Une première attaque guérit généralement, une seconde est moins accessible au traitement, et, quand il survient une troisième atteinte ou que la folie se développe chez des femmes ayant eu antérieurement des troubles mentaux sérieux, l'aliénation devient chronique et l'intelligence est bien compromise.

TRAITEMENT. — Le traitement à suivre variera avec la forme de vésanie et aussi avec l'intensité des symptômes ; lorsque les accidents sont modérés, le traitement sera surtout hygiénique, on veillera à l'alimentation, on surveillera la liberté du ventre et on aura soin de combattre l'insomnie. On écartera de l'entourage tout ce qui pourrait provoquer l'excitation de la patiente ; les conseils, les encouragements sont toujours utiles.

Contre les psychoses qui surviennent au cours de la grossesse, nous rejetons l'emploi des émissions sanguines et du tartre stibié à doses rasoriennes ; l'affaiblissement qui résulte d'une pareille médication n'est jamais compensé par l'amélioration des troubles mentaux. L'existence de convulsions éclamptiques pourrait seule nécessiter l'ouverture de la veine.

Il est préférable de recourir aux grands bains tièdes et prolongés, à l'emploi des narcotiques et sédatifs ordinaires, du chloral surtout à la dose de 2 à 3 grammes par jour. On lui adjoindra les opiacés dans le cas où son insuffisance serait manifeste. Lorsqu'il existe de l'albuminurie et des symptômes qui indiquent une dépuration urinaire incomplète, la diète lactée rendra les plus grands services, cette méthode a fait ses preuves entre les mains de Baillarger.

Il est inutile d'avoir recours à l'interruption de la grossesse, dans le but d'abréger la durée du délire; la production de l'accouchement est loin d'être toujours favorable et, d'un autre côté, l'influence de la vésanie sur le produit de la conception est à peu près nulle, au moins pendant la gestation.

Il faut remarquer que lorsqu'une période quelconque de la puerpéralité, grossesse, accouchement ou lactation, a été troublée par des symptômes de folie, quels qu'ils soient, il sera nécessaire de mettre en garde les malades contre une grossesse ultérieure qui ramènerait le délire presque à coup sûr, et dans des conditions beaucoup plus fâcheuses au point de vue de l'avenir intellectuel.

Pendant le travail, on calmera l'agitation par des inhalations de chloroforme ou par l'administration de quelques grammes de chloral; le chloroforme est préférable en raison de son action presque immédiate bien que Webster l'ait accusé de provoquer l'apparition du délire. C'est là une erreur et une exagération évidente et Simpson en a montré la fausseté. Celui-ci vit trois de ses malades, prédisposées héréditairement, avoir les couches les plus favorables avec l'emploi du chloroforme, tandis que les mêmes sujets présentèrent de la manie dans des couches ultérieures où le chloroforme avait été négligé. Mais la façon la meilleure pour hâter la disparition du délire des parturientes, c'est d'activer le travail de l'accouchement.

Lorsque la folie éclate chez une accouchée, elle est ordinairement commandée par des phénomènes infectieux d'origine génitale, l'indication primordiale est d'agir sur le foyer utérin par des lavages fréquemment répétés. Il sera prudent, chez de pareilles malades, de n'administrer le sublimé qu'à doses très étendues, 1 sur 5 ou 6000; il sera même préférable de le remplacer par un antiseptique doué d'une toxicité moindre, comme l'acide phénique ou le permanganate; on évitera ainsi l'intoxication thérapeutique chez des sujets dont le système nerveux est gravement modifié et qui présentent des troubles dans les fonctions rénales et intestinales. L'indication d'écarter le sublimé est formelle lorsqu'il s'agit de convulsions éclamptiques.

L'antisepsie intestinale est également une nécessité, et, après l'administration d'un purgatif, on usera du salol, du naphtol ou mieux du benzo-naphtol à la dose de 2 à 3 grammes par jour. Parmi les calmants, on peut citer le chloral (4 à 5 grammes), le sulfonal, l'hyoscyamine, les bromures, etc.

Les grands bains prolongés contribuent à amener la diaphorèse, ils régularisent et augmentent l'émission des urines et calment l'excitation du système nerveux; on leur adjoindra les compresses froides et la vessie de glace sur la tête. Ces bains prolongés de

même que les pratiques diverses de l'hydrothérapie ont une heureuse
influence chez les mélancoliques aussi bien que chez les maniaques,
c'est surtout chez les premières qu'on peut admnistrer l'opium à
hautes doses.

Mais pour peu que l'agitation persiste, il sera nécessaire de diriger
ces malades sur un asile, en raison du calme et de l'isolement qu'elles
y trouvent, de la surveillance à laquelle elles sont soumises, et surtout de l'application exacte d'un traitement parfois difficile dans son
exécution. Il est à peine besoin de faire remarquer que ces femmes
doivent être séparées de leur enfant dès l'apparition du délire.

Dans la folie des nourrices, la première indication est de supprimer l'allaitement dans le double intérêt de la mère et de l'enfant.
Il est de règle que la glande mammaire se tarisse spontanément
par le seul manque de fonctionnement ; on y aidera avec l'emploi
de l'antipyrine et l'application d'une vessie de glace sur la glande.

L'anémie de ces malades exige un traitement tonique et une alimentation réparatrice. Il va sans dire que les phénomènes de manie
ou de mélancolie seront combattus par les moyens que nous avons
énumérés déjà.

Dans le décours de la maladie, lorsque les troubles mentaux
commencent à s'amender, un changement de résidence ou un voyage
contribueront à hâter la guérison définitive.

§ 2. Hystérie.

Auvard et Secheyron, L'hypnotisme et la suggestion en obstétrique (Arch.
de tocol., 1888, janvier, février et mars). — Baillarger, Délire extatique éclat-
tant tout à coup dans le cours de la grossesse (Gaz. Hôpit , 1857, p. 305). —
Briquet, Traité clinique et thérapeutique de l'hystérie, Paris, 1859. — Chai-
gnot, Etude sur l'exploration de la sensibilité de l'ovaire et en particulier de
la douleur ovarique chez la femme enceinte, thèse, Paris, 1879, J.-B. Baillière.
— Féré, Notes pour servir à l'histoire de l'hystéro-épilepsie (Arch. de Neurol.,
1882, t. III, p. 298). — Landouzy (H.), Traité complet de l'hystérie, p. 134, Paris,
1848. — Léonard, De l'hystérie pendant la grossesse et l'accouchement,
thèse, Paris, 1886. — Le Rolland, Considération sur l'influence de la grossesse sur la marche de l'hystérie et de l'épilepsie, thèse, Paris, 1879. — Lucas-
Championnière, Accidents épileptiformes survenant à chaque époque men-
struelle, etc. (Journ. de médecine et de chirurgie pratiques, 1836, p. 136). —
Oui, Primipare hystérique. Sommeil hypnotique pendant l'accouchement
(Ann. de gynécol., 1891, t. II, p. 374). — Pritzl, Ein Geburt in Hypnose
(Wien. mediz. Wochensch., 1885, n° 45, p. 1364). — Sallis, Der Hypnotismus
in der Geburtshilfe (Der Frauenartz, 1888, n°ˢ de janvier et février). — Schoot,
Katalepsie bij eene Swangere (Nederl. Tijdschr. v. Geneeskunde, 1887, n° 5).
— Sieffermann, Hystéro-épilepsie chez une primipare au début de la gros-
sesse (Gaz. méd. de Strasbourg, 1881, p. 18). — Stripps (W.-H.), Hystero-
epilepsy as a complication of Pregnancy (Americ. Journ. of Obstetr., 1884,

vol. XVII, p. 3g3). — WERNICH, Zur Aetiologie eklamptiformer Anfälle (Berlin. klin. Wochensch., 1872, p. 5o5).

L'influence que peut avoir la grossesse sur la marche de l'hystérie et sur la production des symptômes qui la caractérisent a donné lieu à des opinions divergentes. Les anciens médecins, Hippocrate et Galien en tête, croyaient à l'action favorable de la gravidité et conseillaient le mariage aux femmes atteintes d'hystérie. Louyer-Villermay, Brachet, avaient observé que les crises convulsives étaient moins fréquentes, que l'état nerveux s'améliorait pendant la gestation tandis que Landouzy, Georget, Burrows, Girard et beaucoup d'autres admettent au contraire une aggravation de la névrose.

Ces opinions si contradictoires expliquent le scepticisme que Gilles de la Tourette manifeste dans son *Traité de l'hystérie* (1892), lorsqu'il dit à propos de l'étiologie : « Quant à la grossesse comme agent provocateur (ou frénateur) de l'hystérie, son rôle est des plus discutables et les opinions sont extrêmement partagées. »

En réalité, nous croyons que l'hystérie est toujours modifiée par le fait de l'imprégnation, mais cette modification ne se produit pas toujours dans le même sens. Si dans quelques cas, on constate une amélioration manifeste de l'état nerveux, il est de règle que, chez la grande majorité des malades, la grossesse joue un rôle important comme agent provocateur des symptômes ; elle peut produire la névrose de toutes pièces, comme elle peut en rappeler les manifestations et exagérer leur fréquence.

L'influence de la grossesse est bien démontrée chez les femmes qui, n'ayant jamais présenté d'accidents convulsifs, sont prises brusquement de spasmes, d'étouffements, d'attaques syncopales dès le premier mois. On peut constater la même influence chez les femmes, hystériques avérées, qui, par le fait de leur grossesse, sont prises d'un redoublement de crises convulsives et chez lesquelles se manifestent, pour la première fois, les manifestations graves de la névrose, comme les accès épileptiformes, les paralysies, les attaques de contracture.

Il en est d'autres qui ne sont atteintes d'accidents convulsifs que pendant leurs grossesses. Landouzy a signalé deux cas se rapportant à des femmes qui avaient eu des accidents de cette sorte au moment de l'établissement de la menstruation et qui virent le retour des mouvements paroxystiques au début de cinq à six grossesses consécutives.

La disparition rapide des accès après l'accouchement indique bien aussi le rôle prépondérant de la gravidité.

On ne s'étonnera pas de cette influence si l'on songe aux modifications importantes qui surviennent du côté du système nerveux par le fait de l'imprégnation. Le caractère change et devient plus irritable, les vomissements nerveux se produisent avec une facilité singulière, des modifications dans les goûts physiques et dans les sentiments affectifs sont presque la règle, enfin l'excitabilité de l'écorce du cerveau explique pourquoi l'urémie se traduit à peu près exclusivement par des phénomènes convulsifs. Il est facile de comprendre que les femmes déjà hystériques ou simplement prédestinées, trouveront dans l'état de grossesse une condition singulièrement favorable pour la production des symptômes ordinaires de leur maladie.

SYMPTOMES. — I. *Grossesse*. — Les manifestations les plus habituelles de la névrose pendant la gestation, sont les accidents spasmodiques, les accès légers ou graves, les manifestations de l'*hysteria minor* et de l'*hysteria major*, les attaques syncopales, les paralysies plus ou moins étendues et plus ou moins complètes, les vomissements incoercibles, enfin certaines formes de délire. Chez quelques malades on voit les symptômes de l'hystérie se modifier et alterner avec l'âge de la grossesse : au début, il survient des vomissements graves, au milieu ce sont des attaques convulsives, et vers la fin des paralysies, des névralgies qui disparaissent après la délivrance.

Le début est quelquefois hâtif et survient dès la fin du premier mois ; il est des femmes qui reconnaissent l'existence de leur grossesse à des spasmes, et surtout à des syncopes qui, dans d'autres conditions, ne seraient jamais survenues.

Généralement il y a une cause banale à l'origine des crises convulsives comme une contrariété, une émotion désagréable : chez une de mes malades, il y eut une perte d'argent ; chez une seconde, une dispute avec une voisine ; chez une troisième, la mort d'un enfant ; chez une autre, les reproches de la belle-mère. D'autres fois, ce sont des souffrances physiques, et, à ce titre, j'ai observé la névralgie dentaire violente, la névralgie sciatique, etc.

Les accès sont très variables comme intensité et comme nombre. Parfois c'est une simple contraction de la gorge avec effort de déglutition, d'autres fois l'accès est plus généralisé et dans certains cas on a l'attaque épileptiforme. Un accident assez fréquent est la lipothymie, la sensation de défaillance qui peut se répéter plusieurs fois dans la journée ; ce trouble survient plutôt au début de la grossesse chez les femmes anémiques et névropathes.

L'attaque syncopale est plus rare parce qu'il convient, avec Richer, de ne ranger sous cette dénomination, « que les états nerveux complexes dans lesquels à la perte de connaissance s'ajoutent la pâleur des téguments, la perte complète et plus ou moins subite du sentiment et du mouvement avec flaccidité absolue des membres, et l'arrêt momentané ou du moins l'affaiblissement considérable des battements cardiaques et des mouvements respiratoires. » Cet état alarme singulièrement les familles, il comporte cependant un pronostic bénin.

Certaines femmes n'ont qu'une seule attaque pendant les neuf mois de la gestation ; d'autres voient le retour de leurs crises réapparaître avec la plus grande régularité, à la fin de chaque mois, au moment ordinaire de l'époque menstruelle. Enfin les accès peuvent être irréguliers et devenir nombreux. Une de mes malades, qui était atteinte de crises convulsives depuis la seconde enfance et qui avait eu à l'âge de quinze ans de la chorée hystérique, présenta, à vingt-trois ans, au moment de la première grossesse, des accès syncopaux avec perte complète de connaissance qui duraient parfois deux heures ; ces accès revenaient deux à trois fois par semaine et persistèrent jusqu'au moment de l'accouchement.

Si la forme la plus habituelle de l'hystérie gravidique est l'accès convulsif, nous trouvons à côté de lui d'autres manifestations comme les *névralgies*, les *arthralgies*, la *dyspnée paroxystique*, l'une des plus importantes est constituée par les *vomissements incoercibles*.

Nous avons signalé déjà, dans le chapitre consacré aux maladies de l'estomac, cette particularité étiologique, et nous avons indiqué que, dans la grande majorité des cas, sinon dans tous, l'origine des vomissements incoercibles, de ceux plus particulièrement qui mettent en danger la vie des gestantes, devait être rapportée à un état névropathique antérieur et plus particulièrement à l'hystérie.

Nous savons que les accidents de cette sorte sont généralement hâtifs ; mais, chez quelques sujets, il arrive que les vomissements ne surviennent que pendant les trois derniers mois, dans le dernier surtout. Dans quelques cas, leur apparition doit se rapporter à l'albuminurie et à l'urémie ; en l'absence de modifications dans la composition de l'urine, c'est à l'hystérie qu'on doit les attribuer ; toutes les femmes que j'ai observées avec des vomissements tardifs de la grossesse présentaient les stigmates caractéristiques lorsqu'elles n'étaient pas albuminuriques.

Le *ptyalisme* est un phénomène de même ordre et de même nature ; on sait du reste qu'il coïncide souvent avec les vomissements incoercibles.

L'*œsophagisme* est également une des manifestations de l'hystérie qui apparaissent pendant la grossesse. Bernheim a observé une dame qui, dans les trois derniers mois, éprouvait une sensation de rasoir avec constriction œsophagienne sans que cependant il résultât une dysphagie notable ; Riedlin rapporte qu'une dame, pendant la même période, était tourmentée par un spasme de l'œsophage qui l'empêchait d'avaler tout aliment solide. Le phénomène disparut après l'accouchement.

Les accidents les plus graves surviennent du côté du système nerveux central; ils se traduisent sous forme d'*hémiplégie*, de *paralysies partielles*, d'*aphasie* pouvant simuler des lésions organiques de l'encéphale ou de la moelle.

Nous donnerons plus loin les détails relatifs à ces troubles spéciaux; nous nous bornerons à signaler la marche irrégulière des paralysies motrices dont les unes surviennent brusquement à la façon des paralysies apoplectiques et les autres lentement, à la suite d'une sorte de travail préparatoire. Ces paralysies, qu'elles soient hémiplégiques, paraplégiques ou sensorielles, se caractérisent surtout par leur marche irrégulière, bizarre, par les troubles sensitifs qui les accompagnent à peu près constamment, enfin par la coexistence des stigmates caractéristiques.

Dans les paralysies des membres, il y a conservation des réflexes tendineux et des réactions mécaniques et électriques des muscles, la sensibilité électrique seule est atteinte ; enfin on ne constate jamais de troubles trophiques, même lorsque la maladie se prolonge.

L'*hyperesthésie ovarienne* que présentent ces malades subit quelques modifications de siège au cours de la grossesse. Pendant cette période, les ovaires suivent le mouvement ascensionnel du fond de l'utérus et, dans les derniers mois, ces organes deviennent accessibles et facilement reconnaissables par le palper abdominal. Ce sont eux qui sont le siège de la douleur hypogastrique des hystériques, et ce qui le démontre, c'est que pendant la gestation, les points douloureux subissent un mouvement d'ascension proportionnel au développement de l'utérus gravide, s'élevant très haut vers la fin de la grossesse, s'abaissant après l'accouchement proportionnellement à l'involution utérine (Ferré), on sait que la compression de ces organes détermine une sensation de boule qui remonte à l'épigastre et à la base du cou, en provoquant des mouvements de déglutition.

Les *troubles mentaux* d'origine hystérique sont excessivement rares chez les femmes enceintes, bien que certains auteurs aient prétendu que les vésanies de cette période étaient souvent de nature hystérique. La plupart des gestantes qui présentent des troubles de l'esprit ont des tares héréditaires ou acquises d'une nature spéciale; très souvent ce sont des dégénérées et c'est précisément chez elles qu'on rencontre ces formes d'obsessions ou d'impulsions subites, la kleptomanie, la pyromanie, la tendance à l'infanticide ou au suicide, etc.; qui apparaissent assez fréquemment au cours de la gestation et qu'on a regardées comme étant d'origine hystérique.

L'hystérie est surtout caractérisée au point de vue mental par la suggestibilité, par la facilité de subir les impressions du dehors ou

les sensations intrinsèques qui se manifestent sous formes hallucina-
toires, et c'est à tort qu'on lui a attribué d'autres symptômes morbides qui ressortent nettement d'états nerveux distincts. Elle contribue cependant à aggraver certaines formes de folie puerpérale et
Faure affirme que le pronostic doit être réservé lorsque les malades
présentent, en outre de leur délire, les stigmates de l'hérédité franche
et surtout de l'hystérie.

Certaines manifestations se rencontrent plus rarement, comme la
catalepsie ou la *toux spasmodique.*

La *catalepsie* a été bien rarement signalée; Schoot en a cité un
exemple chez une femme de quarante-quatre ans, qui était enceinte
pour la onzième fois. Avant son mariage, elle avait eu, à la suite
d'une fièvre typhoïde, quelques accès de syncope avec perte de connaissance, mais depuis qu'elle était mariée elle n'avait présenté
aucun accès de ce genre. La cause de l'apparition de la catalepsie
semble devoir être rapportée à la perte d'un enfant survenue vers la
fin de la grossesse. La malade était étendue dans son lit, les membres rigides, la face légèrement cyanosée, la respiration paisible, le
pouls régulier, les pupilles un peu dilatées et présentant leur réaction
normale. Le bras élevé en l'air restait dans cette position pendant dix
minutes. La piqûre avec une pointe d'épingle n'était pas ressentie et
ne provoquait aucun mouvement réflexe. Au bout de quatre heures, la
malade se réveilla sans avoir le souvenir de ce qui s'était passé. Il
n'y eut jamais d'albumine dans les urines. Les accès de catalepsie
persistèrent jusqu'à la délivrance, au nombre de deux à trois par
jour. L'accouchement fut normal, sans troubles nerveux d'aucune
sorte. L'enfant naquit bien portant. On remarqua encore quelques
accès, plusieurs jours après l'accouchement, au moment où la mère
voulut allaiter son enfant, mais bientôt tous les troubles nerveux
disparurent.

Il semble qu'il en soit de la catalepsie comme des convulsions de
l'hystérie, les accès ne semblent pas avoir un grand retentissement
sur le fruit de la conception ; il semble également que le travail
même de l'accouchement n'en provoque pas le retour.

Un symptôme des plus rares est la *toux hystérique.* Elle se caractérise par des contractions rapides du diaphragme qui surviennent
sous forme de paroxysmes violents, sans fièvre, sans expectoration;
l'auscultation du poumon est constamment négative. Cette manifestation spasmodique de la névrose peut persister pendant toute la
durée de la grossesse tout en présentant, de temps à autre, des
arrêts brusques ; elle résiste généralement aux médications les plus
variées et ne cesse définitivement qu'après la délivrance. Son existence n'est pas sans inconvénient chez les femmes grosses en raison
des secousses incessantes qu'elle détermine sur la masse abdominale

ainsi que sur la matrice; elle provoque des vomissements quand elle survient après les repas, elle trouble le sommeil et peut déterminer, de cette sorte, un trouble grave de la nutrition; aussi comprend-on qu'on l'ait accusée de produire l'avortement.

Mais la grossesse n'agit pas toujours dans le sens provocateur des accès, elle peut avoir une influence favorable sur la marche de la névrose et déterminer, chez quelques femmes, une accalmie véritable, une amélioration de l'état général et une sédation de tous les symptômes.

Cet état si particulier, que je propose de désigner du nom de *paradoxe de la grossesse*, n'est jamais plus apparent que chez les hystériques, lorsqu'elles sont primipares plus particulièrement. Nous rencontrons des jeunes femmes qui ont été atteintes de chlorose de la puberté, de dyspepsies plus ou moins rebelles et qui ont présenté, à certains moments, des accès convulsifs. Dès que la fécondation s'est produite, l'état général se modifie, l'appétit renaît, les dégoûts disparaissent, les fonctions digestives reviennent régulières, le sommeil est normal. De même, chez quelques malades atteintes d'asthme nerveux, on voit la respiration devenir normale, les accès dyspnéiques cesser pendant la durée entière de la grossesse.

Mais c'est le système nerveux qui subit les plus grandes modifications. Les névralgies diverses, qui étaient une cause constante d'incommodité, cèdent et disparaissent; les crises convulsives qui revenaient avec une régularité désespérante ne se produisent plus, tant que dure la gestation; jamais le système nerveux ne fonctionne avec une régularité aussi normale.

De pareils faits sont exceptionnels, et, s'ils confirment l'opinion des Anciens sur l'amélioration de l'hystérie par le mariage, ils ne sauraient être considérés comme la règle; c'est dans l'opinion inverse que se trouve la vérité clinique, le mariage et la gestation ne sauraient être conseillés aux femmes atteintes d'hystérie.

II. *Travail.* — On peut dire, d'une façon générale, que le travail de l'accouchement n'a guère d'influence sur la production des accidents convulsifs. C'est un fait qui a été vérifié par tous les observateurs qui se sont occupés de l'accouchement chez les hystériques et, pour ma part, je n'ai pu constater de crises que chez deux malades, sur plusieurs centaines qui se sont présentées à mon observation.

Cependant, lorsque la névrose est accentuée et qu'elle a donné lieu récemment à des manifestations convulsives, il est possible qu'il y ait un retour des attaques à l'occasion du travail. Chez une hystérique, Féré observa, à ce moment, trois attaques consécutives qui se caractérisaient par des contractures avec perte de connaissance et ronflement, les bras étaient en croix et les jambes dans l'extension; le chloroforme fit cesser tous ces symptômes.

Les hystériques réagissent d'une façon variable vis-à-vis des phénomènes de la parturition, quelques-unes accouchent presque sans douleurs, tandis que d'autres ressentent vivement les contractions de l'utérus, elles poussent des cris, sont agitées dès le début de la colique utérine, il semble que chez elles il y ait une sorte d'exaltation des phénomènes douloureux, aussi est-il nécessaire d'user du chloroforme dès que l'agitation devient marquée ; ces femmes doivent être soumises à l'anesthésie pendant toute la durée du travail, quelque longue soit-elle.

On a tenté d'appliquer à ces malades les pratiques de l'hypnotisme et on a cherché à les soustraire par ce moyen aux douleurs inséparables de toute parturition. Les résultats obtenus sont peu encourageants et si l'hypnotisme peut être provoqué pendant le travail, c'est toujours avec beaucoup plus de difficulté qu'à l'état normal ou pendant la grossesse.

Une condition indispensable, c'est l'éducation préalable de la femme. « L'hypnotisable, disent Auvard et Secheyron, sera, en règle générale, une femme entachée fortement d'hystérie et ayant subi un certain nombre de séances d'hypnotisme. A ce prix, la femme aura acheté la possibilité de rester plongée en état hypnotique pendant l'accouchement. » Les applications de cette méthode sont donc forcément restreintes.

Tous les états hypnotiques peuvent être observés : léthargie, somnambulisme et plus rarement, catalepsie.

Les procédés ordinaires pour les provoquer sont bien connus : compression des globes oculaires, contact d'une zone hystérogène, bruit subit, frictions sur la colonne vertébrale, suggestions variables, etc.

S'il est relativement facile de provoquer la léthargie, dans l'intervalle des douleurs, l'hypnose obtenue ne dure guère ; l'utérus ne perdant nullement la propriété de se contracter, réveille bientôt la sensibilité, et la malade passe rapidement, sous son influence, de l'état de léthargie à l'état de somnambulisme ou même à l'état éveillé, de sorte qu'il faut répéter fréquemment l'excitation des zones hypnogènes.

Dans une seule observation, celle de Pritzl (de Vienne), on réussit à endormir d'une façon continue une femme en travail. Le sommeil fut obtenu à l'aide du réservoir d'un thermomètre éclairé par une lampe et placé à 20 centimètres au-devant des yeux, puis on déplaça lentement le réservoir du côté du front et un peu en haut. La malade avait à peine jeté un regard sur ce point lumineux qu'elle se renversa en arrière et devint insensible. La marche de l'accouchement fut accélérée, la période d'expulsion ne dura que quelques minutes. Le résultat fut que la malade qui gémissait et criait avant le sommeil, accoucha rapidement et sans douleurs.

L'avantage évident de l'hypnose est de faire disparaître les sensations pénibles et conquassantes, mais sa production est trop difficile à obtenir, elle exige un entraînement tellement spécial et préalable du sujet qu'il est impossible d'en faire une méthode de traitement. Nous possédons dans le chloral et surtout dans le chloroforme des agents anesthésiques plus sérieux ; c'est à eux qu'il faudra s'adresser.

En résumé, il y a des degrés très variables dans l'état d'hypnotisme chez les parturientes :

Tantôt les femmes sont hypnotisables pendant leur grossesse et ne le sont plus pendant le travail ; c'est de beaucoup le cas le plus fréquent ;

Tantôt le sommeil peut être obtenu pendant le travail aussi bien que pendant l'époque antérieure (cas de Pritzl) ;

Tantôt il survient un état intermédiaire ; l'excitation des zones hypnogènes n'amène le sommeil qu'à la condition d'être continuée ; dès que cette excitation cesse, les malades se réveillent (cas de Oui, cas d'Auvard et Varnier).

DIAGNOSTIC. — Le diagnostic est toujours facile quand le médecin assiste à l'attaque convulsive ; mais souvent il n'est appelé qu'à une époque ultérieure, les renseignements peuvent être incomplets ou inexacts. Dans les cas de ce genre, il faudra toujours se mettre à la recherche des stigmates caractéristiques de la névrose : troubles de la sensibilité qui sont les plus fréquents, anesthésie ou hyperalgésie de la peau et des muqueuses, zones hystérogènes, contractures provoquées, et troubles des organes des sens, de la vision surtout, etc.

L'hystéro-épilepsie pourrait seule donner le change, lorsqu'elle survient à une époque avancée de la grossesse, et faire croire à des accès d'éclampsie. L'examen des urines montrera l'absence d'albumine et, d'autre part, la présence des stigmates permettra de faire une distinction qui n'est pas toujours facile, attendu que les hystériques sont singulièrement prédisposées aux attaques d'éclampsie dès qu'elles présentent un trouble de la sécrétion urinaire. Toutefois l'existence d'une zone hystérogène dont l'excitation provoque le retour des convulsions suffit pour éliminer l'éclampsie.

PRONOSTIC. — Lorsque l'hystérie est simple et qu'elle ne se manifeste que par des accès convulsifs peu marqués, le pronostic est toujours bénin. Les attaques nerveuses ne paraissent pas avoir d'influence sur le fœtus ni sur l'évolution de la grossesse ; pour ma part, je n'en n'ai jamais constaté l'interruption à la suite de crises légères.

Il n'en est plus de même dans les attaques d'*hysteria major ;* par leur fréquence et leur intensité, celles-ci peuvent agir défavorablement sur la grossesse qu'elles interrompent, sur l'enfant qui naît chétif et faible, même à terme, et sur la mère qu'on a vue succomber dans la phase convulsive.

TRAITEMENT. — Nous ne nous occuperons ici que de l'hystérie convulsive, car le traitement de certains symptômes spéciaux comme les troubles gastriques, les névralgies, les paralysies, etc., a été indiqué ailleurs.

Au moment de l'accès, il suffira souvent des moyens les plus simples, on surveillera la malade, on la maintiendra avec force si c'est nécessaire; on lui fera prendre la position qui est surtout utile en cas de syncope. Il faudra desserrer les vêtements et pratiquer quelques inhalations antispasmodiques; on obtient toujours de bons résultats par l'aspersion du visage avec quelques gouttes d'eau froide, par des frictions avec du vinaigre.

Si l'attaque est grave, on pourra tenter la compression d'une zone hystérofrénatrice, à l'exception toutefois de la région ovarienne, le voisinage de l'utérus gravide empêchant toute compression prolongée de cette région.

Dans l'intervalle des accès, il suffit, lorsque les convulsions sont légères et espacées, de surveiller l'hygiène des malades, d'administrer de grands bains et de faire usage de bromure de potassium à dose légère (1 ou 2 grammes par jour).

Si les accès convulsifs sont plus fréquents et surtout s'ils se manifestent par les grandes attaques de l'*hysteria major*, il sera nécessaire de suivre une thérapeutique un peu plus active. Les doses de bromure peuvent être élevées à 3 ou 4 grammes par jour; on leur adjoindra l'emploi systématique de l'hydrothérapie. Sieffermann a obtenu d'excellents résultats avec la douche froide chez une jeune primipare qui présentait depuis longtemps de l'anesthésie des membres inférieurs, mais qui ne fut prise d'accidents épileptiformes qu'après le début de sa grossesse ; au quatrième mois, on institua un traitement hydrothérapique sous forme de douches froides et au bout d'un mois les accès avaient disparu ; la grossesse continua et cette femme accoucha à terme d'un enfant bien portant.

Pendant l'accouchement, lorsque l'agitation est vive et que l'excitation détermine un travail prolongé et irrégulier, l'indication d'administrer le chloroforme semble formelle. On ne comptera pas sur l'hypnotisme ou la suggestion, parce que de pareilles pratiques n'ont guère d'efficacité pendant les douleurs et que les malades qui y sont soumises doivent avoir subi au préalable un véritable entraînement.

§ 3. Épilepsie.

BÉRAUD, De l'épilepsie dans ses rapports avec la grossesse et l'accouchement, thèse, Paris, 1884. — BORÉ, Du traitement de l'épilepsie, thèse, Paris,

1882. — Charpentier, Traité pratique des accouchements, p. 668, 2e édition, Paris, 1890. — Fallen, Influence heureuse de la grossesse chez quelques malades, thèse, Paris, 1889. — Johnson, Epilepsy. Rapport sur la Maternité pour 1873 (Dublin Journ. of medic. Sciences, 1874, vol. LVII, p. 191 à 874). — Le Rolland, loc. cit. — Parry, Pregnancy and Labour in epileptic women (Americ. Journ. of Obst. 1875, vol. VIII, p. 257). — Séglas, De l'influence des maladies intercurrentes sur la marche de l'épilepsie, thèse, Paris, 1881. — Tyler Smith, 'A Memoir on the relations between Epilepsy and puerperal Convulsion (Lancet, 1850, vol. I, p. 46). .

Nous retrouvons, pour cette névrose, les mêmes modifications en bien et en mal qui viennent d'être signalées pour l'hystérie, avec cette différence cependant que l'amélioration de la maladie, si rare pour cette dernière, au cours de la grossesse, est beaucoup plus fréquente pour le mal comitial.

L'opinion des anciens auteurs ne doit être acceptée qu'avec une certaine réserve, parce qu'ils ignoraient la nature de l'éclampsie considérée par eux comme une forme particulière de l'épilepsie. Ils ne connaissaient pas davantage les formes épileptoïdes de l'hystérie et bien certainement ils ont confondu, avec le mal comitial, les accès d'*hysteria major* survenus au cours de la grossesse. Ainsi, Tissot regardait l'épilepsie comme un accident fréquemment occasionné par la grossesse, Fernel affirmait avoir vu plusieurs femmes sujettes à l'épilepsie chaque fois qu'elles devenaient enceintes et qui guérissaient dès qu'elles étaient accouchées.

En réalité, la gravidité est incapable de créer le mal comitial de toutes pièces comme elle peut le faire pour l'hystérie ; ce que les anciens auteurs appelaient épilepsie utérine n'est autre que l'éclampsie puerpérale, et la névrose qui apparaît sous forme d'accès après la fécondation et qui disparaît après la délivrance n'est pas l'épilepsie, mais l'hystérie épileptiforme, la grande hystérie.

L'influence que la grossesse exerce sur l'épilepsie est des plus variables ; tantôt elle est nulle, les accès surviennent avec la même fréquence, la même intensité et l'accouchement ne modifie en rien la marche de la maladie.

Tantôt cette influence est favorable, en ce sens que les accès deviennent moins fréquents ou même disparaissent complètement. Cette heureuse éventualité semble même plus fréquente que l'aggravation, de sorte que la fécondation jouerait jusqu'à un certain point un rôle frénateur. Dans un travail très consciencieux, Béraud, qui a pu réunir 46 observations, les divise ainsi :

Cas où l'influence de la grossesse a été défavorable .	8
— — — — favorable . .	15
— — — — nulle . . .	8
	31

Les autres observations ont dû être écartées en raison de l'insuffisance des renseignements qu'elles contiennent.

Pinard qui a rencontré, dans la pratique, 11 épileptiques devenues enceintes, a vu :

Accès suspendus pendant la grossesse.	4
Accès considérablement atténués	5
Accès non modifiés.	2
	11

Tyler Smith a publié, en 1850, plusieurs cas de même ordre dont les uns étaient relatifs à une aggravation de la maladie, tandis que d'autres, au nombre de sept, se rapportaient à des femmes manifestement soulagées par la grossesse, puisque les attaques avaient été suspendues pendant toute sa durée ou tout au moins étaient devenues extrêmement rares et plus bénignes. Le Rolland, Séglas, Boyé, Fallen ont publié des cas analogues dans leurs thèses inaugurales.

Ajoutons encore que les aliénistes acceptent volontiers le rôle frénateur de la grossesse sur les manifestations de l'épilepsie : Esquirol admettait que la fécondation peut arrêter la marche de cette maladie, c'était l'opinion de Marc, d'Herpin, de Delasiauve, de Weill, etc.

Cette action modificatrice n'est généralement pas durable, l'influence curatrice n'a pas été démontrée, et, si quelques médecins l'ont admise, c'est que les faits qu'ils ont observés étaient d'un autre ordre que les accès épileptiques vrais. En général, l'action de la fécondation est passagère et limitée à la durée de la gestation ; après la délivrance, les accès reparaissent avec les mêmes caractères et la même fréquence.

Béraud admet que l'influence de la gravidité est uniforme, stéréotypée ; ce qu'elle a été dans une première grossesse, elle le sera presque toujours dans les grossesses suivantes.

A côté des résultats favorables que nous venons d'indiquer, il convient d'en signaler d'autres absolument inverses qui démontrent que, chez certaines femmes, la névrose est aggravée par la grossesse ; les accès se rapprochent et deviennent plus fréquents, ils augmentent d'intensité et mettent en péril la vie des gestantes. Une malade de Charpentier, épileptique de naissance, dont les attaques revenaient tous les mois au moment de l'époque cataméniale, vit ses accès augmenter singulièrement de fréquence, pendant une première grossesse, elle accoucha cependant à terme d'un enfant vivant, malgré les attaques incessantes qui avaient troublé le neuvième mois. Dans une seconde grossesse, il y eut réapparition des accès au bout de six semaines ; ces accès se rapprochèrent de plus en plus, si bien que, à quatre mois et demi, ils étaient quotidiens. A cinq mois et demi, ils devinrent subintrants, il se manifesta des symptômes graves de méningo-encéphalite et la malade succomba sans avoir été délivrée.

On a signalé quelques particularités bizarres, ainsi de Lamotte, Gardien, van Swieten et plus récemment Delasiauve ont fait cette remarque que certaines malades n'avaient des attaques que lorsqu'elles étaient enceintes d'un garçon et n'en présentaient point quand elles l'étaient d'une fille.

L'influence de la grossesse est donc des plus variables, mais l'action favorable semble la plus fréquente. Toutefois, il est impossible de prévoir d'avance le sens des modifications que subira la maladie. Ni l'ancienneté des accès, ni leur mode d'apparition, ni leur cause quand elle peut être vérifiée, ne permettent d'indiquer si le résultat de la fécondation sera bienfaisant, néfaste ou nul.

Le cours de la gestation n'est généralement pas modifié par les attaques du mal comitial, il n'y a ni avortement, ni accouchement prématuré et les enfants naissent vivants et à terme (Béraud). L'apparition d'accès subintrants pourrait seule troubler gravement la gestation et influer défavorablement sur la vie de l'embryon. Nous avons rappelé une observation de Charpentier qui le démontre, mais il convient d'ajouter que de pareils accidents sont exceptionnels.

Le travail de la parturition n'est pas par lui-même une cause provocatrice des accès, pas plus que l'épilepsie ne prédispose aux accès d'éclampsie; dans les cas exceptionnels où l'accouchement survient en pleine crise convulsive, l'influence des attaques d'épilepsie, d'après Béraud, serait nulle sur les contractions utérines. Chez une malade de Parry qui fut prise, pendant le travail, d'accès assez violents pour nécessiter l'emploi du chloroforme, il survint un ralentissement marqué du travail, si bien que, pour rappeler les contractions qui faisaient défaut, Parry dut hâter la terminaison de l'accouchement en dilatant le col avec des ballons de Barnes.

Le diagnostic de l'épilepsie n'offre guère de difficulté pendant les premiers mois de la grossesse, les symptômes ne présentant aucune modification par le fait de la gestation. Mais à une époque avancée, et surtout pendant le travail de l'accouchement, la confusion peut s'établir avec l'éclampsie, d'autant mieux que les épileptiques présentent assez fréquemment de l'albumine dans les urines. On établira le diagnostic d'après les antécédents des malades, il est exceptionnel que l'épilepsie apparaisse pour la première fois, au cours de la grossesse; on tiendra compte de la primiparité, des œdèmes, de la céphalalgie, des vomissements, de l'épigastralgie, de la répétition des accès, de l'obnubilation de l'intelligence dans leur intervalle, pour admettre l'éclampsie.

L'hystérie épileptiforme se reconnaît aux antécédents, aux convulsions anciennes, aux stigmates caractéristiques et plus spécialement à l'existence de zones hystérogènes inconnues chez les épileptiques. Il est bon d'ajouter que la distinction n'a guère qu'une valeur théorique au point de vue obstétrical.

Traitement. — On devra recourir à l'usage du bromure de potassium qui produira son action habituelle, à condition d'être administré à d'assez hautes doses (4 à 6 grammes par jour). On n'a pas à craindre qu'il agisse défavorablement sur le fœtus, les faits nombreux rapportés par Béraud le démontrent bien. Ce médicament doit toujours être administré en solution, de préférence dans une solution aromatique ou amère (tilleul, menthe, feuilles d'oranger, houblon), additionnée de sirop d'écorces d'oranges pour stimuler le fonctionnement de l'estomac. On doit recommander aux malades de prendre le médicament avant les repas, afin d'obtenir cette tolérance du tube digestif si nécessaire chez la femme enceinte, et dans le but de pouvoir continuer plus longtemps le traitement.

§ 4. Chorée.

Ahlfeld, Ueber Indicationen zum künstlichen Abort. (Archiv f. Gynæk., t. XVIII, 1881, p. 314). — Barnes, On chorea in pregnancy (London obstetr. Transact., t. X, 1869, p. 147). — Bastian, Chorea during Pregnancy (Brit. med. Journ., 1881, vol. I, p. 683). — Benicke, Ueber künstlichen Abort. (Zeitsch. f. Gynæk. und Geb., t, IX, 1883, p. 215). — McCann, Chorée de la grossesse (Soc. obstétric. de Londres, séance du 4 nov. 1891). — Charles, Chorée pendant la grossesse (Journal d'accouch. de Liège, 15 août 1886). — Didier, Hémichorée des derniers jours de la grossesse (Journ. des sc. méd. de Lille, 24 juin 1892). — Edge, A case of Chorea during Pregnancy (Brit. med. Journ., 1880, t. I, p. 516). — Fasbender, Ueber Chorea gravidarum (Berlin. klin. Wochensch., 1875, p 242). — Fehling, Ueber einen Fall von Chorea gravidarum (Archiv f. Gynæk., t. VI, 1874, p. 137). — Gayrard, Contribution à l'étude de la chorée des femmes enceintes, thèse, Paris, 1884. — Goodell, A case of Chorea complicating Pregnancy (Americ. Journ. of Obst., t. III, 1870, p. 140). — Handfield Jones, Chorea in Pregnancy (Transact. of obst. Soc. London, 1890, p. 243). — Hervé, De la chorée pendant la grossesse, thèse, Paris, 1884. — Hocquet, Des rapports de la chorée gravidique avec l'hystérie, thèse, Paris, 1887-88. — Jaccoud, Chorée des femmes grosses (Clinique de la Charité, p. 470), Paris, 1874. — Mundé, A case of puerperal Chorea (Americ. Journ. of Obstetr., 1882, p. 187). — Pantzer, Chorea der Schwangerschaft (Soc. gynécol. de Dresde, 6 février 1890). — S. Perret, Chorée et Hystérie (Prov. méd., 1891, p. 427). — Prince, Chorea gravidarum (Obst. Journ. Gr. Brit., 1876-77, p. 456). — Puech, Chorée et grossesse (Montpellier méd., 1892, p. 74). — Riche, De la chorée gravidique, thèse, Paris, 1891. — Simpson, Notes of a fatal case of Chorea gravidarum (Obst. J. Gr. Brit, 1876, p. 80). — Spiegelberg, Ein Fall von Chorea gravidarum (Monatssch. f. Geb., 1858, Bd. XI, p. 115). — L. Tait, A case of Chorea gravidarum (The med. Press., 1888, n° 2). — Wade,

Case of Chorea in Pregnancy (London obstetric. Transact., t. XXII, 1880, p. 244). — Woodman, On the combination of Chorea with Pregnancy (London obstetr. Transact., t. VII, 1885, p 102).

Les médecins du XVIII⁰ siècle, Borsieri entre autres, signalèrent la coïncidence de la chorée et de la grossesse et s'occupèrent de son traitement. Cette question a été reprise et étudiée plus à fond par les accoucheurs et gynécologistes contemporains, et c'est d'après leurs observations, déjà nombreuses, mais qui se comptent, qu'on a pu établir que cette névrose pouvait être provoquée directement par la gestation.

Il ne s'agit donc pas de la simple juxtaposition de deux états, mais bien d'une influence étiologique que détermine la grossesse. La chorée gravidique se présente avec des caractères spéciaux, elle apparaît et augmente à mesure que se développe l'utérus fécondé, elle redouble au moment du travail et plus particulièrement pendant les contractions utérines, puis elle s'atténue après l'accouchement et disparaît après un temps variable; sa durée est plus longue que celle de la chorée ordinaire, enfin elle apparaît à un âge où les spasmes choréiques ne sont qu'exceptionnellement observés.

Fréquence. — La chorée gravidique peut être considérée comme une affection rare, au moins pour la France, elle paraît un peu plus fréquente en Allemagne et beaucoup plus commune en Angleterre et aux Etats-Unis.

En 1869, Barnes en réunit 56 cas; en 1873, Fehling y joignit 12 nouveaux cas, soit 68; la statistique de Charpentier, qui date de 1869 et qui comprend les observations déjà publiées s'élève à 96; depuis cette époque, il est possible d'y joindre les suivantes :

1° *Cas de guérison :*

Pinard	8 cas
McCann	6 —
Riche	4 —
Leopold	4 —
Didier	1 —
Puech	1 —
Pantzer	1 —
Volquardsen	1 —
Dodge	1 —
Pollock	1 —
Rombault	1 —
	29 cas

2° *Cas de mort :*

Charles.	2 cas
Dickinson.	2 —
Wasseige	1 —
Leudet.	1 —
Kaulish	1 —
Elisher.	1 —
	8 cas

Les cas précédents réunis à ceux de Charpentier s'élèvent à 131 dont 102 avec guérison et 29 avec mort.

CAUSES. — La *primiparité* semble une condition favorable; sur les 56 cas de Barnes, il y avait 28 primipares, et 14 secondipares; parmi les 94 cas réunis par Charpentier, on comptait 50 primipares contre 30 multipares et 14 cas sans indication.

L'existence d'une *chorée antérieure*, et surtout d'une chorée infantile, a été signalée également : Pinard l'a observée 7 fois sur 8 cas, et Charpentier 26 fois sur 94 cas. Parfois une ou plusieurs grossesses se passent sans incident, et ce n'est qu'à une grossesse ultérieure que réapparaissent les accidents de l'enfance, d'autres fois ceux-ci surviennent régulièrement à chaque fécondation, pour disparaître dans l'intervalle.

En général, lorsqu'une femme a été atteinte de mouvements choréiques dans son enfance, elle a de grandes chances pour voir réapparaître les spasmes lorsqu'elle sera fécondée et plus elle est jeune au moment de sa première grossesse, plus elle présente de prédisposition pour la récidive.

On peut ajouter aux causes précédentes la *frayeur*, la *colère*, les *émotions vives*. Kemper cite le cas d'une malade qui, se trouvant au lit, vit un incendie se développer dans la maison qu'elle habitait, la chorée apparut le lendemain.

Une malade de Wasseige, enceinte de sept mois, fut renversée par un chien, elle ressentit une émotion si vive qu'elle eut une syncope et, à son réveil, elle devenait choréique.

Une autre malade observée par Riche était à la septième semaine de sa grossesse lorsqu'elle apprit que son mari venait d'être victime d'un accident et qu'il était blessé à la main. Elle crut tout d'abord qu'on lui cachait la vérité et que son mari était mort; quelques instants après, elle était prise de mouvements choréiques dans la main et l'avant-bras.

L'influence du *rhumatisme* a été contestée parce qu'on trouve assez rarement le rhumatisme articulaire aigu dans les antécédents; mais la nature rhumatismale de la chorée de Sydenham est indéniable, depuis les travaux de Sée, de Royer, de Barnes, de Spiegel-berg, etc. ; du reste, quelques-unes de ces malades présentent des lésions cardiaques.

L'*hérédité* joue également un rôle considérable parce qu'un certain nombre de ces femmes sont névropathes ; mais il s'agit de l'hérédité nerveuse et non point de l'hérédité similaire ; ce que l'on trouve chez les antécédents, c'est rarement la chorée même, mais les autres formes de névrose, comme l'épilepsie, les vésanies, et surtout l'hystérie.

L'*hystérie* est en effet une condition étiologique fréquente à tel point que certains médecins, comme Hocquet, considèrent la chorée de la grossesse comme étant toujours de nature hystérique ; pour lui, hystérie et chorée apparaîtraient comme deux manifestations diffé-rentes de la même maladie. Cette opinion qui contient une part de vérité, est trop exclusive comme nous allons le démontrer.

ANATOMIE PATHOLOGIQUE. — Les lésions trouvées à l'autopsie sont nombreuses et ne peuvent expliquer les phénomènes observés pen-dant la vie, en raison de leur variabilité et de leur discordance.

Parfois la mort survient par le fait d'une complication, comme la pneumonie, la péritonite puerpérale, l'érysipèle, etc. ; les cas de ce genre doivent être mis à part, parce que la terminaison fatale n'a qu'un rapport éloigné avec la névrose.

Mais d'autres fois, les malades succombent à l'épuisement, au marasme, au défaut d'alimentation, ou bien elles meurent au milieu de phénomènes cérébraux caractérisés par de l'excitation maniaque, et parfois par du délire violent. Dans les cas de ce genre, on trouve habituellement des lésions du cerveau et du cœur. Du côté du cerveau, on note l'hyperémie ou le ramollissement, parfois l'en-céphalite chronique. Le ramollissement est facile à expliquer ; pres-que toujours les valvules du cœur gauche sont épaissies, déformées et l'on trouve une embolie dans les vaisseaux cérébraux. Les mé-ninges sont elles-mêmes hyperémiées et même enflammées, avec épanchements séro-fibrineux ou purulents.

Les lésions de la moelle sont beaucoup moins constantes et con-sistent en congestion vive des méninges et de l'écorce sous-jacente. Ces lésions sont disséminées en un grand nombre de points.

NATURE. — La chorée se présente au cours de la grossesse sous les deux formes distinctes qu'on lui reconnaît aujourd'hui : tantôt ce n'est qu'une manifestation de la chorée vulgaire de Sydenham, tantôt il s'agit d'un symptôme de nature hystérique. Cette division est admise pour les formes infantiles de la maladie, et les obser-vations déjà nombreuses de Debove, Merklen, Laveran, Joffroy, Chantemesse, indiquent très nettement cette distinction.

Sans doute, il est difficile pour ne pas dire impossible de séparer ces deux affections, si l'on ne considère que les symptômes ; dans l'une et l'autre nous retrouvons les mouvements désordonnés, la gesticulation prédominant sur l'un des côtés; en outre l'état mental et l'anémie paraissent semblables dans les deux cas. Mais si l'on poussse un peu loin l'analyse clinique, si l'on étudie le mode de début des accidents et leur durée, si l'on tient compte surtout des antécédents personnels et héréditaires ainsi que de quelques particularités symptomatiques concomitantes, on doit reconnaître qu'une distinction est légitime, à moins de vouloir considérer la chorée de Sydenham comme une forme particulière de l'hystérie, ce qui serait excessif et à coup sûr prématuré.

Dans la forme rhumatismale, la maladie débute en général d'une manière lente, l'incoordination s'installe progressivement, envahissant les membres supérieurs, la face, les membres inférieurs et le tronc ; on constate ainsi une période d'augment, d'acmé, puis de décours ; celle-ci présente également cette marche lente et insensible signalée lors de l'établissement des premiers symptômes. Il s'agit d'ordinaire d'une affection tenace, rebelle à la plupart des médications ; on signale des accidents rhumatismaux dans les antécédents et on constate souvent des lésions cardiaques.

S'il s'agit au contraire de la forme hystérique, le début est brusque et commandé par une frayeur subite, une émotion morale, c'est-à-dire par les agents étiologiques qui provoquent les manifestations de la névrose; on constate toujours quelques-uns des stigmates caractéristiques comme l'existence de crises concomitantes ou antérieures, la constriction laryngée, la sensation de la boule, le point douloureux de la région ovarienne très élevé ici en raison de l'ascension de l'utérus, l'hémianesthésie ou même l'anesthésie cutanée, l'amblyopie, etc. ; or ces différents troubles et plus particulièrement les troubles sensitifs sont exceptionnels dans la chorée de Sydenham. Il est des malades qui voient leur chorée disparaître pour faire place aux grandes crises de l'hystérie. Enfin les résultats parfois rapides obtenus avec certaines tentatives de traitement, comme la dilatation artificielle du col, montrent la nature purement nerveuse du syndrome.

On peut même ajouter que le plus grand nombre des chorées gravidiques sont de nature hystérique, en raison des modifications nerveuses que détermine la grossesse et de la fréquence si grande des manifestations névropathiques à la suite de la fécondation.

Symptômes. — La chorée apparaît de préférence pendant les quatre premiers mois de la gestation, chez les primipares de dix-sept à vingt-quatre ans; il est exceptionnel qu'elle ne survienne qu'après la délivrance.

Les symptômes ne diffèrent en rien de ceux qui caractérisent la chorée infantile : ce sont des mouvements brusques, plus ou moins étendus, qui se succèdent avec une rapidité variable et dont la production reste indépendante de la volonté. Toutefois, le début paraît un peu plus rapide chez les femmes enceintes, il est rare qu'on observe chez elles les phénomènes prémonitoires, comme l'affaiblissement de la mémoire, l'apathie intellectuelle, le changement de caractère; la scène s'ouvre d'emblée par l'incoordination motrice et les spasmes musculaires.

La règle est que les mouvements désordonnés commencent par un côté, le plus souvent par le côté gauche, ils débutent par le bras, l'avant-bras ou la main, puis le membre inférieur est pris à son tour.

Les spasmes peuvent rester limités à un seul côté et l'on a l'hémichorée, mais il est rare que les membres du côté opposé ne participent également aux désordres musculaires; cependant les mouvements prédominent toujours d'un seul côté.

La tête, la face et le cou sont le siège de contorsions qui dévient les traits du visage et donnent au facies une mobilité étonnante. La langue peut être projetée hors de la bouche et l'articulation des mots rendue difficile, en raison des spasmes qui siègent au niveau des muscles de la paroi abdominale, de la glotte, de la langue et des lèvres. Il peut y avoir de l'aboiement, et la déglutition est rendue difficile par la contraction des muscles du larynx. Quelques femmes sont obligées de garder le lit parce que, levées, elles chancellent et tombent à terre.

Presque tous les muscles atteints de convulsions sont parésiés plutôt que paralysés dans la chorée de Sydenham, et cette parésie augmente et diminue avec les mouvements désordonnés. Lorsqu'il existe des paralysies véritables ou des troubles de la sensibilité, on a affaire à la chorée hystérique comme dans le cas cité pour Handfield Jones; il s'agissait d'une primipare, âgée de dix-neuf ans, qui fut atteinte de chorée vers la fin de la deuxième semaine de la grossesse; elle s'améliora sous l'influence d'un traitement tonique et put sortir guérie de l'hôpital vers la fin du quatrième mois ; peu après il arriva qu'elle fut prise d'une paralysie du bras gauche qui ne disparut qu'après l'accouchement.

La frayeur augmente habituellement l'intensité des mouvements choréiques; une malade de Wade presque guérie fut reprise de sa maladie en entendant le fracas que firent en tombant des flacons et de la vaisselle. La chorée devint plus intense et quarante-huit heures après, la malade succombait. D'autres conditions augmentent encore l'intensité des désordres musculaires, comme le toucher vaginal, la palpation de l'abdomen; l'impressionnabilité de la peau est extrême, surtout au niveau de la colonne vertébrale, une malade de Jaccoud voyait les mouvements limités à un côté augmenter par l'excitation des téguments du côté opposé. Par contre, les spasmes cèdent et disparaissent. avec le sommeil naturel ou avec le sommeil provoqué par le chloroforme et le chloral.

Les désordres cérébraux ne se manifestent que dans les formes sévères. Il est rare également qu'on observe de la fièvre, l'élévation de la température n'apparaît guère qu'avec certaines complications.

S'il est habituel que les accidents ne se produisent qu'au cours de la grossesse, et surtout pendant les premiers mois, il peut arriver que leur apparition soit plus tardive; ainsi Didier a signalé un cas de chorée du travail; les spasmes et les convulsions des membres ne débutèrent qu'avec les premières douleurs, puis atteignirent leur maximum d'intensité pendant l'accouchement pour disparaître rapidement après sa terminaison.

Après la délivrance, l'apparition de la maladie est plus rare encore, on peut citer cependant une malade de Charpentier et deux autres de Barnes chez lesquelles les accidents ne se manifestèrent que pendant la période puerpérale.

MARCHE. — DURÉE. — TERMINAISON. — Relativement à la gravité des symptômes, on observe pendant la grossesse les deux formes signalées chez les enfants :

L'une, *légère*, avec des convulsions modérées, la possibilité de l'alimentation, la persistance du sommeil et l'atténuation sous l'influence du traitement ;

L'autre, *grave*, avec mouvements incessants, anémie extrême, alimentation difficile, perte plus ou moins complète de la mémoire, facies hébété, réponses incertaines ; parfois il y a du délire avec des troubles de la respiration, de l'arythmie du pouls et des souffles vasculaires et cardiaques.

Pendant le travail, il y a un redoublement de l'agitation et des mouvements désordonnés, surtout au moment des contractions utérines et certaines malades doivent être maintenues avec force ; puis la sédation survient avec la délivrance sans être cependant immédiate, et, s'ils s'atténuent à la suite de la parturition, les spasmes ne disparaissent pas complètement ; ils persistèrent pendant deux mois encore chez une malade de Dodge et pendant cinq mois chez une autre de Cann.

La durée est des plus variables et résulte de l'intensité de la maladie ; parfois la guérison survient au bout de quinze jours et Barnes cite huit cas où tous les symptômes disparurent avant l'accouchement, mais le plus souvent il y a atténuation sous l'influence de l'hygiène et du traitement sans disparition complète ; ce n'est qu'après la délivrance que la guérison est définitive. Comme l'éclampsie, la chorée est une maladie des primipares, et, pour toutes deux également, la forme est plus grave quand elle survient chez les multipares. Il est à remarquer aussi que les récidives, qui peuvent se reproduire pendant trois ou quatre grossesses consécutives, sont habituellement plus intenses que la première attaque.

Il n'est pas très rare que des convulsions hystériques et épileptiques apparaissent chez des femmes en puissance de chorée, nous en avons donné précédemment la raison.

Il y a souvent interruption de la grossesse, et cette éventualité a d'autant plus de chances de se produire que la névrose est apparue à une période hâtive de la gestation.

Sur les 94 cas de Charpentier :

Accouchements à terme	48
— prématurés	8
Avortements	17
Morts sans accouchement	3
	76
Non indiqués	18

Pronostic. — 1° *Mère.* — On connaît la bénignité de la chorée chez l'enfant, on sait que la gravité augmente avec l'âge, et, parmi les adultes, c'est chez les femmes enceintes que la maladie présente le plus souvent une terminaison malheureuse :

Jaccoud,	sur 19 cas	4	morts
Barnes,	sur 56 cas	17	—
Fehling,	sur 68 cas	18	—
Charpentier,	sur 94 cas	21	—

et même, dans cette dernière statistique, on ne trouve pas cités les cas de Dickinson (2 obs.), de Charles (2 obs.), de Wasseige, de Leudet, de Kaulisch, d'Elisher, qui tous eurent une terminaison fatale; si bien que, sur les 131 cas de notre statistique générale, il y a eu 29 morts, soit 22 pour 100.

On fera bien cependant de ne pas considérer ce dernier chiffre comme l'expression de la vérité, car la chorée gravidique n'est pas aussi grave qu'il semblerait l'indiquer. Il représente une exagération manifeste parce que beaucoup de cas légers sont passés sous silence, la tendance des médecins étant de publier surtout les observations relatives à des formes graves et exceptionnelles.

Il faut remarquer aussi qu'on a mis au passif de la chorée des affections qui lui étaient étrangères ou bien encore on a rapporté à la maladie principale les morts qui étaient le fait de complications accidentelles, c'est-à-dire d'accidents n'ayant qu'un rapport éloigné avec les mouvements choréiques, comme la pneumonie, l'apoplexie, le ramollissement cérébral, la péritonite, etc.

On ne saurait contester néanmoins que la chorée gravidique présente une sévérité particulière. On peut craindre une terminaison fatale lorsque les mouvements sont incessants, très étendus, qu'ils gênent le sommeil, empêchent l'alimentation, confinent les malades au lit et provoquent des escarres. L'apparition de phénomènes adynamiques, du délire plus particulièrement, est toujours de fâcheux augure. Enfin il est facile de comprendre que l'existence de lésions cardiaques est toujours une condition défavorable.

2° *Enfant.* — Un des dangers de la chorée gravidique est l'interruption de la grossesse.

Barnes,	sur 57 grossesses.	22 à terme
Bamberg,	sur 64 grossesses.	33 —
Jaccoud,	sur 29 grossesses.	21 —

Il est bon de faire remarquer, comme pour les accidents relatifs à la mère, qu'on a publié de préférence les cas les plus graves, de sorte que la proportion exacte des avortements ne peut être que difficilement appréciée. Le pronostic pour l'enfant dépend exclusivement du moment de la naissance; lorsque celle-ci se produit à terme, le danger n'est pas plus grand pour sa vie que s'il s'agissait d'un accouchement normal.

Traitement. — Quelle que soit l'origine des mouvements choréiques, la première indication consistera dans une alimentation choisie et réparatrice ainsi que dans l'emploi d'une hygiène appropriée, on conseillera les frictions sèches, l'habitation dans une chambre aérée, les promenades au grand air, mais courtes, pour éviter la fatigue, l'éloignement de toutes les causes d'excitation, comme les émotions vives, les veilles prolongées, les lectures émouvantes, dans le but de diminuer l'érétisme cérébral. Dans les cas légers, ces prescriptions suffiront ordinairement; on pourra tout au plus leur adjoindre de petites doses de chloral que l'on prendra dans la soirée afin d'assurer le sommeil.

Si la forme est un peu plus sévère, on augmentera la dose de chloral, on peut en donner sans crainte 3 ou 4 grammes par jour, car les femmes enceintes supportent très bien ce médicament. Pinard, cité par Riche, conseille même la chloralisation et il pousse les doses jusqu'à ce que la malade soit plongée dans le sommeil continu; elle ne devra être réveillée qu'au moment des repas. On continue ainsi le traitement jusqu'à ce qu'il soit survenu une amélioration, alors on diminue la quantité de chloral sans toutefois le supprimer.

L'antipyrine rendra également des services, à la condition d'être administrée à la dose de 3 grammes au moins dans les vingt-quatre heures.

L'indication du bromure de potassium est formelle chez les femmes présentant les stigmates de l'hystérie, surtout dans les formes compliquées de troubles psychiques et d'hallucinations ; on l'administre à la dose de 2 à 3 grammes par jour, dans une infusion de tilleul ou de menthe avant le repas. L'action du bromure est très variable, il a réussi entre les mains de Jaccoud, tandis que Oulmont n'a rien obtenu malgré des doses massives de 16 grammes employées quotidiennement. Cette discordance dans les résultats tient, sans aucun doute, à la nature variable de la maladie ; dans la chorée de Sydenham, le sel de potassium n'a plus la même efficacité que dans l'hystérie où son action est souvent rapide et toujours manifeste. Mais il faut se garder des doses trop élevées en raison de l'action débilitante et de l'inconvénient qu'on lui attribue de provoquer des hémorragies. Il y a quelquefois avantage à lui adjoindre l'oxyde de zinc et l'extrait de valériane.

L'arsenic a fait ses preuves dans le traitement de la chorée et a réussi dans certains cas où le bromure et le chloral avaient échoué.

Dans les formes intenses, lorsque la chorée est incoercible et qu'elle continue même pendant le sommeil, il faudra recourir à l'hyosciamine. Oulmont, qui vante beaucoup cet alcaloïde et qui l'a vu déterminer une amélioration notable chez trois malades, l'administre par la bouche, à la dose de 2 milligrammes tout d'abord, puis s'élève graduellement jusqu'à 8 milligrammes par jour. Un autre mode d'emploi qui paraît préférable, c'est celui des injections sous-cutanées. Magnan utilise de cette façon l'hyosciamine, au moyen d'une solution au cinquantième :

Eau distillée. . . . . 5 grammes
Chlorhydrate d'hyosciamine . . . . . 1 centigramme

Chaque seringue contient donc 2 milligrammes du médicament ; on pourra injecter chez l'adulte 1 ou 2 milligrammes. Cette médication a pour avantage de donner, même dans les cas les plus intenses, des répits de cinq, six ou sept heures, avec cessation complète des mouvements. L'amélioration n'est que momentanée et le plus souvent le désordre musculaire réapparaît au bout de quelques heures ; mais, chez quelques malades, la chorée diminue sept ou huit jours après le début des injections.

. C'est dans les cas de ce genre qu'on pourra pratiquer les pulvérisations d'éther le long de la colonne. On devra utiliser aussi les diverses pratiques de l'hydrothérapie, bains salés, bains sulfureux, drap mouillé ; la douche froide doit être surveillée avec soin, parce qu'elle fatigue certaines choréiques, les rhumatisantes surtout ; il vaut mieux s'adresser aux douches écossaises et se borner à l'application du jet le long de la colonne vertébrale.

Chez quelques malades l'aggravation est telle, malgré les tentatives thérapeutiques les plus variées, qu'il faut recourir à l'accouchement prématuré. Dans les cas de ce genre, comme dans ceux de vomissements incoercibles, il est recommandé de ne pas temporiser, mais d'agir à un moment où l'état général n'est pas encore trop profondément atteint. L'introduction d'une bougie n° 16 ou 18 dans l'intérieur de la cavité utérine est le procédé le plus simple, sinon le plus efficace.

Une conséquence assez inattendue des tentatives faites pour provoquer le travail est que, chez certaines femmes, la dilatation artificielle du col amène une sédation de tous les symptômes, si bien qu'il a été parfois inutile d'arriver jusqu'à l'interruption de la grossesse, il en fut ainsi dans les observations de Wade, de Volquardsen, de Rombault, etc.; dans tous ces cas, une dilatation légère du col détermina une amélioration si marquée qu'on put abandonner les tentatives d'avortement; la grossesse continua sans troubles d'aucune sorte et l'accouchement se fit à terme. Nous savons que la même manœuvre peut amener un résultat analogue dans les vomissements incoercibles.

L'accouchement prématuré qui a réussi entre les mains d'Ahlfeld, de Pollock, de Spiegelberg, de Lawson Tait, n'est pas toujours suivi de succès ; ainsi les malades de Goodell, de Wasseige ont succombé malgré l'évacuation de l'utérus; nous le répétons encore, il ne faut pas, en pareils cas, attendre trop longtemps et laisser passer le moment favorable, peut-être les insuccès doivent-ils être attribués à une intervention trop tardive.

§ 5. Tétanie.

Burresi, Observation de contracture pendant la grossesse (Gaz. médic. de Paris, 1856, p. 176). — Dakin, Tetany in Pregnancy (Brit. med. Journ. 1881, 16 mai). — Delpech, Des spasmes musculaires idiopathiques et de la paralysie nerveuse essentielle, thèse, Paris, 1846. — Gauchet, Deux observations de contracture idiopathique chez des femmes enceintes (Union médic., 1860, nos 98 et 99). — Jaksch, Fall von Tetanie bei einer schwangeren Frau (Wiener med. Presse., 1891, n° 23). — Mattei, Contracture rhumatismale intermittente des muscles du tronc (Gaz. des Hôpitaux, 1856, p. 315). — Meinert, Tetanie in der Schwangerschaft (Archiv f. Gynæk., 1887, Bd. XXX, p. 444). — Rabaud, Recherches sur l'historique et les causes prochaines des contractures des extrémités, thèse, Paris, 1857. — Raymond, art. Tétanie, Dict. encycl. — Trousseau, Clinique médicale de l'Hôtel-Dieu, t. II, p. 202, 8° édition, Paris, 1893. — Verdier, Considérations pratiques sur les crampes des nourrices (Gaz. hebd., 1856, n° 5). — Weiss, Zur Pathologie und pathologischen Anatomie der Tetanie (Wiener mediz. Wochensch., 1883, n° 22).

On sait que la vie génitale de la femme joue un rôle important dans la production de la tétanie. Sur les 41 observations rassemblées par Trousseau, il y en avait 40 qui se rapportaient à des femmes qui nourrissaient, aussi décrivit-il la maladie sous le nom de *contracture rhumatismale des nourrices.*

Delpech arriva à un résultat analogue et ses 18 cas avaient trait pour la plupart à des femmes en couches, en lactation ou bien encore à des nourrices qui venaient de sevrer leur enfant. Cet auteur attribue un rôle pathogénique à l'écoulement des lochies; quand les lochies coulent abondamment, dit-il, il n'y a pas de contracture; quand l'écoulement sanguin se supprime, la contracture apparaît.

L'influence de la menstruation est moindre, quoique indéniable, et l'on a cité des femmes qui virent apparaître leurs contractures à l'occasion du premier écoulement menstruel. D'après Rabaud, la tétanie des jeunes filles de treize à quinze ans et des nourrices non réglées est un indice avant-coureur de l'établissement de la menstruation. Pour d'autres auteurs, il faut incriminer surtout l'influence du froid pendant les règles.

Les faits de tétanie survenus au cours de la grossesse sont moins nombreux, et, dans un travail paru en 1887, Meinert n'avait pu en réunir que 9 observations, dont 2, celles de Mikschik et de Curtis Smith, ne sont rien moins que probantes; lui-même en ajouta une nouvelle et, depuis lors, je ne connais que les cas de Dakin et de v. Jaksch.

Nous aurions ainsi 10 observations qui permettent d'étudier cette complication singulière de la grossesse; ce sont :

> 2 observations de Gauchet.
> 1 — de Burresi.
> 1 — de Trousseau.
> 1 — de Weiss.
> 2 — de Mattei.
> 1 — de Meinert.
> 1 — de Dakin.
> 1 — de v. Jaksch.

On peut se demander, en raison du petit nombre de cas publiés jusqu'à ce jour, s'il est légitime d'admettre, entre la tétanie et la grossesse, le rapport signalé en premier lieu par Trousseau. Nous croyons qu'il faut répondre par l'affirmative, et admettre une prédisposition spéciale, créée par l'état de grossesse; dans les différentes observations publiées, on voit que tantôt les contractures apparaissent avec la gravidité, tantôt ne disparaissent qu'après la délivrance. Chez la malade de Meinert et chez celle de v. Jaksch, les accès de tétanie survinrent à différentes reprises, mais seulement pendant la gestation, de sorte qu'il est permis d'attribuer à cette dernière une influence pathogénique incontestable.

Symptomes. — Les symptômes de la tétanie des femmes grosses ne se distinguent en rien des manifestations habituelles de cette névrose. Ce sont des accès de contractures qui surviennent chez des sujets encore jeunes et qui débutent par les membres supérieurs et s'y localisent ou bien envahissent les membres inférieurs. Il y a d'abord des fourmillements dans les mains, puis de la gêne dans les mouvements des doigts ; la raideur augmente rapidement, et, quelques heures après le début des accidents, la contracture des extrémités est complète. La main prend la forme d'un cône ou bien les doigts se fléchissent fortement sur la paume de la main. Les poignets sont également en flexion et la raideur peut envahir le bras et même l'épaule.

Les spasmes musculaires qui provoquent ces déformations sont permanents ; il est difficile de relever les doigts ou les orteils fléchis, on n'y parvient qu'avec peine et bientôt les parties momentanément redressées reprennent leur position première.

La maladie se traduit sous forme d'accès successifs séparés par des intervalles de calme complet, leur durée varie de quelques minutes à plusieurs heures ; la réunion des accès variables en nombre constitue l'attaque. Dans certains cas exceptionnels, la maladie est continue dans sa marche, il en fut ainsi dans l'observation de Dakin.

Parmi les femmes enceintes qui furent atteintes de tétanie, il y avait 3 primipares, 1 tripare, 1 VI pare ; pas de renseignements pour les autres.

L'âge a varié de trente à quarante ans.

Les accès débutèrent : 1 fois au deuxième mois, 2 fois au quatrième ; 3 fois au cinquième et 2 fois au sixième mois de la grossesse.

Tous se terminèrent par la guérison, sauf le cas de Dakin qui présenta cette particularité que, pendant les trois jours que dura la maladie, les spasmes ne cessèrent jamais complètement. Les contractures étaient accompagnées de vomissements incoercibles et la mort survint par immobilisation des muscles respiratoires.

Les rechutes furent observées chez la malade de Meinert et chez celle de Jaksch. Dans le premier cas, la première et la deuxième grossesse furent normales, mais au courant de la troisième, vers le deuxième mois, apparurent les symptômes caractéristiques qui persistèrent jusqu'à la délivrance. Les quatrième et cinquième grossesses furent également normales, mais, vers le quatrième mois de la sixième, retour des symptômes de la tétanie.

Dans le cas rapporté par v. Jaksch, les contractures étaient apparues, pour la première fois, à dix-neuf ans, avant le début des règles, elles disparurent ensuite pour ne reparaître qu'un an et demi plus tard, avec la première grossesse. Les deuxième et troisième grossesses se passèrent sans accès; mais, pendant les quatrième et cinquième réapparitions des crises.

Lorsque l'époque de la guérison a été signalée, celle-ci est survenue 2 fois avec l'accouchement, 1 fois deux jours après et 1 fois le quatorzième jour des couches ; 2 fois la guérison survint avant la terminaison de la grossesse.

Les auteurs sont généralement muets sur la destinée de l'enfant ; seul Meinert indique que dans les deux grossesses qu'il observa, il naquit des filles, la première succomba à la scarlatine trois semaines après sa naissance, la seconde à l'éclampsie vers la sixième semaine de sa vie.

Comme complication rare de la tétanie de la grossesse, on peut citer la malade de Meinert qui présenta au cours de ses accès des troubles trophiques du côté des ongles des mains et des pieds ; il y eut une nécrose de la matrice de l'ongle, et la guérison ne survint que six semaines après l'accouchement; il y avait en même temps une cataracte. Certains troubles trophiques ont été signalés au cours de la tétanie, comme la tuméfaction et la douleur des articulations, les sueurs localisées aux extrémités, mais je ne sache pas qu'on ait observé la cataracte ni le sphacèle de l'ongle.

Nature. — La nature de la tétanie n'est pas encore nettement expliquée. Il est vraisemblable qu'on a englobé sous ce terme générique, des affections à étiologie distincte. Quelques cas revêtent un caractère aigu et présentent certaines particularités qui permettent de leur attribuer une origine infectieuse ; d'autres sont d'origine toxique et viennent compliquer des affections de l'estomac et de l'intestin.

Peut-être est-ce parmi ces dernières qu'il faut placer la tétanie des femmes grosses. Cette forme est habituellement chronique, et sa durée se prolonge pendant plusieurs mois, elle se rapproche ainsi des accès de contracture qui se développent à la suite de l'extirpation du corps thyroïde, et qui vraisemblablement ont une origine toxique.

Diagnostic. — Le diagnostic est basé tout d'abord sur l'existence des accès convulsifs qui présentent une physionomie si facile à reconnaître ; on tiendra compte aussi de certains phénomènes spéciaux, comme le signe de Trousseau qui consiste à provoquer l'apparition des contractures par la compression des cordons nerveux du membre. On se rappellera aussi qu'il y a augmentation de l'excitabilité faradique et galvanique de tous les nerfs moteurs et que le facial présente une hyperexcitabilité pour les excitations mécaniques.

Traitement. — Bien qu'il s'agisse d'une maladie bénigne et à terminaison favorable, il est nécessaire de chercher à en abréger la durée et à diminuer les sensations de fourmillement et de courbature qui siègent dans les membres atteints. On placera, dans ce but, des ventouses sèches le long de la colonne vertébrale et on pratiquera des frictions à ce niveau avec un mélange révulsif. (Alcool et essence de térébenthine, liniment volatil camphré); on pourra également faire des applications locales de chloroforme sur les membres où siègent les spasmes.

À l'intérieur, les médicaments qui donnent les meilleurs résultats sont le bromure de potassium et le chloral. Le bromure peut être donné à la dose de 2 grammes par jour; on lui adjoindra le chloral qui est surtout efficace pendant les attaques de contractures. Au moment des accès, Meinart en administrait 1 gramme toutes les dix minutes et 3 grammes ont toujours suffi pour triompher des spasmes les plus violents.

Enfin, dans les cas graves, dans ceux qui s'accompagnent de vomissements incoercibles, d'albuminurie, lorsque les contractures s'étendent aux muscles du tronc et menacent le fonctionnement de la respiration, on est en droit de provoquer l'interruption de la grossesse.

§ 3. Névralgies. Crampes douloureuses.

DEMELIN, Des névralgies pendant la grossesse et la puerpéralité (Revue gén. de clin. et de thér., 1890, p. 763). — OLIVIER (Ad.), Hygiène de la grossesse, p. 257, Paris, 1892. — TARNIER et BUDIN, Pathologie de la grossesse, p. 172, Paris, 1886.

I. NÉVRALGIES

L'apparition de névralgies au cours de la gestation est un phénomène des plus fréquents.

Au début, peu de temps après la fécondation, on voit survenir des céphalées, de la migraine, des névralgies dentaires, puis, dans la sphère génitale, de la pesanteur dans le bas ventre, des douleurs de reins qui parfois persistent pendant les neuf mois de la gestation.

L'apparition de ces symptômes morbides s'explique par l'impressionnabilité excessive que la nouvelle fonction imprime à l'organisme déjà impressionnable de la femme. Ces phénomènes douloureux résultent aussi des modifications locales qui surviennent du côté de la matrice et des annexes; l'augmentation de poids de l'utérus inséparable de toute fécondation provoque des tiraillements du côté des ligaments ronds et des ligaments larges. L'augmentation de la vascularité qui envahit tous les organes contenus dans le petit bassin explique également les névralgies si fréquentes du début.

Comme nous l'avons indiqué déjà, ces douleurs peuvent persister jusqu'à l'accouchement, mais en général, elles s'amendent vers le quatrième ou le cinquième mois, et, jusqu'au septième, l'apaisement est souvent très marqué.

Vers la fin de la gestation, elles apparaissent de nouveau, mais cette fois elles sont mieux localisées ; l'augmentation du volume de l'utérus, la présence dans le voisinage des plexus lombaires et sacrés des parties en présentation déterminent des symptômes de compression se traduisant par des névralgies à localisations plus limitées et plus régulières que celles du début; les formes qu'on observe le plus fréquemment sont : la *névralgie lombo-abdominale* et la *névralgie sciatique.*

Névralgie lombo-abdominale. — La névralgie lombo-abdominale est assez fréquente et je l'ai observée un grand nombre de fois. Elle se manifeste par des symptômes sensitifs coïncidant avec l'existence des points douloureux de Valleix et par quelques troubles de la motilité.

Le symptôme essentiel est une douleur située latéralement, le plus souvent à droite, elle siège en arrière dans la région lombaire, contourne le flanc de haut en bas et d'arrière en avant, et s'irradie dans la direction de l'aine et de la vessie. Cette douleur est sourde, profonde, avec des exacerbations que provoquent la marche, l'ascension d'un escalier, les mouvements de l'enfant, parfois le repos horizontal et même la station assise. Elle s'accompagne d'une certaine parésie de toute la région endolorie, si bien que les malades ont la plus grande difficulté pour se retourner dans leur lit.

On a rapporté cette douleur aux tiraillements des ligaments longs et des ligaments ronds, à la distension de l'utérus, à la congestion des vaisseaux utéro-pelviens. Tarnier qui a appelé l'attention sur les douleurs de cette sorte, les attribue à une névralgie des rameaux cutanés émanés des branches collatérales des plexus lombaires. « Pour s'en convaincre, dit-il, il suffit d'explorer attentivement la peau de ces régions, soit en la frottant rudement avec l'extrémité de l'ongle, d'un crayon ou d'une petite tige rigide quelconque, soit en la soulevant en forme de pli que l'on serre graduellement entre les doigts; on exercera aussi une pression sur le pourtour de la crête iliaque en suivant le trajet de la branche abdomino-génitale supérieure. Toutes ces manœuvres qui ne portent que sur la peau, sans atteindre les viscères plus profondément situés, sont très douloureuses en cas de névralgie cutanée.

« Quand on se borne, au contraire, à interroger les malades ou à palper le ventre en le déprimant avec les mains, on risque fort d'être mal renseigné, parce que l'on comprime du même coup la peau et les viscères sous-jacents, et l'on est exposé à croire à une douleur viscérale profonde, alors que la peau seule est atteinte. C'est une erreur qui est commise chaque jour et que l'on évitera si l'on veut se donner la peine de faire l'exploration que nous avons indiquée et que nous ne saurions trop recommander. » Il est incontestable que ce moyen si simple permettra de distinguer la névralgie lombo-abdominale de l'hyperesthésie ovarienne que nous avons signalée à propos de l'hystérie et qui occupe de préférence le côté gauche.

On observe également, comme dans toutes les névralgies, des points où la pression exagère la douleur, ce sont les points de Valleix. Dans les névralgies abdominales ce sont : un point en arrière dans la région lombaire, un point iliaque vers le milieu de la crête de l'os des côtes, un ou plusieurs points abdominaux, vers la ligne blanche, au-dessus de la symphyse, enfin un point inguinal.

Un peu plus rarement, il existe une névralgie *crurale* et la région douloureuse occupe la partie antérieure et interne de la cuisse; on voit apparaître des fourmillements à ce niveau, la marche est difficile, pénible, les muscles de la cuisse sont nettement parésiés.

Ces différents symptômes persistent en général jusqu'à l'accouchement qui les fait disparaître rapidement ; dans quelques-uns cependant on voit la névralgie persister pendant les trois ou quatre premiers jours des couches, puis elle s'atténue et guérit d'une façon définitive.

La névralgie lombo-abdominale est presque toujours unilatérale, avec prédominance sur le côté droit ; il m'a semblé que sa production était surtout fréquente avec les présentations postérieures du sommet.

Névralgie sciatique. — Les névralgies du plexus sacré sont certainement plus rares que celles du plexus lombaire ; elles n'apparaissent guère qu'à une période avancée de la grossesse, chez les primipares surtout, parce qu'il existe chez elles un engagement précoce de l'extrémité céphalique dans la filière pelvienne. Mais les multipares n'en sont pas exemptes, en raison de la fréquence, si grande chez elles, des varices des extrémités inférieures ; dans ce cas, les douleurs peuvent apparaître à une époque hâtive.

Le début est plutôt lent, insidieux, il se manifeste par un engourdissement qui s'étend souvent aux deux membres inférieurs, mais qui est toujours plus accentué sur l'un deux. Il y a des élancements et bientôt la douleur caractéristique de la sciatique est constituée; son siège est variable, tantôt localisé à la région fessière, tantôt étendu à toute la partie postérieure du membre inférieur. Ici encore, les mouvements brusques, la marche, les quintes de toux, les efforts de la défécation, etc., provoquent une exacerbation des symptômes douloureux, le repos horizontal et plus particulièrement le séjour au lit sont loin de les calmer. Cette localisation trouble parfois gravement l'état des malades qu'elle oblige à l'immobilité, et dont elle empêche le sommeil.

L'accouchement met ordinairement un terme aux souffrances, mais rarement la disparition en est brusque; j'ai observé des malades qui n'ont été délivrées de leur sciatique que dix à douze jours après l'accouchement.

Dans quelques cas exceptionnels, la grossesse coïncide avec la disparation des migraines, des douleurs ovariennes, de l'hystéralgie, de la gastrodynie; il est facile de voir, à cette nomenclature, qu'il s'agissait, alors, de femmes atteintes d'hystérie, et que, chez elles, on a observé l'amélioration que parfois la gravidité détermine sur certaines manifestations de la névrose.

TRAITEMENT. — Le traitement des névralgies lombaires et sciatiques doit toujours être tenté, malgré les résultats minimes que donne la thérapeutique. L'apparition de ces troubles de la sensibilité est déterminée exclusivement par l'état de gravidité et la délivrance seule peut y mettre un terme définitif.

On s'efforcera néanmoins de calmer les douleurs, en raison de leur acuité, de l'insommie qu'elles provoquent souvent, et des troubles qui en résultent pour la santé générale. On cherchera à éviter la constipation, dont l'action sur la névralgie sciatique est bien connue ; puis on calmera les douleurs au moyen de médicaments recommandés en pareil cas : le bromure de potassium et le chloral employés conjointement ou l'opium sous ses différentes formes, lavements laudanisés, potion à l'extrait thébaïque, morphine par la méthode endermique ou par injections sous-cutanées. Ce dernier moyen est le plus rapide et le plus sûr, son seul inconvénient est de provoquer des vomissements chez certaines femmes ; pour atténuer la production d'un accident de cette sorte qui est particulièrement pénible, on aura soin d'adjoindre de l'atropine à la solution de morphine.

Les révulsifs ne sauraient être recommandés dans les névralgies de l'abdomen, en raison du voisinage de l'utérus gravide, et, si l'on se résout à l'employer, on aura soin d'agir avec une grande prudence.

Sur le membre inférieur, il est permis d'avoir un peu plus d'audace, et l'on pourra utiliser les vésicatoires et les pulvérisations de chlorure de méthyle qui font journellement leurs preuves dans le traitement des névralgies.

Lorsque les révulsifs et les calmants ne produisent qu'un amendement passager et insignifiant, on pourra, pour la sciatique tout au moins, recourir à l'électricité. Ad. Olivier, qui conseille de préférence l'usage des courants faradiques, se sert, comme électrodes, d'une éponge humide d'une part et du pinceau métallique de l'autre. Les séances auront une durée de quatre à cinq minutes et seront renouvelées quotidiennement; déjà au bout de trois ou quatre séances il y a un amendement de la douleur aiguë ; il ne restera que la douleur sourde qui ne tarde pas à céder à son tour.

II. CRAMPES DOULOUREUSES

Ce symptôme compte parmi les plus ennuyeux de la grossesse; il est la conséquence de la compression que détermine sur les nerfs du bassin la tête en présentation et déjà engagée. C'est dire que les crampes surviennent à une époque avancée et de préférence chez les primipares. On les observe assez souvent pendant la durée du travail et même à la suite, lorsque tout est terminé. Une de mes malades en fut régulièrement atteinte à chacun de ses accouchements peu d'instants après la sortie du placenta ; elle n'en éprouvait jamais pendant ses grossesses.

Les crampes peuvent survenir dans la journée lorsque les malades marchent ou montent ; elles se manifestent aussi fréquemment pendant la nuit dans le repos horizontal. La femme est brusquement réveillée par une sensation d'engourdissement et de tension douloureuse qui se produit à la face interne des cuisses, ou bien à la partie postérieure de la jambe, la contracture musculaire se manifeste sous forme d'une saillie dure, plus ou moins volumineuse; la masse ainsi soulevée provoque des douleurs très vives, et, quand la détente s'est produite, il reste une sensation d'endolorissement qui persiste longtemps.

Les crampes se renouvellent souvent à différentes prises, pendant la journée ou la nuit.

TRAITEMENT. — Le traitement préventif consiste à calmer l'excitabilité du système nerveux par l'usage de grands bains prolongés et par l'emploi des médicaments antispasmodiques. On surveillera plus particulièrement la liberté du ventre et on évitera la constipation.

Lorsque l'attaque de contracture se produit, on doit s'efforcer d'agir sur le muscle par des frictions et des massages énergiques. La malade dont j'ai parlé précédemment faisait disparaître ses crampes en appliquant sur le mollet un corps froid, elle usait d'un fer à repasser. Un moyen très utile est d'exercer un tiraillement sur le muscle en sens inverse de sa contraction; pour la crampe du mollet par exemple, on relève énergiquement la pointe du pied. Le succès est d'autant plus assuré qu'on agit dès le début de l'accès parfois en marchant vivement on arrive à faire disparaître la crampe.

ARTICLE II. — PARALYSIES PUERPÉRALES

Les troubles du mouvement, de la sensibilité et des organes des
sens qui peuvent apparaître au cours de la puerpéralité présentent
des variétés assez nombreuses comme localisations et comme formes ;
ils reconnaissent aussi des causes diverses.

Sans être très fréquentes, les paralysies puerpérales ont été cependant connues de toute antiquité, puisque, paraît-il, elles n'ont pas
échappé à Hippocrate. Les anciens auteurs ne connaissaient guère
que celles qui accompagnent la parturition ou qui apparaissent
dans les suites de couches ; ils rapportaient les premières aux
convulsions qui frappent parfois les parturientes, et les secondes à
la rétention des lochies ou bien à la métastase laiteuse ; d'autres
invoquaient la passion hystérique et les mouvements convulsifs
qu'elle provoque.

Mauriceau, le premier, indique nettement la paralysie unilatérale ; il s'exprime ainsi : « Quelques-unes, après avoir été travaillées
dans les accès de mouvements convulsifs très violents, sont tombées
en apoplexie mortelle et d'autres sont restées ensuite paralytiques
de la moitié du corps pendant des années entières. » Portal va plus
loin, il incrimine simplement l'incurie des femmes enceintes qui
n'ont pas voulu recourir à la saignée : « J'ai vu plusieurs fois, dit-il,
des suites funestes de l'omission de la saignée chez les femmes
grosses, des surdités, des cécités, des convulsions, l'épilepsie, l'apoplexie. » C'était la pléthore qui était la coupable, c'était elle qui causait les méfaits que certains médecins attribuent aujourd'hui à l'anémie de la grossesse ; et cependant, Marc-Antoine Petit avait signalé
quelques résultats d'autopsie de femmes enceintes ayant succombé
à l'apoplexie et chez lesquelles il avait trouvé la substance cérébrale
remplie de caillots extravasés.

Les grands travaux d'anatomie pathologique qui marquèrent la
première moitié de ce siècle, la découverte de l'albuminurie par
R. Bright, et surtout les recherches contemporaines sur les maladies
du système nerveux ont permis de reconnaître la nature de ces paralysies si variées qui accompagnent la période puerpérale, d'en préciser
les causes diverses et d'en mieux tracer la séméiologie.

Dans son mémoire de 1828 sur l'hémorragie cérébrale pendant la
grossesse et l'accouchement, Ménière fait une justice définitive des
dépôts laiteux et de la métastase des lochies ; il indique une cause
d'hémiplégie que l'on retrouvera bien des fois après lui. Le travail
de Simpson, paru en 1847, sur les troubles du système nerveux
dans l'albuminurie, mérite aussi une mention spéciale, car il attira

l'attention sur la cause de beaucoup la plus fréquente des paralysies puerpérales et provoqua des recherches fécondes. A citer également le livre de Churchill (1854), les mémoires consciencieux d'Imbert-Gourbeyre, de Charpentier, les thèses de Maringes, de Darcy, de Colombat, etc., enfin l'étude que leur consacra Hervieux dans son *Traité des maladies puerpérales* (1870).

Sans doute, les femmes en état de puerpéralité sont soumises aux causes de paralysies qui peuvent apparaître en dehors de cet état; mais la grossesse, par les troubles nerveux qui l'accompagnent, l'accouchement, par le traumatisme et l'effort qui en sont inséparables, le puerpérium, par les accidents d'infection qui parfois viennent le compliquer, constituent de véritables causes déterminantes, et c'est à ce titre que les paralysies puerpérales doivent être étudiées spécialement. Leur fréquence semble assez grande puisque Charpentier, en 1872, en avait recueilli 149 cas qui se divisent ainsi :

Hémiplégies.	57
Paraplégies	25
Paralysies traumatiques	12
— partielles	21
— des sens	34
	149

DIVISION. — D'après leur époque d'apparition, les paralysies puerpérales pourraient être étudiées séparément selon qu'elles surviennent avant, pendant ou après le travail. Mais une pareille division exposerait forcément à des redites, attendu que la même forme, dépendant de la même cause, peut apparaître à des époques diverses de la puerpéralité.

Pour simplifier cette étude, nous réunirons à la fois dans une description d'ensemble les paralysies contemporaines de la grossesse et celles qui sont consécutives à la parturition. Nous n'en séparerons même pas les paralysies traumatiques bien que, par leur origine et leur nature, elles méritent de former un groupe spécial. Nous décrirons successivement :

1° L'*hémiplégie;* 2° l'*aphasie;* 3° la *paraplégie;* 4° les *paralysies des organes des sens;* 5° les *paralysies traumatiques;* 6° les *paralysies par névrite périphérique.*

§ 1. Hémiplégie.

AHLFELD, Ueber Apoplexien in der ersten Hälfte der Schwangerschaft (Archiv f. Gynæk., 1877, Bd. XI, p. 584). — CHANTEMMESSE et TENNESON, De l'Hémiplégie et de l'Epilepsie partielle urémiques (Revue de méd., 1885, p. 935). — Charpentier, Paralysies puerpérales, 1872. — Churchill, Maladies des femmes, trad. française, 3ᵉ édition, 1881. — W. Collier, Thrombosis of cerebral Veins (Brit. med. Journ., 7 mars 1891, p. 521). — Darcy, De l'Hémiplégie puerpérale, thèse, Paris, 1877. — Hervieux, Traité des maladies puerpérales, 1870, p. 983. — Imbert-Gourbeyre, Des paralysies puerpérales (Mém. Académ. de Méd., 1861, t. XXV, p. 1 à 76). — Immelmann, Acht Fälle von Apoplexie in der Geburt., Inaug. Dissert , Berlin, 1889. — Legroux, De l'Aphasie, thèse d'agrégat., Paris, 1875. — Léonard, De l'hystérie pendant la grossesse, thèse, Paris, 1886. — Lever, Guy's Hospital Reports, 1847, t. V, p. 12. — Löhlein, Bemerkungen zur Eklampsiefrage (Zeitsch. f. Geb. und Gynæk., Bd. IV, p. 88). — Ménière, Obs. et Réflex. sur l'hémorragie cérébrale considérée pendant la grossesse, pendant et après l'accouchement (Archiv. de méd., 1828, t. XVI, p. 489). — Pfannenstiel, Apoplexie als tödtlicher Ausgang von Eklampsie (Centralbl. f. Gynæk., 1887, n° 38, p. 601). — Reville, Puerperal Endocarditis with Hemiplegia after delivery (Dublin. med. Journ., 1885, t. II, p. 112). — Scougal, Hemiplegia occurring nine days after Parturition (London obst. Transact., 1888, p. 214). — Témoin, La Maternité de Paris en 1859, thèse, Paris, 1860. — Thomas, Case of right Hemiplegia occurring during the seventh month of Pregnancy (Brit. med. Journ., 1877, 22 décembre).

Etiologie et Pathogénie. — Si l'on consulte les auteurs qui se sont occupés des paralysies unilatérales survenant au cours de la puerpéralité, on voit qu'ils admettent pour leur production, des causes assez nombreuses : hémorragie cérébrale, congestion, affections cardiaques, embolies, thromboses, artérite locale, septicémie, albuminurie, action réflexe, anémie, hystérie, état nerveux, etc. Parmi ces agents étiologiques, il en est qui sont de simples hypothèses, aussi les laisserons-nous pour ne retenir que ceux dont l'existence est aujourd'hui bien démontrée, ce sont : l'*albuminurie* par l'hémorragie cérébrale et les œdèmes corticaux qu'elle détermine, les *lésions du cœur et des vaisseaux*, l'*hystérie* et l'*action réflexe*.

Ces différentes causes n'ont, à vrai dire, aucun lien entre elles et nous devrons les énumérer et les étudier séparément.

1° *Albuminurie*. — L'albuminurie de la grossesse se trouve à l'origine de quelques-unes de ces hémiplégies, c'est un fait admis depuis longtemps, mais l'expression d'albuminurie est bien vague, il est assez difficile de se contenter aujourd'hui de l'affirmation pure et simple de son existence pour conclure à son action comme l'ont fait Churchill et Imbert-Gourbeyre ; la pathogénie est devenue plus exigente, d'autant mieux que pendant longtemps on a dénié toute influence à l'urémie sur la production des paralysies motrices. Si l'on veut rechercher le mécanisme par lequel la néphrite de la grossesse détermine ces dernières, on voit qu'elle procède d'après deux mécanismes distincts :

Tantôt il y a rupture vasculaire et hémorragie consécutive, à la suite d'une altération de la paroi ;

Tantôt il y a intoxication urémique et action du poison sur les centres nerveux.

Les hémorragies cérébrales sont la conséquence d'un certain nombre de néphrites et celles qui surviennent au cours de la grossesse ne s'en distinguent en aucune façon. Pour qu'une rupture vasculaire se produise, deux conditions sont nécessaires : d'une part il faut une altération de la paroi, et d'autre part il est nécessaire que la tension du liquide circulant soit augmentée. Ces deux conditions existent dans l'albuminurie, et, lorsque cette dernière apparaît chez une femme en état de puerpéralité, l'hémorragie peut se produire d'autant plus facilement que la tension vasculaire s'élève d'une façon notable pendant le travail de l'accouchement, à plus forte raison s'il survient des attaques convulsives. On connaît depuis longtemps l'hémorragie cérébrale qui apparaît pendant la parturition ou dans les suites de couches ; c'est une cause de paralysie qui est admise par tous, depuis le mémoire de Ménière.

Il n'en est plus de même de l'influence que peut avoir l'intoxication urémique ; si l'accord est unanime pour rapporter à cette intoxication certaines paralysies des organes des sens comme la cécité plus ou moins complète, la surdité plus ou moins grande qui accompagnent parfois la terminaison de la grossesse ou qui viennent troubler quelques accouchements, on admet assez communément, depuis Addison, que l'absence de paralysie motrice est un caractère distinctif de l'urémie cérébrale ; c'est l'opinion de Lasègue, de G. Sée qui s'exprime ainsi : « Quand une paralysie s'est produite coïncidemment, toujours on a reconnu qu'elle tenait à une lésion étrangère à l'urémie. » Cependant les recherches de Carpentier, de Patsch, de Raymond, de Tenneson et Chantemesse ont établi l'existence d'hémiplégies véritables causées par l'urémie ; ces hémiplégies peuvent simuler de la façon la plus complète les paralysies consécutives aux lésions en foyer de l'encéphale, hémorragies ou ramollissements ; elles peuvent s'accompagner d'hémianesthésie, d'épilepsie partielle, de déviation conjuguée des yeux, et cependant on ne trouve à l'autopsie qu'une infiltration séreuse des mailles de la pie-mère, de l'empâtement œdémateux de la pulpe cérébrale et de la congestion des vaisseaux encéphaliques. Cette forme de paralysie motrice est très rare, et, dans la grossesse, elle est exceptionnelle ; c'est d'habitude l'hémorragie cérébrale que l'on trouve à l'origine des troubles moteurs plus ou moins étendus, qui sont la conséquence de l'albuminurie gravidique.

2° *Lésions du cœur et des vaisseaux.* — Chez les femmes atteintes de maladies du cœur, il peut se produire une embolie dans la circulation aortique, d'après un mécanisme bien connu. C'est un accident que l'on peut considérer comme assez rare avant l'accouchement et qui ne semble possible pendant cette période de la puerpéralité, que lorsqu'il existe des phénomènes d'asthénie cardiaque très avancée et, même alors, ce qu'on observe de préférence, c'est la thrombose de l'oreillette droite avec embolie pulmonaire.

Les conditions changent après l'accouchement lorsqu'il survient une endocardite ulcéreuse au cours de la septicémie ; la nature même de la lésion, la forme végétante de l'endocardite, sa tendance à l'ulcération favorisent singulièrement le détachement de parcelles plus ou moins grosses qui, lancées dans les artères de l'encéphale, y déterminent des obstructions variant avec leur volume. Des accidents de même ordre peuvent s'observer aussi en dehors de l'endocardite septique chez les parturientes atteintes d'affection chronique de l'endocarde, lorsqu'il existe des troubles graves de la circulation et que la forme est végétante. Les endocardites anciennes, peuvent présenter, pendant la grossesse, des poussées récentes qui ont été constatées à l'autopsie. Ces poussées sont caractérisées par de petites végétations pédiculisées, sous forme de crêtes de coq, qui se recouvrent parfois d'une exsudation fibrineuse. Les caillots qui tapissent les végétations de même que les végétations elles-mêmes, peuvent se détacher et déterminer des embolies pendant la grossesse. Ces accidents sont plus fréquemment observés, à la suite de l'accouchement ; l'effort du travail détermine une élévation notable de la pression dans le système artériel, élévation qui se prolonge d'ordinaire pendant les premiers jours du puerpérium ; aussi comprend-on facilement que cette augmentation de la tension sanguine puisse faciliter la mobilisation des végétations néoformées ou le détachement des parcelles fibrineuses déposées à la surface de l'endocarde malade. Lorsque les accidents sont tardifs et ne surviennent qu'à une période plus ou moins éloignée de l'accouchement, ils sont provoqués ordinairement par une émotion subite, un changement brusque de position, un effort pour se soulever ou s'asseoir. Ici encore, on doit faire intervenir dans leur genèse, l'effort du travail qui vraisemblablement n'a détaché les parcelles endocarditiques que d'une façon incomplète ; mais vienne un effort subit ou une émotion vive, le détachement est définitif et l'embolie réalisée.

C'est par un mécanisme analogue, c'est-à-dire par le processus de l'embolie que la septicémie puerpérale détermine des abcès du côté du cerveau avec hémiplégie consécutive, comme dans l'observation de Témoin.

Le ramollissement cérébral par thrombose artérielle ou veineuse est beaucoup plus rarement observé, aujourd'hui surtout que la septicémie puerpérale ne domine plus la pathologie entière des suites de couches. La thrombose artérielle est une exception chez les femmes jeunes, comme le sont généralement les parturientes ; quant à la thrombose des veines de l'encéphale, elle s'observait plus souvent à l'époque où la fièvre puerpérale était la complication trop fréquente des accouchements.

Les malades qui succombaient présentaient des lésions nombreuses et caractéristiques de cette infection : phlébite utérine, abcès des ligaments larges, péritonite généralisée, abcès pulmonaires, pleurésies purulentes, méningite supppurée, et enfin abcès dans la substance cérébrale. La phlébite des veines encéphaliques n'était, en somme, qu'une localisation de la pyohémie.

3° *Hystérie.* — Nous avons vu précédemment que la grossesse peut produire l'hystérie de toutes pièces, elle peut surtout en rappeler les manifestations, et, parmi celles-ci, il faut compter les paralysies de la sensibilité, du mouvement et des organes des sens; ces troubles se présentent ici avec leurs caractères habituels de bizarrerie dans le siège, d'irrégularité dans le mode d'apparition, dans la marche et la terminaison. Chez quelques femmes, les phénomènes hystériques se manifestent pour la première fois à l'occasion d'une grossesse, chez d'autres, les symptômes de la névrose s'aggravent à ce moment et c'est chez elles surtout qu'on observe les formes les plus sévères des hémiplégies motrices et sensitives.

Les conditions qui provoquent l'apparition de ces paralysies pendant la grossesse ne diffèrent en rien de celles qui existent en dehors de cet état. C'est parfois à la suite d'une attaque convulsive qu'on les observe, c'est souvent aussi en dehors de toute attaque. L'influence des actions morales vives est des plus certaines, comme une émotion triste, une crainte subite, la vue d'un danger pressant. Il est rare cependant que la paralysie survienne au moment où l'action morale est la plus intense, ce n'est qu'au bout d'un temps plus ou moins long, quelques heures, un jour ou deux, que se développent les phénomènes parétiques et anesthésiques; alors leur éclosion est brusque ou bien leur développement est insensible. Ils peuvent être aussi causés par un traumatisme, une fatigue, une marche exagérée, enfin ils apparaissent parfois en même temps qu'un autre phénomène hystérique disparaît brusquement, de même que la paralysie peut guérir elle-même à la suite d'une attaque convulsive.

4° *Action réflexe.* — L'influence des réflexes sur le développement des paralysies est beaucoup moins facilement admise aujourd'hui qu'autrefois; les progrès de l'anatomie pathologique, de la technique histologique surtout, ont montré que certaines d'entre elles étaient causées par des lésions véritables des centres ou des nerfs périphériques, tandis qu'une étude plus minutieuse, une analyse symptomatique plus profonde des différentes modalités de l'hystérie ont permis de rattacher à la grande névrose un autre

groupe de ces parésies, aussi leur cadre s'est-il graduellement rétréci.
On ne peut cependant nier l'action inhibitrice de l'utérus gravide
chez certaines femmes et cette action semble singulièrement favorisée par un état nerveux antérieur, par l'anémie surtout.

Ce qui permet de rapporter directement à la grossesse l'éclosion
de certains troubles parétiques, c'est leur disparition rapide, presque
immédiate après la délivrance. Ce fait les différencie de ces paralysies par épuisement nerveux qui apparaissent au cours de la
neurasthésie. D'autre part, il est impossible de les rapporter à des
phénomènes de compression, parce que les altérations de la sensibilité sont au second plan et surtout parce que l'amyosthésie peut
s'étendre au membre supérieur, c'est-à-dire à une région où la
compression par l'utérus gravide est incompréhensible. Peut-être
serait-il rationnel de les rattacher aux paralysies hystériques s'il
était toujours possible de reconnaître les stigmates chez les femmes
qui en sont atteintes; mais cette recherche est souvent infructueuse
et c'est en vain que l'on fouille dans les antécédents pour y
trouver les traces d'une tare névropathique.

En somme, les paralysies réflexes existent incontestablement dans
certains cas de gestation, et, si elles doivent disparaître en grande
partie du cadre nosologique, il faudra les conserver pour la pathologie de la grossesse.

Symptomes. — Le début peut être brusque et l'hémiplégie survenir à la suite d'un ictus apoplectique. Tantôt c'est une rupture
vasculaire qui produit une hémorragie cérébrale, tantôt c'est une
embolie lancée par le cœur gauche qui vient provoquer l'ischémie
d'un territoire plus ou moins étendu du cerveau. Enfin, plus exceptionnellement il s'agit de ces hémiplégies urémiques que nous avons
signalées déjà et sur lesquelles nous allons revenir, ou bien encore
d'une paralysie progressive, à marche irrégulière, s'accompagnant
de troubles sensitifs et survenant chez des femmes atteintes d'hystérie.

Lorsque l'*hémorragie cérébrale* est en cause, on peut affirmer
qu'on est en présence de malades albuminuriques ; ces femmes sont
jeunes et l'hémorragie ne survient guère chez elles en dehors de la
néphrite de la grossesse; en tout cas, je ne sache pas qu'on en ait
publié d'observations probantes. Brusquement, pendant le travail
ou pendant les douleurs qui suivent la parturition, la femme perd
connaissance, si elle est levée elle tombe à terre. Le plus souvent
c'est à la suite d'accès éclamptiques que l'apoplexie apparaît soudainement, sans doute en raison de l'exagération énorme de la
pression sanguine que déterminent les convulsions. Lorsque l'inondation ventriculaire est intense et la destruction de la substance
cérébrale étendue, la marche est rapide, les phénomènes comateux

prédominent au point de faire méconnaître la paralysie unilatérale. L'origine de ces épanchements sanguins se trouve dans le voisinage de la couche optique et la dimension des foyers varie d'un simple pointillé à un œuf de pigeon. Dans les cas extrêmes, et j'en ai vu deux exemples, il peut y avoir destruction de la substance blanche et rupture de l'écorce avec propagation de l'hémorragie sous les méninges ; il survient alors de la contracture et des secousses localisées sur les membres du côté opposé, il n'y a pas d'hémiplégie à proprement parler et cette absence de paralysie unilatérale fait méconnaître l'origine des accidents qu'on est tenté de rapporter au coma urémique seul. Dans les cas de ce genre, le collapsus est profond, la respiration irrégulière, la femme est couchée sur le dos, insensible à ce qui l'environne, les pupilles ne réagissent plus sous l'influence de la lumière, il y a un peu d'écume sur les lèvres et des sueurs profuses, le pouls est faible, enfin la température centrale ne s'élève pas, elle varie autour de 37 degrés centigrades. La marche est toujours rapide et la mort survient au bout de quelques heures.

Lorsque les dimensions du foyer sont modérées, l'ictus est moins profond et les phénomènes de collapsus sont moins accentués ; dans ces cas, l'hémiplégie est plus facilement perceptible, l'obnubilation de l'intelligence n'est souvent que passagère, enfin dans quelques cas, les symptômes de paralysie peuvent disparaître. L'hémorragie cérébrale qui survient pendant le travail, avec ou sans convulsions, est généralement très grave et la plupart des cas se terminent fatalement. Il existe cependant des cas de guérison, comme ceux de Mendel, d'Immelmann où le retour d'accidents analogues dans des grossesses ultérieures permit de reconnaître l'origine exacte des symptômes paralytiques observés en premier lieu.

L'*hémiplégie urémique* a été longtemps contestée comme nous l'avons indiqué déjà, mais son existence est des plus certaines et sa description doit trouver ici sa place en raison de la fréquence de l'albuminurie au cours de la puerpéralité. Le début se produit à la suite d'une attaque apoplectique ou vertigineuse. Chez une malade de Chantemesse, après une grossesse inquiétée par la présence d'œdèmes fugaces, l'hémiplégie survenue au dixième jour des couches avait coïncidé avec une attaque convulsive et avait été précédée de névralgie de la face et des plexus du bras. L'impotence motrice présente des caractères analogues à ceux qu'on observe dans les lésions en foyer de l'encéphale ; la paralysie est variable en ce sens que, complète et flasque à certains moments, elle diminue parfois pour s'acheminer vers la guérison ou une recrudescence ; elle présente donc la variabilité si caractéristique des paralysies par ramollissement ischémique.

La perte de la sensibilité est la compagne presque obligée de la paralysie motrice, elle augmente ou disparaît avec elle. Il peut y avoir de la déviation conjuguée de la tête et des yeux, ainsi que de l'épilepsie partielle. La température dépasse la normale, elle oscille entre 38 et 39 degrés pour s'élever dans les dernières heures à 40 et 41 degrés.

Malgré l'existence de symptômes aussi limités, on ne trouve à l'autopsie que de l'empâtement œdémateux de la pulpe cérébrale et de la congestion des vaisseaux encéphaliques, mais l'œdème est circonscrit ou prédominant dans une partie de l'encéphale. Il semble, selon la remarque de Chantemesse et Tenneson, que les troubles circulatoires localisés qui caractérisent en quelque sorte certaines manifestations de la maladie de Bright, comme l'œdème des paupières, les noyaux de congestion pulmonaire, se soient fixés sur quelques points de l'écorce et aient produit dans le tissu sous-jacent des lésions mécaniques analogues à celles qui résultent d'une thrombose ou d'une embolie.

Les hémiplégies consécutives aux *maladies du cœur* sont dues à des obstructions vasculaires causées par des embolies à provenance du cœur gauche. L'endocardite des valves mitrales ou aortiques produit des végétations qui, sous l'influence d'un mouvement, d'une émotion, d'une chute, peuvent se détacher et parvenir dans les artères de la circulation cérébrale. Les phénomènes de paralysie varient naturellement selon l'étendue du département vasculaire obstruée et selon son siège. Ordinairement c'est la sylvienne gauche qui est atteinte et la malade présente l'hémiplégie droite, plus ou moins complète avec participation des muscles innervés par le facial inférieur et avec phénomènes d'aphasie; parfois le bras droit est seul intéressé, parfois encore les troubles de la parole sont les seuls phénomènes appréciables.

On peut observer aussi des accidents beaucoup plus rares. Chez une malade du service de Lasègue qui fut brusquement prise, au cours de la grossesse, d'hémiplégie et de paralysie glosso-labio-laryngée, on trouva, à l'autopsie, entre autres lésions, une véritable injection de vaisseaux du bulbe par des détritus organiques, débris de caillots ou de valvules cardiaques ulcérées.

La paralysie survient presque toujours d'une façon brusque, elle s'accompagne fréquemment de perte de connaissance, mais ce n'est pas constant et l'on n'observe parfois qu'une simple attaque vertigineuse. Il est rare que les phénomènes présentent cette variabilité qui caractérise le ramollissement par ischémie; d'emblée l'impotence motrice acquiert son plus haut degré, bien qu'on ait signalé des cas avec parésie simple s'aggravant graduellement jusqu'à la paralysie complète.

La guérison est la règle, au moins pendant la grossesse, et même

dans les suites de couches, à condition que l'origine de l'endocardite ne soit pas infectieuse, que l'altération valvulaire ne soit pas
trop avancée et qu'il ne se manifeste pas en même temps des obstructions diverses dans les viscères. La notion étiologique est ici d'une
haute valeur pour apprécier l'évolution ultérieure de ces paralysies.
Quand l'amélioration survient, elle est parfois rapide à tel point
que le retour des mouvements se fait intégralement au bout de
quelques jours ; mais la règle est que cette amélioration se fasse
avec une extrême lenteur.

Comme nous l'avons fait remarquer déjà, l'hémiplégie embolique
ne survient guère que dans les cas de lésions cardiaques avancées.
Porak l'a rencontrée 10 fois sur les 88 cas de maladies de cœur concomitantes de la grossesse qu'il a pu rassembler ; c'est une proportion
beaucoup trop forte et qui tient sans doute à ce que la plupart des
cardiopathies qui existent chez les femmes enceintes sont bien tolérées et, de ce fait, échappent à l'observation ; pour ma part, sur plus
de 3o affections organiques du cœur observées chez des gestantes,
je n'ai rencontré l'hémiplégie embolique qu'une seule fois.

Les troubles paralytiques peuvent se reproduire dans plusieurs
grossesses successives, ou bien encore une première attaque survient
avant l'accouchement et une seconde pendant les couches. Ahlfeld a
observé une primipare qui eut au neuvième mois de la gestation une
hémiplégie droite avec perte de la parole et, deux jours après son
accouchement, une nouvelle attaque d'apoplexie sans perte de connaissance ; il s'agissait d'un rétrécissement mitral avec insuffisance
et hypertrophie du cœur.

L'*hémiplégie hystérique* est beaucoup plus rare que les précédentes ; elle survient chez les malades en puissance de la névrose
et peut en être la première manifestation. Souvent elle est consécutive à une attaque convulsive, mais elle peut en être indépendante
comme le sont du reste toutes les paralysies de même nature.

Le début est variable ; parfois il est brusque et s'accompagne de
perte de connaissance, bien qu'on ait prétendu le contraire ; il y a un
ictus véritable qui ressemble absolument à celui d'une attaque
d'apoplexie. D'autres fois, c'est à son réveil que la malade s'aperçoit
de l'impotance motrice. Mais de pareilles conditions sont exceptionnelles et le plus souvent la paralysie se développe lentement,
progressivement et irrégulièrement. Il y a de l'engourdissement,
des fourmillements, une sensation de froid dans les parties atteintes ;
le bras est d'abord intéressé, puis la jambe, et même chaque segment
de membres est pris successivement.

Une particularité importante de l'hémiplégie hystérique, c'est
que la face ne participe jamais ou presque jamais à l'impotence unilatérale ; telle est la loi formulée par Todd et acceptée par Charcot.

En réalité, la paralysie faciale peut exister dans l'hystérie, mais elle reste indépendante de toute hémiplégie des membres ; si parfois elle coïncide avec cette dernière, c'est à titre de parésie légère à peine marquée et beaucoup moins accusée que la paralysie faciale qui accompagne les lésions organiques du cerveau. Ce qu'on observe encore avec l'hémiplégie des membres chez les hystériques, c'est la contracture de certains muscles de la face, l'hémispasme glosso-labié.

Le degré de l'impotence motrice est variable, c'est parfois de l'amyosthénie, un simple affaiblissement de la puissance contractile des muscles, d'autres fois la paralysie motrice n'existe jamais sans une atteinte plus ou moins marquée de la sensibilité. Les troubles sensitifs prédominent et peuvent exister, à l'état isolé, sous forme unilatérale. L'anesthésie est parfois absolue et s'accompagne de troubles profonds du sens musculaire. Dans un cas personnel, la malade arrivée au huitième mois de sa grossesse ne présentait pas trace d'impotence motrice, mais elle ne pouvait marcher parce qu'elle avait perdu complètement la sensibilité du tact et le sens musculaire ; non seulemement elle ne sentait pas le parquet, elle avait même perdu la notion de ses mouvements, aussi la marche était-elle impossible par le fait seul des troubles sensitifs.

L'aphasie est aussi rare que la paralysie faciale, nous en donnerons cependant quelques exemples ; certains cas signalés comme tels méritent d'être discutés, il en est ainsi du fait que Léonard a emprunté à la pratique de Pinard. Il s'agissait d'une aphasie à répétition dont les premiers symptômes apparurent pendant le premier mois de la grossesse ; ils ne durèrent qu'un quart d'heure et s'accompagnèrent de paralysie faciale ; deux mois plus tard, nouvelle aphasie avec retentissement sur les muscles de la face qui dura une heure ; enfin, au sixième mois, retour des mêmes accidents qui, cette fois-ci, persistèrent. La malade comprenait très bien ce qu'on lui disait, mais ne pouvait parler. Cette observation ne peut être acceptée qu'avec les plus grandes réserves, au point de vue spécial qui nous occupe ; l'existence d'une hémiplégie faciale survenant à chaque attaque d'aphasie semble indiquer qu'il ne s'agissait pas d'une paralysie de nature hystérique, il paraît plus rationnel de la rapporter à des troubles ischémiques de l'écorce.

Dans l'hémiplégie hystérique, il y a conservation intégrale ou presque intégrale des réflexes tendineux et des réactions mécaniques et électriques des muscles, la sensibilité électrique seule est atteinte. Il n'y a pas de troubles trophiques.

L'anesthésie est souvent aussi sensorielle, et l'on observe de l'anosmie, de la dyschromatopsie, de la diminution de l'acuité auditive, etc.

Chez toutes ces malades, on peut trouver, en dehors des convulsions, quelques-uns des stigmates de la névrose : le clou hystérique, la céphalalgie hémicrânienne, la constriction et l'insensibilité du pharynx, les zones d'anesthésie, le rétrécissement du champ visuel, etc.

La marche des paralysies hystériques est des plus variables et la coexistence de la grossesse ne modifie en rien leurs allures bizarres ; elles peuvent durer quelques heures, plusieurs jours, plusieurs mois, réapparaître à différentes reprises, aux mêmes endroits ou atteindre des régions jusque-là indemnes. Chez une malade de Mac Clintock, il survint au quatrième mois une hémiplégie gauche avec atteinte de la sensibilité, mais le lendemain tout avait disparu, la paralysie était remplacée par une trémulation dans le petit doigt et l'annulaire. Au bout de quatre jours, retour de l'anesthésie et de la sensation de froid dans la jambe et le bras droits, puis ces troubles disparurent à leur tour pour revenir à des intervalles plus ou moins éloignés, ils ne cessèrent que cinq mois après l'accouchement. Les crises convulsives qui déterminent parfois l'apparition de ces paralysies peuvent aussi les amender et les guérir ; le travail de l'accouchement a quelquefois la même influence salutaire, mais ce n'est pas constant.

. Les *paralysies réflexes* sont peut-être plus fréquentes qu'on ne le suppose pendant la puerpéralité ; comme elles sont constituées par des phénomènes effacés, qu'elles ne s'accompagnent que de douleurs modérées sans modifications bien appréciables de la sensibilité, comme elles disparaissent très vite avec la terminaison de la grossesse, elles peuvent facilement passer inaperçues. Elles sont constituées par une faiblesse musculaire légère d'un ou plusieurs membres ; elles prennent parfois la forme hémiplégique. L'impotence n'est jamais absolue, c'est tout au plus un sentiment de gêne ou de faiblesse ; il n'y a pas d'autres troubles fonctionnels que ceux qui résultent de la diminution de la force ; quelques femmes deviennent incapables de coudre, de tricoter, de porter les ustensiles du ménage, les doigts sont engourdis, paresseux. Cette légère impotence motrice s'accompagne toujours de troubles subjectifs de la sensibilité, comme des fourmillements, une sensation de chaleur vers les extrémités digitales. Ces troubles parétiques apparaissent de préférence dans la seconde moitié de la grossesse et cessent peu de temps après la délivrance ; ils doivent être cherchés, il faut interroger les malades dans ce sens et insister avec soin sur l'existence des troubles moteurs. En général, les femmes qui accouchent dans les Maternités n'y attachent aucune importance.

Cette forme de parésie a la plus grande ressemblance avec l'amyosthénie de l'hystérie et l'on serait tenté de la rapporter à cette dernière si l'on pouvait trouver chez les femmes qui en sont atteintes les symptômes de cette maladie, mais le plus souvent on ne signale dans les antécédents que de l'excitabilité nerveuse, les pâles couleurs au moment de l'établissement des règles, souvent de l'anémie. Par contre la plupart de ces patientes ont souffert, pendant la première moitié de leur grossesse, de troubles digestifs intenses, parfois de vomissements incoercibles.

Une dernière question à résoudre est celle de l'accouchement chez les hémiplégiques ou chez celles qui, antérieurement à la grossesse, ont présenté de la paralysie unilatérale et sont guéries ; les cas de ce genre sont assez rares et, pour ma part, je n'en ai observé qu'un seul. Les rechutes ne sont pas forcées et il peut se passer une ou deux grossesses avant de voir se reproduire l'apoplexie ; mais, d'une façon générale, la gestation survenant dans de pareilles conditions est un accident des plus fâcheux. Qu'il s'agisse d'un ramollissement par embolie chez une cardiopathe ou d'une hémorragie chez une albuminurique, les modifications de tension vasculaire qui accompagnent invariablement le travail, la récidive possible de l'albuminurie vers la fin de la grossesse, ne peuvent que provoquer le retour d'accidents déjà supportés. Mendel et Immelmann ont observé l'un et l'autre des rechutes mortelles chez des femmes atteintes d'hémorragie cérébrale dans un accouchement antérieur. Lever cite bien une femme qui, dans quatre grossesses consécutives, eut une hémiplégie suivie de guérison, mais c'est là un fait exceptionnel, et, dans trois cas rapportés dans la thèse de Darcy, la récidive a été fatale. On peut donc conclure que l'existence antérieure d'une hémiplégie est une cause qui ne peut que prédisposer au retour d'accidents analogues, sauf pour l'hémiplégie hystérique.

DIAGNOSTIC. — L'existence de l'hémiplégie est facile à reconnaître si ce n'est lorsqu'elle est d'origine réflexe ; par le fait du peu d'accentuation des symptômes, le simple affaiblissement de la contractilité musculaire échappe souvent.

Lorsque l'hémiplégie est constatée, il faut en reconnaître la cause. Dans l'hémorragie cérébrale, le début est brusque et sans phénomènes prémonitoires, lorsqu'il n'y a pas d'urémie ; si l'épanchement sanguin est abondant, ce qui est la règle, le coma apparaît d'emblée, le collapsus est rapide et la terminaison promptement fatale. Les membres supérieurs et inférieurs sont frappés d'impotence motrice et les symptômes de paralysie unilatérale manquent ; enfin la température centrale s'abaisse. L'apoplexie qui survient à la suite de convulsions éclamptiques est toujours causée par une hémorragie cérébrale.

Le diagnostic des paralysies urémiques s'établit surtout d'après les phénomènes concomitants ou antérieurs à la paralysie : les œdèmes fugaces, les troubles de la vue, le myosis, l'albuminurie abondante, le début par une attaque apoplectiforme ou vertigineuse, l'élévation de la température (Chantemesse et Tenneson). Parfois un peu d'affaiblissement ou de raideur qui survient du côté opposé permet d'incriminer directement l'urémie. On remarquera que le début, la marche, la variabilité de l'hémiplégie urémique ont la plus grande ressemblance avec celle qui résulte d'un ramollissement, d'autant mieux que les unes et les autres ont leur origine dans des troubles circulatoires de l'encéphale ; mais le ramollissement par thrombose est rare et celui qui résulte d'une embolie n'existe guère que dans les lésions orificielles du cœur. L'hémiplégie de l'hémorragie cérébrale est plus complète, plus durable, elle s'accompagne toujours d'un abaissement marqué de la température, et ne présente pas de myosis.

Dans l'hémiplégie embolique, il y a des troubles cardiaques qui permettent généralement de reconnaître la source des accidents et non seulement on rencontre les signes habituels des lésions valvulaires, mais on constate que le fonctionnement du cœur a été gravement troublé pendant la gestation. Ici encore le début est plutôt brusque, comme dans l'hémorragie, mais les accidents présentent moins d'intensité et aussi moins de gravité ; la perte de connaissance peut faire défaut et être remplacée par un simple étourdissement. L'attaque survient rarement pendant le travail, elle se manifeste de préférence au cours de la grossesse et surtout pendant les quelques jours qui suivent la délivrance, tandis que l'apoplexie par hémorragie coïncide avec les efforts de la parturition ou les quelques heures qui suivent l'accouchement, elle apparaît surtout à la suite de convulsions intenses et répétées.

Les paralysies hystériques se reconnaissent à leur début lent et à leur marche progressive, aux troubles sensitifs ou sensoriels et aux modifications profondes du sens musculaire qui les accompagnent, à l'intégrité des muscles de la face, à la conservation entière des réflexes tendineux et des réactions mécaniques et électriques des muscles, enfin à l'existence des stigmates spéciaux.

Le diagnostic est parfois délicat : c'est lors qu'il existe à la fois, chez le même sujet, plusieurs des conditions qui favorisent l'éclosion des paralysies puerpérales ; ainsi certaines femmes hémiplégiques présentent à la fois une néphrite chronique et une lésion orificielle du cœur, ou bien encore les symptômes de l'hystérie avec une albuminurie ou une lésion valvulaire. Il n'est pas indifférent de connaître la cause exacte des troubles paralytiques, parce que le traitement à suivre varie avec la nature de cette cause.

PRONOSTIC. — Le pronostic est des plus variables et dépend des conditions qui ont produit l'hémiplégie : bénin dans les paralysies réflexes, plus sérieux dans l'hystérie, il devient redoutable dans les lésions organiques du cerveau, dans les hémorragies surtout. La mort est assez souvent la conséquence de l'ictus apoplectique, et Charpentier l'a signalée 20 fois sur ses 50 observations. Lorsque la paralysie survient pendant la grossesse, elle ne semble pas l'influencer notablement, et, dans les 58 observations de Darcy, 32 fois la gestation a continué. Il n'en va plus de même quand elle coïncide avec l'albuminurie et qu'elle est précédée par des attaques d'éclampsie; l'interruption de la grossesse est fréquente, mais elle est indépendante des troubles paralytiques et résulte seulement des convulsions. Quant au travail en lui-même, il est signalé dans toutes les observations comme normal et facile.

TRAITEMENT. — S'il survient une attaque d'apoplexie au cours de l'accouchement, le plus souvent elle coïncide avec des accès éclamptiques, l'indication principale est de terminer le travail aussi rapidement que possible ; le traitement de l'apoplexie se confond avec celui des convulsions.

Lorsque la délivrance est achevée, on pourra appliquer de la glace ou mieux des compresses glacées sur le front. Si le collapsus est menaçant, on agira avec des révulsifs cutanés, des sinapismes placés aux jambes, des ventouses sèches, des injections sous-cutanées d'éther, des lavements purgatifs.

Tant que la patiente restera insensible, on aura soin de n'administrer aucun remède par la bouche. La saignée du bras pourra avoir quelque utilité s'il s'agit de troubles purement urémiques; mais, dans l'hémorragie, il vaudra mieux s'en abstenir si le pouls faiblit, que la respiration soit irrégulière et la température abaissée.

L'hémiplégie embolique ne donne lieu à aucune considération particulière pendant la grossesse ou dans les suites de couches ; comme son origine est cardiaque, c'est sur le cœur qu'il faudra veiller, on observera un repos absolu, on évitera les émotions ; la caféine en injections sous-cutanées rendra des services ainsi que l'usage du lait.

Le traitement de l'hémiplégie hystérique se distingue absolument de celui qui vient d'être étudié. On peut songer à la suggestion hypnotique, mais je n'ose conseiller un pareil moyen au cours d'une grossesse, pas plus que la provocation d'une ou de plusieurs attaques convulsives en excitant les zones spasmogènes. Il est bien établi que les convulsions purement nerveuses n'ont guère de retentissement sur le fruit de la conception et n'empêchent nullement la grossesse de s'achever régulièrement, mais l'état nerveux de la mère ne peut que s'aggraver sous l'influence de ces pratiques et je crois préférable d'attendre, pour s'y livrer, la complète terminaison de la période puerpérale.

Pendant la grossesse on peut avoir recours soit à la faradisation, soit à l'aimantation des parties paralysées. Avec ce dernier moyen on cherchera à opérer le transfert ; on placera deux forts aimants, l'un sur le bras, l'autre sur la jambe, tantôt du côté malade, tantôt du côté opposé ; il peut arriver qu'après avoir opéré le transfert plusieurs fois de suite les phénomènes d'amyosthénie disparaissent peu à peu. Si l'aimantation s'est montrée inefficace, on devra recourir à l'action des courants faradiques sur les mêmes régions.

Le traitement tonique et l'hydrothérapie sont de très utiles adjuvants. On emploiera l'eau froide sous forme de drap mouillé, de maillot humide, de douches froides, sans trop se soucier de l'existence de la gestation.

Nous serons bref sur la thérapeutique à employer vis-à-vis des paralysies réflexes ; le peu d'intensité de leurs manifestations symptomatiques et leur bénignité habituelle, puisqu'elles disparaissent très vite après l'accouchement, n'exigent nullement une intervention énergique. Ces malades seront soumises, comme les précédentes, à l'hydrothérapie et au traitement tonique ; la seule particularité. à signaler est de n'user du fer qu'avec la plus grande modération. Les préparations ferrugineuses ont deux inconvénients, c'est de troubler la digestion et de constiper ; or, ces deux malaises existent déjà du fait de la grossesse et ne peuvent que s'aggraver par l'usage intempestif des martiaux.

§ 2. Aphasie.

BATEMAN, On puerperal Aphasia (Brit. med. Journ., 1888, vol. I, p. 237). — CARRE, De l'aphasie puerpérale (Archives de tocol., 1893, p. 487). — F. CHURCHILL, Traité des maladies des femmes, trad. française, Paris, 1866. — L. GIGNOUX, voy. LEGROUX. — JACOBUS, Hysterical Aphasia (Americ. Journ. of Obstetr., avril 1889, vol. XXII, p. 837). — LEGROUX, De l'aphasie, thèse d'agrégat., 1875. — LEITH NAPIER, On puerperal Embolism (Edinb. med. Journ., 1877, vol. XXIII, p. 222). — LUCKINGER, Transitorische Aphasie im Spätwochenbette (Münch. med. Wochensch., 1888, n° 5). — MENDEL, Ueber das Gehirn einer an Eklampsie gestorbenen Wöchnerin. (Monatsschrift für Geburtsk., 1869, Bd. XXXIII, p. 431). — ORTON, Puerperal Aphasia (Brit. med. Journ., 1888, t. I, p. 415). — POUPON, Des aphasies puerpérales (L'Encéphale, 1885, p. 393). — RÉMY, Aphasie et Hémiplégie pendant les suites de couches (Rev. med. de l'Est, 1890, p. 408).

L'aphasie puerpérale est un phénomène rarement observé : Siredey n'en a pas vu un exemple sur 8000 accouchements, Darcy en cite 7 sur 58 cas d'hémiplégie, Poupon était arrivé à un total de 12 cas en 1885. Depuis cette époque, on vit paraître les observations de Luckinger, de Bateman, d'Orton, de Jacobus, de Remy, de Carre ; j'en ai observé moi-même un cas unique dans la clientèle de la ville.

Étiologie. Division. — Les causes qui produisent les troubles de la parole pendant la période puerpérale sont celles que nous connaissons déjà et qui déterminent les paralysies du mouvement, c'est-à-dire l'hémorragie cérébrale, le ramollissement ischémique et l'hystérie, mais il s'en faut que ces agents étiologiques agissent avec la même fréquence; l'hystérie, de même que l'hémorragie cérébrale, donne rarement lieu aux troubles de la parole pour des raisons diverses. L'hystérie s'observe assez fréquemment au cours de la grossesse, mais les paralysies qu'elle détermine sont vraiment exceptionnelles, et le mutisme par-dessus tout.

Aphasie par hémorragie cérébrale. — L'hémorragie cérébrale est bien rarement observée à l'origine de l'aphasie puerpérale, et, quand elle survient, elle donne lieu à des accidents d'une gravité telle que les troubles de la parole disparaissent au milieu des symptômes d'apoplexie; nous avons vu déjà que sa marche était parfois foudroyante; si, d'autre part, l'épanchement sanguin est peu abondant, il ne peut déterminer l'aphasie que dans des conditions particulières, lorsque le centre de la parole ou la région avoisinante sont directement lésés. Je ne connais guère que deux exemples de ce genre, l'un de Mendel, l'autre de Tyrrell Brooks. Dans le premier, il s'agissait d'une femme de vingt-huit ans qui, dans un premier accouchement, avait présenté de l'aphasie à la suite d'un accès éclamptique; les troubles de la parole durèrent neuf jours et ne s'accompagnèrent d'aucune autre paralysie apparente. La parole revint peu à peu et fut normale le vingtième jour des couches. Dans un second accouchement, cette femme fut prise d'accidents infectieux qui entraînèrent sa mort. A l'autopsie, on put trouver la lésion qui avait donné lieu à l'aphasie lors du premier accouchement, c'était un foyer d'hémorragie cérébrale situé en dehors et au-dessus du corps strié, de la grosseur d'une amande environ.

Dans le cas de Brooks, l'aphasie était également survenue à la suite de plusieurs accès d'éclampsie et coïncidait avec une hémiplégie droite. La paralysie s'améliora peu à peu et la patiente finit par guérir.

Aphasie par ramollissement. — Il n'en est plus de même du ramollissement ischémique; les embolies qui en sont l'origine partent du cœur gauche et, par un mécanisme bien connu, s'engagent dans la lumière de l'artère sylvienne et provoquent facilement l'ischémie de la circonvolution de Broca ; aussi la grande majorité des aphasies puerpérales doit-elle être rapportée à des lésions de ramollissement. L'influence seule de l'anémie ou de la congestion me paraît une pure hypothèse ; quant à la possibilité d'aphasies vraies comme conséquence d'un phénomène réflexe, je ne sache pas qu'on en ait publié une seule observation réellement probante.

Les troubles de la parole qui sont provoqués par une embolie partie du cœur gauche peuvent survenir à des époques diverses de la puerpéralité, le plus souvent c'est à la suite de l'accouchement, pendant les quinze premiers jours, à l'inverse de ce qu'on observe pour l'aphasie hystérique qui apparaît plutôt pendant la gestation. Chez la malade de Poupon, l'aphasie se déclara le surlendemain de la parturition, chez ma malade, ce fut le douzième jour, chez celle d'Ireland le septième jour, chez celle de Churchill le huitième ; par contre, dans l'observation de Burrow, l'hémiplégie droite et la gêne de la parole n'apparurent que six semaines après l'accouchement.

Il est difficile d'expliquer la raison qui fait que les végétations de l'endocarde se détachent et se mobilisent. Dans les cas de septicémie, la pathogénie est claire, puisque l'infection puerpérale favorise particulièrement le ramollissement des produits endocardiques ainsi que l'émiettement des dépôts fibrineux ; mais la septicémie n'est pas constante, et, dans plusieurs des observations publiées, il est indiqué que les suites de couches avaient été normales. La seule explication plausible c'est que, chez les malades apyrétiques, il s'agit de lésions cardiaques relativement avancées et que, sous l'influence des efforts de l'accouchement, de l'augmentation de tension qui en résulte, des parcelles fibrineuses peuvent se détacher à la suite d'une émotion, d'un effort pour s'asseoir, d'un changement de position.

Les symptômes sont ordinairement subits ; brusquement la femme est prise d'impossibilité plus ou moins grande de parler, ordinairement l'aphasie est complète d'emblée. D'autres fois la marche est progressive avec phénomènes prémonitoires, les troubles de la parole sont précédés de la perte graduelle des forces et de fourmillements dans le bras et la jambe droite, puis la paralysie des membres devient complète et l'impossibilité de parler absolue. Enfin on peut observer une apoplexie véritable avec perte de connaissance, mais c'est plus rare, et quand la malade revient à elle, on constate la perte complète de l'usage de la parole. L'aphasie d'origine embolique s'accompagne généralement d'hémiplégie droite avec prédominance de la paralysie du bras ; il peut arriver cependant que les troubles de la motilité et de la sensibilité qui apparaissent du côté des membres soient très passagers, si bien qu'au bout de quelques heures ils aient disparu. Lorsqu'on n'observe les accouchées que le lendemain de l'attaque, les troubles de la parole seuls persistent et l'on est tenté d'admettre une aphasie pure sans phénomènes d'hémiplégie. La symptomatologie est celle des aphasies motrices, c'est par exception qu'on a signalé la cécité verbale (Poupon) ou d'autres symptômes sensoriels.

La marche est très variable et dépend naturellement de l'étendue du territoire vasculaire obstrué. Dans le cas de Burrow, la mort a été prompte, dans celui de Bateman elle n'est survenue qu'au bout de six semaines ; mais cette terminaison est exceptionnelle et le plus ordinairement la guérison survient plus ou moins complète ; elle est parfois très rapide et résulte vraisemblablement d'un retour de la circulation par les collatérales. Poupon insiste sur la fréquence des guérisons et il fait remarquer que, si la circulation collatérale se rétablit plus facilement chez les accouchées que chez les autres malades atteintes d'embolie, c'est que généralement ce sont de jeunes femmes dont le système artériel est en fort bon état. La malade que j'ai observée s'améliora graduellement, et, trois semaines environ après le début des accidents, les troubles de la parole avaient disparu.

Au point de vue des récidives, il en est de l'aphasie ischémique comme des hémiplégies : les rechutes sont possibles comme le montre une observation de Gignoux et la mienne propre ; en conséquence les femmes qui ont présenté une première atteinte pendant la période puerpérale agiront prudemment en évitant toute grossesse ultérieure.

Aphasie hystérique. — L'aphasie d'origine purement nerveuse est beaucoup plus rarement observée, elle ne doit pas se confondre avec le mutisme hystérique tel que l'a décrit l'Ecole de la Salpêtrière ; elle survient pendant la grossese plutôt que pendant les suites de couches, en raison des sympathies nerveusès qu'éveille l'utérus gravide. Les accidents apparaissent brusquement, parfois à la suite d'un accès convulsif, mais le plus souvent sans phénomènes prémonitoires ; dans le cas de L. Gignoux, cité par Legroux, dans sa thèse d'agrégation, la malade était arrivée au sixième mois de sa grossesse, lorsqu'un matin, après le déjeûner, elle est prise sans fièvre, sans étourdissement, sans vertige, sans engourdissement des membres, d'une aphasie subite ; elle conserve toute son intelligence, elle sait ce qu'elle veut dire, mais ne peut articuler le mot voulu. L'accès dura une demi-heure sans laisser aucune trace. A une seconde grossesse et au huitième mois, nouvelle crise d'aphasie qui ne dura que vingt minutes et qui disparut aussi soudainement que la première. Chez la malade de Jacobus, âgée de vingt-sept ans, le mutisme apparut également au huitième mois et se manifesta brusquement le matin au réveil, il n'y avait pas de paralysie motrice ; la guérison survint au bout de trois jours. Cette malade avait présenté, à l'âge de vingt ans, de la chorée avec légère difficulté de la parole.

Dans l'observation de Béatty, cité par Léonard, l'affection débuta par un accès d'hystérie convulsive, trois semaines avant la terminaison de la grossesse ; le lendemain la malade ne pouvait parler d'une façon intelligible et les troubles de la parole s'accompagnaient d'une paralysie du côté droit. La guérison survint au bout de quinze jours. Leven a cité le cas d'une jeune femme âgée de dix-huit ans qui fut prise, à la suite d'une émotion morale, d'une perte de connaissance au septième mois de sa grossesse. Le côté droit fut paralysé, d'abord ce fut le membre inférieur, puis le supérieur. Trois jours après, anesthésie; trois jours après, perte de la parole. Guérison peu après l'accouchement. A la deuxième grossesse, perte de la parole pendant quinze jours.

Ces quatre cas peuvent être sûrement rapportés à la grande névrose, en raison des antécédents des malades, de la brusque apparition et de la brusque disparition des accidents, en raison aussi des phénomènes concomitants : ainsi la seconde des malades dont nous venons de rapporter l'histoire avait la partie supérieure du corps complètement anesthésiée. Ce sont des faits analogues à ceux qu'a signalés Bateman dans l'hystérie et qui coïncident ou non avec des attaques convulsives; ils sont distincts du mutisme hystérique vrai, puisque, dans ce dernier, les malades sont à la fois muettes et aphones, il leur est impossible d'articuler un mot, même à voix basse, de chuchoter; en outre, elles ne présentent ni cécité ni surdité verbales, ni agraphie, tandis que la malade de Jacobus ne pouvait écrire pendant l'acmé de la parésie verbale; je ne sache pas qu'on ait signalé ce mutisme si caractéristique au cours de l'état puerpéral.

DIAGNOSTIC. — Le diagnostic étiologique se fera d'après les antécédents des malades et d'après les conditions au milieu desquelles les accidents sont apparus. Si l'aphasie survient brusquement à la suite d'un accès éclamptique, c'est l'hémorragie cérébrale qui sera en cause; si, par contre, son développement se fait graduellement ou coïncide avec une simple attaque vertigineuse, avec des phénomènes prémonitoires, s'il existe en même temps une maladie du cœur et plus spécialement une lésion de la valvule mitrale, si les suites de couches n'ont pas été physiologiques, mais troublées par des accidents septicémiques même légers, on se trouvera en face d'une embolie plus ou moins volumineuse qui aura déterminé une lésion organique de l'écorce. Cette forme apparaît de préférence pendant les suites de couches et coïncide avec une hémiplégie droite ou même une hémiplégie gauche lorsque la patiente est gauchère. C'est de beaucoup la cause la plus fréquente de l'aphasie puerpérale, celle qu'il faut soupçonner tout d'abord.

Quant à la thrombose des artères ou des veines de l'encéphale, elle est d'une rareté extrême et n'apparaît que dans des conditions spéciales : anémie profonde ou septicémie grave et prolongée. Il n'existe aucun cas probant qui permette d'accepter cette lésion comme cause d'aphasie puerpérale.

L'aphasie hystérique est également un de ces accidents exceptionnels qui compliquent parfois la grossesse ou le puerpérium, elle survient brusquement, disparaît vite, se complique plus rarement de paralysie des membres, enfin n'existe que chez les femmes en puissance de la névrose et présentant quelques-uns des stigmates caractéristiques.

PRONOSTIC. — Le pronostic varie nécessairement avec la nature de la cause qui détermine les troubles de la parole; s'il est grave dans les cas d'éclampsie, il est toujours favorable dans les formes purement nerveuses, car, dans ces dernières, les accidents disparaissent aussi rapidement qu'ils sont venus. Avec l'aphasie d'origine embolique, nous trouvons des variétés assez grandes, selon que la lésion cardiaque est plus ou moins avancée, qu'il existe ou non des complications septicémiques; sur les 12 ou 15 cas publiés, il existe 3 cas de mort seulement. Le pronostic relativement bénin résulte évidemment de l'âge peu avancé des sujets, de l'intégrité de leur système artériel et du rétablissement de la circulation par les voies collatérales. Mais quelles que soient la forme et l'origine de l'aphasie puerpérale, les récidives sont toujours à craindre dans les grossesses ultérieures.

TRAITEMENT. — Le traitement ne donne lieu à aucune indication spéciale, la conduite à tenir varie selon la cause et nous renvoyons au traitement indiqué pour les diverses variétés d'hémiplégie; on aura soin toutefois d'agir prudemment dans les tentatives pour exercer les facultés des malades et refaire leur éducation, les séances seront espacées et courtes, afin d'éviter la fatigue cérébrale.

§ 3. **Paraplégies.**

BENICKE, Complication der Geburt mit Paraplegie, etc. (Zeitsch. f. Geb. und Gynæk., 1877, Bd. I, p. 28). — BERNHARD, Schwangerschaft bei einer Tabischen (Soc. de Berlin pour la psychiatrie, 1891, séance du 13 juillet). — BOUDRY, De l'atrophie des membres due à la paralysie infantile dans ses rapports avec la grossesse (Ann. de gyn., 1891, p. 369). — BRACHET, Ann. de gynéc., 1839. — CHAMBRELENT, Etude clinique sur l'atrophie congénitale ou acquise des membres inférieurs dans ses rapports avec la grossesse et l'accouchement (Ann. de gynéc., août 1890, p. 86). — COLOMBET, Contribution à l'étude des paraplégies gravides, thèse, Paris, 1880. — CORTÉ, Des paraplégies puerpérales, thèse, Paris, 1875. — EPLEY, A case of painless Labour in a Patient with Paraplegia (New-York med. Journ., 3 mars 1883, p. 233). — FAYE, Norsk Magazin, 1872. — GAMET, Sur la coexistence de la paraplégie avec la grossesse (Gaz. méd. de Lyon, 1862, p. 460). — GRISOLLE, Paraplégie chez une femme récemment accouchée (Gaz. Hôp., 1852, p. 429). — JACCOUD, Des paraplégies, etc., Paris, 1864. — JOLLY (de Strasbourg), Sur la Paraplégie dans la grossesse. Communication au dixième Congrès des neurologues et aliénistes de l'Allemagne. Analyse in Arch. de neurol., 1886, t. XI, p. 304. — LEYDEN,

Traité clinique des maladies de la moelle épinière, trad. franç., par Richard et Viry, p. 545, Paris, 1879. — Maringe, Des paraplégies puerpérales, thèse, Paris, 1867. — Moynier, Des morts subites chez les femmes enceintes p. 129, Paris, 1851. — Pilliet, Paraplégie puerpérale (Nouv. Arch. d'obst., 1888). — Renz, Ueber Krankheiten des Rückenmarks in der Schwangerschaft, (Centralbl. f. Gynæk., 1886, p. 38).

L'étude des paraplégies de la grossesse offre encore une certaine obscurité, en raison de leur petit nombre, en raison surtout de l'insuffisance des notions fournies par les médecins qui les ont observées. Comme le fait remarquer Raymond, on ne donne souvent, dans les faits publiés, ni l'état du système musculaire, ni les troubles de la sensibilité, ni les réactions électriques, ni le mode d'évolution ; aussi est-il difficile de formuler une appréciation exacte. L'étiologie de ces paralysies se distingue assez nettement de celle que nous avons indiquée pour les aphasies et pour les hémiplégies. L'influence de l'albuminurie est nulle, soit directement par l'intoxication urémique, soit indirectement par les hémorragies qu'elle provoque ; on ne peut songer davantage à invoquer l'action des maladies du cœur et des vaisseaux comme pour les ramollissements ischémiques de l'encéphale ; ni les thromboses ni les embolies ne peuvent déterminer la production de ces paraplégies. Par contre, nous trouvons les lésions qui caractérisent l'inflammation aiguë ou chronique de la moelle et des méninges, la myélite, l'hématomyélie, la méningite spinale, nous trouvons encore l'influence de l'hystérie et de l'action réflexe qui paraît certaine et que nous rappellerons.

En conséquence, les paralysies qui apparaissent au cours de la grossesse ou du puerpérium peuvent être divisées en :

I. *Paraplégies avec lésions médullaires.*
II. *Paraplégies sans lésions médullaires.*

Nous laissons de côté les paralysies qui résultent du traumatisme de l'accouchement, nous les décrirons à part, nous ne retenons que celles qui dépendent d'une lésion organique de la moelle ou d'un simple trouble de son fonctionnement.

I. PARAPLÉGIES AVEC LÉSIONS MÉDULLAIRES

Les paraplégies avec lésions médullaires présentent les altérations les plus diverses : myélite aiguë diffuse, myélite transverse, hématomyélie, méningite spinale, méningo-myélite, paralysie spinale atrophique. Les faits de ce genre ont été signalés par de consciencieux observateurs, et, comme leur début a coïncidé avec une gros-

sesse en cours, ou bien avec un accouchement récent, on a conclu à
l'influence pathogénique de la puerpéralité. Mais la question reste
douteuse, et, pour la plupart de ces faits, on doit se demander s'il ne
s'agit pas de maladies purement accidentelles, n'ayant aucun rapport
avec la gestation et le puerpérisme, ou bien au contraire si ces dernières
conditions peuvent favoriser le développement des affections médullaires. Il est facile de comprendre que nous ne pouvons donner à ces
lésions banales la même interprétation qu'aux hémorragies cérébrales ou même au ramollissement quand il s'est agi des hémiplégies. L'albuminurie qui est une conséquence de la grossesse se
trouve toujours à l'origine des hémorragies, tandis que les efforts du
travail, l'augmentation de tension qui l'accompagne influent directement sur le détachement des embolies et la production des ramollissements.

Dans ces deux catégories de faits, si les lésions sont communes et
se rencontrent dans des conditions différentes, leur production
semble être sous la dépendance immédiate de la puerpéralité et c'est
bien à propos d'elles qu'on peut parler de paralysies puerpérales. Il
n'en est plus de même pour les diverses lésions médullaires que nous
avons signalées, et, bien qu'on ait affirmé que la gestation est une
condition favorable à leur apparition, on ne l'a démontré par aucune
preuve sérieuse. Lorsqu'on se donne la peine de relire les observations de paraplégie se rattachant à la grossesse, on voit que la
plupart d'entre elles se rapportent à des paralysies hystériques par
leur origine, leur marche, leur variabilité et leur terminaison. Ce
qu'on observe le plus souvent, c'est la faiblesse des jambes, la difficulté de la locomotion, des chutes faciles, des crampes, de l'engourdissement des membres inférieurs avec une sensation de froid. Ces
phénomènes, qui dénotent un faible degré de parésie, s'accroissent
le plus ordinairement à mesure qu'approche l'époque de la délivrance ; ils déterminent une paraplégie plus ou moins complète, mais
ils disparaissent le plus souvent après l'accouchement. Il est certainement d'autres paraplégies qui sont distinctes et qui doivent être
rapportées à des lésions véritables de la moelle, ainsi qu'en témoignent quelques résultats d'autopsie, mais, pour celles-là, il est
douteux que la grossesse en ait pu commander le développement ;
elles sont trop rares pour qu'il y ait réellement une relation de cause
à effet et, provisoirement, nous pouvons considérer les myélites
diverses et les méningites spinales comme des accidents fortuits de
l'état de gestation.

Quant aux accidents analogues qui surviennent pendant les suites
de couches, on doit adopter pour la plupart d'entre eux, une interprétation analogue et les considérer comme des faits de simple
coïncidence ; nous distinguerons cependant certaines paraplégies

assez rares dont le développement semble être commandé par des accidents de septicémie puerpérale et qui rentrent dans le groupe encore confus des paralysies consécutives aux maladies aiguës.

Dans le cas spécial de la puerpéralité, ces paralysies sont de deux sortes :

1° Les unes dépendent d'une névrite parenchymateuse périphérique et peuvent prendre l'aspect de la paraplégie lorsque la localisation se produit sur les nerfs des membres inférieurs. Ces paralysies ont une physionomie particulière par leurs symptômes, leur marche et leur terminaison ; nous les décrirons plus loin dans un paragraphe spécial.

2° Les autres sont provoquées par une névrite migratrice dont l'origine est un foyer inflammatoire développé dans les annexes de l'utérus, à la suite d'accidents septiques ; ce foyer gagne les racines du plexus sacré, remonte par cette voie jusqu'à la moelle épinière et provoque une paraplégie.

Dans cette dernière variété il s'agit bien de paralysies névritiques, c'est-à-dire périphériques, quant à leur origine, mais nous croyons devoir les retenir ici, en raison de leur physionomie qui est celle des paraplégies d'origine centrale et aussi parce que la moelle peut être envahie consécutivement par la marche ascendante de l'inflammation, ainsi que le démontrent quelques résultats d'autopsie.

Symptomes. — Les symptômes varient avec la nature de la lésion qui donne naissance à la paraplégie.

a) *Paraplégies par myélites.* — Le début peut être brusque et la paralysie complète en vingt-quatre heures, comme dans les cas d'hématomyélie.

Une malade de Moynier fut prise, trois semaines après son accouchement, au moment où elle sortait, d'engourdissement dans les pieds qui remonta jusqu'aux hanches; le soir même la paraplégie était complète et cette femme succombait avec des symptômes de dyspnée treize heures après le début des accidents. En ouvrant le canal rachidien, on trouva un épanchement sanguin allant de la dixième à la douzième vertèbre et ayant complètement désorganisé la moelle en ce point. De pareils cas sont exceptionnels et le plus souvent la marche de l'affection est lente, insidieuse, progressive. Il y a seulement de la faiblesse, de la fatigue rapide, quelques fourmillements ou des crampes, puis les difficultés de la locomotion augmentent et l'impotence devient absolue. Il peut survenir de la raideur et des contractures persistantes, de l'épilepsie spinale avec exagération des phénomènes réflexes.

Les troubles de la sensibilité sont constants dans les myélites, mais ils varient de l'analgésie simple à l'anesthésie absolue. Les phénomènes d'hyperesthésie existent surtout le long de la colonne dont la pression est douloureuse au niveau du point lésé ; l'application d'une éponge mouillée réveille des sensations pénibles. La douleur en ceinture est constante et présente des caractères d'élancement.

Enfin on peut observer des troubles trophiques caractérisés au début par de l'œdème, des sueurs locales et plus tard par l'atrophie des masses musculaires et l'escarre terminale. Lorsque la lésion est élevée, elle agit sur la vessie, le rectum et même les muscles abdominaux pour en troubler le fonctionnement.

Les maladies organiques de la moelle qui apparaissent au cours de la puerpéralité sont rarement améliorées par la terminaison de la grossesse, il arrive même que le traumatisme et les douleurs de l'accouchement donnent une nouvelle acuité à l'affection qui devient définitive et dont la terminaison est celle des myélites incurables.

Lorsque l'anesthésie est très marquée, les femmes paraplégiques ne perçoivent plus les mouvements du fœtus ; il en est même qui pensent qu'il a succombé. Au moment du travail, on retrouve le même manque de perception des douleurs, et l'accouchement peut se faire sans que la mère en ait connaissance : Scanzoni, Gamet, Maringe, Nasse, Benicke en ont rapporté des exemples.

Chez une malade de Bernhard atteinte d'ataxie locomotrice, la plus grande partie du travail passa inaperçue, les douleurs ne devinrent perceptibles qu'au moment du dégagement de la tête. Dans le cas publié par F. Benicke, il s'agissait d'un mal de Pott avec compression de la moelle, l'impotence motrice s'accompagnait d'une anesthésie absolue des divers modes de la sensibilité. L'accouchement se fit à terme, sans douleur, et d'une façon tellement inattendue que les cris de l'enfant furent le seul indice qui avertit la mère de sa délivrance.

Chez toutes ces malades, l'accouchement se fit d'une façon régulière, les contractions furent normales ; il n'y eut pas d'hémorragies consécutives. On comprend sans peine cette régularité du travail, malgré l'impotence absolue des membres inférieurs, si l'on veut se souvenir des accouchements qui se produisent pendant le sommeil chloroformique, le coma de l'ivresse, l'état léthargique ou *post mortem* ; il semble même que l'absence de sensations douloureuses, favorise les contractions utérines et accélère la marche du travail ; dans la parturition normale, l'effort utérin est l'agent principal, les contractions abdominales ne sont qu'accessoires et s'ajoutent seulement à celles de l'utérus pour augmenter l'effet produit. Lorsque la paraplégie s'étend aux muscles abdominaux, il peut arriver, comme dans les cas de Brachet et de Gamet, que le dernier temps du travail soit prolongé, en raison de l'obstacle qu'oppose le périnée « non par ses muscles qui sont paralysés mais par ses parties aponévrotiques et fibreuses » (Gamet).

Une question incidente peut être discutée ici, elle est relative à la façon dont accouchent les femmes atteintes, dans leur enfance, de paralysie infantile, c'est-à-dire d'une maladie à localisation médullaire. On doit admettre que, dans les cas de ce genre, les troubles trophiques qui atteignent les membres inférieurs ne retentissent guère sur la conformation du bassin. Chambrelent a pu réunir 6 observations représentant 17 accouchements dans lesquels la marche du travail fut normale, sauf dans un seul, celui de Kourrer de Leyde, où il fallut pratiquer l'opération césarienne ; mais les détails qui s'y rapportent sont bien insuffisants, peut-être s'agissait-il de lésions osseuses d'origine rachitique. Boudry a rapporté un exemple analogue où l'accouchement fut normal. J'ai observé moi-même trois femmes dont la parturition ne fut nullement troublée malgré une atrophie marquée des membres inférieurs. L'une d'elles, âgée de trente-cinq ans, avait été atteinte de paralysie infantile à l'âge d'un an, elle présentait un raccourcissement du membre inférieur gauche qui s'élevait à 7 centimètres et qui portait à la fois sur la cuisse et la jambe ; elle eut cependant 7 accouchements normaux et à terme.

b) *Paraplégies par névrite du plexus sacré.* — Les cas de ce genre deviennent de plus en plus rares depuis que les pratiques de l'antisepsie se répandent et s'imposent à tous les accoucheurs ; ils sont beaucoup moins fréquents que les faits de paralysies traumatiques, mais ils s'en rapprochent par leur début unilatéral, leur siège périphérique et aussi par leurs symptômes, sinon par leur étiologie. D'après Leyden, ces paralysies débutent ordinairement par de vives douleurs consistant en tiraillements et en lancées qui descendent jusque dans les talons et les orteils ; ces douleurs sont parfois intolérables et s'accompagnent de diminution ou d'abolition de la motilité dans les parties correspondantes. Les troubles subjectifs de la sensibilité sont prédominants, à l'inverse de ce qu'on observe dans les paralysies traumatiques ; en outre, ils existent fréquemment des deux côtés. « La paralysie marche comme une paralysie d'origine périphérique, parfois elle se complique d'hyperesthésie cutanée et musculaire, mais ce qu'on observe le plus souvent, ce sont des amyotrophies et la diminution de la contractilité électrique. Dans certains cas, il survient des douleurs et de la faiblesse dans les reins et il est permis de supposer que la névrite a gagné les méninges rachidiennes. »

Dans le cas de Leyden, il s'agissait d'une nouvelle accouchée atteinte de fièvre puerpérale qui présenta d'abord dans un nerf sciatique, puis dans les deux, de vives douleurs névralgiques s'irradiant jusque vers le trochanter ; plus tard, la paraplégie devint complète et la malade succomba. A l'autopsie, on trouva une inflam-

mation phlegmoneuse du tissu cellulaire du petit bassin qui s'était
propagé sur le névrilemme des deux sciatiques.

Le cas publié par Pilliet est analogue, avec cette différence qu'il
se termina par la guérison. C'était également une névrite migratrice
du plexus sacré causée par un foyer inflammatoire des annexes qui
avait déterminé une paraplégie flasque à peu près complète. Il n'y
avait d'autres troubles des sphincters que du ténesme vésical survenant de temps à autre et une constipation assez tenace. Au début, il
y eut des crampes douloureuses dans les jambes, auxquelles suc-
céda de l'anesthésie dans les parties paralysées. Ces troubles de la
sensibilité, assez marqués tout d'abord, s'amendèrent sous l'influence
des pointes de feu, des révulsifs, des courants faradiques. Il n'y
avait pas d'exagération des réflexes, ni de trépidation épileptoïde.
L'état de cette malade s'améliora beaucoup après deux mois de
traitement.

Je rappelle encore que ces névrites peuvent être ascendantes,
atteindre la moelle et provoquer des foyers de ramollissement
disséminés ainsi qu'une inflammation des méninges. On a trouvé, à
l'autopsie, des lésions diverses : congestion plus ou moins marquée
des vaisseaux rachidiens, ramollissement de la moelle avec exsudat
sur la dure-mère. Fromman trouva même, au microscope, les
signes d'une myélite commençante.

Cette forme de paraplégie est très analogue aux paralysies des
membres inférieurs que provoque le traumatisme de l'accouchement
et surtout aux paralysies consécutives aux névrites périphériques.
Sa gravité est plus grande, non seulement en raison de la cause,
mais encore par la durée plus longue des symptômes de paralysie,
par la fréquence des atrophies musculaires et la possibilité des récidives à l'occasion d'une grossesse ultérieure. Néanmoins, tant que
la moelle n'a pas été envahie, on peut espérer la guérison malgré
la persistance, parfois si longue, des troubles moteurs et sensitifs.

II. PARAPLÉGIES SANS LÉSIONS MÉDULLAIRES

Les paraplégies sans lésions médullaires se rapportent aux paralysies hystériques et aux paralysies réflexes que nous décrirons
successivement.

a) *Paralysies hystériques.* — La paraplégie est assez fréquente
dans le cours de l'hystérie, c'est à elle qu'il faut rapporter le plus
grand nombre des observations publiées sous le nom de paralysie
réflexe dans le cours de la grossesse. Elle atteint surtout les jeunes
primipares et se développe brusquement à la suite d'une émotion,

d'une contrariété, etc. ; il peut arriver aussi que son développement soit lent et qu'elle ne se manifeste tout d'abord que par un peu de faiblesse des membres inférieurs. L'amyosthénie s'accroît graduellement pour arriver parfois à une impotence absolue, comme chez la malade de Jolly (de Strasbourg). Le degré de paralysie est très variable, depuis la simple gêne dans la marche et l'ascension, jusqu'à la paralysie flasque, absolue ; il arrive encore que les phénomènes d'impotence sont plus accentués d'un côté que de l'autre. Généralement, la contractilité électrique est conservée, la sensibilité électrique perdue ou diminuée ; la peau conduit mal le courant.

L'altération de la sensibilité est constante et c'est son existence qui permet de rapporter à leur origine réelle les phénomènes de parésie. On observe de l'engourdissement, du froid dans les jambes, la peau est atteinte plus ou moins profondément d'anesthésie ou d'hyperesthésie ; c'est au niveau des parties paralysées que les altérations sensitives sont les plus accentuées, leur répartition affecte le caractère que leur a assigné Charcot, de se superposer à la fonction.

Les troubles trophiques manquent, même lorsque la durée de la maladie se prolonge, les extrémités sont froides et cyanosées, les divers réflexes sont conservés. Il peut s'y ajouter de la contracture d'un ou de plusieurs muscles.

La paraplégie hystérique survient à peu près exclusivement au cours de la grossesse, à une époque variable, souvent pendant les premiers mois ; elle persiste en général jusqu'à la délivrance. Elle disparaît, à cette époque, dans les cas où les troubles paralytiques n'ont été que peu accentués ; mais, si la paralysie a été profonde, elle peut se prolonger longtemps après l'accouchement et donner lieu à des récidives en cas de nouvelle gestation,

On retrouve dans cette forme la bizarrerie, la variabilité qui caractérisent les paralysies de même ordre. Chez deux malades observées par Jolly, la guérison s'effectua avec une rapidité surprenante par l'annonce d'une prochaine cautérisation au fer rouge. Abercrombie avait déjà fait la remarque que, ce qu'il y a de plus singulier, c'est que, dans certains cas de paraplégie, la maladie dure fort longtemps sans aucune amélioration, puis tout à coup et par un changement qui déroute nos prévisions, s'améliore et disparaît complètement.

C'est vraisemblablement à l'hystérie qu'il faut rapporter la paraplégie que présentaient deux femmes dont l'histoire a été rapportée par Charpentier. Elles avaient été l'une et l'autre paralysées plusieurs années avant leur grossesse, mais elles étaient à peu près guéries lorsqu'elles devinrent enceintes. Sous l'influence de la gestation, l'impotence motrice reparut et s'aggrava au point que, peu de mois avant l'accouchement, la marche était devenue impossible ; Bertrand, Leroy d'Etiolles ont publié des observations analogues.

b) *Paralysies réflexes.* — Nous ne pouvons que répéter, à leur propos, ce que nous avons dit précédemment, quand il s'est agi de l'hémiplégie. L'influence de l'action réflexe sur le développement des paralysies n'a plus la même importance qu'on lui a accordée si longtemps, puisqu'on lui attribuait à peu près tous les cas de paraplégies fonctionnelles observées chez les femmes enceintes. On connaissait les troubles de la locomotion qui surviennent au cours des maladies utérines et, dans sa thèse de 1858, Esnault avait publié quinze observations de lésions diverses de l'utérus dans lesquelles la métrite interne, l'antéversion, le plegmon péri-utérin, la métrite chronique avaient donné lieu tantôt à une paraplégie, tantôt à une paralysie incomplète des membres inférieurs. Dans tous ces cas, les accidents semblaient subordonnés à la lésion utérine puisqu'ils avaient disparu avec elle.

On connaît également les travaux importants de Lisfranc, de Nonat, de Graves, de Romberg, de Leroy d'Etiolles, et surtout de Brown-Séquard sur le mécanisme de l'action réflexe. Il a semblé que l'utérus gravide pouvait avoir une influence analogue à celle de l'utérus malade et dans les travaux les plus récents, comme ceux de Colombet, de Charpentier, on a considéré que l'action réflexe jouait un rôle prédominant dans la production des paraplégies inorganiques.

Un examen plus approfondi des lésions médullaires qui se développent à la suite des lésions des voies urinaires, du rein, de l'utérus, les expériences de Tiesler, de Feinberg ont montré que, dans les paraplégies urinaires par exemple, il existe une névrite lombo-sacrée prenant naissance dans les points enflammés du petit bassin, remontant jusqu'à la moelle où il se produit, par propagation, des foyers véritables d'inflammation qui causaient la paraplégie. Si l'on ajoute que les travaux de l'École de la Salpêtrière ont à la fois élargi le cadre de l'hystérie, et donné des moyens d'investigation pour la reconnaître, on comprendra que le chapitre des paraplégies d'ordre réflexe doive être singulièrement abrégé, si l'on en sépare les cas justiciables de la névrose et ceux qui doivent leur origine à une lésion organique.

Il ne faudrait cependant pas pousser trop loin ce travail d'élimination et l'observation des faits, non moins que la nécessité de la clinique, exige la conservation de cette catégorie de paralysies.

Dans cette forme, l'impotence motrice n'est jamais complète, elle apparaît lentement et seulement au cours de la grossesse, à une époque variable, elle envahit les deux membres souvent d'une façon inégale. Les femmes peuvent encore se tenir debout, faire quelques pas, mais la marche est chancelante, le sujet a besoin d'appui, la fatigue arrive vite et pour peu que les efforts soient accentués, comme dans l'ascension d'un escalier, ils provoquent rapidement de l'impotence presque absolue. L'anesthésie n'existe jamais, il n'y a pas de sensation anormale de chaud et de froid, mais les seuls troubles subjectifs de la sensibilité consistent en engourdissement, en fourmillements au niveau du mollet et des orteils. Ni la vessie, ni le rectum ne sont atteints, il existe tout au plus une certaine paresse dans leur fonctionnement ; il n'y a pas de douleurs en ceinture, pas de troubles trophiques appréciables.

La plupart de ces malades ont vu le début de leur grossesse troublé par des vomissements, presques toutes présentent le tempérament nerveux et souffrent plus ou moins d'anémie ; aussi, comme le fait remarquer Colombet, lorsqu'elles veulent . dormir, elles placent la tête et les pieds élevés, elles trouvent dans cette position un sommeil plus facile et un soulagement à leur état, le retour du sang vers les parties anémiées de la moelle est ainsi facilité.

Cette paralysie est toujours temporaire et par conséquent sans gravité ; il arrive même qu'en raison de son peu de retentissement sur la santé générale, elle échappe au médecin qui ne met pas un soin spécial à la chercher. Elle présente souvent des variations dans sa marche, avec des alternatives d'amélioration et d'aggravation, s'étendant parfois aux membres supérieurs ; elle disparaît en général après l'accouchement. La parturition a toujours été normale.

DIAGNOSTIC. — Le diagnostic est très important, il s'agit de reconnaître si une paraplégie est liée à une altération organique de la moelle ou bien si elle résulte d'un simple trouble fonctionnel de cet organe. Le problème est moins facile à résoudre qu'on ne le suppose. Si les paralysies réflexes sont aisées à reconnaître, il n'en est pas de même de certaines paraplégies hystériques dont les symptômes et la marche ont la plus grande ressemblance avec les symptômes et la marche des paraplégies causées par une myélite ou une sclérose de la moelle. Dans les deux cas, on peut observer une impotence motrice complète, des contractures, de l'anesthésie cutanée absolue, de la rétention d'urine et une constipation opiniâtre ; aussi, pour reconnaître la nature nerveuse de la paralysie, il faudra se baser sur l'examen du sujet, sur ses antécédents, sur les stigmates, plutôt que sur les caractères mêmes de la paraplégie.

Cependant certains symptômes sont plutôt caractéristiques des paralysies organiques, comme l'exagération des réflexes, l'épilepsie spinale, la douleur du rachis, les douleurs en ceinture, les troubles trophiques, les sueurs locales, l'œdème, l'atrophie musculaire ; leur existence sera d'un grand secours pour le clinicien.

PRONOSTIC. — Il variera avec la nature de la maladie : grave avec les lésions médullaires, bénin avec les troubles fonctionnels; on ne devra pas oublier cependant que certaines paraplégies hystériques durent fort longtemps et sont rebelles à toutes les tentatives thérapeutiques, tandis que les paralysies liées à des myélites légères guérissent rapidement. Il est même une forme qui comporte souvent un pronostic bénin, ce sont les paraplégies consécutives à la septicémie puerpérale et qui résultent d'une propagation, aux plexus lombaires et sacrés, des altérations qui ont atteint les organes pelviens. La marche de ces paralysies est parallèle à l'évolution des lésions inflammatoires qui leur ont donné naissance ; elle peut être longue et souvent les nerfs ne recouvrent que lentement leur intégrité. La terminaison dépend de l'état général, elle est toujours favorable quand la patiente peut lutter efficacement contre les symptômes d'infection généralisée.

Traitement. — Les paraplégies puerpérales d'origine organique ne donnent lieu à aucune indication spéciale pour leur traitement ; on usera des moyens ordinaires : fer rouge, révulsifs le long de la colonne, iodure de potassium, strychnine, nitrate d'argent, etc. ; selon la forme clinique et la nature des lésions. Lorsque la grossesse survient chez une femme atteinte d'une lésion organique de la moelle, ou qu'elle coïncide avec son développement, on ne saurait conseiller de provoquer l'accouchement dans le but d'atténuer les troubles moteurs et sensitifs. Non seulement les résultats seront nuls, comme il arriva chez la malade de Bernhard qui était tabétique et chez laquelle on avait provoqué l'accouchement dans une grossesse antérieure, mais il ne faut pas oublier que la paraplégie ne gêne guère la grossesse et n'apporte aucun obstacle à la parturition, la plupart de ces femmes ont accouché à terme, sans gêne appréciable, d'enfants vivants et bien portants.

Lorsque la paralysie reconnaît comme origine une névrite du plexus sacré par propagation d'une inflammation du parametrium, l'indication primordiale est d'agir sur le foyer originel par les moyens appropriés. Contre les phénomènes de névrite qui se traduisent par des élancements douloureux, de l'anesthésie cutanée, de l'atrophie musculaire et de l'impotence motrice, on agira à la fois sur les branches du plexus par des pointes de feu, des vésicatoires volants placés en avant et en arrière du bassin, et sur les extrémités paralysées par des frictions stimulantes, des massages, des courants faradiques et l'emploi de la strychnine.

Pour les paraplégies d'origine hystérique, nous renvoyons aux considérations que nous avons développées à propos des hémiplégies de même nature.

Enfin, dans les formes réflexes, on se bornera au repos horizontal dans une position telle que la tête et les membres inférieurs soient plus élevés que le bassin ; la plupart de ces malades étant anémiques, cette position favorisera l'afflux du sang vers la moelle anémiée.

Une alimentation substantielle, le séjour à la campagne, le massage, le bromure de potassium, si les phénomènes sensitifs sont accentués, sont d'utiles adjuvants.

§ 4. Paralysies des organes des sens.

R. Ancke, Ein Fall von Nachtblindheit nach Blutverlust bei einer Schwangeren (Centralbl. f. prakt. Augenheilk., 1886, p. 37). — Bernard, Contribution à l'étude des paralysies puerpérales d'origine éclamptique, thèse, Paris, 1884. — Bowen, Albuminuric neuro-retinitis in Pregnancy (Austral. med. Journ., 1883, p. 448). — Chevallereau, Sur l'hémianopsie consécutive à des hémorragies utérines (France médic., 1890, p. 321). — S. Cohn, Uterus und Auge, Wiesbaden, 1890. — Desmarres, Maladies de la rétine observées pendant la grossesse et la parturition (Tr. des mal. des yeux, t. III, p. 501, Paris, 1858). — Fano, Troubles de la vision chez les femmes enceintes (Journ. d'ocul., 1883, t. XI, p. 111). — Galezowski, Traité des mal. des yeux, 3ᵉ édition, p. 619, Paris, 1888. — Hamon du Fresnay, Un cas de cécité absolue et soudaine chez une hystérique pendant la grossesse (Gaz. des Hôpit., 1889, p. 981). — Jones, Albuminuric retinitis of Pregnancy (Brit. med. Journ., 1883, p. 712). — Lécorché, De l'altération de la vision dans la néphrite albumineuse, thèse, Paris, 1858. — Lever, Sur quelques désordres du système nerveux qui accompagnent la grossesse et la parturition (Ann. d'ocul., 1848, t. XIX, p. 125, et Guy's Hospit. Reports, vol. V, 1847). — Loring, Premature Delivery for the prevention of Blindness (New-York med. Journ., 1883, t. XXXVII, p. 59). — Lutz, Augenerkrankungen während der Gravidität und in Puerp., Inaug. Dissert., Tübingen, 1884. — T. Métaxas, Des troubles oculaires dans la grossesse et l'accouchement, thèse, Paris, 1882. — Teillais, De quelques hémorragies oculaires pendant la grossesse (Journ. de méd. de l'Ouest, 1886, t. XX, p. 158).

Les paralysies sensorielles qui surviennent pendant la puerpéralité sont celles de la vue et de l'ouïe, de la première plus particulièrement.

1° *Organe de la vision.* — Les troubles de la vue sont de beaucoup les plus fréquents, ils se présentent sous forme d'hémiopie, d'amblyopie légère ou d'amaurose complète. Ils reconnaissent comme origines les deux grandes causes de paralysies puerpérales que nous avons signalées à différentes reprises : l'*albuminurie* et l'*hystérie;* nous y joindrons l'*anémie* qui résulte d'une hémorragie utérine abondante :

I. L'*amaurose albuminurique* présente des variations très grandes dans son intensité ; elle survient avant ou après l'accouchement, précède ou suit les convulsions éclamptiques dont elle peut être le symptôme prémonitoire et possède, à ce titre, une valeur prodromique de la plus haute importance; cette amaurose urémique peut survenir aussi en dehors de toute attaque convulsive. Elle atteint le plus sou-

vent les deux yeux et parfois avec une rapidité extrême de telle sorte
que, si le phénomène se produit pendant la nuit, certains malades
s'imaginent que la lumière qui éclairait leur chambre s'est brusquement éteinte. L'intelligence peut rester intacte. D'autres fois,
c'est au sortir de l'attaque convulsive, lorsque cesse le coma, que
la cécité se manifeste et persiste pendant une période de temps plus
ou moins longue.

En l'absence de phénomènes convulsifs ou comateux, le trouble
de la vision disparaît assez rapidement, la cécité complète dure d'un
à trois jours en moyenne, elle disparaît quelquefois au bout d'une
ou plusieurs heures. Généralement ce symptôme est compatible avec
la persistance de la réaction pupillaire et ne s'accompagne d'aucune
lésion apparente de la rétine ; le phénomène est d'origine centrale,
c'est le centre de la vision qui est atteint par le poison urémique.
La conservation de la réaction pupillaire permet un pronostic favorable pour le rétablissement de la fonction : car, si elle persiste
dans les cas de cécité complète, il faut que le nerf optique et tout le
tractus optique jusqu'aux tubercules quadrijumeaux soient absolument intacts, mais cette persistance n'implique aucun pronostic
favorable pour le cas lui-même, attendu que certaines malades peuvent succomber. En général, la pupille est plutôt paresseuse ou
immobile. La cécité complète peut être remplacée par de la diplopie,
de l'hémiopie, de l'héméralopie ou de la simple amblyopie.

D'autres fois, il existe de véritables lésions rétiniennes et, sous ce
rapport, comme le faisait remarquer Desmarres père, les femmes
enceintes sont dans les mêmes conditions que les autres personnes
atteintes de néphrite albumineuse, avec cette différence que, chez
elles, l'albuminurie disparaissant après la parturition, le pronostic en
ce qui concerne les yeux devient favorable. Il ne faut pas confondre
cette rétinite albuminurique avec l'amaurose urémique que nous
avons décrite tout d'abord et qui offre une tout autre allure.

Galezowski a eu l'occasion d'observer des cas assez nombreux de
rétinite albuminurique gravidaire, il considère cette forme comme
ne différant pas beaucoup de celle qui accompagne la maladie
brightique. Les particularités qu'il a pu observer à ce sujet sont les
suivantes : a) La rétinite gravidaire est rarement développée au même
degré dans les deux yeux ; b) Les hémorragies manquent souvent
complètement dans les deux yeux et les exsudations disparaissent
complètement trois ou quatre mois après l'accouchement ; c) Il se
forme souvent dans la région de la macula des taches blanches
disséminées en éclaboussures ou allongées en forme d'éventail. Ce
sont des exsudations rétiniennes qui restent souvent organisées pour
toute la vie de la malade.

Si les hémorragies rétiniennes sont rares, elles existent néanmoins et se produisent habituellement dans le segment postérieur du globe, tantôt dans la macula, tantôt au pourtour de la papille, elles disparaissent souvent après la délivrance. Desmarres père (cité par Galezowski) rapporte l'histoire d'une femme frappée d'une apoplexie rétinienne d'un œil pendant une première grossesse, et d'une apoplexie analogue de l'autre œil pendant une seconde grossesse La vue se rétablit, mais d'une manière incomplète. La même lésion peut être provoquée par l'anémie pernicieuse qui complique parfois la gestation.

Dans la rétinite albuminurique, la marche des phénomènes est généralement lente et progressive, les malades présentent une diminution plus ou moins marquée de la vue qui va rarement à la cécité complète ; il peut y avoir une amélioration passagère sous l'influence du traitement, mais, en général, l'accouchement seul détermine la guérison des troubles visuels. Cette marche lente, cette amblyopie incomplète distinguent nettement la rétinite avec exsudat de l'amaurose urémique dont l'apparition soudaine et la disparition rapide sont en quelque sorte caractéristiques.

Les exsudats rétiniens disparaissent assez facilement au cours du puerpérium, parfois en quelques jours, parfois au bout de plusieurs semaines seulement. Les hémorragies de la rétine comportent un pronostic plus sérieux surtout lorsqu'elles reconnaissent pour origine, non plus la néphrite ou l'éclampsie, mais l'anémie pernicieuse.

Le traitement ne diffère en rien de celui qui est indiqué dans les troubles oculaires de la maladie de Bright : il consiste essentiellement en repos, diète lactée, toniques, préparations ferrugineuses. Quelques médecins américains, comme Loring, Moore, Palmer, ont cru nécessaire de provoquer l'accouchement dans quelques cas graves d'amaurose et ils l'ont fait avec succès, au grand bénéfice des malades.

II. L'*hystérie* détermine sur l'organe de la vision, chez certaines femmes enceintes, les différentes modalités de l'amblyopie : rétrécissement du champ visuel, hémiopie, scotome, enfin amaurose totale lorsque la macula est envahie. Cette dernière forme est très rarement observée, même en dehors de la grossesse. Briquet n'en cite que trois cas, tandis que l'amaurose unilatérale est assez fréquente. Hamon (du Mans) a rapporté l'histoire très curieuse d'une jeune femme de vingt et un ans qui, au septième mois de sa grossesse, fut prise d'une cécité totale ; il n'y avait ni albuminurie, ni lésions des milieux transparents ou de la rétine. Au bout de trente-six heures, la vision revint par moitié en ce sens qu'il existait une légère hémiopie latérale droite ; la perception du bleu était douloureuse ; en deux jours, l'hémiopie disparut et la vision revint intégralement. Chez cette malade, pendant la période de cécité absolue, les pupilles étaient moyennement dilatées et réagissaient à la lumière ; il n'y avait jamais eu de crises convulsives, mais seulement de la migraine ophtalmique et des vomissements très abondants au début de la gestation.

C'est également à la névrose qu'il faut attribuer les troubles visuels qu'éprouva une malade dont Lever rapporte l'histoire et qui, au début de sa grossesse, avait présenté les symptômes du scotome central. Le point de fixation des objets paraissait recouvert d'une tache noire, tandis que leur contour était très apparent. Ces phéncmènes revinrent à différentes reprises pendant la grossesse et disparurent définitivement trois mois après l'accouchement.

III. Les *hémorragies utérines* précèdent quelquefois certains troubles de la vision assez rares et dont la pathogénie reste obscure : il s'agit de l'hémianopsie et je fais allusion aux faits publiés par Heldim, Günz, Cohn et Chevallereau. Ce dernier a cité deux cas d'hémiopie survenus dans des conditions à peu près identiques chez deux femmes d'une excellente santé, à la suite de pertes utérines abondantes. Chez l'une, ce fut après un accouchement normal, chez l'autre au cours d'une fausse couche. Ces métrorragies amenèrent une syncope, puis une perte de connaissance de longue durée, et, en revenant à elles, ces patientes s'aperçurent de la perte de la moitié droite du champ visuel. Le cœur était sain et les urines étaient normales.

Chevallereau rappelle les cas de ce genre qui ont été publiés et qui sont très rares puisqu'ils ne sont qu'au nombre de 5 ; parmi ceux-ci, il y en a 4 où la disposition du champ visuel a été indiquée, il s'agissait toujours d'une hémianopsie droite, par conséquent de lésions portant sur la bandelette optique gauche ou le centre cortical de la vision.

Dans des circonstances analogues, c'est-à-dire à la suite de pertes utérines abondantes ou, plus simplement, comme la conséquence de l'anémie cérébrale et rétinienne, on a signalé un certain nombre de cas d'héméralopie. Dans le cas rapporté par Ancke, il s'agissait d'une femme de trente-huit ans, VI pare, arrivée au neuvième mois de la grossesse, qui présentait depuis quatorze jours des hémorragies très abondantes par les voies génitales. Comme dans les observations analogues, l'acuité visuelle était normale, le fond de l'œil était sain, mais il y avait un peu d'albuminurie ; en outre on constatait un rétrécissement du champ visuel pour les deux yeux, ainsi qu'une diminution concentrique pour les couleurs. Cette dernière condition semblerait indiquer une origine hystérique et l'hémorragie utérine n'aurait été que l'agent provocateur des troubles visuels. Il est même rare que l'héméralopie soit consécutive à des pertes de sang, la plupart du temps elle apparaît comme un simple trouble fonctionnel, sans cause appréciable, si ce n'est un état d'anémie. On est mal renseigné sur la cause intime de ce trouble singulier. Treitel en fait un simple défaut d'adaptation, pendant que Parinaud l'attribue à une défaillance dans la production du pourpre visuel. Pourtant, la macula qui ne renferme pas trace de pourpre est frappée ainsi que le reste de la surface rétinienne. Ce phénomène de cécité nocturne survient généralement une quinzaine de jours avant l'accouchement pour se prolonger après la délivrance pendant un temps à peu près égal ; il ne comporte aucun pronostic sérieux.

J'ai indiqué déjà combien il était difficile d'expliquer la pathogénie de pareils symptômes ; on ne peut songer à des troubles circulatoires sérieux, hémorragie ou ramollissement, parce que les malades n'étaient ni albuminuriques ni cardiopathes et que, chez plusieurs d'entre elles, le trouble de la vision fut passager. L'hystérie pourrait être considérée avec plus de raison comme l'agent provocateur si l'on ne savait que l'hémiopie est un symptôme des plus rares de cette maladie, qu'elle n'apparaît guère qu'à l'état transitoire et dans des conditions bien spéciales, à la suite de la migraine ophtalmique. Il faudra songer cependant à la possibilité d'une pareille interprétation et rechercher avec soin les antécédents névropathiques, l'existence des stigmates caractéristiques, lorsqu'on verra se produire de l'hémianopsie ou l'héméralopie chez une accouchée, à la suite de pertes utérines ; le domaine de la névrose est aujourd'hui des plus vastes, et, parmi les agents qui en provoquent l'apparition, on sait qu'il faut compter les hémorragies. On devra se souvenir également que les phénomènes sensoriels sont parfois isolés et qu'ils peuvent être la manifestation première et monosymptomatique de l'hystérie (Gilles de la Tourette) ; l'absence des stigmates ne peut donc être une raison suffisante pour écarter l'origine nerveuse des troubles de la vision.

Les altérations des organes des sens, autres que celui de la vue, sont plus rarement observées, tantôt il s'agit de troubles de nature nerveuse, sans altération des centres ou des expansions périphériques des nerfs et l'hystérie est la seule cause qu'on puisse invoquer. Le goût est amoindri, il existe un affaiblissement de l'ouïe et de l'odorat, au même titre que le rétrécissement du champ visuel dans les troubles de la vue. Ces anesthésies sensorielles peuvent être la manifestation première de l'hystérie, elles peuvent exister en l'absence de spasmes, de crises convulsives, en l'absence même des stigmates les plus fréquents, comme l'anesthésie de la peau et des muqueuses. Mais le plus souvent elles coïncident avec des altérations de la sensibilité portant souvent sur la peau ou la muqueuse qui revêt l'organe dont le sens est lésé : ainsi, lorsque l'ouïe est plus ou moins intacte, la sensibilité générale du conduit auditif est également plus ou moins bien conservée; ici encore on retrouve l'application de cette loi de superposition que Charcot a si bien établie.

On peut faire remarquer que l'anesthésie des muqueuses et la perte de certains sens, comme le goût, l'odorat, n'ont aucune influence sur les réflexes sécrétoires. L'anesthésie du goût n'empêche nullement la sécrétion salivaire, et, inversement, la sialorrhée, qui est une manifestation gravidique de l'hystérie, se produit indépendamment de l'anesthésie sensorielle de la bouche.

La surdité nerveuse existait vraisemblablement dans les faits de Tiedemann, de Portal où la grossesse provoquait la surdité périodique, mais, le plus ordinairement, c'est l'albuminurie qui détermine les troubles de l'audition. Lever rapporte quatre observations de surdité complète résistant à tous les traitements et disparaissant après la délivrance. « Quand l'albumine n'existait plus, dit-il dans une lettre à Churchill, l'ouïe reprenait toute sa subtilité. » Churchill lui-même affirme qu'il a toujours trouvé de l'albuminurie dans les cas analogues. La perte de l'ouïe n'est pas ordinairement absolue, elle s'accompagne souvent de sifflement ou de bourdonnements, elle est tantôt unilatérale, tantôt double. Depuis Baudelocque et Braun nous savons que les bourdonnements d'oreille et la surdité annoncent souvent l'attaque d'éclampsie ou bien en sont la conséquence; l'affaiblissement de l'ouïe peut être alors remplacé par de l'hyperesthésie auditive. Dans ces conditions, la surdité, comme la cécité dont elle est la compagne fréquente, n'est jamais qu'un phénomène brusque et transitoire et les femmes qui en sont atteintes présentent quelques-uns des symptômes de l'albuminurie et même de l'urémie, comme la pâleur des téguments, l'œdème des extrémités ou des paupières, la céphalalgie frontale et les vomissements.

Les différentes paralysies des organes des sens que nous venons d'énumérer sont des symptômes relativement rares, et à part l'amaurose, elles peuvent échapper, parce qu'elles ont besoin d'être cherchées et aussi parce qu'elles frappent moins l'attention des malades qu'une perte brusque de la vision.

Ces différents troubles sensoriels ne donnent lieu à aucune indication thérapeutique spéciale.

§ 5. **Paralysies traumatiques.**

BIANCHI, Des Paralysies traumatiques des membres inférieurs chez les nouvelles accouchées, thèse, Paris, 1867. — BRIVOIS, Des Paralysies traumatiques du membre inférieur consécutives à l'accouchement laborieux, thèse, Paris, 1878. — DORION, Des Paralysies du nerf sciatique poplité externe d'origine pelvienne, thèse, Paris, 1884. — LAVILLE, Contribution à l'étude de la paralysie partielle des membres abdominaux, etc. (Ann. de gyn., 1879, t XII, p. 161).

— Lefebvre, Des paralysies traumatiques des membres inférieurs consécutives à l'accouchement laborieux, thèse, Paris, 1876. — Leyden, Maladies de la moelle, trad. franç. par Richard et Viry, Paris, 1879, et Charité-Annalen, 1862. — Vinay, Paralysie radiculaire du nerf sciatique par compression à la suite de l'accouchement (Rev. de méd , 1887, p. 517). — Weir Mitchell, Les lésions des nerfs, trad. franç., p. 133, Paris, 1874.

L'étude des paralysies traumatiques du membre inférieur consécutives à un accouchement plus ou moins laborieux est de date relativement récente ; les faits de ce genre n'ont attiré l'attention des observateurs que depuis la thèse de Bianchi parue en 1867. Avant cette époque, les accoucheurs étaient généralement sceptiques à leur égard : Imbert-Gourbeyre trouvait d'une étiologie obscure la part du traumatisme dans la production des paraplégies, et Churchill, adoptant l'opinion de Lisfranc, pensait que la paralysie des membres inférieurs qui survient à la suite de la parturition doit être rapportée à un épanchement séreux plutôt qu'à la compression du plexus sacré et du nerf obturateur.

Dans son travail basé sur cinq observations bien authentiques, Bianchi établit d'une façon définitive l'existence des paralysies liées au traumatisme ; il remarque qu'elles sont presque toujours unilatérales et limitées à la sphère du nerf sciatique. Les recherches ultérieures de Lefebvre, de Brivois, de Dorion, de Vinay, n'ont fait que confirmer l'exactitude de la description donnée par cet excellent observateur.

Plus récemment, on a trouvé que le cadre des paralysies traumatiques était trop étendu et l'on en a séparé un certain nombre qui, par leur marche et leurs symptômes, présentent cependant, avec elles, la plus grande analogie : ce sont les paralysies par névrite des nerfs périphériques. Il a même semblé douteux à quelques auteurs que le traumatisme de l'accouchement puisse être le point de départ de symptômes de paraplégie, et, sans nier absolument la possibilité de la compression et de la contusion des nerfs du bassin, on a voulu englober dans le domaine de la névrite la plus grande partie des accidents qui en résultent.

Il y a là une exagération évidente, et si certaines névrites, par leur localisation sur le sciatique poplité externe, ont une très grande ressemblance avec les paralysies traumatiques, elles en sont distinctes par leur origine infectieuse, par les troubles sensitifs du début, par leur marche lente et par les troubles trophiques qui en sont inséparables. Si les paralysies par névrite périphérique méritent d'être étudiées et décrites à part, les paralysies par traumatisme ont aussi une individualité clinique bien certaine ainsi que nous allons l'établir.

Étiologie et pathogénie. — L'origine des troubles sensitifs et parétiques doit être cherchée, au niveau du bassin, dans l'existence d'une compression des faisceaux qui vont former ou qui constituent déjà le plexus sacré. Tantôt le bassin est normal, tantôt il est rétréci; dans le premier cas, les femmes peuvent avoir eu antérieurement plusieurs accouchements heureux. Lorsque la paralysie se produit, on signale constamment une durée inaccoutumée du travail qui s'est prolongé pendant trente-six et quelquefois soixante-douze heures, aussi a-t-il fallu terminer par une intervention; les contractions utérines étaient énergiques et la tête a séjourné longtemps au niveau du détroit supérieur ou dans l'excavation.

Lorsque le bassin est rétréci, on comprend mieux la possibilité d'un traumatisme; il en est de même de l'ossification prématurée des os du crâne. Les positions de la tête en occipito-postérieures favorisent aussi la production des paralysies par la lenteur du travail qui leur est habituelle, par l'inefficacité des douleurs, la nécessité fréquente d'intervenir et aussi par la situation de l'occiput au voisinage des faisceaux nerveux, car sa portion convexe semble être l'agent fréquent de la compression.

L'action du forceps a été surtout incriminée et c'est à elle seule que Bianchi rapporte la plupart des paralysies traumatiques, attendu qu'il n'a jamais rencontré que des cas dans lesquels il s'agissait d'accouchements laborieux terminés avec cet instrument. Il est certain cependant qu'on peut voir survenir de pareils accidents après des accouchements réguliers et naturels, c'est l'avis de Burns, de Jaccoud, de Keating, de Weir Mitchell, et, dans les faits de ce genre, on ne peut invoquer que la compression produite par la tête fœtale; c'est encore par le même mécanisme que se produit la paralysie à la suite de la version.

Comme l'a fait remarquer Bianchi, le grand nerf sciatique est forcément comprimé dans tous les accouchements, mais à des degrés variables : « Le plus souvent dans les cas ordinaires et à la fin du travail, on observe des crampes dans les mollets et les orteils et tout rentre dans l'ordre dès que la tête a franchi l'anneau périnéal; mais, si le tronc nerveux est trop longtemps et trop fortement comprimé par la tête du fœtus ou l'instrument destiné à l'extraire, des troubles souvent sérieux et durables et même de véritables paraplégies pourront survenir dans la portion des membres inférieurs où se distribuent les branches terminales du nerf. »

Malgré la fréquence si grande des crampes et des douleurs au moment du passage de la tête, la production de paraplégies est un accident exceptionnel, ce qui tient sans aucun doute à la façon dont sont disposés les principaux nerfs contenus dans l'excavation pelvienne. En effet, le nerf crural n'est jamais lésé profondément, protégé qu'il est par les muscles psoas et iliaque; quant au sciatique il n'est le plus souvent atteint que dans l'une de ses racines et la plus grande partie de son tronc reste à l'abri de toute contusion, parce que l'angle sacro-vertébral écarte la tête de la gouttière où ce tronc est placé. « Les nerfs sacrés, restant appliqués contre la paroi postérieure de l'excavation, sont préservés, parce que l'inclinaison des parois et des axes du bassin est telle que l'effort de la tête fœtale se porte principalement en avant contre la symphyse du pubis. » (Bianchi.) — Il faut ajouter encore à cette remarque que les nerfs pelviens, comme l'indique Weir Mitchell, ont des gaines remarquablement épaisses et qu'ils peuvent, comme d'autres nerfs, supporter sans accidents d'être comprimés et serrés avec une force considérable.

Si, par leur position, les nerfs pelviens échappent aisément à la compression, si le nerf sciatique n'est jamais lésé dans sa totalité, il n'en est pas de même de l'une des racines qui contribuent à former ce tronc nerveux, je veux parler du nerf lombo-sacré. Les racines du nerf sciatique proviennent d'une double origine : d'une part, des branches terminales du plexus sacré pour la partie interne, et, d'autre part, du nerf lombo-sacré pour la partie externe. Ce dernier est formé par les branches antérieures de la cinquième paire lombaire et par un faisceau venu de la quatrième. Il se jette en totalité dans le plexus sacré auquel il se réunit par son bord externe et bien au-dessous de son origine. Pour pénétrer dans le petit bassin, il passe isolément sur la crête innominée ; c'est à ce niveau qu'il peut être comprimé par la tête de l'enfant au moment où cette dernière franchit l'orifice du détroit supérieur.

Ce qui le démontre, c'est la distribution spéciale des troubles paralytiques qu'on observe alors chez les accouchées ; non seulement la localisation se produit dans le domaine du sciatique poplité externe, ce qu'on savait jusqu'à présent, mais encore les muscles innervés par le lombo-sacré participent à la paralysie; ce dernier tronc fournit en effet le nerf fessier supérieur qui innerve les muscles fessiers moyen et inférieur, ainsi que le tenseur du *fascia lata*. Lefebvre avait observé des phénomènes douloureux dans la région fessière et il les rapportait à la compression du filet radiculaire, au niveau du détroit supérieur.

Chez une malade que j'ai observée, les troubles sensitifs étaient peu marqués, par contre les symptômes paralytiques étaient très nets dans la sphère du sciatique poplité externe ; en outre cette femme présentait une assez grande difficulté pour produire la rotation en dedans de la cuisse droite ; en exagérant ce mouvement, ainsi qu'en faisant fléchir fortement la cuisse sur le bassin, on ne sentait pas au-dessous de l'épine iliaque antérieure et supérieure la contraction de la masse si appréciable du tenseur du *fascia lata ;* on ne sentait et on ne voyait pas l'aplatissement de la région externe de la cuisse que produit la sangle allongée de ce fascia lorsqu'il est tendu par la contraction de son muscle propre. Je n'ai pu observer, il est vrai, ni aplatissement de la fesse, ni abaissement du pli fessier, mais il faut remarquer que les muscles moyen et petit fessiers seuls auraient pu être lésés, tandis que le muscle grand fessier qui le recouvre est innervé d'une façon indépendante et que les lésions du nerf lombo-sacré ne l'atteignent en aucune façon.

En somme, par l'étude analytique des phénomènes observés chez les accouchées, on a pu tout d'abord admettre que les paralysies traumatiques résultant du travail étaient des lésions unilatérales, des monoplégies (Bianchi). Puis, en examinant de plus près, on a vu qu'il s'agissait de troubles localisés dans le domaine du sciatique poplité externe avec retentissement douloureux du côté de la sphère du fessier supérieur (Lefèvre). Enfin, en tenant compte de la coïncidence des phénomènes de paralysie du côté de certains muscles (tenseur du *fascia lata*, fessier moyen et inférieur), on peut localiser dans la compression d'une des branches originelles du nerf sciatique, dans la compression du nerf lombo-sacré, le point de départ de certaines paralysies obstétricales.

Il semble donc que l'on puisse envisager les paralysies traumatiques puerpérales comme des paralysies radiculaires et c'est à ce dernier caractère qu'elles doivent leur localisation caractéristique; elles seraient pour le membre inférieur ce que la paralysie radiculaire du plexus brachial de Duchenne-Erb est pour le membre supérieur. Il ne faut pas l'oublier, dès leur issue de la moelle, les filets nerveux ont une existence distincte; ils sont spécialisés ainsi que Jean Müller l'avait montré il y a longtemps déjà. Aussi comprend-on que les lésions de la racine d'un nerf ou d'un plexus donnent lieu à un ensemble de symptômes bien spécial et qui sera distinct de celui qui résulte des lésions atteignant un tronc nerveux lorsque ce dernier a pris sa forme définitive et qu'il a groupé en un cordon unique tous les filets qui le composent.

On peut s'étonner qu'une semblable lésion, dont les conditions pathogéniques doivent se rencontrer fréquemment, soit en réalité une rareté clinique. Les indications multiples qui nécessitent l'emploi du forceps, même avec rétrécissement du détroit supérieur, sont des circonstances qui surviennent chaque jour ; et puis il arrive assez souvent que des troubles plus ou moins graves sont la conséquence d'accouchements laborieux et prolongés, il n'est point rare d'observer la fistule vésico-vaginale occasionnée par un séjour trop prolongé de la tête dans l'excavation ; et cependant les cas de ce genre ne s'accompagnent point de paralysie du membre inférieur, encore qu'on puisse souvent constater la présence d'un rétrécissement du bassin.

Il est certain qu'une réponse nettement satisfaisante à une pareille discordance n'est guère possible ; tout au plus peut-on supposer une conformation spéciale du bassin, ou mieux une direction anormale du nerf lombo-sacré qui favorise la compression. Il est évident qu'on ne peut faire que des hypothèses plus ou moins plausibles.

SYMPTOMATOLOGIE. — Lorsque la tête s'engage au niveau du détroit supérieur et descend dans l'excavation, il y a toujours des douleurs sur le trajet du sciatique, ces douleurs sont fulgurantes, lancinantes, et parfois intenses au point que la parturiente, comme l'a rapporté Polaillon, néglige la douleur du ventre pour ne se plaindre que de celles-là. Elles siègent au niveau de la fesse et vers les extrémités plantaires des nerfs comprimés, dos du pied, extrémité du gros orteil, ou mollet, mais il s'agit là d'accidents fréquemment observés et presque toujours transitoires puisqu'ils disparaissent après la délivrance.

Les accidents ne suivent généralement pas immédiatement l'accouchement et c'est au bout de deux à trois jours en moyenne que la femme se plaint des troubles subjectifs de la sensibilité dans l'une des deux jambes, c'est une sorte d'engourdissement, de fourmillement ; d'autres fois il y a des phénomènes lancinants ou bien c'est une sensation de froid persistant vers les orteils et la partie externe de la jambe.

Les troubles moteurs sont tout d'abord quelque peu diffus dans tout le membre, il y a de l'affaiblissement de la motilité dans la cuisse du côté atteint, la flexion du genou se produit avec une certaine gêne, mais au bout de quelques jours, la localisation des symptômes se dessine nettement, les phénomènes transitoires disparaissent et la paralysie se maintient dans la région antéro-externe de la jambe et du pied, c'est-à-dire dans la sphère du sciatique poplité externe.

La paralysie est unilatérale et siège tantôt à droite, tantôt à gauche, le plus souvent à gauche ; il peut arriver que le côté lésé soit celui vers lequel était tournée la portion convexe de l'occipital, lors de l'accouchement, mais le fait est loin d'être constant.

Les troubles objectifs de la sensibilité sont très variables ; parfois presque nuls, ils vont dans d'autres circonstances jusqu'à l'analgésie et l'anesthésie ; mais quelle que soit leur intensité, ils peuvent disparaître tandis que les phénomènes paralytiques persistent longtemps et, d'après leur étendue et leur intensité, servent à caractériser les différents degrés de la maladie.

Ces symptômes varient nécessairement avec l'étendue plus ou moins grande des racines nerveuses qui ont été comprimées ainsi qu'avec l'intensité du traumatisme ; on peut, au point de vue de la paralysie, établir différentes catégories.

Dans les formes les moins accentuées, tout se borne à une paralysie motrice dans le domaine des muscles innervés par le sciatique poplité externe. Le pied est dans l'extension forcée et semble continuer la jambe ; l'abaissement de la pointe est porté à son maximum et toute tentative volontaire pour la relever ainsi que pour la porter en dehors reste absolument inutile, bien que les mouvements passifs d'abduction soient toujours possibles ; la malade ne peut également pas relever les orteils et les mouvements d'adduction du pied restent imparfaits. Par contre, les muscles de la cuisse et ceux de la partie postérieure de la jambe ont conservé intactes leurs fonctions.

A l'examen électrique, on constate que les muscles paralysés se contractent également sous l'influence des courants faradiques à peu près comme ceux du côté opposé. Il n'y a pas de réaction de dégénérescence, et les courants galvaniques produisent la contraction selon la formule normale : $\mathrm{KaSZ} > \mathrm{AnSZ}$.

Dans ces formes bénignes, il peut n'exister aucun trouble de la sensibilité, ni objectif ni subjectif. L'application la plus légère d'une tête d'épingle est immédiatement perçue dans les points qui sont le siège des troubles moteurs ; la patiente ne ressent ni élancement ni engourdissement dans le pied et la partie externe de la jambe.

En somme, tout se borne à une paralysie du jambier antérieur, de l'extenseur commun des orteils, de l'extenseur propre du gros orteil et des pédieux. La lésion est surtout apparente lorsque la malade veut marcher ; elle doit soulever très haut la jambe parce que c'est le seul moyen qu'elle ait pour élever la pointe et la détacher du sol ; puis, dans le mouvement de progression, elle lance en avant le pied dont la pointe râcle le sol et c'est par la pointe et le bord externe que le pied touche le sol à la fin du mouvement ; cette démarche est caractéristique ; elle ressemble à celle du cheval qui *steppe* et se reconnaît d'emblée pour peu qu'on soit prévenu.

A un degré plus avancé, les troubles moteurs s'accompagnent de troubles sensitifs, la malade ressent de l'engourdissement et même des tiraillements et des picotements qui descendent le long de la jambe jusque dans les orteils. La sensibilité au froid, à la chaleur, à la douleur, au courant électrique est plus ou ou moins abolie dans toute l'étendue de la face antéro-externe de la jambe et sur le dos du pied ainsi qu'au talon, tandis qu'elle reste intacte à la plante des pieds. L'électrisation faradique des muscles innervés par le poplité externe ne produit aucun effet ou tout au moins le courant nécessaire pour les faire contracter doit être beaucoup plus intense que pour les muscles homologues du côté sain et pour ceux de la partie postérieure de la jambe du côté malade ; l'application unipolaire du courant continu indique la réaction de dégénérescence.

Au bout d'un certain temps, il survient des troubles trophiques ;

l'amaigrissement des masses musculaires a été signalé chez plusieurs malades, il semble même arriver assez vite, aussi l'amélioration ne survient-elle que lentement et se trouve encore incomplète au bout de plusieurs années.

Dans une autre catégorie de faits, l'impotence motrice s'étend encore aux muscles de la face postérieure de la jambe et à la paralysie du sciatique poplité externe se joint celle du sciatique poplité interne ; l'extension du pied, la flexion des orteils et leurs mouvements latéraux deviennent impossibles. Mais, dans les cas de cette sorte, les muscles de la région postérieure reprennent leurs fonctions avant les muscles de la région antéro-externe ; la paralysie est toujours plus profonde dans le rameau du sciatique poplité externe : ainsi on peut obtenir un léger fléchissement des orteils et même un écartement appréciable des uns vis-à-vis des autres par la contraction des muscles plantaires et des interosseux, tandis que leur redressement est de toute impossibilité.

Enfin, on a décrit des formes extrêmes dans lesquelles la paraplégie unilatérale est complète, l'impotence motrice atteint toute la sphère du sciatique et les muscles de la cuisse sont eux-mêmes atteints.

Il est douteux qu'une pareille généralisation des symptômes paralytiques puisse être déterminée par le seul traumatisme de l'accouchement ; on n'en a publié aucun exemple probant. Quand elle existe, cette paraplégie unilatérale est causée par des accidents inflammatoires spéciaux. Le plus souvent, il s'agit d'une névrite parenchymateuse périphérique d'origine infectieuse, analogue à celles qui suivent la diphtérie, la fièvre typhoïde, la pneumonie, etc. ; dans d'autres cas très rares, la névrite a son siège dans le petit bassin, au niveau des branches du plexus sacré ; elle est provoquée par une paramétrite ou une périmétrite qui s'est propagée sur le névrilemme des branches sacrées et qui peut gagner la moelle. Nous avons décrit précédemment, à propos de la paraplégie, cette forme particulière.

PRONOSTIC. — Nous pouvons nous rallier, au point de vue du pronostic, à l'avis émis par Duchenne (de Boulogne).

1º La gravité de la paralysie traumatique par compression des nerfs du plexus sciatique est en raison directe de l'affaiblissement de la contractilité et de la sensibilité électrique des muscles auxquels le nerf sciatique conduit l'excitant nerveux ;

2º Le pronostic de cette paralysie est, en général, beaucoup moins grave, lorsque, la contractilité électro-musculaire étant éteinte, la sensibilité des muscles est conservée ou seulement diminuée.

Le pronostic est donc variable et dépend de l'atteinte plus ou moins profonde de la sensibilité, et aussi de l'état réactionnel des muscles vis-à-vis du courant électrique. Si la sensibilité n'est que peu ou point troublée, si les muscles réagissent sous l'influence de l'électricité, on peut porter un pronostic favorable et espérer que, dans l'espace d'une à trois semaines environ, les troubles moteurs se seront notablement amendés ou même auront disparu.

Par contre, si la sensibilité est profondément lésée et que les muscles présentent la réaction de dégénérescence, il sera prudent de faire des réserves sur le retour plus ou moins complet des mouvements dans le membre atteint. La réserve sera d'autant plus nécessaire qu'on se trouvera à une époque déjà éloignée du début des accidents et que des troubles trophiques, comme l'amaigrissement des masses musculaires, auront apparu. C'est dans les cas de ce genre que l'impotence motrice a persisté pendant des semaines et des mois et, chez quelques malades, n'avait pas disparu au bout de plusieurs années.

Le retour des mouvements sera d'autant mieux assuré que le traitement aura été plus hâtif et aura coïncidé avec l'apparition de la paralysie.

TRAITEMENT. — On peut à peine parler d'un traitement préventif, puisque dans beaucoup de cas la production des symptômes est liée à un rétrécissement du bassin ou encore à une ossification prématurée des os du crâne de l'enfant. On devra tout au plus intervenir un peu hâtivement et éviter le séjour prolongé de la tête au détroit supérieur ou dans l'excavation.

Le traitement curatif consistera dans le repos horizontal et l'immobilité du membre atteint dès qu'apparaîtront les lancées douloureuses, les crampes, la sensation de froid et l'impotence motrice.

Quand la paralysie s'est localisée dans la sphère du sciatique poplité externe, on agira sur la région parésiée par des frictions excitantes avec de l'alcool camphré, du baume de Fioravanti, etc , et par le massage des masses musculaires. Si la contractilité électrique des muscles est conservée, on fera des séances quotidiennes avec des courants faradiques, et, comme ce sont les cas les plus favorables, on verra au bout de quelques jours, de quelques semaines tout au plus, revenir les mouvements volontaires.

Si cette contractilité, par contre, est abolie, si la lésion est ancienne, la conduite à tenir deviendra un peu difficile, attendu que les courants interrompus sont loin d'avoir la même efficacité. L'indication des courants continus est formelle, parce que ces derniers agissent plus activement sur la nutrition et peuvent lutter plus efficacement contre la perte de la sensibilité et contre l'atrophie des muscles. On se servira d'un appareil ayant une intensité de 10 à 12 milliampères, le courant sera descendant, et les séances, pratiquées tous les deux jours, ne dépasseront pas dix à quinze minutes de durée, afin d'éviter les escarres. Quand l'amélioration sera évidente, on pourra agir plus énergiquement avec des pointes de feu ou des pulvérisations de chlorure de méthyle sur la région parésiée ; on usera plus tard de la médication excitante, courants faradiques, massages, frictions, douches d'eau chaude. A cet égard, certaines stations, comme Aix-en-Savoie, Bagnères-de-Luchon, Plombières rendent de grands services. L'amélioration est quelquefois très lente à se manifester, mais elle arrive souvent, même pour les paralysies qui durent depuis plusieurs années. On doit espérer en triompher parce qu'il s'agit de lésions périphériques dont la curabilité est presque toujours possible.

§ 6. Névrites puerpérales.

DÉJERINE-KLUMPKE (Mme), Des polynévrites en général et des paralysies atrophiques saturnines en particulier, thèse, Paris, 1889. — DESNOS, JOFFROY, PINARD, Note lue à l'Acad. de médecine, le 27 novembre 1888. — DEVIC, De la psychose polynévritique (Province méd., n° 9 et 10, 1892). — KAST, Klinisches und Anatomisches über primäre degenerative Neuritis (Deutsches Archiv f. klin. Med., 1886, Hft. I . — KORSAKOW, Eine psychische Störung combinirt mit multipler Neuritis (Archiv f. Psychiatrie, 1889, Bd. XXI, p. 475). — LONDON STRAIN, The Glascow med. Journ., 1888, juin. — MÖBIUS, Ueber Neuritis puerperalis (Münchn. med. Woch., 1887, p. 153). — DU MÊME, Beitrag zur Lehre von der Neuritis puerperalis (Münchn. med. Wochensch., 1890, p. 247). — SOLOVIEW, Un cas de vomissements incoercibles de la grossesse s'accompagnant de névrite périphérique multiple (Med. Obozr., 1892, t. XXXVII, p. 11 (en russe). — E. SOTTAS et J. SOTTAS, Note sur un cas de paralysie puerpérale généralisée (Gaz. des Hôp., 1892, n° 123, p. 1153). — STRAUSS (E.), De la psychose polynévritique, thèse, Lyon, 1893. — TUILANT, De la névrite puerpérale, thèse, Paris, 1891. — WHITFIELD, Peripheral Neuritis due to the vomiting of Pregnancy (The Lancet, 1889, t. I, p. 13).

A côté des paralysies traumatiques, il en est d'autres leur ressemblant par certains côtés, mais d'une origine distincte et d'une nature spéciale ; ce sont les paralysies par névrite périphérique.

Cette altération des parties terminales des nerfs est connue depuis peu de temps ; on en trouvera une étude complète dans le remarquable travail de Mme Déjerine-Klumpke : *Des polynévrites en général et des paralysies atrophiques saturnines en particulier.*

Les névrites périphériques surviennent sous l'influence de causes variées ; elles trouvent leur condition pathogénique la plus ordinaire dans une maladie infectieuse antécédente, comme la diphtérie, la variole, la pneumonie, la fièvre typhoïde, ou bien dans une intoxication : alcool, plomb, arsenic, mercure, etc., ou encore dans quelques maladies par ralentissement de la nutrition, comme le diabète, la chlorose, le marasme, etc.

Parmi les accidents qui viennent troubler le cours de la grossesse ou du puerpérium, il en est quelques-uns qui peuvent être le point de départ de lésions analogues, c'est en effet à la suite de vomissements incoercibles graves, ou d'accidents septicémiques, qu'elles apparaissent au cours de la puerpéralité.

Möbius, le premier, en 1887, eut le mérite d'attirer l'attention sur cette variété clinique et de montrer que la fièvre puerpérale pouvait agir sur les terminaisons nerveuses à la façon des autres maladies infectieuses ; il donna 7 observations relatives à des troubles graves de la neurilité survenue dans la sphère du médian et du cubital. A la suite de Möbius, nous trouvons les travaux de London Strain, de Korsakow, de Devic ; ces deux derniers ont signalé une forme particulière de vésanie qui vient s'ajouter à la polynévrite.

Le meilleur travail d'ensemble que nous possédions est celui de Tuilant qui, en 1891, a rappelé tous les faits publiés avant lui et a pu leur joindre deux nouveaux cas. Son étude très complète résume fort bien l'état de la question ; nous lui avons emprunté quelques-uns des détails qui suivent.

Quant aux névrites qui apparaissent pendant la grossesse, leur existence a été établie successivement, dans des observations isolées, par Desnos, Jouffroy et Pinard, par Whitfield et par Soloview. Dans toutes, la lésion nerveuse a été précédée de vomissements incoercibles.

Nous possédons ainsi actuellement près de 20 cas qui permettent d'étudier l'origine, la marche et la terminaison des névrites puerpérales ; on peut certainement leur adjoindre un certain nombre de faits qui ont été publiés antérieurement au travail de Möbius sous le nom de paralysies réflexes, paralysies traumatiques ou albuminuriques. La nature des symptômes qu'ont présentés les malades de même que les conditions qui les ont déterminés permettent de les faire rentrer dans la catégorie des paralysies périphériques.

SYMPTOMATOLOGIE. — La névrite puerpérale se divise, d'après l'étendue topographique des symptômes de paralysie, en névrite *généralisée* et en névrite *localisée*. Cette dernière forme est la plus fréquente, elle peut atteindre le membre supérieur et le membre inférieur.

Les manifestations symptomatiques sont des plus variées comme forme et comme intensité ; il n'est plus possible d'admettre, comme Möbius le prétendait dans son premier mémoire, que les paralysies toxiques prennent certains types d'après la nature du poison qui les produit et que, si la paralysie du voile du palais est la règle dans la diphtérie, la paralysie des extenseurs dans le saturnisme, il survient dans la puerpéralité une localisation qui lui serait en quelque sorte spéciale : ce serait la névrite des branches terminales du médian ou du nerf cubital, du côté droit surtout. La névrite puerpérale ne présente rien de caractéristique ni dans sa marche, ni dans sa topographie, la seule particularité qui lui appartienne en propre, c'est son origine. Les régions qu'elle peut atteindre sont des plus variées ; si elle simule dans quelques cas les paralysies traumatiques, dans d'autres elle se présente avec l'aspect de la paraplégie, enfin, lorsqu'elle envahit progressivement les quatre membres, elle peut rappeler la paralysie ascendante de Landry.

I. *Forme généralisée.* — Elle apparaît surtout au cours de la grossesse, comme conséquence des vomissements graves. A la suite de l'affaiblissement que détermine l'intolérance de l'estomac, on observe des phénomènes fébriles nettement accentués et peu après on voit survenir des symptômes qui indiquent une altération des nerfs périphériques.

Il y a tout d'abord des troubles subjectifs de la sensibilité consistant en fourmillements, élancements douloureux, prurit, brûlures, sensation de froid, de piqûres d'épingles. En même temps, il se développe du côté des membres, et surtout des membres abdominaux, de la parésie qui augmente graduellement et qui se traduit bientôt par une impotence motrice absolue. La paralysie envahit d'abord une jambe, puis l'autre, et les membres supérieurs sont atteints à leur tour, les malades deviennent incapables de pouvoir porter les aliments à la bouche ; la face reste intacte.

La contractilité électrique, la contractilité faradique surtout est diminuée et parfois apparaît la réaction de dégénérescence, mais la sensibilité électrique persiste, du reste la sensibilité objective est peu atteinte, on ne trouve souvent ni plaques d'anesthésie ou d'analgésie, ni perte de la sensation de la température, et, quand cette perte existe, elle est le plus souvent passagère et peu accentuée, il y a seulement de l'atténuation dans la perception des impressions tactiles et des sensations douloureuses, ainsi qu'un retard dans la transmission de ces impressions. Les troubles sensitifs disparaissent bien avant les troubles moteurs plus profonds et plus tenaces.

Les différents réflexes sont diminués, souvent abolis ; enfin les troubles trophiques se traduisent par de l'amaigrissement des masses musculaires atteintes de paralysie. Soloview a signalé en outre du prurit cutané et une éruption eczémateuse sur le dos et la nuque.

Les fonctions de la vessie et du rectum restent indemnes le plus souvent, mais parfois il survient quelques irrégularités des sphincters.

Exceptionnellement, on voit survenir des troubles de l'intelligence et quelques malades ont présenté des psychoses véritables ; ce sont les faits que Korsakow, Devic, E. Strauss ont décrits sous le nom de *psychoses polynévritiques.*

La vésanie apparaît sous forme de lypémanie ou de manie aiguë avec hallucinations; au début, il y a de l'apathie, de l'indifférence, puis les hallucinations, l'agitation, le délire, les idées de persécution se succèdent avant que ne se soient manifestés les troubles de la périphérie. De même, dans le décours de l'affection, la paralysie disparaît bien avant que les symptômes psychiques soient complètement guéris.

La marche est toujours lente et le retour des fonctions qui ont été abolies ne survient qu'après de longs mois, parfois après plusieurs années. Une seule malade, celle de Soloview, succomba à l'épuisement; il est vrai que la mort put être attribuée plutôt aux vomissements incoercibles qu'à la généralisation de la névrite; car il n'est pas indiqué, dans l'observation, qu'il y ait eu des troubles dyspnéiques, et que les muscles inspirateurs aient été envahis comme il arrive dans la maladie de Landry.

Dans les deux autres cas, la guérison est survenue, mais lentement et chez la malade de Desnos, l'état ne s'est amélioré nettement que deux ans après le début des accidents.

II. *Forme localisée.* — La localisation se produit tantôt sur les membres supérieurs, tantôt sur les membres inférieurs, mais ces types ne sont pas toujours absolument distincts et l'on peut observer comme une ébauche de la forme généralisée.

Dans quelques cas, comme le remarque Tuilant, « la paraplégie puerpérale d'origine névritique s'accompagne d'accidents légers du côté des membres supérieurs, d'une parésie passagère, de courte durée, sans atrophie apparente. De même l'atrophie des membres supérieurs peut évoluer, au début, avec une parésie légère des membres abdominaux. » Mais de pareils faits sont exceptionnels et le plus souvent la névrite se localise d'emblée sur un membre ou un segment de membre, envahissant un tronc nerveux entier ou seulement une de ses branches de distribution.

La forme localisée a été surtout observée après l'accouchement; elle est précédée ordinairement de quelques symptômes fébriles, avec des complications génitales de gravité variable, puis quelques jours ou quelques semaines après la délivrance, la malade ressent des élancements douloureux, l'impotence motrice s'accentue et la lésion est constituée.

A. *Type supérieur.* — Ce sont les branches terminales du nerf médian ou du nerf cubital, ou des deux nerfs à la fois, qui sont le plus ordinairement atteintes par l'agent infectieux, à tel point que Möbius considérait cette localisation comme spéciale aux névrites de la puerpéralité.

Peu de jours après l'accouchement, il se manifeste des crampes douloureuses dans les mains et les doigts, il y a des élancements, des sensations de brûlure. La sensibilité est exagérée à ce niveau et quand on presse même légèrement les articulations du poignet et de la main, on provoque une douleur assez vive.

A cette exagération des sensations douloureuses succède souvent une diminution de la sensibilité au tact, à la douleur et à la chaleur; Möbius a signalé de la paresthésie dans le domaine du médian, en particulier au niveau du pouce et de l'index ; quelques-unes de ses malades présentaient de l'anesthésie de la peau des quatrième et cinquième doigts de la main et des plaques d'anesthésie au niveau du bord cubital de l'avant-bras. En d'autres points, il y a seulement un retard dans la transmission des sensations.

L'impotence motrice est surtout localisée dans les muscles innervés par le cubital et le médian, il y a impossibilité de fléchir les doigts et les mouvements d'opposition du pouce sont très limités. A cette parésie se joint assez vite l'atrophie des éminences thénar et hypothénar et même parfois des muscles de l'avant-bras innervés par le cubital.

Quelquefois le siège de la névrite est plus élevé, il y a des douleurs dans l'épaule avec impossibilité d'écarter le bras du tronc; la paralysie atteint le deltoïde ainsi que les sus- et sous-épineux, le triceps est parésié et l'anesthésie reste limitée à la zone du nerf circonflexe. On a même observé que la névrite pouvait atteindre le plexus brachial.

Les réflexes sont diminués ou abolis, il en est de même de la contractilité des muscles qui présentent souvent la réaction de dégénérescence. Chez une de ses malades, Tuilant a constaté, au début de l'évolution de la névrite, des troubles trophiques caractérisés par une éruption vésiculeuse assez tenace sur la pulpe du doigt, par un œdème et un état cyanotique des extrémités. La cyanose des doigts est fréquente, surtout sous l'influence du froid.

La marche est variable ainsi que la durée des accidents; parfois la disparition des symptômes est rapide et survient au bout de quelques semaines, mais souvent aussi la maladie se prolonge pendant dix-huit mois à deux ans.

B. *Type inférieur.* — Le début, la marche et la terminaison sont les mêmes que pour le membre supérieur. Ici encore on trouve souvent, à l'origine, des complications septicémiques, puis surviennent les fourmillements, les piqûres d'épingle suivies de parésie, de diminution des masses musculaires et des modifications de la réaction électrique. La faiblesse des membres va s'accentuant, les mouvements deviennent de plus en plus malaisés, les malades marchent en traînant les pieds sur le sol, quelques-unes présentent le signe de Romberg ; bientôt elles deviennent incapables de supporter la station verticale, et, quand elles sont couchées, elles ne peuvent détacher les pieds du plan du lit; le réflexe patellaire est diminué ou aboli. Dans les faits qui lui étaient personnels, Tuilant a pu constater, sur les membres malades, des troubles trophiques très accusés : état lisse de la peau sur la face externe de la jambe et sur la face dorsale du pied, sueurs abondantes et fréquentes, chute des poils dans cette même région, épaississement et striation transversale des ongles qui, très allongés, sont recourbés sur l'extrémité antérieure des orteils.

Les sphincters restent absolument intacts.

La paralysie peut envahir les deux membres abdominaux et les symptômes se rapprochent beaucoup de ceux que nous avons signalés, à propos de la paraplégie, comme la conséquence de ces névrites du plexus sacré qui sont consécutives à des inflammations du parametrium. Mais, dans les névrites périphériques, la forme paraplégique est plutôt rare, et, quand elle existe, toujours un côté est plus fortement atteint, au point de vue de la paresthésie, de l'atrophie et de l'impotence motrice.

Très souvent, la localisation se produit sur un seul membre et même sur un segment de membre, l'inflammation envahit de préférence le tronc du sciatique poplité externe, de sorte que la paralysie n'atteint que la partie antéro-externe de la jambe, c'est-à-dire la région qui est frappée à peu près exclusivement dans les paralysies traumatiques. Cette localisation qui est indiquée dans le travail de Tuilant peut se rencontrer aussi dans d'autres névrites périphériques, d'origine infectieuse; je l'ai observée *chez un homme*, à la suite de la fièvre typhoïde.

Une particularité spéciale à la paralysie névritique des membres inférieurs consiste dans certaines attitudes vicieuses que prennent les pieds et les orteils, sous l'influence de l'atrophie des muscles de la région antéro-externe de la jambe et des muscles de la région plantaire. Il en résulte une rétraction des aponévroses et des tendons avec production d'un équinisme très prononcé; cette attitude vicieuse nécessite parfois une opération chirurgicale.

L'*anatomie pathologique* de la névrite puerpérale n'existe pas à proprement parler, puisque tous les faits publiés, à l'exception de celui de Soloview, se sont terminés par la guérison; on ne peut décrire les lésions que par analogie avec celles qu'on a trouvées dans d'autres maladies infectieuses. Dans le cas de Soloview, la névrite était parenchymateuse et avait envahi la plupart des nerfs périphériques, elle était surtout caractéristique au niveau du phrénique.

Diagnostic. — Il est généralement facile de faire le diagnostic de la paralysie puerpérale d'origine névritique. On observe, comme phénomènes antécédents, des vomissements graves pendant la grossesse, et une infection plus ou moins légère pendant les suites de couches. La marche des accidents est rapide, il survient tout d'abord

des douleurs lancinantes, des brûlures dans la région atteinte; la
parésie suit de très près les troubles sensitifs, elle s'accentue rapidement jusqu'à l'impotence complète, les masses musculaires s'atrophient, les réflexes tendineux sont diminués ou abolis, le courant
faradique devient incapable de réveiller la contractilité musculaire
ou ne détermine de contraction qu'à la condition d'avoir une grande
intensité, tandis qu'avec le courant galvanique on observe la réaction de dégénérescence. Les sphincters restent indemnes. Après une
durée qui peut varier d'un mois à deux ans, les courants électriques
provoquent un retour de la contractilité, la faiblesse est moindre,
l'atrophie diminue et, graduellement, les mouvements réapparaissent
jusqu'à guérison complète. Les troubles psychiques, quand ils existent, sont lents à s'amender, et toujours il a fallu plus d'une année
pour que les facultés intellectuelles soient redevenues normales.

La forme généralisée ne peut guère être confondue qu'avec les
paralysies hystériques; l'erreur est possible, parce que l'hystérie
semble trouver dans la grossesse un agent provocateur et que la
névrite n'a pas été observée en dehors des vomissements incoercibles;
or, nous savons que ces derniers surviennent, dans la généralité des
cas, chez des femmes entachées de la névrose. Cependant il est facile
de reconnaître la névrite aux caractères spéciaux que nous venons
d'énumérer, tandis que, dans l'hystérie, les réflexes restent normaux,
l'atrophie n'est jamais hâtive, la sensibilité est toujours atteinte et
ses modifications marchent de pair avec les troubles de la mobilité;
enfin la recherche des stigmates permettra de reconnaître la maladie
réelle. On n'oubliera pas cependant que les névrites périphériques
peuvent survenir chez des hystériques; il faudra alors rechercher ce
qui revient à chacune des deux affections.

La myélite aiguë présente une marche et un appareil symptomatique qui la mettent en évidence; elle se caractérise par de la fièvre,
de la rachialgie, de la douleur en ceinture, de la paralysie avec anesthésie marquée, les sphincters sont toujours atteints et il survient
une escarre au niveau du sacrum. On peut en dire autant de la myélite transverse.

La paralysie par compression ou par traumatisme peut aisément
donner le change dans la forme localisée aux membres inférieurs,
d'autant mieux que, dans quelques cas, les troubles névritiques sont
limités à la sphère du sciatique poplité externe. Ce qu'on peut
affirmer, c'est que les paralysies traumatiques surviennent beaucoup
plus vite après l'accouchement, elles apparaissent en dehors de tout
accident infectieux. Les symptômes parétiques sont prédominants,
ils ne s'accompagnent pas d'atrophie rapide des masses musculaires
et la contractilité électrique des muscles présente rarement des modifications profondes; les troubles trophiques sont inconnus; enfin, le

retour des mouvements est beaucoup plus rapide. Il est vraisemblable que lorsque la paralysie est durable et qu'elle atteint le membre entier, on doive éliminer l'action du traumatisme ou la mettre au second plan, et rapporter les symptômes à l'existence d'une névrite périphérique.

ÉTIOLOGIE ET PATHOGÉNIE. — Les conditions qui favorisent l'apparition des paralysies puerpérales névritiques sont bien spéciales : ce sont, d'une part, pendant la grossesse, les vomissements incoercibles et, pendant le puerpérium, les accidents septiques qui compliquent la parturition. L'âge, la primiparité ou la multiparité, les maladies antérieures, l'état névropathique ne paraissent jouer aucun rôle.

Dans les névrites de la grossesse, on suppose qu'il se forme dans le tube digestif, sous l'influence des troubles dont il est le siège, des fermentations spéciales qui produiraient des toxines, et que ces dernières agiraient, à la façon de certains poisons, sur les extrémités des nerfs. Il est inutile de faire remarquer qu'une pareille pathogénie est purement hypothétique.

Dans les cas de la seconde catégorie, on a raisonné par comparaison et l'on a pensé que les produits élaborés par le streptocoque pouvaient avoir la même détermination nerveuse que les toxines sécrétées par le microbe de la diphtérie, le pneumocoque ou le bacille d'Eberth. Il est certain que, au point de vue de la nature des symptômes, de leur marche et de leur terminaison, on trouve une analogie complète entre les névrites de la fièvre puerpérale et celles qui accompagnent d'autres maladies infectieuses. Mais la démonstration expérimentale n'a pas été faite jusqu'ici et même il n'existe qu'une seule autopsie qui ait permis de vérifier qu'il existait bien une inflammation parenchymateuse des nerfs périphériques. Néanmoins on peut considérer, comme à peu près certaine, la réalité d'une altération des terminaisons nerveuses sous l'influence du poison puerpéral.

PRONOSTIC. — Des différentes observations qui ont été publiées, une seule s'est terminée par la mort et a pu donner lieu à un examen anatomique, c'est le cas rapporté par Soloview, et même il s'agissait d'une gestante tellement épuisée par les vomissements, que l'auteur se vit dans l'impossibilité de procéder à un avortement artificiel. Il est noté cependant que les lésions étaient très accentuées sur le tronc du nerf phrénique.

Dans tous les autres cas, la guérison a été la terminaison ordinaire, mais avec des variantes dans la persistance des symptômes ; les formes les plus sévères sont celles qui s'accompagnent de troubles intellectuels et chez lesquelles la sensibilité et la réaction électrique sont fortement modifiées. A cet égard, il en est des paralysies par névrite comme des paralysies par traumatisme, et l'examen

de la sensibilité ainsi que l'examen de la réaction électrique fournissent des renseignements précieux sur l'avenir de la lésion.

Il ne semble pas que les accidents de névrite survenus à la suite
d'une couche soient une condition qui favorise leur retour dans les
accouchements ultérieurs ; en un mot, on n'a pas signalé de récidives.

TRAITEMENT. — Pendant la grossesse, la névrite qui se généralise
rapidement et qui s'accompagne de vomissements incoercibles présente une gravité particulière, en raison de la coexistence de symptômes nerveux, de troubles digestifs et même d'accidents vésaniques ; l'état des malades peut s'aggraver au point que l'interruption
de la grossesse devient une indication et une nécessité. Il en fut ainsi
dans l'observation rapportée par Desnos et Joffroy, la gravité persistante de l'état général rendit urgente la provocation de l'accouchement et l'opération pratiquée avec succès par Pinard amena une
rapide amélioration des symptômes.

Après l'accouchement, lorsque les douleurs périphériques et la
parésie indiquent une lésion des extrémités terminales des nerfs, on
s'abstiendra tout d'abord d'une intervention active, on se bornera à
calmer les symptômes douloureux par des applications locales de
chloroforme, des injections de morphine et même par l'application de
pointes de feu. Le seul médicament que j'emploie à cette période, c'est
l'ergotine en injections sous-cutanées, à la dose d'un gramme tous
les deux jours ; j'ai vu déjà un certain nombre de névrites infectieuses s'améliorer rapidement sous l'influence de cette médication.

Lorsque les douleurs ont disparu et que l'atrophie se prononce,
on doit recourir aux frictions stimulantes (alcool camphré, baume
de Fioravanti, etc.), au massage des groupes musculaires atteints et
à l'emploi de l'électricité. Je préfère l'usage des courants continus
descendants, à faible intensité (8 à 10 milliampères) tant que ces
muscles ont perdu leur contractilité électrique ; mais, dès que l'amélioration est apparente et que la motilité volontaire réapparaît, on
pourra recourir aux courants faradiques, aux douches d'eau
chaude, etc.

S'il survient des rétractions tendineuses, Tuilant recommande le
massage et les mouvements forcés qu'il a pratiqués chez une malade
pendant six mois, et même au bout de ce temps il ne signalait qu'une
simple amélioration. Il est plus simple, en pareil cas, de recourir à
l'extension forcée, après anesthésie, et, si ce moyen ne réussit pas,
on devra procéder à une opération chirurgicale ; chez une malade
dont Devic rapporte l'histoire, Ant. Poncet pratiqua la section du
tendon d'Achille suivie de l'immobilisation du membre.

CHAPITRE XII

MALADIES INFECTIEUSES

ARTICLE PREMIER. — PATHOLOGIE GÉNÉRALE

ARLOING, Les Virus, p. 282, Paris, 1891. — ARLOING, CORNEVIN et THOMAS, Sur l'état virulent du fœtus chez la brebis morte du charbon symptomatique (C. R. de l'Acad. des Sciences, 1882, t. XCII, p. 739). — BIRCH-HIRSCH-FELD, Ueber die Pforten der placentaren Infektion des Fötus (Ziegler's Bei-träge zur pathol. Anatom., 1881, Bd. IX, p. 383). — CHAMBRELENT, Recherches sur le passage des éléments figurés à travers le placenta, thèse, Bordeaux,1882. — Du MÊME, Recherches sur le passage des microbes à travers le placenta (Soc. obstétric. de France, 1893). — CHAUVEAU, Sur l'immunité du fœtus lors-que la mère est atteinte du charbon (Académie des Sciences, 1888). — DOLÉRIS et DORÉ, Influence de l'hyperthermie sur la gestation (Soc. de biologie, 21 juil-let 1883). — DORÉ, De l'influence de la température sur la vie du fœtus (Archives de tocologie, 1884, p. 141). — KOUBASSOF, Passage des microbes pathogènes de la mère au fœtus (Comptes rendus de l'Académie des Sciences, 1885, p. 372). — KRUKENBERG, Experimentelle Untersuchungen über den Uebergang g. Element. der Mutter zur Frucht (Archiv f. Gynæk., 1887, Bd. XXXI, p. 313). — LUBARSCH, Ueber die intrauterine Uebertragung patho-gener Bakterien (Virchow's Archiv, 1891, Bd. CXXIV, p. 47). — MALVOZ, Transmission intra-placentaire des microorganismes (Annales de l'Institut Pasteur, 1888, p. 121). — RUNGE, Die acuten Infections-Krankheiten in ätio-logische Beziehung zur Schwangerschaftsunterbrechung (Volkmann's Samm-lung, n° 147). — STRAUS et CHAMBERLAND, Recherches expérimentales sur la transmission des maladies virulentes de la mère au fœtus (Soc. de biologie, 4 novembre 1882). — WOLFF, Ueber die erbliche Uebertragung parasitärer Organismen (Virchow's Archiv, 1886, Bd. CV, p. 192).

L'apparition d'une maladie infectieuse au cours de la grossesse comporte la solution de questions intéressantes, comme celles de l'immunité absolue ou relative de la mère, de l'immunité ou de la contamination de l'enfant, de la gravité plus ou moins grande de l'affection maternelle, de l'interruption de la grossesse, enfin des rapports que présentent les maladies infectieuses avec la septicé-mie puerpérale. Ces différentes questions peuvent se poser à l'occa-sion de toutes indistinctement, aussi doivent-elles être discutées d'abord comme le préliminaire d'une étude spéciale pour chacune d'entre elles.

1° *Immunité de la mère.* — On a soutenu à différentes reprises l'immunité des femmes enceintes vis-à-vis de quelques maladies contagieuses comme la fièvre typhoïde, le choléra, la fièvre intermittente, etc.; mais l'observation de faits nombreux, comme ceux que nous citerons plus loin, a vite montré que la grossesse ne met nullement à l'abri de la contagion; la pratique journalière nous apprend que les maladies infectieuses frappent les femmes enceintes comme les autres et qu'elles revêtent souvent des formes sévères.

2° *Gravité de la maladie maternelle*. — On trouve certainement, pendant la gestation, les variétés diverses qui s'observent en dehors de cet état, et les maladies infectieuses présentent aussi des formes bénignes. Néanmoins on ne saurait contester que, pour certaines d'entre elles, comme la variole, le choléra, la fièvre typhoïde, la manifestation symptomatique ne soit plus fréquemment aggravée, aussi remarque-t-on que la mortalité est particulièrement élevée lorsque ces maladies atteignent les femmes grosses.

On a facilement rapporté cette aggravation du pronostic aux modifications organiques qui sont la conséquence de la fécondation, à l'anémie plus particulièrement; mais nous avons vu que la déglobulisation du sang, loin d'être la règle comme on l'a cru si longtemps, était au contraire l'exception, et rien n'indique que les femmes atteintes de processus infectieux aient présenté auparavant des troubles de l'hématopoièse. Il faut vraisemblablement rapporter cette gravité plus grande aux modifications que la grossesse fait subir au système nerveux et qui sont la règle chez la plupart des gestantes. L'organisation nerveuse si impressionnable de la femme subit régulierement une atteinte plus ou moins profonde par suite de la fécondation, et cette atteinte la met dans un état de moindre résistance vis-à-vis des causes pathogènes.

3° *Contamination de l'enfant*. — Lorsqu'une femme enceinte est atteinte d'une maladie infectieuse, trois éventualités différentes peuvent se produire pour le fœtus, tantôt il subit la contamination de la maladie maternelle, tantôt il acquiert l'immunité vis-à-vis de celle-ci, tantôt il reste indemne.

Etudions la première de ces trois conditions. De tout temps on s'est préoccupé de savoir si la circulation fœtale et la circulation maternelle avaient une communication directe qui permît aux particules solides de passer de l'une à l'autre. Les premières expériences furent quelque peu grossières, on poussait dans l'artère hypogastrique de femelles pleines des poussières colorées, du mercure liquide et on cherchait si ces diverses substances avaient pu pénétrer dans les vaisseaux du cordon, ou bien on procédait aussi en sens inverse. Les résultats étaient variables, tantôt la pénétration se produisait, tantôt au contraire la matière injectée était retenue par le placenta. Magendie fit même des opérations sur le vivant et il était de ceux qui n'admettaient pas la continuité des deux circulations.

Malgré les expériences de Flourens (1835) qui semblaient démontrer que du mercure, du vernis coloré injectés dans les veines du fœtus passaient dans celles de la mère, on ne tarda pas, sous l'influence des travaux de Coste, de Bonnamy, etc., à considérer le placenta comme une barrière continue et infranchissable pour les molécules solides. Les progrès de l'histologie finirent par le démontrer sans conteste.

Quand on connut la nature vivante de la contagion, quand on sut que dans le charbon, par exemple, l'agent virulent était un être doué de vie, on se demanda si l'on pouvait appliquer aux maladies de cette sorte les expériences pratiquées jusque-là avec des substances inertes. Les premières recherches furent négatives, comme l'on sait, et Brauell, qui examina le sang d'animaux dont la mère avait été atteinte du charbon pendant la gestation, n'y trouva aucune bactérie et les inoculations pratiquées sur des brebis, avec ce sang, ne donnèrent aucun résultat. Davaine, en 1864, en opérant sur des cobayes, arriva aux mêmes conclusions, et Bollinger, Chauveau, etc., purent considérer le *bacillus anthracis* comme incapable de franchir la barrière placentaire.

Mais dès 1882, Arloing, Cornevin et Thomas montraient pour la première fois qu'une bactérie est capable de traverser le placenta et d'envahir le fœtus ; il s'agissait du microbe du charbon symptomatique ; puis Straus et Chamberland firent la même démonstration pour le choléra des poules et pour le vibrion septique, Löffler pour le microbe de la morve aiguë, Kroner pour celui de la septicémie du lapin, Johne pour la tuberculose, Albrecht, Spitz pour la fièvre récurrente, Lebedeff pour l'érysipèle, Neuhauss pour la fièvre typhoïde, Chambrelent pour le streptocoque, le staphylocoque et le *bacterium coli*.

La question de la transmissibilité fut définitivement tranchée au point de vue expérimental, et ici encore la pratique, c'est-à-dire la clinique, avait précédé la théorie depuis longtemps et montré que la syphilis, la variole passent de la mère à l'enfant, pendant la vie intra-utérine.

Restent à connaître les conditions qui favorisent le passage des microbes à travers le placenta ou qui l'empêchent. Deux opinions sont en présence : pour les uns, le passage à travers les villosités se fait sans effraction préalable, sans lésions apparentes ; pour les autres, les microorganismes ne franchissent la barrière placentaire que dans les cas où l'organe présente des altérations histologiques des villosités, lésions généralement dues à l'action pathogène des éléments parasitaires eux-mêmes. Cette dernière théorie cadre mieux avec les faits, elle explique bien pourquoi, dans les cas de grossesse gémellaire, un seul des fœtus peut être atteint, pourquoi les maladies infectieuses de la mère ne sont pas fatalement transmissibles à l'enfant; elle a été défendue par Malvoz dans un travail important auquel nous empruntons quelques-uns des détails qui vont suivre.

Par lui-même le placenta ne constitue pas un organe de prédilection pour la fixation des éléments étrangers en circulation dans le sang. Il agit à la façon des membranes filtrantes (reins, muqueuse intestinale, vésicule pulmonaire, etc.), qui, d'après la loi de Wyssokowitch que nous rappellerons à différentes reprises, ne sont pas, à l'état normal, perméables pour les bactéries. Wyssokowitch a fait des recherches sur le sort réservé aux bactéries en circulation dans le sang et il a démontré que ce dernier se débarrasse au dehors des éléments étrangers qui ont pu l'envahir. Si l'on considère le placenta comme une membrane filtrante pour les produits de nutrition destinés à la vie et à l'accroissement de l'embryon, on doit admettre qu'il se conduit, vis-à-vis des germes en circulation dans le sang, à la façon du rein et du tube digestif. S'il s'agit de particules inorganiques, comme l'encre de Chine ou le vermillon, on ne les retrouve jamais dans le sang de la veine ombilicale ou dans les organes fœtaux. Les microbes non pathogènes *(M. prodigiosus, M. tetragenus)* se comportent de la même façon, et dans les expériences de Malvoz, de Krukenberg, les cultures des organes fœtaux sont restées stériles.

Le placenta n'est donc pas un simple filtre permettant le passage de particules indifférentes. Lorsque le sang fœtal est envahi, c'est à la faveur des lésions produites dans cet organe, telles que ruptures des villosités choriales et hémorragies. Malvoz a pu constater ces lésions dans les cas de transmission du choléra des poules au lapin, elles étaient même visibles à l'œil nu et siégeaient notamment dans la partie la plus rapprochée de l'amnios.

Mais le placenta peut encore devenir perméable aux bactéries sans présenter des lésions aussi marquées. Lorsque les germes se trouvent en abondance dans le sang maternel, ils peuvent s'implanter dans la partie fœtale du placenta et de là envahir la circulation du jeune être, cette pénétration est facilitée vraisemblablement par l'altération des parois vasculaires et de l'épithélium des villosités causée par les microbes. Aussi lorsqu'il existe, comme chez les animaux, des différences dans la structure des villosités, la facilité du passage variera nécessairement d'une espèce à l'autre. Chez la chèvre, comme l'a montré Birch-Hirschfeld, l'existence d'une épaisse couche épithéliale permet la séparation facile de la partie fœtale et de la partie maternelle du placenta, en sorte que l'infection est rendue plus difficile, elle ne peut avoir lieu qu'après une lésion de cet épithélium par le microbe. Chez le lapin, cette couche protectrice fait défaut dans la partie lacunaire du placenta ; il en est de même chez la femme où des villosités nombreuses privées d'épithélium s'enfoncent dans la caduque sérotine.

Ces résultats si intéressants expliquent pourquoi la transmission des maladies de la mère au fœtus n'est pas un fait constant et exige, pour se produire, un déterminisme spécial, pourquoi cette transmission varie d'une espèce à l'autre, selon la texture de l'organe intermédiaire et l'épaisseur variable de l'épithélium des villosités. Il faut convenir seulement que ces recherches présentent des difficultés d'exécution très grandes dans l'espèce humaine, en raison du volume et de l'épaisseur du gâteau placentaire. Aussi l'existence ou l'absence d'une lésion des villosités est-elle le plus souvent d'une démonstration impossible.

A côté de la contamination directe, la maladie maternelle peut déterminer du côté du fœtus non point une affection analogue, mais bien l'immunité. Parmi les produits solubles élaborés par les microbes pathogènes, il s'en trouve qui ont des propriétés vaccinantes ; ces produits circulent dans le sang maternel, mélangés aux matériaux amorphes et diffusibles qui servent à la nutrition de l'enfant, ils passent avec ceux-ci à travers le filtre placentaire et vont modifier peu à peu les humeurs du fœtus comme celles de la mère. « Dans quelques cas exceptionnels, dit Arloing, la contagion par les microbes et l'imprégnation par les sécrétions vaccinantes se produisent côte à côte : d'une grossesse gémellaire, chez une mère syphilitique, on a vu surgir un enfant sain, doué d'immunité contre les accidents secondaires de la mère et un enfant syphilitique. L'un a donc reçu le contagium vivant de la syphilis, l'autre, la matière soluble vaccinante, à travers le placenta maternel. »

Enfin, dans une troisième catégorie de faits, les enfants restent indemnes de toute contamination, sans acquérir l'immunité. On trouvera plus loin des exemples démonstratifs à propos de la vaccine.

4° *Interruption de la grossesse.* — C'est une éventualité assez fréquente au cours des maladies infectieuses ; elle est commandée directement par la gravité plus ou moins grande de l'affection et par l'intensité de ses formes. Elle est la règle dans la variole hémorragique, elle est très fréquente dans le choléra, la pneumonie, elle l'est moins dans la fièvre typhoïde, mais ici la fréquence dépend absolument de la forme plus ou moins sévère ; enfin lorsqu'il s'agit d'une maladie chronique, comme la syphilis, l'avortement se produit régulièrement lorsqu'il y a exubérance des symptômes.

Les causes qui déterminent l'interruption de la grossesse sont de plusieurs sortes ; il en est du côté de la mère, du côté des annexes et du côté du fœtus.

a) *Mère.* — Le facteur qui est le plus habituellement invoqué, c'est l'excès de température qui résulte de la fièvre.

On a cru pendant quelque temps, sur la foi de recherches allemandes (Hecker, Bühl, Kaminsky, Gusserow) et d'après les expériences de Runge, que l'hyperthermie avait la part la plus large dans la production de l'avortement ; l'élévation de la température aurait une double action : 1° sur l'enfant dont elle provoque la mort, 2° sur l'utérus dont elle détermine la contraction. Gusserow dose ainsi le danger, pour l'enfant, d'après la température de la mère : le danger commence dès que cette température atteint 39 degrés, il devient très grand à 40 degrés, enfin la mort de l'enfant est fatale à 41 degrés ou 41,5.

Cette façon d'interpréter l'action de la chaleur fébrile ne paraît pas exacte. Les expériences de Naunyn ont montré que les animaux résistent fort bien à une température de 41 degrés, même continuée pendant plusieurs jours, à condition de garder certaines précautions dans le dispositif expérimental. Doléris et Doré ont contesté les conclusions de Runge et montré également par des expériences personnelles que l'élévation de la température, quand elle existe en l'absence de toute infection, n'a pas l'influence qu'on lui a attribuée. Du reste, l'avortement survient aussi dans le choléra, et il serait cependant difficile de le rapporter à un excès marqué de chaleur fébrile. Nous ne contestons nullement la valeur pronostique des températures élevées, il est certain que plus la fièvre sera intense, plus il y aura de chances pour que le cas soit grave et que l'avortement se produise ; mais l'hyperpyrexie qu'on observe est un effet une résultante de la gravité de l'état général, elle n'en est pas la cause, c'est un acte secondaire consécutif à l'intoxication par les germes infectieux.

Il est plus conforme aux notions actuelles d'attribuer les contractions du muscle utérin à l'action des toxines élaborées par les agents de l'infection ; ces toxines agiraient soit sur le muscle utérin, soit sur son appareil nerveux; aussi plus elles sont abondantes, c'est-à-dire plus la maladie est grave, et plus la grossesse est facilement interrompue.

Mais il faut tenir compte aussi des susceptibilités individuelles, et l'excitabilité si variable de la matrice est un facteur qu'on ne peut méconnaître. Lorsqu'on veut provoquer artificiellement le travail, on s'aperçoit vite que les utérus réagissent d'une façon bien différente les uns des autres, les uns sont élastiques, les autres mous; les premiers sont faciles à émouvoir et leur contractilité entre rapidement en jeu sous l'influence des agents physiques, tandis que les seconds résistent plus ou moins longtemps aux excitants les plus variés. On retrouve la même variabilité vis-à-vis des poisons d'origine organique. Les toxines provoquent les contractions utérines avec une très grande différence d'action ; ces résultats variables s'expliquent, il est vrai, par leur abondance plus ou moins grande, mais aussi par la différence dans la réaction individuelle.

b) *Annexes.* —Du côté des annexes, la lésion la plus remarquée est l'endométrite de la caduque ; cette endométrite a été signalée dans sa forme hémorragique par Slavjanski, chez les femmes atteintes de choléra. On a voulu généraliser et croire cette lésion constante au cours des maladies infectieuses observées pendant la grossesse ; mais l'observation directe n'a pu montrer la réalité de son existence et la plupart du temps elle doit être considérée comme une simple hypothèse.

c) *Enfant.* — Le fœtus qui parfois ressent les effets directs de la maladie maternelle peut être à son tour un agent de l'interruption de la grossesse ; s'il est atteint et qu'il succombe, l'avortement est fatal dans un délai plus ou moins rapproché. Mais la contamination de l'enfant n'est pas constante et bien souvent la naissance se produit au milieu des symptômes graves qui accompagnent l'affection maternelle, sans que la vie du produit de la conception soit menacée ; dans ces conditions, son rôle est purement passif.

5° *Maladies infectieuses et septicémie puerpérale.* — Une dernière question mérite d'être discutée à propos des maladies infectieuses, on peut se demander si leur apparition vers la fin de la grossesse ou pendant les premiers jours des couches peut modifier le puerpérium dans le sens de l'infection, en un mot si une pneumonie, une variole ou une fièvre typhoïde qui amènent l'accouchement prématuré, sont capables de provoquer directement l'éclosion de la fièvre puerpérale ou de constituer tout au moins une condition favorable à son apparition.

Il est incontestable que l'étiologie des accidents septicémiques des suites de couches, sinon leur pathogénie, offre encore sur quelques points une certaine obscurité. Les accoucheurs se demandent si la scarlatine, par exemple, et la scarlatine vraie, ne peut pas provoquer directement la septicémie puerpérale ; c'est même l'avis de la plupart des accoucheurs anglais ; d'autres sont convaincus du danger qui résulte pour une accouchée d'être soignée par un médecin qui a l'occasion d'observer en même temps des fièvres typhoïdes ou des fièvres éruptives. On a signalé à Breslau, dans la clinique de Fritsch, et à Berlin, dans celle de Gusserow, l'apparition de petites épidémies de fièvre puerpérale comme la conséquence d'angines simples ou d'angines diphtéritiques survenues dans le voisinage des accouchées ; dans des circonstances analogues, Döderlein a signalé, comme agent

étiologique, une simple ophtalmie traumatique. La question paraît
donc complexe, d'autant mieux que certains accidents puerpéraux
reconnaissent comme origine des germes distincts du streptocoque ;
on a vu des fièvres puerpérales causées par les staphylocoques de la
suppuration, par le colibacille, et même par le *bacillus anthracis*, etc.

Sur le premier point, c'est-à-dire sur la possibilité, pour la plupart des maladies infectieuses, de provoquer directement des accidents puerpéraux, on peut répondre par la négative. Si l'on croit à
la spécificité de ces maladies, il faut bien admettre que les germes
qui les provoquent sont distincts les uns des autres. Or, les
microbes de la fièvre typhoïde, du choléra, de la malaria, de
l'influenza, etc., ont une morphologie et des propriétés qui ne
sont pas celles du streptocoque. Sans doute, il existe un certain
nombre de maladies infectieuses, comme les fièvres éruptives, dont
nous ignorons l'agent spécifique, mais leur individualité clinique
est tellement caractérisée qu'il est impossible d'admettre leur transformation en septicémie puerpérale. L'érysipèle seul serait capable
de provoquer directement cette dernière, précisément parce que le
germe est identique dans les deux maladies.

Mais il ne faut pas oublier la possibilité des associations microbiennes, c'est-à-dire la faculté pour un microorganisme de se surajou-
ter à un autre, et, chez les accouchées notamment, le streptocoque vit
et prolifère volontiers sur un terrain déjà infecté, c'est un compagnon
facile pour tous les germes pathogènes. Si donc les différentes
maladies infectieuses que nous allons étudier ne provoquent pas
directement la fièvre puerpérale, elles constituent toujours des conditions favorables à son éclosion, lorsqu'elles surviennent vers la fin
de la grossesse et qu'elles hâtent l'accouchement ; aussi, est-il
urgent, dans tous ces cas, de pratiquer une antisepsie des plus
rigoureuses.

ARTICLE II. — PATHOLOGIE SPÉCIALE

Nous passerons successivement en revue les différentes maladies
infectieuses, en commençant par les fièvres éruptives, en continuant
par la diphtérie, la fièvre typhoïde, le choléra, la fièvre intermittente,
l'influenza, le charbon, la rage, le tétanos et la syphilis. L'importance et surtout la fréquence de ces différentes affections sont des
plus variables, aussi avons-nous donné à leur étude particulière un
développement proportionnel à leur intérêt. Nous aurions pu leur
joindre la pneumonie et la tuberculose qui rentrent l'une et l'autre

dans le cadre des maladies infectieuses; mais c'est l'habitude, dans les traités de pathologie interne, de placer la description des maladies du poumon dans le chapitre consacré aux maladies de l'appareil respiratoire, nous n'avons pas pensé qu'il y eût un grand inconvénient à procéder de même façon.

§ 1. **Variole et Vaccine.**

Variole maternelle. — Arnaud, Avortement dans la convalescence de la variole (Gaz. des Hôpit., 1892, p. 811). — Barnes (R. et F.), System of Obstetrics, London, 1884, p 470. — Barthélémy, Recherches sur la variole, thèse, Paris, 1880. — Chaigneau, De l'influence de la variole sur la grossesse, thèse, Paris, 1847. — Charcot, Comptes rendus de la Soc. de biologie, 1851, p. 59, et 1853, p. 88. — Corradi, Dell'ostetricia in Italia, 1874, p. 951. — Costet, De la variole pendant la grossesse, thèse, Paris, 1891. — Curschmann, art. Variole, in Ziemssen's Handbuch, Bd. II, p. 304, 1874. — Hervieux, De la variole dans l'état puerpéral (Gaz. des Hôpit., 19 et 26 mai 1864). — Hourlier, De la mort du fœtus dans les derniers mois de la grossesse, thèse, Paris, 1880. — Jobard, Influence de la variole sur la grossesse et sur le produit de la conception, thèse, Paris, 1880. — Lothar Meyer, Beiträge zur Geburtsh., Bd. II, p. 186. — Pastau, Rapport sur l'épidémie de variole, à Breslau, en 1863-64 (Berlin. klin. Wochensch., 1864, p. 419). — Petit, Sur l'étiologie et la pathogénie de la variole hémorragique (Union méd., 1882, t. II, p. 1057). — Richardière, La variole pendant la grossesse à l'hôpital d'Aubervilliers pendant l'année 1892 (Union médicale, 21 février 1893). — Sangregorio, Vajuolo nella gravidanza (Il Morgagni, décembre 1887). — Serres, Considérations nouvelles sur la variole (Gaz. méd., 1832, p. 78). — Welch, Variola in der schwangeren Frau und dem Fötus (Centralbl. f. Gynæk., 1878, p. 531).

Variole fœtale. — Chambrelent, loc. cit. — Chantreuil, Grossesse gémellaire. Avortement à cinq mois et demi. Variole congénitale chez un fœtus. Absence de variole chez la mère et le fœtus jumeau (Gaz. Hôpit., 1870, p. 173). — Desnos, Accouchement dans la variole (Gaz. Hôpit., 1871, p. 530). — Franck, Trad. franç. de Bayle, t. II, p. 167, art. Variole. — Huc, De la variole congénitale, thèse, Paris, 1862. — Laurens, De la variole du fœtus, thèse, Paris, 1870. — Laurent, Variole intra-utérine (Lyon méd., 15 juin 1884). — Legros, Variole in utero (Gaz. médic., 1865, p. 493). — Madge, Case of small-pox in twin fœtuses (Trans. of obst. Soc. London, 1862, vol. III, p. 173). — Margoulieff (Mlle), Contribution à l'étude de la variole contractée par le fœtus dans la cavité utérine, thèse, Paris, 1889. — Quirke, Childbirth during an attack of small-pox (Brit. med. Journ., 1886, Bd. I, p. 201).

Vaccine — Behm, Ueber intrauterine Vaccination, etc. (Zeitsch. f. Geb. u. Gynæk., 1882, Bd. VIII, p. 1). — Burkhardt, Zur intrauteriner Vaccination (Deutsch. Archiv f. klin. Medic., 1879, Bd. XXIV, p. 506). — Kollock, The protective influence of vaccination during the intrauterine existence (Americ. Journ. of Obstetr., octobre 1889). — Rigden, Influence of maternal small-pox on the fœtus (Brit. med. Journ., 1877, vol. I. p. 229). — Truzzi, Gazetta degli ospitali, août 1882. — Underhill, Influence of vaccination on the fœtus (Brit. med. Journ., 1874, vol. II, p. 811).

I. VARIOLE

A. Variole maternelle. — L'observation de nombreuses épidémies de variole a montré que cet exanthème prend généralement
un caractère grave chez la femme enceinte.

Déjà, en dehors de la gestation, la variole paraît plus sévère chez
la femme, elle provoque fréquemment des métrorragies qui marquent
le début de la pyrexie et qui peuvent être très abondantes ; Barthélemy
a même rapporté un cas mortel, en dehors de toute tendance à la
variole hémorragique. La gravité s'exagère encore par le fait de la
grossesse ou de la puerpéralité, les formes confluentes et hémorragiques dont on connaît la gravité se présentent avec une fréquence singulière. Sans doute, la gestation par elle-même ne crée pas une réceptivité plus grande, mais elle semble déterminer un état de moindre
résistance vis-à-vis de toutes les infections, et ce que l'on a observé
du poison variolique n'est qu'un mode spécial de la gravité des maladies infectieuses chez les femmes grosses.

Ce n'est pas à dire que toutes les formes de variole soient constamment graves chez ces dernières, on observe pendant la gravidité les
variétés diverses de l'exanthème, depuis la varioloïde discrète jusqu'aux formes presque foudroyantes de la variole hémorragique,
aussi doit-on étudier séparément ces différentes formes. Cette variabilité dans les manifestations symptomatiques résulte aussi de la
gravité plus ou moins grande de certaines épidémies ; nulle ou
presque nulle dans quelques-unes d'entre elles, comme les épidémies étudiées par Esterle, par Richardière, l'influence de la variole
conditions se traduire par un chiffre d'avortements inaccoutumé et
peut dans d'autres par une mortalité considérable, comme dans
l'épidémie de 1870-71 qui eut lieu à Milan, comme dans celle que
j'observai à l'hôpital de la Croix-Rousse (Lyon), en 1883-84.

Formes cliniques. — *Varioloïde*. — La maladie est toujours
bénigne malgré l'intensité des phénomènes d'invasion et malgré
l'abondance de l'éruption. Elle peut avoir cependant une influence
abortive pour l'enfant (fig. 88), ainsi Lothar Meyer a noté 4 avortements sur 37 cas de varioloïde et Welch 13 sur 26. Dans un cas
survenu au sixième mois, Charpentier a vu la mère guérir, la grossesse continuer et la femme accoucher à terme d'un enfant vivant qui
ne présentait pas de cicatrices de variole et qui était seulement plus
chétif que les autres enfants de cette malade. J'ai vu deux cas analogues où la grossesse ne fut pas interrompue.

Variole discrète. — La gravité augmente avec l'existence de la
variole vraie, l'avortement devient plus fréquent, sans doute en
raison de la fièvre de suppuration qui est une nouvelle source de

dangers pour l'enfant. Jobard a vu 4 avortements sur 8 cas. Les mères ont guéri. L'exanthème est particulièrement abondant du côté de la muqueuse vulvaire.

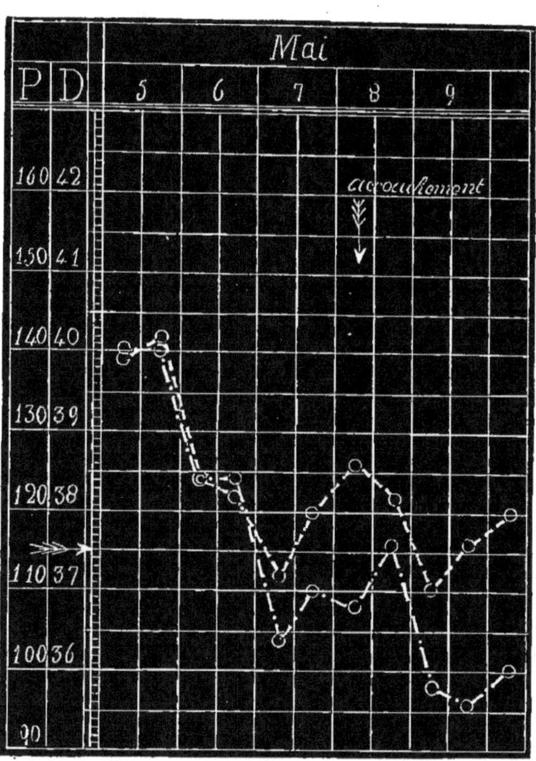

Fig. 88. — Accouchement dans le cours d'une varioloïde. Guérison. Température du rectum et pouls. (Lorain.)

Variole confluente. — On doit comprendre sous cette expression non seulement les formes à éruption vraiment confluente, mais les *cohérentes* et les *discrètes en corymbe.* Lorsque la confluence existe à la fois sur la face, sur les membres et sur le tronc, on peut affirmer que le cas est désespéré, aussi arrive-t-il régulièrement que l'avortement se produit dès le stade d'éruption ou pendant la suppuration et que la mère succombe peu après. Serre note 23 avortements sur 27 varioles confluentes et Welch 14 sur 20. Suivant Corradi, il y aurait une différence selon les épidémies parce qu'Esterle n'aurait vu qu'une femme sur quinze avorter et mourir, tandis qu'à Milan presque toutes les femmes avortèrent et on n'en put sauver que 5 sur 17, en 1870-71 et 1872. Nous avouons mal comprendre cette distinction. Sans doute les épidémies présentent des variations assez grandes entre elles, mais quelles que soient ces différences, la fréquence de l'avortement est toujours proportionnelle à la gravité de chaque cas de variole pris isolément, et, toutes les fois qu'apparaît une forme confluente, on peut annoncer presque sûrement l'interruption de la grossesse et la mort de la parturiente.

On a observé dans quelques formes cohérentes que l'éruption devenait hémorragique vers le deuxième jour après l'accouchement. Cette condition est fâcheuse, mais elle ne présente cependant pas la gravité absolue qui caractérise la variole hémorragique primitive.

Variole hémorragique. — La mort plus ou moins rapide est la terminaison constante de cette variété. Lothar Meyer a noté 13 morts sur 13 cas ; moi-même 4 sur 4. La variole hémorragique comporte un pronostic inexorable en dehors de la puerpéralité, à plus forte raison quand le gravidisme est en cause. Les cas de guérison que l'on publie de temps en temps en faveur d'une médication quelconque n'ont évidemment trait qu'aux formes hémorragiques secondaires.

L'avortement se produit à des époques diverses, le plus souvent c'est à la fin de la période d'éruption, quand survient la fièvre secondaire de suppuration. Sa production tient à deux causes : l'une plus importante, c'est la forme plus ou moins grave de l'exanthème ; il va de soi que plus la variole sera sévère, plus facilement se produira l'interruption de la grossesse. L'autre cause est d'importance secondaire, c'est l'époque à laquelle survient la maladie ; moins la gestation est avancée, plus grandes sont les chances de continuation ; mais, encore une fois, tout est subordonné à la gravité de la maladie même.

Lorsque la forme est sévère, dans la variole confluente et la variole hémorragique surtout, il peut arriver que la marche des accidents soit tellement rapide que l'avortement n'ait pas le temps de se produire ; la mère succombe avant l'expulsion du fœtus et celui-ci est trouvé parfois macéré, lorsqu'on pratique l'opération césarienne *post mortem* ou l'autopsie.

La statistique suivante, qui résume la plupart des faits qui ont été publiés, montre nettement que la fréquence de l'avortement croît avec la gravité de l'exanthème :

	CAS	AVORTEMENT	MORT
Varioloïde :			
Sangregorio	7	1	0
Lothar Meyer	37	4	0
Welch	26	13	0
Vinay	2	0	0
Richardière	3	1	0

Variole discrète :

Sangregorio	40	10	3
Legroux	6	4	1
Jobard	8	4	0
Richardière	6	1	0

Variole confluente :

Serres	27	23	22
Welch	20	14	14
Rivet	8	4	7
Sangregorio	22	17	20
Richardière	2	2	2

Variole hémorragique :

Lothar Meyer	13	13	13
Sangregorio	3	3	3
Vinay	4	4	4
Richardière	1	1	1

En additionnant tous ces chiffres, on arrive au résultat suivant.

Varioloïde	75	19	0
Variole discrète	60	19	4
Variole confluente	79	60	65
Variole hémorragique	21	21	21

On a invoqué diverses conditions pour expliquer le mécanisme qui détermine l'interruption de la grossesse.

Serres, Hervieux, Spiegelberg admettent que la métrorragie qui a de la tendance à se produire pendant la variole décolle les membranes et provoque l'expulsion du fœtus. Mais cette hémorragie est le résultat de l'avortement plus qu'elle n'en est la cause, elle se produit quand déjà le travail abortif est commencé.

Gariel croyait à l'influence de la rachialgie et des lésions médullaires. On peut faire remarquer que les douleurs lombaires ne sont pas plus fortes chez les femmes qui avortent que chez celles dont la grossesse continue et puis les expériences de Wernich et de Schlesinger ont montré que le centre réflexe des contractions utérines n'est pas dans la partie inférieure de la moelle, dans celle qui est surtout touchée dans la variole, mais bien à la partie supérieure du tractus médullaire et dans les centres encéphaliques.

On a pensé aussi à l'action des poisons chimiques qui circulent dans le sang, acide carbonique (Brouardel), oxyde de carbone (Chambrelent), et on a rappelé l'expérience suivante de Brown-Séquard :

Lorsqu'on lie la trachée artère d'une lapine pleine, il se manifeste, après huit à dix secondes d'asphyxie commencée, des contractions de l'utérus; si la ligature est enlevée, les contractions cessent, mais elles reparaissent dès qu'elle est appliquée de nouveau.

Cependant rien ne démontre que, dans le sang des gestantes atteintes de variole, l'acide carbonique soit en quantité telle, qu'il puisse provoquer des contractions utérines.

Les causes de l'avortement ne paraissent autres que celles indiquées déjà à propos des différentes maladies infectieuses. C'est d'une part la maladie et la mort de l'enfant, c'est d'autre part l'action des toxines sur le muscle utérin ou sur son centre nerveux de contraction. L'hyperthermie n'a qu'un rôle effacé, l'infection du sang, par contre, possède une influence prédominante; c'est elle plutôt que l'endométrite hémorragique des Allemands qui provoque l'interruption de la grossesse.

En somme nous retrouvons, dans la variole, les causes d'avortement qu'on peut signaler dans les maladies infectieuses, fébriles ou non, avec cette seule différence que, chez elle, cet accident s'y montre avec plus de fréquence; il semble en effet que, mieux que les autres fièvres éruptives, mieux que la pneumonie ou l'érysipèle, la variole empêche la grossesse d'arriver à son terme.

B. Variole fœtale. — Lorsque la petite vérole se développe chez une femme enceinte, trois conditions peuvent se présenter :

1° La grossesse est interrompue au moment de la période d'éruption et la femme met au monde un enfant déjà mort ou qui succombe peu après. Il n'y a pas transmission au moins appréciable de la maladie maternelle, sans doute en raison de la rapidité des accidents et de l'intoxication intense de la mère. C'est le cas le plus fréquent.

Lorsque l'accouchement se produit peu après l'invasion et que la forme de l'exanthème est bénigne, il arrive, comme le montre le tracé de la figure 89, que la maladie de la mère influe sur l'enfant avant sa naissance, bien que ce dernier ne présente aucune trace de variole; on le voit très nettement au nombre des pulsations notées avant et après l'accouchement. Dans ces conditions, l'enfant peut survivre.

2° La mère met au monde un enfant qui est resté également indemne, ainsi que le prouve la vaccination pratiquée avec succès peu après la naissance (Richmond); c'est ce qui arrive parfois lorsque la variole éclate dans le courant du neuvième mois; d'autres fois, lorsque la maladie est bénigne et la grossesse peu avancée, celle-ci continue son cours et la mère accouche à terme d'un enfant sain et susceptible de prendre ou non la variole.

3° Dans une troisième catégorie de faits qui sont rares, mais fort intéressants, le fœtus hérite de la maladie maternelle et vient au monde en pleine éruption variolique. Un des premiers exemples a été fourni par Mauriceau lui-même. On sait que le célèbre accoucheur eut la petite vérole avant de venir au monde, il le déclare dans

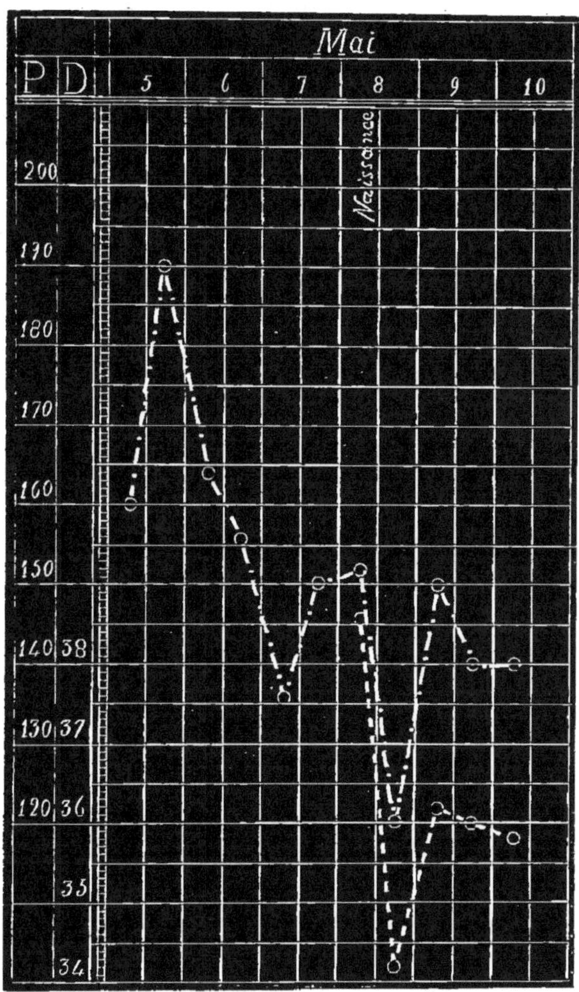

Fig. 89. — Fœtus né d'une mère atteinte de varioloïde. Le pouls pendant la vie intra-utérine et extra-utérine. (Lorain.)

son *Traité des maladies des femmes grosses et des enfants;* il en rapporte un autre exemple : Une femme avait été atteinte de la variole deux mois auparavant lorsqu'elle accoucha, par accident à six mois et demi d'un enfant mort depuis deux ou trois jours. Cet enfant portait plus de vingt pustules varioleuses.

Depuis cette époque, la réalité de la variole intra-utérine a été confirmée par une foule d'observateurs, malgré l'opposition qu'elle a rencontrée de la part de Cotugno et de Serres. Les faits nombreux rapportés par Jenner, Piorry, Davidson, Bousquet, Gérardin, Bouchut, Charcot, Teissier, Desnos, Chantreuil, Depaul, etc., ne laissent aucun doute à cet égard. La facilité de la transmission s'explique très bien aujourd'hui, puisque nous n'acceptons plus la théorie de Brauell-Davaine sur l'impossibilité du passage des germes, en circulation chez la mère, à l'enfant qu'elle porte ; nous ne considérons plus le placenta comme une barrière infranchissable pour tous les éléments figurés et nous savons qu'une foule de maladies infectieuses sont transmissibles au fœtus *in utero*.

Du reste, les faits déjà nombreux où l'enfant vient au monde avec l'exanthème caractéristique ne sont pas contestables ; il arrive aussi que l'enfant peut naître en puissance de variole et n'aura son éruption que plusieurs jours après sa naissance ; Gubler, Baker, Budin, ont publié des exemples de ce genre.

Mais la transmission n'est pas fatale et rien ne le prouve mieux que ces faits de grossesse gémellaire, où, de deux enfants exposés à l'influence maternelle, un seul est atteint, il en fut ainsi dans les observations de Madge, de Chantreuil, sur lesquelles nous reviendrons. Une des plus anciennes est celle que rapporte Huc, elle est relative à la femme de M. Osmont, « habile chirurgien ». A la suite d'une variole grave, cette malade mit au monde deux enfants ; « le premier était mort, il avait le corps couvert de boutons de petite vérole, il avait à la face des croûtes qui n'étaient que les traces de ceux qui s'étaient abcédés les premiers ; l'épiderme était enlevé aux extrémités inférieures. L'autre enfant, au contraire, est venu au monde vivant, la surface du corps et la peau dans l'état naturel, il était seulement fort amaigri et ne vécut que trois jours. » Rappelons encore le cas, rapporté par Kaltenbach, d'une femme qui au cours d'une variole, accoucha de trois enfants vivants. Deux étaient couverts d'une éruption abondante, le troisième n'avait rien.

Les auteurs qui nous ont précédé étaient assez embarrassés pour expliquer cette circonstance au moins bizarre de deux fœtus inclus dans la même matrice, soumis à des conditions en apparence identiques, imprégnés et nourris par la même mère et qui présentaient l'un la maladie maternelle, tandis que l'autre en était exempt. « C'est un de ces caprices de la nature, dit Chantreuil, que l'on a désignés sous le nom d'*imminences morbides*, mais qui, malgré cette nouvelle expression, sont restés aussi incompréhensibles qu'auparavant. »

Le caprice de la nature n'est qu'apparent, et le phénomène, tout bizarre qu'il paraisse, est soumis à un déterminisme très simple. Pour qu'un agent pathogène figuré puisse franchir la barrière du placenta et passer de la circulation maternelle dans la circulation fœtale, il semble nécessaire que le placenta subisse préalablement sur un point quelconque des modifications dans la structure des villosités : hémorragies, décollements, foyers microbiens, etc. Comme les circulations placentaires sont habituellement indépendantes pour chacun des enfants, en cas de grossesse double ou triple, il est facile de comprendre qu'un des deux placentas peut être lésé, tandis que l'autre sera indemne ; le premier permettra le passage des germes et favorisera l'infection du fœtus, tandis que le second restera la barrière infranchissable que nous connaissons et empêchera toute contamination fœtale.

On a signalé des faits dans lesquels la variole est apparue chez l'enfant sans que la mère ait présenté trace de cette maladie, elle s'était exposée seulement à la contagion soit en visitant des varioleux, soit en soignant des enfants atteints de l'exanthème. Les cas de ce genre sont même assez nombreux, ils ont été rapportés par Rysch, Hagendorn, Digener, Méjean, Noblet, Deneux, Bouchut, Boudet, Ebel, Jenner, Rayer, Chantreuil, Laurent, etc. Legros a rapporté le cas suivant : un enfant naît à cinq mois couvert de pustules varioliques, la mère n'en porte pas de traces, elle a été vaccinée, mais elle a pratiqué le coït, cinq mois auparavant, avec un homme convalescent de variole.

On a supposé que, dans les faits de cette sorte, la mère a dû absorber le germe de la maladie, mais, douée de l'immunité, elle n'a subi aucun symptôme morbide, elle s'est bornée au simple rôle de vecteur et a transmis à son enfant des germes qui ne pouvaient se développer dans son organisme ; c'est l'explication qu'en donne Mauriceau sur son cas personnel. « L'air contagieux qu'elle (sa mère) avait respiré sans discontinuation pendant toute la maladie de son fils décédé avait tellement infecté la masse de son sang, duquel j'étais nourri en ce temps, que j'en reçus facilement, à cause de la tendresse de mon corps, et bien plutôt qu'elle, l'impression de cette contagion. »

Il serait prudent, à mon avis, de n'admettre cette immunité de la mère qu'avec une certaine réserve, car la plupart du temps on en est réduit à accepter les renseignements que donnent ces femmes sans qu'il soit possible de les contrôler. Lorsque l'enfant est pris de variole pendant la vie intra-utérine, on remarque toujours chez la mère des malaises plus ou moins marqués, précisément à l'époque où la contamination à dû se faire ; la malade de Laurent avait eu de la rachialgie, de violentes douleurs de tête. Il ne faut pas oublier aussi que certaines varioloïdes sont extrêmement discrètes, j'en ai observé qui n'avaient pas donné lieu à plus de cinq ou six boutons sur le tronc et la face. « Dans quelques circonstances rares, dit Trousseau, l'éruption variolique reste bornée et les manifestations caractéristiques de la maladie consistent uniquement, ainsi qu'on en a cité des exemples, ainsi que j'en ai vu moi-même, en la présence de quelques pustules sur le pharynx et le voile du palais. »

Les phénomènes d'invasion eux-mêmes peuvent être parfois bénins au point de permettre aux malades de ne point suspendre leurs occupations et la durée de cette période n'atteint même pas vingt-quatre heures (Coste). On comprend aisément qu'avec des manifestations aussi peu accentuées la variole passe inaperçue et qu'on puisse conclure soit à l'absence de toute maladie, soit à l'absence de l'exanthème seulement.

Quoi qu'il en soit de l'étiologie, l'existence de la variole fœtale paraît bien établie. Gervis, Turnbull et Jenner ont obtenu des varioles régulières inoculées en prenant du pus sur des enfants nouveau-nés, et l'enfant qui a été atteint de la maladie avant sa naissance possède l'état réfractaire vis-à-vis de la petite vérole comme de la vaccine.

On a prétendu que la durée de l'incubation, chez le fœtus, pouvait s'éloigner notablement de ce qu'on observe après la naissance, et qu'au lieu de douze à quinze jours, qui en sont les termes ordinaires, elle pouvait s'étendre jusqu'à deux mois de durée. Rien ne légitime une pareille hypothèse, parce qu'il est toujours difficile de préciser le moment où une mère varioleuse contamine son enfant et que, lorsque ce dernier naît mort et macéré, il est impossible de connaître d'une façon précise le début de sa maladie.

Mais, au point de vue de sa localisation, l'exanthème présente une certaine différence chez le fœtus, la face est fréquemment respectée et c'est au niveau du tronc que l'éruption paraît la plus abondante. Quant à sa forme, elle se présente comme chez l'adulte, à l'état discret, cohérent ou confluent. La maladie n'est pas fatalement mortelle, elle peut parcourir toute son évolution dans la cavité utérine, et, au moment de sa naissance, l'enfant présente les cicatrices de la variole, il est devenu réfractaire à la vaccine.

Les pustules sont ombiliquées, elles ont une largeur de 2 à 5 millimètres et la peau est saine dans leur intervalle, leur teinte est blanc-jaunâtre et leur contenu séro-purulent ; comme elles sont baignées par le liquide amniotique, elles ne se dessèchent pas et ne forment pas de croûtes, elles ressemblent aux pustules des muqueuses. Charcot qui a pu étudier anatomiquement un cas de ce genre, fait remarquer que les pustules étaient presque toutes ombiliquées avant l'ablation de l'épiderme. En détachant l'épiderme, on détachait avec lui le disque pseudo-membraneux et on trouvait au-dessous une ulcération taillée à pic. Quelques-unes de ces ulcérations atteignaient la profondeur du derme et on apercevait au-dessous le tissu cellulaire sous-cutané et même les muscles superficiels ; dans d'autres, le tissu graisseux était séparé de l'ulcération par une fine membrane transparente qui en formait le fond.

La variole du fœtus est toujours consécutive à celle de la mère, et, quand elle apparaît, la période d'invasion semble indiquée par un malaise particulier, une agitation extrême du fœtus, à laquelle succède la cessation des mouvements actifs (Charpentier). Cette variole congénitale est presque toujours mortelle, aussi les enfants naissent-ils déjà morts et macérés ou bien ils succombent peu après leur naissance. On a signalé cependant quelques rares cas de guérison ; l'enfant est alors réfractaire à la variole et à la vaccine. Même en l'absence de maladie appréciable, les enfants qui naissent de femmes atteintes de la variole, conservent pendant un temps plus ou moins long, l'immunité vis-à-vis de ces deux maladies. Il est possible que l'état réfractaire ait été acquis par l'action des produits solubles du virus varioleux qui peuvent vacciner le fœtus sans provoquer, chez lui, les symptômes ordinaires de la maladie. Desnos a vu une femme contracter la variole vers la fin de sa grossesse et accoucher à terme d'un enfant bien portant et qui ne portait aucune trace d'exanthème. La mère et l'enfant restèrent pendant un mois dans la salle des varioleux, on essaya à trois reprises différentes de vacciner l'enfant, ce fut toujours sans succès.

Mais à côté des faits de cette sorte, il en est d'autres qui démontrent que les enfants issus de mère ayant eu la variole ou la varioloïde pendant leur grossesse peuvent être vaccinés efficacement après leur naissance (Jobard). Il n'y a rien d'absolu, à cet égard ; il en est de la petite vérole comme de toutes les autres maladies infectieuses et virulentes, de la vaccine en particulier ainsi que nous allons le voir.

Signalons encore les résultats obtenus par Rickett et Roloff avec la variole ovine. Avec du pus provenant de cette maladie, ces observateurs inoculèrent 700 brebis, pendant la dernière semaine de la gestation ; leurs petits furent inoculés après leur naissance avec la lymphe de sheep-pox, l'inoculation échoua chez tous, tandis qu'elle réussit chez 36 agneaux dont les mères n'avaient pas été inoculées.

Prophylaxie. — Traitement. — Si l'on tient compte de la gravité de la petite vérole chez la femme enceinte, et aussi du danger que court l'enfant pendant la vie intra-utérine, il est de toute nécessité de pratiquer la revaccination chez toutes les femmes enceintes lorsqu'éclate une épidémie de variole. Il sera nécessaire également de vacciner les nouveau-nés aussitôt après leur naissance.

Le traitement de la variole ne comporte aucune indication spéciale du fait de la grossesse. Dans les formes bénignes, le séjour au lit, une alimentation légère, des boissons alcooliques suffiront presque toujours.

Lorsque la forme est plus sévère, que l'intensité des phénomènes prodromiques fait craindre une éruption abondante, la médication sera plus active. La quinine, l'antipyrine, les bains tièdes et même frais, contribueront à diminuer l'intensité de la fièvre, calmeront la céphalalgie souvent atroce et les douleurs de rein.

Je ne saurais conseiller l'emploi de la médication éthéré-opiacée ; pendant une épidémie assez grave que nous eûmes à Lyon, en 1883-84, et dans laquelle je fus chargé du service des varioleux, j'ai fait l'essai de cette méthode sur vingt-cinq malades environ ; il s'agissait, je dois le dire, de varioles cohérentes ou confluentes. Jamais je n'ai constaté cette sédation des symptômes, cette modification de l'éruption et la brève durée de la maladie que lui attribuent quelques observateurs. Il ne faut pas oublier que la variole présente des modalités très variées comme intensité et que certaines formes, qui s'annoncent tout d'abord comme graves, guérissent rapidement, en l'absence de toute médication.

Le spécifique de la variole n'est pas encore trouvé, et jusque-là nous devons nous en tenir au traitement habituel des pyrexies, en se gardant seulement de tous les irritants cutanés (révulsifs, sinapismes, etc.) ; on adjoindra à ce traitement la médication antiseptique des lésions de l'ectoderme.

Pendant les périodes de suppuration et de décrustation, on usera utilement de grands bains tièdes additionnés de substances antiseptiques : sublimé, acide borique, lysol, permanganate de potasse, savon, etc. Ces bains sont répétés une, deux ou même trois fois par jour et, lorsqu'ils sont administrés à une température tiède (3o, 32 degrés centigrades) ils suffisent généralement à abaisser la température, lors de la fièvre de suppuration. Le sublimé est certainement l'antiseptique le plus énergique, mais les dangers de son absorption par les innombrables plaies du tégument et la fréquence des lésions rénales chez des malades enceintes et fébricitantes doivent le faire écarter de la thérapeutique de la variole pendant la grossesse.

II. VACCINE

Lorsque la vaccine est pratiquée avec succès chez la femme enceinte, les résultats en sont variables pour l'enfant.

Underhill trouve rebelle à la vaccination un enfant de quatre mois dont la mère a été vaccinée avec résultat au huitième mois de sa grossesse.

Burckhard reprend ces expériences : à Bâle, en 1877 et 1878, il revaccina 28 femmes enceintes, mais ne put expérimenter que sur 8 enfants :

1° Les enfants de 4 femmes revaccinées avec plein succès, à la fin de la grossesse, furent réfractaires au vaccin, lors de la naissance. Chez l'un d'eux, l'immunité persistait encore au bout de quatre mois ;

2° Chez 2 femmes, la revaccination n'eut qu'un résultat incertain ; un enfant était réfractaire, l'autre non.

3° Chez 2 femmes revaccinées sans succès, l'un était réfractaire et l'autre non.

Behm revaccine 33 femmes enceintes avec résultats positifs, 25 des enfants sont eux-mêmes vaccinés avec succès, 8 seulement restent réfractaires.

Kollock revaccine 36 femmes enceintes avec résultats positifs. Chez 14 primipares, 9 enfants sont vaccinés avec succès, 5 ont acquis l'immunité ; chez 22 multipares, le vaccin maternel fut transmis à 16 enfants qui furent rebelles à la vaccination après la naissance, tandis que 6 purent être inoculés.

On voit, par ces différents faits, qu'il est impossible d'assigner une loi à la transmission de la vaccine de la mère à l'enfant. Ce qui semble le mieux démontré, c'est que plus la vaccination est pratiquée près de l'accouchement, plus l'enfant a des chances d'acquérir l'immunité.

§ 2. Rougeole.

Rougeole maternelle. — Bizas, De l'influence de quelques maladies aiguës sur la grossesse et l'état puerpéral, thèse, Montpellier, 1885. — Bleynie, Rougeole dans l'état puerpéral (Ann. de gynéc., 1879, t. XII, p. 384). — Charpentier, Traité d'accouchement, 2e édition, Paris, 1889, t. I, art. Rougeole, p. 622. — Claverie, Contribution à l'étude de la rougeole survenant dans la grossesse, thèse, Bordeaux, 1885. — Doléris, Rougeole chez une femme enceinte de six mois (Archiv. de tocol., 1874, t. I, p. 375). — Gautier, De la rougeole dans l'état puerpéral et pendant la grossesse (Ann. de gynéc., 1879, mai, p. 321). — Klotz, Beiträge zur Pathologie der Schwangerschaft (Archiv f. Gynæk., 1887, Bd. XXIX, p. 448). — Macdonald, Note of a case of Measles complicating Pregnancy and Parturition (The Edinb. obst. Soc., 1884-85, vol. X, p. 22). — Rüter, Masern in Schwangerschaft (Centralbl. f. Gynæk., 1890, p. 445). — Schramm, Ueber einen Fall von Masern in der Schwangerschaft (Centralbl. f. Gynæk., 1888, n° 48, p. 796). — De Tornéry, La Rougeole et la Scarlatine dans la grossesse et les suites de couches, Paris, 1891. — Underhill, Measles in relation to Pregnancy and the parturient states (The obstetr. Journ. of Gr. Brit., 1880, n° 139, p. 385).

Rougeole fœtale. — Korn, Ueber einen Fall von Masernexanthem bei einer Kreisende, etc. (Centralbl. f. Gynæk., 1888, p. 12). — Lomer, Masern in der Schwangerschaft (Centralbl. f. Gynæk., 1889, p. 826). — Moutoux, Measles in intra uterine life (Med. Standard Chicago, 1889, août, p. 53). — Thomas, Ziemssen's Handbuch, art. Masern, 1874, p. 46).

HISTORIQUE. — La plus ancienne observation de rougeole survenue au cours de la grossesse est due à Fabrice de Hilden : « La femme d'un conseiller de la République de Berne, étant arrivée à la moitié du neuvième mois de la grossesse, fut atteinte d'une fièvre intense et maligne; peu après la rougeole apparut. Au quatrième jour de la maladie, les douleurs survinrent, un enfant vint au monde, tout le corps couvert de taches de rougeole. La mère et l'enfant, gravement malades durant quelques jours, guérirent tous les deux. » Ce fait nous montre en raccourci les détails principaux qui caractérisent l'exanthème de la gestation : la possibilité de sa production chez la femme grosse, son influence sur la détermination du travail, sa gravité et sa transmissibilité à l'enfant.

Depuis Fabrice de Hilden, les faits analogues qu'on a publiés sont aujourd'hui au nombre de cinquante à soixante, et l'on peut citer comme travaux d'ensemble ceux de Thomas, de Gautier, de Underhill, de Tornéry et Durand.

ETIOLOGIE. — La seule cause de la maladie, c'est la contagion; on la trouve mentionnée dans la plupart des cas publiés. Tantôt la femme enceinte soigne ses enfants atteints de la rougeole, tantôt il s'agit d'une épidémie qui règne dans une localité et qui atteint à la fois les enfants et les adultes. On a parlé d'immunité chez les femmes grosses, mais cette immunité n'existe pas plus pour la rougeole que pour les autres maladies infectieuses. Les cas très authentiques survenus pendant la gestation sont déjà considérables et suffisent à infirmer cette hypothèse gratuite. Il faut remarquer aussi que, en raison de son universalité, la plupart des femmes grosses ont l'immunité que possèdent tous ceux qui ont été atteints de la maladie dans leur enfance. Cette particularité est la seule raison pour laquelle la rougeole est rare pendant la période puerpérale.

Si l'on compare la rougeole à la scarlatine, on voit que le premier de ces exanthèmes est beaucoup plus rare que le second, qu'il se développe surtout pendant la grossesse et que son apparition pendant les suites de couches est une véritable exception clinique, tandis qu'elle est la règle pour la scarlatine.

SYMPTOMES. — Il n'est pas possible d'admettre comme on a voulu le faire pour la scarlatine, que l'état de grossesse prolonge la période d'incubation. Dans les quelques cas où le moment de l'infection a pu être déterminé d'une façon précise, les premiers symptômes d'invasion sont apparus dans les délais ordinaires, au bout de huit à douze jours.

Le début est celui de la rougeole chez l'adulte; il y a d'abord de la lassitude, des douleurs vagues, de la courbature, de l'abattement, puis surviennent quelques frissons; bientôt les malades sont obligées de s'aliter, elles ont de la céphalalgie, des douleurs lombaires, de la toux fréquente et pénible, de la conjonctivite, du coryza avec éternûments fréquents; lorsque la grossesse est avancée, il peut y avoir de l'albumine dans les urines. La température oscille autour de 39-39°,5 centigrades. On a signalé chez quelques gestantes un état général plus fortement atteint, de l'affaissement, une tendance à la prostation; enfin, comme chez les enfants, il y a assez fréquemment de la diarrhée.

Ces prodromes durent en moyenne de quatre à six jours, puis apparaît l'éruption caractéristique. Elle se montre d'abord au visage, sur le nez et le menton, puis envahit le reste du corps, elle est toujours intense au niveau de la face et du tronc, plus discrète sur les membres. A ce moment la température s'élève à 40 degrés, l'agitation est très grande, l'oppression est forte et les quintes de toux sont incessantes et empêchent le sommeil.

Au bout de deux à trois jours, l'éruption pâlit, l'état général s'améliore, la toux devient moins déchirante et la desquamation se produit avec ses caractères habituels.

Les *complications* sont rares. Le seul cas de mort qui soit à ma connaissance est relatif à une femme qui avait présenté des accidents de *broncho-pneumonie*. Cette complication semble être le grand danger de la rougeole pendant la grossesse et les malades succombent à l'asphyxie résultant de la bronchite généralisée.

La *septicémie puerpérale* peut également compliquer la rougeole chez les femmes qui avortent ou accouchent au courant de leur exanthème. Cet accident est incomparablement plus rare qu'à la suite de la scarlatine, mais il est toujours possible, car sa production est facilitée par l'existence d'une maladie infectieuse spécifique.

L'*avortement* ou l'*accouchement prématuré* sont assez fréquents, mais il va de soi que, dans nombre de cas, la gestation peut continuer son cours régulier : il en fut ainsi dans 4 cas de Grisolle, 1 cas de Klotz, 1 cas de Grenser, 1 cas de Bohn, 1 cas de Vinay.

Mais dans la plupart des autres, la grossesse a été interrompue, comme dans les observations de Doléris, de Bleynie, de Schramm, de Lomer, de Moutoux, de Mac Donald, de Klotz, de Underhill. Celui-ci qui a bien étudié cette complication de l'exanthème a vu que sur 7 cas observés pendant la grossesse, il y avait eu 5 fois accouchement prématuré, Klotz l'a vu survenir 3 fois sur 4; dans une observation que m'a communiquée le Dr Bouchet, l'accouchement fut hâté de quinze jours environ. C'est en effet ce qui arrive le plus souvent, l'interruption de la grossesse survient avec d'autant plus de facilité qu'elle est plus près de son terme.

L'accident se produit régulièrement au moment de l'invasion ou mieux encore pendant le stade d'éruption. Les premières douleurs apparaissent avec l'acmé de la température qui accompagne la sortie de l'exanthème : la cause qui les détermine est la même que dans les autres maladies infectieuses. On ne peut invoquer ici la dyspnée et les violences de la toux, puisque nous connaissons d'autres maladies à symptômes analogues comme la coqueluche et l'influenza, dans lesquelles la grossesse continue malgré l'intensité des quintes et les secousses qu'elles impriment à la masse abdominale et au diaphragme. La cause réelle consiste dans l'action des agents infectieux et de leur toxine sur le muscle utérin. On ne peut pas toujours invoquer la maladie du fœtus, parce que souvent ce dernier naît prématurément sans présenter trace d'éruption.

La propagation de la rougeole de la mère à l'enfant est établie d'après un certain nombre d'observations. En 1874, Thomas déclarait qu'il n'existait, dans la science, que six cas de transmission certaine de la maladie à l'enfant.

On a pu y joindre, depuis lors, les observations de Korn, de Lomer ; celle de Moutoux est intéressante, parce qu'elle est relative à une femme arrivée au huitième mois de sa grossesse qui, à la suite d'une rougeole, mit au monde deux jumeaux ; ils étaient, l'un et l'autre, manifestement porteurs d'une éruption de même nature que l'affection maternelle et succombèrent vingt-quatre heures après leur naissance. Chez tous ces enfants, les taches morbilleuses se montrèrent au moment de la naissance. Il arrive aussi que les nouveau-nés ne contractent la rougeole que quelques jours après la sortie du sein maternel.

On peut avoir encore à redouter, comme complications possibles, les *hémorragies de la délivrance* signalées par Spiegelberg et par Mac Donald.

Pronostic. — La plus grande partie des femmes ont guéri, mais le pronostic exige toujours une certaine réserve à cause des complications pulmonaires qui aggravent notablement la situation, et à cause de la possibilité de la septicémie vulgaire qui est toujours plus sévère lorsqu'elle fait apparition sur des sujets déjà en puissance d'une maladie infectieuse. Aussi les femmes privées de l'immunité que donne une première atteinte, feront bien d'éviter toute chance de contagion.

Une seconde indication est dans l'usage des pratiques minutieuses de l'asepsie lorsque se produit l'accouchement.

Diagnostic. — Il est facile, lorsque l'exanthème apparaît avant le travail. La nature maculeuse de l'éruption, la coïncidence du catarrhe oculo-nasal, de la toux, de la bronchite permettent toujours d'établir le diagnostic.

Après l'accouchement, la difficulté est un peu plus grande, parce que la septicémie peut donner lieu à un exanthème rubéolique, mais le catarrhe des muqueuses n'est jamais accentué, la toux ne présente

jamais les particularités qui caractérisent la rougeole véritable.
Du reste, l'apparition de cette dernière maladie pendant les suites
de couches est une véritable exception clinique.

TRAITEMENT. — Lorsque la rougeole suit une marche régulière et
qu'elle reste exempte de complications, elle doit être abandonnée à
elle-même ; la présence d'un utérus gravide ne modifie en rien
la conduite à tenir. On se bornera à des soins hygiéniques.

Si la fièvre est intense, que l'éruption présente quelques difficultés pour sortir, on usera utilement des pratiques de l'hydrothérapie,
bains tièdes ou bains frais, lotions chaudes et compresses sur le tronc.
On évitera l'accumulation des couvertures, et on se gardera par
dessus tout de surchauffer la chambre où se trouve la patiente.

S'il survient quelques complications comme la broncho-pneumonie, la pleurésie, la néphrite, l'entéro-colite, la gangrène, etc., on
appliquera le traitement approprié à chacune d'entre elles.

§ 3. Scarlatine.

AHLFELD, Ueber Exantheme im Wochenbette (Zeitsch. f. Geburtsh., 1892,
Bd. XXV, p. 31. — ARNAUD, Scarlatine et éruptions scarlatiniformes dans l'état
puerpéral (Archiv. de tocol., 1892, p. 688). — BOXALL, Scarlatina during pregnancy and in the puerperal state (Soc. obstétr. de Londres, séance du 4 janvier 1888). — BRAXTON HICKS, A contribution to our knowledge of puerpera!
diseases (London obstetric. Transact., 1871, t. XII, p. 44). — BUSEY, Scarlatina puerperalis (Dublin med. Journ., 1884, vol. II, p. 95). —CHARLES, Une
épidémie de scarlatine à la Maternité de Liège (Journ. d'accouchement de
Liège, 1891, nᵒˢ 4 et 10). — GUÉNIOT, De certaines éruptions dites miliaires et
scarlatiniformes des femmes en couches, etc., thèse, Paris, 1862. — HER-
VIEUX, Traité clinique des maladies puerpérales, Paris, 1870, p. 1076. —
HOLSBURG, Scarlatina in utero (Cincinnati Lancet Clinic., 1886, vol. XVI, p. 576).
— KOLLER, Scharlach bei Wöchnerinnen, Inaug. Dissert., Bâle, 1889.—LEALE,
Scarlet fever of the fœtus in utero, etc. (New-York med. Journ., 1884, p. 474).
— LE DIBERDER, De la Scarlatine, sa nature et son traitement (Union médic.,
1883, t. II, p. 1044). — LEGENDRE, Etude sur la scarlatine chez les femmes en
couches, thèse, Paris, 1881. — LESAGE, Scarlatine des femmes en couches,
thèse, Paris, 1877. — L. MEYER, Ueber Scharlach bei Wöchnerinnen (Zeitsch.
f. Geburtsh. u. Gynæk, 1888, Bd. XIV, p. 280). — MUNDÉ, Scarlatina in a
puerperal Death (Amer. Journ. of obstetr., 1882, vol. XV, p. 894. — OLSHAUSEN,
Untersuchungen über die Complication der Puerperium mit Scharlach (Archiv
f. Gynæk., 1876, Bd. IX, p. 69). — RENVERS, Beitrag zur Lehre von der sog.
Scarlatina puerperalis (Zeitsch. f. klin. med. (supplément), Bd. XVII, 1890,
p. 307). — SENN, Scarlatine puerpérale, thèse, Paris, 1825. — SIREDEY,
Les Maladies puerpérales, p. 449, Paris, 1884. — DE TORNÉRY et DURAND,
La Rougeole et la Scarlatine dans la grossesse et les suites de couches,
Paris, 1891.

HISTORIQUE. — La scarlatine de la grossesse semble n'avoir attiré
que très peu l'attention des observateurs, sans doute en raison de

sa rareté relative, tandis que la scarlatine des suites de couches a donné lieu à de nombreux travaux. Déjà on signalait au XVIe et au XVIIe siècle, la fièvre miliaire, la miliaire rouge pourpre qui frappait les accouchées, et, en 1779, Gastellier publiait un *Traité de la fièvre miliaire des femmes en couches*. La tendance générale, à cette époque, était de considérer, comme de nature vésiculeuse, les éruptions parfois franchement érythémateuses qui survenaient à la suite de l'accouchement et il faut arriver jusqu'au commencement de ce siècle pour trouver une distinction nette entre ces deux formes d'exanthème.

La première description sérieuse semble être celle que Malfatti publia dans le *Journal de Hufeland* de 1800, et qui était relative à une épidémie qui avait atteint la Maternité de Vienne, l'année précédente. « J'ai pu me rendre compte, disait cet auteur, de la gravité de cette épidémie ; le fléau frappa inopinément toutes les nouvelles accouchées, tuant le plus souvent celles qu'il atteignait. » Cette gravité que l'on retrouve signalée dans des épidémies ultérieures indiquerait vraisemblablement l'existence de la fièvre puerpérale avec éruption scarlatinoïde plutôt qu'une épidémie de scarlatine vraie.

Tout autre est l'affection qui atteignit la Maternité de Paris en 1824 et qui donna lieu à une étude remarquable de Senn. L'origine de la maladie, sa diffusion et sa transmission à des élèves sages-femmes indiquent bien qu'il s'agissait, cette fois, de la fièvre éruptive véritable. Néanmoins, la confusion persista pendant longtemps et l'on engloba sous le terme générique de *scarlatine puerpérale* toutes les éruptions érythémateuses qui survenaient chez les accouchées et que l'on considéra comme des manifestations de la scarlatine vulgaire. Cette dernière maladie et la miliaire étaient les deux formes d'exanthème que comprenait la pathologie puerpérale.

Toutefois, par son origine, sa marche et sa gravité, la scarlatine puerpérale présentait des caractères qui les distinguaient de la scarlatine ordinaire et l'idée d'une maladie spéciale se fit peu à peu dans les esprits ; en 1862, Guéniot publia son travail sur la *scarlatinoïde* qu'il considère comme une fièvre éruptive particulière et distincte de la scarlatine, il indique les caractères qui séparent ces deux formes d'éruption.

Un peu plus tard les travaux de Verneuil, de Quinquaud, de d'Espine attirèrent l'attention sur les manifestations cutanées que provoquent l'infection purulente et la septicémie des blessés et, à la suite de J.-L. Championnière, il semble rationnel de rattacher à une origine de cette sorte un certain nombre de scarlatines observées chez la femme en couches. Enfin l'emploi des solutions de sublimé dans le traitement des suites de couches, devenu d'un usage uni-

versel a rendu assez fréquente l'apparition du rash hydrargyrique
dont l'aspect et la marche ressemblent à celui de la scarlatine.

NATURE. DIVISION. — Il n'est pas contestable qu'on observe la scar-
tine vraie pendant la grossesse et pendant le post partum ; l'apparition de cet exanthème est rare dans le premier de ces états, il est
beaucoup plus fréquent dans le second, mais son existence ne saurait
être contestée, car elle s'établit non seulement d'après les symptômes propres de la fièvre éruptive, mais encore, par la contagion
aux enfants, à l'entourage, c'est-à-dire à des personnes qui ne subissent en aucune façon l'influence de la puerpéralité.

Il faut en distinguer les éruptions par intoxication médicamenteuse, celles qui apparaissent à la suite de l'absorption du sublimé,
de la belladone, de l'iodoforme, du chloral, de l'antipyrine, etc., ainsi
que les érythèmes septicémiques ; il est évident que, par leur origine,
leur marche et leur gravité, les éruptions de cette sorte ont une
physionomie et une nature particulières.

Comme pour les autres fièvres éruptives, on peut diviser la scarlatine en :

a) *Scarlatine de la grossesse;*
b) *Scarlatine des suites de couches.*

a) *Grossesse.* — Il est d'observation que la première de ces deux
formes est rare, tandis que la seconde présente une fréquence relative. Pour expliquer cette discordance assez singulière, les uns
pensent, avec Hervieux, que beaucoup de cas de scarlatine survenus
pendant la grossesse ont dû échapper par ce fait que la maladie avait
donné lieu à l'accouchement prématuré. « Voici en effet, dit-il, ce
qui arrive dans nombre de cas. Une femme en travail se présente à
l'hôpital, y accouche au terme de huit mois ou de huit mois et demi ;
elle est atteinte le même jour d'une éruption scarlatineuse. Eh bien,
soit inattention, soit faute de renseignements suffisants, on néglige
la question de savoir si l'accouchement n'a pas été avancé par l'explosion des symptômes de la période dite prodromique, et on ne voit
dans ce fait qu'une scarlatine développée après l'accouchement,
tandis qu'il s'agissait d'une scarlatine *antepartum.* »

D'autres, au contraire, admettent une immunité d'une certaine
espèce pour les femmes enceintes, ils supposent que la réceptivité
existe pour elles comme pour les autres, mais que l'incubation peut
se prolonger pendant des semaines et même des mois, jusqu'au
moment où le traumatisme de l'accouchement favorisera l'apparition
de l'exanthème, et c'est en effet pendant les premiers jours du puerpérium que la scarlatine a été le plus fréquemment observée. Cette
idée d'une incubation prolongée se trouve en germe dans Trousseau,

elle a été défendue surtout par Braxton Hicks, et par Olshausen, elle est admise par Tarnier et Budin.

Malgré l'autorité de pareils noms, j'avoue ne guère comprendre cette incubation indéfinie. On a tenté de l'assimiler à la fièvre intermittente et de considérer les symptômes d'invasion comme l'analogue de l'accès palustre qui ne survient que longtemps parfois après l'infection. Mais il n'est guère possible de comparer des maladies aussi dissemblables que la scarlatine et la fièvre intermittente ; on sait que cette dernière par son origine, ses manifestations, sa durée parfois si longue, est une maladie absolument spéciale, tandis que la scarlatine, semblable en cela à toutes les fièvres éruptives, est une maladie à marche cyclique, à incubation régulière, à périodes bien déterminées et dont les manifestations ne diffèrent entre elles que par une accentuation plus ou moins prononcée. Sans doute, la durée de l'incubation peut varier dans une certaine mesure, de six à douze jours au maximum, mais supposer une durée d'un mois et plus c'est abuser de l'hypothèse.

Montgomery prétend avoir observé, pour la fièvre typhoïde, des faits comparables, il pense que l'incubation peut se prolonger pendant un temps assez long, tant que dure la grossesse, et la maladie éclater à propos ou à la suite du travail de la parturition. Mais la fièvre typhoïde n'est point une rareté chez la femme enceinte, et les cas assez nombreux de cette pyrexie nous montrent que les choses se passent d'une façon précisément inverse ; la fièvre typhoïde n'apparaît guère que pendant la grossesse, elle peut provoquer le travail qui survient au milieu des symptômes fébriles, mais il est exceptionnel qu'elle débute seulement après l'accouchement, c'est alors une rareté clinique.

Il semble donc plus rationnel de se rattacher à l'opinion d'Hervieux et de considérer les cas de scarlatine puerpérale comme des cas d'infection récente, à gravité assez grande et suffisante pour hâter la terminaison de la grossesse et provoquer l'accouchement.

Du reste, il existe quelques observations incontestables qui démontrent l'existence possible de l'exanthème pendant la gestation. Hervieux a vu, chez une de ses malades la scarlatine éclater au sixième mois de la grossesse et déterminer l'avortement pendant la période d'éruption. Une observation de Dance nous montre également ment la maladie se développant au sixième mois d'une deuxième grossesse et amenant l'avortement le jour même où apparaît l'éruption. Boxall a rapporté des cas analogues.

Cordes et Spencer Wells ont donné la relation de deux observations où des femmes grosses s'étant exposées à la contagion de la scarlatine en soignant leurs enfants atteints de cette maladie, accouchèrent peu après d'enfants qui présentèrent bientôt de l'angine pultacée et un érythème scarlatineux caractéristique. Aucune de ces deux femmes cependant ne présenta trace de maladie pendant les suites de couches qui furent normales. Nous avons rapporté des cas analogues à propos de la variole.

La scarlatine de la grossesse a la marche habituelle qu'elle présente en dehors de la gestation, sa physionomie est beaucoup plus typique que celle des suites de couches, elle ne présente pas ces déviations qui rendent cette dernière parfois difficile à reconnaître. Pour peu qu'elle soit intense, elle provoque une interruption de grossesse comme dans les cas de Dance et de Hervieux que nous avons rapportés. Mais si la gravité est minime et que la grossesse ne soit pas avancée, il peut y avoir continuation.

b) *Suites de couches.* — C'est la forme de beaucoup la plus fréquente, aussi mérite-t-elle une étude plus complète.

ETIOLOGIE. — Senn considère une constitution vigoureuse et le tempérament sanguin comme prédisposant les nouvelles accouchées au développement de la scarlatine; sur les 7 cas qu'il rapporte, 4 étaient compris entre seize et vingt-quatre ans, et sur les 7 cas de Hervieux, 4 appartenaient à des femmes de dix-neuf à vingt ans. Mais il ne s'agit là que de conditions prédisposantes puisque l'exanthème est l'apanage du jeune âge; en réalité, la cause unique de la maladie réside dans la contagion. Dans certaines épidémies, comme celles de L. Meyer, de Charles (de Liège), on a pu trouver les cas initiaux. A Copenhague, la première malade atteinte fut une élève sage-femme, puis cinq autres, et c'est consécutivement que la scarlatine atteignit quinze femmes en couches. A Liège, une enquête démontra à Charles que, pendant plusieurs mois avant l'apparition de l'épidémie chez les accouchées, il y avait eu six élèves qui avaient présenté les symptômes d'une scarlatine légère.

D'autres fois, l'inverse a lieu et les femmes malades ont pu contagionner des personnes de leur entourage qui ne se trouvaient nullement dans la période puerpérale; il en fut ainsi dans l'épidémie de Bâle rapportée par Koller, et dans un cas observé par Siredey où la sage-femme qui donnait des soins à une accouchée atteinte de l'éruption fut prise, quatre jours après celle-ci, d'une scarlatine normale, régulière, alors qu'elle n'avait pas quitté la maison depuis huit jours et qu'elle était restée, par conséquent, à l'abri de toute cause extérieure de contamination pendant cette période.

Il arrive encore que la maladie se transmet aux nouveau-nés, comme dans l'épidémie de la Maternité à Paris rapportée par Senn.

La porte d'entrée du poison est vraisemblablement la même que pour les autres fièvres éruptives, c'est l'immense surface absorbante constituée par la muqueuse des voies respiratoires; mais on peut admettre que, chez les accouchées, le virus pénètre parfois par une autre voie, on a pensé que les éraillures qui existent au niveau des organes génitaux constitueraient la voie d'invasion comme dans les cas de scarlatine traumatique qu'ont rapportés Paget, Trélat, Riedinger, etc., et qui surviennent en dehors de toute septicémie ; c'est la surface cruentée qui sert de porte d'entrée, car les premiers symptômes surviennent toujours au niveau de la plaie. Charles croit que la transmission peut se faire par tous les points dépourvus d'épiderme et particulièrement par les crevasses du mamelon, il a vu une élève sage-femme dont les mains et les doigts portaient encore les squames d'une scarlatine antérieure contaminer des accouchées en pressant le mamelon.

S'il est vrai que la scarlatine franche existe bien réellement chez les femmes en couches et qu'elle doive être distinguée des éruptions septicémiques à apparence scarlatiniforme, il faut convenir que la distinction n'est pas toujours complète et absolue parce que la scarlatine *vraie* peut non seulement coïncider avec des complications septiques ; mais, semblable en cela à d'autres maladies infectieuses comme la fièvre typhoïde, l'influenza, la variole ou la rougeole, elle peut en favoriser l'éclosion. L'existence d'une quelconque de ces maladies à microbes chez une femme arrivée à la fin de sa grossesse ou accouchée récemment est toujours une condition fâcheuse, il semble qu'elle modifie la réceptivité de l'organisme féminin pour l'agent de la septicémie puerpérale vulgaire et qu'alors l'éclosion d'une infection noüvelle greffée sur la première soit plus facilement réalisable.

Cette considération semble s'adapter plus spécialement à la scarlatine qui fréquemment se complique de lésions utérines. Ce fait a frappé l'attention de quelques accoucheurs anglais qui considèrent cette fièvre éruptive comme pouvant provoquer directement la septicémie puerpérale, l'exanthème resterait localisé du côté des organes génitaux et ne déterminerait ni angine, ni éruption cutanée. D'après ces auteurs, l'inverse pourrait se produire, la scarlatine génitale serait capable de se transmettre à une autre personne qui n'est pas en état de puerpéralité et pourrait provoquer chez elle une scarlatine véritable ; en un mot, il en serait de cette dernière comme de l'érysipèle.

Cette question est fort difficile à résoudre ; si l'on admet aujourd'hui qu'il y a identité de nature entre l'érysipèle et la septicémie puerpérale, c'est qu'on a pu démontrer l'identité de l'agent pathogène pour ces deux affections, tandis que le microbe de la scarlatine reste à trouver ; aussi, tant que cette découverte n'aura pas été faite, la question reste irrésolue. On peut rappeler cependant que Babès a trouvé dans le rein scarlatineux des cocci en chaînettes qui ressemblaient beaucoup à ceux de l'érysipèle et qui, inoculés au

chien, amenaient la mort ou produisaient un érythème scarlatiniforme. Babès considère cet organisme comme l'agent de la scarlatine.

SYMPTOMES. — Nous avons dit déjà que, pour quelques auteurs,
comme Senn, Braxton Hicks, Olshausen, Tarnier et Budin, le stade
d'incubation pourrait se prolonger pendant plusieurs mois. Avec
Hervieux et L. Mayer, nous contestons absolument cette façon
d'interpréter l'apparition des accidents au moment du travail, parce
qu'elle est peu rationnelle et qu'elle n'est basée sur aucun fait précis.
C'est l'inverse qui est vrai car le plus souvent la période d'incubation est remarquablement courte, de deux à quatre jours en moyenne.

L'invasion se manifeste par une fièvre intense avec frisson violent
et unique ou avec des frissons répétés ; le pouls est plein et fréquent,
la température s'élève rapidement à 39, 40 et 41 degrés centigrades,
elle reste élevée pendant les premiers jours, et, s'il y a de fortes
rémissions matinales, il faut soupçonner l'existence de quelques
complications du côté de l'abdomen. En même temps, les malades
éprouvent un malaise général, insupportable, elles ont de la céphalalgie, de la courbature, le visage est rouge, enflammé, la soif est
vive, avec sensation de chaleur au niveau de l'arrière-gorge et rougeur du voile du palais ; la langue est d'un rouge vif à la pointe et
sur ses bords, mais blanche à la surface. Les accouchées sont dépri-
mées, indifférentes à ce qui les environne, le sommeil est troublé
par des rêvasseries, parfois par du délire. La diarrhée est généralement considérée comme un signe d'assez mauvais pronostic.

Un fait qui a frappé tous les observateurs depuis Mac Clintock
jusqu'à Thiéry et Durand, c'est la faible intensité de l'angine, c'est
même sa rareté, puisqu'elle n'existe bien accentuée que dans le
quart des cas. Le plus souvent elle consiste en un enduit pultacé et
ne détermine qu'une dysphagie légère ; par contre, les ganglions du
cou sont assez souvent tuméfiés et douloureux, même quand il y a
très peu d'angine. Quelquefois cependant, l'angine est intense et
franchement scarlatineuse.

Dans la grande majorité des cas, l'invasion se produit le premier
ou le deuxième jour qui suit l'accouchement, plus rarement le
troisième et les suivants. Les chiffres ci-dessous d'Olshausen en sont
la preuve.

    6 fois début pendant la grossesse.
    8 —   — immédiatement après l'accouchement.
  62 —   — du 1er au 2e jour   —   —
  27 —   — le 3e jour   —   —
  22 —   — du 3e au 8e jour   —   —

L'éruption est précoce, comme dans toute scarlatine, elle apparaît à la fin du premier jour ou dans le courant du second. L'exanthème se développe d'abord sur le tronc, vers la face antérieure de l'abdomen, puis se généralise aux fesses, à la région dorsale, aux épaules et aux bras ; il respecte assez généralement le cou et la face, ainsi que les genoux, les jambes, les pieds et les mains (Hervieux). Sa coloration est intense, c'est le pointillé sur fond érythémateux avec points ecchymotiques, Olshausen la compare à celle de la variole hémorragique. Presque toujours il y a en même temps une éruption abondante de sudamina, d'où le nom de miliaire rouge que lui donnaient les auteurs du siècle dernier.

Lorsque l'éruption est tardive et qu'elle n'apparaît que le cinquième ou le sixième jour des prodromes, lorsqu'elle simule l'érythème morbilleux ou l'érythème simple, si le début se fait par le bas ventre avec propagation aux membres, il faudra songer à une éruption septicémique.

La durée de l'éruption est en moyenne de quatre à six jours, mais dans les formes sévères, elle paraît se prolonger pendant que la fièvre redouble d'intensité.

On observe aussi quelques localisations articulaires du rhumatisme scarlatin, elles survinrent 10 fois chez les 21 malades de Meyer ; fréquemment il y a des arthrites des grandes articulations qui se comportent le plus souvent comme des affections bénignes. Renvers a cité un cas d'arthrite double du genou où on a trouvé l'agent de la fièvre puerpérale, le streptocoque en chaînette ; mais il faut remarquer que les faits signalés par cet observateur se rapportent à la septicémie puerpérale et non point à la scarlatine véritable.

L'albuminurie, bien qu'elle puisse s'observer, est en somme, assez rare et les néphrites graves sont plus exceptionnelles encore. Cependant L. Mayer a vu l'albuminurie exister 9 fois sur 21 malades, 5 fois elle fut passagère et insignifiante.

Lorsque la scarlatine est franche et dégagée de toute complication septicémique, on n'observe aucune manifestation morbide du côté de l'appareil génital et du péritoine, la sécrétion du lait s'établit, les lochies sont à peu près normales et l'involution utérine se produit dans les délais ordinaires. Cependant dans les cas graves, à caractère typhoïde, l'écoulement lochial, très intense tout d'abord, peut se supprimer, et l'involution utérine s'arrêter, mais ce sont des complications qui semblent en rapport avec le caractère malin de certaines épidémies ou plutôt avec la coïncidence de localisations septiques du côté du petit bassin.

Il est bon de rappeler qu'au moment de l'apparition de la fièvre, il peut exister un peu de douleur à la palpation au niveau du bas ventre, cette sensibilité de l'utérus n'indique nullement une inflammation de l'organe, elle résulte seulement de l'augmentation de la sensibilité qui se généralise à tous les organes contenus dans le bassin.

Il existe assez souvent au niveau de la vulve des excoriations qui prennent un aspect grisâtre, pultacé; cette diphtéroïde vulvaire qui peut rendre les lochies putrides et nauséabondes est une complication septicémique dont l'apparition est favorisée par l'existence de la scarlatine.

La desquamation n'est jamais aussi accentuée que dans la scarlatine ordinaire, elle se fait rarement par larges lambeaux, mais plutôt par petits squames, l'exfoliation est furfuracée; son abondance est en rapport avec l'intensité de l'éruption miliaire et non point avec celle de l'érythème. Elle coïncide généralement avec une sédation des symptômes et une amélioration de l'état général, mais la maladie a une lenteur excessive et bien souvent la convalescence s'est prolongée pendant une durée de trois, quatre et même cinq mois.

Lorsque la scarlatine reste indépendante de toute complication puerpérale, elle a une physionomie qui permet de la reconnaître facilement. Il faut rappeler cependant que, chez les accouchées, comme chez les autres adultes et chez les enfants, il existe des *formes frustes* qui font méconnaître la nature véritable de l'exanthème. L'éruption peut être très fugace, ou bien l'angine fait défaut; d'autres fois la fièvre est peu accentuée; on peut admettre, avec Siredey et Legendre, qu'une grande partie des cas décrits par Guéniot sous le nom de *scarlatinoïde* ne sont autres que des scarlatines méconnues, irrégulières dans leur allure.

La transmission de la maladie aux enfants s'est présentée quelquefois, mais elle est en somme assez rare. Déjà, pendant la vie intrautérine, cette transmission n'est pas fatale, surtout lorsque la mère est affectée peu de temps avant l'accouchement; et, après leur naissance, ce sont les enfants nourris au sein qui sont les plus exposés à contracter la maladie maternelle, sans doute parce qu'ils sont en contact immédiat avec la source même de la maladie; il ne faut pas oublier cependant que la première enfance présente une certaine immunité vis-à-vis du poison scarlatineux.

ANATOMIE PATHOLOGIQUE. — Si la scarlatine est isolée et qu'elle reste indépendante de toute infection puerpérale, les lésions que l'on trouvera à l'autopsie seront celles qui accompagnent cet exanthème quand il revêt une forme maligne. On aura donc de la congestion des voies respiratoires avec noyaux disséminés de bronchopneumonie, de l'œdème des bases avec épanchement pleurétique, tantôt purulent, tantôt séro-fibrineux. Les lésions rénales sont celles du gros rein scarlatineux, la rate est tuméfiée et diffluente comme dans la plupart des maladies infectieuses; le cerveau offre souvent de l'œdème, enfin la peau présente les lésions qui accompagnent l'érythème arrivé à la période de desquamation.

Ces formes malignes et infectieuses de la scarlatine puerpérale sont rares, non pas que la terminaison ne puisse être fatale ; mais, la plupart du temps, le résultat fâcheux doit être attribué aux complications septicémiques et c'est du côté de l'utérus et du parametrium que l'on trouvera l'explication de la terminaison malheureuse.

PRONOSTIC. — Le pronostic a été formulé de façons fort diverses par les auteurs.

Pour les premiers observateurs qui décrivirent les épidémies de scarlatine puerpérale, comme Malfati, Senn, Trousseau, Helm, le pronostic était d'une gravité redoutable. Mac Clintock conclut ainsi de ses observations. « La scarlatine doit être considérée comme une des plus dangereuses manifestations de l'état puerpéral, à peine moins dangereuse que la fièvre puerpérale épidémique... Il est une circonstance qui exerce une influence décisive sur la terminaison fatale de la maladie, c'est l'époque de la grossesse à laquelle se fait l'invasion. Plus l'invasion est rapprochée de l'accouchement, plus redoutable est le danger. » Olshausen, qui considère également la scarlatine comme une très grave complication du post partum, confirme cette dernière assertion de Mac Clintock et montre par sa statistique que l'un des éléments pronostics est la date du début de la maladie :

DÉBUT	MORT	PROPORTION
Immédiatement avant l'accouchement. 8 fois	6 fois	75 pour 100
Du 1er au 2e jour des couches . . . 62 —	35 —	58 —
Le 3e jour . . . . 27 —	14 —	51,8 —
Après le 3e jour . . . . 22 —	3 —	13,8 —

A côté de ces statistiques désastreuses, nous en trouvons d'autres singulièrement favorables : ainsi les faits que Guéniot a décrits sous le nom de *scarlatinoïde* ont été bénins ; pour Hervieux, la scarlatine des nouvelles accouchées, ne comporte pas un pronostic plus sévère que chez les autres sujets ; dans l'épidémie de Bâle décrite par Koller, il n'y eut qu'un seul cas de mort sur 10 accouchées, et encore s'agissait-il d'une femme qui avait présenté des phénomènes de septicémie et de fièvre bien avant l'apparition de l'exanthème. A Liège, toutes les malades de Charles guérirent ; il en fut de même à Copenhague chez celles qui furent indemnes de complications septiques : sur 21 femmes en couches atteintes de l'exanthème, 2 seulement succombèrent qui présentaient des localisations du côté des organes génitaux (L. Meyer).

Il est facile de voir que le pronostic semble s'être notablement amélioré depuis l'introduction de l'antisepsie, et l'on peut conclure que la gravité attribuée par les anciens auteurs à la scarlatine puerpérale doit être en grande partie rapportée à la facilité de complications septiques qui semblent réellement plus sévères quand elles coïncident avec cette fièvre éruptive. Les ulcérations diphtéroïdes de la vulve semblent surtout fréquentes.

DIAGNOSTIC. — Les éléments du diagnostic de la scarlatine puerpérale sont : le début brusque et bruyant des phénomènes d'invasion, l'intensité de la fièvre, l'accélération du pouls, l'apparition rapide de l'éruption, sa coloration caractéristique, sa localisation initiale sur les parties antérieures du tronc, l'angine peu marquée, la tuméfaction et l'endolorissement des ganglions du cou, l'albuminurie, les complications articulaires, la desquamation furfuracée et la lenteur de la convalescence.

Ces caractères si nets et si accentués permettent la distinction avec les *érythèmes médicamenteux* dont la forme la plus fréquente actuellement est celle que détermine l'emploi du sublimé. Il faut noter que l'éruption peut se produire en l'absence de tout symptôme de mercurialisme aigu, car souvent « c'est la peau seule, dans l'organisme, qui est intolérante pour le mercure ». L'érythème hydrargyrique apparaît sous forme de plaques d'un rouge vif, à contour irrégulier, il n'est point identique à lui-même dans toute son étendue, car il est irrégulier dans sa distribution, il a l'aspect rubéolique en certains points, et dans d'autres franchement scarlatiniforme ; il se localise en des régions de prédilection qui sont le cou, les plis articulaires et surtout la région inguino-pubienne, il peut envahir aussi les parties latérales du tronc ainsi que la paume de la main et la plante des pieds, il respecte généralement la tête. Souvent l'éruption s'accompagne d'un prurit mordicant, sa durée est généralement courte, de trois à cinq jours dans les intoxications modérées, puis la desquamation commence et peut se faire par larges lambeaux. Il y a une légère élévation de température au début de l'érythème, elle se prolonge tant que ce dernier a de la tendance à se généraliser.

Si la distinction est assez facile à établir avec les éruptions médicamenteuses, elle l'est moins quand il s'agit des *éruptions septicémiques*, parce que la scarlatine vraie peut se doubler d'accidents infectieux. On pourra cependant rapporter exclusivement à la septicémie les exanthèmes qui apparaissent un peu tardivement, vers le troisième ou le sixième jour des couches, avec absence d'angine et d'adénite cervicale ; leur marche est irrégulière, la lésion cutanée est moins caractéristique, la coloration des placards varie du rose au violet livide ; dans les formes graves, on voit apparaître à leur surface des bulles analogues à celles du pemphigus qui deviennent pruriformes ou hémorragiques, tandis que, dans les formes bénignes, l'éruption peut simuler la rougeole boutonneuse avec vésicules claires, transparentes. Dans ces deux cas, la desquamation est furfuracée. Ces éruptions ont, en général, un caractère fugace.

On établira surtout la nature septicémique des éruptions d'après l'étiologie, selon que le milieu est sain ou infecté et selon qu'on observe des lésions du côté des organes génitaux.

TRAITEMENT. — L'existence d'une scarlatine vraie, chez une femme qui est enceinte ou qui vient d'accoucher, doit rendre le médecin plus attentif dans l'emploi de la méthode antiseptique ; d'une façon générale, nous savons que, chez les sujets atteints d'une maladie infectieuse spécifique, il faut redouter avant tout l'éclosion d'accidents septicémiques vulgaires, car les deux infections peuvent coïncider, dans la scarlatine plus particulièrement. Aussi se montrera-t-on ménager d'inspections internes, il faudra n'aborder ces malades qu'avec des mains et des instruments stérilisés ; les injections vaginales ne sont nécessaires que dans les cas de fétidité des lochies et d'irrégularité dans l'involution utérine. Si l'on se résout à les pratiquer, et surtout si l'on se trouve dans la nécessité de faire des lavages intra-utérins, il faut rejeter absolument l'usage du sublimé, et se borner au permanganate, à l'acide borique ou simplement à l'eau bouillie.

Lorsque la maladie est légère, l'expectation suffit ; on peut même permettre l'allaitement si la température n'est pas trop élevée et si la sécrétion lactée se maintient suffisante. S'il survient des phénonomènes généraux graves, et qu'il se manifeste de l'hyperpyrexie, on ne doit pas hésiter à recourir aux pratiques de l'hydrothérapie, affusions froides, et même bains froids répétés selon les indications particulières.

Signalons, avant de terminer, la nécessité de l'isolement des malades et de la désinfection des objets de toutes sortes qui ont pu se contaminer à leur contact ; la facilité de transmission de la maladie explique suffisamment cette nécessité. Les locaux eux-mêmes où les malades ont séjourné et desquamé doivent être également soumis à une épuration suffisante, il faut se souvenir que le virus scarlatin est très tenace et peut résister à plusieurs mois de dessiccation.

§ 4. **Erysipèle.**

Erysipèle maternel. — ATTHIL, The relation between Erysipelas and puerperal Fever (Americ. Journ. of med. Sc., 1877, p. 586, et 1888). — BALLERAY, Erysipelas as a complication of Pregnancy and Labour (Americ. Journ. of the med. Sc., 1885, p. 160). — CAMPBELL, Erysipèle et grossesse (Ann. de gyn., t. XIX, p. 391). — DUCHEIN, De l'érysipèle pendant la grossesse et de son influence sur le produit de la conception, thèse, Bordeaux,

1885 (Bibliographie). — Gussenow, Erysipelas und « Puerperalfieber » (Centralbl. f. Gynæk., 1885, p. 440). — Hervieux, De l'Erysipèle puerpéral (Gaz médic., 1865, p. 3, 38, 52). — Hofmeier, Communication à la Soc. obstét. de Berlin, séance du 27 juin 1881 (Centralbl. f. Gynæk., 1884, p. 492). — Legendre, Influence de la scarlatine et de l'érysipèle sur la grossesse (Soc. méd. Hôp. de Paris, 23 décembre 1892). — Smith (Th.-C.), Phlegmonous Erysipelas during Pregnancy (Americ. Journ. of obst., 1890, p. 1076). — Thiéry, Remarques à l'étude de l'érysipèle dans l'état puerpéral (Gaz. médic., Paris, 1890, p. 87 et 99). — Wardwell, A case of Erysipelas complicating Pregnancy (Americ. Journ. of the med. Sciences, 1884, vol. XXCVII, p. 349).

Erysipèle fœtal. — Kaltenbach, Ist Erysipel intra-uterin übertragbar? (Centralbl. f. Gynæk., 1884, p. 689). — Lebedjeff, Ueber die intrauterine Uebertragbarkeit des Erysipels (Ieschendj. klin. Gazeta, 1886, p. 285, et Zeitsch. f. Geburtsh., 1886, Bd. XII, p. 321). — Runge, Mittheilung über die intra-uterine Uebertragbarkeit des Erysipelas (Centralbl. f. Gynæk., 1884, p. 761). — Scholefield, Erysipelas (The Lancet, 1867, vol. I, p. 728). — Stratz, Zur Frage vom intra-uterinen Erysipel (Centralbl. f. Gynæk., 1885, p. 213).

L'érysipèle de la peau et des muqueuses survient pendant la grossesse avec la même fréquence qu'en dehors de cet état.

Au point de vue de la marche de la maladie, il y aurait une distinction à faire d'après le siège de l'exanthème. Si l'érysipèle de la face ne présente pas une marche différente ni une gravité plus grande, il n'en est pas de même pour l'érysipèle des membres et du tronc. Dans plusieurs des exemples qu'on en a donnés, il est signalé que les articulations avoisinantes avaient suppuré, comme dans les cas rapportés par Smith et par Crawford ; dans celui de Thiéry un érysipèle de la jambe gauche donna lieu à trente foyers purulents successifs, il y eut de l'ictère, des épistaxis rebelles et de l'adynamie considérable pendant les deux mois que dura la maladie. Néanmoins quel qu'ait été le siège de l'affection, on n'a pas signalé de résultats fâcheux pour la mère.

J'ai observé trois cas de ce genre tous localisés au niveau de la face ; une de ces malades enceinte pour la quatrième fois présenta pendant son septième mois un érysipèle qui, malgré l'acuité des symptômes, n'empêcha nullement la grossesse de continuer et d'arriver à terme. L'enfant naquit en bon état.

Le second exemple est relatif à une secondipare qui était sujette à des érysipèles à répétition ; elle n'en avait pas présenté pendant sa grossesse présente, lorsque, à la fin du neuvième mois, elle fut prise d'une éruption qui envahit la face et le cuir chevelu. Lorsque la fièvre tomba, les douleurs de l'accouchement se manifestèrent et elle mit au monde un enfant vivant et bien portant, du poids de 3 kilogrammes qui resta indemne et qui fut allaité par sa mère. Les suites de couches furent simples, malgré la présence de nombreux squames du côté de la face.

Enfin le troisième fait est relatif à une femme qui eut pendant sa grossesse trois attaques d'érysipèle de la face; cette complication n'empêcha nullement la patiente d'atteindre le terme, mais les couches furent fébriles, la malade guérit néanmoins.

Si mes trois malades n'eurent pas leur grossesse interrompue, il est loin d'en être toujours de même, et les faits d'avortements ou d'accouchements prématurés sont assez nombreux. Cette interruption variable de la gestation dépend surtout de la gravité plus ou moins grande de la fièvre éruptive et de son retentissement sur le fœtus.

L'enfant naît quelquefois mort, d'autres fois il est malingre, chétif, ne survit que quelques heures ou quelques jours, à sa naissance ; d'autres fois enfin, il semble porter les traces de la maladie maternelle.

La transmission intra-utérine de l'érysipèle ne paraît pas fréquente, elle existait cependant dans les faits publiés par Kaltenbach, Runge, Stratz et Lebedjeff. Cette transmission paraît seulement probable dans les observations de Kaltenbach et Runge, mais elle n'est pas démontrée, parce que les cocci de la maladie n'ont pu être trouvés. La desquamation de la peau signalée par ces auteurs est du reste assez fréquente chez les nouveau-nés, il est vrai que ce n'est pas la desquamation en lamelles comme on l'a observée dans les deux cas ci-dessus. Dans le fait de Kaltenbach, l'accouchement se produisit quinze jours après la disparition de la fièvre et, dans celle de Runge, treize jours seulement. Chaque fois on constata une desquamation très nette chez la mère au moment de l'accouchement.

Stratz a publié un fait qui n'est pas plus probant, au point de vue bactériologique, puisque la recherche du streptocoque, alors connu, n'a donné aucun résultat, mais la naissance de l'enfant malade se produisit peu après une attaque d'érysipèle abortif de la face chez la mère.

Le cas de Lebedjeff seul est réellement démonstratif. Il s'agissait d'une primipare âgée de vingt-cinq ans, qui fut atteinte, au septième mois de sa grossesse, d'un érysipèle des extrémités inférieures; elle avorta et mit au monde un enfant qui ne vécut que dix minutes et qui présentait, sur toute la surface du corps, un érysipèle de la peau très manifeste. Au microscope, Lebedjeff trouva le chorion infiltré de cellules lymphatiques et le tissu cellulaire graisseux envahi par le microcoque de Fehleisen ; les cocci occupaient surtout les voies et les espaces lymphatiques, mais ils n'existaient ni dans le placenta ni nulle part, dans les vaisseaux sanguins.

Si le fœtus ne participe pas complètement à la maladie maternelle, il peut en subir l'influence qui se traduit par une accélération des battements du cœur que Hofmeier a pu constater de la façon suivante :

Température de la mère. . 40°,5 — 180 pulsations de l'enfant.
—   —   . . 40°,0 — 160   —   —
—   —   . . 38°,0 — 140   —   —
—   —   . . 30°,5 — 132   —   —

Une transmission plus fréquente et plus facile est celle qui se produit après la naissance, surtout lorsque la mère nourrit. L'enfant d'une femme observée par Scholefield contracta un érysipèle deux heures environ après avoir pris le sein ; l'exanthème envahit le côté droit du pouce, le bras droit, puis le bras opposé et l'enfant finit par succomber. Mais ici encore la contagion n'est pas fatale, car j'ai observé un érysipèle intense de la face chez une nourrice qui ne cessa pas d'allaiter son enfant âgé de sept mois, malgré une fièvre dépassant 40 degrés centigrades. La mère guérit et l'enfant resta indemne.

Le pronostic est bénin, et jusqu'à présent aucune des gestantes n'a succombé, quel qu'ait été le siège de l'exanthème. La seule complication fâcheuse a été l'interruption de la grossesse qui est survenue dans près de la moitié des cas.

TRAITEMENT. — Le traitement ne présente aucune indication particulière. On aura soin toutefois de proscrire le salicylate de soude de la thérapeutique adoptée et d'user du sulfate de quinine avec une grande modération. Il est préférable de recourir à l'antipyrine qui abrège la durée de la période fébrile et agit parfois comme un véritable spécifique. Le traitement local consistera seulement dans l'application de poudres calmantes ; on se gardera des badigeonnages énergiques qui n'ont souvent qu'une influence illusoire sur la marche de la lésion cutanée. L'état des reins sera surveillé avec soin et la présence de l'albumine dans les urines énergiquement combattue.

§ 5. Diphtérie.

DURAND, Diphtérie pendant la grossesse (Lyon médical, n° du 22 juin 1890, et Discussion à la Soc. des Sciences médicales, mai 1890). — GUÉNEAU DE MUSSY, Croup d'emblée chez une femme enceinte. Trachéotomie. Guérison (Gazette des Hôpitaux, 1878, n° 84, p. 665). — HEYGATE, Diphteria during pregnancy (The Lancet, 17 décembre 1887, p. 1252). — MICHEL, Diphtérie et Grossesse (Bulletin de la Soc. anatom., 1876, p. 339). — OLLIVIER, Influence de la diphtérie sur la grossesse (Bulletin de l'Académie de médecine, 18 septembre 1883). — UNDERHILL, Case of Diphtheria complicating Pregnancy (Obstetric. Journ. of Great Britain and Ireland, 1880, vol. VIII, p. 233).

La diphtérie de la grossesse est encore peu connue, j'ai pu en rassembler dix cas tout au plus dont quelques-uns sont fort sommaires. Duchenne (de Boulogne) signale un cas d'avortement à trois mois et demi, sous l'influence de cette maladie, mais il ne donne pas d'autres détails. Le mémoire d'Ollivier présenté à l'Académie de médecine en 1883, la discussion qui eut lieu à la Société des Sciences médicales de Lyon, en mai 1890, celle qui se produisit à la Société obstétricale d'Edimbourg (1880), à la suite d'une communication de Underhill, ont permis d'éclairer ce point encore obscur de la pathologie de la grossesse.

Je résume sommairement les faits principaux. Dans le cas rapporté par Ollivier, il s'agissait d'un avortement survenu chez une femme enceinte de quatre mois environ et atteinte d'angine diphtéritique. Entrée à l'hôpital le quatrième jour de sa maladie, elle eut une perte le septième jour et succomba le douzième au milieu de symptômes de collapsus ; elle avait été trachéotomisée la veille de sa mort. A l'autopsie, on trouva l'utérus volumineux, dur, avec des parois épaissies ; sa surface interne présentait des débris de placenta encore adhérents.

Underhill a observé deux fois la diphtérie au cours de la grossesse ; l'une de ses malades était au sixième mois, elle guérit malgré la gravité de la maladie et accoucha à terme. L'autre était arrivée au neuvième mois et dut subir l'opération de la trachéotomie ; les douleurs apparurent pendant l'opération et la malade accoucha d'un enfant qui ne tarda pas à succomber ; elle-même mourut le lendemain de sa délivrance. Dans ces deux cas, il n'y eut guère de tendance à la fausse couche, et, chez la seconde de ces femmes, il n'y avait pas eu le moindre signe de travail jusqu'au moment de l'opération.

Il en fut de même pour une malade dont l'histoire a été rapportée par Durand. C'était une gestante, âgée de trente-quatre ans et arrivée au sixième mois ; l'état asphyxique qui survint au bout de quelques jours nécessita la trachéotomie dont les résultats furent très favorables. La malade sortit guérie de l'hôpital sans avoir vu sa grossesse interrompue par la maladie ou par le traitement.

Il est certain que les cas de ce genre sont assez nombreux, mais bien peu ont été publiés, peut-être en raison des résultats souvent défavorables.

La diphtérie qui survient au cours de la grossesse suit la marche qu'elle présente habituellement chez les adultes. Le début est insidieux, le malaise général et le mouvement fébrile sont à peine marqués ; la douleur de gorge est légère et l'existence des fausses membranes dans le pharynx se traduit par une simple gêne dans la déglutition ; la voix ne s'enroue que tardivement et les phénomènes dyspnéiques sont plus tardifs encore. Lorsque les symptômes de croup se prononcent, la diphtérie, comme le fait remarquer Trousseau, a eu le temps de s'engager profondément dans les ramifications bronchiques et, de fait, chez la plupart des femmes enceintes, on signale, avant ou après la trachéotomie, l'expulsion des membranes tubulées et ramifiées qui venaient à coup sûr des bronches.

Chez la malade de Guéneau de Mussy qui fut infectée à l'hôpital par un enfant placé dans son voisinage, il n'y eut pas d'angine, la diphtérie se localisa d'emblée sur le larynx et provoqua des phénomènes dyspnéiques qui nécessitèrent la trachéotomie ; ici encore il y eut expulsion, par l'ouverture de la trachée, de fausses-membranes longues, tubulées et présentant des ramifications. Cette femme qui se trouvait au début de sa grossesse guérit très bien sans avortement.

Il n'y a pas de concordance entre le pouls et la température, celle-ci ne s'élève jamais à un degré élevé, tandis que le pouls monte à 120, 140, selon la gravité particulière du cas ; il y a souvent un désaccord manifeste entre l'intensité du processus et l'ascension du thermomètre, et Wunderlich avait remarqué que, dans aucune maladie, la température n'est aussi peu caractéristique. La grossesse par elle-même ne modifie en rien cette allure spéciale à la diphtérie, elle peut tout au plus être interrompue dans son cours, comme il advint dans les observations de Michel, d'Ollivier ; mais chez toutes les autres malades, aucune modification apparente ne sembla se produire et la gestation put continuer lorsque la patiente ne succomba pas à la maladie infectieuse.

Voici, réunies dans un tableau, les différentes observations publiées avec le résultat terminal de la maladie.

AUTEURS	OBSERVATIONS	GUÉRISON	MORT
Ollivier	1	»	1
Guéneau de Mussy . . .	1	1	»
Heygate	1	»	1
Michel	1	1	»
Underhill	2	1	1
Rabot	1	1	»
Durand	1	1	»
Bard.	1	»	1
TOTAL	9	5	4

La terminaison a donc été fatale dans presque la moitié des cas et la mort est survenue pendant la trachéotomie ou peu après. Mais on compte également un certain nombre de guérisons, comme celles de Guéneau de Mussy, de Underhill, de Rabot, de Durand, de Michel ; l'accouchement prématuré ou l'avortement ne semblent pas aggraver par eux-mêmes la situation, ils sont tout au plus l'indice de l'infection profonde dont sont atteintes les malades.

Nous avons fait remarquer déjà combien peu s'élevait la température, aussi est-il impossible d'expliquer, par son élévation, l'interruption de la grossesse. Quand l'accouchement se produit, il est provoqué soit par la trachéotomie, soit par l'infection du sang par les produits solubles du bacille de Löffler; les troubles asphyxiques ne paraissent avoir qu'une influence effacée.

Le traitement ne donne lieu à aucune indication spéciale, et l'existence de la gestation ne contre-indique jamais la trachéotomie quand cette opération est devenue nécessaire.

§ 6. Fièvre typhoïde.

I. *Fièvre typhoïde maternelle.* — Baratte, De la fièvre typhoïde dans la grossesse, thèse, Paris, 1882. — Brand, Die Wasserbehandlung der typhösen Fieber, 2ᵉ édition, Tübingen, 1877, p. 170, et p. 318. — L. Brieger, Ueber die Complication einiger acuten Krankheiten mit Schwangerschaft (Charité-Annalen, 1886, Bd. XI, p. 143). — Duguyot, Grossesse et Fièvre typhoïde, thèse, Paris, 1879. — Duhaut, De la fièvre typhoïde pendant la grossesse et de son traitement par les bains froids, thèse, Lyon, 1893. — Griesinger, Traité des maladies infectieuses, trad. de Lemaître, Paris, 1868. — Gusserow, Ueber Typhus bei Schwangeren, etc. (Berlin.klin. Wochensch., 1880, nᵒ 17, p. 237). — Hecker, Einige Bemerkungen über Typhus abdominalis im Wochenbette (Monatssch. f. Geb., 1866, Bd. XXVII, p. 423). — Jaggard, Two observations of typhoïd Fever during Pregnancy (Soc. gynécol. de Chicago, 16 novembre 1888). — Kaminski, Typhus abdominalis im Wochenbette (Deutsche Klinik, 1866, p. 424). — Körber, Der Typhus abdominalis, etc., München, 1874. — Lacour, Grossesse de quatre mois et demi. Fièvre thyphoïde. Bains froids. Avortements (Lyon médic., 1889, t. I, p. 367). — Liebermeister, Ziemssen's Handb., art. Abdominaltyphus. — Martinet, Fièvre typhoïde et Grossesse (Union médic. 1883, t. I, p. 590, etc.). — Murchison, Traité de la fièvre typhoïde, trad. Lutaud, Paris, 1878, p. 194. — Poussié, Fièvre typhoïde survenue pendant l'état puerpéral et terminée par la guérison (Americ Journ. of obstetr., vol. XX, p. 1079. — Rousseau, Relations de la fièvre typhoïde avec la grossesse, thèse, Paris, 1882. — Runge, Die acuten Infections-Krankheiten, etc. (Volkmann's Sammlung, nᵒ 174, et Gyn. nᵒ 51). — Sacquin, De l'influence réciproque de la fièvre typhoïde et de la grossesse, thèse, Nancy, 1885, nᵒ 205. — Tripier et Bouveret, La fièvre typhoïde traitée par les bains froids, Paris, 1886, p. 148 et 606. — Wallichs, Zwei Fälle von Typhus bei Hochschwangeren (Monatssch. f. Geb., 1867, Bd. XXX, p. 253). — Zuelzer, Real-Encyclopedie, art. Abdominaltyphus, 1885, 2ᵉ édition.

II. *Fièvre typhoïde fœtale.* — Charcellay, Fièvre typhoïde chez le nouveau-né (Archiv. de médecine, 1840, t. IX, p. 65). — Corbin, Influence de la fièvre typhoïde de la mère sur le fœtus, thèse, Paris, 1890. — Eberth, Geht der Typhusbacillus auf den Fötus über? (Centralbl. f. Bakter., 1889, et Fortschritte der Med., 1ᵉʳ mars 1889). — Frascani, Osservazioni cliniche e ricerche sperimentali sul passaggio del bacillo del tifo dalla madre al feto (Rivista italiana di clin. medic., 1892, p. 348). — Giglio, Ueber den Uebergang der microscopischen Organismen des Typhus, etc. (Centralbl. f. Gynæk., 1890, nᵒ 46). — Manzoni, Autopsie d'un enfant présentant les lésions de la fièvre typhoïde (Comptes rendus de l'Académie des Sciences, 1841, t. II, p. 1034).

Nous étudierons successivement les symptômes et la marche de la fièvre typhoïde pendant la Grossesse et pendant les Suites de couches, nous signalerons également la transmission de la maladie à l'enfant, c'est-à-dire la Fièvre typhoïde fœtale.

I. FIÈVRE TYPHOÏDE DE LA GROSSESSE

Lorsque les travaux de Louis eurent dégagé la fièvre typhoïde du chaos des fièvres continues et lui eurent donné l'individualité clinique qu'elle a gardée depuis, on s'occupa des modifications que cette pyrexie pouvait éprouver sous l'influence de la grossesse. Il y eut deux courants parmi les observateurs : les uns, avec Cazeaux, Forget, croyaient que l'état de gravidité ne modifie en rien l'aptitude à contracter cette maladie, les autres, avec Niemeyer, Rokitansky, admettaient une sorte d'immunité pendant la durée de la gestation.

Les faits nombreux recueillis pendant les cinquante dernières années ont donné raison à Cazeaux et ont montré la justesse de son pronostic quand il affirmait que la fièvre typhoïde détermine souvent l'avortement ou l'accouchement prématuré. Quelques médecins, il est vrai, croient à une immunité relative : ainsi Gusserow, sur 1420 cas observés à Vienne, n'a rencontré que 48 femmes enceintes, soit 3,3 pour 100; Zuelzer, à Vienne, admet un chiffre moindre, soit 1,3 pour 100. Enfin la proportion de Martinet qui est basée sur 460 femmes enceintes, s'élève à 3,5 pour 100. Il serait facile de contester les chiffres de Gusserow et de Zuelzer puisqu'ils s'appliquent indistinctement aux hommes comme aux femmes ; mais il est inutile de discuter la fréquence plus ou moins grande de la pyrexie pendant la gestation, il suffit que son existence soit certaine pour étudier l'influence que peuvent avoir l'une sur l'autre ces deux conditions.

I. *Influence de la grossesse sur la fièvre typhoïde.* — Puisque la fièvre typhoïde peut survenir chez une femme enceinte, comment se traduira la marche de la maladie, sera-t-elle aggravée, le pronostic deviendra-t-il plus sombre ? S'il fallait en croire Griesinger, Spiegelberg, Liebermeister et autres, la fièvre serait toujours aggravée et la mortalité bien supérieure à ce qu'on observe en dehors de la gravidité; elle s'élèverait, d'après eux, à 40 pour 100. Mais une proportion aussi grande est loin de correspondre à la réalité; son erreur fondamentale est d'être basée sur un nombre de faits insuffisant.

Si nous réunissons les observations rapportées dans quelques travaux d'ensemble, nous voyons que Barratte donne 94 cas empruntés à différents auteurs avec 12 morts ; Martinet, 16 cas personnels avec

16 guérisons ; Murchison, 14 cas avec 4 morts ; Brieger, 59 cas avec 16 morts, soit 183 cas traités par les procédés les plus divers avec 32 morts, ce qui fait une moyenne de 17 pour 100 en chiffres ronds. Nous laissons intentionnellement de côté tous les faits relatifs aux fièvres typhoïdes traitées par les bains froids, nous les rapporterons plus loin avec quelque détail.

Ce chiffre de 17 pour 100 n'a rien d'excessif et l'on comprend que Murchison, Martinet et Brieger soient unanimes pour admettre que l'état de grossesse ne constitue nullement, pour la dothiénenterie, une cause d'aggravation. C'est également notre avis, d'après les quelques cas qu'il nous a été donné d'observer. On rencontre chez les femmes enceintes les formes diverses et la gravité variable qui existent en dehors de la grossesse; leur état n'est nullement une circonstance aggravante, quelle que soit l'époque où la maladie apparaisse. Le début de la gestation pas plus que l'approche de la délivrance ne modifie la marche de la pyrexie et en aggrave le pronostic.

II. *Influence de la fièvre typhoïde sur la gestation.* — Tous les auteurs sont unanimes à reconnaître la fréquence de l'avortement, tout en faisant remarquer que cette fréquence est moindre que dans la variole, la pneumonie et la scarlatine grave.

Voici quelques statistiques :

Liebermeister	sur 18 cas	15 avortements	soit 83	pour 100
Zuelzer . .	— 24 —	14 . —	— 58	—
Kaminsky .	— 87 —	54 —	— 62	—
Brieger . .	— 78 —	53 —	— 68	—
Martinet. .	— 109 —	66 —	— 60	—
Sacquin . .	— 310 —	199 —	— 64	—

Nous ne voulons pas additionner ces chiffres, parce qu'un certain nombre d'entre eux font double emploi, nous nous bornerons à faire remarquer que la grossesse est interrompue à peu près dans les deux tiers des cas, exactement dans 65 pour 100 en moyenne.

La fréquence de cette interruption varie nécessairement avec la gravité des épidémies.

« Dans mon hôpital, écrit Griesinger, j'eus 5 cas de fièvre typhoïde chez des femmes enceintes ; toutes les 5 avortèrent, 3 moururent. Dans l'épidémie de Vienne (1859), la fièvre typhoïde ne fut observée dans ces conditions que trois fois, il y eut 3 avortements.

« Au contraire, dans l'épidémie de 1858, sur 12 femmes enceintes, 3 seulement avortèrent et il y eut un accouchement prématuré au septième mois. »

L'avortement semble se produire avec plus de fréquence pendant le deuxième septénaire de la maladie; sur 26 cas rapportés par Sacquin, dans lesquels on a pu noter exactement l'époque de cet accident, nous trouvons :

3 cas . . . . 1er septénaire.
11 — . . . . 2e —
5 — . . . . 3e —
1 — . . . . 4e —
1 — . . . . rechute.
5 — . . . . au début de la convalescence.

L'avortement à une époque tardive semble influencé par le traitement : ainsi chez les femmes traitées par les bains froids, il survient assez fréquemment pendant le décours de la maladie, vers la quatrième semaine, alors que la convalescence est manifeste.

On a affirmé que cet accident se produisait de préférence lorsque les malades se trouvent au début de leur grossesse, pendant les premiers mois, tandis que les femmes atteintes dans la seconde moitié seulement voyaient la gestation continuer et accouchaient à terme. Mais rien n'indique que le fait soit exact, la persistance ou l'interruption de la grossesse ne dépendent nullement de l'époque à laquelle éclate la maladie : sur 5 cas observés par Brieger pendant les quatre premiers mois, il n'y eut qu'un seul avortement.

La condition véritable qui détermine l'interruption de la grossesse, c'est la gravité de la pyrexie; dans les formes graves, avec phénomènes adynamiques, température élevée et délire, l'avortement est presque fatal; tandis qu'il est plutôt rare dans les formes moyennes et bénignes, et, même dans ces conditions favorables, l'observe-t-on quelquefois.

Si, d'une façon générale, la fréquence de l'avortement est proportionnelle à la gravité de la fièvre, on rencontre parfois des exceptions singulières. Ainsi une malade de Körber, arrivée au quatrième mois, fut atteinte d'une fièvre typhoïde grave et traitée par les bains froids; dans le décours de la maladie, elle eut une bronchite intense ; vers le trente-quatrième jour, elle présenta des symptômes de pérityphlite ; au quarante-unième jour, une thrombose de la veine saphène ; au quarante-deuxième jour, un ictère catarrhal avec diarrhée violente ; au cinquante-sixième jour, elle fut atteinte de pneumonie croupale, et la convalescence n'arriva qu'après une durée de cent quarante jours. Malgré ces complications successives, cette femme n'eut aucune interruption de la grossesse, elle accoucha à terme.

Nous ne pensons pas davantage que la nature du traitement adopté puisse avoir une influence sérieuse, quoiqu'on en ait pu dire; nous voyons dans la statistique de Brand que, lorsque la fièvre typhoïde est traitée par les bains froids, l'avortement se produit près de 4 fois sur 5 (17 fois sur 22). Voici du reste cette statistique à laquelle nous ajouterons quelques chiffres pris dans la pratique de médecins lyonnais et dont quelques-uns nous sont personnels.

AUTEURS	FIÈVRES TYPHOIDES	AVORTEMENT	SANS AVORTEMENT	TERMINAISON	
				MORT	GUÉRISON
Merkel	1	1	»	»	1
Behrens. . . .	1	1	»	»	1
Brand	4	2	2	»	4
Scholtz	1	1	»	»	1
Bron.	1	1	»	»	1
Liebermeister . .	5	5	»	1	4
Körber	9	6	3	2	7
Brieger	9	4	5	»	9
Bouveret . . .	4	1	3	»	4
Mollière. . . .	4	1	3	»	3
Vinay	5	3	2	»	5
Lacour	1	1	»	»	1
Vincent	3	1	2	»	3
Bondet	1	»	1	»	1
Bard	1	»	1	»	1
Drivon	1	»	1	»	1
Devic.	1	»	1	»	1
	52	28	24	3	49

Il résulte clairement des chiffres ci-dessus que, si le bain froid modifie avantageusement la maladie maternelle, puisque la mortalité est descendue de 17 à 6 pour 100, il n'a guère d'influence appréciable sur la persistance de la grossesse ; l'avortement est survenu dans 55 pour 100 des cas, c'est une proportion qui diffère à peine de celle qui est indiquée par les anciens auteurs (65 pour 100) en l'absence de tout traitement hydrothérapique.

Il est vrai que l'avortement, à l'inverse de ce qu'on observe dans la variole, la pneumonie ou le choléra, n'a généralement pas de retentissement fâcheux sur la marche de la maladie.

Cette influence de l'avortement sur l'évolution de la pyrexie a été interprétée de deux façons bien différentes. Cazeaux, Martinet pensent que la maladie perd de sa gravité du fait de l'expulsion fœtale, Stoltz est presque du même avis, tandis que Griesinger, Gusserow, Grisolle, considèrent cette éventualité comme défavorable, la marche de la maladie en est aggravée, et la femme devient plus facilement la proie de la septicémie puerpérale.

Pour apprécier exactement l'influence de l'avortement, il est nécessaire de considérer dans quelles formes de la pyrexie il se produit. Lorsque la maladie est de forme moyenne, l'évacuation de l'utérus est le plus souvent un accident heureux ; chez une de mes malades, la délivrance coïncida avec la défervescence et la cessation de la fièvre.

Par contre, si la forme est sévère et que l'avortement se produise au milieu de phénomènes d'adynamie, il est peu probable que la libération anticipée de l'utérus améliore l'état général. La situation de la patiente est analogue à celle des femmes atteintes de varioles confluentes, de pneumonie ou de choléra et qui avortent, leur état en est plutôt aggravé et la mort survient peu après.

Le danger véritable de l'interruption de la grossesse, c'est la facilité avec laquelle surviennent les complications septicémiques. Dans sa thèse inaugurale, Duhaut a justement insisté sur l'existence et la gravité de ces complications, il a rappelé les faits de Hecker, de Gusserow, de Fränkel, qui prouvent la coïncidence des deux infections, il donne en outre un nouveau cas, tiré de la pratique de Spillmann, dans lequel, à la suite de l'avortement, s'est déclaré un commencement de septicémie due à la rétention placentaire qui n'a cédé que devant des soins antiseptiques énergiques.

Lorsque l'avortement est imminent, il est souvent précédé d'un frisson suivi d'un redoublement de fièvre (Gusserow), puis survient une métrorragie qui est parfois abondante et qui est bientôt suivie des douleurs qui déterminent l'expulsion de l'œuf. Quand elle est considérable, cette hémorragie est accompagnée d'un brusque abaissement de la température : Gusserow l'a vue dans un cas descendre à 35 degrés centigrades. Le collapsus est en rapport avec la perte de sang, et, quand il est marqué, c'est toujours une condition fâcheuse pour l'évolution ultérieure de la maladie.

Plus fréquemment on rencontre, pendant un jour ou deux, des douleurs abdominales légères, intermittentes, elles augmentent graduellement d'intensité et de fréquence, elles se rapprochent et deviennent continues ; il survient alors un écoulement de sang peu abondant qui est l'indice du décollement de l'œuf, et, au bout de quatre à cinq heures, l'expulsion de ce produit a lieu.

La plupart des fœtus qui naissent avant le septième mois sont déjà morts ; mais, dans l'accouchement prématuré, les deux tiers des enfants naîtraient vivants, d'après Sacquin. Il est vrai qu'une grande partie d'entre eux ne tarde pas à succomber ; sur 30 enfants nés avant terme, 10 seulement ont survécu.

Grisolle a cité une observation dans laquelle la mort de la mère survint avant qu'il se fût produit un accouchement prématuré.

L'avortement dont la fréquence contraste avec la terminaison presque toujours favorable de la maladie principale, au moins chez les malades baignées, n'est pas toujours déterminé par le même mécanisme.

Nous nous sommes expliqué précédemment sur l'influence attribuée par les Allemands à l'hyperpyrexie, nous y renvoyons le lecteur. Quelques auteurs, comme Goldtammer et Zuelzer ont invoqué l'existence d'une métrite hémorragique analogue à celle que Slavjanski a décrite chez les femmes atteintes de choléra, mais cette altération primitive de la caduque est une simple hypothèse et Güsserow qui l'a cherchée ne l'a jamais rencontrée. Sans doute, il existe des métrorragies véritables au cours de la fièvre typhoïde, mais seulement lorsque l'avortement va se produire ; les hémorragies de cette sorte, loin d'être la cause de cet accident, en sont les premiers symptômes, elles résultent du décollement du placenta et des membranes. On a parlé de l'épistaxis utérine de Gubler et on a voulu lui accorder une importance dans l'interruption de la grossesse ; il est facile de faire remarquer que cette épistaxis n'existe pas chez les femmes enceintes et que, chez les autres, elle apparaît au début de la fièvre, tandis que les hémorragies qui précèdent la fausse couche sont un phénomène tardif qui survient rarement avant le deuxième septénaire et parfois pendant la convalescence.

La cause réelle de l'interruption de la grossesse est l'intoxication qui résulte de la fièvre. Les produits sécrétés par les agents pathogènes agissent à la fois sur le fœtus dont ils déterminent la mort, et sur l'utérus dont ils provoquent les contractions.

II. Fièvre typhoïde fœtale

La transmission de la maladie maternelle au produit de la conception a été constatée depuis longtemps.

Déjà en 1841, dans une communication à l'Académie de médecine, Manzoni affirmait qu'il avait trouvé des altérations des follicules clos dans l'intestin d'un enfant né à sept mois et mort vingt à trente minutes après sa naissance.

Charcellay a publié un cas analogue chez un enfant qui mourut huit jours après sa naissance. A l'autopsie, il trouva des ulcérations nombreuses des follicules clos et tellement avancées qu'on pouvait considérer le début de la maladie comme antérieur de plusieurs jours à celui de la naissance. Weiss a rapporté un exemple identique.

La découverte du bacille d'Eberth a permis de porter plus loin les investigations, de démontrer la possibilité de l'infection du fœtus par le virus maternel et d'étudier la fréquence de cette infection; car, à vrai dire, les altérations des glandes de l'intestin sont exceptionnelles et Gusserow qui les a cherchées ne les a jamais rencontrées; il est facile de comprendre cette rareté, puisque les agents de l'infection sont transmis au fœtus, non plus par les voies digestives, mais par la veine ombilicale.

En 1886, Chantemesse et Widal ont trouvé le bacille typhique dans le sang du placenta, et en ont obtenu des cultures. Enfin, après l'avoir inoculé à des femelles pleines, ils l'ont toujours retrouvé à l'état de pureté dans les eaux de l'amnios et les organes du fœtus. Eberth a pu examiner un fœtus âgé de cinq mois provenant d'une femme atteinte de la dothiénentérie. Avec le sang du cœur, le suc de la rate et le tissu pulmonaire, il obtint, par des cultures méthodiques, des bacilles qui avaient tous les caractères du bacille spécifique. Gaglio est arrivé à des résultats analogues avec le fœtus d'une femme qui avorta au troisième mois.

Il est donc démontré que le bacille de la mère peut se transmettre à l'enfant *in utero*, mais nous ignorons encore si ce passage est un fait constant ou s'il ne s'agit que d'un accident se produisant dans des circonstances déterminées.

Il est vraisemblable que, lorsque le produit de la conception est déjà mort au moment de sa naissance, il a été tué par le germe même de la fièvre typhoïde, ou par les toxines qu'il sécrète; c'est le cas habituel dans les avortements. D'autres fois l'enfant naît vivant, mais faible, et ne tarde pas à succomber, ou bien encore il vit, et présente certains troubles nerveux comme de la débilité intellectuelle, de l'affaiblissement de la mémoire, de la surdité; Corbin a rapporté quelques faits de ce genre qui sont relatifs à des enfants nés pendant la fièvre typhoïde de leur mère. Ici encore, on peut invoquer une atteinte plus ou moins profonde du fœtus par le poison typhique, et l'influence de la maladie maternelle semble bien vraisemblable.

Nous ignorons les conditions prochaines qui permettent l'envahissement de l'organisme fœtal par les bacilles en circulation dans l'organisme maternel; Malvoz pense, comme nous l'avons vu, que le microorganisme ne franchit le placenta qu'à la faveur d'altérations histologiques des villosités choriales. Il est possible, comme l'indique Duhaut, que la lésion qui ouvre au microbe la porte de l'organisme fœtal, c'est le microbe lui-même qui la produit en déterminant des colonies au niveau des villosités, en provoquant des congestions qui amènent une desquamation épithéliale.

Il est certain qu'une pareille théorie explique mieux les cas dans lesquels l'infection ne se produit pas; ce sont les cas légers, ceux qui se présentent avec une atténuation dans le nombre et la virulence des agents pathogènes. Il faut bien convenir que, même lorsqu'il y a passage du bacille dans l'organisme de l'enfant, les lésions placentaires ne sont pas absolument fatales, Widal a rapporté une observation de cette sorte.

Traitement. — Le développement de la fièvre typhoïde chez une femme enceinte ne comporte aucune indication spéciale par le fait de la gravidité. L'hygiène, le régime et la médication sont les mêmes qu'en dehors de cet état. C'est dire que nous conseillons, comme traitement à peu près exclusif, la méthode hydrothérapique. Les travaux déjà nombreux de l'Ecole lyonnaise parus depuis plus de vingt ans sur ce point spécial ont démontré, à la fois, l'efficacité et la supériorité des grands bains froids chez les fébricitants en général et chez les typhiques en particulier.

Sans vouloir revenir sur une discussion qui nous paraît close, nous nous bornerons à rappeler que les avantages de cette méthode sont les suivants : abaissement régulier de la température, diurèse abondante, disparition de l'adynamie et du délire, meilleur état des forces, sommeil, possibilité d'une alimentation réparatrice, convalescence rapide, etc.

La formule qui a donné les meilleurs résultats est celle de Brand qui consiste, comme on le sait, à donner, toutes les trois heures, un bain d'un quart d'heure de durée, dans de l'eau à 20 degrés centigrades, lorsque la température du fébricitant atteint 39 degrés. Je conseille d'adopter cette méthode ou de s'en rapprocher autant que possible, toutes les fois que la forme est grave et chez toutes les femmes qui la supporteront sans trop de répugnance. Je ne disconviens pas que, chez certaines d'entre elles, cette méthode ne présente des inconvénients de plus d'une sorte : la sensation du froid est trop vive, le bain d'un quart d'heure est trop long, la réaction se fait mal, il y a des menaces de collapsus, l'impression de l'eau provoque de la toux, de la dyspnée, des douleurs névralgiques, etc. On doit alors apporter quelques tempéraments à une formule trop inexorable.

Les variantes qu'on peut adopter sont des plus diverses ; le bain d'un quart d'heure à 26, 28 degrés centigrades, ou, ce qui est préférable, le bain de 8 à 10 minutes à 20 degrés, ou le demi-bain avec affusions froides et frictions, ou encore le bain à 30 degrés progressivement refroidi à 20-18 degrés centigrades. Une pratique déjà longue m'a montré qu'avec ces modifications on peut obtenir souvent un abaissement suffisant de la chaleur fébrile, une modification favorable de l'adynamie, une sédation des symptômes nerveux et une diurèse abondante. Pour ma part, j'adopte une méthode mitigée chaque fois que les bains d'un quart d'heure, à 20 degrés, ne peuvent être tolérés, et je crois que, chez la femme enceinte, cette indication se rencontre assez fréquemment. Mais il est entendu que, si la forme est sévère et l'adynamie prononcée, s'il existe du délire, rien n'égale les résultats que donne la méthode de Brand employée dans toute sa rigueur.

La statistique que j'ai donnée plus haut montre bien que, pendant la grossesse, comme en dehors d'elle, la méthode hydriatrique est supérieure aux différentes médications qu'on a proposées comme traitement de la fièvre typhoïde.

Sur les 51 cas qu'elle comprend, il n'y a eu que 3 morts, 1 de Liebermeister et 2 de Körber ; toutes les femmes grosses traitées par les médecins lyonnais ont invariablement guéri.

L'influence du bain froid sur la persistance de la grossesse est par contre beaucoup moins évidente, comme j'ai déjà eu l'occasion de l'indiquer, et son efficacité, si manifeste sur la maladie maternelle, reste nulle ou à peu près vis-à-vis de l'enfant, l'avortement survient avec une fréquence presque égale, quelle que soit la médication employée. Dans la statistique de Brand, cette fréquence s'est élevée à près de 80 pour 100, c'est-à-dire à un chiffre qui n'a été atteint par aucun des auteurs qui ont donné des statistiques sur la coïncidence de la fièvre typhoïde avec la grossesse. Les résultats que nous avons obtenus à Lyon sont meilleurs assurément ; mais, si l'on entre dans le détail des observations, on voit que la plupart de ces malades n'étaient que faiblement atteintes et que la persistance de la grossesse doit être attribuée au peu d'intensité des symptômes plutôt qu'à la médication.

Lorsqu'une femme avorte au cours de la fièvre typhoïde, on doit continuer les bains tant que persiste l'élévation de la température. La conduite à tenir est la même que dans les cas où la fièvre n'apparaît que pendant le puerpérium ; la période des couches ne constitue pas une contre-indication par elle-même. On peut laisser tout au plus à la malade une journée de répit, d'autant mieux qu'à la suite de l'accouchement, il survient fréquemment une défervescence de la fièvre ; mais, dès que la température remonte, il est nécessaire de revenir au traitement antérieur.

Si l'on croit nécessaire, au cours de la grossesse, d'adjoindre quelques médicaments à l'usage des bains froids, ou si, délaissant ces derniers, on est dans la nécessité d'user des substances médicamenteuses, on aura soin d'écarter du traitement tous ceux qui ont quelque influence sur la fibre musculaire de l'utérus et qui pourraient favoriser l'avortement, comme l'ergotine, la quinine, l'acide salicylique et les salicylates. Il est préférable d'user de l'alcool, de l'antipyrine (3 à 4 grammes par jour) et du benzonaphtol.

III. FIÈVRE TYPHOÏDE DES SUITES DE COUCHES

La fièvre typhoïde qui existe après l'accouchement peut être la simple continuation d'une fièvre qui est survenue pendant la grossesse et en a provoqué l'interruption. Ces faits ont été étudiés déjà dans le paragraphe précédent et nous n'y reviendrons pas.

Beaucoup plus rarement, la maladie ne se développe que pendant les premiers jours du puerpérium. Après un intervalle variable d'apyrexie complète, de deux à huit, dix jours, on voit la température s'élever, le pouls s'accélérer, l'appétit disparaître et l'état général s'aggraver sans qu'on trouve du côté des organes génitaux des modifications appréciables, qui puissent expliquer ce changement subit et imprévu.

La première idée qui vienne à l'esprit de l'accoucheur est celle d'une complication septicémique ; actuellement surtout, avec les pratiques de l'asepsie, les infections tardives sont peut-être plus fréquentes qu'autrefois, et l'impression première que donne l'apparition de la fièvre, chez une accouchée récente, est celle d'une infection puerpérale.

Le diagnostic est des plus délicats, car les symptômes intestinaux sont généralement nuls au début de la fièvre typhoïde : il y a de la constipation et le volume de l'utérus empêche la recherche du gargouillement iléo-cæcal ; il est cependant de la plus haute importance d'établir un diagnostic hâtif afin d'instituer aussi tôt que possible le seul traitement qui permette de combattre une forme généralement grave de la pyrexie.

SYMPTOMES. — On pourra cependant penser à une fièvre typhoïde lorsque la marche de l'accouchement a été régulière, qu'il n'existe, dans une Maternité par exemple, aucun cas de fièvre puerpérale, que l'antisepsie a été pratiquée avec soin et que l'écoulement des lochies, le gonflement des seins n'ont subi aucune modification. Dans les grandes villes où la fièvre typhoïde présente une fréquence assez grande pendant les mois d'été, on devra tenir compte dans une certaine mesure, de cette particularité locale.

Le début est insidieux, sans malaise brusque, sans frissons, sans douleurs dans le bas-ventre. Les lochies ne sont pas fétides, l'involution utérine a subi sa marche normale, un examen local pratiqué avec soin montre l'absence de tuméfaction et de symptômes douloureux au niveau des culs-de-sac, du corps utérin et des ligaments larges. La céphalalgie est assez fréquente, il peut survenir des épistaxis et des bourdonnements d'oreille.

Le pouls ne suit pas d'une façon aussi constante les modifications que subit la température : tandis que, dans la fièvre puerpérale grave, le pouls est toujours mauvais, son accélération est constamment proportionnelle à l'élévation de la température et parfois la dépasse. Ajoutons encore que la courbe thermométrique ne présente pas les oscillations qu'on rencontre dans les phlébites et les salpingites puerpérales.

Vers la fin du premier septenaire, la situation devient plus nette en raison de l'apparition de la diarrhée, de l'existence des taches rosées, des fuliginosités des lèvres, de la stupeur, de la surdité ; mais, à ce moment la difficulté résulte souvent de ce que la fièvre typhoïde se complique d'une infection puerpérale, de sorte qu'il est malaisé d'établir ce qui revient à chacune de ces deux affections.

Généralement la mortalité est grande, quelle que soit la méthode de traitement adoptée. Körber, sur 10 malades, en a perdu 5, et Liebermeister 3 sur 7 ; c'est presque une mortalité de 50 pour 100 ; le seul cas que j'ai observé s'est terminé par la mort. Brand explique cette gravité par ce fait qu'il est généralement difficile de faire un diagnostic précis de bonne heure. Il est plus simple et semble plus rationnel de considérer la puerpéralité comme une condition qui aggrave la fièvre typhoïde. En raison de l'isolement des accouchées, l'infection se produit antérieurement à l'accouchement et ce dernier survient au milieu de la période d'incubation. Il est vraisemblable que les douleurs qui accompagnent la parturition, le traumatisme qui en est inséparable, de même que l'hémorragie de la délivrance, sont des causes qui diminuent la résistance des sujets et modifient le terrain sur lequel va se produire la pyrexie. Enfin, il faut tenir compte de la complication possible d'une infection puerpérale ; mais indépendamment de celle-ci, le pronostic de la fièvre typhoïde chez les accouchées est particulièrement grave.

Traitement. — Pendant les suites de couches, le traitement est le même qu'avant l'accouchement et ni l'écoulement des lochies, ni la présence d'un utérus en involution, ni le gonflement des seins, ni même l'existence de complications septicémiques ne sont un obstacle à l'emploi de la méthode hydrothérapique.

A mon avis, la péritonite généralisée est la seule contre-indication formelle des bains froids ; même lorsqu'il existe une péritonite localisée, ou qu'il s'est développé une inflammation de l'endométrium ou du paramétrium, on ne devra pas supprimer les grands bains, il faudra seulement les adapter à la force de résistance de la patiente ; on pourra les adoucir en les rendant moins froids, moins prolongés et plus espacés, ou donner des bains progressivement refroidis ou se borner à des lotions et à des lavements. Dans des circonstances aussi complexes, lorsqu'une infection septicémique s'ajoute à l'infection typhique, il est bien difficile de donner des indications précises. Il en est de ces formes comme de celles que Brand désigne du nom de typhus dégénéré, qui n'est peut-être qu'un typhus compliqué d'une autre infection ; ces associations microbiennes mettent à l'épreuve le tact et l'expérience du médecin et exigent de lui quelque ingéniosité dans l'emploi de l'eau froide. Comme le dit Juhel-Rénoy, « c'est dans ces cas que le vrai médecin se révèle, qu'il n'est plus cet automate qu'on veut faire du brandiste, qui inspectant le thermomètre, plonge un patient dans l'eau, tire sa montre méthodiquement et retire au bout d'un temps mathématique son malade ».

§ 7. Choléra.

Baginski, Ueber den Einfluss der Cholera auf die Schwangerschaft und die Geburt (Deutsche Klinik, 1866, p. 345). — Bell (Ch.), Case of Cholera in a pregnant female (Edinb. med. Journ., 1867, janvier). — Besnier, Rapport sur les maladies régnantes (Bulletin de la Soc. médic. des Hôpitaux, année 1866, p. 245). — Bizas, De l'influence de quelques maladies aiguës sur la grossesse et l'état puerpéral, thèse, Montpellier, 1885, n° 27. — Bouchut, De l'influence du choléra sur la grossesse (Gaz. médic. de Paris, 1849, p. 794). — Charpentier, Le choléra chez les femmes grosses (Nouvelles Archives d'obstétr., 1887, p. 171). — Drasche, Die epidemische Cholera, p. 293, Vienne, 1860. — Eastlake, On a case of Cholera occurring during Labour (The Lancet, 16 décembre 1865). — Galliard, Choléra et Grossesse (Gaz. hebdomad., 1892, p. 470), — Du même, Choléra et lactation (Archiv. de tocol., 1893, p. 161). — Hennig, Ueber den Einfluss der Cholera auf die Schwangerschaft und Wochenbett (Monatssch. f. Geburtsk., 1868, Bd. XXXII, p. 27). — Horteloup in Besnier. — Klautsch, Ueber den Verlauf der Cholera in der Schwangerschaft und, etc. (Münch. med. Wochensch., 1892, 29 novembre). — Mouchet, Des affections secondaires du choléra observées dans l'épidémie de 1866, thèse, Paris, 1867. — Nagel, Drei Fälle bei Schwangeren, Endemie bei Saüglingen (Annalen des Charité Krankenhauses, Bd. X, p. 5). — Oddo, Etude clinique sur la période de réaction du choléra, thèse, Paris, 1886. — Queirel, Du Choléra chez les femmes grosses (Nouvelles Archives d'obstétriq., 1889, t. IV, p. 1). — Rosarios Transmission du choléra de la mère à l'enfant (Réforme médic., 1890, numéro de février. — Slavjanski, Endometritis decidualis hæmorrhagica bei Cholerakranken (Archiv f. Gynæk., 1872, Bd. IV, p. 285). — Tipjakoff, Einige Bemerkungen über die Cholera bei Frauen (Centralbl. f. Gynæk., 1892, p. 781). — Tizzoni et Catani, Ueber die Ubertragungsfähigkeit der Cholerainfektion von der Mutter auf den Fötus (Centralbl. f. den med. Wissensch., 1887, n° 8).

Il est presque superflu de faire remarquer que le choléra n'épargne nullement les femmes grosses ; les diverses épidémies qui ont atteint l'Europe, depuis son exode de 1832, montrent assez que pendant les invasions du fléau, la grossesse a été singulièrement maltraitée. Les recherches de Bouchut, de Drasche, de Baginsky, de Hennig, de Besnier le démontrent suffisamment ; les faits plus récents de l'épidémie de 1892 aboutissent à des conclusions identiques.

Il est bon d'ajouter que la tendance à contracter la maladie n'est pas plus grande chez les femmes enceintes que chez les autres. A Berlin, il y a eu, en 1866, 308 femmes atteintes et parmi elles 23 étaient grosses ; à Liepzig, sur 2200 cholériques des deux sexes, on comptait 72 gestantes ou accouchées. Sur 44 femmes dans la période puerpérale, Hennig en compta 7 atteintes de choléra, tandis que 37 restèrent indemnes et bien portantes. En 1892, sur 243 femmes entrées à l'hôpital de Saratow, Tipjakoff en a rencontré 7 qui étaient enceintes.

En résumé, la tendance à contracter la maladie n'est pas plus grande chez les femmes enceintes que chez les autres ; par contre elle n'est pas moindre et l'état de grossesse n'est nullement une condition d'immunité.

L'invasion peut se produire à toutes les périodes de la gestation, cependant il semble que, pendant la seconde moitié, la prédisposition à contracter la maladie soit un peu plus grande ; peut-être en faut-il chercher la raison dans la facilité de méconnaître la gravidité pendant les premiers mois. Sur 30 femmes chez lesquelles Queirel a pu noter l'époque de la grossesse :

24 étaient enceintes de 5 à 9 mois ;

6 étaient enceintes de 1 mois 1/2 à 5 mois.

L'âge a peu d'influence sur la facilité plus ou moins grande à contracter le fléau ; les différentes statistiques aboutissent à cette conclusion que la période de la vie la plus fréquemment atteinte va, pour les femmes grosses, de 25 à 30 ans ; c'est dire que l'infection se produit au moment où l'activité sexuelle est la plus développée et où les grossesses sont plus fréquentes. C'est peut-être pour cette raison que les primipares présentent une prédisposition particulière.

I. INFLUENCE DE LA GROSSESSE SUR LE CHOLÉRA

L'évolution de la maladie ne semble guère modifiée par une grossesse concomitante. On observe, comme chez les autres malades, la diarrhée prémonitoire qui persiste pendant une durée variable. Weber a cru pouvoir signaler que cette période paraissait plus longue chez les femmes enceintes, mais les observations ultérieures n'ont pas confirmé cette opinion.

Lorsque l'attaque proprement dite survient, nous voyons se dérouler les principales phases de la maladie. Un point assez spécial a été signalé par Hennig et par Klautsch, c'est que le début des symptômes cholériformes a lieu le plus souvent, après minuit, pendant les premières heures du matin. Les symptômes qui caractérisent la *période algide* consistent, comme on le sait, en d'abondantes évacuations de matières riziformes, suivies bientôt de vomissements répétés. Puis, sous l'influence de cette perte des liquides et aussi de l'intoxication par les toxines du bacille virgule, on voit apparaître l'angoisse, la dyspnée, les bourdonnements d'oreille, la soif, les douleurs dans la poitrine, le froid et la cyanose des extrémités, la teinte bleuâtre des muqueuses, les crampes dans les mollets, la suppression des réflexes rotuliens et pupillaires. Le nez s'effile, les joues se creusent, l'intelligence s'obnubile, les urines se suppriment, le pouls disparaît, etc.

A cette période succède le *stade de réaction* et quelquefois le *stade typhoïde*. On voit apparaître quelques symptômes de réaction, le pouls devient perceptible, la diurèse est plus abondante, mais bientôt la fièvre s'allume, l'agitation est manifeste, la face est rouge et animée, la peau se couvre de sueurs, les malades délirent, elles cherchent à se lever et sont difficilement maintenues dans leur lit; comme manifestations rares, on a signalé l'ictère et les convulsions éclamptiques.

A ces symptômes de réaction, succède le *coma* qui est la période terminale.

Si les différentes manifestations symptomatiques que nous venons d'esquisser ne sont pas modifiées par la grossesse, il semble cependant que l'existence de cette dernière aggrave le pronostic du choléra. Galliard est très affirmatif à cet égard; chez quatre de ses malades l'ensemble des symptômes ne paraissait pas, au début, comporter un pronostic fatal, le facies des malades était celui des formes moyennes, c'est-à-dire de celles qui doivent guérir, à moins de complications imprévues, il n'y avait ni cyanose, ni hypothermie, ni crampes, ni coliques, la diarrhée était modérée et les urines persistaient; c'est l'existence de la grossesse qui seule a aggravé le pronostic. « C'est bien cet état, dit-il, qu'il faut considérer comme le facteur essentiel de gravité dans ces cas lamentables. » A ce point de vue, la grossesse se placerait avant la débilité sénile, l'alcoolisme et la tuberculose.

Mais ici, comme dans toutes les maladies infectieuses, il faut compter avec la résistance des individus, avec la quantité et la qualité des germes infectieux qui sont introduits dans l'organisme. Il est facile de voir par le tableau ci-joint que la mortalité a varié beaucoup selon les lieux et selon les époques.

ÉPIDÉMIES	AUTEURS	CAS DE CHOLÉRA	MORT	AVEC AVORTEMENT	GUÉRISON	MORT	SANS AVORTEMENT	GUÉRISON	MORT
1849	Bouchut . .	52	3o	25	16	9	27	6	2ɪ
186o	Drasche . .	25	ɪ6	14	6	8	11	3	8
1866	Baginsky . .	23	14	10	4	6	13	5	8
1866	Hennig . . .	47	2ɪ	28	17	11	19	9	10
1866	Besnier . . .	18	17	14	»	14	4	ɪ	3·
1884	Queirel. . .	67	39	29	9	20	38	19	19
1892	Galliard . .	9	7	3	ɪ	2	6	ɪ	5
1892	Tipjakoff. .	7	6	7	ɪ	6	»	»	»
1892	Klautsch . .	10	5	6	2	4	4	3	ɪ
	Total . .	258	155	136	56	8o	122	47	75

Sur les 258 cas que comprend la stastistique ci-dessus, la mortalité générale a été de 155, ce qui fait exactement 6o pour 100. C'est
un peu plus que la moyenne ordinaire ; mais on peut voir quel écart
il existe d'une épidémie à l'autre.

II. INFLUENCE DU CHOLÉRA SUR LA GROSSESSE

Cette influence est des plus néfastes ; il n'existe aucune maladie
infectieuse, pas même la variole, qui agisse d'une façon plus défavorable sur la gestation. Celle-ci est interrompue dans plus de la moitié des cas (136 fois sur 256 malades) et chez les autres, chez celles
qui n'avortent pas, la mort survient souvent avant que l'évacuation
de l'utérus ait eu le temps de se produire. Cette éventualité a été
signalée 74 fois sur 121, plus de 6o fois sur 100. Il n'existe également
aucune maladie infectieuse ou non où l'on observe d'aussi tristes
conséquences.

L'avortement résulte surtout de l'intoxication du sang maternel et
du sang fœtal par le poison cholérique.

Lorsque l'enfant vient au monde, il est mort, constamment lorsqu'il s'agit d'un avortement, et le plus souvent lorsqu'il ne se produit
qu'un accouchement prématuré. Sa mort survient pendant la période
algide ou seulement au début de la période de réaction ; quant à
l'expulsion, elle est un peu plus tardive, souvent elle se produit
pendant la période typhoïde.

Les causes de la mort de l'enfant sont de plusieurs sortes : on a
invoqué la perte d'eau qui résulte des évacuations du début et qui
détermine un abaissement de la pression sanguine, dont la consé-

quence est une diminution dans l'apport d'oxygène pour les vaisseaux placentaires et un danger d'asphyxie pour le fœtus. Slavjanski a signalé également les altérations du placenta fœtal. Les cellules épithéliales qui recouvrent les villosités et qui jouent un rôle dans les échanges gazeux et nutritifs entre les deux circulations subissent la désintégration granuleuse de sorte que la vie de l'enfant est compromise par cette altération. Enfin on a incriminé les hémorragies qui se produisent entre l'utérus et le placenta et qui déterminent le décollement prématuré de ce dernier organe. Ces hémorragies seraient la conséquence d'une métrite spéciale qui se caractérise par le ramollissement et l'épaississement de la caduque. Cette lésion est loin d'être constante dans le choléra, même chez les femmes qui ont succombé après avoir avorté, Queirel l'a vainement cherchée.

Il n'est pas vraisemblable que les germes cholériques qui causent la maladie de la mère puissent se transmettre à l'enfant. Bouchut n'a jamais rencontré la moindre lésion de l'intestin chez le fœtus, par contre Güterbock et Buhl croient les avoir reconnues, et Mouchet a affirmé que, pendant l'épidémie de 1866, il avait constaté trois fois sur le fœtus la psorentérie intestinale qu'il considère comme la lésion caractéristique du choléra ; mais il est évident que la psorentérie n'a pas grande signification.

Les recherches plus récentes pratiquées au moyen des ressources que donne la bactériologie n'ont pas démontré davantage que le bacille puisse se transmettre de la mère au fœtus. Tizzoni et Catani ont seuls donné des résultats positifs ; en cultivant le sang du cœur, la sérosité des cavités lymphatiques et le contenu de l'intestin provenant d'un fœtus âgé de cinq mois, né pendant la période de réaction du choléra, ils obtinrent des cultures de bacille virgule. Mais ces résultats n'ont été confirmés par personne jusqu'à présent ; loin de là, les recherches de Rietsch à Marseille, de Simmonds à Hambourg, faites dans le même but sont toujours restées négatives. On comprendrait mal, du reste, comment un microbe dont l'habitat exclusif est l'intestin, qui n'envahit jamais le sang ni les autres organes, puisse se transmettre de la mère à l'enfant par la circulation placentaire.

Par contre, il est très possible que les toxines fabriquées par le bacille virgule dans l'intestin de la mère et qui envahissent tous les organes par l'intermédiaire de la circulation puissent passer dans l'organisme du fœtus, il s'agit de substances solubles dont la dialyse à travers le filtre placentaire est beaucoup plus facile que celle des corps organisés. Il faut convenir toutefois que nous manquons de recherches précises sur cet intéressant sujet ; en tout cas, cette intoxication du fœtus est loin d'être constante.

Si le fœtus succombe fréquemment au cours de l'attaque cholérique de la mère, il est peu vraisemblable que son expulsion soit provoquée par cette mort prématurée. On sait que, dans les conditions ordinaires, un fœtus mort peut séjourner dans l'utérus pendant quinze à vingt jours et même davantage sans être expulsé, tandis que dans le choléra, comme dans d'autres maladies infectieuses, la naissance suit de près la mort. Cette différence résulte de l'action du poison cholérique sur la fibre musculaire de l'utérus ; les contractions de la matrice correspondent aux crampes, à l'agitation qui s'empare des muscles striés.

Quelquefois, comme l'a indiqué Queirel, le travail se produit sans que la malade en ait conscience ; le col utérin, le périnée cèdent au moindre effort et l'œuf est expulsé en bloc, les membranes intactes, sous la moindre impulsion de la matrice. C'est ce qu'on observe lorsque les dimensions de l'œuf sont peu volumineuses.

Mais, si la gestation est proche du terme, il se produit un véritable travail dont la marche est rarement régulière ; les premières douleurs sont assez fortes, puis elles se ralentissent bientôt et deviennent espacées, l'intervalle qui les sépare se prolonge de plus en plus, si bien que le travail finit par s'arrêter ; le travail se modifie surtout pendant la période d'expulsion, l'état grave des patientes les empêche de joindre leurs efforts volontaires aux contractions utérines. Chez beaucoup de femmes qui meurent enceintes, il y a comme une ébauche du travail qui n'a pu aboutir, la marche de la maladie a été plus rapide que celle de l'accouchement ; ainsi s'explique le nombre considérable de cholériques qui succombent avant d'avoir été délivrées. On comprend aussi que cette éventualité se produise surtout dans la forme foudroyante ou galopante de la maladie ; les femmes atteintes du choléra léger guérissent et peuvent échapper à l'avortement.

Le fœtus est parfois macéré, le liquide amniotique est noirâtre et fétide ; souvent aussi il est en petite quantité, ce qui s'explique par la perte en eau et la diminution des liquides de l'organisme.

Après la sortie de l'enfant, et lorsque les malades guérissent, l'involution de l'utérus se fait assez bien. Dans un seul cas, Klautsch a signalé une légère hémorragie par atonie de l'utérus qui fut assez difficile à arrêter, mais cette sorte d'accident est exceptionnelle.

Pendant les suites de couches, le choléra revêt souvent un caractère de gravité qu'il n'avait pas auparavant, c'est l'avis de Besnier, de Siredey, de Queirel, etc. ; la libération de l'utérus, loin de produire une sédation des symptômes, détermine le plus souvent une aggravation de l'état général, et les malades succombent rapidement. Cependant, chez celles qui n'ont été que faiblement atteintes, la délivrance provoque, comme dans la fièvre typhoïde, une disparition

rapide de tous les accidents. Hennig a cité deux cas de péritonite
localisée et de paramétrite terminés par la guérison.

PRONOSTIC. — Le pronostic est grave pour la mère comme pour
l'enfant; il semble réellement que la présence d'un utérus gravide
soit une condition qui diminue la résistance des femmes atteintes de
choléra. Nous avons vu plus haut que la mortalité des mères
s'élevait à 60 pour 100.

Le pronostic est plus sévère encore pour l'enfant dont la vie est
d'autant plus compromise que sa naissance est plus prématurée. Il
est certain cependant que tous les enfants ne sont pas fatalement
intoxiqués par la maladie de leur mère, Bouchut, Hennig et d'autres
ont cité des observations relatives à des enfants qui avaient pu
naître en bon état et continuer à vivre. Cet heureux résultat s'observe surtout lorsque les femmes atteintes du choléra sont à terme
ou à peu près et qu'elles accouchent rapidement peu après les premières atteintes de la maladie; il arrive aussi que l'enfant reste vivant,
tandis que la mère succombe. On observe également l'inverse, c'est
l'enfant qui a succombé et a été expulsé vivant, tandis que la mère
a survécu et a guéri.

En général l'enfant qui naît vivant au milieu des symptômes
cholériques de la mère a une vie précaire et ne tarde pas à succomber, au bout de quelques heures ou d'un jour ou deux, parfois
avec des phénomènes d'éclampsie.

La gravité serait un peu moindre chez les nourrices bien que la
lactation diminue la résistance de l'organisme vis-à-vis des maladies
infectieuses. Sur 10 nourrices observées par Galliard, pendant l'épidémie de 1892, il y eut 6 guérisons; il s'agissait de femmes allaitant
leur propre enfant; on peut rappeler que, dans cette même épidémie,
la mortalité des femmes enceintes s'était élevée à 77 pour 100.

Un fait assez curieux qui se produit chez les nourrices atteintes du
choléra, c'est l'engorgement douloureux des mamelles; cette particularité avait été déjà signalée en 1832 par Magendie. Même dans les cas
mortels, la cessation de l'allaitement détermine une distension telle
de la glande qu'on est obligé d'extraire le lait, ce qui est d'autant
plus étonnant que le flux diarrhéique amène l'anurie, la disparition
de la sécrétion salivaire et la résorption rapide des épanchements, ascite, hydrothorax, œdèmes, etc.

TRAITEMENT. — Il ne donne lieu à aucune considération spéciale, son
application doit être faite sans considération pour la grossesse existante, c'est dire qu'il sera le même que chez les autres cholériques.

Au début, on peut administrer un léger purgatif pour débarrasser
l'intestin; puis, lorsque survient la période algide, on agira par des
frictions énergiques, des injections sous-cutanées de caféine, d'éther,
du thé, du cognac, du champagne glacé, de l'acide lactique (10 à

15 grammes), enfin on tentera de compenser la déperdition acqueuse
par les injections intra-musculaires et intra-veineuses du sérum
artificiel. Voici la formule du sérum de Hayem :

Eau	1000 grammes
Sulfate de soude	10 —
Chlorure de sodium.	5 —

On fait l'injection dans le céphalique du coude ou la saphène
interne.

Il est inutile et même dangereux de chercher à interrompre la
grossesse, bien que Devilliers ait prétendu que l'avortement pouvait
avoir une influence favorable sur la marche de la maladie. Il en est
du choléra comme de la fièvre typhoïde, l'expulsion prématurée de
l'enfant n'a d'heureux effets que dans les cas bénins et ces derniers
auraient guéri sans cette éventualité ; quant aux formes sévères, si
l'avortement a une influence quelconque, elle est plutôt désastreuse.

L'opération césarienne est également à rejeter ; pendant la vie, on
sacrifie à coup sûr la mère sans espoir de sauver l'enfant, et, après la
mort, les tentatives qui ont été faites par Isambert (une fois),
Hennig (trois fois) ont toujours été vaines, l'enfant succombe régulièrement avant la mère.

La seule pratique obstétricale qui soit justifiée, c'est l'accélération
du travail lorsque la période d'expulsion se prolonge ; par la rupture
de la poche des eaux et une application du forceps, on diminue les
souffrances et les angoisses de la mère et on augmente les chances
de vie pour l'enfant.

§ 8. Fièvre intermittente.

Fièvre maternelle. — Barker Fordyce, Puerperal malaria Fever (Amer. Journ.
of Obst., 1880, p. 271). — Billon, Des accès de fièvre palustre survenant après
l'accouchement, thèse, Paris, 1882. — Bonfils, Paludisme et puerpéralité,
thèse, Paris, 1885 (Bibliographie). — Burdel, De la névrose cardiaque tellurique de forme pernicieuse pendant la grossesse (Ann. de gynéc., 1876, t. I,
p. 322). — Bureau, Note sur l'influence réciproque de l'impaludisme et des
suites de couches (Revue mensuelle de médecine et de chirurgie, 1880, p. 214).
— Duboué, De l'impaludisme, 1867. — Dupuis, Essai clinique sur quelques
troubles d'origine paludéenne dans les fonctions génitales de la femme, thèse,
Montpellier, 1879. — Gòth, Ueber den Einflus der Malariainfection auf Schwangerschaft, Geburt und Wochenbett (Zeitsch. f. Geb., 1881, Bd. VI, p. 17). —
Griesinger, Traité des maladies infectieuses, trad. franç., 2ᵉ édition, p. 20,
Paris, 1877. — Mac Klough, Malaria and Pregnancy (Medical News, 3 juillet
1886). — Lasfargues, Contribution à l'étude des manifestations et du traitement de l'impaludisme pendant la grossesse, thèse, Montpellier, 1890-91. —
Mangiagalli, La Malaria in rapporto collo stato di maternità (Annali di Oste-

tetricia, 1883, p. 304). — P. Mundé, True malarial puerperal Fever (Amer. Journ. of Obstetric., 1882, vol. XV, p. 906). — Negri, Le Febbre palustre nel puerperio (Il Morgagni, 1884, p. 390). — Nijhoff, Ueber Malaria in Hinsicht auf Schwangerschaft und Wochenbett (Centralbl. f. Gynæk., 1886, p. 310). — Pasquali et Bompiani, Nota sulla malaria in gravidanza (Annali di Ostetricia, 1884). — Pitre-Aubinais, Des fièvres intermittentes ou rémittentes considérées dans leurs rapports avec la grossesse (Journ. de la Soc. Acad. de la Loire-Inférieure, 1850, t. XXVI, p. 15). — Ritter, Ueber den wechselseitigen Einfluss der Schwangerschaft, etc., auf die Malariainfection (Virchow's Archiv, 1867, Bd. XXXIX, p. 14). — Roux, Des transformations morbides de la fièvre intermittente, etc. (Lyon médic., juillet et août 1874).

Fièvre fœtale. — Albrecht, Two cases of Ague in the fœtus (Brit. med. Journ., 1884, p. 431). — Bazin, Fièvre paludéenne intra-utérine (Gaz. Hôpit., 1871, p. 286). — Bouchut, Traité pratique des maladies des nouveau-nés, 1re édition, Paris, 1845. — Boudin, Traité des fièvres intermittentes, p. 193, Paris, 1842. — Burdel, Une mère impaludée peut-elle transmettre son affection à l'enfant nouveau-né (Ann. de gynéc., 1877, p. 31). — Carles, Des fièvres intermittentes chez les enfants, thèse, Paris, 1881. — Folliet, De la fièvre intermittente chez les enfants en bas âge, thèse, Paris, 1878. — Leroux, Du paludisme congénital et du rôle de l'hérédité dans l'étiologie du paludisme infantile (Revue de Médecine, 1882, p. 561) (Bibliographie). — Semanas, De la fièvre pernicieuse chez les enfants à la mamelle (Gaz. médic. de Paris, 1847, p. 739). — W.-T. Taylor, Malarial poisoning in a newborn baby (Medic. News, 1884, p. 342). — Verneuil, Contribution à l'étude du paludisme congénital (Revue de Médecine, 1882, p. 641).

Sulfate de quinine dans la grossesse. — Burdel, De l'action du sulfate de quinine sur l'utérus sain, malade ou gravide (Ann. de gyn., 1874, t. I, p. 437, et t. II, p. 30). — Campbell, The value of quinine in gynecic. and obstetric. Practice (Americ. Journ. of Obstetr., 1880, p. 900). — Chiara, Du sulfate de quinine comme abortif et ocytocique (Ann. de gyn., 1874, t. II, p. 237. — Duboué, De l'action du sulfate de quinine sur l'utérus (Ann. de gyn., 1874, t. II, p. 286). — P. Magnin, Action de la quinine sur les fibres musculaires lisses, thèse, Montpellier, 1873. — Maïsse, Contribution à l'étude de l'inertie utérine et de son traitement par le sulfate de quinine, thèse, Montpellier, 1890-91. — Merz, Quinine et grossesse (Bulletin médic. de l'Algérie, 1890, p. 111). — De Micas, Contribution à l'étude de l'influence du sulfate de quinine sur l'utérus gravide, thèse, Paris, 1890. — Monteverdi, Dimostrazione di una nuova virtù medicamentosa della china, etc.; Crémone, 1870. — Multan Andréws, On the value of Quinine and some, etc., (Brit. med. Journ., 1885, vol. I, p. 427). — Oui, Etude sur le passage du sulfate de quinine dans le lait (Gaz. hebd. de Bordeaux, 13 novembre 1892). — Rancillia, Action abortive du sulfate de quinine (Union médic., 1873, t. XV, p. 300).

La notion de l'influence du paludisme sur la grossesse est dans la tradition médicale depuis Hippocrate. Les anciens auteurs comme les médecins contemporains ont remarqué l'action fâcheuse que la fièvre intermittente exerce sur la marche de la gravidité et sur le produit de la conception. Les mémoires et thèses, pour ne parler que des travaux parus dans les cinquante dernières années, sont déjà nombreux et il serait fastidieux de les énumérer: nous renvoyons à la bibliographie où se trouvent signalés les plus importants d'entre eux.

Quant à l'influence réciproque que peuvent avoir la malaria d'une part, l'accouchement et les suites de couches d'autre part, elle n'a guère été étudiée que depuis une époque relativement récente. Les recherches de Béhier, de Roux, de Dupuy, de Gòth, etc., ont contribué à nous faire connaître les accès intermittents qui peuvent apparaître sous l'influence du traumatisme de l'accouchement et qui viennent entraver la marche régulière des couches.

Ces différents travaux permettent d'établir d'une façon suffisamment précise les rapports du paludisme et de la puerpéralité, ainsi que la réalité du paludisme congénital.

Nous étudierons successivement la fièvre intermittente au cours de la grossesse, de l'accouchement et des suites de couches.

I. GROSSESSE

A. INFLUENCE DU PALUDISME SUR LA GROSSESSE

Cette influence est des plus certaines, elle n'a guère été contestée que par quelques auteurs allemands, comme Schramm et Ritter. Sans doute, elle n'est pas absolue et l'on rencontre parfois des gestantes qui, malgré des accès répétés, malgré l'absence de thérapeutique, conduisent leur grossesse jusqu'à terme ; mais il en est d'autres qui peuvent avorter à la suite d'un accès unique (Guiraud).

Cette action se manifeste chez la mère, par l'interruption de la grossesse, et, chez l'enfant, par le paludisme congénital.

a) *Mère*. — L'interruption de la grossesse survient à des époques variables, le plus souvent c'est à une période avancée, lorsque l'enfant est déjà viable.

La petite statistique que nous empruntons à la thèse de Bonfils nous montre, en effet, que l'accouchement prématuré est beaucoup plus souvent observé :

	AVORTEMENT	ACCOUCHEMENT PRÉMATURÉ	A TERME	TOTAL
Pasquali	3	25	6	34
Gòth	5	14	0	19
Bonfils	12	61	32	105
	20	100	38	158

Chez 158 femmes enceintes, il y eut 120 interruptions de la grossesse, et cette interruption se produisit 20 fois sous forme d'avortements et 100 fois sous forme d'accouchements prématurés, ces derniers seraient ainsi cinq fois plus fréquents que les avortements.

Ce sont les formes aiguës du paludisme, et particulièrement les accès pernicieux, qui amènent l'interruption de la grossesse pendant les premiers mois, tandis que la cachexie palustre semble provoquer plutôt l'accouchement prématuré ; mais il est entendu que ce dernier peut survenir également à la suite de toutes les formes de l'intoxication palustre.

Sur les 61 accouchements prématurés rapportés par Bonfils, 17 ont trait à la cachexie. « En résumé, dit cet auteur, à quelques exceptions près, nous voyons dans nos observations que presque toujours la cachexie palustre aboutit à l'accouchement prématuré, ce qui se comprend aisément, si l'on pense à l'état de débilitation dans lequel cette cachexie plonge les malades, à l'impuissance de la médication dans cette forme de paludisme et aussi à l'affaiblissement physiologique de l'organisme pendant la gestation. »

Parmi les femmes qui conduisent à terme leur grossesse, il faut compter celles qui ont des formes légères et dont la durée est courte, ou bien encore celles qui ont subi le traitement spécifique par le sulfate de quinine dès le début des accidents ; ces dernières peuvent accoucher à terme malgré la violence des accès, malgré la forme pernicieuse de la maladie.

Comment le paludisme provoque-t-il l'interruption de la grossesse ? Il est à présumer, en raison de la nature infectieuse de l'affection, que le mécanisme qui détermine les contractions de l'utérus ne se distingue en rien de celui qui amène les accidents de même ordre dans les autres maladies infectieuses.

La malaria peut tuer le fœtus, et, dans ce cas, la présence d'un corps inerte dans l'utérus suffit, à elle seule, à provoquer les contractions de l'organe. Sur 105 cas, Bonfils a noté 33 fois la mort du fœtus, dont 9 fois à la suite d'accidents récents et 24 fois chez des femmes atteintes de cachexie palustre.

Mais souvent aussi le fœtus est expulsé vivant, il ne succombe après sa naissance qu'au bout d'un temps plus ou moins long. Il est à présumer que son rôle excitateur des contractions utérines est alors insignifiant, sinon nul, et l'on est obligé d'admettre des causes d'une autre nature.

On a invoqué l'ébranlement du système nerveux par l'accès fébrile, l'hyperthermie, la congestion de l'organe gestateur analogue à celle que l'on voit se développer dans le foie et la rate, la congestion de la caduque ou la compression de l'utérus gravide par les viscères hypertrophiés. Ces différentes causes semblent purement hypothétiques. Personne n'a pu vérifier la congestion de la muqueuse inter-utéro-placentaire, pas plus que l'ébranlement du système nerveux qui correspond à l'accès fébrile. L'hyperthermie n'est redoutable qu'à la condition d'être continue, et même dans ce dernier cas, nous savons que son rôle ocythocique est à peu près nul. Du reste, pourquoi l'accouchement prématuré serait-il si fréquent dans la cachexie simple?

Les notions que nous possédons actuellement sur les produits microbiens nous permettent d'interpréter d'une autre façon l'interruption de la grossesse. Ces produits agissent soit sur l'enfant pour l'intoxiquer et parfois le tuer, soit sur l'appareil musculaire ou nerveux de l'utérus pour en provoquer les contractions. Ici encore, comme dans toutes les maladies infectieuses, l'avortement est d'autant plus fréquent que la forme est plus sévère et que les toxines circulent dans le sang en plus grande abondance.

b) *Fœtus. Paludisme congénital.* — La transmission de la maladie maternelle au fœtus est encore un sujet de discussion qui mériterait d'être étudié à fond et résolu d'une façon définitive.

Nous savons que les agents des maladies infectieuses qui se trouvent dans le sang maternel peuvent traverser la barrière placentaire et envahir la circulation fœtale. Comme la plupart d'entre elles sont des maladies contagieuses dont la transmission est démontrée, il est facile d'en comprendre le passage de la mère à l'enfant. Il n'en est pas tout à fait de même pour le poison de la malaria dont l'origine et la nature sont spéciales, et, si la morphologie des agents du paludisme est aujourd'hui connue, grâce à Laveran, si leur présence dans le sang est certaine, il est non moins certain et démontré que ces germes ne peuvent se transmettre d'un individu malade à un individu sain; l'origine de la malaria la place à part dans le cadre des maladies infectieuses.

Il faut remarquer aussi que la démonstration du paludisme congénital est rendue difficile par ce fait que les enfants naissent dans des pays à endémie malarique, de sorte que, se trouvant dans les mêmes conditions telluriques que leurs parents, ils peuvent avoir puisé dans le milieu ambiant, et seulement après leur naissance, les germes de la maladie.

Il existe cependant un certain nombre de faits qui montrent que les enfants peuvent offrir, dès les premiers jours de la vie, les mêmes symptômes que leur mère, sans avoir eu le temps de subir l'influence palustre du pays où ils sont nés. L'existence d'une hypertrophie de la rate chez un nouveau-né indique évidemment que l'origine de la maladie remonte à la période intra-utérine.

Les faits suivants de Playfair et de Ducheck rapportés par Griesinger paraissent très probants : « Playfair rapporte l'observation d'une femme qui, pendant sa première grossesse, était atteinte, tous les quinze jours, d'accès répétés de fièvres intermittentes; l'enfant, à la naissance, présentait une rate tellement hypertrophiée que son extrémité inférieure atteignait l'ombilic; l'enfant n'eut point de fièvre jusqu'à l'âge de deux ans, mais il était pâle et maladif. Ducheck a observé un cas tout à fait semblable ; l'enfant mort peu après la naissance présentait une tumeur splénique pigmentée et du pigment dans le sang de la veine-porte. »

Ces faits ne sont pas les seuls, on pourrait leur adjoindre les cas de Sue et de Hawelka rapportés par Bouchut, et deux observations relatées par Bohn. Dans tous on signalait une hypertrophie considérable de la rate qui descendait jusqu'à l'aine ; parfois il s'y joignait des hydropisies, une coloration particulière de la peau, des extravasations sanguines dans les différents organes et la présence de corpuscules de pigment dans le sang (Bohn).

L'hérédité du paludisme est surtout démontrée par les accidents intermittents qui frappent les enfants peu après leur naissance : « J'ai eu, dit Boudin, plusieurs fois l'occasion de constater des transmissions de l'intoxication marécageuse de la part des mères et des nourrices aux enfants et aux nourrissons, transmissions qui, chez ces derniers, se révélaient par des accès de fièvre et autres accidents *limnhémiques*. J'ajouterai pour preuve que les enfants dont il s'agit n'étaient point sous l'influence d'une intoxication primitive contractée par eux dans le foyer miasmatique, que mes observations ont été faites en partie au lazaret de Marseille, lieu dans lequel il ne se rencontre jamais de fièvre des marais, si ce n'est celles importées du dehors. »

Dans une étude remarquable sur le paludisme congénital, Leroux a rapporté plusieurs exemples analogues, ceux de Pitre-Aubinais, de Blachez, de Bureau, de Henrot. Certaines de ces observations présentent des lacunes regrettables, elles manquent de détails, enfin elles ne démontrent pas toujours que l'hérédité a été la seule voie possible pour la transmission. La question du *milieu* est souvent laissée à l'écart et nous avons signalé déjà la difficulté pour apprécier si ce facteur n'intervenait pas souvent pour produire le paludisme des nouveau-nés.

Il est néanmoins démontré, par les lésions et par les symptômes, que l'hérédité du paludisme est certaine. Sans admettre, avec Verneuil, que la transmission puisse se faire non seulement aux enfants, mais encore aux petits-enfants, on doit regarder comme acquis que les accès intermittents qui viennent troubler la grossesse peuvent agir sur la santé du fœtus, l'infecter et donner lieu à des lésions, comme l'hypertrophie de la rate, qui ne relèvent que du paludisme. On admet généralement que l'hypertrophie splénique ne se rencontre pas dans les fièvres symptomatiques des affections de l'enfance autres que les fièvres paludéennes.

En résumé, si l'on élimine les observations qui semblent contestables, il en reste encore 9 parmi celles de Leroux et 4 réunies par

Bonfils, qui sont celles de Guiraud, Cézar Bazin, Albrecht et Eagler, soit 13 faits, qui ne laissent aucun doute sur la réalité du paludisme congénital. Nous n'en possédons pas tant pour démontrer l'hérédité de la variole ou de la fièvre typhoïde dont l'existence est cependant indéniable.

Leroux, qui a fait une étude très complète de cette intéressante question, n'ose conclure par l'affirmative ; il est arrêté par cette considération que, si l'agent de l'infection paludéenne est un germe figuré, comme le décrit Laveran, il ne peut traverser le placenta et envahir la circulation du fœtus. On sait aujourd'hui que la fameuse loi de Brauell-Davaine sur l'imperméabilité du placenta n'est plus soutenable, et qu'un microbe en circulation dans le sang de la mère *peut* toujours forcer la barrière des villosités et infecter le milieu fœtal.

On a même parlé d'un paludisme intra-utérin et quelques auteurs comme Schuring, Guiraud, Stokes, Steiner ont décrit des mouvements désordonnés de l'enfant qui apparaissaient pendant les accès de la mère, au moment du paroxysme fébrile ou dans leur intervalle. De pareils faits sont réellement entachés de trop de subjectivisme pour qu'on puisse leur accorder une valeur sérieuse. On notera cependant que tous les enfants, soi-disant imprégnés par le poison palustre, eurent tous des accès fébriles dès le moment de leur naissance.

A vrai dire, la manifestation de l'hérédité ne devient apparente qu'après l'accouchement. Les enfants atteints de paludisme présentent une hypertrophie de la rate qui, dans quelques cas, est considérable, le foie est moins régulièrement augmenté de volume ; leur peau est terreuse, ridée, ils sont faibles, débiles et pâles comme des fébricitants (Saint-Romme). Quelques-uns ont de l'ascite et des suffusions séreuses sous la peau et dans quelques cavités.

Leur poids et leur longueur sont au-dessous de la moyenne. Le fait a été vérifié à Alger par Dupuy, à Klausenburg par Gòth, et à Rome par Pasquali. Leur poids est inférieur de 3oo à 6oo grammes à celui des enfants qui naissent de femmes non fiévreuses et leur longueur ne dépasse guère 42o millimètres, au lieu de 48o à 5oo qui est la normale chez les nouveau-nés à terme.

Les accès surviennent assez vite, le deuxième jour de la naissance (Bureau), le huitième (Taylor). Quelques enfants présentent le même type intermittent que la mère : dans un cas de Pitre-Aubinais, « quand la fièvre débutait chez l'enfant, elle débutait également chez la mère et les stades de l'accès avaient une telle corrélation que, quand l'accès se terminait chez la mère, il se terminait chez l'enfant ».

Il serait intéressant, comme le remarque Laveran, de constater l'existence des éléments pigmentés caractéristiques du paludisme dans le sang des nouveau-nés et dans les viscères des mort-nés dont les mères sont malariques.

Beaucoup de ces enfants succombent peu après leur naissance ; le traitement spécifique par le quinquina paraît avoir une influence réelle sur la marche des accès.

B. Influence de la grossesse sur le paludisme

On ne peut songer à considérer l'état de gravidité comme une condition d'immunité vis-à-vis de la malaria, tous les auteurs qui ont pu étudier ce point spécial de pathologie, grâce à leur séjour dans des milieux infectés de l'endémie, Dupuy, Griesinger, Pitre-Aubinais, Gôth, Ritter, Burdel, Pasquali et Bompiani, etc., sont unanimes à cet égard, et même, pour quelques-uns d'entre eux, comme Pitre-Aubinais et Burdel, il existerait une certaine prédisposition à contracter la maladie, surtout vers la fin de la grossesse.

Il arrive parfois, mais assez rarement, que la gestation provoque un réveil du paludisme : Bonfils a pu réunir neuf cas dans lesquels des femmes ayant présenté antérieurement des accès de fièvre intermittente furent reprises des manifestations de l'infection malarienne pendant leur grossesse. Il semble que le réveil des accidents se fait de préférence soit au début, soit à la fin de la gestation.

Lorsque la femme a été jusqu'alors indemne, elle échappe à l'infection, au moins pendant les premiers mois, et ce n'est qu'à une période avancée que se manifestent les premiers symptômes de la fièvre.

Celle-ci se développe de préférence pendant les derniers mois sous ses deux formes habituelles, aiguë ou chronique.

La forme aiguë est caractérisée par des accès intermittents à types connus ; tandis que, dans la forme chronique, les accès sont moins francs, moins nets, moins réguliers ; chez quelques malades, ils subissent certaines transformations.

Pour Pitre-Aubinais, « la fièvre intermittente simple se transforme en pernicieuse pendant la grossesse, surtout si la femme reste exposée au miasme palustre ». Quelquefois la fièvre revêt la forme larvée et se manifeste sous forme de névralgies de la branche sus-orbitaire et des autres branches du trijumeau.

D'autres fois, le type quotidien est remplacé par un type tierce ou un type quarte ou encore, comme chez une malade que Roux observa dans les Dombes, les accès intermittents font place à une hydropisie palustre.

A titre de manifestation grave et exceptionnelle, on peut citer les deux cas de névrose cardiaque de forme pernicieuse que Burdel a signalés chez deux femmes vers la fin de la gestation, un peu avant l'accouchement. Chez ces malades il existait une tachycardie telle qu'il était impossible de compter les pulsations de la radiale, le pouls ressemblait à une corde vibrante, le cœur semblait plutôt frémir que battre, ses battements étaient sourds, précipités ; la peau était moite et l'intelligence conservée. Une de ces femmes succomba à cet accès de tachycardie, l'autre put être sauvée grâce à la médication par le sulfate de quinine et elle accoucha à terme d'un enfant vivant.

II. *ACCOUCHEMENT*

Lorsqu'on veut étudier l'influence du paludisme sur le travail, il est nécessaire de faire une distinction, car cette influence se traduit d'une façon différente selon que la maladie se manifeste sous forme d'accès aigus intermittents ou bien qu'elle existe à l'état de cachexie ancienne et avérée.

Dans le premier cas, il peut arriver que l'accès aigu provoque le travail et même l'accélère, tandis que, dans le second, la période de dilatation est ralentie, elle durerait, d'après Gòth, deux fois plus longtemps en moyenne que chez les femmes indemnes d'affections palustres ; les douleurs sont courtes et espacées, très souvent il faut intervenir en raison de la longueur insolite du travail et du danger que court l'enfant.

Quant à l'influence de l'accouchement sur le paludisme, il semble qu'elle soit à peu près nulle. Ritter seul prétend que le travail a une action bienfaisante, qu'il produit la cessation des accès périodiques et débarrasse la femme de l'infection ; « il n'est pas douteux, dit-il, que c'est la grande hémorragie qui se produit après la délivrance qui exerce cette influence sur l'action palustre ». Une pareille opinion n'est pas admissible, il arrive au contraire que certaines femmes accouchent en plein accès et que l'accouchement ne semble avoir aucune influence sur le paludisme aigu (Bonfils).

L'influence réelle de l'accouchement est un réveil de l'affection, le traumatisme qui accompagne la parturition agit à la façon des autres traumatismes pour rappeler les manifestations d'une diathèse ancienne, mais cette action n'est pas immédiate, elle se traduira surtout pendant le puerpérium, ainsi que nous allons le démontrer.

III. *SUITES DE COUCHES*

A. INFLUENCE DU PALUDISME SUR LES SUITES DE COUCHES

Les phénomènes qui accompagnent l'involution de l'utérus et cette involution elle-même sont presque toujours modifiés chez les femmes qui sont sous l'influence de la malaria, qu'il s'agisse de période de calme ou d'une période d'activité de cette intoxication. Dans les deux cas, les lochies restent sanguinolentes pendant huit à dix jours au moins, elles sont plus abondantes et de plus longue durée, la matrice revient lentement sur elle-même, souvent au quinzième jour le globe remonte encore à trois travers de doigt au-dessus du pubis (Bureau).

On a signalé encore, dans la forme aiguë, des hémorragies qui deviennent parfois inquiétantes par leur abondance et leur ténacité, elles surviennent au moment de l'accès ou peu après. Dans une observation de Barker, la malade fut prise, au vingt et unième jour, d'un accès violent qui s'accompagna d'une hémorragie utérine excessivement abondante à tel point que la mort était imminente et qu'il fallut une thérapeutique énergique pour sauver la patiente.

Lorsque la femme est atteinte de paludisme avant l'accouchement, la sécrétion lactée s'établit, mais lentement, et, lorsque des accès apparaissent pendant les suites de couches, cette sécrétion peut se supprimer momentanément pour reparaître après les accès, mais peu abondante (Dupuy).

La transmission du paludisme à l'enfant par le lait de la nourrice est une éventualité peu probable; en tout cas la démonstration en est assez difficile. Quand c'est la mère qui nourrit, on peut invoquer avec plus de vraisemblance l'hérédité et le paludisme congénital; quand c'est une nourrice, il est toujours possible d'accuser le milieu, d'autant mieux que les nouveau-nés présentent une prédisposition très grande à contracter la maladie.

B. INFLUENCE DES SUITES DE COUCHES SUR LE PALUDISME

Cette influence a été admise par tous les observateurs, elle consiste dans le réveil des accès. Béhier, Duboué, Spiegelberg, Ritter, Billon, Bureau, Elliot, Cuzzi, Negri, Verneuil, Barnes, Paget, etc., qui ont pu constater l'apparition d'accès franchement intermittents pendant les premiers jours du puerpérium, incriminent le traumatisme de l'accouchement en raison des douleurs, des préoccupations et de l'hémorragie qui l'accompagnent.

Bonfils, qui a pu réunir 33 cas de réveil des accès palustres pendant les suites de couches, a constaté que les accès se montrèrent dans un cas de suite après l'accouchement, dans 7 cas un jour après, dans 2 cas deux jours après, dans 11 cas trois jours après, dans 2 cas quatre jours après, dans 3 cas cinq jours après, etc.; c'est donc à une époque très rapprochée de l'accouchement, pendant la première semaine, que l'influence excitante de la parturition se manifeste surtout.

On a signalé aussi quelques cas de transformation des manifestations palustres sous l'influence du puerpérium. Gòth et Duboué croient que ce moment de la vie puerpérale prédispose aux formes pernicieuses. Pour Pitre-Aubinais, les manifestations sont plus violentes pendant cette période. Il convient toutefois de faire remarquer que cette complication du puerpérium ne comporte pas un pronostic bien sévère et Billon qui a réuni 90 cas de cette sorte n'a pas compté un seul décès.

Pendant les suites de couches, les accès conservent en général leur périodicité habituelle, les trois stades sont bien marqués et le paludisme se présente toujours sous sa forme aiguë ; la médication seule peut rendre les accès irréguliers. C'est là un caractère important qui permet de les différencier d'avec certaines complications septicémiques.

Le diagnostic différentiel qui peut présenter des difficultés s'établit, pour les accès palustres, par les signes distinctifs suivants : l'existence de manifestations analogues au cours de la grossesse écoulée, l'apyrexie complète absolue qui suit l'apparition des accès, leur régularité, leur début matutinal, le gonflement notable de la rate, l'absence de toutes modifications du côté des organes génitaux, l'action bienfaisante du sulfate de quinine ; enfin, dans les cas douteux, on pourra recourir à la recherche des plasmodes dans le sang, mais il faut se rappeler que l'examen ne donne des résultats qu'à la condition d'être pratiqué au moment même des accès, surtout au début.

TRAITEMENT. — Il semble que, en raison de l'efficacité bien connue du sulfate de quinine contre les manifestations de la fièvre intermittente, il ne doive y avoir aucune hésitation à l'administrer chez les femmes grosses. Il s'est élevé cependant des voix discordantes pour en rejeter l'emploi ou n'y recourir qu'avec de grandes précautions à des doses assez faibles ; d'après quelques auteurs, le sulfate de quinine est un excitateur des contractions utérines et, à ce titre, il peut provoquer l'avortement.

Déjà, en 1844, Royer lui accordait des propriétés abortives ; il en était de même pour Petit-Jean, Sayre, Waren, Roberts, Eaton, Paterson, Horand, etc. ; il a été administré comme ecbolique, par Cochran, John Lévis, mais ce fut surtout le travail de Monteverdi, de Crémone, qui attira l'attention des accoucheurs et montra l'influence du sulfate de quinine sur l'utérus gravide. Cet auteur le considère en effet comme un excitant spécial des contractions de la matrice, et le proclame même supérieur à l'ergot de seigle. Il cite 17 cas où il aurait observé l'avortement ou l'accouchement prématuré à la suite de l'emploi du sel de quinine, tandis que, chez 24 femmes, il put enrayer rapidement l'inertie utérine par le même moyen. D'après Monteverdi, l'action de la quinine se manifeste une demi-heure après l'ingestion et dure pendant deux heures. Duboué, Bouqué, Rancillia expriment une opinion analogue.

Les expériences intéressantes de P. Magnin sur des lapines pleines montrèrent également l'efficacité du sulfate de quinine pour provoquer les contractions des fibres lisses de l'utérus.

On peut ajouter encore le témoignage de nombreux auteurs : Chirone, Easly, de Micas, Auvard et même Tarnier.

Mais cette opinion a trouvé des contradicteurs non moins nombreux comme Dumas, Thezet, Alamo, Hervieux, Bazin, Briquet, Chiara, Pasquali, Burdel, Bonfils, etc. ; aucun d'entre eux n'a observé l'avortement en administrant le sulfate de quinine à des gestantes atteintes de fièvres intermittentes. Il en est de même pour les médecins américains, Burdley, Erikson, Harris, Campbell surtout, qui s'élèvent avec indignation contre les praticiens qui attribuent à la quinine un pouvoir abortif.

Quelle conclusion à tirer de ces opinions contradictoires ? Certainement ce n'est pas la nécessité de s'abstenir et de priver les femmes enceintes du bénéfice de la quinine. L'indication de ce médicament me paraît formelle, chaque fois que la malaria se manifeste au cours de la puerpéralité.

Mais si le sulfate de quinine ne provoque pas l'avortement quand il est administré pendant la gestation, il ne s'en suit pas qu'il soit dépourvu de toute propriété ocytocique. La raison en est que l'utérus, pour obéir au pouvoir du médicament, doit être déjà dans certaines conditions physiologiques ou morbides, comme Delioux de Savignac le fait remarquer ; l'ergot de seigle en est là, c'est en vain qu'on l'administre pendant la grossesse, dans un but abortif; pour que la fibre utérine réponde à l'appel du médicament, il faut qu'elle ait été mise en branle par une cause étrangère ; il en est de même de la quinine. Magnin a démontré du reste que, plus l'accouchement était proche, plus le sel agissait efficacement, l'utérus étant mieux préparé à subir son influence excitante.

Si l'on peut administrer la quinine pendant la grossesse, il est tout aussi légitime de l'employer chez les accouchées et chez les nourrices. Burdel est le seul qui ait exprimé des craintes pour le nourrisson, puisque, dans 10 cas sur 119 observations, il attribue la mort des enfants au lait quininisé de leur mère.

De pareilles craintes sont illusoires, attendu que le passage du médicament dans le lait se fait à peine. Runge affirme même, d'après ses propres expériences, que la quinine, quoiqu'administrée à la dose de 3 grammes, ne se retrouve jamais dans le lait de la nourrice. Les recherches plus récentes d'Oui lui ont montré, il est vrai, que ce passage est bien réel, puisque le sulfate de quinine ingéré à la dose de 75 centigrammes à 1 gramme a été retrouvé dans le lait et même une fois dosé : 2 à 3 milligrammes au plus pour 100 centimètres cubes de lait ; mais la quantité en est minime et jamais elle n'a pu influer d'une façon nuisible sur la santé du nourrisson.

On ne doit pas reculer devant l'emploi, chez les nourrices, d'un médicament aussi actif et aussi utile que le sulfate de quinine et l'on peut conclure avec Gòth : « La quinine est aussi efficace chez les nouvelles accouchées qu'en dehors de l'état puerpéral, elle n'a aucun inconvénient pour le nourrisson, même à haute dose. »

§ 9. Influenza. Grippe épidémique.

Anton, Beobachtungen über Influenza (Münch. med. Wochensch., 1890, n° 3. — Gottschalk, Ueber den Einfluss der Influenza auf Erkrankung der weiblichen Genitalien (Centralbl. f. Gyn., 1890, p. 41, et Centralbl. f. Gyn., 1892, p. 89). — Jacquemier, Art. Avortement du Dictionnaire Dechambre. — Labadie-Lagrave, La Grippe à la Maternité (Médecine moderne, 1892, n°s 7 et 8. — Mijnlieff, Action de l'influenza sur la menstruation, la grossesse et les suites de couches (Nouvelles Archives d'Obstétr., 1890, p. 450). — R. Müller, Beobachtungen über den Einfluss der Influenza auf den weiblichen Sexualapparat (Centralbl. f. Gyn., 1890, p. 29). — Petit, Soc. médic. des Hôpitaux, séance du 21 février 1890. — Peu, La pratique des accouchements, etc., p. 59, Paris, 1694. — Vinay, De l'influenza chez les femmes en état de puerpéralité (Lyon médic., 1892, n°° 8 et 9).

Les épidémies d'influenza survenues en 1889, en 1891 et en 1892, nous ont permis d'aborder un point spécial de son étude, celui qui a trait aux femmes grosses ou parturientes, atteintes de cette affection. Parfois grave par elle-même, l'influenza semble présenter, chez les femmes en état puerpéral, une allure particulière et une gravité spéciale qui résultent de l'action directe du poison grippal sur l'utérus et son fonctionnement menstruel.

Nous étudierons successivement l'action de cette maladie dans les différentes périodes de la puerpéralité, pendant la grossesse, les suites de couches et l'allaitement.

I. GROSSESSE

Un premier point à discuter est de savoir si l'influenza modifie le fonctionnement de l'appareil sexuel de la femme en dehors de la gestation. L'observation de nombreux faits montre que, lorsque la maladie se développe, il apparaît souvent, du côté de la muqueuse utérine, des phénomènes de congestion qui se manifestent par des hémorragies plus ou moins abondantes, parfois tenaces, et qui se prolongent même au cours de la convalescence. Je ne sais si la période menstruelle favorise l'éclosion de la grippe, comme le prétend Anton, mais cette dernière provoque souvent le retour plus hâtif de l'époque et détermine parfois des ménorragies plus ou moins abondantes. Dans tous les cas, on peut reconnaître par le palper le gonflement de la matrice qui devient plus sensible au toucher, les parois sont ramollies, et, selon la comparaison de Gottschalk, elles présentent la consistance spéciale à la grossesse.

Biermer affirme que, dans l'aménorrhée, l'influenza peut déterminer le retour des règles, et, dans 4 cas, Gottschalk a pu vérifier la réalité de ces fluxions sur la matrice, il a même observé non pas des ménorragies, mais de véritables métrorragies.

Ces pertes apparaissent souvent au début de la maladie, dès le premier ou le deuxième jour, et durent cinq à six jours environ; elles proviennent exclusivement de la muqueuse utérine, car on n'observe aucune modification de la muqueuse vaginale, des annexes ou de l'ovaire. Ces hémorragies sont très tenaces, elles persistent malgré l'emploi des moyens usuels, injections d'eau chaude, ergot de seigle, etc. On observe encore des névralgies intercostales accompagnées d'augmentation de volume des seins, et, chez les femmes qui ont présenté auparavant des symptômes de salpingite ou d'endomé-trite, on assiste au réveil d'accidents aigus.

Si la congestion utérine est aussi marquée en dehors de la grossesse, il est à supposer que cet état sera troublé dans son cours, car il est, je crois, à peine besoin de faire remarquer que les gestantes ne sont pas plus à l'abri de l'influenza que des autres maladies infectieuses.

L'influence de la grippe sur la marche de la gestation a été diversement interprétée. Jacquemier croit que les épidémies de grippe, qui n'épargnent pas du reste les femmes grosses, n'apportent guère de troubles sur le cours de la gestation. « Néanmoins, dit-il, lorsque la maladie s'accompagne de fièvre intense et de quintes de toux pénibles et fréquentes, l'accouchement prématuré se déclare assez souvent ; il est plus rare, à moins d'une prédisposition très marquée, de voir survenir l'avortement. » Cazeaux est d'un avis opposé, il affirme avoir vu un assez grand nombre d'avortements être la conséquence, soit de la maladie elle-même, soit des quintes violentes dont les malades étaient tourmentées. Jacquemier incrimine également les secousses de la toux, plus que l'état fébrile, de provoquer le travail en excitant directement les contractions utérines ou quelquefois un commencement de perte.

Parmi les épidémies antérieures, celle de 1675 semble avoir été particulièrement meurtrière pour les femmes enceintes ; elle régna à Presbourg et en Allemagne, et, selon sa marche habituelle de l'est à l'ouest, elle atteignit la France où elle n'épargna personne : « Elle donna, dit Peu, d'une telle force sur les femmes enceintes, que la plupart en moururent, les unes par fluxion de poitrine, et d'autres à la suite d'un avortement accompagné d'une métrorragie. » Les métrorragies furent observées fréquemment dans le département de la Vienne pendant l'épidémie de 1837.

En 1889-90, lors de la dernière invasion de la grippe, Gottschalk a observé deux fois l'avortement au cours de la maladie, une fois au deuxième mois, une autre au quatrième ; chez une troisième femme arrivée au dixième mois, l'influenza provoqua des douleurs, mais pas d'hémorragie, la grossesse continua jusqu'à terme et l'enfant vint vivant. Müller a vu deux fois la grossesse interrompue chez trois femmes atteintes, une fois à la huitième semaine, une autre fois au huitième mois. Mijnlieff n'a observé qu'un seul avortement au deuxième mois, il s'agissait d'une femme bien portante jusque-là et atteinte de la forme nerveuse.

Pendant les épidémies de 1889 à 1892, j'ai eu l'occasion de rencontrer 22 fois la grippe chez des femmes enceintes, 6 fois il y eut accouchement prématuré et, dans un cas, je dus provoquer l'accouchement au huitième mois, en raison d'accidents pulmonaires graves. Il s'agissait d'une femme de trente-neuf ans, VIII pare, atteinte depuis longtemps d'emphysème avec léger rétrécissement mitral ; il y avait de l'hydramnios et l'apparition des symptômes pulmonaires de la grippe provoqua tout à coup une dyspnée extrême avec des menaces d'asphyxie. Je provoquais l'accouchement au moyen d'une bougie, l'enfant naquit vivant, mais la mère succomba le septième jour des couches à des lésions de broncho-pneumonie ; l'intervention n'avait procuré à cette malade qu'un soulagement passager. Chez une autre femme, j'observais une broncho-pneumonie double, mais il y eut guérison ; la plupart du temps, c'était des formes catarrhales simples avec bronchite, ou des formes nerveuses.

Le tiers de mes malades a eu un accouchement prématuré, et

Cazeaux, Gottschalk, Müller, Petit, Labadie-Lagrave, Horrocks ont observé des accidents analogues ; il serait assez difficile de contester que, chez un grand nombre de femmes, la grippe n'ait une influence abortive.

Pour expliquer cette interruption de la grossesse, on ne peut invoquer un mécanisme univoque. S'il y a des hémorragies avant l'apparition de tout phénomène de travail, il est vraisemblable qu'il s'agit d'une endométrite de la caduque. Depuis que Slavjanski a fait connaître l'existence de cette lésion chez les femmes grosses atteintes de choléra, on a pu la rencontrer dans d'autres maladies générales comme la variole, la scarlatine, la fièvre typhoïde, etc. ; et l'influenza ne se distingue nullement des autres maladies infectieuses. Mais l'endométrite est loin d'être une lésion constante et, dans l'autopsie que j'eus l'occasion de pratiquer, je ne trouvai rien qui pût se rapporter à une lésion de ce genre.

Il est possible encore que le microbe spécifique produise une toxine spéciale ayant une action sur le système vaso-moteur ou sur la fibre utérine. Enfin il faut tenir compte de la transmission à l'enfant de la maladie maternelle.

Quoi qu'il en soit, l'interruption de la grossesse est une conséquence possible de la grippe. Les douleurs sont le premier symptôme observé ; elles apparaissent rapidement, parfois dès le deuxième jour de la maladie, puis surviennent des hémorragies qui persistent jusqu'à l'accouchement. Si la grossesse est avancée, ces hémorragies peuvent faire défaut. En outre, la matrice présente une sensibilité particulière à la palpation. L'élévation de la température est rarement marquée, surtout s'il s'agit de formes gastriques ou nerveuses ; elle est insuffisante, en tout cas, pour expliquer l'interruption prématurée de la gestation. Il en est de même des quintes de toux ; leur influence sur la contractilité utérine me semble bien problématique, si l'on veut songer à l'acuité et à la ténacité de certaines bronchites qui tourmentent quelques femmes pendant la durée entière de la grossesse sans en modifier la marche ni hâter la terminaison. La toux a pour inconvénient principal, chez les multipares surtout, de comprimer la vessie entre l'utérus et le pubis et de déterminer l'expulsion de quelques gouttes d'urine au moment de la quinte.

TRAITEMENT. — La conduite à tenir vis-à-vis d'une gestante atteinte d'influenza ne donne lieu à aucune indication spéciale, sauf sur un point que nous allons discuter. Si la grippe est légère, l'expectation, le séjour à la chambre, « les pieds sur les chenets », comme le recommande Peter, les boissons alcooliques, le thé, le café, le lait, quelques grammes d'antipyrine suffiront dans la plupart des cas. S'il survient des douleurs utérines, le repos absolu au lit deviendra une nécessité; il sera même utile d'y joindre des lavements laudanisés (XXV à XXX gouttes), que l'on répétera suivant les besoins. L'emploi de l'antipyrine, qui rend de grands services dans les coliques utérines consécutives à l'accouchement, répondra ici à une double indication. On n'en saurait dire autant de la quinine dont l'administration devra être très limitée; on ne saurait contester son action sur l'utérus gravide, surtout quand la contractilité de ce dernier organe est déjà modifiée et rendue plus excitable par la maladie. On s'abstiendra absolument de vésicatoire, non seulement parce que les résultats qu'on en retire dans l'influenza sont négatifs quand ils ne sont pas nocifs, mais surtout parce qu'on ne sait jamais exactement comment le foie et le rein fonctionnent au cours de la gravidité.

Si la forme est grave et qu'aux symptômes de bronchite on voie s'adjoindre des signes de pneumonie, la médication devra être plus énergique, il faudra veiller avec soin sur le fonctionnement du cœur et des reins. Lorsque la grossesse est avancée, la dyspnée peut devenir un danger immédiat et rendre nécessaire une intervention dans le but de libérer l'utérus. A différentes reprises déjà, nous nous sommes expliqué sur le bénéfice minime qui résulte généralement, pour les femmes, d'un accouchement prématuré en pleine pyrexie, et nous avons conclu qu'en règle générale il faut temporiser.

Mais il y a des exceptions de plusieurs sortes dont une surtout doit être retenue dans le cas spécial de la grippe infectieuse, c'est l'apparition de complications pulmonaires graves, comme la pneumonie, la broncho-pneumonie et la bronchite capillaire, surtout s'il existe déjà des lésions anciennes comme une lésion orificielle du cœur, des adhérences pleurales, de l'emphysème ou qu'il y ait grossesse gémellaire ou hydramnios. Dans les cas de ce genre, on rencontre, à côté des phénomènes généraux graves qui caractérisent les pyrexies, une inflammation de l'organe même qui sert à la respiration. La dyspnée est toujours plus ou moins marquée, et dans quelques cas, elle peut aller jusqu'à des symptômes d'asphyxie. La présence d'un utérus gravide ne peut qu'augmenter ce danger en raison de la gêne qu'il apporte au fonctionnement respiratoire, et, comme la femme enceinte respire surtout avec son diaphragme, le jeu de ce muscle se trouve doublement compromis. Dans de pareilles conditions, la libération hâtive de l'utérus répond à une indication vitale, et doit être pratiquée.

Mais on comprend que la question de la provocation de l'accouchement ne puisse se poser que dans les deux ou trois derniers mois de la grossesse. On n'interviendra donc que si la dyspnée est très grande, qu'il y ait des symptômes d'asphyxie avec respiration superficielle, saccadée, suspirieuse, gonflement des jugulaires, teinte bleuâtre des lèvres, aspect cyanique de la face. Dans les cas de ce genre, l'intervention est légitime, d'autant mieux qu'à cette période la viabilité de l'enfant est assurée.

II. SUITES DE COUCHES

Il est très rare que l'influenza puisse se développer pendant cette période de la puerpéralité, au moins chez les malades de la ville. Comme il s'agit avant tout d'une maladie contagieuse et que, par le fait de leur position, les accouchées subissent un isolement relatif, il est facile de comprendre que les chances de contamination seront bien minimes. Il n'en est plus de même dans une Maternité où l'agglomération des malades facilite la transmission. Aussi ai-je pu constater, pendant les dernières épidémies, des cas très nets de contagion dont il était facile de rapporter l'origine à une femme arrivant du dehors déjà atteinte de la maladie régnante. Mais en général, l'influenza des suites de couches n'est que la continuation de celle qui est apparue pendant la grossesse et a provoqué l'accouchement.

La grippe apparaît à des époques variables du puerpérium et se traduit par ses symptômes accoutumés. Je donne ci-contre le tracé d'une de mes accouchées dont la maladie débuta le troisième jour des couches.

L'affection peut se transmettre au nourrisson qui tette moins, tousse par quintes et présente un peu d'augmentation de la température.

Le diagnostic de la grippe survenant pendant les quelques jours qui suivent l'accouchement n'offre guère de difficultés. L'existence des symptômes propres à l'influenza, comme le coryza, la bronchite, la céphalalgie, la sensation de faiblesse la distinguent facilement des différentes modalités de l'infection puerpérale ; d'autre part l'absence absolue de toute complication génitale, la persistance des lochies, la marche régulière de l'involution utérine. l'indolence absolue des régions utérines et péri-utérines confirme encore l'existence d'une maladie spéciale et distincte de toute origine puerpérale ; du reste, les localisations pulmonaires de la fièvre puerpérale sont presque exceptionnelles.

Si l'on jette un coup d'œil sur la courbe de la température (fig. 90), on voit qu'elle ne ressemble en rien à celles qu'on observe dans les formes légères d'infection chez les accouchées, comme la fébricule, l'endométrite, la paramétrite septiques. Dans l'influenza, l'irrégularité de la courbe n'est qu'apparente, elle est constituée par une série de poussées durant chacune de quatre à cinq jours, et dans l'intervalle desquelles l'apyrexie peut exister.

Dans un cas cependant il pourrait y avoir confusion : c'est lorsqu'il survient pendant les suites de couches cette forme grave de pneumonie qui a son origine dans une embolie infectieuse partie des annexes de l'utérus, je veux parler de la *pneumonie embolique*. Le point de départ est une phlébite des gros paquets veineux qui avoisinent la matrice, des plexus pampiniformes plus spécialement. Les accidents qui résultent de cette embolie sont parfois formidables et déterminent dans quelques cas, heureusement très rares, la mort

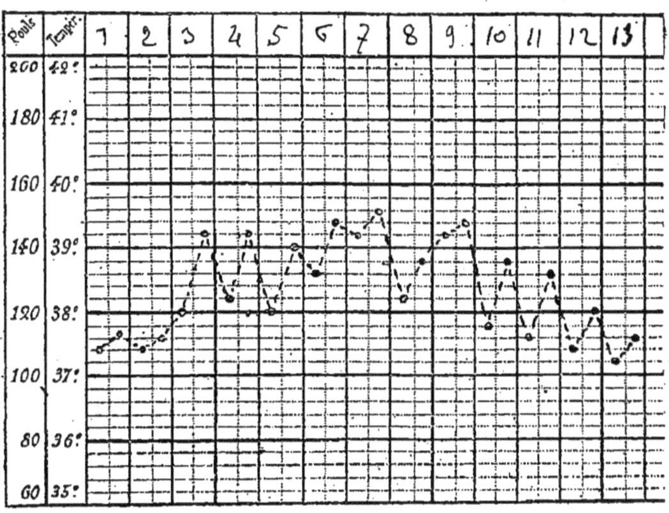

Fig. 90. — Influenza survenue le troisième jour des couches. — Guérison. — Courbe de la température.

subite ou la mort rapide. D'autres fois, lorsque le volume du caillot n'est pas suffisant pour troubler au passage le fonctionnement du cœur droit, ou pour obturer une des grosses branches de l'artère pulmonaire, les accidents de collapsus rapide sont évités, mais il survient des symptômes d'obstruction partielle ; l'embolie ne détermine qu'une lésion limitée, analogue aux infarctus hémoptoïques de l'apoplexie pulmonaire avec localisation périphérique ; mais, en raison de sa nature infectieuse, elle provoque rapidement à son pourtour un foyer inflammatoire de pneumonie, et l'on voit survenir des accidents locaux en tous points semblables à ceux qui résultent d'une broncho-pneumonie grippale. Le point de côté est toujours violent, la dyspnée grande, les crachats ont la coloration spéciale aux hépatisations pulmonaires ; enfin, les signes locaux se présentent avec leurs caractères habituels.

Ce qui permet de reconnaître la nature infectieuse et embolique de cette pneumonie, c'est l'existence, antérieure à son apparition, de troubles du côté de l'appareil génital. Si l'on a suivi les malades depuis l'époque de leur accouchement, il a été facile de constater que les suites de couches n'ont pas été physiologiques ; il y a eu de l'endométrite, de la paramétrite, la température a dépassé la normale pendant quelques jours. Du reste, ces accidents emboliques sont généralement tardifs, ils n'apparaissent guère qu'à la fin de la deuxième semaine ou dans le cours de la troisième, lorsque l'accouchée semble revenue à son état normal. L'éclosion des accidents pulmonaires est toujours brusque, le début est marqué par une douleur très vive dans un des côtés, par une dyspnée intense, l'angoisse est extrême ; on n'observe jamais l'existence de symptômes bronchitiques, il n'y a ni coryza, ni céphalalgie, comme dans les accidents de la broncho-pneumonie grippale. Par contre, l'involution utérine a été rétardée, il y a parfois des hémorragies tardives, les culs-de-sac sont douloureux à la pression, et, dans un cas observé avec mon collègue H. Mollière, j'ai vu apparaître une phlegmatia alba dolens des deux membres inférieurs.

La grippe épidémique n'est pas plus capable que les autres maladies infectieuses de provoquer directement l'éclosion de la fièvre puerpérale. Il est facile de démontrer par l'observation clinique l'entière indépendance de ces deux affections. Malgré des cas intérieurs d'influenza survenus dans la Maternité que je dirige, les complications septiques des accouchements ont fait constament défaut, aussi bien chez les malades influencées que chez les autres, malgré l'absence d'isolement ; dans l'unique autopsie pratiquée, il n'y avait aucune lésion de l'utérus et des annexes. Labadie-Lagrave a cependant signalé chez ces malades des complications infectieuses du puerpérium qu'il rapporte à la grippe seule, mais les symptômes observés révélaient plutôt l'existence de la septicémie vulgaire. C'est du reste un fait général, que nous avons rappelé déjà, que les maladies microbiennes constituent une condition favorable à l'éclosion de la fièvre puerpérale lorsqu'elles surviennent vers la fin de la gestation et qu'elles provoquent l'accouchement.

III. ALLAITEMENT

Il ne semble pas que la grippe prenne une gravité plus grande chez les nourrices, elle peut tout au plus nécessiter l'interruption de l'allaitement. La conduite à tenir dépend de la forme de l'affection et surtout de sa gravité. S'il s'agit de formes gastriques ou même de formes catarrhales, avec bronchite, fièvre modérée, on peut laisser l'allaitement se continuer, surtout lorsque c'est la mère qui nourrit. L'état général n'est pas suffisamment atteint pour que la sécrétion lactée soit modifiée et qu'il en résulte quelque dommage pour l'enfant. La seule conséquence fâcheuse pour ce dernier consistera dans la contagion possible de la maladie. La plupart des nourrissons qui se trouvaient dans ces conditions ont présenté des symptômes morbides peu accusés, il est vrai, mais qui peuvent raisonnablement être attribués à la maladie même de la mère.

L'existence de l'influenza pendant la première enfance est peu connue, et je crois qu'elle n'a guère attiré l'attention des observateurs en raison même de la difficulté de son étude. On peut en dire autant, du reste, de la plupart des maladies infectieuses, et presque toute la pathologie médicale des premiers mois de la vie reste encore à faire.

Les seuls symptômes qui attirent l'attention, lorsqu'un nouveau-né semble atteint de l'influenza, sont la chaleur à la peau, l'accélération du pouls, un peu de somnolence, une diminution de l'appétit, de la toux. Si l'état s'aggrave, la somnolence devient continuelle, la respiration s'accélère et l'enfant succombe rapidement. A l'autopsie, on constate tout au plus de la rougeur au niveau de la trachée et des grosses bronches, le parenchyme pulmonaire est atélectasié sur les bords et parfois il existe de l'œdème pulmonaire. J'ai eu l'occasion de faire deux autopsies de ce genre.

En somme, on doit laisser l'allaitement se continuer. Il suffira tout au plus d'adjoindre au lait de la nourrice qui diminue quelque peu, une quantité de lait stérilisé plus ou moins grande selon les besoins de l'enfant. Mais la situation change quand on se trouve en face d'une broncho-pneumonie avec dyspnée extrême, fièvre élevée atteignant 40 degrés. L'observation a montré depuis longtemps quel danger résultait pour l'enfant d'être allaité par une nourrice atteinte d'une maladie infectieuse fébrile, et nos connaissances actuelles sur la nature de ces maladies nous indiquent que la suppression immédiate de l'allaitement s'impose. Si l'état de la nourrice est grave, la sécrétion lactée éprouve très vite des modifications en quantité et surtout en qualité. La suppression sera d'autant plus nécessaire que souvent, en raison de la longue durée de l'affection, la sécrétion sera tarie sans espoir de retour.

TRAITEMENT. — Le traitement de l'influenza chez une femme qui allaite ne présente aucune indication particulière. On peut lui administrer, sans crainte pour le nourrisson, les médicaments ordinaires, comme le sulfate de quinine, l'antipyrine, l'alcool ; ce que nous savons de l'absorption de certaines substances par des nourrices et de leur passage dans la sécrétion lactée, comme le salicylate de soude, l'iodure de potassium, permet d'admettre par analogie qu'il en est de même pour la quinine, l'antipyrine et peut-être l'alcool, bien que les recherches précises manquent sur ce point spécial; mais en admettant ce passage dans le lait, il est difficile de croire qu'il puisse en résulter quelque inconvénient pour l'enfant en raison de la quantité minime qui est excrétée par la glande mammaire. Quant aux narcotiques, comme l'opium, la morphine, le chloral, on sait qu'ils n'ont aucune influence sur l'enfant lorsqu'on les administre à la nourrice; on n'observe chez lui ni prolongation de sommeil, ni constipation, bien qu'il présente une susceptibilité extrême vis-à-vis des narcotiques et surtout des opiacés.

§ 10. Charbon.

Marchand, Ueber einen merkwürdigen Fall von Milzbrand bei einer Schwangeren mit tötlicher Infektion des Kindes (Virchow's Archiv, Bd. CIX, p. 20). — Pasteur, Communication à l'Académie des Sciences, 17 mars et 9 juin 1879.

Si la maladie charbonneuse est rare dans l'espèce humaine, elle constitue une exception extrême comme complication de la grossesse; les deux seuls cas qui aient été cités sont ceux de Pasteur et de Marchand.

L'observation rapportée par Pasteur à l'Académie des sciences est relative à une malade de Feltz (de Nancy) qui succomba à une complication infectieuse des couches. Pasteur trouva dans le sang de cette femme les bactéridies charbonneuses avec lesquelles il put inoculer des animaux qui succombèrent au charbon.

Dans le cas de Marchand, l'accouchement avait été normal; mais, au bout de quelques heures, la malade fut prise brusquement de symptômes de collapsus : pouls filiforme, à 120, extrémités et visage refroidis, céphalalgie, douleur à l'épigastre, soif, vomissements, anxiété, respiration à 40, en un mot, tous les symptômes de l'hémorragie interne; la mort survint le soir même de l'accouchement.

A l'autopsie, on trouva les lésions de l'infection charbonneuse : infiltration œdémateuse du mésentère et du tissu rétro-péritonéal, épanchement sanguin des gros troncs lymphatiques, du mésentère et du canal thoracique, gonflement de la rate et des ganglions mésentériques, ascite chyleuse.

Dans les gros troncs lymphatiques, on observa, au milieu de globules blancs et de molécules graisseuses, les bactéridies du charbon. Celles-ci se rencontraient, mais en petit nombre, dans le sang du cœur, des vaisseaux pulmonaires, du foie, de l'utérus, de la rate.

Les inoculations aux animaux confirmèrent l'existence du *B. anthracis*.

Une autre preuve fut encore fournie par l'enfant qui succomba le quatrième jour de sa naissance, bien qu'il n'eût rien présenté de particulier jusque-là, sauf des taches bleuâtres sur la peau.

Immédiatement après la mort, on constata dans une goutte de sang tirée du doigt un nombre très grand de bactéridies du charbon. A l'autopsie : infiltration hémorragique des poumons, hémorragies multiples du péricarde, du cerveau, des testicules ; ramollissement hémorragique de la substance médullaire des capsules surrénales ; infiltration œdémateuse des tissus sous-péritonéaux et médiastiniques, cyanose généralisée.

L'examen microscopique, les cultures et les inoculations démontrèrent ici encore la présence du *B. anthracis*.

L'infection de la mère avait été probablement causée par sa profession, elle était occupée à laver du crin de cheval, mais depuis trois mois et demi elle avait cessé son métier. Comme l'infection n'a pu se produire que quatorze jours tout au plus avant l'accouchement. il faut admettre que les vêtements de cette femme avaient conservé des spores de charbon et que l'infection se produisit par le tube digestif peu avant la parturition.

Marchand ne suppose pas que la contamination de l'enfant ait pu se faire à travers le placenta ; les bacilles ne se trouvaient que dans le placenta maternel, au niveau des espaces intervilleux et même ils étaient en petite quantité, tandis que les villosités du placenta fœtal n'en contenaient pas. La transmission a dû se faire après la délivrance.

§ 11. **Rage.**

Perroncito et Carita, Transmission de la rage de la mère au fœtus, à travers le placenta (Acad. Royale de Turin, 21 janvier 1887).

Perroncito et Carità ont tenté de démontrer par la méthode expérimentale que la rage maternelle peut se transmettre à l'enfant. La virulence de la moelle allongée a facilité cette démonstration.

Le 17 décembre 1886, inoculation d'une lapine pleine et près du terme, au moyen de la trépanation. Vers le matin du quatrième jour, on reconnut à différents symptômes que l'accouchement était proche.

Le 22 décembre, accouchement de quatre petits ; deux étaient morts, un avait été dévoré, le seul vivant mourut peu après sa naissance. Bientôt la mère manifeste les symptômes de la rage paraytique.

Les inoculations pratiquées avec la moelle allongée de deux des petits déterminèrent la rage sur des cobayes, il fut même possible de faire des inoculations en séries.

§ 12. Tétanos.

Amon, Ist Tetanus eine Infektionskrankheit? (Münch. med. Wochensch., 1887, p. 427. — Collongues, Contribution à l'étude du tétanos puerpéral, thèse, Paris, 1878. — Courmont et Doyon, La substance toxique qui engendre le tétanos, etc. (Acad des Sciences, 13 mars 1893). — Garrigues, Obstetrical Tetanus and tetanoïd Contractions (Americ. Journ. of Obstetr., 1882, octobre, p. 769). — Gautier, Du tétanos puerpéral et spécialement de ses causes et de sa pathogénie (Revue médic. de la Suisse romande, 1889, p. 745). — Hervieux, Traité clinique des maladies puerpérales, 1870, p. 1011. — Heinricius, Ein Fall von Tetanus puerperalis (Centralbl. f. Gynæk., 1891, p. 673). — Jaccoud, Sur un cas de tétanos puerpéral (Clin. de la Pitié, 1885-86, p. 338). — Lardien, Du tétanos puerpéral consécutif à l'avortement et à l'accouchement, thèse, Paris, 1874. — Lusberg, To Tilfaede af Tetanus puerperalis (Hosp. Tidende, 1887, n° 45). — Nicolaier, Beiträge zur Aetiologie des Wundstarrkrampfs, Inaug. Dissert., Göttingen, 1885. — Ouchterlony, Two cases of puerp. Tetanus (The Americ. Pract. and News, 1890, t. IX, p. 106). — Rollin, Contribution à l'étude du tétanos puerpéral, thèse, Paris, 1872. — Schwartz, Un cas de guérison du tétanos traumatique par l'antitoxine (Centralbl. f. Bakt., 1891, n° 24). — Simpson, Contribution to Obstetric, Pathology and Practice (Edinb. monthly Journ., février 1854, p. 97). — Smith, Tetanus following Abortion (Americ. Journ. of Obstetr., 1887, p. 337). — Vinay, Du tétanos puerpéral (Lyon médic., 1891, 20 et 27 décembre). — Wiltshire, On Tetanus after Abortion (Transactions Obst. Soc. of London, 1872, vol. XIII, p. 133). — Witthauer, Ueber Tetanus puerperalis, Inaug. Dissert., Iéna, 1889.

Le tétanos complique bien rarement la grossesse, et les exemples qu'on en a donnés sont des plus clairsemés. Il présente au contraire une fréquence relative pendant les suites de couches et c'est à ce titre surtout que nous allons l'étudier.

Historique. — Dans l'antiquité déjà, Archigène et Arétée signalaient le tétanos comme une complication possible de l'avortement.

Le premier travail d'ensemble est celui de Simpson (1854) qui put réunir 24 observations se divisant ainsi : 17 après l'accouchement à terme et 7 après l'avortement ; une seule était personnelle à l'auteur. Simpson signala la gravité redoutable du tétanos chez les accouchées et il édifia une théorie pathogénique dont l'exactitude a été démontrée par les expériences contemporaines.

On peut citer encore les recherches de Lardier (1879), de Garrigues (1882), de Gautier (de Genève, 1889), ce dernier avait pu réunir 74 cas ; j'ai moi-même publié un travail d'ensemble sur 106 cas que j'avais pu rassembler (1891).

Étiologie et Pathogénie. — L'ancienne étiologie invoquait des conditions variées : la race, la misère, le froid, l'humidité, les émotions morales, et, pendant quelque temps, grâce à la grande autorité de Verneuil, on a pensé assimiler le tétanos à la morve et admettre son origine équine. Dans la période puerpérale, on accusait en outre la suppression des lochies, la décomposition putride des caillots sanguins ou des lambeaux de placenta retenus dans la matrice. c'est-à-dire les causes de la septicémie vulgaire. Ces notions déjà lointaines ne sont pas entièrement dépourvues de vérité, en ce sens que la septicémie, le refroidissement, les mauvaises conditions hygiéniques, la fréquentation des chevaux ont une influence indéniable, mais cette influence n'est qu'adjuvante et les causes précitées sont simplement prédisposantes. Aujourd'hui, les recherches bactériologiques, unies à l'expérimentation sur les animaux, ont montré que le tétanos est une maladie infectieuse, virulente, parfois transmissible, que l'agent de l'infection est un bacille court, découvert par Nicolaier, qu'il se trouve dans la terre, les poussières, les fourrages, les excréments de certains herbivores, qu'il pénètre dans l'organisme par effraction au niveau d'une plaie, et, dans le cas spécial qui nous occupe ici, le traumatisme de l'accouchement et la surface placentaire constituent une porte d'entrée naturelle, à la façon des solutions de continuité qui résultent d'une plaie ou d'une opération quelconque.

Le microbe du tétanos présente cette particularité que, injecté sous la peau d'un animal, il ne s'y multiplie pas et disparaît très vite ; mais avant de disparaître, il sécrète un ferment soluble capable de fabriquer la substance tétanisante aux dépens de l'organisme récepteur. Si par un lavage convenable on débarrasse de leur ferment les bacilles du tétanos, ceux-ci sont détruits dans les tissus avant d'avoir pu agir. Mais si l'on inocule en même temps qu'eux un microbe banal mais convenablement choisi, tel que le *B. prodigiosus*, il se produit une plaie suppurante dans laquelle le bacille de Nicolaier peut se cultiver, sécréter son ferment et devenir actif. Cette condition explique pourquoi le tétanos puerpéral est presque toujours mortel quand il coïncide avec les phénomènes de septicémie. Les liquides purulents qui se développent au niveau de la plaie utérine forment des milieux de culture d'autant plus favorables pour le microbe anaérobie qu'ils se trouvent, par leur profondeur. à l'abri à peu près absolu de l'air. La suppuration est produite soit par le streptocoque, soit par le staphylocoque et l'infection par le tétanos est toujours une infection mixte.

Le tétanos puerpéral se développe presque aussi fréquemment à la suite de l'avortement qu'à la suite de l'accouchement à terme, et, sur les 108 cas que je réunis actuellement, on en compte :

47 à la suite de l'avortement.
61 à la suite de l'accouchement.

En général, l'avortement suivi de tétanos se produit à une époque peu avancée de la grossesse. La plupart des faits qui constituent ma statistique se sont passés pendant la première moitié de la gestation et plus particulièrement pendant les trois premiers mois. Sur 42 cas où l'époque du début a pu être indiquée d'une façon plus ou moins précise, on en compte 35 pendant les quatre premiers mois :

2e mois	5 cas
3e —	15 —
4e —	7 —
Grossesse peu avancée	8 —

Une fois seulement, il existait un accouchement prématuré au septième mois.

Ce ne sont pas les grandes opérations obstétricales qui se compliquent le plus souvent de tétanos, et, sans aucun doute, c'est la raison pour laquelle ce dernier est si rarement observé dans les Maternités.

Parmi les interventions ayant donné lieu à cette complication il y a :

21 délivrances artificielles ;
17 tamponnements ;
5 applications de forceps ;
3 versions ;
3 avortements artificiels ;
1 perforation du crâne ;
1 opération césarienne ;
1 curetage.

C'est donc la délivrance artificielle tout d'abord, puis les tentatives de tamponnement qui ont donné le plus souvent lieu à l'éclosion des accidents tétaniques, et comme ces opérations se pratiquent couramment dans les fausses couches, on comprend qu'au point de vue de la fréquence, ces dernières se placent à peu près sur le même rang que l'accouchement à terme.

Les multipares et surtout les multipares âgées semblent plus particulièrement prédisposées. La maladie est fréquente à partir de trente-cinq ans, si bien que la majorité des cas se rapportent à des femmes approchant de la ménopause.

Mais la condition qui semble avoir l'influence prépondérante, c'est la misère habituelle des malades, la malpropreté au milieu de laquelle la plupart vivent, l'humidité de leur habitation. La clientèle de la campagne, celle des faubourgs des villes forment le groupe

principal des malades, et c'est à titre exceptionnel que le tétanos
éclate dans les hôpitaux ; les quelques observations qui y ont été
signalées ont trait à des malades infectées déjà et présentant, au
moment de leur entrée, les symptômes caractéristiques de la maladie. On comprendra cette discordance si l'on veut bien admettre
l'origine tellurique du tétanos, dont l'agent se retrouve dans le sol,
dans la terre qui souille certaines habitations, dans les poussières
qui peuvent contaminer les draps, les vêtements ; mieux encore que le
tétanos chirurgical, le tétanos puerpéral est la maladie de la misère.

Une dernière considération à rappeler et des plus intéressantes,
c'est la possibilité de transmettre le tétanos par contagion. Il existe
déjà plusieurs faits qui démontrent cette possibilité pour les nouveau-nés. Le *trismus* dont ces derniers sont atteints n'est pas autre
chose que le tétanos vulgaire ; le bacille de Nicolaier pénètre par la
plaie ombilicale où Beumer et Peiper ont pu constater directement
sa présence ; or les deux affections, celle de la mère et celle de l'enfant, peuvent coïncider, celle-ci paraissant beaucoup plus fréquente
et constituant la source ordinaire de la contagion. Dans l'observation
d'Heinricius, une sage-femme avait contaminé une accouchée par
le toucher vaginal, après avoir donné des soins à un enfant atteint
de trismus dont elle avait pansé la plaie ombilicale. Ce fait n'est
pas unique.

Un autre cas de contagion plus remarquable encore, parce qu'il a
trait à la transmission du tétanos de l'adulte, a été donné par un
médecin bavarois, le Dr Amon. Il venait de soigner un ouvrier qui,
en fauchant, s'était blessé à la main et qui, à la suite, avait été
atteint du tétanos dont il mourut. Le lendemain même, Amon dut
assister une parturiente et pratiquer chez elle l'extraction artificielle
du placenta. Malgré une désinfection minutieuse des mains, cette
femme présenta, le neuvième jour de ses couches, des symptômes
de trismus et succomba cinq jours après. Il serait difficile de contester ici la transmission directe et la transmission par les mains ; la
conclusion qu'on en peut tirer, c'est que, dans les cas de ce genre,
la désinfection doit être pratiquée avec toute la rigueur désirable,
car nous savons quelle résistance extrême opposent les spores du
bacille aux agents de destruction.

C'est vraisemblablement à la contagion, sinon à la panspermie,
qu'il faut attribuer la fréquence du tétanos chez certaines races
habitant les tropiques. Chassaniol l'a souvent rencontré au Sénégal,
chez les négresses en cours de puerpéralité. D'autre part, Waring
affirme que, pendant les trois années qui ont précédé l'an 1863, on
a eu l'occasion d'observer, à Bombay, 232 cas de mort par le
tétanos chez des femmes récemment accouchées ; Playfair a constaté
qu'à Calcutta les accidents tétaniques consécutifs à l'accouchement

y sont aussi fréquents qu'à la suite d'opérations ou de blessures. Il est bien inutile de faire ressortir la différence fondamentale qui existe entre la race noire et les populations indoues, et si, dans des conditions de *sang* aussi opposées, on peut observer la fréquence d'une maladie rare comme le tétanos puerpéral, il faut penser au manque absolu de soins chez les accouchées, aux conditions hygiéniques déplorables qui existent dans ces pays tropicaux. Il en est de même pour le trismus des nouveau-nés qui est certainement plus fréquent chez les gens de couleur, ainsi qu'on le constate aux Etats-Unis où les deux races noire et blanche sont superposées.

Début. — Le tétanos consécutif à l'avortement ou à l'accouchement se développe à une époque variable ; il semblerait plus hâtif dans le premier cas, puisque sur 37 observations où l'époque a pu être fixée d'une façon précise, 21 fois c'était pendant la première semaine et 16 fois seulement pendant la seconde semaine qui suivit l'avortement :

2ᵉ jour	1 cas
3ᵉ —	3 —
4ᵉ —	1 —
5ᵉ —	2 —
6ᵉ —	2 —
7ᵉ —	7 —
8ᵉ —	5 —
	21 cas

9ᵉ jour	2 cas
10ᵉ —	5 —
11ᵉ —	1 —
12ᵉ —	1 —
13ᵉ —	3 —
14ᵉ —	2 —
15ᵉ —	2 —
	16 cas

Pour l'accouchement à terme, les proportions sont un peu renversées, puisque sur 44 observations, nous en avons 20 avec début pendant la première semaine et 24 avec début pendant la seconde :

1ᵉʳ jour	1 cas
3ᵉ —	2 —
4ᵉ —	2 —
5ᵉ —	6 —
6ᵉ —	1 —
7ᵉ —	5 —
8ᵉ —	3 —
	20 cas

9ᵉ jour	5 cas
10ᵉ —	6 —
11ᵉ —	5 —
12ᵉ —	1 —
13ᵉ —	2 —
14ᵉ —	2 —
15ᵉ —	2 —
16ᵉ —	1 —
	24 cas

Symptomes. — Le plus souvent il n'y a pas de prodromes, le trismus se déclare d'emblée suivi bientôt de la raideur de la nuque et de la difficulté de la déglutition. Plus rarement on a signalé de l'abattement, de la tristesse, des malaises, parfois des frissonnements ; mais ce dernier phénomène peut être attribué aussi bien à la septicémie qu'au tétanos, puisque les deux affections coïncident et se compliquent mutuellement.

Les premiers effets se manifestent au niveau des masséters, les malades se plaignent d'une tension qui est plutôt un sentiment de fatigue qu'une douleur véritable, l'écartement des mâchoires se fait avec une certaine difficulté ; la raideur, qui ne tarde pas à s'étendre aux muscles postérieurs du cou, a pu donner l'idée d'un torticolis rhumatismal. Bientôt le trismus est nettement développé et l'apparition de ce symptôme ne laisse guère de doute sur la vérité de la situation. Les mâchoires sont fortement serrées, la langue ne peut dépasser l'arcade dentaire, aussi la parole devient-elle difficile, entrecoupée, aphone ; le spasme s'étend au pharynx et rend très pénible la déglutition, même les liquides passent difficilement ; la propagation au larynx des phénomènes spasmodiques provoque des accès de suffocation et des menaces d'asphyxie.

La maladie peut se généraliser aux autres muscles du corps ; les plus fréquemment atteints sont ceux de la nuque et du dos, ils produisent l'opisthotonos avec incurvation du tronc ; dans quelques cas le phénomène est tellement accentué que la malade ne touche le lit que par l'occiput et les talons. La contracture des muscles fléchisseurs de la tête et du tronc est beaucoup plus rare, elle existait cependant dans le cas que j'ai observé. Les membres inférieurs sont dans l'extension forcée, serrés l'un contre l'autre ; le réflexe patellaire est exagéré. Le diaphragme peut entrer aussi en convulsion, ce n'est d'ordinaire qu'à une période avancée et lorsque les autres muscles respiratoires sont également convulsés, la patiente est alors menacée d'asphyxie rapide.

Mais ce qui caractérise réellement les contractures tétaniques, ce sont les deux éléments dont elles se composent. D'une part, c'est une tension permanente, uniforme, mais qui n'est pas absolue et qui se localise de préférence sur les muscles des mâchoires et sur ceux de la nuque et du cou ; ce sont, d'autre part, des accès de spasmes dont la durée varie d'une ou deux minutes à quelques heures et pendant lesquelles la contracture des muscles est portée à son maximum. Ces spasmes paroxystiques surviennent ordinairement sans cause appréciable, mais la plus légère excitation peut les produire : une émotion, une secousse, l'ébranlement du lit, un effort de la malade, une tentative pour parler, pour boire ou avaler des aliments ; ces accès déterminent un redoublement des douleurs qui fait pousser des cris aux patientes. Il arrive souvent que la contracture se généralise à tout le corps, en éveillant le spasme de certains muscles qui, jusqu'alors, étaient relâchés.

Le pouls est petit, serré, à 70, 80 au début, puis il s'élève rapidement à 140, 150 ; l'accélération existe surtout, ainsi que l'irrégularité, au moment des périodes de contracture. La température ne monte pas tout d'abord dans les formes pures et dégagées de toutes complications septicémiques ; mais pour peu que l'affection se prolonge et présente des accès de spasmes répétés, la chaleur s'élève et monte à 39, 40 degrés, elle peut même arriver aux degrés qui caractérisent l'hyperthermie.

Quand le tétanos est constitué, la situation des accouchées est lamentable : immobiles, couchées sur le dos, le tronc et les membres raidis, elles sont secouées de temps à autre par des spasmes douloureux qui les épuisent, la soif est ardente sans possibilité de la satisfaire, même les liquides ne peuvent être déglutis, les yeux ont conservé toute leur mobilité, seules les pupilles sont contractées, la face est pâle, livide, les lèvres souvent cyanosées, il y a du grincement des dents et le rire sardonique contraste tristement avec les douleurs à peu près continuelles. La constipation est opiniâtre au début, mais vers la fin, il y a incontinence des urines et des matières fécales. Enfin, comme les malades conservent leur intelligence intacte jusqu'à une période avancée, elles peuvent se rendre compte de la gravité de leur situation ; presque toutes, du reste, sont assaillies par de sinistres pressentiments. La terminaison, qui est fatale dans la plus grande partie des cas, se fait par asphyxie rapide, au moment du paroxysme ou bien elle se produit, ce qui est le plus ordinaire, dans la somnolence et le coma, par intoxication et épuisement nerveux.

Marche. — Durée. — Au point de vue de la marche et de la durée des accidents, on peut appliquer au tétanos puerpéral la division classique en *tétanos aigu* et en *tétanos chronique ;* mais il faut convenir que cette dernière forme est rarement observée. C'est le tétanos aigu qui éclate d'ordinaire chez les accouchées ; aussi la marche est

rapide, continue, et la durée généralement courte; les spasmes
tétaniques se succèdent et se rapprochent jusqu'à la terminaison
fatale; chez la malade dont j'ai rapporté l'histoire, la mort est survenue le deuxième jour, au bout de trente-six heures; pareille rapidité pour les cas de Palmer, de Ouchterlony, de Stores; et même
pour ceux de Colles, de Baumgærtel, la durée ne fut que de vingt-
quatre heures. En moyenne, cette terminaison fatale survient du
troisième au sixième jour, c'est ce qu'on signale dans les trois
quarts des cas.

Bien que la mort soit la conséquence ordinaire du tétanos puerpéral, il existe quelques cas de guérison, mais ils semblent dus à la
forme bénigne de la maladie plutôt qu'au traitement adopté. En général, plus la durée se prolonge, plus on a de chance de voir se rétablir
les accouchées. Hervieux avance que les observations dans lesquelles
la maladie a duré quinze et même dix jours sont des cas de guérison; il existe malheureusement des faits où la mort n'est survenue
que le douzième jour. Lorsqu'il se produit une amélioration, elle est
annoncée par trois ordres de symptômes : l'apparition de sueurs, la
cessation des douleurs permanentes, enfin l'existence de rémissions
qui atténuent et font disparaître les contractures; ces rémissions
durent quelques heures ou plusieurs jours, elles prolongent au delà
de plusieurs semaines la durée de la maladie. Mais les rechutes sont
redoutables, et toutes les fois qu'elles ont été signalées elles se sont
invariablement terminées par la mort.

Pronostic. — Le pronostic est des plus sombres et sa gravité est
telle que la mortalité du tétanos puerpéral dépasse même celle du
tétanos chirurgical, les blessures de guerre exceptées. Cette gravité
résulte de la moindre résistance qu'offrent généralement les accouchées aux agents pathogènes ; la coïncidence du traumatisme et des
douleurs de l'accouchement avec une perte de sang plus ou moins
abondante, la fréquence des hémorragies, l'existence de complications septicémiques, sont des conditions des plus défavorables qui
expliquent la rapidité et l'intensité de l'intoxication comme l'inutilité des efforts thérapeutiques.

Il résulte de l'ensemble des faits que j'ai recueillis que, sur 108 cas,
on compte 95 morts et 13 guérisons, soit une mortalité de 88,8
pour 100.

Le résultat est à peu près le même après l'avortement ou après
l'accouchement, à terme :

Avortement : 47 cas, 42 morts et 5 guérisons, soit 89,36 pour 100.

Accouchement : 61 cas, 53 morts et 8 guérisons, soit 86,88
pour 100.

La différence entre ces deux formes de la parturition est presque
nulle, il est même probable qu'elle s'effacera quand les observations

seront plus nombreuses ; dans les deux cas, les conditions qui servent d'origine à la maladie sont identiques.

Si l'on compare cette mortalité à celle qui a été indiquée pour le tétanos chirurgical de guerre, on voit que les lésions des organes génitaux consécutives à l'accouchement se trouvent placées entre les blessures de la tête et du cou qui donnent une mortalité de 95,2 pour 100 et celles des membres supérieurs avec 86,3 pour 100 ; c'est presque le chiffre des blessures des membres inférieurs : 89,7 pour 100. (E. Mathieu, art. TÉTANOS, in *Dictionnaire Dechambre.)*

Les rechutes présentent une gravité spéciale, toutes se sont terminées par la mort, parfois assez longtemps après le début des premiers symptômes. Chez la malade de Werzünsky, il y avait une amélioration sensible de l'état général, les accès de contracture devenaient plus rares lorsque, vers le seizième jour des couches, à la suite d'une tentative pour s'asseoir, il survint un accès plus grave que les précédents et qui détermina la mort, au bout de neuf heures. Cette gravité des rechutes ne doit pas étonner, si l'on songe qu'une première attaque de tétanos ne met nullement à l'abri contre une atteinte ultérieure ; par lui-même le poison tétanique n'est doué d'aucun pouvoir vaccinant ; loin de là, il semblerait plutôt jouir de ces propriétés *favorisantes,* spéciales à certains microorganismes ; les faits expérimentaux montrent que les animaux guéris d'une première atteinte présentent une susceptibilité plus grande au poison, ils succombent plus rapidement que les sujets neufs lorsqu'on les inocule à nouveau (Vaillard).

Il ne semble pas que le tétanos qui survient tardivement après la parturition présente une gravité sensiblement moindre. Dans les faits que j'ai pu rassembler, je trouve que, chez les malades atteintes le treizième, le quinzième, le dix-huitième, le dix-neuvième jour des couches, la marche a été tout aussi rapide et le résultat aussi défavorable que chez celles où les contractures ont apparu pendant les huit premiers jours. La plus ou moins longue durée de l'incubation n'a plus ici l'importance qu'on a signalée dans l'éclosion et la durée du tétanos chirurgical.

ANATOMIE PATHOLOGIQUE. — On a vainement cherché dans les organes des lésions qui fussent spéciales au tétanos, on a trouvé tout au plus de la congestion des méninges, de l'hyperémie de la moelle et du cerveau, parfois des suffusions sanguines à la surface de l'écorce ; il est inutile de relever tout ce qu'il y a de banal dans de pareilles altérations qui sont tout au plus la résultante des phénomènes terminaux d'asphyxie. On peut en dire autant de la congestion des poumons et des hémorragies sous-pleurales. La mort dans le tétanos survient par intoxication, comme à la suite de l'empoisonnement par la strychnine ou la brucine ; le poison tétanique provoque une surexcitation du pouvoir excito-moteur de la moelle et du bulbe, et son énergie est telle, qu'il détermine la mort chez les petits animaux, les souris, les cobayes à des doses minimes, impondérables, il n'est donc pas étonnant que les altérations intimes du système nerveux échappent à l'examen.

Du côté des organes génitaux, on a signalé les localisations diverses qui caractérisent la septicémie puerpérale : endométrite putride, déchirure du col ou du périnée, caillots putréfiés ou débris de placenta dans l'intérieur de la matrice, foyer de périmétrite, abcès de la fosse recto-vaginale ou rétro-rectale, salpingite purulente, péritonite généralisée, etc. Toutes ces lésions ont une influence pathogénique directe sur la production du tétanos, non seulement elles en aggravent le pronostic, mais elles favorisent par elles-mêmes les cultures du bacille spécifique, comme nous l'avons indiqué précédemment.

Diagnostic. — Les éléments du diagnostic pour le tétanos puerpéral sont : l'existence d'un accouchement antérieur, le mode d'extension de la contracture qui débute par les muscles masticateurs et s'étend à ceux de la nuque, les difficultés de la déglutition, l'exagération du pouvoir excito-moteur qui détermine des accès de spasmes sous l'influence de la moindre excitation et provoque des contractures dans les groupes musculaires jusque-là indemnes.

Au début, il pourrait y avoir confusion avec le torticolis rhumatismal, mais la bénignité de cette dernière affection, son amélioration rapide, l'absence de trismus suffiront vite à éviter toute confusion.

L'hystérie convulsive pourrait à la rigueur donner lieu à une méprise. Certaines femmes présentent, au moment des crises, du spasme des muscles pharyngiens, de la contracture des mâchoires, et même un certain degré d'opisthotonos par le renversement du corps en arrière. Mais il faut remarquer que les accidents convulsifs de l'hystérie s'observent très rarement pendant les suites de couches, ils sont essentiellement transitoires et s'accompagnent des stigmates caractéristiques de cette névrose.

Quelques auteurs ont pu confondre le tétanos avec la tétanie, d'autant mieux que cette dernière affection a été désignée tout d'abord par Dance, qui le premier la décrivit, sous le nom de *tétanos intermittent.* Il est certain que la tétanie apparaît assez fréquemment pendant la période puerpérale, mais seulement au cours de la grossesse ou de la lactation ; elle est exceptionnelle chez les nouvelles accouchées. C'est une maladie qui se caractérise par des contractures accompagnées de fourmillements. Ces contractures débutent d'ordinaire par les extrémités des membres et s'y localisent, elles peuvent exceptionnellement s'étendre aux muscles du tronc et de

la face : leur caractère essentiel est d'être intermittentes, il y a détente complète, absolue dans l'intervalle des crises. On observe,
en outre, certaines modifications de l'excitabilité électrique, des
nerfs et des muscles, certains signes particuliers, comme celui de
Trousseau et celui de Weiss ; il s'agit presque toujours d'une affection essentiellement bénigne.

Ajoutons encore qu'il est presque superflu de faire remarquer la
distinction élémentaire qui existe entre le tétanos puerpéral et le
tétanos utérin qui est un phénomène local et consiste en une contraction spasmodique du corps ou du col de la matrice ; il s'agit à
vrai dire d'un accident qui ne survient que pendant le travail. Cet
état de tétanos local qui est parfois une cause grave de dystocie peut
durer dix-huit à trente-six heures. Les causes en sont bien connues,
c'est la rupture prématurée des membranes, les obstacles à la terminaison de l'accouchement : rétrécissements, tumeurs, présentations vicieuses, surtout celles de l'épaule, les manœuvres opportunes,
mais c'est plus particulièrement l'emploi inopportun de l'ergot de
seigle administré soi-disant pour activer le travail ou faciliter la
délivrance.

PROPHYLAXIE. — Si l'on veut bien tenir compte de la nature virulente et infectieuse du tétanos, on comprendra quelle influence
peuvent avoir les procédés de l'antisepsie pour en écarter la production. La preuve en est donnée par la pratique des Maternités où le
tétanos est une complication inconnue des accouchements, quelque
graves et étendues que soient les interventions.

Comme l'apparition des accidents tétaniques arrive surtout à la
suite du tamponnement, de l'extraction artificielle du placenta,
on aura soin de n'employer, quand on procède à la première de ces
opérations, qu'un matériel absolument antiseptique, et, quand on
pratique la seconde, de considérer la désinfection des mains comme
une nécessité absolue.

L'emploi de la brosse longtemps prolongé sera d'autant plus
nécessaire qu'il n'y a guère à compter sur l'action des antiseptiques
pour détruire les spores du bacille spécifique, puisqu'elles résistent
à un séjour de trois heures dans la liqueur de van Swieten, il est
plus prudent de réaliser l'asepsie par des moyens mécaniques.

Un chirurgien qui panse un tétanique fera bien de s'abstenir de
toute intervention chez une accouchée ; on peut donner le même conseil aux sages-femmes qui soignent et touchent la plaie ombilicale
d'un nouveau-né atteint de trismus. Nous avons rappelé plusieurs
faits qui ne laissent aucun doute sur la réalité de la contagion. Si le
tétanos des nouveau-nés survient dans une Maternité, l'isolement des
petits malades est nécessaire, de même que le choix d'un personnel
distinct pour leur service. Il semble d'autant plus urgent d'insister

sur les procédés prophylactiques que les moyens de traitement sont insuffisants pour guérir cette redoutable maladie, ainsi que nous allons le voir.

TRAITEMENT CURATIF. — En face d'une accouchée atteinte de tétanos, l'indication est triple; il faut à la fois :

1° Agir localement sur la plaie pour éliminer ou détruire les agents pathogènes;

2° Modifier l'état du sang altéré par les produits toxiques;

3° Diminuer le pouvoir excito-moteur de la moelle.

1° L'action locale sur la plaie utérine ne laisse pas d'être décevante ; on ne peut guère espérer de résultat favorable par l'emploi des procédés de l'antisepsie quand les premiers symptômes ont apparu. A ce moment déjà, le sang a été envahi par le poison tétanique, les centres nerveux sont atteints et la gravité existe d'emblée sans atténuation possible par les agents de désinfection. Cependant on fera bien de ne pas se désintéresser absolument de tout traitement local, la maladie semble revêtir une gravité insolite lorsqu'elle se développe conjointement avec des accidents de septicémie ; en luttant contre cette dernière on pourrait peut-être atténuer l'intensité de l'affection principale. Mais il est recommandé d'agir avec la plus grande douceur, on évitera surtout de dilater le col par des moyens violents, l'excitation de cet organe provoque facilement des réflexes et amène ces accès de contracture qu'il faut éviter à tout prix.

2° Les tentatives pour modifier l'état du sang sont justifiées par l'état d'immunité que l'on confère aux lapins en leur injectant dans le sang une certaine quantité de culture tétanique filtrée et chauffée ensuite à 60 degrés centigrades, soit en introduisant sous la peau une solution de trichlorure d'iode, soit encore en injectant du sang d'animaux rendus réfractaires au tétanos ; ce sang jouit de la propriété de détruire les toxines tétaniques et de vacciner contre le tétanos. Mais il y a mieux encore, Behring et Kitasato affirment que la guérison du tétanos confirmé peut être obtenue par l'injection du sérum sanguin provenant d'animaux immunisés.

Des tentatives ont été faites chez l'homme ; on injecte sous la peau d'emblée une centaine de centimètres cubes d'un sérum très actif provenant d'animaux rendus réfractaires, et on répète l'injection les jours suivants. Cette méthode amène toujours un soulagement des symptômes et, chez quelques malades, elle semble avoir amené la guérison. Si Baginski a eu 1 mort, Grancher 1 mort, Polaillon 1 mort, Auger 1 mort, Letulle 1 mort, Rénon et Dieulafoy 2 morts, par contre Schwarz, Barth, Rotter, Berger ont eu chacun 1 succès, Tizzoni et Cattani en ont même obtenu 8. Cette intéressante question reste à l'étude et mérite l'attention de tous.

3° On a employé de nombreux médicaments dans le but d'enrayer les contractures et de diminuer l'exagération énorme du pouvoir excito-moteur des centres nerveux ; on a utilisé l'opium et la morphine, la belladone et l'atropine, le chloral et le chloroforme, le bromure de potassium, le curare, la fève de Calabar, le haschisch, le nitrite d'amyle, le tabac, la ciguë, le *Veratrum viride*, etc. ; cette longue nomenclature indique déjà l'inutilité des efforts tentés. Les rares faits de guérison qu'on a signalés ont été obtenus par des médications variées : sangsues, musc, valériane, bains chauds, lavements de térébenthine, injections de morphine, chloral ; il est à peine besoin de faire remarquer que tous ces agents thérapeutiques employés de la même façon dans d'autres cas analogues sont restés sans effets.

Le médicament qui semble avoir donné les meilleurs résultats, c'est le chloroforme administré en inhalations ; mais ce traitement doit être dirigé avec prudence et seulement par une main exercée ; les menaces d'asphyxie sont permanentes dans le tétanos, et le chloroforme, à lui seul, peut la provoquer. Les inhalations devront être continuées pendant plusieurs heures, la narcose doit être profonde et prolongée.

A côté du chloroforme il faut placer le chloral qui jouit de propriétés analogues et que les physiologistes considèrent comme l'antidote par excellence de la strychnine. Si l'on veut obtenir quelques résultats avec ce médicament, il faut l'administrer à larges doses comme dans l'éclampsie : 1 gramme par heure, 10, 12, 14 grammes dans la journée ; on doit toujours pousser jusqu'au sommeil et à la résolution musculaire ; c'est avec des doses massives que Verneuil a pu guérir un de ses blessés. L'introduction se fera par la bouche tant que ce sera possible, car la voie buccale est la meilleure ; mais si le resserrement des maxillaires est extrême et que la déglutition devienne difficile, il faudra utiliser la voie rectale et donner des lavements avec 4 grammes de chloral. Les injections intra-veineuses ne sauraient être conseillées, il serait préférable de recourir à la morphine en injections hypodermiques si les lavements étaient rejetés. La morphine présente des avantages incontestables, elle agit rapidement et amoindrit la douleur, et puis elle procure quelque sommeil aux malheureux tétaniques ; je la crois cependant inférieure au chloral.

Une méthode qui mérite toute l'attention du praticien est celle qui consiste à administrer le chloral conjointement avec le chloroforme, le premier comme médicament ordinaire, le second étant réservé pour les accès paroxystiques.

Les bains chauds prolongés suivis de l'enveloppement avec des compresses humides ont une action sédative incontestable, ils activent aussi les fonctions de la peau avec une grande énergie et favo=

risent par cette voie l'élimination du poison, mais leur emploi doit être réglé sur l'état des forces et la résistance des malades, il faudra y renoncer si les pratiques de la balnéation provoquent un redoublement des contractures.

Enfin on veillera scrupuleusement sur l'hygiène des accouchées, on les préservera de toute agitation physique ou morale. Dupuytren voulait placer les tétaniques « dans une chambre obscure, éloignée du bruit, du mouvement et de la société ». Il sera nécessaire de maintenir le corps dans une température douce et uniforme par l'enveloppement dans l'édredon ou la ouate. Il faudra recourir aux lavements s'il existe une accumulation de matières dans l'intestin, mais avec défense de tout mouvement, de toute tentative pour se lever. On luttera contre la soif et on usera d'une alimentation aussi tonique que possible, mais il serait absurde de tenter l'écartement brutal des mâchoires. De cette façon, on pourra soutenir les forces de la patiente et la mettre à même de supporter la durée parfois longue de la maladie. Le séjour au lit sera prolongé fort avant dans la convalescence par crainte des rechutes.

§ 13. Syphilis.

Syphilis maternelle. — Augagneur, La Syphilis dans ses rapports avec la grossesse et l'accouchement. Leçons (Province médicale, janvier et février, 1892). — Rossi, La Sifilide nella gravidanza (Gazetta di clin. di Torino, 1886, p. 129). — Cernatesco, De la marche et de la durée du chancre syphilitique et des syphilides vulvaires pendant le cours de la gestation, thèse, Paris, 1875. — Chiarboni, De la syphilis dans ses rapports avec la dystocie (Ann. de gyn., 1874, t. I, p. 481). — Combes, Suites de couches chez les syphilitiques, thèse, Paris, 1886. — Diday, Le péril vénérien dans les familles, Paris, 1881. — Traité pratique des maladies vénériennes, 3e édition, p. 468, Paris, 1890. — Doléris, Etude sur la rigidité du col d'origine syphilitique (Archives de tocologie, 1885, p. 305). — Etienne, Syphilis et grossesse (Ann. de gynéc., 1892, t. I, p 251). — Fauconnier, De la fièvre et des métrorragies dans les accouchements syphilitiques, thèse, Paris, 1886. — Fournier, Leçons cliniques sur la syphilis, 2e édition, p. 725, Paris, 1881. — Syphilis et mariage, 1880. — Diminution de l'accroissement de la population en France (Bull. Acad. méd., 1885, p. 281. — Groeningen, Bericht pro 1885. Syphilis (Charité-Annalen, 1887, p. 722). — Hirigoyen, Syphilis et grossesse (Archives de tocologie, 1886, p. 913). — Hutchinson, Questions concerning the Inheritance of Syphilis (Brit. med, Journ., 1886, vol. I, p. 239). — Lang, Syphilis et Eclampsie (Archives de tocologie, 1892, p. 792). — Langlebert, Syphilis et mariage, Paris, 1873. — Legrand, Syphilis et grossesse, thèse, Paris, 1886. — Lepileur, Influence de la syphilis sur la mortalité infantile (Soc. obstétr. et gynéc. de Paris, décembre 1888). — Mercier, Contribution à l'étude des rapports de la puerpéralité et de la syphilis, thèse, Paris, 1886. — Mesnard, De l'influence de quelques lésions syphilitiques du col sur l'accouchement, thèse, Paris, 1884. — Mewis, Ueber Schwangerschaft, Geburt und Wochenbett Syphilitischer, etc. (Zeitsch. f. Geburtsh.,

1879, Bd. IV, p. 70). — Mireur, Sur l'hérédité de la syphilis, thèse, Paris, 1867. — Neumann, Syphilis post-conceptionnelle (Archiv. de tocologie, 1886, p. 73). — Parrot, De l'avortement et de l'accouchement prématuré dans la syphilis héréditaire (Gaz. des Hôpitaux, 1877, p. 537). — Reimonenq, Contribution à l'étude de l'influence de la syphilis sur la grossesse, thèse, Bordeaux, 1885. — Sacreste, De l'hyperthermie syphilitique post partum, thèse, Paris, 1886. — Sigmund, Wiener mediz. Presse, 1873, n° 1. — Vallois, Contribution à l'étude de la syphilis chez la femme enceinte, thèse, Nancy, 1883. — Voss, Ist die Syphilis durch Milch übertragbar? (Petersb. med. Wochensch., 1876, n° 23). — Weller, Syphilis and Eclampsia (Brit. med. Journ., 1884, v. I, p. 128). — Zilles, Studien über Erkrankungen der Placenta u. der Nabelschnur, bedingt durch Syphilis, Tübingen, 1885.

Syphilis fœtale. — Bar, Recherches pour servir à l'histoire de l'hydramnios, thèse, Paris, 1881. — Blaise, De l'hérédité syphilitique, thèse d'agrég., 1883. — Cornil, Leçons sur la syphilis, passim., Paris, 1879. — Diday, Traité de la syphilis des enfants nouveau-nés, Paris, 1854. — Syphilis par conception (Ann. de dermatol., 1876-77, p. 161). — Duchamp, Des altérations des villosités choriales, thèse d'agrég., 1880. — Fournier, Nourrices et nourrissons syphilitiques (Union médic., 1877). — Des nourrices en état d'incubation de la syphilis (Semaine médic., p. 493). — E. Frænkel, Ueber Placentarsyphilis (Archiv f. Gyn., 1873, Bd. V, p. 1). — Gascar, La Syphilis placentaire, thèse, Paris, 1885. — Hennig, Ueber Syphilis placentaris (Archiv f. Gyn., 1855, Bd. VI, p. 141). — Hutinel, Etude sur les lésions syphilitiques du testicule chez les jeunes enfants (Revue mensuelle de méd. et de chir., 1878, t. II, p. 107). — L. Jullien, Traité pratique des maladies vénériennes, 2e édition, p. 1081, Paris, 1886. — Kassowitz, Ueber Vererbung und Uebertragung der Syphilis (Jahrb. f. Kinderheilk., 1884, Bd. XXI, p. 53). — Lutaud, Transmission de la syphilis par la voie placentaire (France médic., 1882, t. I, p. 63). — Macdonald, Syphilitic Placenta (Brit. med. Journ., 1875, vol. II, p. 234). — Oedmanson, Herditäre syphilis (Archiv f. Gyn., 1870, Bd. I, p. 513). — Parrot, La Syphilis héréditaire et le rachitisme, Paris, 1886. — Riocreux, Syphilis. Hérédité paternelle, thèse, Paris, 1888. — Saxinger, Maladies du placenta et du cordon causées par la syphilis (Archives de tocologie, 1885, p. 546). — De Sinéty, Lésions d'origine syphilitique observées chez un fœtus (Achives de tocologie, 1878, p. 60). — Vadja, Kann die mutterliche, während der Schwangerschaft, etc. (Centralbl. f. Gyn., 1880, p. 360). — Wegner, Ueber hereditäre Knochen Syphilis bei jungen Kindern (Virchow's Archiv, 1870, Bd. L, p. 305).

De toutes les maladies infectieuses qui viennent compliquer la grossesse, la syphilis est la plus importante à connaître, en raison de son influence sociale, en raison surtout de sa fréquence. A Berlin, Groeningen a compté 94 syphilis sur 1385 accouchements; à Bordeaux, la proportion serait un peu moindre, 34 sur 687, d'après Hirigoyen; il y aurait eu 1 gestante syphilitique sur 14,7 dans le premier cas et 1 sur 20 dans le second.

On comprend facilement la coïncidence de ces deux états si l'on tient compte du déterminisme qui préside à leur apparition mutuelle, l'une et l'autre surviennent de préférence à la même période d'activité sexuelle, elles résultent souvent d'un mécanisme identique puisque l'acte qui produit la fécondation est habituellement l'origine de la maladie. Il faut aussi tenir compte de la longue durée de l'infection, de ses réveils possibles à l'occasion de la gravidité.

Nous étudierons successivement la marche et l'influence de la syphilis pendant la grossesse, pendant le travail et les suites de couches ; nous verrons également l'action de la maladie maternelle sur le produit de la conception, nous discuterons l'importante question de la syphilis héréditaire.

I. *GROSSESSE*

A. INFLUENCE DE LA GROSSESSE SUR LA SYPHILIS

Quand on veut étudier l'influence de la grossesse sur la marche de la syphilis, il est nécessaire de tenir compte de la période à laquelle se trouve la maladie en question. La grossesse peut survenir chez des femmes dont la syphilis est ancienne et qui depuis longtemps n'ont présenté aucun retour offensif de leur infection ; d'autres fois au contraire la vérole est récente, les malades étant encore porteurs de l'accident primitif, ou bien elle est un peu plus ancienne, mais encore à la période de contagion.

Lorsque la syphilis est ancienne, l'influence de la grossesse est à peu près nulle, au point de vue du rappel des accidents locaux. Elle peut agir cependant sur l'état général, en ajoutant son influence déprimante à celle de la maladie. Si d'une façon générale la gestation ne détermine point une anémie, un appauvrissement du sang, comme on l'a admis pendant si longtemps, il est quelques cas spéciaux où ce phénomène peut s'observer, chez les femmes par exemple en puissance d'une diathèse, d'une infection plus ou moins latente ; l'éclosion d'une grossesse peut devenir un accident fâcheux, en diminuant la résistance de l'état général.

Lorsque la syphilis est récente et que l'accident primitif n'a pas encore disparu, il est de règle que le chancre subisse des modifications au point de vue de sa durée comme dans son aspect et son évolution.

La durée qui ne dépasse guère, à l'état normal, quatre à six semaines peut se prolonger pendant huit semaines et parfois, d'après Cernatesco, pendant quatre et même sept mois.

L'aspect du chancre est aussi modifié ; on sait qu'il est généralement peu accentué chez les femmes, à tel point qu'il passe souvent inaperçu, tandis que sous l'influence de la gestation, il prend un aspect multicolore (chancre en cocarde) ou bien sa teinte devient plus sombre, analogue à celle de la pensée (Fournier), elle participe de l'aspect ardoisé |qui s'étend alors à la muqueuse des organes génitaux.

L'action aggravante de la grossesse ne s'exerce à vrai dire que pour les chancres génitaux ou péri-génitaux. Augagneur a pu constater chez une femme enceinte, un chancre de l'amygdale et, dans

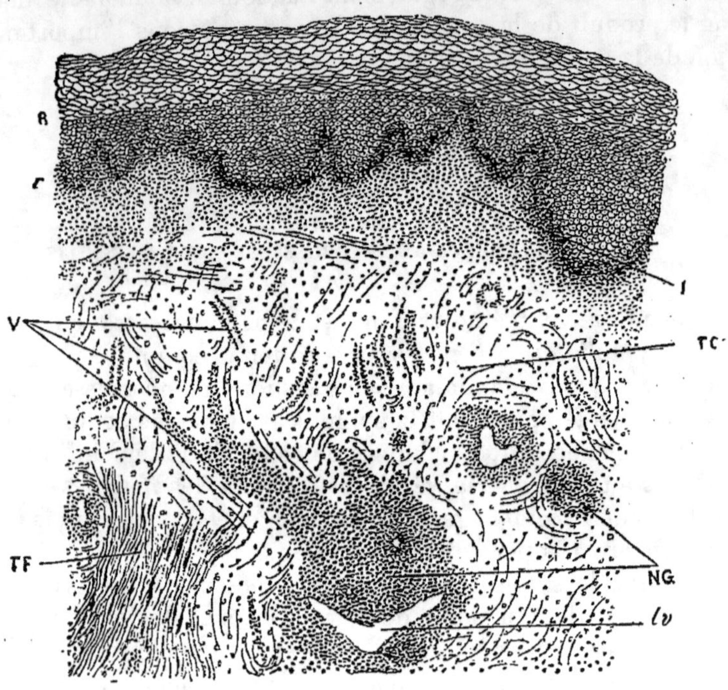

Fig. 91. — Syphilide papulo-hypertrophique de la vulve et du vagin. — R, revêtement d'épithélium pavimenteux; r, couche basale de ce revêtement, envahie par les cellules de la couche embryonnaire sous-jacente i; v, vaisseaux entourés de manchons de cellules rondes; TF, tissu fibreux. (Paul Petit et S. Bonnet.)

une autre circonstance, un chancre de la lèvre ; or l'un et l'autre ont évolué selon le type normal.

D'après le même observateur, le chancre génital subit d'autant plus l'action aggravante de la grossesse qu'il apparaît à une époque plus avancée de la gestation. « Un chancre existant depuis quinze jours ou trois semaines avant la fécondation, ou contemporain de cette fécondation, se comportera souvent comme si la femme n'était pas enceinte ; il sera presque toujours rendu plus grave s'il apparaît alors que la grossesse date de trois ou quatre mois. Plus le fœtus est volumineux, plus le chancre ressent les effets de la grossesse. »

A la période secondaire, l'action de la gravidité semble plus évidente encore. Les syphilides de la région génitale prennent la forme bourgeonnante, végétante et hypertrophique, les papules atteignent plusieurs centimètres de hauteur, elles forment de véritables tumeurs qui déforment toute la vulve, elles déterminent un suintement abondant et répandent une odeur fade caractéristique (fig. 91).

Les syphilides ulcéreuses sont également fréquentes. des érosions se taillent sur l'épithélium desquamé. leur aspect est livide, violacé, elles semblent se creuser davantage en raison de la turgescence vasculaire des parties avoisinantes.

On rencontre aussi, chez les femmes enceintes, l'œdème dur des grandes lèvres qui résulte de la lymphangite du tissu cellulaire lâche de la région.

Quelle que soit la forme des syphilides, toutes résistent aux efforts du traitement. Leur durée, qui est en moyenne de deux mois à deux mois et demi, passe à trois et quatre mois pendant la grossesse et même les récidives surviennent avec une ténacité des plus fâcheuses.

Ce qui indique bien que c'est l'état de gestation qui modifie l'aspect et la durée des accidents de cette sorte, c'est que cette influence ne s'étend qu'aux syphilides à localisation vulvaire ; toutes celles qui existent en dehors de la sphère génitale ne sont guère modifiées dans leur développement et leur marche habituelle ; il n'y a que les syphilides pigmentaires qui siègent, comme on sait, au niveau du cou qui présentent une teinte plus marquée et qui persistent jusqu'à la fin.

Une autre preuve nous est fournie par la disparition rapide des grandes nappes condylomateuses dès que l'utérus est libéré du produit de la conception.

Cette influence si remarquable sur les accidents primitifs et secondaires qui siègent au niveau des organes génitaux résulte de l'hyperémie permanente que la grossesse détermine au niveau de cette région. Au début, elle augmente le mouvement nutritif et détermine cette vascularisation bien connue qui, à elle seule, est une présomption de fécondation. Plus tard, il s'y ajoute la stase veineuse qui résulte de la compression des vaisseaux pelviens par l'utérus gravide. C'est du reste une loi générale, que toutes les tumeurs qui existent dans la région sexuelle subissent du fait de la gravidité un effet hypertrophiant. Les varices de cette région deviennent également turgescentes et douloureuses, il n'est pas étonnant que les chancres et les syphilides subissent une influence analogue.

L'état général est également atteint dans une proportion inaccoutumée par la double action de la diathèse et de la gestation ; comme le dit Fournier, la grossesse complique la vérole.

Les phénomènes d'asthénie que caractérisent les troubles digestifs, le dégoût, l'inappétence, les palpitations, la céphalée, les douleurs vagues. l'hystéralgie, ne sont jamais plus marqués que chez les femmes grosses. Les douleurs névralgiques sont particulièrement intenses, et, quand elles surviennent chez une jeune femme récemment mariée, au début d'une grossesse, elles suffisent, d'après Augagneur, pour attirer l'attention et déceler la syphilis.

La fièvre secondaire, qui est généralement fugace et qui ne s'élève à l'hyperthermie que dans les formes malignes, présente, pendant la grossesse, une ténacité et une intensité qui ne concordent nullement avec les manifestations visibles de l'infection. Fournier a publié deux faits très probants : dans l'un, la fièvre se montra sans interruption du 16 octobre au 4 janvier, et dans l'autre, du 20 août au 8 janvier, soit pendant quatre-vingts et cent quarante et un jours. Cette fièvre est le plus souvent intermittente, avec maximum vespéral.

B. INFLUENCE DE LA SYPHILIS SUR LA GROSSESSE

La syphilis agit sur les fonctions menstruelles pour les troubler plus ou moins profondément. Dans les cas légers, cette influence est nulle ou à peu près; mais, dans les formes sévères, Fournier a noté le retour irrégulier des règles, leur appauvrissement et quelquefois même une véritable suppression du flux cataménial. Cette perturbation qui peut aller assez loin, jusqu'à la suppression complète des règles pendant plusieurs mois, amène aussi parfois la stérilité, mais il est certain que cette conséquence est plutôt rare et bien souvent la grossesse se produit.

Quelle est alors l'influence de la syphilis sur la grossesse ? Dans quelques cas, elle est nulle et la gestation arrive à terme sans incident spécial; mais il est loin d'en être toujours ainsi et trop souvent on rencontre une série d'accidents plus ou moins graves qui se répètent dans plusieurs grossesses successives.

L'influence de la syphilis est donc certaine, elle a été admise par tous et ne peut être révoquée en doute; à peine rencontre-t-on quelques voix discordantes qui affirment que la syphilis appartient à « l'ordre des maladies qui exercent l'influence la plus minime sur la durée et la terminaison de la grossesse. » Il suffit d'avoir exercé pendant quelque temps dans une Maternité pour être convaincu du contraire. La syphilis est un facteur important dans les interruptions de la gestation; du reste les statistiques à l'appui sont des plus nombreuses.

Diday, sur 18 femmes atteintes, en a vu 16 avorter, Fournier 25 sur 44, Lepileur à Lourcine 154 sur 414. Charpentier, en additionnant plusieurs statistiques, arrive à trouver que, sur 781 cas, la grossesse a été interrompue par l'avortement ou l'accouchement prématuré 3o2 fois, soit 42 pour 100 ; Blaise a obtenu un résultat presque analogue, 36,8 pour 100 sur 1013 cas de syphilis.

C'est donc un fait indéniable que la syphilis interrompt la grossesse dans plus du tiers des cas. Il nous reste à examiner dans quelles conditions cette interruption se produit et quel est le mécanisme de cet accident.

Au point de vue de la maladie maternelle, trois conditions différentes peuvent exister pendant la grossesse :

1° La syphilis est ancienne et antérieure d'un temps plus ou moins grand à la conception ;

2° L'infection est contemporaine de la fécondation ;

3° L'infection se produit seulement au cours de la grossesse.

1° Dans les premiers cas, on peut affirmer avec Fournier, Parrot, etc., que la femme qui devient enceinte étant syphilitique est plus prédisposée à l'avortement que la femme grosse qui prend la vérole. Il est certain que la plus grande partie des fausses couches sont la conséquence de syphilis contractées avant la conception.

Lorsque l'infection est récente et que la femme se trouve au milieu des accidents secondaires, on peut considérer la fausse couche comme fatale ; la période secondaire, qui va du quatrième mois à la fin de la seconde année, est la période dangereuse par excellence.

Mais l'accident peut aussi bien survenir en l'absence de toute manifestation syphilitique, à titre de phénomène isolé, et il faut se rappeler avec Fournier « qu'une syphilis dont les derniers accidents ont disparu de longue date, qu'une infection syphilitique *même latente*, est susceptible de déterminer l'avortement ». Il y a des femmes qui, ayant avorté une première fois à l'occasion d'une poussée secondaire, éprouvent une succession de fausses couches malgré l'absence de tout accident spécifique, et, chez celles-là, le traitement seul permet d'interrompre la série malheureuse. En règle générale, quand les avortements se succèdent sans cause locale appréciable, il faut toujours soupçonner la vérole et établir un traitement approprié.

D'après Kassowitz, toutes les fois qu'une femme entachée de syphilis conçoit dans les trois années qui suivent l'infection, il y aurait avortement ou accouchement prématuré, ou bien, si ces accidents ne se produisent pas, la malade met au monde un enfant qui ne vit pas ou qui vit seulement un temps extrêmement court. Il est vrai que les faits de ce genre se rapportent surtout à des femmes non traitées.

2° Le danger est presque aussi grand lorsque le début de l'infection coïncide avec celui de la grossesse, et l'avortement est surtout à craindre lorsque le coït fécondant a été à la fois le coït infectant. L'apparition des symptômes secondaires, au milieu de la gestation, explique bien la possibilité de son interruption.

3° Lorsque la contagion est tardive, surtout quand elle se produit pendant les trois derniers mois, les conditions sont moins défavorables, et, d'après les recherches d'Hirigoyen, la moitié des enfants naissent vivants, en apparence indemnes de la maladie maternelle. On a cependant signalé des cas de transmission après infection tardive et quelques mères qui n'avaient été contaminées qu'au huitième mois ont mis au monde des enfants syphilitiques.

On peut donc conclure que l'âge de la vérole exerce une influence manifeste sur la terminaison prématurée de la grossesse et sur la contamination possible de l'enfant.

La forme de l'infection, sa gravité plus ou moins grande sont évidemment des facteurs qui agissent ici comme dans toutes les maladies infectieuses; mais, si les formes malignes sont plus à redouter, il ne faut pas oublier qu'une vérole en apparence bénigne et légère peut déterminer également l'interruption de la grossesse.

Il est assez difficile de dire à quelle époque se produit l'expulsion prématurée; ce serait du cinquième au septième mois d'après Bouchut, du septième au huitième d'après Weber et Parrot. Les syphiligraphes qui observent leurs clientes dans des services spéciaux, c'est-à-dire en pleines poussées secondaires, admettent une date plus précoce, vers le deuxième, troisième ou quatrième mois (Augagneur). Mais en général, on peut faire intervenir la loi de décroissance posée par Diday et admettre que plus la syphilis est ancienne plus l'accouchement est tardif. Certaines femmes ont de véritables séries d'avortements, et, à mesure qu'ils se succèdent, on remarque que l'époque de l'accouchement se rapproche de plus en plus du terme normal.

Quelle est la condition prochaine qui détermine l'interruption de la grossesse ?

On a invoqué successivement : a) les *lésions de la mère;* b) les *lésions du fœtus;* et c) les *lésions des annexes.*

a) Du côté de la *mère*, il est indéniable que l'avortement se produit facilement dans les cas d'intensité de la maladie; il y a exubérance des phénomènes appréciables, les poussées sur la peau et les muqueuses ont une gravité peu commune, la fièvre est tenace, à exacerbations élevées, l'anémie profonde. Il est possible que l'atteinte marquée du système nerveux qui résulte de l'intoxication du sang, détermine des contractions hâtives de la matrice et provoque l'avortement; nous avons invoqué déjà un mécanisme analogue pour expliquer les accidents de même ordre qui surviennent au cours des maladies infectieuses aiguës (variole, fièvre typhoïde, etc.).

Ce sont les modifications de l'état général plutôt que les altérations qui surviennent du côté de la muqueuse utérine, qui favorisent la production de l'avortement; on sait qu'il suffit souvent d'un traitement spécifique pour en interrompre la série. On a décrit, il est vrai, une inflammation chronique de la caduque qui consisterait en une prolifération conjonctive avec induration et épaississement. Mais il n'est pas démontré que cette lésion soit la cause de l'avortement, elle en serait plutôt la conséquence, d'après Duncan, Schröder, Spiegelberg, etc.

b) *Fœtus*. — Les altérations que présente le produit de la conception sont des plus variables, nous y reviendrons plus loin avec quelques détails. Ces lésions déterminent la mort du fœtus avant son expulsion et l'enfant naît macéré.

Cet accident survient souvent sans aucun phénomène prémonitoire ; jusqu'à une période plus ou moins avancée, la grossesse a marché normalement sans déterminer de réaction particulière, lorsque la mère s'aperçoit brusquement que les mouvements de l'enfant ont cessé de se produire. Puis, au bout d'un temps variable, de douze à quinze jours en moyenne, apparaissent les douleurs de l'accouchement et l'enfant est expulsé mort, la peau macérée. Il est facile de comprendre que la mort de l'embryon ait pour conséquence son expulsion prématurée.

c) Les *lésions des annexes* sont assez fréquentes, mais leur nature spécifique est loin d'être prouvée malgré des travaux nombreux.

Du côté du *chorion*, Braun a signalé une infiltration par des cellules de nouvelles formations qui déterminerait son atrophie et l'avortement. Vallois, qui a examiné le *chorion* provenant de trois femmes syphilitiques, affirme avoir rencontré des altérations constantes. Ce qui caractérise, d'après lui, le chorion syphilitique, c'est l'existence de cellules volumineuses qui ne se trouvent jamais chez les femmes indemnes de la diathèse.

L'*amnios* serait également modifié dans sa texture, Vallois a constaté sur cette membrane l'existence d'un tissu fibreux parfaitement caractérisé.

L'*hydramnios* a une importance plus sérieuse et déjà, en 1839, Burns signalait son existence lorsque la syphilis existe à la fois chez le père et la mère. Bourgarel, Depaul, Guéniot, Charpentier, Fournier le considèrent plus ou moins nettement comme un symptôme de la syphilis de l'œuf. Bar, qui a fait une étude spéciale de ce symptôme, dit que l'hydramnios semble inconnu chez la femme syphilitique qui vient d'être infectée ; il faut, pour qu'il se produise, que des lésions du fœtus ou des annexes viennent entraver la circulation dans le système de la veine ombilicale. De toutes les causes capables de produire les troubles circulatoires de cette sorte, la syphilis viscérale est la plus fréquente ; aussi l'hydramnios a-t-il une signification pronostique des plus défavorables pour l'enfant, surtout si cette complication se développe rapidement vers les quatrième, cinquième ou sixième mois.

Les différentes lésions que nous venons d'indiquer du côté du chorion et de l'amnios, y compris l'hydropisie de cette dernière cavité, n'ont rien de spécifique par elles-mêmes, elles peuvent se rencontrer dans des conditions étiologiques entièrement distinctes et leur existence ne peut suffire à caractériser la syphilis de ces annexes.

Il n'en est plus de même du *placenta*, et, à différentes reprises, on s'est efforcé de décrire certaines lésions spéciales qui n'existent que chez les femmes entachées de la diathèse.

Virchow et Slavjanski admettent des lésions syphilitiques du placenta; ils ont trouvé des noyaux allant de la surface maternelle jusque dans les profondeurs de l'organe. Ces noyaux sont constitués, à la périphérie, par un tissu fibreux, serré, et, au centre, par une masse molle, jaunâtre, que constituaient de grandes cellules du tissu conjonctif et de jeunes cellules déjà dégénérées. Il s'agirait donc d'une sorte de lésion gommeuse.

Pour Fränkel, au contraire, les lésions sont diffuses et étendues à la plus grande partie de l'organe. Le placenta est augmenté dans son volume, sa consistance et son poids ; l'aspect en est blanc jaunâtre. Au microscope, on voit que les villosités sont remplies par de jeunes cellules qui les déforment et déterminent l'atrophie des vaisseaux; le revêtement épithélial participe souvent à la prolifération et subit un épaississement. Ces lésions existeraient surtout lorsque la syphilis est d'origine paternelle. Quand la mère a été infectée soit au moment de la conception, soit à une époque antérieure, on peut trouver l'endométrite gommeuse de Virchow.

Zilles a décrit également une endométrite gommeuse de la caduque et du placenta, il revient ainsi à la description de Virchow. Il considère comme caractéristique les nodules gommeux à périphérie fibreuse, à centre plus ramolli, d'un aspect caséeux.

En France, les accoucheurs sont restés assez sceptiques relativement aux lésions syphilitiques du placenta. De Sinéty, qui a cherché à résoudre cette intéressante question en examinant un grand nombre de ces organes provenant de femmes infectées, avoue n'avoir pas toujours rencontré des lésions.

Lorsque les délivres étaient malades, les altérations étaient toujours les mêmes, elles consistaient en :

1° L'hypertrophie des villosités qui doublent ou triplent de volume;

2° La dégénérescence fibreuse de ces villosités;

3° Des îlots de granulations qu'on reconnaît appartenir à la dégénérescence caséeuse.

Cette coïncidence des deux altérations fibreuses et caséeuses se retrouve dans les gommes syphilitiques; elle a été signalée par

Virchow et par Zilles. De Sinéty n'a pas trouvé cet ensemble d'altérations en dehors de la syphilis, il n'ose cependant conclure à la spécificité de ces lésions, bien qu'il ne les ait jamais rencontrées en dehors de cette maladie (Deschamps).

. Le *cordon*, qui est le prolongement, du placenta est souvent modifié dans sa texture, bien que les lésions ne présentent rien de spécifique par elles-mêmes. Ce sont des péri-artérites et des périphlébites qui déterminent des rétrécissements des vaisseaux funiculaires.

II. *SYPHILIS FOETALE*

La transmission de la maladie à l'enfant, pendant la période intra-utérine, est un fait des mieux démontrés, les cas de syphilis congénitale ne se comptent plus aujourd'hui.

Mais comment se fait la transmission ? Se produit-elle, comme dans les autres maladies infectieuses, par l'intermédiaire obligé de la mère au moyen de la circulation placentaire, ou bien le père peut-il en procréant un enfant lui transmettre, avec la vie, la maladie dont il est atteint ?

Nous avons donc à examiner l'influence des deux géniteurs.

Influence du père. — Les anciens syphiligraphes attribuaient une part prépondérante à l'influence paternelle, et Paracelse qui, le premier eut le mérite d'affirmer nettement la transmission héréditaire de la maladie, l'exprimait ainsi : *Fit morbus hereditarius et transit a patre ad filium.* Elle a été soutenue par Trousseau, Diday, Hutchinson, Fournier, etc., tandis qu'elle a été contestée par Cullerier, Follin, Mireur, Langlebert, Jullien, Augagneur, etc., qui la nient ou ne la considèrent que comme exceptionnelle. Pour ces derniers, le père est inapte à contaminer directement son enfant, il ne le fait que par l'intermédiaire de la mère qui doit être tout d'abord infectée.

Pour les premiers auteurs, par contre, la syphilis congénitale peut exister sans que la mère soit contaminée, le père transmet à l'enfant la maladie dont il est atteint au moment de la génération. S'il arrive que la mère soit infectée à son tour, ce sera par l'intermédiaire de l'enfant qui agirait sur elle par la circulation placentaire ; dans ce cas il se produit le phénomène désigné par Diday sous le nom de *syphilis conceptionnelle.* Cette théorie est basée sur les deux arguments suivants :

1° Il y a des cas assez nombreux où la mère d'un nouveau-né syphilitique n'a eu la syphilis ni avant, ni pendant, ni après sa grossesse, la maladie ne peut alors provenir que du père.

2° Les faits de syphilis par conception, c'est-à-dire les cas dans lesquels un embryon conçu syphilitique donne la maladie à sa mère, montrent bien que cette dernière n'a pas été contaminée par le mari, car il n'y a pas d'accident primitif, cette vérole spéciale débute toujours par les accidents secondaires, au début du troisième mois.

Malgré l'autorité des noms qui admettent l'influence directe du père, j'avoue n'être point convaincu par les arguments précités. L'absence de l'accident primitif est un phénomène assez fréquent chez la femme pour qu'on n'y attache pas grande importance. Quant à l'apparition, vers le troisième mois, des phénomènes de généralisation qui caractérisent la période secondaire, elle indique surtout que le début de la syphilis maternelle a coïncidé avec le début de la grossesse, ces deux états ayant été créés par le même acte. On conçoit mal un embryon, infecté dès le moment de l'imprégnation, qui évolue, assimile, grandit, prospère malgré la tare originelle et qui, à un moment donné de sa vie souterraine, transmet à la mère la maladie dont il a le dépôt.

L'absence de symptômes spécifiques chez la mère est un argument d'une plus grande valeur, d'autant mieux qu'elle a été affirmée par des spécialistes éminents qu'on peut croire sur parole. Mais l'absence de tout accident apparent ne prouve nullement l'absence d'infection. On sait en quoi consiste la loi de Collés : c'est l'inaptitude pour une femme prétendue saine, qui a mis au monde un enfant syphilitique, de contracter la maladie en allaitant son enfant, même lorsque ce dernier présente des lésions de la bouche. La conséquence de cette loi c'est que toutes les femmes qui se trouvent dans ce cas sont, ou syphilisées ou syphilitiques, ce qui revient à peu près au même. La syphilis des nourrices ne s'entend que des mercenaires, c'est un chapitre inconnu dans la pathologie maternelle. Les faits contraires à cette loi sont clairsemés, au nombre de quatre tout au plus et certains d'entre eux résisteraient mal à une discussion sévère (Jullien).

Or un certain nombre de ces femmes qui sont évidemment sous l'influence de la syphilis, n'en présentent aucune des manifestations extérieures. Aussi les auteurs qui soutiennent la théorie de la syphilis conceptionnelle, celle qui vient à la mère de l'enfant après l'imprégnation, admettent que cette dernière se traduit sous deux formes différentes. Tantôt c'est une syphilis à *plein tarif* (Diday) manifestée par les symptômes classiques, tantôt c'est une syphilis atténuée, imperceptible, « ne différant de la santé que par un point, l'inaptitude du sujet à subir de nouveau l'imprégnation syphilitique constitutionnelle ».

Mais si la syphilis maternelle se traduit ainsi dans quelques cas lorsqu'elle vient de l'enfant, pourquoi n'en serait-il pas de même lorsqu'elle vient de l'époux?

D'autre part, l'influence du père dans l'action de la conception ne peut se traduire que par la virulence du liquide fécondant. Si l'on juge par analogie avec les autres agents infectieux, bien que dans l'ignorance où nous sommes de la nature du virus syphilitique, nous ne puissions faire que des hypothèses et des comparaisons, si donc on compare ce virus avec ceux de même ordre, on doit se rappeler que les sécrétions ne sont les vecteurs de la contagion que dans des conditions spéciales et restreintes. Il faut considérer comme fondée la loi de Wissokowitch d'après laquelle les sécrétions glandulaires ne contiennent des germes infectieux que dans le cas où la glande sécrétante présente elle-même des localisations de la maladie. A ce titre, les individus qui présentent des lésions syphilitiques du testicule pourraient seuls avoir un sperme virulent ; la loi de Wissokowitch explique aujourd'hui les résultats négatifs de Mireur qui a démontré que le sperme ne pouvait transmettre la syphilis. Je ne sache pas que, dans les cas où l'influence du père a semblé prépondérante, on ait songé à signaler l'état des glandes séminales.

Le cas bien connu rapporté par Charrier démontre bien la part exclusive de la mère dans la transmission de la maladie. Un homme eut à la fois de sa femme légitime infectée par lui un avorton cachectique, et d'une maîtresse restée saine un bel enfant frais et bien portant. C'était bien son fils puisqu'il présentait une conformation spéciale du pouce héréditaire dans la famille.

On peut encore donner comme exemple la statistique d'Adam OEwre (de Christiania) que cite Jullien, car elle est très démonstrative. Cet auteur a vu 5o de ses malades cohabiter sans infecter leurs femmes et procréer des enfants bien portants. Les mères, au nombre de 5 1, n'ont jamais eu à souffrir de la syphilis, il n'y a pas eu d'infection par conception, par choc en retour, ni par *the fœtal fluids* ou par d'autres voies théoriques. La syphilis héréditaire, conclut OEwre, exige donc toujours une infection de la mère et ne doit son origine qu'à cette source.

Influence de la mère. —Cette influence est des mieux démontrées, aussi n'est-elle contestée par personne. L'exemple le plus frappant est donné par ces femmes qui, infectées par un premier mari, contractent une seconde union avec un individu sain et qui continuent cependant à mettre au monde des enfants syphilitiques. La vérole est transmise par la circulation placentaire, il est douteux, pour les raisons énumérées à propos de la loi de Wissokowitch, qu'elle puisse passer directement à l'ovule.

Le résultat de la syphilis maternelle est vraiment désastreux, la mortalité des enfants est énorme, ainsi qu'on en peut juger par les chiffres suivants :

Sur 3 1 cas, Legrand a observé :

Enfants mort-nés ou morts dans les 24 heures 14
Enfants nés syphilitiques et ayant vécu un certain temps . 14
Enfants déclarés sains. 3
La proportion est de 4 enfants sains sur 10.

Les recherches de Combes ont porté sur 201 accouchements survenus chez des femmes syphilitiques dont les unes étaient apyrétiques et les autres présentaient de la fièvre :

1° Chez les apyrétiques . { Vivant . . . . 65 fois
{ Mort-né . . . . . . 17 —
{ Macéré . . . . . . 59 —
Mort 10 jours après la naissance. . . . . 17 —

2° Chez les fébricitantes . { Vivant . . . . 23 fois
{ Mort-né . . . . . 2 —
{ Macéré . . . . . . 15 —
Mort 10 jours après la naissance. . . . . 3 —

3° Chez les deux réunies . { Vivant . . . . 88 fois
{ Mort-né . . . . . . 19 —
{ Macéré . . . . . . 74 —
Mort 10 jours après la naissance. . . . . 20 —

Il y a donc eu plus de la moitié des enfants tués par la syphilis et même ces résultats ne sont que provisoires, puisqu'ils ne s'étendent pas au delà des dix premiers jours de la vie.

Les chiffres de Lepileur portent sur 643 syphilitiques observées de 1881 à 1884, dont :

60 avaient contracté la syphilis après avoir eu des enfants.
52 — — — avant d'avoir eu des enfants.
10 — — — après avoir eu des enfants et ayant eu ensuite plusieurs grossesses.

Premier groupe : 60 femmes, 166 grossesses.

Mort-nés ou fœtus 8
Nés vivants, mais morts plus ou moins longtemps après la naissance. 72
Survivants au moment de l'observation. 86
166

Deuxième groupe : 52 femmes, 122 grossesses.

Mort-nés 93
Nés vivants, mais morts plus ou moins longtemps après leur naissance 22
Survivants au moment de l'observation. 7
122

Troisième groupe : 18 femmes.

	AVANT LA SYPHILIS	APRÈS LA SYPHILIS
Avortements.	0	21
Mort-nés.	0	6
Nés vivants; morts plus ou moins longtemps après la naissance	27	3
Survivants	16	1
	43	31

Si l'on additionne les chiffres précédents, on obtient :

	AVANT LA SYPHILIS		APRÈS LA SYPHILIS	
		Mortalité		Mortalité
Mort-nés.	8	3,8 pour 100	120	78 pour 100
Morts après naissance.	99	47,3 —	25	16,3 —
Survivants	102	48,3 —	8	5,2 —

Mais l'influence de la syphilis ne se traduit pas seulement par l'avortement ou l'accouchement prématuré. Lorsqu'on peut suivre pendant une période de plusieurs mois les enfants qui naissent de femmes contaminées, on voit que la plupart succombent soit à une syphilis plus ou moins tardive, soit à des maladies du système nerveux, soit à des malformations congénitales.

Dans quelques cas, les enfants ne présentent à leur naissance aucun des stigmates de la vérole, mais ils sont remarquables par leur faiblesse et leur débilité. « Ils viennent au monde petits, singulièrement chétifs et malingres, pauvrement constitués, ridés et comme ratatinés, rabougris, « vieillots » d'aspect, suivant l'expression consacrée. On dirait de petits vieillards en miniature avec une peau trop large pour les contenir sur divers points. » (Fournier.)

D'autres fois, ils succombent rapidement ou mieux brusquement, sans cause appréciable, ou bien ils sont emportés par une méningite, une hydrocéphalie, quelques-uns restent arriérés, idiots ou imbéciles.

Enfin il arrive qu'un enfant sain au moment de sa naissance, ne tarde pas à présenter des symptômes qui ne laissent aucun doute sur leur nature, comme le coryza spécifique, le pemphigus de la paume de la main et de la plante des pieds, les plaques muqueuses de l'anus et des bourses, les érosions et les fissures des lèvres, les ulcérations asymétriques de la langue et des arcades dentaires. Dans une statistique basée sur 158 cas empruntés à différents observateurs, Diday a vu que ces accidents étaient survenus :

Avant 1 mois révolu après la naissance chez. 86
  — 2 — écoulés   —   — 45
  — 3 —   —   —   — 15
  — 4 —   —   —   — 7
Du cinquième mois à deux ans. 5

On voit donc que la syphilis congénitale se manifeste ordinairement avant la fin du quatrième mois.

La transmission à l'enfant de l'infection maternelle peut se produire à toutes les époques de la maladie, même pendant les périodes d'arrêt, lorsque la diatèse ne se traduit par aucun phénomène appréciable. Pour Kassowitz, la contamination peut se faire pendant dix ans, mais il est évident qu'il n'y a rien de précis à cet égard, sauf qu'on peut admettre la loi de décroissance pour la mère aussi bien que pour le père.

A l'époque des accidents tertiaires, la transmissibilité est certainement nulle pour le père; mais, pour la mère, elle est admise par les uns et niée par les autres. Jullien a vu des femmes en proie à des lésions tertiaires fort graves accoucher d'enfants sains après des grossesses normales. L'action de la thérapeutique est souveraine en pareille matière.

En résumé, dans la transmission de la syphilis par la voie des parents, nous n'admettons que l'influence maternelle. Il va sans dire que la transmission n'est pas forcée, et il peut arriver que des enfants issus de parents syphilitiques restent indemnes de la diathèse. Ces faits ne sont pas plus extraordinaires que ceux de ces jumeaux issus d'une mère varioleuse et dont un seul est atteint de la maladie maternelle.

Nous convenons que de pareils exemples sont très rares et que, pour être probants, ils devraient se rapporter à des enfants suivis pendant un temps suffisamment prolongé, puisqu'en pareil cas il faut toujours songer aux syphilis tardives. Mais ces faits existent : car, suivant la remarque de Ricord, chez l'enfant comme chez l'adulte il faut, pour la vérole constitutionnelle, une aptitude qui peut manquer.

Une autre preuve de l'immunité possible de l'enfant pendant la période intra-utérine nous est donnée par ces exemples dans lesquels un enfant issu de parents syphilitiques naît sain et contracte la vérole à un âge plus ou moins avancé ; Neumann a cité deux exemples de cette sorte. L'un emprunté à la pratique d'Arming est relatif à un enfant qui fut infecté par le contact de sa mère peu après la naissance : l'autre a été observé par Neumann lui-même. Sur 20 femmes qui devinrent syphilitiques pendant leur grossesse, 5 d'entre elles mirent au monde des enfants contaminés ; parmi les

15 autres, il y en eut une dont l'enfant présenta, à l'âge de sept mois, un chancre ombilical et des syphilides secondaires.

La présence d'un chancre sur un nouveau-né est une preuve manifeste de la contamination après la naissance. La syphilis congénitale ne connaît pas l'accident primitif, elle se manifeste seulement par les accidents secondaires et tertiaires.

LÉSIONS. — La syphilis héréditaire présente une physionomie spéciale, son évolution est plus rapide que celle de la syphilis engendrée par la contagion immédiate, elle n'offre pas ces périodes de repos ou d'arrêt qui se montrent habituellement dans la syphilis acquise et, selon l'expression de Parrot, elle est à cette dernière ce qu'en nosologie le mode aigu est au mode chronique.

Les manifestations se traduisent du côté de la peau, des muqueuses, des viscères et du système osseux.

I. *Peau*. — Les *éruptions cutanées* sont nombreuses, une des plus caractéristiques est le *pemphigus* qui se développe sous forme de bulles ayant de 5 à 10 millimètres de largeur et remplies de sérosités claires ou teintées de sang ; elles siègent à la paume des mains ou à la plante des pieds, plus rarement à la surface antérieure des avant-bras ou des doigts ou des orteils. Ces bulles se couvrent de croûtes et finissent par s'ulcérer. Cette sorte d'éruption n'est pas spécifique par elle-même, elle peut survenir sous forme épidémique pendant les premiers jours de la vie, en dehors de toute syphilis. Dans ce cas, sa localisation est différente, elle apparaît sur la paroi abdominale, autour de l'ombilic, ou dans la région inguinale, tandis que, chez les syphilitiques, c'est à la paume des mains et à la plante des pieds. Le pemphigus indique ordinairement un degré intense de l'infection.

Les syphilides *érythémateuses* et *papuleuses* sont aussi fréquentes. L'érythème qui siège dans la région ano-scrotale peut simuler celui qui résulte de la malpropreté ou de l'atrepsie. Les papules se présentent en larges plaques circulaires d'une coloration rouge vif au centre, violettes à la périphérie, quelquefois elles sont d'un rouge saumon ou bien elles se présentent sous forme de gros tubercules qui donnent l'aspect de plaques muqueuses, elles siègent aux membres inférieurs, au pourtour de l'anus, du scrotum, des grandes lèvres, etc.

II. *Muqueuses*. — Sur les muqueuses, les *ulcérations* prédominent, elles sont plus ou moins étendues. Dans la bouche, ces ulcérations sont irrégulièrement distribuées, elles ne se trouvent jamais sur la ligne médiane, ne présentent pas la distribution symétrique qui caractérise les ulcérations résultant de l'atrepsie. Elles siègent sur la langue, à la face interne des joues, sur le rebord alvéolaire des maxillaires et aussi sur le voile du palais.

Aux lèvres, on remarque du côté des commissures des *fissures*, des *érosions* et même des plaques muqueuses saillantes.

Le *coryza* est une manifestation des plus fréquentes, c'est quelquefois le seul symptôme apparent. Il consiste en un écoulement séreux, puis purulent qui détermine l'obstruction des voies respiratoires et constitue une gêne grave pour l'alimentation, attendu que l'enfant ne peut teter avec une certaine continuité qu'à la condition de respirer par le nez; cette voie lui étant interceptée, il est obligé d'interrompre la tetée, à chaque instant, pour respirer par la bouche.

III. *Viscères*. — Du côté des viscères qui, tous, peuvent être plus ou moins atteints, on observe :

Poumons. — Les lésions se présentent sous forme de nodosités arrondies, assez dures, de couleur rosée ou grise, parsemées de petits points blanchâtres ou jaunâtres. Ces petites tumeurs sont à peine saillantes et représentent une forme spéciale d'hépatisation lobulaire; d'autres fois, on a l'hépatisation blanche de Virchow, qui s'étend à une partie plus ou moins grande d'un lobe, parfois sur un lobe entier. Cette partie est blanche, décolorée, elle plonge dans l'eau; à son niveau, la plèvre est épaissie, enflammée.

Foie. — Cet organe est augmenté de volume, son tissu est plus dur, plus élastique qu'à l'état normal; si on en coupe un fragment et qu'on le laisse tomber, il rebondit sur le sol (Gubler) ; il présente la couleur et la semi-transparence de la pierre à fusil. De plus, on trouve un semis de petits grains blanchâtres que l'on a comparés à de la farine ou de la semoule et qui sont disséminés dans le parenchyme. L'examen histologique a montré, dit Cornil, que ces petits grains jaunes, analogues à ceux qui existent dans le poumon, sont constitués par une accumulation de cellules embryonnaires dans les espaces qui séparent les lobules hépatiques. Ce n'est guère qu'à un âge plus avancé que l'on rencontre de véritables gommes du foie en tout semblables à celles de l'adulte.

Rate. — Elle est toujours hypertrophiée dans la syphilis héréditaire, dit Parrot, et du cinquième au dixième jour, par exemple, au lieu de 7 grammes qui est son poids habituel, la rate pèse en moyenne 38 grammes. Avec les enfants morts et macérés, c'est souvent la seule lésion appréciable. Le tissu est induré et l'enveloppe présente quelquefois l'exsudat léger que nous avons signalé déjà du côté de la plèvre dans la pneumonie blanche.

Capsules surrénales. — Elles sont altérées dans leur enveloppe et dans leur parenchyme. L'enveloppe est épaissie, enflammée et dans le parenchyme on retrouve le semis de granulations indiquées déjà du côté du foie et du poumon.

Testicule. — La lésion qu'a décrite Hutinel consiste essentiellement dans le même semis de granulations qui, ici, sont disposées dans le tissu conjonctif autour des artérioles qui viennent de l'albuginée et qui traversent les cloisons fibreuses de la glande. Ce sont des amas de cellules embryonnaires rondes et régulières qui forment des espèces de petites gommes. A une période plus avancée, les lésions deviennent graves et plus profondes, elles atteignent tous les éléments du testicule. L'organe, dans ce cas, présente une sclérose diffuse dont le résultat est l'atrophie des tubes séminifères.

Péritonite. — L'hydropisie de la cavité péritonéale, chez le fœtus, reconnaît des causes variées : phlébite de la veine ombilicale, entérite, traumatisme, péritonite de la mère, déchirure du foie, et aussi syphilis.

Les enfants naissent avec le ventre volumineux et le péritoine contient un liquide de nature variable, citrin, puriforme ou sanguinolent au milieu duquel nagent des flocons blanchâtres. Parfois il y a des fausses membranes qui agglutinent en une masse unique les viscères abdominaux. La péritonite syphilitique est rapidement mortelle.

IV. *Système osseux.* — Les lésions des os se caractérisent surtout par une déviation pathologique de l'ossification. A un premier degré, il y a exubérance de calcification du cartilage d'ossification et il existe des ostéophytes péridiaphysaires; à un second degré, il se produit un ramollissement médullaire entre la diaphyse et l'épiphyse, puis une disjonction épiphysaire. Sur les os du crâne, cette modification produit des atrophies et des perforations et, sur les os des membres, elle facilite les fractures.

III. *ACCOUCHEMENT*

L'état général est souvent modifié vers la fin de la grossesse, la syphilis semble déterminer une anémie plus profonde chez les femmes qui sont enceintes; aussi, quand arrive le moment du travail, signale-t-on une agitation nerveuse particulière, il semble, comme le fait remarquer Mewis, que les contractions utérines aient un caractère particulièrement douloureux par le fait de la névropathie, les sensations sont plus intenses, et les malades présentent une agitation spéciale, elles crient réellement plus fort que les autres.

Quelques auteurs ont voulu considérer l'éclampsie comme plus fréquente chez les syphilitiques qui accouchaient. Weller qui, le premier, a signalé cette fréquence admet une relation intime de cause à effet entre la syphilis acquise pendant la grossesse et l'éclampsie, mais il ne spécifie pas le mécanisme qui rapproche ces deux états morbides. Courrent croit que la syphilis n'agit qu'à la façon d'une cause prédisposante grâce à l'action nocive qu'elle exerce sur la nutrition générale et sur le sang en particulier. Pour Lang, c'est l'albuminurie qui est le lien intermédiaire ; comme la syphilis est susceptible de provoquer des lésions rénales, qu'elle détermine assez souvent l'albuminurie pendant la période secondaire, il n'est pas étonnant que l'éclampsie trouve le terrain tout préparé par le fait de la syphilis.

En réalité, l'albuminurie n'est pas plus fréquente chez les enceintes syphilitiques que chez les autres. Sur 34 femmes de cette catégorie, Hirigoyen en trouva 2 atteintes d'albuminurie et Léopold Meyer 2 sur 39, ce qui fait que sur 73 enceintes syphilitiques, 4 seulement étaient atteintes d'albuminurie, soit 5,6 pour 100. Ce chiffre est exactement le même que pour les gestantes prises d'une façon générale, puisque précédemment nous avons indiqué la proportion de 5 à 6 pour 100 comme moyenne sur plusieurs milliers de sujets (voy. p. 376).

Il faut considérer aussi que cette catégorie de malades arrive rarement à terme, de sorte que les phénomènes de pression abdominale, de compression des uretères, sont beaucoup moins accentués que chez les autres gravides. Sur plus de 50 femmes syphilitiques que j'ai vues accoucher, j'en suis encore à attendre un premier cas d'éclampsie.

Nous ne pensons pas davantage que les métrorragies soient plus fréquentes chez les syphilitiques qui accouchent ou qui viennent d'accoucher ; c'est un fait bien connu que les avortements de cette sorte se produisent sans grande effusion de sang. Quand survient l'évacuation de l'utérus, le fœtus a succombé depuis un certain temps, d'autre part nous savons que les lésions signalées du côté du placenta consistent avant tout dans une atrophie des villosités avec oblitération vasculaire, de sorte que les conditions pour la production d'une hémorragie sont rarement réalisées.

Au point de vue local, les lésions syphilitiques du col utérin, des parois vaginales et de la vulve, ont une action plus certaine sur la marche régulière du travail. Le chancre syphilitique du col empêche la dilatation de cet orifice et prolonge la durée du travail.

La rigidité du col a été signalée par Putégnat, Martinetti, Doléris, Fasola, Mesnard, elle est causée par une induration presque ligneuse ; les lèvres de cet orifice ne sont pas seulement indurées, mais notablement épaissies, résistantes ; même le segment inférieur participe jusqu'à un certain point à cet épaississement et à cette induration, quoique à un degré moindre. La lésion consiste en une transformation scléreuse de la région cervicale avec lymphangite chronique.

Très souvent il faut intervenir par des incisions multiples et par le forceps pour supprimer cet obstacle à la marche régulière du travail et pour éviter les déchirures, la rupture du vagin et du segment inférieur. Dans les 14 cas réunis par Mesnard, huit fois on dut débrider l'orifice ; il n'y eut qu'un seul décès (cas de Putégnat) relatif à une femme dont l'accouchement se prolongea pendant onze jours. Rappelons à ce propos que les incisions doivent être dirigées de préférence dans la direction transversale plutôt qu'en avant et en arrière, et dans la pratique, je crois les ciseaux plus commodes que le bistouri boutonné.

D'autres fois, c'est la friabilité qui domine, la résistance du périnée a été amoindrie par l'existence de ces nappes condylomateuses qui déforment la vulve et qui s'accompagnent d'un état subinflammatoire des tissus sous-jacents ; sous l'influence de ces modifications, les tissus supportent mal la pression des parties fœtales qui se trouvent en dégagement, et, au moment, du passage, il se produit des solutions de continuité plus ou moins étendues.

IV. *SUITES DE COUCHES*

Nous avons signalé l'influence fâcheuse de la gravidité sur la durée du chancre, sur l'exubérance et la ténacité des syphilides vulvaires, nous avons même indiqué le rappel possible des accidents secondaires ; quant à l'influence du puerpérium, elle est un peu complexe mais en somme plutôt favorable. Fournier est très affirmatif à cet égard ; d'après lui, l'accouchement n'est pas plus grave que chez les autres femmes, quoi qu'on en ait dit, et l'amélioration des plaques muqueuses rebelles de la vulve s'est plusieurs fois rapidement dessinée après l'expulsion du fœtus. Sur 44 cas d'accouchement, une seule fois il y eut quelques accidents de péritonite qui guérirent néanmoins.

Cette amélioration rapide s'explique facilement par la détente vasculaire qui est la conséquence habituelle de la délivrance ; nous l'avons signalée déjà à propos des varices et nous avons fait remarquer la disparition presque immédiate des gros paquets variqueux qui, pendant la grossesse, s'étaient développés et accrus au niveau des grandes lèvres et même sur toute l'étendue du membre inférieur.

Dans un travail basé sur 167 cas, Mewis admet également l'influence favorable de l'accouchement sur les accidents locaux ; par contre, il signale une tendance spéciale, chez les femmes syphilitiques, aux accidents fébriles spécifiques et aux inflammations péri-utérines pendant cette période.

Sacreste pense de son côté que la température est plus élevée chez les accouchées qu'à l'état normal et il propose de désigner cet état fébrile sous le nom d'hyperthermie syphilitique *post partum*. Il affirme l'avoir rencontrée 18 fois sur 24.

Combes a repris l'étude de cette question et il a vu que, sur un total de 188 observations, 141 s'étaient produites avec une apyrexie complète. Parmi les 47 femmes qui avaient eu de la fièvre, il faut en éliminer 35 dont l'état pouvait s'expliquer par une cause avérée (septicémie, stercorrémie, traumatismes, affections du foie et des reins, tuberculose). Sur 12 restantes, 2 seulement peuvent être mises sur le compte de l'hyperthermie syphilitique.

La fréquence de cette hyperthermie spécifique n'est donc point démontrée, l'état puerpéral ne constitue pas une cause d'appel comme le voudraient Mewis, Sacreste, Fauconnier, etc.

Cependant on ne saurait disconvenir que les accidents septicémiques vulgaires ne soient un peu plus fréquents chez les accouchées syphilitiques que chez les autres ; les lochies sont souvent fétides, il y a de petites exacerbations fébriles au cours du puerpérium. Il semble que ces femmes présentent un terrain plus favorable au développement de la septicémie puerpérale, en dehors bien entendu des déchirures du périnée et de la putréfaction du fœtus.

Les pratiques de l'asepsie sont donc plus nécessaires chez ces parturientes que chez les autres, car il faut admettre que, lorsque l'accouchement est conduit régulièrement, la fièvre est un accident exceptionnel, l'infection vient toujours du dehors. Si l'on a soin d'éviter toute contamination, les suites de couches sont normales et chez les femmes qui ont eu une grossesse tourmentée par l'anémie, les névralgies, l'anorexie et l'éréthisme nerveux on voit ces malaises disparaître rapidement, les forces se relèvent, l'appétit renaît, le sommeil est réparateur ; la transformation est rapide en quelques jours.

TRAITEMENT. — I. *Pendant la grossesse.* — Le traitement de la mère a la plus grande importance pour interrompre la série des fausses couches et lui permettre de procréer un rejeton vigoureux. On peut citer, à cet égard, le cas bien connu de Notta : une femme atteinte de syphilis fait huit fausses couches consécutives ; elle se soumet alors à un traitement hydrargyrique prolongé, devient enceinte de nouveau et accouche à terme d'un enfant sain qui, après cinq années d'observation n'a présenté aucun symptôme spécifique. Tous les accoucheurs et les syphiligraphes ont observé des exemples analogues.

Pour être efficace, le traitement doit pouvoir être entrepris dès le début de la grossesse et continué pendant toute sa durée. Il consistera dans l'administration des médicaments spécifiques, mercure et iodure de potassium.

On utilise le mercure sous forme de frictions ou bien sous forme de pilules au protoiodure, et l'iodure de potassium en solution à la dose de 1 ou 2 grammes par jour.

On peut alterner les deux médicaments ou les réunir dans une même préparation, comme la solution de Ricord :

Iodure de potassium . . . .   200 à 40 grammes
Bi-iodure hydrargyrique. . . . . .   0,15 à 20 centigrammes
Eau . . . .   430 grammes
           Deux à trois cuillerées par jour.

On conseille le sirop de Gibert à la dose d'une cuillerée à soupe par jour, cette dose représente 1 centigramme de biiodure de mercure et 50 centigrammes d'iodure de potassium. Cette préparation est préférable, non pas que son efficacité soit supérieure, mais elle évite de formuler. Il est plus facile de cacher aux jeunes femmes la nature de leur affection, le pavillon couvre la marchandise.

On surveillera avec soin la salivation et l'albuminurie, car il semble que, chez les femmes enceintes, l'intoxication par le mercure soit singulièrement facilitée. J'ai observé, pour ma part, à la Maternité de Lyon, une femme qui avait suivi en ville un traitement mercuriel pour une syphilis évidente. Elle accoucha d'un enfant mort et succomba elle-même dix jours plus tard à l'intoxication déterminée par le traitement. On ne fit chez cette femme aucune injection de sublimé, du reste quand elle arriva à la Maternité, elle présentait déjà de la diarrhée gangréneuse. A l'autopsie, on trouva les lésions caractéristiques du gros intestin et des reins.

Le traitement local a une importance sérieuse, car il permet d'atténuer les poussées de syphilides génitales et d'amoindrir les sécrétions qu'elles provoquent. On fera des lavages avec de la microcidine (4 pour 1000) ou du permanganate de potasse (0,50 pour 1000); mais, comme le remarque Augagneur, le spécifique des lésions génitales hypertrophiques, c'est la médication pulvérulente antiseptique. Il recommande de couvrir incessamment les condylomes de la poudre suivante :

Talc pulvérisé . . . .   20 grammes
Acide borique   10   —

Presque impalpable, très adhérente, antiseptique sans irriter, cette poudre remplit bien le but proposé.

II. *Pendant l'allaitement.* — L'existence de l'hérédo-syphilis soulève un certain nombre de difficultés pour l'enfant, les parents, ou la nourrice qui pourrait lui être donnée. Etudions les différentes éventualités qui peuvent se présenter.

Mère et enfant syphilitiques. — La seule pratique rationnelle est de faire allaiter l'enfant par sa mère.

Si la mère n'a pas de lait ou ne peut absolument pas nourrir pour une raison quelconque, il faudra prendre une nourrice syphilitique, ce qui est assez difficile à trouver, ou recourir à l'allaitement artificiel. L'emploi du lait stérilisé qui est entré aujourd'hui dans la pratique sera d'un grand secours. Nous croyons ce moyen bien préférable à l'allaitement par la femelle d'un animal, au moins dans les grandes villes. L'allaitement direct au pis d'une ânesse ou d'une chèvre, comme Parrot l'a fait avec succès, ne peut guère se pratiquer qu'à la campagne. Quant à l'allaitement artificiel, il n'est à peu près possible qu'avec le lait de vache. Le lait d'ânesse a des qualités nutritives des plus certaines et la facilité d'assimilation dont il jouit résulte surtout de ce que la caséine s'y forme en nuage, comme avec le lait de femme, plutôt qu'en grumeaux compacts ainsi que cela a lieu pour les autres laits. Son désavantage est à la fois sa cherté qui est élevée dans les grandes villes et la facilité d'altération qu'il présente ; en été surtout, l'infection de ce lait se produit en quelques heures, de sorte qu'il faut toujours en venir à la stérilisation.

A ce point de vue, le lait de vache est suffisant ; on lui fera seulement subir un coupage approprié à l'âge et aux facultés digestives de l'enfant.

Jamais le médecin n'est autorisé à confier un enfant syphilitique à une nourrice saine : sa conduite, déjà blâmable au point de vue moral, tombe sous le coup du code pénal. Il a même été déclaré par la cour de Dijon (jugement du 14 mai 1868), que le médecin qui, sciemment, laisse ignorer à une nourrice les dangers auxquels l'expose l'allaitement d'un enfant atteint de syphilis congénitale, *peut être déclaré responsable du préjudice causé par sa* RÉTICENCE.

Lorsque la famille refuse de suivre les conseils du médecin, ce dernier, dit le professeur Fournier, tout en ne dénonçant pas à la nourrice la maladie dont est atteint l'enfant et en ne violant pas le secret professionnel, doit :

« 1° Formuler par écrit le traitement et l'hygiène qu'il conseille ;

« 2° Ajouter au-dessous de cette formule : Impossibilité absolue de continuer l'allaitement par la nourrice, dater, signer, puis en se retirant remettre au père la prescription et lui rappeler en quelques mots la situation. »

C'est la seule manière qui permette au médecin, tout en respectant le secret professionnel de dégager nettement sa responsabilité. Ajoutons que, par excès de précaution, il serait bon que le praticien emportât le double de son ordonnance.

Mère saine. Enfant syphilitique. — On sait que, dans les circonstances de ce genre, la mère peut impunément allaiter son enfant, même dans le cas où ce dernier présente des lésions de la bouche (loi de Colles). Ce fait démontre nettement que la mère qui met au monde un enfant infecté est elle-même toujours atteinte de la maladie ; nous croyons même que c'est elle qui est l'intermédiaire obligé entre la maladie du père et celle de l'enfant.

Il existe quelques faits qui semblent infirmer la loi de Colles. Des enfants ont paru transmettre à leur mère qui les nourrissait la syphilis dont ils étaient atteints en naissant. En supposant qu'ils fussent vrais, les exemples de cette sorte démontreraient tout au plus qu'il n'existe pas d'axiomes en médecine, et que dans notre science, il n'y a pas de place pour l'absolu. En tout cas, leur rareté est telle, quatre tout au plus, qu'on peut considérer la transmission directe du père au fils comme une extrême exception.

Mère syphilitique. Enfant sain. — Lorsqu'un enfant naît en parfaite santé d'une mère atteinte de la syphilis, il n'est pas prudent de le confier à une nourrice. La syphilis, sans être tardive, peut n'éclore qu'au bout d'un mois ou deux, et nous rencontrons alors les dangers et les responsabilités que nous avons indiqués lorsqu'on confie un enfant vérolé à une nourrice saine. En pareille circonstance, la mère est la seule nourrice qui convienne à un enfant de cette catégorie.

Il n'y a guère à craindre que la mère transmette à son enfant la maladie dont elle est atteinte, car nous retrouvons ici la loi de Colles renversée. Le professeur Fournier affirme qu'« un enfant né sain, bien qu'issu de parents syphilitiques, n'a jamais pris la syphilis en tetant sa mère. Quant à moi, dit-il, je déclare n'avoir rien vu de semblable, je déclare ne pas connaître un seul exemple d'une mère ayant engendré un enfant sain, et l'infectant ensuite en lui servant de nourrice. »

Il n'y a pas à craindre, pour le nourrisson, que la syphilis se transmette par le lait. Nous savons que les sécrétions glandulaires ne sont qu'exceptionnellement les vecteurs de la contagion ; le fait n'arrive que dans le cas seul où la glande sécrétante est atteinte par les germes virulents ; or, la syphilis du sein est exceptionnelle, si tant est qu'elle existe.

Un exemple très curieux observé par Tarnier montre que le lait d'une femme syphilitique donné à un enfant qui est sain ne lui communique pas la vérole. Voici ce fait : « Une femme saine accouche d'un enfant bien portant qu'elle allaite avec succès. Peu de temps après, une de ses voisines accouche d'un enfant atteint de syphilis, et comme elle n'a pas de lait, la première femme, mue par un sentiment très honorable de charité, allaite cet enfant malade en même temps que le sien ; mais elle prend soin de donner toujours l'un des seins à son propre enfant, tandis que l'autre sein est exclusivement réservé au nourrisson d'emprunt. Bientôt sur l'aréole du sein teté par le petit malade se montre une ulcération syphilitique suivie de roséole. Cette femme vint à la consultation de la Maternité et fut soumise à un traitement spécifique. Elle guérit rapidement et son enfant ne fut pas contaminé. » Tarnier l'a revue plusieurs fois pendant le traitement et après la guérison.

Enfant suspect. Nourrice saine. — La syphilis des parents peut être ancienne à tel point qu'on la considère comme guérie. Il arrive alors qu'on recourt à une nourrice saine ; mais l'enfant présente bientôt des signes évidents de l'hérédo-syphilis. La suppression de l'allaitement est indiquée d'une façon formelle, comme nous l'avons indiqué déjà, mais souvent le médecin n'est appelé que tardivement, alors que la nourrice présente un chancre du mamelon, quelle conduite doit-on tenir ?

Sans user des petites ruses conseillées par certains auteurs, on doit déclarer à la nourrice la nature du mal dont elle est atteinte, mais on lui fera remarquer en même temps que son état ne peut plus s'aggraver et qu'il est dans son intérêt de continuer à alimenter l'enfant qu'on lui a confié, qu'elle ne saurait prendre un autre nourrisson sans le contaminer et sans s'exposer à des poursuites qui aboutiraient à une condamnation. Il va sans dire que les parents doivent une compensation pécunière à la nourrice pour le tort qu'ils lui ont causé et dont ils sont manifestement responsables.

Nourrice en incubation de la syphilis. Enfant sain. — L'inverse peut se produire. Il arrive quelquefois qu'on donne à un enfant sain une nourrice qui vient d'allaiter un enfant syphilitique et qui se trouve seulement dans la période d'incubation. Au bout de quelque temps, elle voit éclore sur l'un des seins une ulcération qui s'élargit. Quelle conduite à tenir dans les cas de ce genre ?

Fournier, qui a étudié avec soin ce point de pratique délicat par excellence, donne les conseils suivants :

D'abord suspendre l'allaitement, séparer l'enfant de sa nourrice, pour éviter à l'enfant le risque d'une contamination au cas où déjà il ne l'aurait subie.

Puis, suspendre l'allaitement en conservant la nourrice. Et, alors, faire en sorte que cette nourrice conserve son lait. Pour cela, un seul bon moyen : faites teter la nourrice par un nourrisson intérimaire qui sera, de préférence, un jeune chien.

Puis, enfin, si les choses tournent mal pour l'enfant, c'est-à-dire si l'enfant vient à présenter des signes d'infection, alors lui rendre sa nourrice, dont il n'a plus rien à craindre et qui sera pour lui un élément puissant de guérison.

Traitement de l'enfant. — La gravité de l'hérédo-syphilis, sa marche rapide, les lésions viscérales si communes qu'elle provoque, indiquent la nécessité d'un traitement et suffisent pour écarter toute idée d'expectation. Diday est même très disposé à instituer, chez le nouveau-né seulement suspect de syphilis, un traitement spécifique.

Il le fait d'emblée sans attendre l'apparition des symptômes, si le père et la mère ont eu des lésions secondaires pendant ou peu de temps avant la conception.

Le traitement peut être indirect, c'est-à-dire qu'on fait parvenir au nourrisson les médicaments dont il a besoin par l'intermédiaire de la nourrice ou de l'animal qui fournit le lait avec lequel on alimente l'enfant. L'efficacité de cette médication est médiocre et si le danger est pressant, il serait illusoire d'y compter exclusivement.

L'iodure de potassium administré à la nourrice passe assez vite dans le lait, au bout d'une heure environ, et son élimination se fait très lentement, de sorte que l'enfant peut profiter de cette méthode indirecte, ses urines donnent la réaction de l'iode. Mais la transmission du mercure au nourrisson par le lait est excessivement faible, peut-être même irrégulière ; tantôt il existe, tantôt il manque dans les urines du nourrisson, ce qui doit tenir à la quantité de lait absorbé.

Il est plus sûr de recourir à l'administration directe des spécifiques.

On emploie le mercure en frictions quotidiennes sur le thorax avec 1 ou 2 grammes d'onguent napolitain, ou en bains d'après la formule suivante recommandée par Cullerier :

« Tous les deux jours, donner un bain, de demi-heure de durée, dans de l'eau tiède où l'on aura versé :

<pre>
Alcool . . . . 3o grammes
Sublimé 2   —
</pre>

Si le danger est pressant, on recourt à la liqueur de van Swieten, à la dose de XX à XL gouttes par jour, en quatre fois, soit V à X gouttes chaque fois, dans du lait ou de l'eau sucrée. On pourra aussi recourir au traitement mixte et ajouter au mercure l'iodure de potassium à la dose de 20 à 3o centigrammes par jour.

CHAPITRE XIII

MALADIES DYSCRASIQUES

Nous étudierons dans ce chapitre les maladies suivantes : le goitre simple et le goitre exophtalmique, le diabète, la leucémie, l'anémie pernicieuse et l'hémophilie.

§ 1. Goitre simple.

BACH, De l'anatomie pathologique des différentes espèces de goitres, etc. (Mém. Acadèm. de méd., 1855, t. XIX, p. 338). — BROCA, Maladies du corps thyroïde, in Traité de Chirurgie, t. V, p. 579, Paris, 1890. — DE BURINE, Du goitre pendant la grossésse et l'accouchement, thèse, Paris, 1886. — CHARVOT, Etude clinique sur les goitres sporadiques infectieux (Revue de Chirurgie, 1890, p. 701). — W. FREUND, Die Beziehungen der Schildrüse zu den weiblichen Geschlechtsorganen, Inaug. Dissert., Strasbourg, 1882. — GUYON, Hypertrophie subite du corps thyroïde (Archiv. de physiologie, 1870, p. 167), — HUNTER, Bronchocel during Pregnancy (Brit. med. Journ., 25 janvier 1886, p. 153). — JENKS, The relations of Goitre to Pregnancy, etc. (Americ. Journ. of Obstetr., 1881, p. 1). JOFFROY, Goître et Grossesse. (Union médic., 1892. — LARDILEY, Etude sur le goitre enflammé et sur le goitre suppuré, thèse, Paris, 1881. — LAURE, Thyroïdite chez une femme en couches. Mort subite (Mém. de la Soc. des Sciences médicales de Lyon, 1873, p. 22. — Discussion). — MAIGNIEN, Des usages des corps thyroïdes dans l'espèce humaine et chez les mammifères (Comptes Rendus de l'Acad. des Sciences, t. XIV, p. 75, et t. XVI, p. 1200). — NATALIS GUILLOT, De l'hypertrophie de la glande thyroïde des femmes enceintes (Archiv. de Médecine, 1860, t. XVI, p. 513). — OLLIVIER, Etude sur les maladies d'origine puerpérale. Corps thyroïde (Archiv. de Médecine, 1873, p. 9). — PASTRIOT, Etude sur le goitre dépendant de la grossesse et de l'accouchement, thèse, Paris, 1876. — J.-L. PETIT, Traité des maladies chirurgicales, Paris, 1840, t. I, p. 255. — PORCHER, Essai sur le goitre dans ses relations avec les fonctions utérines, thèse, Paris, 1880. — A. REVERDIN, De l'énucléation dans le traitement du goitre (Revue de Chirurg., 1892). — DE SOYRE, Du goitre dépendant de la grossesse et de l'accouchement (Archiv. de tocologie, 1887, p. 49).

On a signalé depuis longtemps les rapports qui existent entre le corps thyroïde et les fonctions sexuelles de la femme, et l'on sait que, d'après une coutume antique, on a cherché à s'assurer de la virginité des nouvelles mariées par la mensuration de leur cou. C'est J.-L. Petit qui a le premier signalé l'hypertrophie du corps thyroïde comme une conséquence possible des efforts de l'accouchement : « Il arrive, fait-il remarquer, assez souvent aux femmes à la suite de leurs couches que, en conséquence des nombreux efforts qu'elles ont faits pour mettre leur enfant au monde, la glande thyroïde se gonfle et forme une tumeur plus ou moins considérable. » Mais la grossesse à elle seule est capable de produire cette lésion et tous les accoucheurs ont rencontré des femmes enceintes qui voient les dimensions de leur cou augmenter à chaque grossesse pour disparaître plus ou moins complètement après la délivrance. Déjà Démocrite considérait cette augmentation comme un signe de fécondation. W. Freund qui a cherché à établir la fréquence du gonflement de la glande thyroïde sous l'influence de la grossesse a vu que, sur 5o femmes, 45 fois le volume du cou avait augmenté par le fait de la gestation. Il faut remarquer cependant que les recherches de Freund ont été pratiquées dans une région qui n'est pas complètement indemne de l'endémie goitreuse.

Fréquence. — Elle a été très diversement appréciée par les auteurs. Simpson la considère comme une chose « occasional and rare », tandis que nous venons de voir la fréquence extrême que lui attribue Freund. Lawson Tait n'a pu observer qu'une vingtaine d'exemples sur plusieurs milliers de femmes en couches. S'il fallait conclure seulement d'après ses observations personnelles, je pourrais jusqu'à un certain point me rapprocher de l'opinion de Freund. Les femmes qui viennent accoucher dans la Maternité que je dirige, à Lyon, sont de provenances diverses, beaucoup d'entre elles sont originaires de la Savoie, du Dauphiné, des vallées italiennes des Alpes, c'est-à-dire de pays à endémie goitreuse; aussi m'arrive-t-il de rencontrer assez souvent des hypertrophies thyroïdiennes, causées par la grossesse. La fréquence pour moi serait environ de 25 à 3o sur 1000 accouchées.

Étiologie. — Cette fréquence, qui varie avec les pays où l'on observe, trouve son explication dans les conditions qui favorisent l'apparition du goitre.

La glande thyroïde est un organe essentiellement vasculaire, elle est liée en outre aux organes génitaux de la femme par une relation de sympathies bien connue quoique obscure, elle augmente chez quelques-unes avec l'établissement de la puberté, devient sensible et turgescente à chaque époque menstruelle (goitre lunaire) et parfois ne prend son accroissement qu'à l'époque de la ménopause, aussi Meckel n'a pas hésité à considérer le corps thyroïde comme la répétition de la matrice au cou. On sait encore, d'après les observations de Heidenreich, Roll, Wörtz, Mühlibach, rappelées par Broca, qu'il existe une congestion thyroïdienne chez les animaux en rut, chien, chat, mouton, chèvre, cerf. Cette influence si grande de l'activité sexuelle est la raison pour laquelle le goitre est beaucoup plus fréquent chez la femme que chez l'homme. Lawson Tait affirme n'avoir jamais observé un homme porteur d'un goitre dans le milieu où il se trouvait, alors que la population féminine lui a offert vingt exemples d'hypertrophie thyroïdienne sur plusieurs milliers de femmes en couches ; il a vu en outre que le goitre ne s'observait que chez les femmes ayant eu des enfants et jamais chez les autres.

Mais le goitre de la grossesse, tel qu'il se présente dans les grandes villes, est un goitre sporadique, il survient comme une affection en quelque sorte exceptionnelle, dans un milieu indemne de toute endémie, et l'on peut se demander pourquoi certaines femmes en sont atteintes, tandis que d'autres ne le présentent jamais malgré des couches nombreuses et répétées.

La tumeur apparaît généralement dès les premiers mois de la gestation, elle augmente graduellement jusqu'au moment de la délivrance pour disparaître assez vite ou rester stationnaire. Les femmes qui en sont atteintes proviennent presque toutes de pays à endémie goitreuse, elles présentent des antécédents héréditaires et bien souvent elles accusent de petits moignons goitreux dont le développement remonte à la puberté. Cette tare originelle est d'une fréquence telle, que la grossesse semble n'agir que d'une façon occasionnelle, en exagérant, en rendant manifeste et apparent un état morbide plus ou moins latent et toujours antérieur à la gestation. Il en serait du corps thyroïde comme de certains néoplasmes de l'utérus ou des annexes, comme des nævi, des tumeurs érectiles qui présentent, par le fait de la gravidité, une vitalité augmentée, une vascularisation plus grande et une hypertrophie certaine.

Nous croyons donc que, chez les gestantes atteintes de goitre, il existe une tare organique, un état morbide du corps thyroïde antérieur à la grossesse et que cette dernière l'a seulement rendu apparent et plus manifeste.

Les congestions mensuelles du corps thyroïde qui coïncident avec l'apparition de l'époque n'ont qu'une influence passagère ; mais à la longue, par la répétition de l'afflux sanguin, il survient une augmentation persistante du volume total de la glande ; le même résultat s'observe pendant la grossesse et fréquemment l'hypertrophie disparaît avec la délivrance, mais il arrive aussi que la longue durée de la congestion détermine un travail hyperplasique qui aboutit à une hypertrophie définitive.

Il en est de même pour le goitre qui est consécutif au travail de l'accouchement, bien qu'ici on doive faire intervenir un facteur spécial qui est l'effort. On connaît le gonflement thyroïdien des emphysémateux, des chanteurs, on sait que le goitre s'exagère pendant l'attaque d'éclampsie. Les recherches de Le Gendre ont montré que la turgescence de la glande, qui est une véritable éponge veineuse, se produit toutes les fois que la veine cave supérieure a de la peine à se vider, et lorsque le sang trouve un obstacle qui le retient dans l'oreillette droite. Les expériences de Lalouette et de Maignien ont mis ce fait en évidence. On connaît les recherches de ce dernier sur des chiens qu'il avait forcés à la course : chez un qui fut tué immédiatement, on trouva les corps thyroïdes très gros et pleins de sang, tandis que chez un autre qui ne fut sacrifié qu'au bout d'un certain temps, lorsque la circulation et la respiration étaient redevenues normales, les corps thyroïdes étaient moins gros d'un bon tiers, moins turgescents et moins consistants. Guyon a même avancé que, si le cours du sang est arrêté dans les carotides pendant un effort violent, cela tient à la pression que subissent les artères par le fait même du gonflement de cette glande.

La congestion du corps thyroïde est ordinairement passagère, elle disparaît assez vite avec la cause qui l'a produite, mais il peut arriver qu'elle devienne permanente et que le travail de l'accouchement soit l'origine d'un goitre définitif. Les conditions qui déterminent cette lésion consistent vraisemblablement dans un ancien état morbide de la glande et parfois aussi dans ces apoplexies interstitielles signalées par J. Cloquet, Béclard et Bach ; ces foyers assez rares, il est vrai, dans une glande saine peuvent être l'origine d'une prolifération qui sera d'autant plus facile que la glande déjà altérée présente une tendance à l'hypertrophie. Peut-être la congestion intense et prolongée provoque-t-elle le même résultat. Mais ici encore il faut invoquer une tare organique, une prédisposition goitreuse, peut-être l'existence de ce que Charvet appelle la *graine goitrigène* dont le dépôt est ancien et remonte à une époque où le sujet habitait un pays où règne l'endémie ; c'est pour les cas de ce genre qu'on peut invoquer le microbisme latent.

En somme, qu'il s'agisse du goitre de la grossesse ou du goitre de l'accouchement, la puerpéralité ne joue que le rôle d'une cause occasionnelle, elle rend évident, elle exagère une altération morbide, dont le germe est déposé depuis longtemps, et qui trouve dans la gestation et les efforts du travail des conditions favorables de développement.

Symptomes. — Formes cliniques. — Le plus ordinairement le goitre de la grossesse se manifeste comme une thyroïdite subaiguë. Le gonflement apparaît dès les premiers mois de la gestation, sa marche est très lente, mais elle s'accompagne d'un peu de sensibilité de la glande ; on n'y rencontre pas de battement et l'augmentation de volume qui n'est jamais considérable n'a aucune influence sur la respiration qui reste presque toujours libre et dégagée, elle ne trouble pas non plus la santé générale. D'après L. Tait, les femmes atteintes de goitre présenteraient une certaine tendance aux hémorragies après l'accouchement et, dans beaucoup de cas, la grossesse serait interrompue. J'avoue n'avoir rien pu observer qui vînt confirmer une pareille opinion.

Après la délivrance, la tumeur diminue graduellement, mais beaucoup plus rapidement qu'elle ne s'est accrue et parfois elle peut disparaître en entier. D'autres fois, la tuméfaction est persistante et la malade conserve un goitre charnu plus ou moins volumineux qui présente des poussées hypertrophiques à chaque grossesse ultérieure.

Dans quelques cas heureusement assez rares, on assiste soit pendant la grossesse, soit après l'accouchement, à des accidents de suffocation qui résultent d'une augmentation rapide de la glande. Les accidents de ce genre ont été signalés par d'Outrepont, Hecker, Horwitz, Natalis Guillot, Tarnier, Laure, Fochier, etc. ; ils surviennent déjà pendant la grossesse. Le cas d'Outrepont est relatif à la femme d'un garde-forestier, mère de cinq enfants, dont le goitre augmentait à chaque grossesse. Au dernier mois de la sixième, il y eut pendant la nuit, un accès brusque d'oppression qui détermina promptement la mort. Chez la malade de Tarnier, les accidents de suffocation devinrent si menaçants, à la fin du huitième mois, qu'on fut obligé de pratiquer l'accouchement prématuré, mais, quelques heures après, la malade mourait dans un accès de suffocation. La trachéotomie ne met pas toujours à l'abri d'une terminaison fatale, comme il arriva à la malade de Bailly.

D'autres fois, il s'agit comme dans les cas de Laure, de Fochier, d'une thyroïdite suppurée consécutive à l'infection septique. La malade de Laure fut prise, le huitième jour de ses couches, au milieu d'un état général grave, d'un gonflement rapide de la thyroïde qui détermina des accès de dyspnée; la glande était douloureuse à la pression, il y avait de l'aphonie, de l'inspiration sifflante et la malade succomba rapidement pendant un accès de suffocation. A l'autopsie, on trouva du pus infiltré dans le parenchyme de l'organe qui présentait, en outre, des dépôts colloïdes, indices d'une lésion déjà ancienne.

ANATOMIE PATHOLOGIQUE. — On peut diviser en différentes catégories les lésions qu'on observe :

1° La *congestion thyroïdienne* est la forme la plus atténuée, elle consiste tout au plus dans une vascularisation plus abondante de la glande, peut-être ne va-t-elle jamais sans une certaine hyperplasie des éléments folliculaires. Mais la disparition rapide qui suit l'accouchement indique que la néoformation n'a jamais été bien accentuée.

2° Le *goitre parenchymateux*, ou goitre *folliculaire*, est une tumeur molle qui s'étend aux deux lobes de la glande le plus souvent, et qui consiste en une simple augmentation de ses éléments normaux.

3º Le *goitre colloïde* résulte de la transformation colloïde des éléments épithéliaux situés à l'intérieur des follicules ; il donne à la coupe l'aspect de loges remplies d'un liquide jaunâtre, faiblement granuleux. On observe ces deux dernières formes lorsque la tumeur thyroïdienne devient persistante et chronique.

Quant aux autres catégories de goitres *fibreux, kystiques, cartilagineux, crétacés, amyloïdes*, ce ne sont que des modifications du goitre folliculaire et leur description ne présente aucun intérêt dans l'étude du goitre de la grossesse.

Les goitres *vasculaires* sont très rarement observés pendant la gestation, bien que dans toute hypertrophie thyroïdienne les vaisseaux soient volumineux, mais dans le cas particulier de la grossesse, leur fréquence est trop minime pour mériter une description. On peut signaler tout au plus les apoplexies de la glande que nous avons signalées déjà et qui résultent de ruptures vasculaires produites pendant les efforts de l'accouchement.

TRAITEMENT. — Lorsque la tumeur est peu développée, qu'elle ne menace en rien la vie de la gestante, l'expectation est la seule conduite à tenir, d'autant mieux que tout traitement médical employé pendant la grossesse reste habituellement sans effet. On remettra donc le traitement curatif après la délivrance, dans le cas où cette dernière ne déterminerait pas la disparition de la tumeur.

Il faudra défendre l'allaitement, parce qu'à lui seul il peut développer le goitre, comme Lorain l'avait remarqué.

Dans les cas urgents, lorsque la suffocation imminente menace la vie de la malade, on a pensé pendant quelque temps pouvoir y remédier au moyen de l'accouchement prématuré ou de la trachéotomie. Chez deux malades de Freund, la libération hâtive de l'utérus a pu conjurer les accidents et sauver la mère ; mais il faut remarquer que la provocation de l'accouchement exige toujours un espace de temps assez long pendant lequel la mort peut survenir ; en outre, elle s'est montrée souvent insuffisante, elle n'a pu empêcher la persistance des accès de suffocation et la terminaison fatale.

Il en est de même de la trachéotomie qui, faite d'urgence dans les cas de goitre suffocant, est une opération toujours grave et laborieuse. La déviation de la trachée, sa situation profonde derrière un organe hypertrophié et vascularisé expliquent les difficultés et les dangers qui en sont inséparables. Les résultats qu'elle donne sont souvent peu encourageants, en ce sens qu'elle ne remédie pas toujours à la suffocation ; lorsque le goitre est plongeant et descend assez bas au-devant de la trachée, l'incision faite au cou reste trop élevée, parce qu'elle siège au-dessus du point comprimé ; l'ouverture de la trachée à ce niveau ne peut empêcher l'asphyxie de persister et d'amener la mort.

En face d'accidents aussi redoutables, on doit se demander s'il n'est pas préférable de recourir à une opération plus radicale. On peut songer à l'ablation de la tumeur goitreuse, non pas à l'extirpation totale, en raison de la cachexie strumiprive qui en est la conséquence, mais à l'énucléation qui reste la méthode de choix, en acceptant, comme procédé d'exception, l'extirpation partielle, si l'énucléation paraît impossible.

Sans doute, les succès de Socin, de Reverdin, d'A. Poncet, de Tillaux, etc., survenus dans des cas où la tumeur goitreuse menaçait la vie de la patiente sont très encourageants, mais ils sont relatifs à des malades placées en dehors de la puerpéralité, et puis, une pareille opération n'est abordable que par des opérateurs d'élite. Pour en arriver à une intervention de ce genre, il faut que les indications soient formelles et le chirurgien devra se soucier, selon la remarque de Reverdin, de la gravité d'une opération qui laisse de temps à autre un cadavre entre les mains des plus habiles ; le danger est surtout grand pendant la grossesse, en raison de la vascularisation exceptionnelle de la glande.

Une méthode qui paraît bien supérieure à l'ablation, c'est l'exothyropexie ou opération de Jaboulay ; elle consiste à aller chercher le goitre au-devant de la trachée, à le soulever au-dessus du sternum et à l'y maintenir. On évite de cette façon tous les dangers inséparables de la thyroïdectomie et on obtient un résultat tout aussi favorable, en ce sens que la compression de la trachée est supprimée. La tumeur goitreuse mise à nu est laissée dans la plaie où elle se désagrège peu à peu. En tout cas, si une opération plus radicale devient nécessaire, on peut attendre facilement la terminaison de la grossesse et intervenir à une période où les dangers opératoires sont moins menaçants.

A côté des deux catégories de faits que nous venons d'énumérer, ceux qui sont bénins et n'exigent aucun traitement, et ceux qui sont graves et nécessitent une intervention immédiate, il en est une troisième qui comprend ces cas forts embarrassants pour le praticien, dans lesquels on est en présence d'accidents sérieux, comme un accroissement rapide de la tumeur faisant pressentir des complications prochaines et qui ne se présentent cependant pas avec un caractère d'acuité telle qu'une opération radicale soit nécessaire.

On devra, dans les cas intermédiaires, recourir tout d'abord au traitement médical. L'usage quotidien de l'eau de Challes, de l'iodure de potassium ou mieux de l'iodoforme (Reverdin), donne de bons résultats. On prescrit :

Iodoforme. . . . . 2 grammes
Extrait d'absinthe . . . . *q. s.*
   Pour 30 pilules, 3 par jour.

On pourra également employer les injections interstitielles parenchymateuses de teinture d'iode que nous décrirons d'après les indications et les travaux de Duguet, de Terrillon, de Soyre, qui en ont fait une étude spéciale.

D'une façon générale, on peut dire que le parenchyme du goitre supporte assez bien l'action plus ou moins irritante des médicaments qu'on y injecte ; mais on aura soin de ne pas pousser le liquide dans un vaisseau et de ne pas dépasser les limites de la glande en arrière parce qu'on ferait l'injection dans le tissu conjonctif péritrachéal.

Comme liquide d'injection, on choisit soit la teinture d'iode du Codex qui s'est montrée inoffensive, soit la solution iodo-iodurée de Richter :

Eau distillée . . . . 40 grammes
Teinture d'iode . . . . 20 —
Iodure de potassium . . . . 1 —

Après avoir soigneusement désinfecté la peau de la région, les doigts de l'opérateur et la canule qui servira à l'opération, on recommande à la malade de faire un effort persistant afin de rendre apparentes les veines de la région, ce qui permettra de les éviter. On enfonce la canule perpendiculairement à la peau, mais suffisamment pour dépasser le tissu graisseux toujours abondant et pour pénétrer directement dans le parenchyme de la glande ; on le reconnaîtra à la sensation d'immobilité de l'instrument. Avant de pousser l'injection, on vérifiera avec soin qu'il ne s'écoule pas de sang par l'extrémité externe de la canule.

Après l'injection, on place sur l'orifice un peu de collodion iodoformé.

La quantité à injecter est ordinairement la seringue pleine et on renouvellera l'opération tous les deux, trois, quatre, huit ou quinze jours ; de Soyre affirme qu'il vaut mieux opérer une fois par semaine.

Au moment de l'injection, la malade ressent au niveau de l'oreille une douleur très vive qui disparaît généralement en quelques minutes, mais qui peut durer jusqu'à deux ou trois jours. Parfois il y a de l'aphonie, un goût désagréable dans la bouche, mais il n'y a ni réaction locale ni réaction générale. Quand on se conforme aux pratiques de l'asepsie, on n'a pas à craindre de complications inflammatoires.

L'inconvénient capital des injections de ce genre, c'est la longue durée qu'elles exigent, ainsi chez deux malades de Duguet, le traitement a dû être continué pendant quarante-huit jours chez l'une et cinquante-six jours chez l'autre ; elles ne peuvent donc convenir dans les cas tant soit peu urgents. D'autre part, il faut avouer qu'elles ont provoqué parfois des accidents graves et même mortels, bien que les complications dussent être mises le plus souvent sur le compte de l'opérateur et de sa maladresse, plutôt qu'au passif de la méthode. Dans une condition cependant l'opération peut à elle seule déterminer une mort immédiate : c'est lorsqu'on provoque un réflexe inhibitoire sur le cœur, comme il arrive parfois lorsqu'on enfonce le trocart entre deux côtes au moment de la thoracentèse. C'est un accident excessivement rare, mais très réel, il n'a cependant jamais empêché aucun médecin de ponctionner la plèvre quand l'indication de l'opération était nettement établie, elle ne doit pas empêcher davantage de pratiquer une injection iodée dans le corps thyroïde, quand l'accroissement rapide de la tumeur, la difficulté de la respiration font prévoir des complications redoutables dans un avenir prochain. Néanmoins nous pensons que, dans les cas de ce genre, il est bien préférable de recourir à l'exothyropexie qui est une opération plus efficace, moins redoutable et dont les résultats sont immédiats.

§ 2. **Goitre exophtalmique.**

BENICKE, Complication der Schwangerschaft und Geburt mit Morbus Basedowii (Zeitsch. f. Geb. u. Gyn., 1877, Bd. I, p. 40). — CHARCOT, Mémoire lu à la Société de Biologie, mai 1856, et Leçons du mardi, 1887-88, p. 185-86. — FREUND (H.-W), Die Beziehungen der Schildrüse zu den weiblich. Geschlechtsorganen, Inaug. Dissert., Strasbourg, 1882. — HÆBERLIN, Schwangerschaft mit Morbus Basedowii (Centralbl. f. Gyn., 1890, p. 457). — KLEINWACHTER, Wie ist der Genitalbefund bei Morbus Basedowii ? (Zeitsch. f. Geb. u. Gyn., 1889, Bd. XVI, p. 144). — LÖHLEIN, Excessive Herzpalpitationen einer Wöchnerin (Zeitsch. f. Geburtsh. und Gyn., 1879, Bd. IV, p. 260). — MATHIEU, Un cas de goitre exophtalmique consécutif à l'ablation des ovaires (Gaz. des Hôpit., 19 juin 1890). — REY, De la cachexie exophtalmique dans ses rapports avec les lésions utérines, thèse, Paris, 1877. — SÆNGER, HENNING, Discussion à la Soc. obstétric. de Leipzig, séance du 20 mai 1889. — SCHWARZE, Bericht pro 1890-91 (Charité-Annalen, 1892, p. 530). — SOUZA-LEITE, Maladie de Basedow. Guérison par une grossesse intercurrente (Progrès médic., 1888, t. II, p. 156). — TARNIER et BUDIN, Pathologie de la grossesse, p. 9, Paris, 1886. — TROUSSEAU, Du Goitre exophtalmique (Clinique médicale de l'Hôtel-Dieu, 1894, t. II, p. 564).

Si le goitre simple est assez fréquent pendant la grossesse, dans certaines régions tout au moins, le goitre exophtalmique est une rareté clinique chez la femme enceinte. La fréquence des troubles menstruels chez ces malades, de même que l'atrophie qui a été signalée à différentes reprises du côté des organes génitaux expliquent assez leur impossibilité de concevoir.

Cependant les lésions de ce genre ne sont pas toujours aussi marquées, puisqu'il existe un certain nombre d'observations qui montrent l'existence de la maladie de Basedow au cours de la gestation. Ces observations, au nombre de dix-sept, sont :

AUTEURS FRANÇAIS			AUTEURS ALLEMANDS		
Charcot.	3	cas	Benicke.	1	cas
Trousseau	3	—	Freund	1	—
Tarnier.	2	—	Henning	1	—
Souza-Leite	1	—	Sänger	1	—
Rey.	1	—	Hâberlin	1	—
Vinay	1	—	Schwarze	1	—

Le caractère essentiellement nerveux de cette maladie explique la divergence des opinions sur l'influence qu'exerce la grossesse sur son développement et sur sa marche.

Les auteurs français comme Charcot, Trousseau, Tarnier, Souza-Leite, Rey, ont observé une amélioration des différents symptômes de la maladie de Basedow au cours de la gestation. Une particularité assez curieuse est que la première observation française de goitre exophtalmique, publiée par Charcot, est précisément un fait démontrant l'influence favorable de la grossesse. Chez cette malade et chez deux autres analogues, Charcot put constater, à mesure que la grossesse avançait, que la tachycardie diminuait d'une façon sensible, le goitre paraissait moins gros, il ne restait que la saillie des yeux qui n'a jamais disparu totalement. Dans un cas cependant, l'amélioration survenue une première fois ne reparut plus dans les grossesses ultérieures.

Tarnier a vu deux faits semblables, bien que, dans l'un d'eux, il y ait eu un œdème considérable avec albuminurie. Souza-Leite a pu constater chez une jeune fille, enceinte pour la première fois, la disparition presque complète de la triade symptomatique ainsi que d'une paralysie complète du membre inférieur; il s'agissait d'une femme nettement hystérique.

A côté de ces cas favorables, il en est d'autres plus nombreux encore qui indiquent une aggravation de tous les symptômes lorsqu'une femme atteinte de la maladie de Basedow devient enceinte.

Le travail de l'accouchement peut être par lui-même une cause de provocation pour cette maladie. Rey en a donné un exemple dans sa thèse inaugurale; j'en ai observé un autre chez une femme qui venait d'accoucher pour la dixième fois.

L'influence de la grossesse est plus certaine encore et déjà Trous-

seau avait dû reconnaître le fait chez une malade qu'il vit en mai
1866 ; il fait les remarques suivantes : « Chez cette dame qui était
atteinte d'une maladie de Graves extrêmement bien caractérisée, il
y avait cela de remarquable que les accidents avaient commencé le
premier mois de la grossesse et avaient été croissant durant la
gestation. Après l'accouchement seulement, l'amélioration a commencé sous l'influence du fer et de la digitale. »

Ce sont les médecins allemands qui ont surtout insisté sur
l'action néfaste de la gravidité. Benicke a vu l'état d'une primipare
s'aggraver notablement dès le premier mois ; au huitième mois, la
circonférence du cou était de 44 centimètres, elle progressa graduellement et avait atteint 46,5 centimètres au moment de la parturition.
Le pouls s'éleva à 125, 135 pulsations, mais la température resta
normale. L'accouchement se fit sans accident.

La malade de Freund dont le goitre avait apparu pendant la
première grossesse et disparu cinq semaines après l'accouchement,
ne présenta rien de particulier, lors de sa seconde grossesse, mais
au cours de la troisième, vers le septième mois, il survint des palpitations de cœur, de la faiblesse et du gonflement de la thyroïde, la
respiration devint difficile et l'exophtalmie notable. Pendant le
travail, les phénomènes s'accentuèrent encore et la circonférence du
cou atteignit 43 centimètres. Ici encore l'accouchement fut rapide
et normal et, le troisième jour des couches, il y eut une sédation
marquée de tous les symptômes ; l'exophtalmie avait disparu, le
goitre était diminué, il ne persistait qu'un peu d'accélération des
battements du cœur.

Henning a constaté également une exagération de tous les
symptômes, sous l'influence de la grossesse et une amélioration à la
suite de la délivrance. Sänger a vu pareil phénomène chez une
malade qui avorta à la septième semaine et qui ressentit à la
suite une amélioration de son état.

Dans le cas rapporté par Häberlin, il s'agissait d'une femme qui
avait présenté des symptômes de goitre exophtalmique lorsque survint une grossesse qui les aggrava considérablement. Vers le
huitième mois, il se produisit une hémorragie utérine à la suite de
laquelle naquit un enfant mort ; il y avait un décollement du placenta normalement inséré. Après l'accouchement, il se manifesta
une diminution de tous les symptômes. La malade de Schwarze eut
des accès de tachycardie et sa grossesse fut interrompue au huitième
mois. Les couches furent normales.

J'ai observé un fait analogue chez une multipare qui présentait,
depuis deux ans environ, la triade symptomatique de Basedow ;
la grossesse fut particulièrement pénible, tous les symptômes
s'aggravèrent sous son influence, il se produisit de l'albuminurie et

de l'œdème des membres inférieurs. Quand cette femme vint accoucher à la Maternité, son état déjà grave empira, au cours du travail, à tel point qu'elle sembla devoir succomber avec sa terminaison. Même après la délivrance, elle resta en proie, pendant une heure environ, à une dyspnée si intense qu'elle n'aurait pu en triompher sans les soins empressés dont elle fut l'objet. Par la suite, il y eut une amélioration légère, mais cette femme nous quitta en mauvais état, elle succomba peu après.

Il semble donc que la grossesse agit plutôt dans le sens d'une aggravation, et les faits malheureux aussi nombreux que les observations favorables indiquent que la maladie de Basedow ne subit guère d'amélioration par le fait de la gravidité. Sans doute, les résultats signalés à différentes reprises par Charcot conservent toute leur valeur et permettent d'admettre que, *dans quelques cas*, une amélioration peut survenir ; mais cette amélioration est loin d'être constante ; c'est le phénomène inverse qui semble plutôt être la conséquence ordinaire de la grossesse.

Il ne faut pas trop s'étonner de cette discordance, puisque nous l'avons signalée dans d'autres névroses, dans l'hystérie et l'épilepsie notamment, et que, d'après Leflaive « le goitre exophtalmique doit prendre rang à côté de l'épilepsie, ou mieux encore de l'hystérie, dont elle est *proche parente* », comme le montrent leur association et leur succession sur un même individu (Ballet) ou dans une même famille (Déjerine).

D'un autre côté, l'aggravation s'explique d'autant mieux que la grossesse a une influence sur l'hypertrophie de la thyroïde que personne ne conteste, et que cette hypertrophie semble jouer un rôle pathogénique important dans la production du goitre exophtalmique.

Il existe une théorie thyroïdienne de cette maladie, théorie soutenue par J. Renaut, Joffroy, Möbius, Marie, et d'après laquelle la glande thyroïdienne, sous l'influence d'une suractivité pathologique, provoquerait une sorte d'intoxication par certains produits qu'elle élabore. Cette affection serait ainsi à rapprocher du myxœdème qui est une intoxication résultant de la suppression de cette glande ; du reste, la thyroïdectomie partielle a fait ses preuves comme moyen de guérison pour la maladie de Basedow. On peut rappeler en outre les recherches de Möbius et de Marie qui ont trouvé une réviviscence du thymus chez les individus atteints de cette affection.

Sans doute, il serait excessif d'accorder indistinctement une influence pathogénique sur les palpitations et l'exophtalmie à tous les goitres de la grossesse ; mais chez les femmes prédisposées par leur système nerveux, chez celles qui sont de lignée hystérique ou épileptique, le gonflement de la thyroïde qui suit parfois la fécondation joue un rôle capital ; le goitre exophtalmique, c'est le goitre des névropathes, aussi comprend-on l'aggravation qui résulte, pour elles, d'une grosessse intercurrente. Nous concluons que, chez ces malades, cette dernière éventualité est une circonstance fâcheuse, non seulement à cause de l'exagération des symptômes propres, mais aussi en raison des complications qu'on a signalées : vomissements abondants, hémorragies utérines, décollement prématuré du placenta, œdème, albuminurie, etc.

On peut rapprocher des palpitations qui forment un des symptômes du goitre exophtalmique celles qui surviennent à l'état isolé, chez les parturientes, à la façon de l'accès de la tachycardie essentielle, sous l'influence des douleurs de l'accouchement. Lorsque le travail est prolongé, qu'il nécessite une intervention, on voit parfois une accélération insolite des battements du cœur, en l'absence de toute lésion organique de ce viscère.

Löhlein a décrit quelque chose d'analogue chez une de ses malades qui, le lendemain de son accouchement, avec une température de 38°,2 centigrades, sans modification de l'état général, présenta de la tachycardie sous forme de paroxysme, la pointe battait sur là ligne mamelonnaire et la matité n'était pas augmentée ; les claquements restaient normaux, mais énergiques, et leur accélération s'éleva jusqu'à 240 par minutes. Ce n'était pas la première fois que cette patiente subissait ces mouvements désordonnés du cœur ; à différentes reprises elle avait eu des accès analogues, elle était anémique et avait souffert antérieurement de saturnisme. L'accès dura quatre-vingt-quatre heures environ, puis tout rentra graduellement dans l'ordre ; cette femme ne nourrissait pas.

Le TRAITEMENT n'est point modifié par la présence de la grossesse ; on utilisera les médicaments qui ont fait leurs preuves pour calmer l'excitation du cœur et les battements artériels ; on s'adressera surtout à la digitale et au *Veratrum viride* (XII à XV gouttes de teinture par vingt-quatre heures). L'hydrothérapie a l'avantage d'être à la fois un reconstituant de premier ordre et un sédatif de la circulation générale, elle ramène le sommeil ; mais elle doit être maniée avec prudence, en raison de la présence de l'utérus gravide.

Le traitement électrique mérite une attention spéciale parce qu'il est d'une innocuité complète et d'une efficacité véritable. Il consiste, comme le recommande Vigouroux, à électriser successivement, par le courant faradique, les deux carotides, les deux régions péri-orbitaires, la tumeur thyroïdienne, la région précordiale. Ses effets se traduisent souvent immédiatement par une sensation d'allègement, une diminution de l'exophtalmie, une vascularisation moins prononcée de la face. Le courant d'induction est à préférer, d'après Vigouroux, au courant galvanique et à l'électricité statique. Le courant continu n'agit qu'avec une rapidité beaucoup moins grande.

Lorsque l'état des malades s'aggrave par l'excès des palpitations, les crises d'étouffement, l'œdème, l'albuminurie, il est légitime de tenter l'interruption de la grossesse, d'autant mieux que ces différents symptômes ne surviennent guère que pendant le dernier mois, alors que l'enfant est viable.

§ 3. **Diabète.**

Ch. Bouchard, Maladies par ralentissement de la nutrition, Paris, 1882, p. 201. — Born, Ein Fall von Koma diabeticum bei einer Schwangeren (Corresp. f. Schweiz. Aerzte, 1892, n° 11). — Dodd, The Polyuria of Pregnancy (Brit. medic. Journ., 1891, 28 février, n° 460). — M. Duncan, On puerperal Diabetes (London obst. Transactions, 1882, vol. XXIII, p. 256). — Fry, Diabetes mellitus gravidarum (Transactions of the Americ. gynec. Society, 1891, p. 350). — Gaudard, Essai sur le diabète dans l'état puerpéral, thèse, Paris, 1889. — Hofmeier, Ueber den Einfluss des Diabetes mellitus auf, etc. (Berlin. klin. Wochensch., 1883, p. 641). — Lécorché, Diabète dans ses rapports avec la vie utérine, la menstruation et la grossesse (Ann. de gyn., 1885, t. XXIV, p. 257). — Lœb, Ueber den Zusammenhang von Diabetes mellitus mit Erkrankungen, etc. (Berlin. klin. Wochensch., 1881, p. 601).

Le premier, en 1881, Loeb attira l'attention sur les relations qui semblent exister entre le diabète sucré et les maladies des organes génitaux de la femme, y compris la grossesse ; cet auteur ne put signaler qu'un seul fait où la gestation eût été compliquée par le diabète.

C'est surtout l'importante communication de Duncan à la *Société obstétricale de Londres*, en 1882, qui fit connaître le diabète puerpéral. Mathieu Duncan rapporte sous ce nom trois observations personnelles auxquelles il en ajoute d'autres analogues empruntées à la pratique de Newman, de John Williams, de Husband, de Seegen, etc. Ce travail comprend l'histoire de 22 grossesses survenues chez 15 femmes diabétiques. Duncan établit une différence marquée entre la glycosurie légère de la grossesse ou de la lactation et le diabète réel caractérisé par la polyurie, la polydypsie, la consomption et la glycosurie abondante. Il insiste sur la gravité de cette maladie pour la mère et l'enfant et montre que cette affection peut survenir soit avant, soit pendant, soit après la gravidité ; il indique même ces formes intermittentes dans lesquelles la glycosurie cesse quelque temps pour réapparaître de nouveau avec les grossesses postérieures.

Lécorché, qui publie 7 nouveaux cas, insiste sur la gravité du pronostic pour le produit de la conception. La grossesse exagère les symptômes du diabète, elle agit comme cause déprimante et peut amener la mort de la femme au bout d'un temps plus ou moins long après l'accouchement.

Dans sa thèse inaugurale (1889), Gaudard ajoute 6 observations nouvelles aux 26 qui ont été publiées avant lui. Son travail très sérieux comprend une étude complète des rapports réciproques qui peuvent exister entre la gestation et le diabète. Depuis la publication de Gaudard, nous ne connaissons que le cas de Born et la monographie de Fry. Nous avons ainsi 34 observations qui permettent d'étudier cette intéressante question sous ses différents aspects.

I. DIABÈTE ANTÉRIEUR A LA GROSSESSE

Pendant longtemps, on a cru les femmes glycosuriques incapables de concevoir, c'était l'opinion de Bouchardat lorsqu'il s'exprimait ainsi : « Je connais infiniment peu d'exemples de glycosuriques qui soient devenues mères et je dois dire que je n'en connais pas qui aient conçu pendant que leurs urines renfermaient une proportion notable de sucre. » Les faits cités par Mathieu Duncan, par Lécorché, démontrent au contraire que le diabète même confirmé n'est pas un obstacle absolu à la fécondation.

Il est certain cependant que beaucoup de ces malades sont inaptes à concevoir. Sur 52 femmes diabétiques, Griesinger n'en a vu que 2 qui devinrent enceintes. Dans une lettre à Duncan, Frerichs avance que : « Le diabète ne s'observe que rarement chez la femme pendant la grossesse. Sur mes 386 observations personnelles, on comptait 282 hommes et 104 femmes, et parmi ces dernières une seule fut atteinte de diabète au huitième mois de la grossesse. » L'altération du sang, les modifications des tissus et plus particulièrement du tissu utérin (métrite, granulations, dysménorrhée) expliquent suffisamment cette stérilité relative.

Mais lorsque les lésions utérines sont peu prononcées et que la maladie n'est qu'au début, les conditions changent naturellement. Il semble que la persistance et là régularité de la menstruation permettent de supposer que la fécondation est encore possible.

L'intégrité des organes génitaux internes doit donc être considérée comme le facteur indispensable beaucoup plus que la présence du sucre dans les tissus. On sait que les recherches de Kühne ont démontré la présence du sucre dans tous les organes des diabétiques et dans un certain nombre de sécrétions, mais cette condition ne modifie en rien la vitalité des spermatozoïdes qui n'est nullement troublée par la présence du liquide ainsi modifié. Une malade de Gaudard qui avait 106 grammes de sucre par litre put mettre au monde 3 enfants, tandis que 2 autres malades qui n'en présentaient que 3o grammes n'eurent qu'une seule grossesse depuis le début du diabète.

Il est cependant démontré qu'avec une glycosurie abondante, la fécondation est rare, non point à cause de la grande quantité de sucre, mais parce que cette grande quantité est l'indice d'un organisme débilité et qu'elle s'accompagne à peu près constamment de lésions utérines.

II. DIABÈTE POSTÉRIEUR A LA CONCEPTION

Il est à peine besoin de faire remarquer que nous éliminons la glycosurie simple qui peut être considérée comme un symptôme relativement fréquent, sinon de la grossesse, au moins des suites de couches, et surtout de la lactation. Nous n'avons ici en vue que le diabète vrai, caractérisé par ses symptômes ordinaires ; polydypsie, polyurie, amaigrissement, glycosurie véritable et abondante, etc. ; il s'agit bien de la glycose et non de la lactose comme Hofmeier l'a constaté pour la glycosurie passagère des nourrices.

Ainsi compris, le diabète peut survenir au cours de la grossesse, et, dans les 34 faits que nous avons réunis, il s'est manifesté 21 fois après la conception. Le début est variable, mais en règle générale, il ne se produit jamais au commencement de la grossesse, pendant la période nerveuse, 4 fois seulement les indices précurseurs éclatent avant la fin du quatrième mois et 12 fois après le commencement du cinquième. Il arrive aussi que le diabète est consécutif à l'accouchement. On peut se demander s'il est commandé par l'état de gravidité ou s'il ne se produit qu'à titre de complication accidentelle. A cet égard, les avis sont partagés. Si l'on veut bien considérer qu'il n'y a pas d'immunité pour la femme enceinte, on comprendra que les causes provoquant le diabète en dehors de la gestation peuvent agir tout aussi efficacement dans ce dernier état. Par conséquent, les chagrins, les fatigues, les traumatismes agiront alors avec la même efficacité. Il me semble qu'on peut considérer le diabète comme une simple complication de la grossesse ; les cas qu'on a publiés sont trop peu nombreux pour qu'on admette une relation de cause à effet entre la gravidité et la maladie en question ; à cet égard, il n'y a pas de comparaison possible entre l'albuminurie et le diabète sucré.

III. INFLUENCE DU DIABÈTE SUR L'ÉTAT PUERPÉRAL

a) *Grossesse.* — Elle est interrompue dans plus du tiers des cas. Chez les 15 femmes signalées par Duncan, il y eut 22 grossesses et

14 seulement se terminèrent à terme. Lécorché n'a vu qu'une seule interruption sur 7 cas. Dans deux cas observés par Tarnier, l'une des femmes, faiblement diabétique, accoucha à terme d'un enfant bien portant et ne présenta aucun accident; l'autre, qui rendait 5o grammes de sucre par litre d'urine, accoucha au sixième mois de la grossesse et mourut quarante-huit heures après.

En résumé, chez 34 femmes avec 63 accouchements, il y eut 22 fois avortement ou acccouchement prématuré d'un enfant mort. L'influence du diabète sur la grossesse est des plus fâcheuses, la proportion des interruptions s'élève à 36 ou 37 pour 100. Quelques auteurs, comme Seegen, vont plus loin encore et considèrent que l'accouchement avant terme est presque la règle chez les diabétiques; pour eux, les cas dans lesquels la gestation s'est passée sans aucune complication sont des raretés.

Par quel mécanisme se produit avant terme l'expulsion du produit de la conception? Peut-être le fœtus participe-t-il à la maladie maternelle, mais je ne sache pas que des analyses de sang fœtal aient été faites à ce point de vue et dans le but de démontrer qu'il peut lui-même être atteint de glycémie. Il est vrai qu'assez souvent, l'enfant est expulsé mort et macéré. En tout cas, les lésions de la muqueuse utérine, si fréquentes chez la mère, expliquent suffisamment cette interruption de la grossesse.

b) *Travail.* — Nous n'avons que peu de renseignements à donner sur la marche du travail, sauf que les contractions utérines semblent moins énergiques. Dans 2 cas rapportés par Gaudard, le liquide amniotique était très abondant et renfermait une petite quantité de sucre.

c) *Enfant.* — Sur les 63 grossesses survenues chez nos 34 femmes, 3o fois le produit de la conception a succombé, c'est une proportion de 48 pour 100.

Dans deux observations de Lécorché et dans une de Duncan, il y eut de l'hydrocéphalie, ce qui est une fréquence relative.

Comme nous l'avons indiqué plus haut, on n'a jamais pu constater la glycosurie chez l'enfant et la seule observation où l'on ait signalé chez lui les symptômes du diabète ne présente pas toute l'authenticité désirable.

d) *Suites de couches. Allaitement.* — Nous n'avons que peu de choses à dire sur la marche du puerpérium chez ces malades. Les accidents ou complications qui surviennent à cette période seront indiqués un peu plus loin.

Nous nous bornerons à faire remarquer que les diabétiques ne doivent nourrir dans aucun cas; du reste, quand elles veulent le faire, elles s'aperçoivent vite qu'il faut interrompre l'allaitement; celui-ci a des inconvénients à la fois pour la mère et pour l'enfant, pour la mère surtout dont il augmente l'anémie et l'épuisement. Du reste, la sécrétion lactée est peu abondante et ne dure qu'un temps limité.

IV. INFLUENCE DE LA GROSSESSE SUR LE DIABÈTE

Quelle que soit l'époque où le diabète se manifeste, toujours la marche de la maladie est aggravée par le fait de la gestation.

Une observation de John Williams indique bien cette influence : l'urine de sa malade ne présentait, dans les premiers jours de la gros-. sesse, qu'un léger précipité avec la liqueur de Fehling. Au cinquième mois, une analyse attentive démontre 39 grammes de sucre avec densité de 1041 : au sixième mois, 50 grammes, et au septième mois la quantité s'élevait à 64 grammes, avec densité de 1041.

Sous l'influence de la grossesse, non seulement la glycosurie augmente, mais les symptômes s'aggravent, l'amaigrissement est rapide ; la cachexie s'exagère et les complications deviennent plus faciles et plus fréquentes. Cette aggravation n'est sans doute pas constante, mais le diabète ne rétrocède jamais tant que dure la gestation.

La mort est survenue 19 fois sur les 34 cas rassemblés, soit 55 fois sur 100 environ :

> 5 fois le genre de mort n'est pas indiqué.
> 4 — phtisie pulmonaire.
> 10 — coma dans la période cachectique.

Dans un cas de Born, la femme succomba au septième mois, sans être accouchée, et à l'autopsie on trouva un fœtus de 35 centimètres de longueur, mort et macéré.

L'accouchement est loin d'être toujours une solution favorable, c'est un traumatisme et, comme tel, il donne un coup de fouet à la marche du diabète.

Dans les cas bénins, ceux qui se caractérisent par une atteinte minime de l'état général et une glycosurie modérée, la guérison survient parfois en quelques jours, le sucre disparaît des urines ou bien la quantité qui persiste peut être considérée comme un symptôme physiologique. On fera cependant bien de surveiller les malades qui paraissent guéries, dans la crainte d'un retour offensif de leur affection, surtout à l'occasion d'une grossesse ultérieure.

Il existe, en effet, des formes récidivantes du diabète puerpéral, Bouchard a signalé le cas suivant : chez une femme qui était devenue diabétique au cours d'une première grossesse et qui, restant glycosurique pendant l'allaitement, fut guérie par la suppression de la lactation, une seconde grossesse ramena le diabète. Au quatrième mois de l'allaitement, cette femme perdait chaque jour dans trois litres et demi d'urine une quantité de sucre qui s'élevait à 229 grammes. Ce sucre consistait bien en glycose, il n'y avait pas trace de lactose.

Dans d'autres cas, au contraire, la délivrance est suivie d'abattement et de collapsus, surtout lorsque l'enfant est mort-né. Le pouls est faible, il varie de 120 à 150. La face et les extrémités sont refroidies. La température est normale ou même il y a de l'hypothermie, elle remonte seulement à l'approche de la terminaison fatale. La respiration, qui était devenue plus calme après l'accouchement, reste suspirieuse et angoissée, la langue est sèche, la soif vive et la polyurie abondante. Il y a quelquefois des vomissements de matières verdâtres, puis l'intelligence s'obnubile, il y a du subdélirium et les malades succombent dans le coma.

Le traitement sera le même qu'en dehors de la gestation.

V. DIABÈTE INSIPIDE

Nous ne connaissons qu'un seul cas de *diabète insipide* survenu au cours de la grossesse, il est rapporté par Dodd dans les termes suivants : Une femme de vingt-cinq ans, dès le quatrième mois de sa deuxième grossesse, présente une polyurie croissante qui atteint au septième mois le chiffre quotidien de 12 litres. L'urine était fort limpide, sans odeur, sans sucre ni albumine.

L'amaigrissement était marqué, la soif intense ; la muqueuse était sèche et couverte d'un enduit grisâtre et de petites ulcérations. Les traitements divers employés ne purent diminuer l'émission des urines que de 1 et 2 litres. L'accouchement se fit à terme, puis il y eut retour spontané, en quelques jours, à la quantité et aux caractères normaux de l'urine.

Quinze mois après son accouchement, cette malade présenta des troubles cérébraux et dut être internée dans un asile.

§ 4. **Leucémie.**

Leucémie maternelle. — Asch, Zwei Fälle von Milzexstirpation (Archiv f. Gyn., 1888, Bd. XXXIII, p. 130). — Cameron, The Influence of Leucæmia upon Pregnancy and Labour (Americ. Journ. of the medical Sciences, janvier 1888, vol. I, p. 1, et novembre 1890, p. 479). — Greene, Acute Leucæmia during Pregnancy (The New-York med. Journ., 1888, vol. XLVII, n° 6). — Isambert, Art. Leucocythémie, Dict. encyclop. des sc. méd. — Jaggard, Leucæmia and Pregnancy (Medic. News, 1890, juillet, p. 49). — Laubenburg,

Ueber Leukämie und Schwangerschaft (Archiv f. Gyn., 1891, Bd. XL, p. 419). — Mosler, Die Pathologie und Therapie der Leukämie, Berlin, 1872. — Sænger, Ueber Leukämie bei Schwangeren und angeborene Leukämie (Archiv f. Gyn., 1888, Bd. XXXIII, p. 161). — Vidal, De la leucocytémie splénique, etc. (Gaz. hebd., 1856, p. 99).

Leucémie congénitale. — Klebs, Ueber Hydrops der Neugeborenen (Prag. med. Wochensch., 1878, n° 49 et 51). — Sænger, Congenitale Leukämie (Centralbl. f. Gyn., 1881, p. 371).

La leucémie est bien connue depuis les travaux de Virchow, mais son étiologie est encore obscure et les causes en restent incertaines ; pour le cas spécial qui nous occupe, pour les rapports que peut avoir cette maladie avec l'activité génitale de la femme, avec la gestation en particulier, on reste toujours dans l'incertitude. Ces rapports sont affirmés par la plupart des auteurs qui se sont occupés de cette dyscrasie, comme Virchow, Mosler, Greene, Vidal, Bennett, etc. ; tandis que Sänger les conteste nettement et ne voit dans l'existence de la grossesse qu'une coïncidence fortuite. Du reste, la leucémie est plus rare chez la femme que chez l'homme, de 32,5 pour 100 chez la première, de 67,5 pour 100 chez le second, d'après Birch-Hirschfeld, et même de 26,7 pour 100 et 73,24 pour 100, d'après Isambert; cette rareté est une condition défavorable pour une étude complète et sérieuse de son étiologie.

Les rapports de la leucémie avec la grossesse peuvent être étudiés à deux points de vue différents :

a) La gestation peut-elle provoquer par elle-même l'existence de la leucémie ?

b) Comment se comporte la grossesse chez une femme atteinte déjà de cette maladie, évolue-t-elle avec sa marche et sa durée normales, le travail est-il modifié, le fœtus subit-il l'influence de l'affection maternelle ; enfin cette dernière est-elle aggravée par le fait même de la gestation ?

1° L'importance de la grossesse comme agent étiologique a été indiquée chez 2 malades par Virchow, chez 4 sur 10 femmes, par Vidal; c'est Mosler plus particulièrement qui a insisté sur l'importance des troubles dans les fonctions génitales de la femme, sur la suppression de la menstruation surtout, puisqu'il les a rencontrés 16 fois dans 21 cas de leucémie féminine. Pour les médecins anglais et américains, ce rapport étiologique ne serait pas douteux, si l'on s'en rapporte aux observations de Bennett, de Cameron, de Greene, de Jaggard. On a cru pendant longtemps à une leucocytose en quelque sorte physiologique chez la femme enceinte et comme la même altération hématique a semblé la lésion essentielle de la leucocytémie, il a été facile de conclure à une prédisposition du fait même de la gestation ou de l'accouchement. Il y a cependant deux remarques à faire qui infirment absolument cette prétendue assimilation quant à l'état du liquide sanguin, c'est d'une part l'absence de leucocytose vraie dans la grossesse, c'est d'autre part l'existence, dans la leucémie, non pas d'une simple augmentation des globules blancs, mais de certains éléments figurés, spéciaux qui caractérisent la maladie.

Nous avons décrit longuement déjà (voy. p. 41) l'état du sang chez la femme enceinte : nous avons vu que les recherches récentes infirmaient, au moins pour la grande majorité des cas, l'appauvrissement du sang, la diminution des globules rouges, l'augmentation des globules blancs, c'est-à-dire l'état hydrémique qui a semblé si longtemps être le résultat de la gestation. Nous savons d'autre part que Neumann, Ehrlich, Eberth, etc., ont soigneusement distingué la leucémie vraie des nombreuses leucocytoses plus ou moins physiologiques, attendu que dans ces dernières, on trouvait seulement une augmentation plus ou moins grande des leucocytes dans un liquide normal, tandis que la première était caractérisée par la présence de certains éléments rouges et blancs qui ne se rencontrent jamais dans le sang à l'état physiologique.

On peut en dire autant de l'influence de la lactation, puisque les recherches de Rich. Schröder n'indiquent nullement une diminution de l'hémoglobine pendant cette période de la vie puerpérale.

Du reste, si l'influence de la grossesse ou de la suppression des règles était aussi grande que l'indiquent les auteurs précités, on comprendrait difficilement pourquoi la leucémie est aussi rare chez la femme, pourquoi surtout elle est moins fréquente chez elle que chez l'homme. Il est bon de rappeler qu'Isambert n'a pas trouvé, chez 11 femmes, un seul fait où la maladie eût été liée d'une manière évidente avec les fonctions génésiques de la femme. Il est donc légitime de conclure que la suppression brusque de la menstruation, avec ou sans grossesse, ne peut pas être une cause de leucémie, mais que l'une et l'autre dépendent d'une même cause encore inconnue.

2° Qu'arrive-t-il lorsqu'une femme leucémique devient enceinte ? On doit se demander tout d'abord si la fécondation est possible dans les cas de ce genre. Les quelques cas signalés dans la science démontrent cette possibilité, mais disons de suite qu'ils sont très rares, six au plus, ceux de Cameron, de Stillmann, de Greene, de Sänger, de Laubenburg. Cette rareté est une preuve de l'influence de la maladie sur les fonctions menstruelles et ovulaires. Hérard a décrit, dans une observation, l'existence d'une infiltration lymphatique dans l'ovaire d'une leucocythémique, mais il est difficile d'affirmer si cet organe se comporte comme le foie, la rate ou la moelle osseuse et s'il joue un rôle dans la production des éléments pathologiques.

Quoi qu'il en soit, les six cas signalés plus haut indiquent la possibilité de la conception, nous allons les résumer brièvement :

Obs. de Cameron. — Femme de trente-six ans. VII pare; plusieurs de ses parents, grand-mère, mère et père, avaient été atteints de leucémie. Les symptômes se manifestèrent surtout à partir du sixième mois dans cette septième grossesse, qui cependant arriva à terme; dix mois plus tard, huitième grossesse, puis accouchement prématuré à sept mois environ, survenu en même temps que s'aggravait l'état de la malade. L'affection s'améliora à la suite de la délivrance.

Obs. de Greene. — Chez deux sœurs, il observa pendant la grossesse, par l'examen du sang, le développement d'une leucémie. Dans un de ces cas, il s'agissait d'une primipare, âgée de vingt et un ans, ayant présenté quelques accès de fièvre intermittente, au cours du troisième mois. Les symptômes d'anémie étaient très manifestes : vertiges, bourdonnements d'oreille, dyspnée, épistaxis, tuméfaction de la rate et du foie, anasarque, diarrhée, vomissements; au début du septième mois, accouchement prématuré survenu spontanément. Mort douze heures après.

Cette circonstance engagea Greene à provoquer l'accouchement dans le deuxième cas. Au bout de deux mois, cette malade était guérie.

Enfin chez une troisième sœur, il se développa aussi une leucémie rapidement mortelle, mais celle-ci était indépendante de la grossesse.

Obs. de Sänger. — Trente-deux ans, pas d'antécédents dans la famille; l'existence de la leucémie avait été constatée avant la grossesse; celle-ci aggrava la maladie au point qu'on fut obligé de provoquer l'accouchement vers le huitième mois. La délivrance n'arrêta nullement la marche de la maladie, puisque, trois mois après la délivrance, la proportion des globules blancs aux globules rouges était de 1 : 10, mais la patiente fut soulagée.

Obs. de Laubenburg. — Trente-deux ans, XI pare; atteinte de leucémie depuis six à sept ans environ; au sixième mois, anasarque, ictère, hypertrophie du foie et de la rate ; le rapport des globules blancs aux globules rouges est de 1 : 10; le sang contient les formes intermédiaires décrites par Neumann et Ehrlich. Avortement au sixième mois, mort quarante heures après, par suite d'œdème pulmonaire. L'autopsie permet de constater l'existence d'une leucémie liénale et médullaire.

Obs. de Stillmann. — Femme de trente-quatre ans, IV pare, devient leucémique pendant sa grossesse, le nombre des globules rouges était de 800.000 par centimètre cube, et le rapport des globules blancs aux globules rouges, 1 : 3. La mort survint un mois après l'accouchement; l'enfant paraissait sain (observation rapportée par Cameron).

Le diagnostic de ces six observations ne saurait être douteux, sauf pour le deuxième de Greene où l'examen du sang fut omis et qui se termina par la guérison de la malade. On peut en conclure que, si la leucémie n'empêche pas la fécondation, elle est considérablement aggravée par son existence. Cette aggravation n'est pas très apparente pendant les trois ou quatre premiers mois, mais à mesure que la tension abdominale augmente, l'état se modifie, des symptômes menaçants surviennent rapidement et mettent en danger la vie de la patiente. L'anémie est toujours le symptôme prédominant, on constate des vertiges, de la dyspnée, des bourdonnements d'oreilles, des palpitations, de l'insomnie, des hémorragies variées : méléna, hématémèse, épistaxis, de l'anasarque et de l'œdème viscéral, enfin des douleurs parfois très vives.

La numération des globules, telle que l'a pratiquée Cameron, à différentes périodes de la grossesse, montre bien cette progression croissante. Chez la malade dont il donne l'observation, les examens répétés du sang fournirent les chiffres suivants : Au début de la septième grossesse : globules rouges = 2.900.000 ; rapport des globules blancs aux globules rouges 1 : 45 ; au septième mois peu avant l'accouchement prématuré spontané : globules rouges = 1.070.000 ; rapport des globules blancs aux globules rouges 1 : 10 ; deux heures après l'accouchement : globules rouges = 990.000 ; rapport des globules blancs aux globules rouges 1 : 4. La délivrance fait disparaître assez rapidement les symptômes les plus pénibles, les douleurs, l'œdème, la dyspnée ; le troisième jour après l'accouchement, globules rouges = 1.000.000 ; rapport des globules blancs aux globules rouges 1 : 20 ; le douzième jour, globules rouges = 1.900.000 ; rapport des globules blancs aux globules rouges 1 : 35. Une huitième grossesse survint six mois après, on retrouva dans le sang des modifications analogues. A trois mois, rapport des globules blancs aux globules rouges 1 : 20 ; à cinq mois, ce rapport est de 1 : 3. Le foie et la rate qui avaient diminué de grosseur à la suite de la délivrance, présentent une nouvelle hypertrophie très accusée.

Chez les six malades dont nous avons rapporté l'histoire sommaire, il en est trois qui accouchèrent avant terme, et même celle de Laubenburg eut trois avortements consécutifs, depuis l'époque où fut nettement constatée la leucémie. Cette interruption de la grossesse peut être attribuée, comme l'indique Sänger, à l'augmentation énorme de la pression abdominale qui résulte de la coïncidence de plusieurs facteurs : hypertrophie de la rate, ascite, météorisme intestinal, augmentation du volume de la matrice. Ces conditions réunies semblent plus efficaces pour rendre le travail prématuré que les modifications pathologiques du liquide sanguin. On ne peut invoquer davantage une maladie du fœtus semblable à celle de la mère : car, jusqu'à ce jour, il a été démontré que la leucémie maternelle n'est pas transmissible à l'enfant. Les recherches de Sänger, de Cameron, sont très nettes à cet égard, elles montrent que, si le sang est leucémique chez a mère, leucémique dans les tissus placentaires, il reste normal dans les artères et les veines ombilicales ainsi que dans les vaisseaux du nouveau-né, les leucocytes ne peuvent forcer la barrière du placenta, qui reste imperméable, tant qu'elle est intacte, aux éléments figurés organiques ou inorganiques. Les cas de leucémie congénitale existent, ils ont été signalés par Klebs et par Sänger, mais ils sont indépendants de toute altération analogue chez la mère, et ici encore, on peut voir l'indépendance absolue entre les circulations fœtales et maternelles.

En ce qui concerne le travail même de l'accouchement, il n'offrit rien de spécial dans la plupart des cas, généralement les contractions furent bonnes et la terminaison fut spontanée, sauf chez une malade de Greene où l'application du forceps devint nécessaire. Malgré la tendance aux hémorragies que présentent les leucémiques, malgré le peu de coagulabilité du liquide sanguin, la délivrance ne fut jamais compliquée d'hémorragies sérieuses ; la perte de sang, pendant les suites de couches, fut toujours insignifiante. Chez les malades qui ont survécu, la délivrance a toujours été suivie d'une amélioration au moins passagère de tous les symptômes, y compris la diminution des globules blancs et l'augmentation des globules rouges. Néanmoins le pronostic est grave, et l'apparition d'une grossesse chez une femme leucémique doit toujours être considérée comme une fâcheuse coïncidence ; sur les six malades que nous connaissons, trois malades, une de Greene, une de Laubenburg, une autre de Stillmann, succombèrent peu après l'accouchement.

Le traitement chirurgical qui consiste dans l'extirpation de la rate doit être rejeté ; même dans le cas où une semblable opération est suivie de succès (succès opératoire bien entendu), son influence sur la lésion hématique est minime, pour ne pas dire nulle. Il faudra donc, dès le début de la grossesse, se borner au traitement médical, à l'emploi du fer et de l'arsenic à hautes doses.

Il est rationnel de placer la malade dans les meilleures conditions possibles, par la vie au grand air, une alimentation réparatrice, l'emploi des analeptiques et des reconstituants.

Une dernière question à résoudre est celle de l'interruption artificielle de la grossesse par l'avortement ou l'accouchement prématuré. L'amélioration à peu près constante que détermine, chez les leucémiques, la libération de l'utérus légitime à coup sûr une pareille pratique, mais il est préférable de ne point se hâter, d'attendre que des symptômes menaçants mettent en péril la vie de la mère ; comme l'enfant ne participe point à la maladie maternelle, il est indiqué de temporiser jusqu'à l'époque où il deviendra viable, aussi ne doit-on recourir à l'avortement provoqué que dans le cas de nécessité absolue.

§ 5. Anémie pernicieuse.

Batut, Etude sur l'anémie grave d'origine puerpérale, thèse, Paris, 1879. — Bernheim, Observation d'anémie pernicieuse puerpérale (Revue médic. de l'Est, 1879, p. 687). — Biermer, Comptes rendus de l'Association des médecins et naturalistes allemands à Dresde, 42ᵉ réunion, 1868, p. 173, et Correspondenzblatt f. schw. Aerzt, 1872, Bd. II, n° 1. — Dorian, Etude sur les anémies, thèse, Paris, 1878. — Eichhorst, Die progressive perniziöse Anämie, Leipzig, 1876. — Ferrand, Sur un cas d'anémie grave dite essentielle. Transfusion. Insuccès (Bull. Soc. médic. Hôpit., 1876, novembre, p. 349). — Frankenhauser, Ueber die Aetiologie der perniciösen Anämie (Centralbl. f. d. med. Wissensch., 1883, n° 49). — Gfrörer, Tod einer Schwangerer în Folg. hochgradigste Anämie ohne Blutverlust (Memorabilien, 1874, n° 3). — Gusserow, Ueber hochgradigste Anämie Schwangerer (Archiv f. Gyn., 1871, Bd. II, p. 218). — Hayem, Du sang et de ses altérations anatomiques, Paris, 1889, p. 764. — Immermann, Ueber progressive perniziöse Anämie (Deutsch. Arch. f. klin. Med., 1874, Bd. XIII, p. 209). — Lépine, Sur un cas d'anémie grave dite essentielle (Bulletin Soc. Hôpit., juillet 1876, p. 185). — Du même, Sur les Anémies progressives (Revue mensuelle, 1877, p. 59). — Litten, Zur Pathologie des Blutes (Berlin. klin. Wochensch., 1883, p. 465). — Mackensie (Stephen), On Anemia, its Pathology, etc. (Brit. med. Journ., 1891, t. I, p. 51). — Manz, Veränderungen in der Retina bei Anämia progress. pernic. (Centralbl. f. d. med. Wissensch., 1875, n° 40). — Padley, Idiopathic progressive pernicious anœmia, etc. (The Lancet, 10-15 novembre 1883). — Pepper, Progressive pernicious Anæmia (Americ. Journ. of the med. Sciences, 1875, vol. LXX, p. 313). — Planchard, De l'Anémie dite pernicieuse progressive, thèse, Paris, 1888. — Potain, Art. Anémie in Dictionn. encycl. des sc. méd. — Quincke, Ueber perniciöse Anämie. Volkmann's Sammlung., n° 100. — Quinquaud, Les diagnostics difficiles éclairés par la chimie hématologique (Union médic., 1879, t. II, p. 953). — Ricklin, Etude sur l'anémie dite pernicieuse progressive, thèse, Paris, 1877. — G. Sée, Du sang et des anémies, Paris, 1866. — Sörensen, Contribution à l'étude de l'anémie pernicieuse progressive en médecine (Nord med. Arkiv, 1877, t. IX, n° 25). — Virchow, Ueber die Chlorose und die damit, etc., Berlin, 1872. — Warfwinge, Du traitement par l'arsenic de la leucémie, de la pseudo-leucémie et l'anémie pernicieuse progressive (Nord med. Arkiv, 1883, t. XV, n° 7). — Zoeller, De l'anémie pernicieuse, thèse, Paris, 1876.

Lebert, en 1853, signale des faits d'anémie grave essentielle à la suite de l'accouchement. En 1871, Gusserow publie cinq observations d'une maladie qu'il appelle anémie extrême des femmes enceintes; en 1868, puis en 1872, Biermer donne à cette affection le nom d'anémie pernicieuse progressive qu'elle a gardé depuis, il tente même de la considérer comme particulière à la ville et au canton de Zurich, car tous les cas antérieurs, ceux de Lebert, de Gusserow et les siens propres avaient été observés dans cette ville. Cette erreur fut vite relevée et bientôt, de tous les côtés, on publia des faits analogues, on montra que l'anémie pernicieuse n'était spéciale ni à la femme enceinte, ni à l'accouchée, qu'elle survenait aussi dans le sexe masculin, au milieu de conditions étiologiques encore incertaines.

L'anémie pernicieuse se caractérise essentiellement par une oligocytémie extrême et des lésions hématologiques spéciales, par une débilité rapidement croissante, une fièvre irrégulière, une marche progressive essentiellement pernicieuse, la conservation du pannicule graisseux, l'anémie simple des organes.

ETIOLOGIE. — L'étiologie est des plus obscures ; on connaît certaines conditions prédisposantes comme l'excès de travail, l'alimentation insuffisante, les hémorragies, les grossesses répétées, la lactation prolongée. On sait également que l'influence de la parturition est d'autant plus marquée qu'il s'agit de femmes mal nourries, vivant dans des conditions misérables ; les troubles dyspeptiques et surtout les vomissements incoercibles qui compliquent certaines grossesses, aggravent singulièrement l'état des gestantes et contribuent à la production de l'anémie grave. En général, on se trouve en face de femmes déjà âgées, chez lesquelles les grossesses suivies de la lactation se sont succédé dans un court intervalle, bien que la maladie se produise parfois chez des primipares.

Mais toutes ces conditions défectueuses, ainsi que la répétition fréquente de la grossesse, se rencontrent souvent sans qu'on voie se développer l'anémie pernicieuse qui est en somme une affection rare, en France tout au moins ; il faut admettre une certaine prédisposition individuelle, congénitale ou acquise, qui amène une insuffisance de l'hématopoièse, un épuisement rapide du processus de sanguinification.

Dans la forme puerpérale, l'anémie pernicieuse survient quelquefois au cours de la grossesse dont la durée est abrégée, comme l'a montré Gusserow, d'autres fois l'accouchement se fait à terme et ce n'est qu'après la délivrance qu'apparaissent les accidents.

SYMPTÔMES. — Le début est presque toujours insidieux, les premiers symptômes consistent en une pâleur et une faiblesse qui augmentent graduellement. Chez un certain nombre de femmes, on signale comme phénomènes primitifs une hémorragie par avortement, une diarrhée tenace ou des vomissements incoercibles. Presque toujours le début s'accompagne de troubles digestifs, d'un dégoût profond, invincible, pour les aliments.

Bientôt la faiblesse augmente, les malades sont devenues incapables de quitter le lit et ne peuvent se livrer à aucune occupation. La pâleur devient extrême, surtout au niveau des lèvres et des conjonctives. La peau prend une coloration spéciale, celle de feuille morte cireuse, ce n'est ni le teint jaune paille des cancéreux, ni la teinte verdâtre de la chlorose ; dans quelques cas, on a signalé de l'ictère et même une coloration bronzée de la peau.

Ces malades ont fréquemment des étourdissements, du vertige, et tout effort est, chez elles, une menace de syncope, aussi deviennent-elles indolentes, puis profondément apathiques. Il survient des palpitations violentes, accompagnées de dyspnée ; au niveau du cœur, on perçoit des souffles dont le siège est variable ; dans cette anémie comme dans les autres tous les orifices peuvent souffler ; le plus fréquent et le plus caractéristique, c'est un souffle systolique assez rude qui s'entend sur toute la région précordiale. Il y a également des souffles anémiques et des frémissements cataires au niveau du cou et des gros vaisseaux.

Il existe presque constamment des hémorragies rétiniennes qui ne troublant que peu la vue, doivent être cherchées. Les pétéchies ne sont point rares. Les hémorragies externes, surtout l'épistaxis, l'hémorragie de la voûte palatine et des gencives sont assez fréquemment observées.

La fièvre est un phénomène tardif dont le type est irrégulier, elle s'élève à 38-39 degrés et atteint rarement 40 degrés centigrades, elle présente aussi des rémissions et, même — ce n'est pas un symptôme constant — certaines femmes restent apyrétiques pendant toute la durée de la maladie.

Malgré la décoloration des téguments, l'anémie extrême, les troubles digestifs et la fièvre, l'embonpoint est conservé et le panni-cule graisseux se maintient, sauf chez les femmes qui présentent, avec l'anémie, des vomissements incoercibles. Il y a un peu d'œdème des parties déclives, mais cet œdème est rarement marqué ; quant à l'ascite et aux épanchements pleuraux, ils sont exceptionnels.

L'urine est rarement albumineuse, elle est quelquefois foncée et contient un excès d'urobiline, elle renferme plus de fer qu'à l'état normal. Dans les sécrétions stomacales, l'acide chlorhydrique fait complètement défaut, c'est une conséquence de la dégénérescence granulo-graisseuse des glandes utriculaires de l'estomac.

Vers la fin, il se produit quelques troubles intellectuels, du délire, et la mort survient dans le coma.

Sang. — La lésion hématologique est très caractéristique, elle permet le plus souvent de reconnaître la maladie. Il y a un certain degré d'hémophilie qui se manifeste par la lenteur de la coagulation après une simple piqûre.

La densité du sang descend de 1038 à 1028 et son alcalinité diminue. Le plasma est appauvri en éléments solides qui s'abaissent à 60 pour 100 au lieu de 90 et au delà qui est la quantité moyenne.

Ce sont plus particulièrement les modifications des globules rouges qui sont dignes d'altération. Ces éléments sont moins adhésifs que d'habitude et se présentent isolés ou réunis par petits groupes irréguliers. Leur vulnérabilité est augmentée, ce que l'on reconnaît à la manière dont la matière colorante se sépare du stroma et à la rapidité avec laquelle se forment des cristaux sans l'adjonction des réactifs.

Le nombre des globules rouges est diminué et lorsqu'on s'aperçoit de l'existence de la maladie, cette diminution est déjà abaissée à 30,50 pour 100 du chiffre normal, soit à 2.500.000 ou 1.500.000 par millimètre cube. Lorsque la maladie est mortelle, le chiffre est extrêmement faible ; Lépine, qui le premier eut le mérite d'appliquer la méthode de numération des globules à l'étude et au diagnostic de l'anémie essentielle, en trouva seulement 370.000 la veille de la mort, Worm Müller 360.000 dans des circonstances analogues. Dans les cas mortels, le nombre des globules s'élevait généralement à 16,18 pour 100 du chiffre normal, on arrive au quatrième degré d'anémie admis par Hayem, dans lequel la déglobulisation est extrême.

Un autre caractère des hématies consiste dans une hypertrophie de l'élément dont la conséquence est une augmentation de la matière colorante dans les globules considérés isolément ; il y a aussi une augmentation de la valeur des globules par rapport à leur contenu en hémoglobine, cette valeur devient 1,25, parfois 1,75.

En même temps, il y a diminution habituelle et parfois progressive des hématoblastes (Hayem), et, vers la fin de la maladie, on voit apparaître assez souvent des globules rouges à noyaux, indépendamment de toute altération de la moelle osseuse.

Le chiffre des globules blancs est lui-même diminué ; cependant Litten, Gottlieb et Mackensie ont noté plusieurs fois une leucocytose intense dans la période qui précède immédiatement la mort.

ANATOMIE PATHOLOGIQUE. — La pâleur du cadavre est extrême, les organes sont exsangues, et on trouve, avec une conservation du pannicule graisseux, des taches purpuriques sur la peau, les muqueuses, les séreuses ; quelquefois il y a de la pachyméningite hémorragique.

Le cœur est petit, mollasse, friable, le myocarde a un aspect marbré, tacheté ou piqueté comme du granit à gros grain ; les fibres sont atteintes de la dégénérescence granulo-graisseuse et leur striation a disparu. Les modifications sont surtout marquées au niveau des colonnes charnues de la valvule mitrale, elles expliquent le souffle d'insuffisance relative qui est un symptôme constant de la maladie.

La rate est volumineuse, molle, mais conserve quelquefois ses dimensions normales.

Le foie est pâle, peu volumineux, avec infiltration de graisse dans la cellule hépatique.

Les reins sont également pâles, anémiés.

Litten qui a signalé la leucocytose terminale a trouvé, ainsi que Pepper, Kelsch, etc., des lésions de la moelle osseuse qui consistaient en une production embryonnaire.

Enfin il y a un peu de sérosité dans la plèvre, rarement de l'ascite et quelquefois de l'œdème des méninges.

NATURE. — Les différentes modifications des tissus que nous venons d'énumérer n'ont rien de spécifique par elles-mêmes, pas plus que les lésions hématologiques, elles peuvent se développer dans certaines anémies secondaires où l'on rencontre, avec l'oligocytémie, la diminution des hématoblastes, l'hypertrophie des hématies, les globules à noyaux, l'augmentation de la valeur globulaire et l'appauvrissement du sérum. Comme on ne pouvait expliquer la maladie par ce qu'on voyait, on s'est rattaché à des causes qu'on ne voyait pas.

A différentes reprises, on a tenté de la faire rentrer dans le cadre déjà vaste des maladies à microbes. Bernheim a signalé dans le sang du cadavre la présence de « longs bâtonnets articulés, semblables, comme forme, à la bactéridie charbonneuse, mais avec des segments plus longs et plus larges ». Pendant la vie, Aufrecht a trouvé, dans le sang de trois malades, des vibrions semblables aux spirilles de la fièvre récurrente. Chez des femmes enceintes, Frankenhäuser a cru remarquer, dans le sang également, de petits corps arrondis, très mobiles, atteignant le dixième du diamètre d'un globule rouge et munis d'un flagellum difficile à distinguer ; ces éléments se trouvent à la fois dans le sang de la mère et dans le sang de l'enfant. Ces prétendus parasites, retrouvés par Petrone, ne seraient peut-être, d'après Hayem, que des globules rouges nains, déformés et agités de mouvements.

A côté de la théorie infectieuse il y a là théorie toxique ; ainsi Henrot considère l'anémie pernicieuse comme une sorte d'empoisonnement ; Hunter croit que la destruction du sang résulte d'un poison de nature cadavérique, poison qui est probablement produit et absorbé dans le tube digestif.

Tous ces résultats sont trop discordants et surtout trop incomplets pour permettre d'édifier une pathogénie sérieuse, la question reste ouverte. On en est réduit à définir l'anémie pernicieuse par ses résultats, c'est un trouble de l'hématopoïèse qui amène une destruction rapide des éléments du sang et provoque une anémie extrême, à marche progressive et à terminaison le plus souvent fatale.

DIAGNOSTIC. — Les éléments du diagnostic sont les différents symptômes que nous avons énumérés, c'est une oligocytémie intense qui résulte à la fois d'une destruction énergique des globules rouges et d'une impuissance dans le processus de rénovation ;

cette anémie à la fois pernicieuse et progressive survient sans cause bien apparente et sans lésions spéciales. Les modifications du sang qui semblent caractéristiques peuvent se rencontrer dans certaines anémies secondaires, avec cette seule différence que les lésions hématologiques ne surviennent qu'à la période terminale, lorsque le nombre des globules rouges descend au-dessous d'un million, tandis que, dans l'anémie pernicieuse, la diminution du nombre des hématoblastes, l'hypertrophie des hématies et la présence des globules rouges à noyaux sont des lésions précoces (Hayem).

La chlorose de la grossesse pourrait seule donner le change et même, chez certaines femmes, la distinction est des plus difficiles. On peut dire cependant que la chlorose gravidique ne survient guère qu'à titre de rechute, chez les femmes qui ont présenté les pâles couleurs au moment de la puberté. En règle générale, les femmes qui deviennent anémiques vers vingt-sept ou trente ans, sans avoir rien présenté d'anormal au moment de l'époque sexuelle, ont bien peu de chances d'être chlorotiques. On tiendra compte de l'hérédité pour ces chloroses tardives qui résultent de grossesses répétées ou de l'état puerpéral. Dans ces cas, les hémorragies sont rares tandis que les épistaxis, les hémoptysies, les hémorragies intestinales et surtout les hémorragies rétiniennes sont presque la règle dans l'anémie pernicieuse.

Dans ces chloroses tardives, on a tout au plus une anémie au troisième degré et les modifications du sang sont distinctes, le nombre des globules n'est que relativement abaissé, il y a diminution notable de la valeur globulaire, le nombre des hématoblastes n'est amoindri que d'une façon temporaire, tandis que dans l'anémie pernicieuse la déglobulisation est extrême, il y a augmentation de la valeur globulaire, les hématoblastes sont rares, les hématies sont augmentées de volume et quelques-unes présentent un noyau. Enfin l'évolution de la maladie lève tous les doutes.

Pronostic. — L'anémie pernicieuse est une maladie toujours grave, mais qui est à redouter surtout pour les femmes enceintes et pour les accouchées ; il arrive, chez elles, que la mort survient après quelques semaines de maladie. Les troubles digestifs, les vomissements incoercibles sont des conditions particulièrement défavorables ; toutes les malades de Gusserow ont succombé, il en fut de même pour deux femmes que j'ai observées ; souvent la grossesse est interrompue et la mort survient pendant le post partum sans qu'il y ait eu des pertes de sang importantes au moment de la délivrance.

La gravité du pronostic est proportionnelle à l'intensité plus ou moins grande de la déglobulisation ; lorsque le nombre des globules rouges tombe à 500.000, la mort serait inévitable d'après Sörensen ; seul, Quincke en a trouvé 143.000 chez une malade qui a guéri, mais

il faut remarquer que cet auteur donne toujours des chiffres inférieurs à ceux des autres.

TRAITEMENT. — Les médicaments qui ont quelque efficacité dans
le traitement des anémies, comme le fer et les ferrugineux, n'ont
donné aucun résultat appréciable. Seul l'arsenic possède une certaine efficacité. D'après Padley, sur 22 cas où l'arsenic fut employé,
il y eut 16 guérisons et 2 améliorations, tandis que, sur les 48 malades qui furent soumises à une autre médication, 42 succombèrent,
1 guérit, 5 restèrent indéterminées. On administre l'arsenic par la
bouche ou mieux en injections sous-cutanées ; la formule de Hayem,
c'est la liqueur de Fowler modifiée par la substitution d'eau de
laurier-cerise à l'eau de mélisse ; on commence par X gouttes pour
atteindre rapidement XX gouttes par jour.

La transfusion a échoué entre les mains de Gusserow, de
Ferrand, de Henrot ; ici encore Quincke est en opposition avec les
autres, puisqu'il prétend avoir guéri deux malades par ce procédé.
Les injections intra-veineuses d'eau salée ont une valeur moindre
encore.

On peut utiliser aussi l'oxygène en inhalations, à la dose de
15 litres avant le repas, et la solution chlorhydrique à 2 pour 1000
dont on administre un demi-verre une demi-heure après avoir mangé.

On surveillera le régime avec soin, bien qu'il soit difficile d'alimenter et de soutenir les malades. Le fond de l'alimentation consistera en œufs à la coque, potages au lait, lait, képhir, champagne
frappé, viande râpée.

Il est très difficile de décider si l'on doit interrompre l'accouchement, il est souvent à craindre que les malades n'en retirent aucun
bénéfice, puisque l'anémie pernicieuse se développe parfois après
l'accouchement, et que d'autres fois, comme chez les malades de
Gusserow, la grossesse est interrompue spontanément et la mort
survient quand même, peu de jours après la délivrance. La provocation de l'accouchement semble cependant justifiée dans les cas
où l'anémie pernicieuse coïncide avec des vomissements incoercibles, et l'on doit intervenir, quelle que soit l'époque de la gestation.

§ 6. Hémophilie.

GRANDIDIER, Die Hemophilie oder die Bluterkrankheit, Leipzig, 1853. — DU
MÊME, Bericht über die neueren Beobachtungen über Hemophilie (Schmidt's
Jahrbücher, 1863, p. 329). — KEHRER, Die Hæmophilie beim weiblichen Ge-
schlechte (Archiv f. Gyn., 1876, Bd. X, p. 201). — SCHUMANN, Ueber hämor-
rhagische Diathese und deren Beziehung zur Gravidität, Inaug. Dissert.,
Berlin, 1883.

On doit rapprocher de l'anémie pernicieuse une maladie qui lui est analogue sous plus d'un rapport, c'est l'hémophilie ; l'une et l'autre peuvent se développer sous l'influence de la grossesse, elles aboutissent toutes deux à un appauvrissement du sang, à une anémie extrême qui met la vie en danger.

Ce qui caractérise essentiellement l'hémophilie, c'est une disposition congénitale et héréditaire aux hémorragies, il s'y ajoute des pétéchies, des ecchymoses, des tumeurs sanguines avec douleurs articulaires fugaces et gonflement des jointures.

Cette maladie est incomparablement plus fréquente chez l'homme que chez la femme, la proportion serait de 7 à 1, d'après Lange et Virchow. Elle peut se produire néanmoins chez les sujets du sexe féminin et, dans ce cas, elle influe notablement sur la vie sexuelle de la femme.

Chez les jeunes filles hémophiles, la menstruation est précoce, les règles dégénèrent facilement en métrorragies par leur abondance et leur durée. Il y a quelquefois, à ce moment, des hémorragies supplémentaires dans d'autres organes. Heyfelder a observé une jeune fille qui avait présenté, dans son enfance, des épistaxis abondantes et des ecchymoses, sous l'influence du moindre traumatisme. Arrivée à la puberté, vers l'âge de douze ans, elle avait ses règles, tous les quatorze jours, et chaque fois l'époque durait neuf jours. Grandidier a rapporté un cas relatif à une jeune fille qui fut réglée à treize ans, la perte fut abondante et dura pendant huit jours ; lorsque, au bout de quatorze jours, les règles reparurent, elles s'accompagnèrent d'hémorragies par le nez, les oreilles, les yeux et cette malade succomba à la déperdition sanguine excessive.

Comme hémorragies supplémentaires qui suviennent avec l'époque, on peut citer avec les épistaxis, les hématémèses, les pétéchies des doigts, etc.

L'hémophilie qui manifeste son influence sur les fonctions menstruelles d'une façon si manifeste, agit également sur la grossesse pour la troubler et l'interrompre. Les documents que nous possédons sur ce point spécial de la pathologie gravidique sont assez clairsemés : car, si l'hémophilie est rare chez les femmes, elle est plus rare encore chez celles qui se marient et deviennent enceintes. Voici les quelques documents que j'ai pu rassembler.

Addison a signalé le fait d'une femme qui avait présenté pendant sa grossesse de la diarrhée avec des hémorragies intestinales, des hématémèses et des épistaxis, la mort survint par anémie excessive.

Dans le cas de Grandidier, il s'agissait d'une femme qui avait eu fréquemment des épistaxis et dont les règles avaient une abondance inaccoutumée, une fois mariée, elle eut des avortements à différentes reprises.

Kehrer qui a étudié d'une façon spéciale l'hémophilie chez les femmes enceintes a publié les trois importantes observations que voici :

Obs. I. — Femme de trente ans ; à neuf ans, épistaxis abondante pendant une rougeole ; les épistaxis se répétèrent à partir de dix-sept ans, lorsque survint la menstruation ;

1re grossesse simple et accouchement normal.

2e grossesse : hémorragies utérines et nasales, hématémèse, avortement à trois mois

3e grossesse : hémorragies de même caractére ; provocation de l'accouchement à la huitième semaine.

Les deux avortements, l'un spontané, l'autre provoqué, déterminèrent une disparition rapide des symptômes et la guérison.

Obs. II. — Femme de vingt-trois ans, père hémophile, réglée à seize ans d'une façon abondante. En trois ans de mariage, elle eut trois avortements qui furent suivis de pertes sanguines profuses.

Pendant la grossesse, retour des épistaxis, hématurie au quatrième mois ; puis accouchement prématuré au huitième mois et mort, un mois après, par anémie excessive.

Obs. III. — Fille de vingt-huit ans, père hémophile ; de six à douze ans, épistaxis abondante ; menstruation à quatorze ans, pendant huit jours.

Les premières et deuxièmes grossesses furent normales. Dans la seconde moitié de la troisième, il survint des épistaxis inquiétantes qui persistèrent jusqu'à la fin de la gestation. Pendant les suites de couches, retour des épistaxis qui alternent avec des métrorragies, et mort deux mois après l'accouchement par anémie excessive, malgré tous les moyens employés.

L'observation rapportée par Schumann est relative à une femme de trente-deux ans, arrivée au huitième mois de sa grossesse, qui avait toujours été réglée régulièrement et avait accouché trois fois sans rien présenter de spécial. Ce fut seulement avec le début de la quatrième grossesse que se manifestèrent les premiers symptômes d'hémophilie par l'apparition, sur la peau, de nombreuses taches pétéchiales ; vers le septième mois, survinrent des hémorragies par les gencives, le nez, etc., et peu avant l'accouchement il y eut de l'hématurie, du méléna, du gonflement douloureux de quelques jointures. L'accouchement d'un enfant vivant se fit assez rapidement, mais la malade succomba une demi-heure après, sans avoir présenté d'hémorragies utérines de quelque importance.

Ce cas de Schumann a la plus grande ressemblance avec les observations I et III de Kehrer, en ce sens que l'hémophilie n'est apparue qu'à une deuxième ou une troisième grossesse, la première s'étant passée normalement. Dans tous, l'accouchement est survenu avant terme et comme la conséquence de l'anémie qui avait provoqué les hémorragies multiples.

Les faits de ce genre montrent que, si la gravidité est modifiée dans sa marche par l'hémophilie, elle peut à son tour jouer un rôle dans le développement de la diathèse et favoriser les modifications vasculaires et circulatoires qui déterminent les hémorragies. A vrai dire, nous ignorons la nature intime de ces modifications. Il est peu probable que, dans l'hémophilie, il y ait une altération primitive dans la constitution du sang, les recherches faites dans ce sens n'ont pas abouti, le processus de sanguinification n'est donc nullement atteint comme dans la chlorose, la leucémie ou l'anémie pernicieuse.

L'opinion généralement admise aujourd'hui est qu'il faut chercher dans la texture des vaisseaux la cause de cette curieuse affection, qu'il s'agisse d'une amincissement des parois artérielles par disparition de la tunique moyenne, ou d'un développement incomplet du système capillaire ou d'un défaut dans l'action des nerfs vaso-moteurs qui produit la paralysie des petits vaisseaux et les empêche de résister à la pression du sang, ou bien qu'il existe, comme le veut Virchow, un état fœtal permanent du cœur, compliqué de l'étroitesse des gros vaisseaux, faisant varier le calibre de ces conduits et favorisant ainsi leur rupture. Cette dernière condition expliquerait mieux que les autres l'action favorisante de la grossesse, en raison des modifications de pression qu'elle détermine du côté du système circulatoire.

Traitement. — On doit déconseiller le mariage aux jeunes filles hémophiles, la fréquence des avortements, la gravité des hémorragies qui les accompagnent, la terminaison fatale signalée plus d'une fois suffisent à justifier le conseil d'abstention.

Lorsqu'on est appelé auprès d'une femme enceinte, hémophile depuis longtemps, qui présente des hémorragies en divers points, la conduite à tenir variera suivant l'intensité de ces dernières et suivant leur siège. Lorsque la perte de sang est peu abondante, il faut temporiser et s'adresser aux quelques médicaments qui semblent avoir quelque influence sur les hémorragies, comme l'eau de Léchelle, les préparations ferrugineuses, l'opium à haute dose (20 centigrammes d'extrait thébaïque).

Si les hémorragies sont importantes, multiples, qu'elles menacent la vie de la patiente, il ne faut pas hésiter à provoquer l'avortement ou l'accouchement prématuré, surtout s'il existe des métrorragies. On peut espérer que l'interruption de la grossesse mettra un terme à cette situation menaçante. L'intervention a réussi chez une des malades de Kehrer (obs. I) : la provocation de l'avortement, à la huitième semaine, détermina une disparition rapide des hémorragies.

Après l'accouchement ou l'avortement, on surveillera la malade avec soin, surtout pendant les quelques instants qui précèdent et suivent la délivrance ; en cas de pertes, on usera des moyens habituels : injections d'eau chaude intra-utérines, injections sous-cutanées d'ergotine, compression de l'aorte, massage de la matrice ; au besoin on pratiquera le tamponnement utéro-vaginal avec de la gaze iodoformée.

CHAPITRE XIV

INTOXICATIONS

Nous terminerons par l'étude de quelques poisons d'origine minérale et végétale qui par leur influence délétère abrègent la durée de la grossesse et mettent en péril la vie de l'enfant ; ce sont les intoxications par le plomb, le mercure, le phosphore, le sulfure de carbone, le tabac et la morphine.

§. 1. **Intoxication par le plomb.**

ARLIDGE, De l'état sanitaire des ouvriers employés dans les fabriques de poteries du Straffordshire, trad. Beaugrand (Annales d'hygiène publique, 1865, p. 272). — BENSON-BAKER, On the influence of the lead poisonnig in producing abortion and miscarriages (London Obst. Transactions, 1867, vol. VIII, p. 41). — C. PAUL, Etude sur l'intoxication lente par les préparations de plomb, de son influence sur le produit de la conception (Archiv. de méd., 1860, t. XV, p. 513). — Du MÊME, Nouveaux faits relatifs à l'influence de l'intoxication saturnine, etc. (Mém. de la Soc. de Biologie, 1861, t. III, p. 4). — J. RENAUT, De l'intoxication saturnine chronique, thèse d'agrég., Paris, 1875. — RENNERT, Ueber eine hereditäre Folge der chronischen Bleivergiftung (Archiv f. Gyn., 1881, Bd. XVIII, p. 109). — ROQUE, Des dégénérescences héréditaires produites par l'intoxication saturnine lente, thèse, Paris, 1873.

C'est le mérite de Constantin Paul d'avoir attiré le premier l'attention sur l'influence héréditaire de l'intoxication saturnine et d'avoir démontré que cette intoxication se manifeste non seulement par les accidents que nous connaissons, mais encore par la mort du fœtus ou la mort prématurée de l'enfant, que ce soit le père ou la mère qui ait été exposé à l'intoxication.

Le fait qui fut l'origine de ces recherches était le suivant : une femme avait eu trois couches heureuses et trois beaux enfants, lorsqu'elle s'exposa aux émanations saturnines; depuis lors, elle avait eu dix autres grossesses, sur lesquelles il y a eu huit fausses couches, un enfant mort-né et un seul enfant venu à terme, ce dernier même n'avait pu vivre et avait succombé à l'âge de cinq mois.

Les chiffres recueillis par C. Paul ont porté sur 123 grossesses, parmi lesquelles il y eut :

<pre>
 64 avortements.
  4 accouchements prématurés.
  5 mort-nés.
 20 enfants morts dans la 1re année.
  8 —   —   —   2e —
  7 —   —   —   3e —
  1 seul mort plus tard.
 14 enfants vivants dont 10 seulement au-dessus de 3 ans.
───
123
</pre>

On peut ajouter à cette statistique 15 métrorragies tenant sans doute à un avortement ovulaire.

En somme, sur 123 grossesses confirmées, 73 enfants sont morts avant l'accouchement. En général, les fausses couches se sont produites de trois à six mois à partir de la conception.

L'influence du saturnisme, transmise par le père à l'enfant, est tout aussi réelle que celle qui provient de la mère; elle est seulement un peu moins malfaisante, ce qui tient à ce que, dans la transmission maternelle, l'intoxication produit son effet sur l'organisme pendant toute la durée de la gestation, il y a une sorte d'action accumulatrice, tandis que, chez le père, les effets du saturnisme ne se manifestent qu'au moment de la conception.

L'influence du père s'est traduite de la façon suivante. Chez onze femmes observées, le père seul étant saturnin, il y eut, chez chacune d'entre elles, un ou plusieurs avortements :

<pre>
Sur 32 grossesses, 12 enfants morts avant terme.
Sur 20 enfants venus au monde vivants :
      8 morts pendant la 1re année.
      4 —   —   2e —
      3 —   —   3e —
      1 —   au delà de ce terme.
      2 seuls restèrent vivants.
</pre>

Il n'est pas nécessaire que l'intoxication soit bien profonde chez l'un ou l'autre des procréateurs pour que la mort du fœtus arrive ; cette mort peut être la seule manifestation du saturnisme chez les individus où le liseré existe. On peut cependant admettre que, moins l'intoxication est profonde, moins le retentissement sur la grossesse est marqué.

Il est à remarquer encore que, lorsqu'une femme ainsi éprouvée vient à quitter son état et se rétablit, elle peut mener à bien sa grossesse et mettre au monde de beaux enfants. Mais la série des avortements recommence si elle revient à son métier insalubre.

Rennert est arrivé à des conclusions analogues, d'après les faits qu'il a observés à Gross-Almeroda.

Il établit trois groupes parmi ses malades :

> I. Père et mère atteints de saturnisme (2 familles).
> II. Mère légèrement atteinte (4 familles).
> III. Mère indemne (5 familles).

Morbidité. — Les enfants issus de ces différentes familles furent au nombre de 79, dont 56 tombèrent malades, soit 71 pour 100.

> 1er groupe $=$ 19 enfants, 18 malades $=$ 95 pour 100
> 2e — $=$ 27 — 18 — $=$ 67 —
> 3e — $=$ 33 — 20 — $=$ 61 —

Mortalité. — Sur les 56 enfants malades, 28 succombèrent, soit 50 pour 100.

> 1er groupe $=$ 18 malades, 13 morts $=$ 72 pour 100
> 2e — $=$ 18 — 3 — $=$ 17 —
> 3e — $=$ 20 — 12 — $=$ 60 —

Même lorsqu'ils ne succombent pas avant leur naissance ou peu après, les descendants des saturnins sont frappés d'une infériorité marquée du côté des fonctions du système nerveux. Arlidge, qui a étudié l'état sanitaire des ouvriers employés dans les fabriques de poteries du Straffordshire, a fait la remarque que, dans cette contrée, la santé des ouvriers y est des plus mauvaises et la mortalité très grande, surtout chez les jeunes enfants. Beaucoup de ces derniers succombent à des affections cérébrales, aux convulsions, en proportion double que dans le reste de l'Angleterre.

De son côté, Roque, dans une série d'observations prises à la Salpêtrière et à Bicêtre, a constaté que l'intoxication saturnine chronique lente, chez le père et la mère, peut déterminer, du côté des enfants, des convulsions, l'idiotie, l'imbécillité. Il a vu également que, lorsque le père n'a plus été exposé à l'intoxication, les enfants sont nés sains.

Nous avons fait remarquer déjà, d'après les recherches de C. Paul, qu'il n'est pas nécessaire que les individus travaillant aux préparations du plomb éprouvent des accidents graves d'intoxication pour que celle-ci produise des fausses couches et amène une grande mortalité des enfants. On peut faire une remarque analogue pour l'idiotie et l'épilepsie de la descendance. Roque a vu quatre cas d'épilepsie chez des enfants issus d'individus employant les préparations de plomb, mais n'ayant éprouvé eux-mêmes aucun des accidents du saturnisme. Nous savons que l'intoxication par le plomb produit parfois des attaques épileptiformes. C'est ainsi que le plomb, même éliminé à peu près totalement, après une longue période d'intoxication chronique, crée dans l'organisme des conditions de moindre résistance et « non seulement agit sur la vie de l'individu, mais encore sur celle de l'espèce : puisque, s'il ne rend pas l'homme impuissant et la femme stérile, il frappe leur débile postérité dans l'utérus maternel lui-même, ou dans l'enfance, ou enfin, il imprime aux produits qui résistent le cachet d'infériorité physique que présentaient au plus haut degré les êtres imbéciles, épileptiques ou idiots. » (J. Renaut.)

L'influence désastreuse de cette intoxication est donc bien démontrée et la conduite à tenir est des plus simples. Il y a peu à compter sur l'action des médicaments; par contre, la prophylaxie sera toute, puissante, puisque les femmes qui ont eu des avortements à répétition présentent des grossesses normales dès qu'elles échappent aux émanations délétères. Le changement de profession s'impose absolument, c'est le seul moyen qui permette au père et à la mère d'avoir une postérité saine et vigoureuse.

§ 2. Intoxication par le mercure.

Cathelineau et Stef, Recherches et dosages du mercure dans le fœtus et ses annexes (Ann. de Derm. et de Syphilis, 1890, p. 972). — Colson, De l'influence du traitement mercuriel sur les fonctions de l'utérus (Arch. de méd., 1828, t. XVIII, p. 24). — Hallopeau, Du mercure; Action physiologique et thérapeutique, thèse d'agrég., 1878. — Herrmann, Sur les maladies d'Idria, (Gaz. hebdom., 1859, p. 287, trad. du Wien. mediz. Wochensch., 1858, n° 40 à 43). — Lizé, De l'influence de l'intoxication mercurielle lente sur le produit de la conception (Union méd., 1862, t. I, p. 106). — Stef, Mercure et grossesse, thèse, Paris, 1891.

Pendant longtemps on s'est refusé à traiter par le mercure les femmes grosses atteintes de syphilis, le remède paraissait pire que le mal ; on l'accusait d'interrompre la grossesse, de provoquer des hémorragies ; on retrouve même ces préventions chez quelques médecins contemporains. En 1840, Huguier disait à l'Académie de médecine : « L'avortement chez les femmes vérolées est plutôt la conséquence de l'usage du mercure que de la maladie elle-même. » Sigmund professe une opinion analogue et, plus près de nous, Fonssagrives exprime les mêmes craintes. « L'œuf humain subit ses atteintes, d'une manière marquée, dit-il en parlant du mercure, et beaucoup d'avortements qui sont imputés à la syphilis, doivent vraisemblablement être rapportés aux mercuriaux employés pour la combattre. » De pareilles plaintes peuvent sembler bizarres, mais elles ne sont pas entièrement gratuites comme on le verra plus loin.

Les efforts de Ricord finirent par faire entrer le mercure dans la thérapeutique de la grossesse et par triompher des préventions admises jusque-là ; pour Ricord, le mercure possède une double action, il améliore l'état de la mère et il diminue les cas de syphilis héréditaire.

On ne peut contester cependant que le mercure n'ait des propriétés abortives, et on peut les constater dans deux catégories d'individus :

a) Chez les ouvrières exposées par leur travail aux émanations mercurielles ;

b) Chez les femmes syphilitiques traitées par les mercuriaux pendant leur grossesse.

A. L'action néfaste du mercure a été observée chez un certain nombre d'ouvrières et, chose remarquable, il en est de ce poison comme du plomb que nous venons d'étudier, l'influence de la mère n'est pas seule à redouter, celle du père l'est également. Lizé, qui a cherché à étudier cette intéressante question, établit trois catégories de faits.

1° Père seul soumis à l'influence du mercure ;

2° Père et mère soumis à l'influence du mercure ;

3° Mère seule soumise à l'influence du mercure.

En voici les résultats :

Première catégorie. — 10 grossesses : 2 accouchements prématurés, 2 mort-nés, 3 morts de quatre mois à deux ans.

Deuxième catégorie. — 14 grossesses : 5 accouchements prématurés, 5 mort-nés, 6 morts avant cinq ans.

Troisième catégorie. — 7 grossesses : 3 avortements, 1 mort-né, 1 mort avant trois ans et demi.

Il est facile de voir que les conséquences sont particulièrement redoutables pour le produit de la conception lorsque les deux géniteurs sont soumis l'un et l'autre à l'action du poison.

Herrmann qui a donné une description des maladies observées à

Idria, ville où se trouvent des mines de mercure, fait remarquer que ce ne sont pas seulement les ouvriers employés à l'extraction du minerai qui souffrent de cette intoxication, la population entière d'Idria en subit l'influence, l'air étant souvent saturé des particules métalliques exhalées par les hauts fourneaux. « Il est digne de remarque, dit-il, qu'on voit souvent, chez les vaches dont les pâturages sont situés au voisinage des hauts fourneaux, la salivation, la cachexie et surtout l'avortement; dans l'espèce humaine, les accouchements prématurés et l'avortement sont très fréquents. »

La même action a été signalée chez les animaux domestiques. Lussana, cité par Hallopeau, a fait des expériences sur des poules pour savoir si le mercure exerçait une influence stérilisante; elles lui ont montré que l'intoxication amenait, au bout de huit à dix jours, la cessation de la ponte.

B. Dans la seconde catégorie, nous avons les femmes syphilitiques traitées par le mercure et intoxiquées gravement. Le fait ne saurait être contesté, bien qu'il soit d'une rareté extrême; j'en ai observé un cas terminé par la mort. Il s'agissait d'une femme syphilitique contaminée par son mari et qui dut subir, pendant sa grossesse, un traitement spécifique. D'après les ordonnances qu'elle montra, il ne semble pas que les doses eussent été exagérées; et cependant, quand elle entra à la Maternité où je la voyais pour la première fois, elle avait déjà de la diarrhée gangréneuse; elle accoucha d'un fœtus mort, sans traces appréciables de lésions syphilitiques, elle succomba elle-même, quelques jours après, des suites de l'intoxication avec un abaissement marqué de la température. Je trouvai, à l'autopsie, les lésions caractéristiques du gros intestin, des reins, etc.

L'expérience qui résulte des injections intra-utérines avec les solutions de sublimé montrent que certaines femmes présentent une facilité singulière à l'intoxication; les doses qui restent inertes chez les autres femmes déterminent facilement, chez celles-là, des coliques, de la diarrhée sanglante, des épreintes, du ténesme, de l'anurie, de l'albuminurie, etc., aussi, toute femme enceinte, traitée par les mercuriaux, doit-elle être soumise à une surveillance minutieuse.

Nous connaissons l'influence néfaste de l'empoisonnement hydrargyrique chez la mère; en est-il de même chez l'enfant, peut-il être intoxiqué *in utero?* Les recherches de Cathelineau et de Stef ont montré qu'on retrouvait le mercure dans les viscères des nouveau-nés (foie, rate, cœur, poumon, cordon) lorsque la mère avait subi un traitement mercuriel pendant la grossesse.

Des expériences pratiquées sur des lapins ont donné des résultats analogues. On peut même ajouter que la quantité de mercure fixée par le fœtus est relativement considérable puisque Cathelineau a pu en déterminer la valeur quantitative ; il a trouvé chez un fœtus que 100 grammes de viscères renfermaient $0^{gr},0068$ de mercure.

Les enfants des femmes mercurialisées naissent malingres et chétifs ; Goetz a même vu un cas de tremblement congénital.

Le traitement préventif, chez les ouvrières, consiste dans la suppression immédiate de la profession, dès le début de la grossesse. Quant aux gestantes traitées par les mercuriaux, il est facile d'éviter, chez elles, les accidents d'intoxication, on surveillera la bouche, les urines, afin de supprimer le médicament dès l'apparition de la stomatite, de la diarrhée et de l'albuminurie. On remplacera les composés hydrargyriques par l'iodure de potassium et on traitera les symptômes d'intoxication par les moyens ordinaires.

§ 3. Intoxication par le phosphore et par le sulfure de carbone.

Delpech, Industrie du caoutchouc soufflé. Recherches sur l'intoxication spéciale que détermine le sulfure de carbone (Annales d'hygiène publique, 1863, t. XIX, p. 75). — Friedlaender, Ueber Phosphorvergiftung bei Hochschwangeren, Inaug. Dissert., Königsberg, 1892. — Gaultier de Caulbry, Annales d'hygiène publique, 1859, t. XII, p. 263). — Lewin, Studien über Phosphorvergiftung (Virchow's Archiv, 1861, Bd. XXI, p. 506). — Miura, Die Wirkung des Phosphors auf den Fötus (Virchow's Archiv, 1884, Bd. XCVI, p. 54). — Pulewka, Ein Fall von Phosphorvergiftung bei einer Hochschwangeren, Inaug. Dissert., Königsberg, 1885.

I. *Phosphore.* — L'empoisonnement par le phosphore survient quelquefois comme mode de suicide chez les femmes enceintes et d'une façon générale, ce procédé de mort volontaire s'observe un peu plus fréquemment chez les femmes que chez les hommes, soit 10 femmes pour 8 hommes, d'après la statistique de Lewin.

Du côté de la mère, les symptômes observés pendant la vie et les lésions constatées après la mort ne présentent rien de spécial, nous n'avons pas à nous y arrêter. L'influence du poison sur la marche de la grossesse et sur la provocation de l'accouchement nous paraît plus intéressante à étudier.

Dans les quelques cas qui ont été observés par Pulewka, Friedlaender, Lewin, le phosphore qui était absorbé à doses toxiques et même mortelles a déterminé assez vite l'interruption de la grossesse. Les mouvements spontanés de l'enfant disparaissent, il survient quelques hémorragies par les voies génitales, puis les contractions utérines se manifestent et il se produit l'expulsion d'un enfant mort, présentant déjà un commencement de macération. La mort de la mère a suivi d'assez près la délivrance.

L'accouchement prématuré est provoqué peut-être par l'action du poison sur la fibre musculaire de l'utérus, par les hémorragies si fréquentes entre les faisceaux musculaires et sous la séreuse péritonéale ; mais le principal facteur dans le travail provoqué, c'est la mort de l'enfant intoxiqué lui-même par le phosphore.

La présence du poison dans les organes de l'enfant n'a pas été démontrée directement, comme pour le mercure ; mais les lésions viscérales déterminées par le phosphore ont une physionomie spéciale, elles consistent essentiellement dans une dégénérescence graisseuse du foie et des glandes à pepsine de l'estomac, dans des hémorragies diffuses. Dans ses recherches expérimentales, Igascushi Moritzi Miura a constaté ces différentes altérations au niveau des viscères des fœtus, toutes les fois que la survie de la mère s'était prolongée au delà de trente à quarante heures. On trouve en effet la dégénérescence graisseuse des cellules du foie, ce que l'on conçoit sans peine, puisque le poison pénètre tout d'abord dans l'organisme fœtal par la voie de la veine ombilicale. On constate aussi des lésions de l'estomac qui consistent en hyperémie, ecchymoses et même en hémorragies diffuses ; il existe également de la dégénérescence graisseuse des glandes à pepsine, à condition que la maladie maternelle se soit prolongée pendant un jour ou deux.

En somme, les lésions constatées chez la mère et chez l'enfant sont identiques et l'on peut admettre que le phosphore introduit dans l'organisme maternel pénètre dans la circulation fœtale à travers le placenta.

En dehors des quelques cas où le phosphore a été absorbé dans un but criminel, son action néfaste est rendue manifeste chez les ouvrières travaillant à la confection des allumettes au phosphore blanc ; Gaultier de Caulbry a rapporté un certain nombre de faits de fausses couches qui s'étaient répétées chez des femmes occupées à cette industrie.

II. *Sulfure de carbone.* — Delpech, qui a étudié l'intoxication spéciale que détermine le sulfure de carbone chez les ouvriers qui travaillent le caoutchouc soufflé, n'a pas trouvé que la femme présentât, dans les débuts de l'intoxication, l'excitation génitale si fréquente chez l'homme, mais les règles sont exagérées et il peut se produire de véritables métrorragies. A une période plus avancée, les fonctions génératrices s'amoindrissent, la sensibilité spéciale diminue et disparaît, le désir des rapprochements sexuels s'éteint. Ces femmes ont rarement des enfants, et, lorsque la conception s'opère, presque toujours l'avortement survient dans les premiers mois. Celles qui ont pu accoucher à terme ont dû abandonner leur profession avant la fin de la gestation ; elle ont été atteintes, sous la double influence

de la grossesse et des vapeurs sulfo-carbonées, de vomissements
violents qui ont cessé lorsqu'elles ont quitté l'atelier.

§ 4. **Intoxication par le tabac.**

DECAISNE, Les femmes qui fument (Rev. d'hyg., 1879, p. 914, et Discussion
à la Soc. de Médecine publique par DELAUNAY, GOYARD, THÉVENOT, etc.).
— KOSTIAL, Les ouvrières de la fabrique de cigares d'Iglau (Ann. d'hyg., 1871,
t. XXXVI, p. 470). — PIASECKI, Influence des Manufactures de Tabacs : 1º Sur
la menstruation; 2º sur la grossesse ; 3º sur la santé des nouveau-nés (Rev.
d'hyg., 1881, p. 910). — VALLIN, Accidents causés par le tabac (Ann. d'hyg.,
1883, t. IX, p. 345). — YGONIN, Quelques mots sur l'usage du tabac et de l'influence de la fabrication sur les fonctions physiologiques de l'utérus (Lyon
méd., 21 novembre 1880).

L'appréciation de l'influence que peut avoir le tabac sur la santé
des femmes qui le manipulent dans leur travail a donné lieu à des
résultats contradictoires. Nous avons d'un côté les membres de la
Société contre l'abus du tabac qui affirment la fréquence des troubles
menstruels, des avortements et la mortalité excessive des enfants, et,
d'autre part, les médecins des manufactures de l'État qui se sont
efforcés d'innocenter la nicotine. « Si le travail des manufactures, dit
Lebail (du Mans), a paru prédisposer quelques femmes à des troubles
menstruels, s'accusant surtout par une suractivité fonctionnelle, je
ne lui ai pas reconnu jusqu'à présent, une influence directe et per-
turbatrice sur la grossesse. » Ygonin arrive à des conclusions analogues et, sur 190 femmes employées à la manufacture de Lyon,
17 seulement présentèrent des fausses couches de deux à sept
mois. Ces deux observateurs considèrent également comme erronée
l'opinion d'après laquelle les enfants nouveau-nés des femmes
employées à la manufacture de tabacs sont plus exposés aux
accidents et aux maladies de la première enfance.

Piasecki (du Havre) croit également que le tabac n'est pas un
emménagogue, que les divers travaux auxquels donne lieu sa fabrication n'entraînent aucun inconvénient particulier pour la santé des
ouvrières. Pour lui, le tabac n'a aucune influence défavorable sur la
grossesse; les fausses couches ne sont pas plus nombreuses chez les
ouvrières des manufactures que chez les femmes de la ville.

En somme, ces différents médecins considèrent les attaques
adressées à la fabrication du tabac comme « un préjugé et une
hypothèse sans preuves suffisantes plutôt qu'une vérité scientifique-
ment établie par de sérieuses observations ». Il s'est même trouvé un
directeur des tabacs, le comte Siméon, qui avançait, dans un mémoire
de 1843, que les ouvrières des manufactures étaient à l'abri des

épidémies régnantes, notamment de la dysenterie, de la fièvre typhoïde et de la phtisie pulmonaire. Les enquêtes dirigées avec un optimisme aussi convaincu doivent aboutir à de singuliers résultats.

Pour apprécier l'influence réelle du tabac sur la grossesse et le produit de la conception, il est nécessaire de l'étudier à un double point de vue, celui de la mère et celui de l'enfant.

Mère. — L'action du tabac sur la santé de la mère est incontestable, surtout lorsqu'elle est jeune et qu'elle débute dans cette sorte d'industrie. A Iglau, où Kostial a pu compter jusqu'à 1942 femmes soumises à une atmosphère chargée de poussière de tabac et de vapeurs de nicotine, l'absorption est rendue évidente par ce fait, qu'a vérifié Schneider, de la présence de la nicotine dans les urines. Les jeunes filles sont sujettes, au moins dans les débuts, à des troubles nerveux variés. Mais les accidents de cette sorte sont modifiés par la prédisposition ou la résistance individuelle, et surtout par l'accoutumance. De même qu'il existe des femmes endurcies qui se livrent impunément à l'usage de la pipe ou des cigares jusqu'à un âge avancé, on en rencontre d'autres qui peuvent manipuler le tabac, respirer les émanations qui s'en dégagent, sans modification de leur santé, sans troubles de la menstruation ; ces femmes sont également capables de conduire à terme des grossesses plus ou moins nombreuses. Nous croyons même que c'est le cas le plus ordinaire et que la tolérance pour la nicotine est aussi grande chez la femme que chez l'homme.

Il faut noter encore que ce poison n'est pas de ceux qui s'accumulent, que son action sur le système nerveux est surtout fonctionnelle et qu'il donne rarement lieu à des lésions organiques appréciables. Il se distingue ainsi notablement du plomb, du mercure, de l'arsenic, du phosphore, dont la nocivité sur les organes est des plus manifestes.

Je crois donc, pour ma part, que l'influence du tabac sur les fonctions utérines et plus spécialement sur la grossesse a été exagérée à dessein par les ennemis assez nombreux qu'il rencontre dans le corps médical. J'en suis d'autant plus convaincu que j'ai souvent l'occasion de recevoir, dans la Maternité que je dirige, des femmes provenant de la manufacture de Lyon ; chez elles, la grossesse est le plus souvent normale et les enfants naissent vivants et bien portants. Il faut compter évidemment avec certaines idiosyncrasies, avec certaines susceptibilités extrêmes vis-à-vis d'une substance toxique, mais il est certain qu'elles ne constituent que d'infimes exceptions.

Les reproches qu'on a adressés au tabac, en 1880, à la Société d'hygiène, sont surtout théoriques et ne semblent pas basés sur une observation rigoureuse. Les faits qu'on a apportés venaient de seconde main et avaient été fournis par des accoucheuses; ils n'ont évidemment pas la valeur des documents apportés par Ygonin, Piasecki et par d'autres.

Enfant. — Si l'enfant, pendant la vie intra-utérine, est à peu près à l'abri d'accidents résultant de la profession de sa mère, il n'en est plus de même après sa naissance. Ici tous les observateurs concordent : la mortalité des enfants est considérable. Au Havre, sur 376 naissances, Piasecki a compté 223 décès; à Iglau, Kostial n'a observé que 11 mort-nés sur 453 naissances, mais 206 enfants ont succombé, dont 101 de maladies du cerveau et de la moelle avec convulsions; il y eut 9 cas de méningite, 3 cas d'hydrocéphalie chronique. Les décès sont survenus de cette façon :

110 sont morts dans les 3 premiers mois.
160   —   —   6   —
181   —   —   la 1re année.

La plupart des décès se produisent du deuxième au quatrième mois, c'est-à-dire à l'époque où la mère reprend son travail et donne à son enfant un lait nicotinisé. Il est à remarquer, en effet, que les résultats sont bien différents, selon que l'enfant est éloigné et placé en nourrice ou bien qu'il est allaité par sa mère.

Dans le premier cas, les conditions ne sont autres que celles des enfants confiés à des mercenaires, les chances de vie sont les mêmes pour les uns et les autres. Par contre, lorsque la mère veut allaiter son enfant, il ne se passe rien pendant les trois premières semaines, mais dès que l'ouvrière reprend son travail, l'enfant commence à dépérir et un grand nombre succombe du deuxième au quatrième mois. Les enfants vigoureux comme les enfants chétifs sont exposés aux mêmes accidents, tous tombent malades après avoir eu une indisposition qui semble passagère; mais la maladie cesse subitement une fois que l'usage du lait maternel est abandonné.

C'est, du reste, la seule mesure prophylactique qui soit réellement efficace; en aucun cas, une femme exposée par sa profession aux vapeurs de nicotine ne doit nourrir un enfant. Chez elle, le lait a une odeur de tabac très prononcée, quoique la présence du poison n'y ait pas encore été chimiquement constatée.

§ 5. Intoxication par la morphine.

Ch. Féré, Morphinisme et grossesse (Encéphale, 1884, p. 357). — Fürst, Morphium bei Schwangeren, Gebärenden und Saügenden (Wiener klin. Wochensch., 1889, n° 10).

On a assez rarement l'occasion de rencontrer le morphinisme chez les femmes grosses, ou tout au moins les observations de cette sorte qui ont été publiées ne sont pas nombreuses. D'après les quelques cas rapportés, il ne paraît pas que l'intoxication chronique par la morphine ait une influence manifestement mauvaise sur la grossesse de la mère, ni même sur la santé de l'enfant.

Dans le cas rapporté par Ch. Féré, il s'agissait d'une jeune femme hystérique, hémianesthésique, n'ayant jamais présenté de crises convulsives et dont la mère était aussi morphinomane. Depuis trois ans, elle abusait de la morphine. Arrivée au sixième mois de sa grossesse, époque du début de l'observation, cette femme absorbait, chaque jour, 24 centigrammes de chlorhydrate de morphine. On commença à diminuer quotidiennement la dose d'un demi-centigramme, mais tous les deux ou trois jours, il survenait des coliques utérines plus ou moins intenses et des mouvements exagérés de l'enfant qui forçaient le médecin à cesser provisoirement toute diminution dans la quantité du médicament, si bien qu'au moment de l'accouchement cette jeune femme absorbait encore une dose quotidienne de 13 centigrammes.

L'accouchement fut normal ainsi que la délivrance. Pendant les huit premiers jours des couches, on ne diminua pas la quantité de morphine et quand, au bout de ce temps, on voulut revenir à la diminution graduelle, des coliques se produisirent ; l'écoulement des lochies cessait dès qu'on augmentait les intervalles des injections, il revenait chaque fois que l'on introduisait sous la peau la dose ordinaire du médicament.

La démorphinisation fut donc très lente et ce n'est qu'un mois après l'accouchement qu'on supprima d'un seul coup les injections. La malade eut alors de violentes coliques utérines et intestinales, de la diarrhée, de l'insomnie avec excitation pendant la nuit, mais le lendemain ces troubles avaient cessé et la guérison fut définitive. Il semble donc que l'abstinence de la morphine ait agi de la façon la plus manifeste sur l'utérus, en provoquant des douleurs et sur les lochies en les supprimant.

Il faut remarquer encore que l'enfant a subi, lui aussi, les conséquences de l'abstinence de la morphine. C'était un enfant du sexe masculin, bien développé, mais amaigri ; il avait présenté, pendant la grossesse, des mouvements très violents lorsqu'on supprimait trop brusquement la morphine et, après sa naissance, on fut frappé de ses mouvements brusques et d'une agitation continuelle, avec cris, qui dura soixante heures pendant lesquelles il ne dormit pas une minute ; puis le calme revint et les choses rentrèrent dans l'ordre.

La malade dont Fürst a rapporté l'histoire était également une morphinomane invétérée ; elle s'était fait environ 1200 injections de morphine avec une solution à 3 pour 100 pendant sa première et sa deuxième grossesse et environ 800 pendant sa quatrième. Les enfants étaient bien développés, physiquement et intellectuellement, et, à l'inverse du cas de Féré, ils ne présentèrent au moment de leur naissance, aucun phénomène indiquant un besoin de morphine. Par contre, la malade avait très nettement remarqué l'accoutumance chez le fœtus : car toutes les fois que, dans les derniers temps de la grossesse, elle avait besoin de recourir au médicament, les mouvements du fœtus devenaient intolérables par leur vivacité pour cesser bientôt après l'injection.

On comprend assez mal que l'appétence pour la morphine ne se soit manifestée que pendant la vie intra-utérine et qu'elle ait brusquement disparu par la naissance. Nous croyons plutôt, avec Féré, que le fœtus est influencé par la morphine, même à doses relativement faibles et qu'il peut souffrir de la démorphinisation brusque qui, pour lui, est inévitable après l'accouchement, aussi concluons-nous avec cet auteur que cette considération légitime la cure graduellement pendant la grossesse.

FIN

FIN DE LA TABLE ALPHABÉTIQUE

TABLE DES MATIÈRES

FIN DE LA TABLE DES MATIÈRES

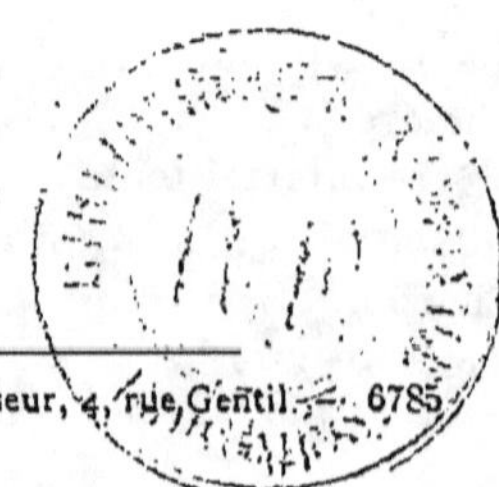
Lyon. — Imp. Pitrat Aîné, A. Rey Successeur, 4, rue Gentil. — 6785

TRAITÉ PRATIQUE DE GYNÉCOLOGIE

PAR

Stéphane BONNET
Ancien interne des hôpitaux
Membre de la Société obstétricale et gynécologique

Paul PETIT
Membre de la Société obstétricale et gynécologique
Membre correspondant de la Société anatomique

Introduction par A. CHARPENTIER, membre de l'Académie de médecine
Professeur agrégé a la Faculté de médecine de Paris

1894, 1 vol. in-8°, avec 297 figures intercalées dans le texte dont 90 tirées
en 2 et 3 couleurs. . . . . 15 fr.

Élèves de M. le professeur Terrier et de M. le Dr Doléris, attachés pendant plusieurs
années à leur clinique, imbus des principes de ces deux maîtres en gynécologie, très au
courant des nouveaux procédés opératoires, comme aussi des recherches microscopiques
et bactériologiques, MM. Bonnet et Petit ont écrit un livre à la portée des praticiens.

Les traités actuels de gynécologie s'adressent exclusivement aux savants et aux chirurgiens purs. Le traité de MM. Bonnet et Petit s'adresse, au contraire, aux praticiens
modestes, désireux de trouver un moyen de soulager et de guérir leurs malades, dans
les cas où l'intervention de la grande chirurgie n'est pas nécessaire. Il répond aux
besoins courants.

La *première partie* comprend la pathologie et les indications thérapeutiques.

Interrogation du malade et mode d'exploration. Troubles fonctionnels. Malformations
génitales. Lésions parasitaires et virulentes, inflammatoires et trophiques. Déplacements.
Tumeurs. Troubles nerveux. Grossesse ecliptique, etc. Hémocèle péro-utérine.

La *deuxième partie* est consacrée à la technique opératoire.

Asepsie. Anesthésie : Réunion et hémostase. Massage et électrisation. Opérations
extra-péritonéales, trans-péritonéales et intra-péritonéales.

« C'est une œuvre que je ne saurais trop recommander à tous les praticiens qui
veulent devenir des gynécologistes instruits, sages et prudents ».

Professeur : A. CHARPENTIER.

HYGIÈNE DE LA GROSSESSE

Par le docteur Adolphe OLIVIER
Chef de service des maladies des femmes et accouchements à la policlinique de Paris

1 vol. in-16 de 340 p. avec 60 fig. (*Bibliothèque médicale variée*). 3 fr. 50

Dans une première partie, M. Ollivier traite de l'hygiène de la grossesse exempte
de toute complication (Hygiène de l'habitation, régime alimentaire, exercices et voyages,
relations conjugales, vêtements, bains, hydrothérapie et injections; soins à donner aux seins).

Dans la deuxième, il passe en revue les différents phénomènes pathologiques et en
indique le traitement (Troubles des appareils digestif, respiratoire, circulatoire, urinaire;
inflammation des organes génitaux, troubles nerveux, maladies de la peau. Hypertrophie
mammaire et abcès du sein, douleurs abdominales, utérines et articulaires ; hémorragies,
fausse couche).

Ce livre sera très utile au médecin praticien pour le guider dans les conseils qui lui
sont si souvent demandés.

LA PRATIQUE GYNÉCOLOGIQUE ET OBSTÉTRICALE

DES HOPITAUX DE PARIS

Aide-mémoire et formulaire par le professeur Paul LEFERT

1 volume in-16 de 300 pages, cartonné. . . . . 3 fr.

Tous les praticiens sauront gré à M. le professeur P. Lefert de leur présenter en un
petit volume clair et précis, la *pratique* des gynécologistes et accoucheurs des hôpitaux
de Paris, — MM. Auvard, Bar, P. Berger, Boissard, Bouilly, Budin, L. Championnière,
Champetier de Ribes, Charpentier, Doléris Félix Guyon, Duplay, Ledentu, Maygrier,
Péan, Pinard, Pozzi, Quénu, Richelot, Schwartz, Paul Segond, Tarnier, Félix Terrier,
Terrillon, Tillaux, etc., — sur les questions qui se présentent chaque jour à l'observation de tout médecin : — l'antisepsie gynécologique et obstétricale, la castration, le
curettage de l'utérus, les déformations de l'utérus, l'électricité en gynécologie, les fibromes
utérins, la grossesse extra-utérine, l'hystérectomie, les injections utérines, la laparotomie,
les métrites, les salpingites, la septicémie puerpérale, les suppurations pelviennes, la
symphyséotomie, le tamponnement de l'utérus, la tuberculose de l'ovaire, les tumeurs de
l'utérus.

Cet ouvrage dû à la collaboration de 60 praticiens, renferme plus de 300 consultations
sur les cas les plus nouveaux et les plus variés. Le médecin est toujours certain, quel
que soit son choix, de s'appuyer sur les conseils d'un confrère autorisé.

ANATOMIE PATHOLOGIQUE DE L'UTÉRUS ET DE SES ANNEXES

Par Madame BOIVIN
Sage-femme en chef de la Maison de santé

et A. DUGÈS
Professeur à la Faculté de Montpellier

1886, atlas in-folio de 41 pl. col., *représentant les principales altérations morbides des organes génitaux de la femme* . . . . 45 fr.

TRAITÉ PRATIQUE DES ACCOUCHEMENTS
Par A. CHARPENTIER
Professeur agrégé à la Faculté de Médecine de Paris
Membre de l'Académie de Médecine

Deuxième édition.

1890, 2 vol. gr. in-8 de 1001 pages chacun, avec 930 fig. et 2 pl. color. 30 fr.

Cet ouvrage est un traité complet : il satisfait à tous les besoins, aussi bien à ceux de l'étudiant qui veut apprendre, à ceux du médecin qui veut se tenir au courant d'une science qu'il a déjà étudiée qu'à ceux de l'écrivain qui veut avoir sous la main un livre dans lequel il sera toujours certain de trouver le renseignement bibliographique ou l'idée juste, pratique qui lui est nécessaire pour apprécier la valeur du fait qu'il vient d'observer.

TRAITÉ PRATIQUE DES MALADIES DES FEMMES
HORS L'ÉTAT DE GROSSESSE
PENDANT LA GROSSESSE, ET APRÈS L'ACCOUCHEMENT

PAR

Fl. CHURCHILL
Professeur de Gynécologie à Dublin

A. LEBLOND
Médecin de Saint-Lazare, à Paris

Troisième édition revue et corrigée.

1 volume in-8, de 1151 pages, avec 365 figures . . . . 18 fr.

LA PRATIQUE
DES ACCOUCHEMENTS CHEZ LES PEUPLES PRIMITIFS
ÉTUDE D'ETHNOGRAPHIE ET D'OBSTÉTRIQUE
Par G.-J. ENGELMANN
ÉDITION FRANÇAISE REMANIÉE ET AUGMENTÉE PAR P. RODET
Avec une Préface par A. CHARPENTIER

1 vol. in-8 de XVI-388 pages avec 83 figures . . . . 7 fr.

TRAITÉ CLINIQUE DE L'INVERSION UTÉRINE
Par P. DENUCÉ
Professeur de clinique chirurgicale à la Faculté de Médecine de Bordeaux

1893, 1 vol. in-8 de 650 pages avec 102 figures . . . . 12 fr.

LA PRATIQUE DES MALADIES DES FEMMES
Par le docteur EMMET (de New-York)
TRADUCTION FRANÇAISE ANNOTÉE PAR LE DOCTEUR A. OLIVIER
Ancien interne des hôpitaux
Préface par le professeur U. TRÉLAT

1 volume gr. in-8 de 860 pages avec 220 figures. . . . . 15 fr.

C'est un ouvrage de grande réputation en Amérique. La haute situation de l'auteur font de la traduction française une œuvre très intéressante pour les gynécologues français.
Journal de méd. et de chirur. pratique.

« Excellent ouvrage qui fera son chemin dans le monde médical français, comme il l'a fait à l'étranger. » *Union médicale.*

On sait la part que le célèbre chirurgien américain peut revendiquer dans les progrès de la gynécologie. M. Olivier a une excellente idée de vulgariser ses travaux en France.
Bulletin médical.

Le livre d'Emmet est un ouvrage absolument personnel. L'auteur ne discute pas les théories plus ou moins certaines émises sur tel ou tel point.

Il expose seulement sa pratique, et comme il est depuis 35 ans chirurgien de l'hôpital des familles de New-York, on peut penser que cette pratique est étendue et intéressante. *Semaine médicale.*

LEÇONS CLINIQUES SUR LA MENSTRUATION ET SES TROUBLES

Par T. GALLARD
Médecin de l'Hôtel-Dieu de Paris

1885, 1 volume, in-8, de 320 pages avec 37 figures. . . . . 6 fr.

L'ovaire est le point de départ, le régulateur de la physiologie génitale de la femme, qui a un retentissement si marqué sur le reste de son économie. De là, pour le gynécologiste, l'importance de connaître cet organe à l'état sain et à l'état pathologique.

M. Gallard donne un excellent résumé de l'état de la science sur l'anatomie et la physiologie de l'ovaire : l'écoulement sanguin des règles est très complètement décrit. Il étudie en détail l'aménorrhée, la leucorrhée, la métrorragie et la dysménorrhée.

DOCTEUR AUVARD *(Bulletin de thérapeutique)*.

LEÇONS CLINIQUES SUR LES MALADIES DES OVAIRES

Par T. GALLARD
Médecin de l'Hôtel-Dieu de Paris

1886, 1 volume in-8, de 463 pages avec 47 figures. . . . . 8 fr.

Ce volume traite non seulement des maladies de l'ovaire proprement dites, hémorragies, inflammations, etc., mais encore des maladies dépendant de celles des ovaires, hématocèle péri-utérine, phlegmon péri-utérine et péritonite pelvienne. Un chapitre est réservé aux états nerveux dépendant de l'ovaire.

L'ouvrage se termine par l'étude des kystes de l'ovaire. Le traitement chirurgical, l'ovariotomie normale, opération de Battey et l'ovariotomie des kystes de l'ovaire, a été rédigé par le Dr PAUL SEGOND. C'est dire avec quel soin et quelle clarté est traitée la partie chirurgicale de l'ouvrage.   *(France médicale)*.

MANUEL DE LA SAGE-FEMME ET DE L'ÉLÈVE SAGE-FEMME

Par le docteur Ernest GALLOIS
Professeur à l'Ecole de médecine de Grenoble, chargé du Cours départemental d'accouchements

1 vol. in-18 jésus, de 650 pages avec figures. . . . . 6 fr.

DES MALADIES DES OVAIRES, DE L'OVARIOTOMIE

Par E. KŒBERLÉ
Professeur agrégé à la Faculté de médecine de Strasbourg

1 vol. in-8 avec figures. . . . . 5 fr.

ICONOGRAPHIE PATHOLOGIQUE DE L'ŒUF HUMAIN FÉCONDÉ

EN RAPPORT AVEC L'ÉTIOLOGIE DE L'AVORTEMENT

Par le docteur J.-G. MARTIN-SAINT-ANGE

1884, 1 vol. in-4, VIII-188 pages, avec 19 planches dessinées d'après naturel et chromolithographiées, cartonné . . . . 30 fr.

TRAITÉ PRATIQUE DE L'ART DES ACCOUCHEMENTS

PAR LES PROFESSEURS

NÆGELÉ	**GRENSER**
Professeur à l'Université de Heidelberg	Directeur de la Maternité de Dresde

Deuxième édition française
TRADUITE, ANNOTÉE ET MISE AU COURANT DES PROGRÈS DE LA SCIENCE

Par G.-A. AUBENAS
Professeur agrégé à l'ancienne Faculté de médecine de Strasbourg

OUVRAGE PRÉCÉDÉ D'UNE INTRODUCTION

Par J.-A. STOLTZ
Doyen de la Faculté de médecine de Nancy

1 vol. in-8 de 850 pages, avec 1 planche et 227 figures. . . . . . 12 fr.

De nombreuses augmentations ont été introduites dans cette seconde édition française : M. AUBENAS, par des notes spéciales, a mis le livre de NÆGELÉ et GRENSER au courant de la science contemporaine. L'ouvrage est divisé en deux parties : la première concerne la physiologie et l'hygiène de l'accouchement; la seconde, de beaucoup la plus volumineuse, la pathologie et la thérapeutique obstétricales.

Tel qu'il est, ce traité, essentiellement pratique, forme l'ouvrage le plus utile à l'étudiant et au praticien.

CHIRURGIE DES ORGANES GÉNITO-URINAIRES
DE L'HOMME ET DE LA FEMME
Par S. DUPLAY
Professeur à la Faculté de Médecine de Paris
G. BOUILLY, L. PICQUÉ, Ed. SCHWARTZ, Paul SEGOND
Chirurgiens des hôpitaux, professeurs agrégés à la Faculté de médecine

vol. gr. in-8 de 884 pages, avec 321 figures . . . . 17 fr. 50

GUIDE PRATIQUE DE L'ACCOUCHEUR ET DE LA SAGE-FEMME

Lucien PÉNARD	**Germain ABELIN**
Chirurgien principal de la marine	Médecin de 1re classe de la marine

Septième édition.

1889, 1 vol. in-18 jésus de 712 pages, avec fig. cart. . . . . 6 fr.

Cette nouvelle édition entièrement refondue est l'interprète fidèle de l'École obstétricale actuelle dont M. le professeur Tarnier est le chef éminent. Tout en laissant au livre son caractère pratique, on a ajouté quelques notions théoriques succinctes. On trouvera également dans cette nouvelle édition un aperçu de la septicémie puerpérale et les règles pratiques de l'antisepsie obstétricale.

PRÉCIS DE MÉDECINE OPÉRATOIRE OBSTÉTRICALE
Par S. REMY
Professeur agrégé à la Faculté de Médecine de Nancy

1893, 1 vol. in-18 jésus, 456 pages avec 185 figures, cart. . . . . . . 6 fr.

TRAITÉ DE L'IMPUISSANCE ET DE LA STÉRILITÉ
Par le docteur Félix ROUBAUD

1 vol. in-8 . . . . 8 fr.

CLINIQUE OBSTÉTRICALE ET GYNÉCOLOGIQUE
Par Sir JAMES y SIMPSON
Professeur d'accouchement à l'Université d'Edimbourg
TRADUIT ET ANNOTÉ PAR LE DOCTEUR G. CHANTREUIL.
Professeur agrégé de la Faculté de médecine de Paris

1 vol. gr. in-8 de 820 pages, avec figures . . . . 12 fr.

Ce livre contient l'ensemble des travaux de Simpson qui par la hardiesse de ses conceptions, par la variété de ses vues, la multiplicité et la valeur de ses écrits a conquis en Europe une brillante renommée. Nous citerons en particulier un *Programme de cours d'accouchements,* ses recherches sur la *prolongation de la grossesse,* les *causes de la parturition,* les *mouvements réflexes du fœtus,* l'*insertion vicieuse du placenta,* la *fièvre puerpérale,* le *tétanos puerpéral,* le *thrombose et l'embolie,* les *maladies intra-utérines du fœtus,* les *déviations de la matrice,* l'*ovariotomie,* etc.

LA ROUGEOLE ET LA SCARLATINE
DANS
LA GROSSESSE ET LES SUITES DE COUCHES
Par les docteurs de TORNERY et DURAND

1 vol. gr. in-8 de 370 pages . . . . 8 fr.

LA PRATIQUE DE L'ASEPSIE ET DE L'ANTISEPSIE EN CHIRURGIE
Par le docteur Ed. SCHWARTZ
Professeur agrégé à la Faculté de médecine de Paris
Chirurgien des Hôpitaux

1893, 1 vol. in-18 jésus de 380 pages, avec 51 fig. cart. . . . . . . 6 fr.

BOCQUILLON-LIMOUSIN. — **Formulaire de l'antisepsie et de la désinfection.** Introduction par le Dr Verchere, chirurgien de Saint-Lazare, 1893, 1 vol. in-16 de 300 pages avec figures, cartonné. . . . . 3 fr.

BONNET (St.) et PETIT (Paul). — **Traité pratique de gynécologie,** précédé d'une introduction par A. Charpentier, 1894, 1 vol. in-8° avec 297 figures dans le texte dont 90 tirées en deux et trois couleurs . . . . 15 fr.

BOUILLY, DUPLAY, SEGOND, etc. — **Chirurgie des organes génitaux urinaires,** 1888, 1 vol. gr. in-8, 832 pages avec 322 figures. . . . . 17 fr. 50

CHARPENTIER (Alph.). — **Traité pratique des accouchements.** par le Dr A. Charpentier, professeur agrégé à la Faculté de médecine de Paris, 2e édit., 1890, 2 vol. gr. in-8, avec 930 fig. et 2 pl. color. . . . . 30 fr.

CHURCHILL (Fleetwod) et LEBLOND (A.). — **Traité pratique des maladies des femmes,** 3e édition, 1 vol. in-8, avec 365 figures. . . . . 18 fr.

DEBIERRE (Ch.). — **Les vices de conformation des organes génitaux et urinaires de la femme,** 1 vol. in-16, avec 86 figures. . . . . 3 fr. 50

DENUCÉ (P.). — **Traité clinique de l'inversion utérine,** par P. Denucé, professeur à la Faculté de médecine de Bordeaux, 1 vol. in-8 avec 103 fig. . . . 12 fr.

EMMET (Th.-A.). — **La pratique des maladies des femmes,** traduit par le D^r Ad. Olivier, 1 vol., gr. in-8, avec 220 figures. . . . . 15 fr.

ENGELMANN (G.-J.). — **La pratique des accouchements chez les peuples primitifs,** étude d'ethnographie et d'obstétrique, édition française remaniée et augmentée, par P. Rodet, 1885, 1 vol. in-8 de xvi-388 pages avec 83 figures. . . 7 fr.

EUSTACHE. — **Manuel pratique des maladies des femmes,** 1 vol. in-18 jésus. . . . . 8 fr.

GALLARD (T.). — **Leçons cliniques sur la menstruation,** 1885, in-8. 6 fr.

—— **Leçons cliniques sur les maladies des ovaires,** 1886, in-8. . . 8 fr.

GALLOIS (Ern.). — **Manuel de la sage-femme et de l'élève sage-femme,** 1886, 1 vol. in-18 jésus de 650 pages avec figures. . . . . 6 fr.

HUGUIER. — **Mémoire sur les allongements hypertrophiques du col de l'utérus,** 1 vol. in-4, avec 13 planches. . . . . 15 fr.

KOEBERLÉ. — **Des maladies des ovaires et de l'ovariotomie,** 1 vol. in-8, avec figures . . . . 4 fr. 50

LEFERT. — **La pratique gynécologique et obstétricale des hôpitaux de Paris,** 1893, 1 vol. in-18 de 300 pages, cartonné. . . . . 3 fr.

—— **Aide-mémoire d'accouchements,** 1894, 1 vol. in-18 de 300 pages, cartonné . . . . 3 fr.

MARTIN-SAINT-ANGE (J.-G.). — **Iconographie pathologique de l'œuf humain fécondé,** 1 vol. in-4, avec 19 planches chromolithographiées, cartonné. . . . 35 fr.

MAYER (Al.). — **L'âge de retour,** conseils aux femmes, médecine et hygiène, 1888, in-16, 256 pages. . . . . 2 fr.

NAEGELÉ et GRENSER. — **Traité pratique de l'art des accouchements,** 2e édition française par Aubenas, 1880, 1 vol. in-8 de 850 pages avec 1 planche et 227 figures. . . . . 12 fr.

OLIVIER (Ad.). — **Hygiène de la grossesse,** 1891, 1 vol. in-16, avec 30 figures . . . . 3 fr. 50

PENARD et ABELIN. — **Guide pratique de l'accouchement et de la sage-femme,** 7e édition, 1889, 1 vol. in-18 jésus de 712 pages avec fig. cart. . . . 6 fr.

REMY (S.). — **Précis de médecine opératoire obstétricale,** par S. Remy, professeur agrégé à la Faculté de médecine de Nancy, 1893, 1 vol. in-18 jésus de 456 pages avec 185 figures intercalées dans le texte cartonné. . . . . 6 fr.

ROUBAUD (Félix). — **Traité de l'impuissance et de la stérilité,** 1876, 3e édition. 1 vol. in-8. . . . . 8 fr.

SCHWARTZ (Ed.). — **La pratique de l'asepsie et de l'antisepsie en chirurgie,** par le D^r Ed. Schwartz, professeur agrégé à la Faculté de médecine de Paris, chirurgien des hôpitaux. 1893, 1 vol. in-18 jésus de 380 pages, avec 51 figures, cart. 6 fr.

SIMPSON. — **Clinique obstétricale et gynécologique,** 1 vol. gr. in-8. 12 fr.

VINAY. — **Manuel d'asepsie.** La stérilisation et la désinfection par la chaleur. Applications à la chirurgie, à l'obstétrique et à la médecine, 1890, in-18 avec 90 figures intercalées dans le texte. . . . . 8 fr.

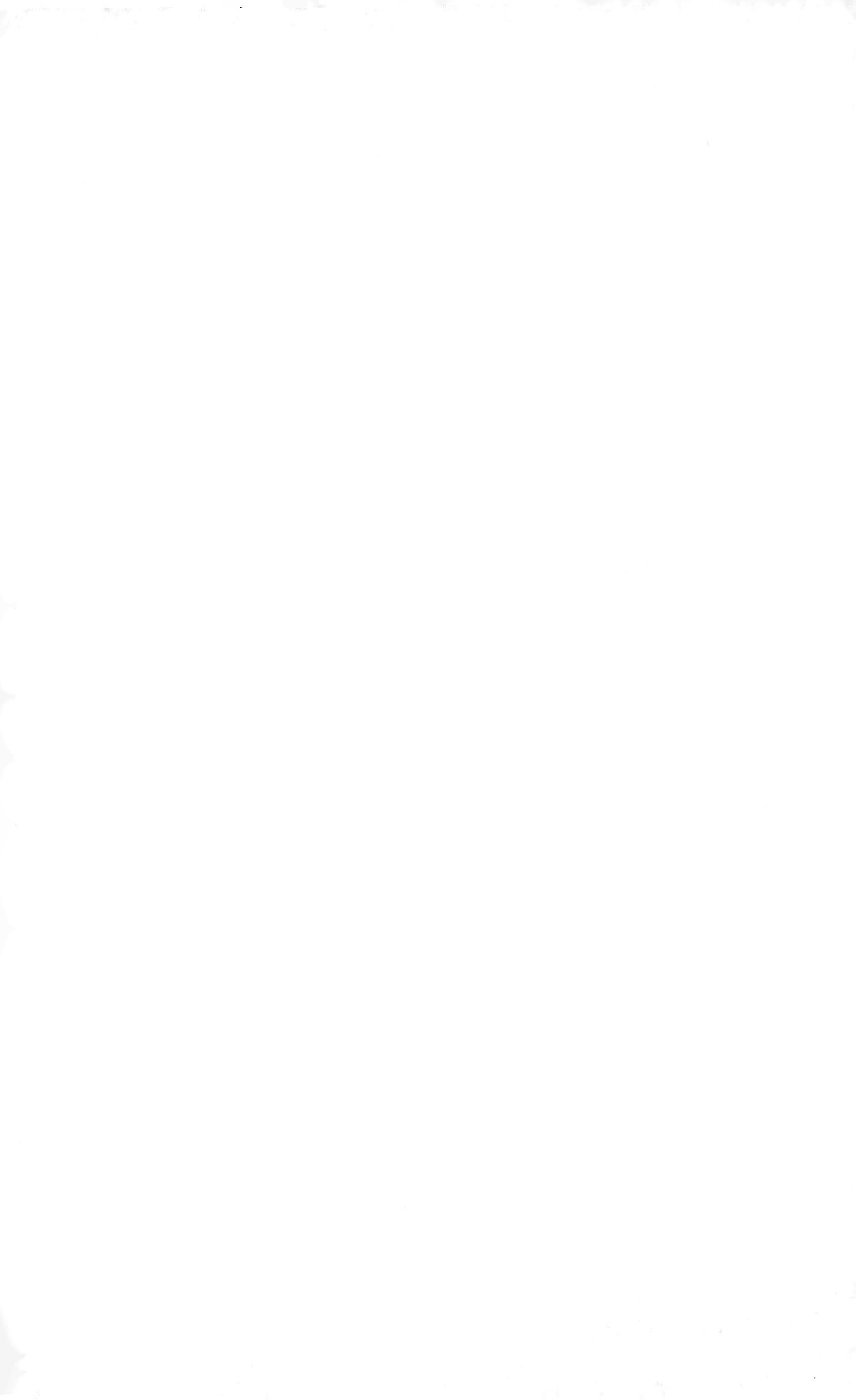

www.ingramcontent.com/pod-product-compliance
Lightning Source LLC
LaVergne TN
LVHW020931050726
842519LV00001B/10